D1694880

Ernst Haeckel
Ausgewählte Briefwechsel
Band 3: Familienkorrespondenz
April 1857 – März 1859

**ERNST HAECKEL
AUSGEWÄHLTE BRIEFWECHSEL**

Historisch-kritische Ausgabe

Im Auftrag der Deutschen Akademie der Naturforscher Leopoldina
Nationale Akademie der Wissenschaften
herausgegeben von Thomas Bach

Ernst Haeckel
Ausgewählte Briefwechsel

Band 3: Familienkorrespondenz
April 1857 – März 1859

Herausgegeben und bearbeitet von
Roman Göbel, Gerhard Müller und Claudia Taszus
unter Mitarbeit von
Thomas Bach, Jens Pahnke und Kathrin Polenz

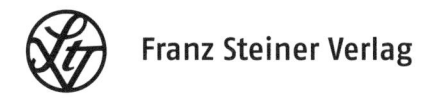

Franz Steiner Verlag

Umschlagabbildung: Ernst Haeckel am Tisch sitzend mit Mikroskop, Daguerrotypie, 1858,
im Hintergrund seine Approbationsurkunde (Ernst-Haeckel-Archiv Jena)
Covergestaltung und Satz: a|~ arkée - science services | André Karliczek

Bibliografische Information der Deutschen Nationalbibliothek:
Die Deutsche Nationalbibliothek verzeichnet diese Publikation in der Deutschen
Nationalbibliografie: detaillierte bibliografische Daten sind im Internet über
<http://dnb.d-nb.de> abrufbar.

Dieses Werk einschließlich aller Teile ist urheberrechtlich geschützt.
Jede Verwertung außerhalb der engen Grenzen des Urheberrechtsgesetzes
ist unzulässig und strafbar.
© Franz Steiner Verlag, Stuttgart 2020
Druck: Memminger MedienCentrum, Memmingen
Gedruckt auf säurefreiem, alterungsbeständigem Papier.
Printed in Germany.
ISBN 978-3-515-12022-7 (Print)
ISBN 978-3-515-12026-5 (E-Book)

Inhalt

Einleitung	VII
Grundsätze der Edition	XXXI
Verzeichnis der Briefe	XXXVIII

BRIEFE UND KOMMENTAR — 1

Anhang	
Abkürzungen und Siglen	431
Kritischer Apparat	435
Quellen und Literatur	455
Bildnachweise	475
Register	479
Danksagung	571

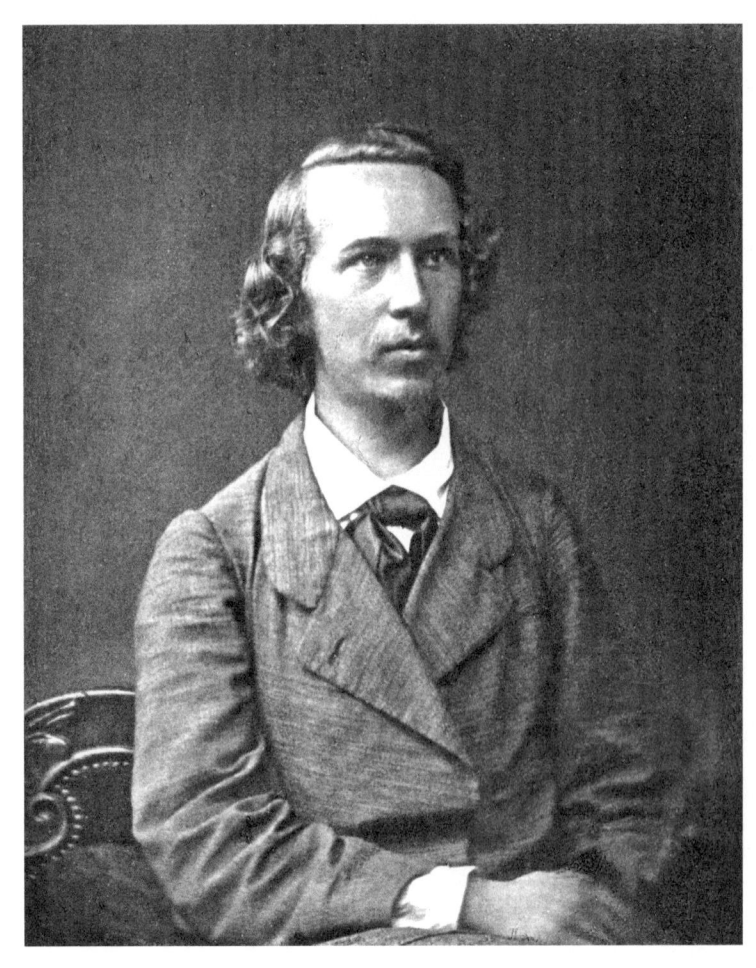

Porträt (Brustbild) von Ernst Haeckel, Daguerrotypie, 1856

Das unwillig widerstrebende Freiheitsgefühl des gefesselten Prometheus, dem der Geyer des Egoismus an der Leber nagt, dieses disharmonische Ringen nach der eingebildeten Freiheit des abstracten Verstandesmenschen, welches bisher noch keinen Morgen beim Aufwachen, wenn ich des so ganz neuen, fremden Verhältnisses bewußt wurde, mich verschont hatte, es war diesen Morgen nur andeutungsweise, und hoffentlich zum letzten Male, vorhanden und machte bald dem herrlichen Gefühle Platz, sich im Besitze und als Eigenthum eines geliebten Wesens zu wissen, das die nach dem Wahren, Guten und Schönen strebende Seele ganz versteht und trotz aller ihrer großen Mängel liebt und festhalten will, für immer!

Ernst Haeckel an Anna Sethe,
Jena, 23. Mai 1858

Einleitung

Der vorliegende dritte Band der Familienkorrespondenz bildet wichtige private wie wissenschaftlich-berufliche Zäsuren in Haeckels Leben ab. Er beginnt mit zwei Studienaufenthalten in Prag und Wien, von denen letzterer von prägender Art gewesen war, obgleich Haeckel auch in Prag interessante akademische Kontakte knüpfen konnte. Herausragende Namen waren dabei Franz von Pitha in Prag sowie Ernst Wilhelm von Brücke, Carl Ludwig und Ferdinand von Hebra in Wien. Neben dem aus Berlin mitangereisten Hermann von Chamisso bildeten Wilhelm Olbers Focke, Harald Krabbe, Alexander Oswald Cowan und nicht zuletzt Ferdinand von Richthofen den Freundeskreis Haeckels während der Sommermonate des Jahres 1857. Nach Berlin zurückgekehrt, besuchte Haeckel zahlreiche Repetitorien und Kliniken, um sich dann dem allzu gern verdrängten medizinischen Staatsexamen zu stellen. Nach bestandenem Examen ereilte ihn jedoch die niederschlagende Nachricht vom plötzlichen Tod seines Mentors Johannes Müller, womit alle mit dessen Person verbundenen Pläne und Hoffnungen Haeckels ihr jähes Ende fanden. Nun begann für ihn zunächst eine längere Findungsphase, durch die ihn sowohl die beginnende Liebesbeziehung zu seiner Cousine Anna Sethe und die aus ihrer offiziellen Verlobung im September 1858 erwachsenden Verpflichtungen als auch die Einflüsse der Professoren Max Schultze in Halle und Carl Gegenbaur in Jena trugen und neue Perspektiven aufzeigten.

Auch wenn für die konkrete Ausgestaltung der Zukunft noch keine feste Grundlage in Sicht war, so hatte Haeckel doch einen sicheren Vorsatz gefasst: eine längere Bildungs- und Forschungsreise nach Italien anzutreten und sich dort Material für eine Habilitation zu erarbeiten, die ihm eine finanziell abgesicherte akademische

Stellung verschaffen und damit die Heirat mit Anna Sethe ermöglichen sollte. Doch eine solche Reise wollte gut vorbereitet sein und so verbrachte Haeckel die Zeit in Berlin im Kreis von Chamisso, Robert Hartmann, Nathanael Samuel Lieberkühn, Eduard von Martens und Guido Richard Wagener am Anatomischen Museum seines verstorbenen Mentors. Dort studierte er dessen „Archiv für Anatomie, Physiologie und wissenschaftliche Medicin", nahm Zeichenunterricht und begann mit der intensiven Ausarbeitung der Vorlesungen Johannes Müllers – eine Beschäftigung, die für Haeckel neben dem wissenschaftlichen Ertrag zweifellos auch einen Akt der Krisenbewältigung darstellte.

Im Januar 1859 trat Haeckel endlich die langersehnte Italienreise an, die durch eine vielschichtige, umfassend für die Kommentierung dieses Bandes genutzte Quellenlage gekennzeichnet ist. Neben der sehr dichten, ausführlichen Korrespondenz mit verschiedenen Beilagen in Form von Reiseschilderungen liegen weitere detaillierte Einzelberichte vor, die sich teilweise mit den Briefinhalten überschneiden.[1] Die streng chronologisch geführten Reisetagebücher fassen dagegen die täglichen Erlebnisse, Bekanntschaften und Forschungstätigkeiten bis zu Haeckels Messina-Aufenthalt im Winter 1859/60 in komprimierter Form zusammen,[2] während wiederum die Notizbücher u. a. Adressen, Visiten, Abschriften von Empfehlungsschreiben, Abbildungslisten, gekaufte Objekte, Rechnungen, Literaturangaben, taxonomische Verzeichnisse und exakte wissenschaftliche Aufzeichnungen enthalten.[3]

Studienaufenthalte in Prag und Wien

Von der wissenschaftlichen Exkursion nach Nizza mit Albert Kölliker, Heinrich Müller und Felix Tobias Kunde zurückgekehrt, inskribierte sich Haeckel Ende 1856 erneut an der Berliner Friedrich-Wilhelms-Universität. Nachdem er im Frühjahr 1857 erfolgreich sein Tentamen Philosophicum[4] absolviert und am 7. März seine Dissertationsschrift[5] verteidigt hatte, verließ er Berlin, um zunächst einen kurzen Studienaufenthalt in Prag und anschließend einen längeren in Wien anzutreten. Am 22. April in Prag angekommen, wollte es der Zufall, dass Haeckel neben vielen anderen Bekannten aus seiner früheren Studienzeit in Würzburg, darunter Chamisso und Johann Dreyer, auch den zeitweiligen Reisegefährten während seiner ersten Alpenreise, Joseph Kaulich, inzwischen Assistent bei Anton von Jaksch, wiedertraf, der ihm einen freundlichen Empfang bereitete und umgehend bei Letzterem einführte. Kein selbstverständlicher Umstand, wenn man bedenkt, dass Haeckel ein Jahr zuvor durch die Publikation einiger Vorlesungen Virchows zum Auslöser einer Rezensionsfehde geworden war, in deren Verlauf der Herausgeber der „Wiener

---

1 EHA Jena, B 345a.
2 EHA Jena, B 345 und B 347.
3 EHA Jena, B 344 und B 346.
4 Vgl. EHAB, Bd. 2, S. 35 f.
5 De telis quibusdam astaci fluviatilis. Dissertatio inauguralis histologica [...] Die VII. M. Martii A. MDCCCLVII. [...] publice defendet Auctor Ernestus Haeckel, Berolina [1857].

medicinischen Wochenschrift", Leopold Wittelshöfer, Haeckel mit einer Gegenpolemik zu verteidigen suchte, worin er die Wiener, Prager und Krakauer Chirurgen als „Czechen-Clique" diffamiert hatte.⁶

Enormen Eindruck übte auf Haeckel das große Prager Allgemeine Krankenhaus, speziell der Chirurg Franz von Pitha aus, dessen besonnenes und geschicktes Vorgehen Haeckel während mehrerer komplizierter Operationen verfolgen durfte und dessen wissenschaftlichen Habitus und pathologisch-anatomische Bildung er in Gesprächen schnell schätzen lernte. Gleichermaßen schockiert und verwundert war Haeckel dagegen über die Leidensfähigkeit der Patienten während zweier schmerzhafter und langwieriger chirurgischer Eingriffe, die ohne vorherige Betäubung durch Chloroform stattfanden.⁷ Während seines Aufenthaltes in Prag begleitete Haeckel auch die Assistenten Wenzel Güntner und Vilém Ignác Petters bei den Visiten der chirurgischen und medizinischen Kliniken, die aufgrund der böhmischen Landessprache der Patienten regelmäßig unter Hinzuziehung eines Dolmetschers stattfinden mussten, was die Anamnese oft erschwerte. Ohne größeres Eigeninteresse besuchte er auch die Geburtshilfe-Klinik Bernhard Seyferts sowie die Königlich-Böhmische Landesirrenanstalt unter der Leitung Franz Köstls, die mit ihren seinerzeit mehr als 700 Patienten einen bleibenden Eindruck hinterließ.⁸

Insgesamt war der vergleichsweise kurze Aufenthalt in Prag für Haeckels medizinisches Curriculum gewiss weniger bedeutend als für das Kennenlernen der dortigen Verhältnisse und wissenschaftlichen Vertreter. Dazu zählte neben den Vorgenannten auch die Bekanntschaft mit Vilém Dušan Lambl, dessen mögliche Nachfolge auf die vakante Professur Virchows in Würzburg im Sommer 1856 große Verwunderung ausgelöst hatte und der im Herbst desselben Jahres ebenfalls in Nizza gewesen war. Bei dem 1855 nach Prag berufenen Zoologen Friedrich von Stein hörte Haeckel schließlich die vergleichende Anatomie des Schädels und Gehirns und fühlte sich sogleich wieder an seine wissenschaftliche Neigung erinnert; der Zugang zum Anatomischen Museum blieb ihm allerdings verwehrt.

Nach einem zünftigen Abschiedskneipen verließ Haeckel Prag am 27. April und setzte seine Reise gemeinsam mit Chamisso in Richtung Wien fort, wo sie am 30. April anlangten. Mehr noch als in Prag traf Haeckel dort auf eine Vielzahl Bekannter aus allen Landesteilen, unter ihnen im engeren Kreis Richthofen und Roman von Call. Joseph Brettauer aus Steinach, Cowan aus Edinburgh, Focke aus Bremen und Krabbe aus Kopenhagen, den Haeckel bereits bei Johannes Müller in Berlin kennengelernt hatte, kamen bald dazu. Die Freundschaft mit Richthofen erwies sich dabei als besonderer Glücksfall, fand Haeckel doch bei dem akuten Wohnungsmangel im sogenannten Medizinerviertel in der Alservorstadt zunächst ein Unterkommen auf dessen Sofa. Richthofen führte ihn zudem in die Kreise der K. K. Geologischen Reichsanstalt Wien und der Österreichischen Geographischen Gesellschaft ein, deren jeweiligen Sitzungen Haeckel fortan beiwohnte. In einer Sitzung der mathematisch-naturwissenschaftlichen Klasse der Kaiserlichen Akademie der Wissenschaften hörte er neben

---

6 Vgl. EHAB, Bd. 2, S. 309–312.
7 Vgl. Br. 1, S. 4.
8 Vgl. ebd., S. 7 f.

den Vorträgen Richthofens und des Botanikers Theodor Kotschy auch den Gustav Jägers: „Über Symmetrie und Regularität als Eintheilungsprincipien des Thierreichs"[9], mit dem er sich später in seiner „Generellen Morphologie" noch differenzierter auseinandersetzen sollte.[10]

Zu den akademischen Leitfiguren Haeckels in Wien zählten zweifelsohne die beiden Physiologen Carl Ludwig und Ernst Wilhelm von Brücke, deren zahlreiche Schülerschaft er hier versammelt fand. Durch den Hausarzt seiner Familie, den Geheimen Medizinalrat Hermann Quincke in Berlin, war Haeckel mit einem Empfehlungsschreiben an Brücke ausgestattet worden. Er fand sofort herzliche Aufnahme und profitierte sowohl von dessen physiologischem Kurs, den er durchgehend hörte und erfolgreich abschloss, als auch von den Unterhaltungen und dem täglichen Umgang im Laboratorium. In Brücke sah Haeckel die „mathematisch-physikalisch-chemische" Physiologie in einzigartiger Weise mit der „mikroscopisch-anatomisch-vergleichenden" Physiologie vereint und sich wechselseitig bereichernd.[11] In einem als Privatissimum gehaltenen physiologischen Experimentalkurs bei Ludwig, dessen Zustandekommen Haeckel gemeinsam mit einigen Kommilitonen organisiert hatte, fanden Demonstrationsexperimente an lebenden Tieren statt, und Ludwig gab umfassende Einblicke in die Atomistik des lebenden Organismus. Hier lernte Haeckel aus erster Hand die mathematisch-physikalische Experimentalphysiologie kennen, die mit Hermann von Helmholtz und Emil Du Bois-Reymond in einer Reihe stand. Trotz der notorischen Ignoranz ihrer Vertreter gegenüber der vergleichenden Anatomie bzw. Morphologie war Haeckel auf Anhieb fasziniert und zugleich gefordert, da ihm die Beschäftigung mit diesem noch relativ jungen Forschungsfeld die Lücken seiner eigenen physiologischen, vor allem aber mathematisch-physikalischen Kenntnisse vor Augen führte. Als zu dieser wissenschaftlichen Grenzerfahrung dann noch die traurige Botschaft von der schweren Erkrankung seines Freundes René-Edouard Claparède hinzukam, drohte Hackel zwischenzeitlich wieder in den gewohnten moralischen Katzenjammer zu verfallen, von dem ihn glücklicherweise eine Exkursion zur Raxalp Zerstreuung verschaffte.

Botanische Exkursionen in der Wiener Umgebung

Da in Wien, anders als im preußisch-strengen Berlin, der Samstag zu den arbeitsfreien Tagen zählte, unternahm Haeckel an den Wochenenden und Feiertagen verschiedene botanische Ausflüge, mit denen er wieder an seine alte Leidenschaft des „Heusammelns" anknüpfte.[12] Wanderfreudige Gesellen gab es im Wiener Umfeld Haeckels zur

---

9   Jäger, Gustav: Über Symmetrie und Regularität als Eintheilungsprincipien des Thierreichs. In: Sitzungsberichte der mathematisch-naturwissenschaftlichen Classe der Kaiserlichen Akademie der Wissenschaften. Bd. 24, Wien 1857, S. 338–365.
10 Haeckel, Ernst: Generelle Morphologie der Organismen. Kritische Grundzüge der mechanischen Wissenschaft von den entwickelten Formen der Organismen, begründet durch die Descendenz-Theorie. Bd. 1, Berlin 1866, S. 384 f.
11 Br. 22, S. 92.
12 In seinem Notizbuch hielt Haeckel neben den gesammelten Pflanzen auch Tage und Orte der Exkursionen fest (EHA Jena, B 343, Bl. 18v–19r).

Genüge. Bald bildete sich jedoch ein Kreis von „fünf Nordländern" heraus, die gemeinsame botanische Interessen hegten, in wechselnder Besetzung auf Exkursionen gingen und zu denen neben Haeckel die bereits genannten Focke, Krabbe, Cowan und Chamisso zählten.[13] Das sogenannte vierblättrige botanische, nordische Kleeblatt[14], bestehend aus Focke, Krabbe, Cowan und Haeckel, ließ sich zum Andenken sogar fotografieren.[15] Sowohl Focke als auch Krabbe – Cowan starb bereits 1882 – blieben Haeckel bis ins hohe Alter freundschaftlich verbunden und erinnerten sich gern in ihren Briefen an den gemeinsamen Wiener Aufenthalt.[16]

Die erste Exkursion führte Haeckel am 9. Mai zunächst in die Umgebung Wiens nach Mödling, Liechtenstein und Brühl, wo er erste Einblicke in den „Formenreichthum und die südliche Fülle der hiesigen Flora"[17] gewann. Am 10. Mai stand eine Besichtigung des Botanischen und Zoologischen Gartens in Schönbrunn an, die er zusammen mit Chamisso unter Führung des Botanikers und Orientreisenden Theodor Kotschy unternahm. Besonders das Palmenhaus mit seinen zahlreichen Tropenpflanzen fand Haeckels Bewunderung und mochte ihn wieder an seinen langjährigen Wunsch einer Reise in die Tropen erinnert haben.[18] Am 16. Mai ging es in den Wienerwald, wo der Hermannskogel bestiegen wurde. Die Exkursion am 17. Mai nach Baden in das Helenental verunglückte hingegen aufgrund starken Regens.[19] Vom 21. bis 24. Mai begab sich Haeckel mit Chamisso und Focke auf die Raxalp, einem ca. 85 km südwestlich von Wien an der Grenze von Niederösterreich zur Steiermark gelegenen Bergmassiv, dessen höchster Gipfel eine Höhe von 2007 m erreicht. Die Rax ist einer der südwestlichen Ausläufer der Kalkalpen und gilt als Hausberg Wiens. Mit der Erschließung durch den Bau der Semmeringbahn, der ersten Hochgebirgsbahn der Welt, begann die Entwicklung der Landschaft zu einem der beliebtesten Ausflugsgebiete in der Umgebung Wiens. Hier genossen die Freunde die frühlingshaften Alpen, wobei besonders der Südhang den Sammlern eine üppige Fülle der schönsten Alpenpflanzen darbot.[20]

---

13 Vgl. u. a. Br. 14, S. 64 u. 70; Br. 19, S. 83.
14 Br. 23, S. 112.
15 Siehe Abb. 3: Auf dem Foto sind neben den Namen der Teilnehmer auch die gemeinsamen Exkursionstage und -orte vermerkt: „23/5. 28/6. Hoellenthal. Raxalp. Soemmeringbahn. | 20/6. 21/6. Neusiedlersee. Leithagebirge. Laxenburg. | 9/5. 17/5. 21/5. Moedling. Bruehl. Baden. | 30/5. 31/5. 1/6. Blocksberg. Ofen. Pesth."
16 Vgl. Harald Krabbe an Ernst Haeckel, 28.6.1861 (EHA Jena, A 29189); Wilhelm Olbers Focke an Ernst Haeckel, 15.2.1909 und 21.1.1910 (EHA Jena, A 1891 und 1893) sowie Fockes Beitrag in: Schmidt, Heinrich (Hrsg.): Was wir Ernst Haeckel verdanken. Bd. 2, Leipzig 1914, S. 373–375.
17 Br. 10, S. 52.
18 Vgl. EHAB, Bd. 1, S. 475.
19 Vgl. Br. 10, S. 53.
20 Vgl. Br. 9, S. 35, Br. 10, bes. S. 45–51. – Neben den Pflanzen, die Haeckel seinem „Großes Herbarium" einverleibte, legte er noch ein spezielles Memorialherbarium an: Semicenturia Plantarum alpinarum die 23 m. Maji et 28 m. Junii 1857. in alpibus „Rax" dictis, in confinio Austriae inferioris et Styriae superioris sitis, ab Ernesto Haeckel collectarum (EHA Jena, E 12).

Haeckel und die Wiener Kliniken

Haeckels wöchentliches Arbeitspensum war beachtlich, brachte er doch täglich von morgens 7 Uhr bis abends 18 Uhr in Kollegien und Kliniken zu und nutzte auch die Abendstunden nach 20 Uhr für gemeinsame Repetitorien. Seinen Studienplan teilte er den Eltern wie folgt mit: Von 7 bis 9 Uhr medizinische Klinik, abwechselnd bei Johann von Oppolzer und Josef von Škoda, von 9 bis 11 Uhr Mikroskopie bei Brücke, alternativ dazu zuweilen chirurgische Klinik bei Franz Schuh bzw. Johann von Dumreicher oder Teilnahme an den zur selben Zeit stattfindenden klinischen Sektionen. Bei Brücke besuchte er dann von 11 bis 12 Uhr den physiologischen Kurs und von 14.30 bis 16 Uhr die Klinik für Hautkrankheiten bei Ferdinand von Hebra. Von 16 bis 17 Uhr ging Haeckel in die medizinische Klinik – vermutlich in den Kurs „Über Percussion und Auscultation" bei dem Primararzt am Allgemeinen Krankenhaus, Eugen Kolisko – oder in die Klinik für Syphilis bei Karl Ludwig Sigmund Ritter von Ilanor und von 17 bis 19 Uhr beschloss er den Kollegientag im physiologischen Kurs bei Ludwig.[21] Fragmentarische Mitschriften fertigte Haeckel während dieser Zeit von den Vorlesungen Brückes über die Physiologie des Nervensystems und des Auges, dem physiologischen Experimentalkursus bei Ludwig, der Klinik der Hautkrankheiten bei Hebra, sowie den medizinischen Kliniken bei Škoda bzw. Oppolzer an.[22]

In Würzburg und Berlin war Haeckel mit Johannes Müller, Rudolf Virchow, Albert Kölliker, Franz Leydig und Heinrich Müller von einer Dozentengeneration sozialisiert worden, die in regem offenen Austausch mit ihren Studenten und dem akademischen Nachwuchs stand. Ebenso hatte er selbst in dem katholisch geprägten Bayern ein durchaus freisinniges, selbstständiges Studentenleben vorgefunden. Am Wiener Allgemeinen Krankenhaus war außer bei Brücke und Ludwig wenig davon zu spüren. Vielmehr traf er auf eine Krankenanstalt, die mit 3.000 Betten an Größe alles übertraf, was er bislang kannte, und eine Dozentenschaft, die mit ausgeprägtem Standesdünkel ein „scholastisch" gefestigtes Lehrgebäude vertrat, das von den Studenten vollkommen unhinterfragt hingenommen wurde.[23] Als Haeckel in gewohnter Weise eine Diagnose Johann Oppolzers hinterfragte, drohte ihm dessen Assistent und Schwiegersohn, Emil von Stoffella d'Alterupe, gar mit einem Klinikverweis, sollte er sich weiterhin anmaßen, dem Professor zu widersprechen. Auch ein liberal gesinntes, in Verbindungen oder Lesegesellschaften organisiertes Studentenwesen suchte Hackel in der Metropole der Habsburger Monarchie vergebens. Nach den Unruhen der 1848er Jahre und den darauffolgenden Restriktionen kam es erst nach 1860 zu einer langsamen Entfaltung des studentischen Verbindungswesens. In der damit ein-

---

21 Vgl. Br. 22, S. 90 f.
22 Vgl. Haeckel, Ernst: Fragmente aus den Vorlesungen des Prof. Bruecke über Physiologie des Nervensystems und des Auges. […] / Fragmente über Hautkrankheiten von Professor Hebra / Aus dem physiologischen Experimentalcursus des Prof. Ludwig. Wien. Sommer 1857 (egh. Mskr., EHA Jena, B 393). – Zwischen diesen längeren Mitschriften befinden sich noch weitere Notizen zu anderen von Haeckel besuchten Kollegien.
23 Dazu und zu den folgenden Ausführungen über Haeckels Einschätzung der Wiener Kliniken und Ärzteschaft vgl. Br. 22, S. 93–105.

hergehenden Einseitigkeit und Selbstüberhöhung der meisten akademischen Lehrer lag für Haeckel auch die wichtigste Ursache der nicht enden wollenden gegenseitigen Schmähungen und Zänkereien innerhalb des dortigen Professorenkollegiums begründet, die in dem weit über Wien hinaus rezipierten Streit zwischen Joseph Hyrtl und Brücke ihren unrühmlichen Höhepunkt gefunden hatten.

Von dem Streit mit Brücke abgesehen, genoss Hyrtl freilich als Präparator und Autor in zahlreichen Auflagen erscheinender anatomischer Lehrbücher eine hohe Reputation. Haeckel war zwar von dessen Museum beeindruckt, zog jedoch aus Hyrtls topographisch-anatomischen Vorlesungen keinen Nutzen, da dieser keine vergleichende Anatomie las und offenbar auch keinen vergleichenden Anatomen neben sich dulden wollte.

Besonders aber die pathologische Anatomie der Wiener Schule bei Karl Joseph Rokitansky, dem als Begründer der seinerzeit berühmten Krasenlehre ebenfalls ein guter Ruf vorausgeeilt war, fand Haeckel, gemessen an der Sorgfalt und dem methodischen Scharfsinn Virchows, sehr enttäuschend. So wurden etwa die nur auf oberflächliche qualitative Beobachtungen gestützten Sektionsprotokolle nicht simultan zur Sektion diktiert, sondern von dem Assistenten Julius Klob erst nachträglich und entsprechend lückenhaft aus der Erinnerung rekonstruiert.[24] Auch dienten diese Sektionen hauptsächlich der demonstrativen Verifikation vorausgegangener Diagnosen und nicht wie bei Virchow einem eigenständigen Erkenntnisprozess, der sich auf exakt quantifizierbare physiologische Befunde stützte. Dessen heuristische Bedeutung sah Haeckel einmal mehr darin bestätigt, dass die scharfsinnigen Diagnosen und daraus deduzierten Therapien des erfahrenen praktischen Klinikers Johann von Oppolzer regelmäßig durch Sektionsbefunde falsifiziert wurden. Anders als Oppolzer war Josef von Škoda in seinen diagnostischen Methoden vorsichtiger, gewissenhafter und wissenschaftlich differenzierter. Dessen Diagnosen bestätigten sich weit häufiger durch die anschließenden Sektionen, obgleich Haeckel auch ihm einen gewissen selbstzufriedenen Gelehrtenstolz attestierte.

Die beiden chirurgischen Kliniken profitierten, wie alle anderen Kliniken Wiens auch, von dem reichhaltigen Anschauungsmaterial, welches das Allgemeine Krankenhaus allein durch seine schiere Größe bot. Haeckels Meinung über die chirurgische Klinik von Franz Schuh war jedoch bereits durch einen Schmähartikel von Alexander Göschen in dessen „Deutscher Klinik"[25] vorgeprägt und fand dann ihre selbsterfüllende Bestätigung vor Ort. Wenngleich auch Johann von Dumreicher sorgfältiger operierte als Schuh, konnten sich beide Kliniken Haeckels Urteil zufolge nicht mit denen Pithas in Prag oder Bernhard von Langenbecks in Berlin messen.

Eine positive Überraschung bildete dagegen die Klinik der Hautkrankheiten bei Ferdinand von Hebra, dessen konsequent empirische, dabei durchaus originelle Gegenstandserfassung Haeckel lebhaft an Carl Vogt erinnerte, und ihn sogar für das abstoßende Gebiet der Hautkrankheiten zu begeistern verstand.

---

24 Vgl. Br. 22, S. 97.
25 [anonym]: Wien. In: Deutsche Klinik. Zeitung für Beobachtungen aus deutschen Kliniken und Krankenhäusern. Nr. 49, 8.12.1855, S. 548–551.

Weitere Exkursionen des Wiener Frühsommers

Die Zeit der Pfingstferien des Jahres 1857 nutzten Ernst Haeckel und seine Freunde vom 30. Mai bis zum 2. Juni zu einer Exkursion nach Ungarn.[26] Ziel war die ungarische Hauptstadt Ofen (ungarisch: Buda) und das am gegenüberliegenden Donauufer gelegene Pest (seit 1873 Budapest). Die Hinreise erfolgte per Schiff auf der Donau, die Haeckel als eher langweilig empfand. Auch der Aufenthalt in der ungarischen Hauptstadt, die ihren Aufstieg zu der heute bekannten glänzenden Donaumetropole erst seit den 1890er Jahren erlebte, stand unter keinem günstigen Stern. Anhaltendes Regenwetter ließ keine größeren Ausflüge zu, und das Gesamtbild der Stadt wirkte auf Haeckel im Vergleich zu dem in mancher Hinsicht ähnlichen Prag enttäuschend. Als einzige bedeutende Sehenswürdigkeit nennt er die 1849 errichtete Kettenbrücke über die Donau. Höhepunkt war der Besuch des ungarischen Nationalmuseums am zweiten Pfingsttag. Aufgrund des schlechten Wetters blieb auch die botanische Ausbeute eher gering. Lediglich auf dem Blocksberg (Gellértberg) fanden sich Pflanzen der östlich-ungarischen Flora, die Haeckel noch unbekannt waren. Die Rückreise wurde mit der Eisenbahn unternommen, und der wohl bleibendste Eindruck der Exkursion war das echt ungarische Mittagsmahl auf der Rückfahrt, das bei Haeckel und seinem Freund Focke eine „förmliche Gastro-Enteritis"[27] auslöste.

Am 7. Juni 1857 fand eine Exkursion zum Bisamberg statt, einer 358 m hohen, nördlich von Wien am linken Donauufer gelegenen Erhebung, die an den 21. Gemeindebezirk Wiens grenzt und an ihrer Westseite zur Donau hin steil abfällt. Der Bisamberg markiert den Durchbruch der Donau in das Wiener Becken, die „Wiener Pforte". Er ist durch eine botanisch und entomologisch besonders reichhaltige Trockenlandschaft mit seltenen Pflanzen- und Bienenarten charakterisiert, so dass er ein einzigartiges Biotop von überregionaler Bedeutung darstellt, und die fünf Freunde zahlreiche botanische Kostbarkeiten sammeln konnten.[28]

Mit Focke wiederholte Haeckel am 13. Juni die Exkursion nach Dornbach, Hameau und den Hermannskogel sowie am 14. Juni nach Kalksburg und Mödling, wo sie aufgrund der fortgeschrittenen Vegetationsperiode reiche Ausbeute für ihr Herbarium hatten.[29]

Am 20. Juni fuhren sie mit der Südostbahn nach Leitha und Parndorf und wanderten am Nordrand des Neusiedler Sees entlang. Hier standen Salzpflanzen auf dem Programm, mit denen sich Haeckel schon während seiner Schulzeit in Merseburg beschäftigt hatte. Der Rückweg nach Wien erfolgte am 21. Juni über Grammat, Neusiedel, Moosbrunn, und Laxenburg.[30]

Für die letzte große Exkursion reiste Haeckel mit Cowan, Krabbe und Focke vom 27. bis 29. Juni noch einmal auf die Raxalp, wo sie „statt der weiten Schneefelder blühende Matten, statt der starrenden Eisklüfte blumenreiche Triften"[31] mit einer

---

26 Vgl. Br. 14, S. 63–69.
27 Br. 14, S. 69.
28 Vgl. ebd., S. 69.
29 Vgl. Br. 16, S. 76.
30 Ebd., S. 77.
31 Br. 19, S. 83.

reichen Flora vorfanden. Die Naturerlebnisse entschädigten für den Wiener Alltag und – mit Ausnahme der „köstlichen Physiologie" - die „schreckliche Medicin".[32] Auch während der Woche widmete sich Haeckel eine Stunde der „unvermeidlichen Heusammelei", der er „trotz der besten Vorsätze durch den unwiderstehlichen Reiz der ganz ausgezeichneten hiesigen Flora" wieder ganz verfallen war.[33]

Der auch botanisch so ereignisreiche Wiener Aufenthalt ging schließlich mit vier letzten Ausflügen (5.7., 12.7., 19.7. und 26.7.) seinem Ende entgegen. Sie führten noch einmal in die nähere Umgebung, u. a. zur Türkenschanze und zu den Donauauen sowie zu einer Abschiedstour in das Helenental.

Alpenreise mit Karl Haeckel und Familie Mulder

Am 5. August 1857 verließ Haeckel Wien, um gemeinsam mit seinem Bruder Karl und dem niederländischen Ehepaar Aldegonde und Lodewijk Mulder eine Reise in die Alpen anzutreten. Mulder war der Enkel eines Bruders von Haeckels Großvater Christoph Sethe. Monatelang hatten Ernst und Karl ihren Reiseplan brieflich diskutiert. Am 4. August traf Karl Haeckel in Wien ein, und am 5. August begann die Reise, die über Linz, Ischl und Salzburg nach Zell am See führte. Der Reiseverlauf selbst wird in der Korrespondenz nicht überliefert, doch ist er im Reisebericht Haeckels dokumentiert.[34] Hiernach wurde die Tour mit einer Dampferfahrt auf der Donau eröffnet und führte dann von Linz mit der Eisenbahn nach Gmunden und von da aus mit dem Stellwagen nach St. Wolfgang. Dort bestieg man den Schafberg, den „Rigi der deutschen Alpen", wo sich der Abstieg für Haeckel und seine Gefährten zu einer der „tollsten Klettereien, in die ich je hineingerathen bin"[35], gestaltete. Als nächste Stationen folgten Salzburg und darauf Berchtesgaden mit der Besichtigung eines Salzbergwerks. Am 12. August wanderten die Reisenden nach Ramsau und Oberweißbach und gelangten schließlich mit dem Wagen nach Zell am See. Hier verabschiedeten sich Mulders, die nach Gastein gehen wollten. Ernst Haeckel und sein Bruder Karl hingegen traten nun in Begleitung eines bekannten Bergführers ihre Wanderung über die Pfandlscharte und den Pfandlschartengletscher zu ihrem Ziel, dem Großglockner, an. Bis zum Abend gelangten sie zur Wallnerhütte, einer Sennhütte am Fuße der Pasterze, einem im oberen Teil des Mölltals am Großglockner gelegenen großen Gletscher, wo sie übernachteten. Da Haeckels Reisebericht nur als Fragment überliefert ist und die Niederschrift an dieser Stelle abbricht, ist über den weiteren Verlauf der Tour nichts bekannt.

---

32 Ebd., S. 84.
33 Br. 22, S. 91.
34 Haeckel, Ernst: Alpenreise mit Karl und Mulders. August 1857 (egh. Mskr. (Fragment), EHA Jena, B 421).
35 Ebd., S. 5.

Staatsexamen in Berlin

Nachdem Haeckel von seiner kurzen Alpenreise zurückgekehrt war, blieb er bis Anfang März 1858 in Berlin, um sich endlich dem gefürchteten „Schreckensgespenst"[36] des medizinischen Staatsexamens zu stellen. Am 1. September 1857 beantragte er seine Zulassung zur Königlich preußischen Staatsprüfung zum Arzt, Wundarzt und Geburtshelfer, die am 4. September erfolgte. Da Haeckel in Berlin bei seinen Eltern wohnte, liegen über die Ereignisse während dieser Zeit keine Briefe an dieselben vor, dennoch lassen sich große Teile davon anhand von Briefen an seinen Bruder Karl sowie Tagebüchern und Mitschriften zu besuchten Kursen rekonstruieren.[37]

Zur Vorbereitung auf die chirurgische Examensstation nahm er im Oktober und November an der chirurgischen Klinik bei Johann Christian Jüngken (vier Wochen täglich eine Stunde) teil. Darüber hinaus besuchte er die Vorbereitungskurse bei Friedrich Ravoth zur Akiurgie (acht Wochen täglich eine Stunde) und einen praktischen Kurs zu Frakturen und Luxationen (vier Wochen täglich zwei Stunden) sowie einen achttägigen chirurgischen Operationskurs bei dem Assistenten Langenbecks, Theodor Billroth, der den seinerzeit bereits erkrankten Friedrich Schlemm[38] vertrat (vier Stunden täglich). Zur inneren Medizin sind keine ausdrücklichen Vorbereitungskurse überliefert, wohl aber nahm Haeckel zur Vorbereitung auf die Arzneimittellehre an einem Repetierkurs bei Ernst Gabler[39] teil.

Am 16. und 17. November absolvierte Haeckel als erste Examensstation erfolgreich die anatomisch-physiologische Prüfung bei Johannes Müller und Ernst Julius Gurlt mit jeweils einem kurzen Vortrag zu folgenden Themen: 1) 16. November um 15 Uhr bei Müller: Basis cranii externa; bei Gurlt: Leber, Magen, Dünndarm, 2) 17. November um 15 Uhr bei Müller: Gewebe des Auges; bei Gurlt: Atembewegungen. Den Vortrag über das Gewebe des Auges unterbrach Müller bereits nach kurzer Zeit mit den Worten: „Es ist fertig!".[40]

Die zweite Examensstation bildete die chirurgisch-akiurgische Prüfung. Die Prüfung zur Chirurgie fand am 11. Dezember um 9 Uhr bei Maximilian Troschel und am 12. Dezember um 9 Uhr bei Jüngken statt, die Akiurgie bei Troschel und Jüngken gemeinsam am 14. Dezember. In der Woche vom 14. bis 19. Dezember folgten die chirurgischen Krankenvisiten und am 14. und 15. Dezember erhielt Haeckel seine schriftlichen Examensarbeiten mit großem Lob zurück. Am 16. Dezember folgte die mündliche Prüfung bei Troschel über „Krätze", am 17. Dezember bei Jüngken über „Prurigo und Abführmittel". Die Schlussdiagnosen fanden am 18. Dezember bei

---

36   Vgl. Br. 10, S. 40.
37   Vgl. u. a. Haeckel, Ernst: Tagebuch 1855–1858 (egh. Mskr., EHA Jena, B 406), Bl. 45r–57r; ders.: Medicinal-Kalender für den Preussischen Staat auf das Jahr 1858 (egh. Mskr., EHA Jena, B 336); ders.: Akiurgie. In einem achtwöchentlichen Repetitorium im October und November 1857 vorgetragen von Dr. Ravoth I–III (egh. Mskr., EHA Jena, B 303–305).
38   Schlemm verstarb schließlich am 27. Mai 1858.
39   Praktischer Arzt in Berlin, Herausgeber und Bearbeiter des „Lateinisch-Deutschen Wörterbuchs für Medicin und Naturwissenschaften" (Berlin 1857).
40   Haeckel, Tagebuch 1855–1858 (wie Anm. 37), Bl. 45v.

Troschel und am 19. Dezember bei Jüngken statt. Am 21. Dezember erhielt Haeckel sein Zeugnis über die erfolgreich bestandene chirurgische Station.⁴¹

Die dritte Examensstation mit der medizinisch-klinischen Prüfung begann am 27. Januar 1858 um 12 Uhr bei Gustav von Lauer und nahm einen für Haeckel nicht unproblematischen Verlauf. Bereits am Abend des ersten Prüfungstages klagte er über Kopfschmerzen. Am 28. Januar um 11 Uhr fand die Klausur bei Friedrich Wilhelm Felix von Baerensprung statt, am 29. Januar begab sich Haeckel mit Fieber und Kopfschmerzen erneut zu Lauer in das Examen, währenddessen er am Nachmittag ohnmächtig wurde. Haeckels Eigendiagnose lautete auf Varioloiden, offenbar hatte er sich während des Examens der inneren Klinik im Krankensaal Hermann Quinckes angesteckt, wo zahlreiche Patienten mit Varizella-Infektion gelegen hatten.⁴²

Nach einer kurzen Krankenpause konnte er glücklicherweise am 10. Februar die Examensstation fortsetzen. Am 21. Februar schloss Haeckel durch eine gelungene Entbindung⁴³ auch die letzte Examensstation in der Geburtshilfe-Klinik ab und durfte schließlich am Abend des 18. März, seines „ersten Freiheitstages" – mit Freunden und Bekannten ausgelassen das bestandene medizinische Examen feiern. An seine Tür heftete er eine Visitenkarte mit der Aufschrift: „E.H. Dr. med. Praktischer Arzt, Wundarzt etc. Sprechstunde: Morg*ens* 8–9 Uhr", befand sich aber, nach eigener Aussage, während seiner Sprechzeit im Zoologischen Museum bei Johannes Müller.⁴⁴

Die ausgelassene Stimmung sollte jedoch nicht lange anhalten. Schon als Haeckel die Kollegiengelder für die vergleichende Anatomie und das Laboratorium des bevorstehenden Sommersemesters überbringen wollte, wies ihn Müller auf seine schweren gesundheitlichen Probleme hin: „Sie wollen also wirklich diesen Sommer bei mir arbeiten? Ich werde Ihnen wohl wenig helfen können. Ich leide jetzt viel durch Congestionen. Sie werden sich wohl hauptsächlich an die Assistenten halten müssen."⁴⁵ Als Haeckel wenig später bei der Familie seines Bruders Karl in Freienwalde weilte, erfuhr er vom Ableben Müllers am 28. April und reiste sofort nach Berlin zurück, um an dessen Beisetzung als einer von zwölf engeren Schülern und Sargträger teilzunehmen. „Namenlose Trauer" notierte er in dem Zusammenhang in sein Tagebuch.⁴⁶

Indem sich die traurige Vorahnung Müllers erfüllt hatte, musste Haeckel nun allein mit Hartmann, Wagener und Lieberkühn in dem gerade erst neu ausgestatteten Anatomischen Museum arbeiten. Mit Johannes Müllers Tod war für Haeckel nicht nur eine zentrale Leitfigur von der Lebensbühne abgetreten, sondern auch ein Karriereplan zerstört worden. Ebenso hatte sich die Hoffnung, nach bestandenem Examen als Schiffsarzt der Marine anzuheuern und ohne finanzielle Aufwendung als Naturforscher die langersehnte Tropenreise unternehmen zu können, nach einem auf Empfehlung Virchows geführten, jedoch stark ernüchternden Gespräch am 5. März mit

---

41 Hackel, Tagebuch 1855–1858 (wie Anm. 37), Bl. 48r–49r.
42 Ebd., Bl. 45r–57r.
43 Vgl. Br. 31, S. 79 und Abb. 4.
44 Vgl. Medicinal-Kalender (wie Anm. 37), Eintrag v. 18.3.1858.
45 Ebd., Eintrag v. 22.4.1858.
46 Ebd., Eintrag v. 1.5.1858.

dem Dezernenten bei der Admiralität, Dr. August von Steinberg,[47] bereits zerschlagen. Die Bedingungen für die Teilnahme an Übungsfahrten auf einem Kriegsschiff waren für Haeckel unannehmbar. Nicht nur hätte er seinen bislang erfolgreich durch Atteste von Quincke abgewendeten einjährigen Freiwilligendienst dort nachholen, sondern darüber hinaus noch weitere vier Jahre als Assistenzarzt im Militärdienst zubringen müssen. Dazu kam noch, dass der Aufenthalt in einem Hafen in der Regel höchstens eine Woche dauerte und wenig Gelegenheit zum Landgang bot und auf dem Schiff kein Raum zum Lagern naturhistorischer Sammlungen vorhanden war.[48]

Anna Sethe – der Beginn einer großen Liebe

In dieser beruflichen wie mentalen Krisensituation kam es zu einem „Naturereignis", das den ausschließlich auf die Wissenschaft ausgerichteten Intentionen Haeckels zunächst einmal entgegenstand: Er verliebte sich in seine Cousine Anna Sethe. Näheren Umgang hatten beide schon während des Winters 1857/58, da Annas Familie, ausgelöst durch den Tod des Vaters,[49] im September 1857 von Stettin nach Berlin umgezogen war und sich in der alten Wohngegend der Haeckels, am Hafenplatz 4, niedergelassen hatte. Dem im großen Kreis der Familie und Verwandten zugebrachten Weihnachtsfest folgten in den darauffolgenden zweiwöchentlichen Kursferien Spaziergänge und Ausstellungsbesuche zu zweit, gemeinsames Lesen und Musizieren. Das Klavierspiel, das Haeckel so lange Zeit vernachlässigt hatte, kam wieder in Schwung. „Ich übte mir", so schrieb er im Dezember in sein Tagebuch, „wieder alle Beethovenschen Sonaten ein. Den Anstoß dazu gab meine liebenswürdig gescheute Cousine Anna Sethe, mit der ich à quatre main die Mozartschen Opern u*nd* Ouvertüren einübte."[50]

Nach dem am 17. März bestandenen Staatsexamen trafen sich Ernst Haeckel und Anna Sethe wieder häufiger. Am 19. April machte ihr Haeckel mit einem Alpenherbar ein ganz besonderes Geschenk und hielt dazu fest:

> Für Anna eine sehr niedliche Sammlung von 100 der auserlesensten Alpen-Pflänzchen in 16° format [!], in 2 Heften, vollendet. Nachmittags mit Anna auf den Kreuzberg gestiegen. Herrliche Beleuchtung und schönster Sonnenuntergang. Sandlager. Ich übergab ihr das kleine Alpenherbar, worüber sie sehr entzückt war. Dann noch ein sehr reizender Abend. Bis 11 Uhr in Schleidens Studien gelesen. Ungemein milde, süße Luft.[51]

Bei dem in der letzten Aprilwoche stattfindenden Besuch seines Bruders in Freienwalde holte Haeckel die Nachricht vom Tode seines Mentors Johannes Müller ein,

---

47 Eigentlich August von Steinberg-Skirbs (1816–1888), erster Marinearzt Preußens und erster Marine-Generalarzt; 1845 Assistenzarzt, 1849 Oberstabsarzt, 1856 Generalarzt und Dezernent bei der Admiralität, später im Marineministerium.
48 Haeckel, Tagebuch 1855–1858 (wie Anm. 37), Bl. 87r–88r.
49 Christian Sethe, der an einem Gehirntumor litt, verstarb am 31.3.1857.
50 Haeckel, Tagebuch 1855–1858 (wie Anm. 37), Bl. 50r.
51 Medicinal-Kalender (wie Anm. 37), Eintrag v. 19.4.1858.

was ihn zur sofortigen Rückkehr nach Berlin bewog, wo am 1. Mai unter seiner Beteiligung das feierliche und emotional sehr bewegende Begräbnis Müllers stattfand. Nur wenige Tage später, am 3. Mai, vermeldet Haeckels Tagebuch dann in einem kurzen, kryptischen Absatz den Durchbruch in seinem Verhältnis zu Anna Sethe und die heimliche Verlobung, ausgelöst bei der Lektüre des spanischen Reisewerks „Das Wasser" von dem in der Nachfolge Alexander von Humboldts stehenden naturwissenschaftlichen Volksschriftsteller und Demokraten Emil Roßmäßler:

> Schauderhaftes Regenwetter. Früh *auf* dem Zoo*logischen* Mus*eum*. Mittag mit den Eltern und Schellers (dem Vater u*nd* Emilie) bei Tante Minchen. Nacher alleine mit Anna den Abschnitt „Meer" in Roßmäßlers „Wasser" zu lesen angefangen. „Die schwungvoll schönen, schnellen, die leichten und lichten Wellen!" Kampf entgegengesetzter Stimmungen u*nd* Bestrebungen. Niederlage. Erklärung. Wonnevolle Ueberzeugung.⁵²

Während Haeckels Eltern, sein Bruder Karl und die übrige Verwandtschaft die Verbindung Haeckels mit Anna Sethe und ihre offizielle Verlobung am 14. September, dem 23. Geburtstag Annas, in Heringsdorf wohlwollend begrüßten, war Haeckel gegenüber vielen seiner Freunde in Erklärungsnot geraten. In einem an Josef Brettauer gerichteten Brief erläuterte er daher die folgenschwere Entscheidung, indem er die Vorzüge seiner Braut im Hinblick auf die Harmonie ihrer beiden Charaktere und Wertvorstellungen schilderte:

> Was zunächst mein Bräutchen betrifft, so könnt ihr euch schon a priori denken, daß solch wunderbares Wesen ein Ausbund von Naturwüchsigkeit sein muß und mit allen möglichen Tugenden begabt, die man an den meisten jetzigen Kulturmenschen wenigstens hier, vergebens sucht; denn sonst hätte ich mich nimmermehr verführen lassen können, meinen Grundsätzen so zuwider zu handeln. Übrigens kenne ich sie schon sehr lange, da sie zugleich meine Cousine und die jüngste Schwester meiner Schwägerin ist: ein echtes, deutsches Waldkind mit blauen Augen u*nd* blondem Haar und begeistertem Natursinn, klarem Verstand und blühender Phantasie. Von der sogen. höheren oder feineren Welt hat u*nd* hält sie gar Nichts, was ich um so höher ihr zurechne, als sie darin aufgezogen wurde. Sie ist vielmehr das gänzlich unverdorbene, reine Naturgemüth, wie ich nur euch allen ebenfalls ein solches für euer später Leben wünschen kann. Seit einem Jahr sind wir fast täglich wenigstens ½ St*unde* zusammen gewesen, so daß wir uns gründlich kennen und mit jedem Tag lieber gewinnen. Vielleicht seht Ihr aus eurer wissenschaftlichen Vogelperspective das alles noch mit sehr ironischem Blick an. Indeß kann ich euch versichern, daß ich das früher auch that und nun doch gänzlich anderer Ansicht geworden und sehr glücklich darüber bin. Also folgt nur meinem guten Beispiel.⁵³

---

52 Ebd., Eintrag vom 3.5.1858; vgl. auch Br. 51, S. 181 (Anm. 3).
53 Ernst Haeckel an Josef Brettauer, [ca. Ende September 1858] (Abschrift von fremder Hand, EHA Jena, A 49504), vgl. dazu Brettauers Antwort v. 29.12.1858 (EHA Jena, A 5809).

Auch die gedruckte Verlobungsanzeige, in der sich Ernst Haeckel als „Dr. med und prakt. Arzt" vorstellte und damit seinen Freunden suggerierte, seine akademischen Ambitionen aufgegeben zu haben, war ein zu berichtigender Umstand:

> Was übrigens den praktischen Arzt betrifft, den meine Alten mir als schuldigen Titel angehängt haben (damit jeder männiglich überzeugt sei, daß ich das Fegfeuer des preußischen Staatsexamens durchgekostet habe), so ist's damit natürlich nicht so schlimm gemeint und ich denke nicht daran, jemals meinen Mitmenschen durch Dosieren von Medicamenten unglücklich machen zu wollen. Vielmehr schwebt mir noch immer der cursus academicus als höchstes und einziges Ziel vor Augen. Nun werde ich jetzt noch um Vieles energischer darauf lossteuern. Vorläufig gehe ich im Januar auf ein Jahr nach Italien, um im Frühjahr in Florenz u*nd* Rom Kunst, dann im Sommer in Neapel u*nd* im Winter in Palermo und Messina Naturstudien zu treiben; besonders werden mich wohl die Gewebe der Weichthiere und andrer niederer Seebestien beschäftigen. Nach der Zurückkunft werde ich mich wohl allmählich habilitieren u*nd* warten, bis mir Fortuna so eine kleine Professur der Zoologie zuschickt.[54]

Dem Eintritt Anna Sethes in das Leben Haeckels folgte ein intensiver Briefwechsel der beiden Liebenden, der den bisherigen Austausch mit den Eltern zunehmend in den Hintergrund treten ließ. Wichtigste Bezugsperson Haeckels wurde nunmehr seine Braut, ein großer Teil der brieflichen Mitteilungen Haeckels kursierte nur über die Vermittlung Annas innerhalb der Familie.

Zukunftspläne

Neue berufliche Perspektiven begannen sich abzuzeichnen, als Haeckel im Mai 1858 nach Jena reiste, um die dortigen Verhältnisse kennenzulernen. Dabei wollte er sich persönlich dem Kurator der Universität, Moritz Seebeck, vorstellen, nicht zuletzt, um die Möglichkeiten einer Anstellung zu sondieren. Auf dem Weg nach Jena, von wo aus Haeckel am 23. Mai den ersten Brief an seine geliebte Anna schickte, besuchte er seinen Onkel, den Mineralogen, Privatgelehrten und Fossiliensammler August Sack in Halle.[55] Wichtiger aber war das Zusammentreffen mit dem Anatomen Max Schultze. Dessen Frau (und Cousine) Christine war mit der Familie von Carl und Sidonie Passow befreundet, die ihrerseits sehr eng mit Haeckels Eltern verbunden waren. In Haeckels Augen hätte Schultze einen würdigen Nachfolger Johannes Müllers in Berlin abgegeben, wäre er nicht mit seinen 33 Jahren zu jung für einen Ruf an die Friedrich-Wilhelms-Universität gewesen. Nach einem mehrstündigen Gespräch wurde Haeckel mit dessen Familie bekannt und lernte Schultze selbst als Vorbild für die Vereinbarkeit von wissenschaftlicher Karriere und Familienleben schätzen:

---

54 Ebd.
55 Vgl. Br. 37, S. 139 f.

Über 3 Stunden saß ich bei ihm. Nachher besuchte ich auch noch seine allerliebste kleine Frau und freute mich über das glückliche Familienleben eines deutschen Anatomen und Zoologen, nicht ohne egoistische Nebengedanken! Ein ganzes Paket schöner Arbeitspläne, wissenschaftlicher Ansichten und frischer, schöner Lebensbestrebungen, nahm ich von ihm mit nach Hause und nahm mir vor, dem Edlen so nachzustreben.[56]

In Jena bezog Haeckel Unterkunft bei seinem guten Bekannten aus der Würzburger Studienzeit, Carl Gegenbaur. Dieser war im Sommer 1855 als Nachfolger von Oscar Schmidt nach Jena berufen worden und hatte die Direktion des bescheiden ausgestatteten anatomisch-zootomischen und osteologisch-zoologischen Museums übernommen. In Gegenbaur, der plante, im Herbst eine Forschungsreise nach Messina anzutreten und Haeckel als Begleiter mitzunehmen, fand Haeckel einen treuen Freund und Mentor:

Je näher ich den trefflichen *Gegenbaur* kennen lerne, desto glücklicher schätze ich mich, jetzt in eine so nahe und dauernde Berührung mit ihm treten zu können, und ist es nicht wirklich eine sonderbare Fügung, daß grade jetzt, wo ich durch Müllers Verlust so schwer getroffen bin, einerseits ein so ausgezeichneter wissenschaftlicher Freund und Lehrer, andererseits eine solche Quelle reichsten Gemüthslebens, wie ich in Dir, mein bestes Herz, finde, zusammen kommen, um mir die schon fast aufgegebene Zukunft mit neuen schönen Hoffnungen zu schmücken.[57]

Ausgestattet mit einer Empfehlung von Seebecks Schwester, der bereits genannten Sidonie Passow, wurde Haeckel vom Kurator Moritz Seebeck äußerst liebenswürdig aufgenommen und mit den Jenaer Universitätsverhältnissen vertraut gemacht. Am Beispiel der seiner Meinung nach gescheiterten Karriere des gemeinsamen Bekannten Johannes Lachmann, dem nur zwei Jahre älteren Jugendfreund Haeckels, der 1857 Luise Passow geheiratet hatte, machte Seebeck Haeckel aber auch in aller Deutlichkeit auf die möglichen Gefahren einer zu frühen ehelichen Bindung für eine akademische Laufbahn aufmerksam.[58] Von diesem Wermutstropfen abgesehen, verstand sich Haeckel aber sofort sehr gut mit Seebeck. Bei einem Abendessen in Seebecks Haus lernte Haeckel auch den Philosophen Kuno Fischer und den Direktor der Medizinischen Klinik, Rudolf Leubuscher, kennen, und nach einem abschließenden dritten Treffen entließ ihn Seebeck mit den wegweisenden Worten: „Nun, wir werden uns gewiß im Leben noch öfter begegnen!"[59]

In Begleitung Gegenbaurs besuchte Haeckel während dieses Jenaer Aufenthaltes auch die zufällig in Weimar tagende Versammlung des Naturwissenschaftlichen Vereins für Sachsen und Thüringen, wo er viele Bekannte – darunter Max Schultze und Wilhelm Hetzer – wiedertraf, interessante Vorträge hörte und darüber an Anna Sethe berichtete.[60]

---

56 Ebd.
57 Br. 41, S. 151.
58 Br. 39, S. 144.
59 Br. 41, S. 151.
60 Ebd., S. 152.

Mit frischem Mut und Zukunftshoffnung nach Berlin zurückgekehrt, begann Haeckel sich mit Wagener und Lieberkühn, die gemeinsam mit Max Schultze nach Venedig und Triest gehen wollten, im Anatomischen Museum Müllers auf die geplante Reise nach Messina vorzubereiten. Dabei erhielt Haeckel von Wagener hilfreichen Unterricht im feineren Figurenzeichnen.

Zusammen mit Hartmann und Martens unternahmen die drei auch eine Exkursion zum Rummelsburger See bei Berlin, um eine von Müller vorgeschlagene und von Carl Graff entwickelte Saugsonde zu testen, die am Grund des Sees Kleinlebewesen auffischen und Haeckel später in Messina noch nützliche Dienste erweisen sollte.

Neben diesen akademischen Beschäftigungen nahm Haeckel regelmäßig Zeichenunterricht bei Karl Eduard Biermann, Akademieprofessor und einer der herausragendsten Vertreter der Landschaftsmalerei seiner Zeit, der für Haeckel durch seine mit erstaunlicher Meisterschaft ausgeführten Aquarelle als Künstler von Bedeutung gewesen war.

300-Jahrfeier der Jenaer Universität 1858

Im August 1858 beging die Großherzoglich und Herzoglich Sächsische Gesamtuniversität Jena ihr 300. Gründungsjubiläum. Wie bei keiner anderen deutschen Hochschule fokussierten sich in ihrer Geschichte die identitätsprägenden Traditionen der nationalen Erinnerungskultur der Deutschen. Die Erhebung der 1548 von Kurfürst Johann Friedrich nach der Niederlage im Schmalkaldischen Krieg gegründeten Hohen Schule zur Volluniversität mit kaiserlichem Privileg im Jahr 1558 hatte eine Pflegestätte des Protestantismus geschaffen, die für sich in Anspruch nahm, als neues Wittenberg die Lehre Luthers und das Erbe der Reformation für die Zukunft zu bewahren. In den Jahrzehnten um 1800 war sie im Verbund mit der Residenz in Weimar zum Mittelpunkt der klassischen deutschen Literatur und idealistischen Philosophie aufgestiegen, und nach dem Ende der Napoleonischen Ära wurde sie mit der Gründung der Urburschenschaft und dem studentischen Wartburgfest von 1817 zum Ausgangspunkt der sich formierenden nationalen Einheitsbewegung. Das 300. Gründungsjubiläum der Jenaer Universität bildete so einen idealen Anlass für ein erinnerungskulturelles Großereignis, mit dem sich die deutschen Kultur- und Bildungseliten ihrer nationalen Identität und ihrer historischen Wurzeln vergewisserten, das aber auch zugleich – erstmals nach dem gescheiterten Versuch zur Herstellung eines deutschen Nationalstaates in den Revolutionstagen von 1848 – zu einer bedeutenden öffentlichen Manifestation des nationalen Einheitsstrebens im Zeichen der schwarz-rot-goldenen Trikolore wurde.[61] Damit lieferte die Jenaer Jubiläumsfeier den Auftakt zu einer Serie von großangelegten Nationalfesten, die diese nationalpolitische Tendenz in den folgenden Jahren aufgriffen wie z. B. die deutschlandweit ausgerichteten Feiern

---

61 Vgl. Gerber, Stefan: Universitätsverwaltung und Wissenschaftsorganisation im 19. Jahrhundert. Der Jenaer Pädagoge und Universitätskurator Moritz Seebeck (Veröffentlichungen der Historischen Kommission für Thüringen, Kleine Reihe; 14). Köln; Weimar; Wien 2004, S. 396–422.

zum 100. Geburtstag des deutschen Nationaldichters Friedrich Schiller 1859, die nationalen Turn- und Sängerfeste, die schließlich in die Gründung des Deutschen Nationalvereins 1863 in Eisenach mündeten.

Dass Ernst Haeckel der Einladung von Max Schultze freudig Folge leistete und an der Jenaer Jubiläumsfeier teilnahm, entsprach ganz seiner politischen Gesinnung, macht aber auch die damals schon bei ihm vorhandene Option für Jena als favorisierte Universität und Ausgangspunkt der angestrebten akademischen Karriere deutlich. Gleichzeitig hoffte er bei dieser Gelegenheit Fachkollegen treffen und Absprachen für die geplante Forschungsreise nach Messina führen zu können, nachdem sich herausgestellt hatte, dass Carl Gegenbaur die Reise doch nicht mitantreten würde. Am 14. August traf Haeckel mit Schultze in Jena ein und nahm wieder bei Gegenbaur Quartier. Auch bei den anderen Jenenser Professoren fand Haeckel sehr herzliche Aufnahme und fühlte sich nach kurzer Zeit so heimisch, dass man ihn bald als künftigen Professor anzusehen pflegte. Das Angebot Gegenbaurs, bei ihm mit einem Gehalt von 250 Reichstalern und freier Wohnung als Prosektor zu arbeiten, lehnte Haeckel aber ab und blieb damit bei seinem Entschluss zu reisen und später einmal selbst Professor zu werden. In Jena hatte er auch Zeit und Gelegenheit, Max Schultze noch mehr schätzen zu lernen:

> Ganz besonders hat es mich gefreut, daß ich dem lieben, prächtigen Menschen Max *Schultze* durch dieses mehrtägige Zusammenleben noch um vieles näher gekommen bin. Ich wollte nur Du kenntest ihn auch, um ihn mit mir zu lieben u*nd* zu bewundern. Er ist jetzt, nach *Johannes* Müllers Tode, das Ideal eines Naturforschers, auf das ich meine ganze strebende Kraft hingerichtet habe. Alles was ich bis jetzt von Max *Schultze* kenne, von seinen ausgezeichneten wissenschaft*lichen* Leistungen, wie von seinen liebenswürdigen, menschlichen Eigenschaften, von seinem kindlichen, unbefangenen Natursinn, seinem Benehmen als Lehrer u*nd* Freund, seinem allerliebsten Familienleben, nimmt mich so unbedingt für ihn ein, daß ich mir nur vorgenommen habe, in jeder Beziehung ihm nachzustreben [...].[62]

Am ersten Festtag, dem 15. August, schrieb sich Haeckel in der Aula in das große Festalbum ein und schloss sich nach dem Empfang der Festdeputationen in der neu eingeweihten Universitätsbibliothek über dem Fürstenkeller dem Festzug zum Gottesdienst in der Stadtkirche an. Dem folgte die feierliche Einweihung des von Friedrich Drake entworfenen Denkmals („Hanfried") zu Ehren des Universitätsgründers, Kurfürst Johann Friedrich I. von Sachsen, auf dem Marktplatz. Am Nachmittag begab man sich in die große, 3.000 Personen fassende Festhalle, die eigens aus diesem Anlass im Jenaer Paradies, einer weiträumigen Parkanlage an der Saale, errichtet worden war. An diesem Tag entstand offenbar auch die Skizze zum ersten Jena-Aquarell Haeckels, das den Blick auf die Stadtkirche und den Jenzig einfängt, und dem später viele weitere folgen sollten.[63] Neben weiteren Festaktivitäten besichtigten Haeckel und die befreundeten Kollegen am folgenden Tag die Zoologische Sammlung und erstiegen die Jenaer Kernberge. Am dritten Festtag, dem 17. August, wohnte Haeckel der großen Serie von feierlichen Ehrenpromotionen bei, die aus Anlass des Jubiläums in der Stadt-

---

62   Br. 52, S. 185.
63   Siehe Abb. 13.

kirche vollzogen wurden. Auch die anschließenden Tage wurden noch zu weitläufigen Wanderungen genutzt, unter anderem zu einem gemeinsam mit Carl Gegenbaur unternommenen Fußmarsch nach Rudolstadt und ins Schwarzatal am 19. August.[64]

Der Jenaer Aufenthalt brachte auch die entscheidende Wende hinsichtlich der Reisepläne, da trotz allen Zuredens von Seiten Gegenbaurs und Schultzes Haeckel zu Victor Carus kein so inniges Verhältnis hatte entwickeln können, das als Basis für eine gemeinsame Fahrt nötig gewesen wäre, und daher endgültig beschloss, die Italienreise allein durchzuführen.[65] Zurück in Berlin nahm Haeckel seine Reisevorbereitungen am Anatomischen Museum wieder auf. Da Wagener und Lieberkühn verreist waren, hatte er gemeinsam mit Hartmann Sammlung und Instrumente, von wenigen Störungen durch Museumsbesucher abgesehen, zur freien Verfügung.

Mit Hartmann, Martens, Chamisso, Albert von Bezold und dem Museumsinspektor Carl Graff ging es am 2. September noch einmal auf zoologische Exkursion zum Tegeler See, wo Haeckel neben Alcyonellen, Bryozoen und Rädertierchen erfolgreich zahlreiche Anneliden und Röhrenwürmer fischte.[66]

Überdies arbeitete er intensiv an der Herausgabe der Vorlesungen seines verstorbenen Mentors Johannes Müller nach Mitschriften von eigener und fremder Hand. Das prachtvoll ausgearbeitete, von Haeckel mit sehr fein gezeichneten, kolorierten Illustrationen versehene Manuskript ging jedoch nie in den Druck.[67] Die Gründe dafür werden aus einem Brief Hartmanns an Haeckel ersichtlich:

> Wegen Herausgabe der Müller'schen Vorlesungen hatte ich mich, nach weitläufiger Besprechung mit Reichert, Wagener u. Lieberkühn, an die Erben gewandt. Letztere sind nun durch dringende u. äußerst freundliche Briefe (selbst J. Müllers Wittwe hatte Frau Reichert um ihre Vermittlung gebeten) in mich gedrungen, das Unternehmen aus Pietätsrücksichten fallen zu lassen, da ein solches den Intentionen des Verstorbenen in keiner Weise entsprochen haben dürfte.[68]

Italienreise 1859/60

Am 28. Januar 1859 verließ Haeckel Berlin schließlich, um seine große Italienreise anzutreten. Den ersten Zwischenstopp bildete ein kurzer Aufenthalt in Würzburg, wo er sich neben anderen alten Bekannten mit August Schenk und Albert Kölliker traf, die ihm beide eine Anstellung in Würzburg in Aussicht stellten. Hätte Haeckel

---

64 Zur ausführlichen Beschreibung der Jubiläumsfeier der Alma Mater Jenensis und der anschließenden Exkursion ins Schwarzatal mit Gegenbaur vgl. bes. Br. 53 und 55.
65 Vgl. Br. 48, S. 167, Br. 50, S. 179 f. – Ein weiterer Grund war der Termin, da Carus bereits im September die Reise anzutreten plante, Haeckel aber zu diesem Zeitpunkt bei Anna Sethe in Heringsdorf sein wollte, wo am 14. September die offizielle Verlobung stattfand.
66 Vgl. Br. 59, S. 119 f.
67 Der Titel der ausgearbeiteten Vorlesungsnachschrift lautet: Vergleichende Anatomie nach Vortraegen von Johannes Müller. Berlin Sommer-Semester 1854. Ernst Haeckel. Berlin. 1858. (EHA Jena, B 290b); vgl. Br. 68, S. 249 (bes. Anm. 1), s. auch Abb. 21–24.
68 Robert Hartmann an Ernst Haeckel, 17.1.1859 (EHA Jena, A 30215).

sich erst anhand einiger Arbeiten bekannter gemacht, so wollte man ihm die Stelle Valentin Leibleins als Zoologe freimachen, was Haeckel durchaus attraktiv fand, wie er seiner Braut aus Florenz mitteilte.[69]

Der Verlauf der weiteren Reise erschließt sich sowohl aus der Briefkorrespondenz als auch aus den von Haeckel angefertigten ausführlichen Berichten über alle Reisestationen[70], die auf seinen Tagebuchaufzeichnungen[71] beruhten und die er seiner Familie regelmäßig als Briefbeilagen mitsandte. Dabei sind letztere sehr detailliert und schildern Haeckels Reiseeindrücke der familiären Leserschaft, wogegen die unvollständig ausformulierten Tagebuchaufzeichnungen sich inhaltlich stärker komplementär zu den Briefen und Berichten verhalten. Da die häufig sehr langen und sich zudem inhaltlich mit den Briefen überschneidenden Berichte nicht Gegenstand der vorliegenden Edition sein konnten, wurden sie für den kontextualisierenden Stellenkommentar und die vorliegende Einleitung umfassend berücksichtigt.

Über die Anlage dieser Briefe und Berichte, aber mehr noch über die kaum zu unterschätzende Bedeutung der Italienreise für seine wissenschaftliche und persönliche Entwicklung äußerte sich Haeckel in einer Rückschau um 1915:

> 1859. Italien. Hesperische Reisebriefe. – Geschrieben von Ernst Haeckel an seine Braut Anna Sethe (in Berlin), von Januar 1859 bis April 1860. Frühjahr 1859 Florenz und Rom, Sommer 1859 Neapel und Umgebung (Capri, Ischia, Amalfi, Paestum),(– mit Hermann Allmers –), Herbst 1859 Sizilien (Palermo, Girgenti, Syracus, Etna, Messina)),(– mit Hermann Allmers –), Winter 1859 (November) bis 1860 Messina, 4 Monate Mikro-Arbeit (Radiolarien-Monographie). Die Hesperischen Reisebriefe, – ohne Anspruch auf objektiven Wert und auf wissenschaftliche Bedeutung, – sind an meine liebe Braut (wie zwanglose Tagebücher) frisch unter dem unmittelbaren Eindruck der Erlebnisse geschrieben. Sie wurden von Anna Sethe nicht nur den Eltern und nächsten Verwandten mitgeteilt, sondern auch den intimen Freund*en*, namentlich meiner mütterlichen Freundin Luise Weiß (Frau des Mineralogen Chr*istian Samuel* Weiß in Berlin). Das allgemeine Urteil (sowohl über Inhalt als Form) war so günstig, dass oft der Wunsch nach Publication geäussert wurde. Dies könnte auch jetzt von Interesse sein, da das Jahr 1859 den grossen Wendepunkt in der Geschichte Italiens bedeutet (Revolution in Neapel – Garibaldi –,) Die Italien-Reise von 1859 war für meine ganze Entwicklung von unschätzbarem Werte in 6 Beziehungen: I. Wissenschaftlich: Studium der Marinen Fauna und Flora der größten Intensität und Extensität. II. Radiotisch: Sammlung und Studium der „Radiolarien von Messina" – Material für meine Habilit. Schrift. III. Geographisch: „Italien und Germania" Tiefste bleibende Eindrücke, Vulcanismus: Vesuv, Etna etc. IV. Künstlerisch: Skizzenbücher mit zahlreichen Zeichnungen und Aquarellen, Studium der Antike in den Museen.

---

69 Vgl. Br. 86, S. 306.
70 Haeckel, Ernst: Italienische Reise 1859/60 (egh. Berichte über die einzelnen Reisestationen, EHA Jena, B 345a).
71 Vgl. Haeckel, Ernst: Tagebuch der Reise nach Italien. Januar bis Dezember 1859. Florenz, Rom, Neapel, Messina (egh. Mskr., EHA Jena, B 345).

V. Persönlich: Körperliche und geistige Ausbildung in voller Jugendkraft. VI. Sozial (Politisch): Lebens-Erfahrung, Praktischer Verkehr mit Menschen etc.[72]

Italien im Umbruch während und nach Haeckels Forschungsaufenthalt

Die politische Entwicklung auf der italienischen Halbinsel gewann nach dem Ende des Sardinischen Krieges und dem Frieden von Zürich vom 10. November 1859, in dem Österreich die Lombardei abtreten musste, eine ungeahnte Dynamik. Die österreichische Hegemonie über die italienische Halbinsel brach zusammen, und es war nur noch eine Frage der Zeit, bis die „Risorgimento"-Bewegung, getragen von den Freischaren Garibaldis, die alte italienische Staatenwelt hinwegfegen und die Einheit Italiens herstellen würden. Der Umsturz war bereits im Gange, als Haeckel noch in Messina weilte, und schon kurz nach Haeckels Heimreise, im April 1860, wurden die Herzogtümer Parma und Modena, das Großherzogtum Toskana und der Kirchenstaat mit Ausnahme Roms und der Latium-Region an das Königreich Sardinien angeschlossen und die dort regierenden Fürsten vertrieben. Der Anschluss des Königreichs beider Sizilien (Neapel) folgte im Oktober 1860, und am 17. März 1861 wurde das Königreich Italien gegründet. Haeckels Berichte über die Situation in Italien waren also schon nach seiner Rückkehr historisch überholt; sie konnten allenfalls noch einen nostalgischen Rückblick auf den morbiden Charme der italienischen Kleinstaaten kurz vor ihrem Untergang liefern. Auf Haeckel, der die dort herrschenden desolaten Verhältnisse und die vermeintliche Sittenverderbnis der Italiener in seinen Berichten von 1859 nicht genug hatte geißeln können, musste es geradezu frappierend wirken, dass die Eliten und das Volk Italiens in so kurzer Zeit und mit derart revolutionärer Konsequenz ihr Land zu einem straff organisierten Einheitsstaat umformten, während die Deutschen von der politischen Einigung ihres Vaterlandes noch immer nur träumten. Die Italiener wurden zum politischen Vorbild für die Deutschen, und Haeckels absprechende Schilderungen hätten, wenn sie, wie vielleicht von der Anlage her geplant, an die Öffentlichkeit gelangt wären, bei vielen Lesern wohl nur ein ungläubiges Kopfschütteln hervorgerufen.[73]

Über den St. Gotthard nach Florenz, Pisa und Livorno

Von all den radikalen politischen Umbrüchen in Italien war indes noch nichts zu spüren, als Ernst Haeckel am 1. Februar 1859 Basel und tags darauf Flüelen erreichte. Hier begann seine Überquerung des St. Gotthard-Passes, ein Unternehmen, das sich unter winterlichen Witterungsbedingungen zu einem lebensgefährlichen Abenteuer gestalten konnte.

---

72 Haeckel, Ernst: Reisen. Itinera. (egh. Mskr., EHA Jena, B 365).
73 Nur einige Teile der italienischen Reisebriefe Haeckels an seine Braut wurden postum unter verschiedenen Titeln veröffentlicht: Haeckel, Ernst: Italienfahrt. Briefe an die Braut 1859/60. [Einleitung von Heinrich Schmidt.] Leipzig 1921; Haeckel, Ernst: Himmelhoch jauchzend.... Erinnerungen und Briefe der Liebe. [Hrsg. und eingeleitet von Heinrich Schmidt]. Dresden 1927; Haeckel, Ernst: Anna Sethe. Die erste Liebe eines berühmten Mannes in Briefen. [Hrsg. und eingeleitet von Heinrich Schmidt]. Dresden 1929.

Von Amsteg aus wurde die Reise per Postschlitten fortgesetzt. Bereits die Straße nach Andermatt war mehrfach von Schneewehen und Lawinen blockiert, so dass sie freigeschaufelt und dann von den Passagieren festgestampft werden musste, damit die Pferde sie passieren konnten. Schon hier stürzte einmal ein Schlitten um, und eines der Pferde geriet in den Tiefschnee, so dass sich sämtliche Passagiere vorspannen und das Tier herausziehen mussten. Die eigentliche Gotthard-Passage begann in Andermatt, das Haeckel und seine Mitreisenden am 3. Februar erreichten.

Lange Zeit war unklar, wann die Witterung es erlauben würde, die Reise fortzusetzen, obwohl seit 1831 die neue gut ausgebaute Gotthardstraße bestand, die zwischen 5 und 7,5 m breit und bis zur Eröffnung der Gotthardbahn 1882 der normale Verkehrsweg über den Pass war. Allerdings konnten die winterlichen Straßenverhältnisse die Passage extrem erschweren, ja teils ganz unmöglich machen, da der Straßenverlauf bei starkem Schneefall nicht mehr zu erkennen und nur anhand der am Straßenrand eingerammten langen Stangen wahrzunehmen war. Zunächst genehmigte der Postkondukteur lediglich die Fahrt bis zu dem auf der Passhöhe (2.107 m) gelegenen Hospental, die nach einer Stunde auf dem bereits freigeschaufelten Weg ohne Schwierigkeiten bewältigt wurde. Von dort gelangte man über eine Serpentinenstrecke bis zum ersten Sicherheitshaus, wo jedoch frisch abgegangene Lawinen die Straße völlig verschüttet hatten. Man versuchte nun, über die alte Passstraße weiterzukommen, die von 50 Schneeschauflern Schritt für Schritt freigeräumt werden musste. Streckenweise mussten die Passagiere, um die Schlitten leichter zu machen, zu Fuß gehen. Nach sechs Stunden „schwerster Arbeit" – im Sommer konnte die Strecke in zweieinhalb Stunden passiert werden – erreichte man schließlich die Passhöhe mit dem Hospiz und dem Albergo del San Gottardo, einem Schutzhaus, wo eine warme Mahlzeit eingenommen werden konnte. Die Abfahrt von der Passhöhe wurde sehr rasch zurückgelegt, obwohl auch diese Strecke nicht ungefährlich war, so dass die Reisenden lediglich mit einem Tag Verspätung in Airolo im Tessin ankamen. Von dort reiste Haeckel sofort mit dem Postwagen weiter über Bellinzona nach Magadino am Lago Maggiore, passierte diesen mit dem Dampfschiff und gelangte am 4. Februar mit der Eisenbahn nach Genua.

Während der Fahrt durch Piemont konnte Haeckel wahrnehmen, dass es dort „sehr kriegerisch" aussah. Truppen wurden zusammengezogen, und in der Poebene wurden an der Grenze zur Lombardei Fortifikationsarbeiten durchgeführt. In der Tat stand Norditalien in jener Zeit kurz vor einem Krieg, und schon wenige Monate später sollten gewaltige historische Umbrüche die politische Landkarte Italiens grundlegend wandeln. Das „Risorgimento", die Bewegung für die politische Einigung Italiens, war zwar in den Revolutionsjahren 1848/49 gescheitert, aber keineswegs erloschen. Ihr Mittelpunkt war das Königreich Sardinien, das unter dem 1852 zum Ministerpräsidenten ernannten Benso Camillo di Cavour die künftige Wiederaufnahme des offenen Kampfes um die Einheit Italiens vorbereitete. Im Juli 1858 hatte Cavour einen Geheimvertrag mit dem französischen Kaiser Napoleon III. geschlossen, der die Unterstützung Frankreichs im Falle eines österreichischen Angriffs zusicherte. Seitdem nahmen die politischen Spannungen zu, und beide Seiten bereiteten sich auf einen Krieg vor. Am 19. April 1859 verlangte Österreich in einem Ultimatum an das Königreich Sardinien, seine Streitkräfte abzurüsten. Da die Regierung in Turin darauf nicht einging, ließ Österreich am 29. April 1859 Truppen in Piemont einmarschieren. Gegen Ende Mai

1859 kam es zu größeren Kampfhandlungen und mehreren Schlachten, unter denen die Schlachten von Magenta am 4. Juni 1859 und die Entscheidungsschlacht bei Solferino, das verlustreichste Gemetzel seit Waterloo, am 24. Juni 1859 die bedeutendsten waren. Nach Solferino war die Niederlage der Österreicher besiegelt, so dass sie am 11. Juli 1859 den Vorfrieden von Villafranca unterzeichnen mussten. Am 10. November 1859 beendete der Frieden von Zürich den Krieg endgültig.

Als Haeckel Anfang Februar auf seiner Fahrt durch Piemont die Kriegsvorbereitungen beobachtete, konnte er deren Verlauf jedoch noch nicht erahnen. Am 5. Februar besichtigte er Genua, litt aber sehr unter der kalten Witterung, so dass er schon am Abend die Überfahrt nach Livorno antrat und am Abend des 6. Februar in Florenz ankam. Die Stadt und ihre Museen besichtigte er an mehreren Tagen, fand aber bei aller Bewunderung der florentinischen Kunstschätze und Sehenswürdigkeiten, dass Florenz dem ihm beigelegten Namen einer Kunststadt nicht entspreche. Überall nahm er Schmutz und Verfall wahr, und es fiel ihm schwer, sich „ganz in das Schöne, was unter all diesem Unrath versteckt liegt,"[74] zu versenken. Interessanter war für Haeckel der Besuch bei dem Botaniker Filippo Parlatore und dem berühmten Astronomen und Naturforscher Giovanni Battista Amici, der als Konstrukteur wissenschaftlicher Apparate Weltruf besaß und an den Haeckel ausdrücklich von Ehrenberg empfohlen worden war, am 10. Februar 1859. Die Qualität von Amicis Mikroskopen, die seinerzeit als Referenz-Instrumente für die Auflösung der Liniensysteme der Navicula hippocampus galten,[75] beeindruckte ihn so stark, dass er von ihm wenige Tage darauf ein Mikroskop mit Wasserimmersionsobjektiv für 12 Napoleon d'or kaufte, einen für seine Verhältnisse gewaltigen Betrag.[76] Wie für diese beiden Wissenschaftler führte Haeckel auch Empfehlungsschreiben an den Anatomen Filippo Pacini, den Entdecker des Choleraerregers, mit sich, den er am gleichen Tag besuchte. Am 11. Februar besichtigte Haeckel das Museum für Naturgeschichte und das Tribunal di Galilei, wo die Instrumente und Reliquien des berühmten Physikers und Astronomen, darunter die ersten Teleskope, aufbewahrt wurden. Am 16. Februar verließ Haeckel Florenz und reiste nach Pisa. Hier bestieg er den schiefen Turm, besuchte das naturgeschichtliche Museum und traf sich mit dem Chirurgen und Paläontologen Giuseppe Meneghini. Am Nachmittag unternahm er einen Ausflug nach San Rossore, einem zwischen Pisa und Lucca gelegenen weitläufigen Naturpark, wo sich das berühmte Gestüt der Großherzöge von Toskana mit seiner seit 1739 bestehenden Kamelzucht befand. Einer der Wärter gestattete Haeckel sogar, einen Ritt auf einem Kamel zu unternehmen, was ihm trotz der ungewohnten Bewegungsart dieser Tiere große Freude bereitete. Tags darauf besuchte er Cesare Studiati, einen Physiologen an der Universität Pisa, der dort

---

74 Haeckel, Italienische Reise 1859/60 (wie Anm. 70), Eintrag v. 9.2.1859.
75 Vgl. dazu Bericht zur Sitzung der Gesellschaft naturforschender Freunde, Berlin am 21. Dezember 1858: „[...] – Hierauf zeigte derselbe [*Ehrenberg*] die Eigenschaften des Amici'schen Wasser-Microscops an einem in seinem Besitz befindlichen Instrument vor, welches die Linien der Navicula Hippocampus bei 1500maliger Linear-Vergrößerung in Punkte und die sämmtlichen 15 Liniensysteme des Robertschen Mikrometers auflöst [...].". In: Königlich privilegirte Berlinische Zeitung von Staats- und gelehrten Sachen. Nr. 1, 1.1.1859, S. 8, sowie Schleiden, Matthias Jacob: Die Pflanze und ihr Leben. Populäre Vorträge. 5. verb. Aufl., Leipzig 1858, S. 33.
76 Vgl. Br. 96, S. 342 (Anm. 21); Haeckel, Tagebuch der Reise nach Italien 1859 (wie Anm. 71), Bl. 7v.

eine große zoologische und vergleichend-anatomische Sammlung aufgebaut hatte.[77] Am 19. Februar begab sich Haeckel wieder nach Livorno und schiffte sich auf dem französischen Paketdampfer „Meorvée" nach Civitavecchia ein. Am 21. Februar 1859 erreichte er um 11 Uhr abends Rom, wo er sich längere Zeit aufzuhalten gedachte.

Haeckels Aufenthalt in der „ewigen Stadt"

In Rom nahm er Quartier im Haus von Fritz Hirzel in der Via Felice Nr. 107, unweit der Piazza di Spagna. Nun begann eine Zeit unablässiger Besichtigungen von antiken Altertümern und Kunstschätzen bei „wundervollem Frühlingswetter". Naturwissenschaftliche Interessen, die an den vorherigen Reisestationen Florenz und Pisa noch eine wichtige Rolle für Hackel gespielt hatten, traten jetzt völlig zurück und wurden auf den Aufenthalt in Neapel vertagt: „Das Übermaas des Großen, Herrlichen und Wunderbaren" sei so groß, dass man es auch nicht annähernd zu bewältigen vermöge, und der Eindruck, den „das Ganze in seiner imposanten, gigantischen Größe" auf ihn gemacht habe, lasse sich nur im Allgemeinen beschreiben.[78] Der Umgang mit deutschen Bekannten in Rom mache seinen Aufenthalt in Rom überdies so „heimathlich, deutsch und gemüthlich", dass er, ganz anders als in Florenz, oft vergesse, in Italien zu sein.[79] Die gewaltigen Ruinen des antiken Roms, der Vatikan mit seiner unermeßlichen Anzahl bedeutendster Kunstwerke, die berühmten römischen Adelsvillen, nichts, was seine Reisehandbücher[80] als obligatorische Sehenswürdigkeit benannten, wurde ausgelassen. Meist machte er seine Besichtigungstouren in Begleitung einiger deutscher Bekannter, mit denen er sich in Rom angefreundet hatte: Dr. Oscar Diruf, seinerzeit Balneologe und praktischer Arzt in Neapel, Frau Bloest, die Frau eines Schweizer Hauptmanns, sowie die beiden Schwägerinnen Dirufs, Angelica und Helisena Girl.[81] Die bedeutendsten Eindrücke hielt er auf Aquarellen fest, von denen sich eine beträchtliche Anzahl noch heute in seinem Nachlass finden.[82] Wie üblich wurde auch alles Erlebte präzise aufgezeichnet und an die Familie berichtet, der gesamte Tagesablauf bis hin zum Frühstück im Antico Caffé Greco, der berühmten Künstlerkneipe nahe der Spanischen Treppe, wo er den „ausgezeichnetsten Kaffee" bekam, den er je getrunken zu haben meinte, und täglich zwei Maritozzi verspeiste.[83] Auch die „echt römische" Hauptmahlzeit, die er täglich in der Trattoria Lepre in der Via die Condotti einnahm, wird penibel genau geschildert: Eine Schüssel Makkaroni, dazu Maiale in agrodolce, ein

---

77 Haeckel, Tagebuch der Reise nach Italien 1859 (wie Anm. 71), Bl. 9r–11r.
78 Haeckel, Italienische Reise 1859/60 (wie Anm. 70), Eintrag v. 26.3.1859.
79 Ebd.
80 Förster, Ernst: Handbuch für Reisende in Italien. 4 Abt., 6. verb. und verm. Aufl., München 1857; Lossow, Eduard von: Handbuch zur Reise nach und in Italien. Mit einer Zusammenstellung von italienischen Dialogen, Wörtern und Formularen in Briefen und Contracten vom Professor Fabbrucci. Mit vielen Karten und Plänen. 3. verm. u. verb. Aufl., Berlin 1857.
81 Die Augsburger Malerin Helisena Girl, später verheiratete Koch, die brieflich mit Haeckel in Kontakt blieb, schenkte diesem anlässlich seines 70. Geburtstages eine Porträtskizze, die sie im März 1859 in Rom von ihm angefertigt hatte; vgl. Br. 98, S. 351 (Anm. 14); s. Abb. 29.
82 Vgl. u. a. Br. 110, S. 405 (bes. Anm. 6); s. Abb. 35–37.
83 Vgl. Br. 98, S. 351.

Gericht aus gebratenem Schweinefleisch in süßsaurer Sauce mit Pinienkernen, Gemüse und Südfrüchten, und als Nachtisch Meringhe con Crema, bestehend aus zwei kleinen Eierpastetchen.[84] Anfang März begann Haeckel Exkursionen in die Umgebung Roms zu unternehmen, so am 4. März nach Tivoli. Auch den berühmten römischen Karneval ließ er sich natürlich nicht entgehen, der in diesem Jahr besonders glänzend gewesen war.[85] Das sich in Norditalien zusammenbrauende Kriegsgewitter beunruhigte ihn noch nicht, die Stimmung im Volk schien ruhig und „nicht zu Krieg oder Revolte geneigt" zu sein.[86] Da er schon 1852 wegen seines Gelenkrheumas vom aktiven Militärdienst freigestellt worden war, glaubte er auch im Fall einer Mobilmachung in Preußen, zu der es beim Ausbruch eines Krieges hätte kommen können, seine Reise nicht abbrechen zu müssen, da er lediglich als Unterarzt zur Armeereserve gehöre.[87]

Die letzten Tage seines Aufenthalts in Rom nutzte Haeckel zu einem Ausflug in die Albanerberge, der obligatorischen „Villeggiatura" des klassischen bürgerlichen Bildungstourismus. Von Frascati, wohin er am 22. März mit der Eisenbahn gefahren war, brach Haeckel am ersten Tag zu einer Rundwanderung auf, die über Rocca di Papa, Campo d'Hannibale, Monte Cavo, Palazzuola, Nemi, um den Nemisee herum und von dort nach Genzano, Civita Lavigna, Monte Giove, Valle Arricia, Arricia, Albano, Castel Gandolfo, Marino und Grotta ferrata wieder zurück nach Frascati führte. Sein ursprünglicher Plan, weiter über das Sabinergebirge zu wandern und dann mit einer Postkutsche nach Rom zurückzufahren, erwies sich allerdings wegen der kühlen und regnerischen Witterung, die das Aquarellieren unmöglich machte, als unausführbar. So kehrte er nach Rom zurück, begab sich aber am folgenden Tag erneut nach Frascati und unternahm eine Bergtour auf den Monte Cavo, den zweithöchsten Gipfel der Albanerberge, wo er noch rechtzeitig ankam, um Einlass in das dortige Kloster der Passionisten, eines katholischen Ordens, der sich dem Andenken an das Leiden und Sterben Christi widmet, zu finden. Allerdings machten die kühle Witterung, das bescheidene Quartier und die frugale, nur mit Mühe genießbare Bewirtung, die er bei den Mönchen erhielt, diese Exkursion zu einem eher beschwerlichen Unternehmen.[88] Am 24. März war er zurück in Rom, und am 26. März bestieg er den Postdampfer „Vatican" nach Neapel, das er am 28. März erreichte.

Damit endete vorläufig die Kavalierstour Haeckels, der zunächst noch in Neapel bleiben sollte, um sich endlich dem Hauptzweck seiner Italienreise zu widmen, den anatomischen Arbeiten. Neben mehreren abenteuerlichen Vesuvexkursionen folgte im August 1859 ein längerer Aufenthalt mit überwiegend zeichnerischem Schaffen in der prägenden Gesellschaft Hermann Allmers, bevor er im Anschluss daran in Messina die wissenschaftlich produktivste Reiseetappe antrat. Im Golf von Messina sammelte er über 100 unbekannte Arten von Radiolarien und legte damit die Grundlage für seine spätere Monographie über die Radiolarien.

---

84 Vgl. Br. 102, S. 372.
85 Vgl. Br. 98, S. 352 f., Haeckel, Tagebuch der Reise nach Italien 1859 (wie Anm. 71), Bl. 13v.
86 Br. 103, S. 398.
87 Ebd.
88 Vgl. Br. 112, S. 412–415.

Grundsätze der Edition

Aufnahmekriterien

Aufgenommen werden von und an Ernst Haeckel eigenhändig geschriebene, diktierte oder inhaltlich vorgegebene schriftlich überlieferte Texte, die nachweislich oder durch die Absicht der Zustellung die Funktion von Briefen erfüllen. Dazu gehören Briefe i.e.S., Briefkarten, Postkarten, Ansichtskarten, Telegramme und beschriftete Visitenkarten. In wenigen Ausnahmen finden auch Briefe aus dem familiären Umfeld Aufnahme, die einen inhaltlichen Bezug auf Haeckel nehmen und dabei von besonderem Aussagewert sind. Hinzu kommt die Eigenart, dass diese Briefe ohnehin im Familienkreis kursierten und damit auch von Haeckel zur Kenntnis genommen wurden. Singulär für den ersten Band ist zudem die Aufnahme eines für die Persönlichkeitsentwicklung Haeckels bedeutenden Selbstzeugnisses.

Amtliche Schriftstücke gelten als Briefe, auch wenn sie keine persönlichen Mitteilungen enthalten, und werden in die Ausgabe in gesonderten Bänden aufgenommen.

Anweisungen, Rechnungen, Quittungen, Verzeichnisse und ähnliche Schriftstücke werden nur dann aufgenommen, wenn sie durch ihre Form (z. B. Gruß- und Schlussformel mit Unterschrift) und ihre Funktion briefähnlichen Charakter tragen oder wenn sie als Beilagen zu Briefen überliefert sind.

Gedichte werden aufgenommen, wenn sie anstelle eines Briefes nachweislich zugestellt wurden oder zugestellt werden sollten, wenn sie in den Brieftext integriert sind oder wenn sie als Beilagen zu Briefen überliefert sind.

Visitenkarten, Stammbucheintragungen und Widmungen werden nicht aufgenommen, sofern sie nicht inhaltlich wesentlich über ihre eigentliche Funktion hinausgehen und briefähnlichen Charakter tragen.

Der Abdruck der Briefe erfolgt vollständig einschließlich ihrer Illustrationen. Überlieferte Beilagen (z.B. Zeichnungen, geographische Skizzen und Karten, Herbarblätter, Dokumente), die zweifelsfrei zugeordnet werden können, werden ebenso abgedruckt, wenn es deren Art und Umfang erlauben. Ist dies nicht möglich, werden sie im Apparat vermerkt und beschrieben.

Adressaten bzw. Empfänger können Privatpersonen und Körperschaften (Firmen, Institutionen oder Organisationen) sein.

Anordnung der Briefe

Die für den jeweiligen Band ausgewählten Briefe sind chronologisch angeordnet und werden fortlaufend nummeriert, bandweise jeweils mit 1 beginnend.

Für die Anordnung von Briefen, die über einen Zeitraum von mehr als einem Tag niedergeschrieben wurden, ist das späteste Datum maßgebend. Briefe gleichen Datums werden in der Reihenfolge abgedruckt, in der sie geschrieben worden sind. Konnte keine Reihenfolge festgestellt werden, sind sie nach dem Namen der Adressaten alphabetisch geordnet. Dabei stehen jedoch Briefe an Haeckel hinter denen von Haeckel. Briefe an Unbekannt werden ans Ende gestellt.

Undatierte oder unvollständig datierte Briefe werden so genau wie möglich datiert und in die chronologische Folge eingeordnet. Bei längeren Zeiträumen stehen sie grundsätzlich am Ende des möglichen Entstehungszeitraums (z. B. erschlossener Monat und Jahr immer am Ende des Monats; erschlossenes Jahr immer am Ende des Jahres). Die Einordnung undatierter Briefe wird im Apparat (Abschnitt „Datierung") begründet.

Das erschlossene Datum undatierter Briefe steht im Briefkopf in eckigen Klammern.

Textgrundlage

Textgrundlage sind die handschriftlich oder typographisch überlieferten Originale oder, wo diese verschollen bzw. nicht zugänglich sind, die Drucke, auch Teildrucke, die als die zuverlässigste Wiedergabe der entsprechenden Brieftexte ermittelt werden konnten. Unvollständige Handschriften werden durch eventuell vorhandene alte Drucke oder Faksimile ergänzt. Abschriften können Textgrundlage sein, wenn sie der verschollenen Handschrift näher stehen als ein Druck. Ist der Brief nur als Konzept überliefert, bildet dies die Grundlage des edierten Textes. Teildrucke, handschriftliche oder gedruckte Fragmente aus Korrespondenzstücken Haeckels bilden dann die Textgrundlage, wenn sie die einzigen überlieferten Textzeugen eines Briefes sind.

Die jeweilige Vorlage wird als Textgrundlage im Apparat ausgewiesen (H = Handschrift, D = Druck, A = Abschrift, K = Konzept) und in der Textwiedergabe wie die handschriftliche Ausfertigung behandelt. Ist die Handschrift nicht überliefert, wird die Textgrundlage im Apparat mit den notwendigen Erläuterungen versehen.

Textkonstitution

Der Text wird buchstaben- und zeichengetreu nach der zugrunde liegenden Vorlage abgedruckt. Der edierte Text erscheint in der Grundschrift recte, alle Zusätze des Editors (dazu zählen auch die aus Auktionskatalogen übernommenen indirekten Briefzitate oder Regesten) erscheinen in eckigen Klammern und kursiv.

Fehlende Wörter und Buchstaben (auch die durch Beschädigung fehlenden, aber zweifelsfrei bestimmbaren) werden kursiv ergänzt. Verschleifungen am Wortende werden grundsätzlich aufgelöst und in Kursivdruck ergänzt. Bei mehrdeutigem Befund werden die ergänzten Endungen in Winkelklammern gesetzt, z.B. bei Singular- oder Pluralsuffixen.

Abbrechungen mit Abbruchzeichen in Wörtern (z.B. Wohlgeb℔, H℔) werden kursiv ergänzt, Abbruchzeichen in Währungen/Maßeinheiten (z.B. r℔, f℔) werden beibehalten und im Abkürzungsverzeichnis ausgewiesen.

Beibehalten werden die spezifischen Groß-, Klein-, Getrennt- und Zusammenschreibungen, historische Orthographie und Interpunktion des Schreibers. Lässt der graphische Befund eine Unterscheidung von Groß- und Kleinbuchstabe nicht zu (z.B. D-d, F-f), werden der semantische Kontext wie auch zeit- und autorspezifische Schreibgewohnheiten für die Entscheidung herangezogen.

Auch unterschiedliche Schreibungen von s-Lauten werden beibehalten, grammatische und orthographische Fehler werden nicht korrigiert sowie fehlende Umlautstriche, Satzzeichen und Akzente nur in Einzelfällen hinzugefügt, um etwaige Sinnentstellungen zu vermeiden. Ausnahmen bilden die häufiger fehlenden abschließenden Zeichen bei Klammern und Anführungen sowie Interpunktionszeichen am Satzende, die stillschweigend ergänzt werden.

Dittographien bei Seitenwechsel werden ausgeschieden. Der Geminationsstrich (n, m) wird zur Doppelschreibung aufgelöst; der doppelte Binde- und Trennungsstrich einheitlich als einfacher Binde- oder Trennungsstrich wiedergegeben.

Alle Formen der Texthervorhebung werden beibehalten: Unterstrichene Wörter erscheinen im Text <u>unterstrichen</u>, doppelt unterstrichene Wörter werden als <u>doppelt unterstrichen</u> wiedergegeben, hochgestellte Buchstaben oder Wörter werden hochgestellt usw.

Allgemein übliche Abkürzungen werden im edierten Text nicht ergänzt. Währungsangaben werden buchstaben- oder zeichengetreu wiedergegeben (auch unterschiedliche Schreibungen beibehalten). Häufig verwendete Abkürzungen und Zeichen werden in einem separaten Verzeichnis aufgelöst, wohingegen vereinzelt gebrauchte Abkürzungen oder Zeichen im Kommentarteil erklärt werden.

Nicht eindeutig zu entziffernde Buchstaben und Zahlen werden interpungiert, unlesbare Buchstaben und Zahlen durch liegende Kreuze [X für Majuskel, x für Minuskel], unleserliche Wörter durch drei liegende Kreuze markiert [Xxx oder xxx].

Textverlust der Vorlage, z.B. durch beschädigtes Papier, wird durch ein Spatium in Winkelklammern [ ] wiedergegeben und in der Handschriftenbeschreibung nachgewiesen.

Absätze im Text werden, außer am Beginn des Briefes, durch Einzug markiert.

Der in den Briefen anzutreffende Wechsel zwischen Kurrentschrift und lateinischer Schrift der Vorlage wird im edierten Text nicht berücksichtigt. In der zweiten Hälfte des 19. Jahrhunderts etabliert sich parallel zur Kurrentschrift die lateinische Schrift als Verkehrsschrift. Hinzu tritt häufig auch schon die Verwendung von Maschinenschrift mit lateinischen Lettern, so dass die noch im 18. Jahrhundert gebräuchliche spezifische Verwendung lateinischer Buchstaben für Fremdwörter bzw. wissenschaftliche Termini, die teilweise auch noch in der Haeckel-Korrespondenz anzutreffen ist, in den Hintergrund tritt.

Muss die Textwiedergabe nach einem Druck erfolgen, werden eindeutige Druckfehler der Vorlage im edierten Text emendiert.

Vom Verfasser selbst durchgestrichene oder anderweitig verbesserte Textstellen werden mit hochgestellten Kleinbuchstaben im Text gekennzeichnet und im textkritischen Teil erläutert, da sie den gedanklichen Prozess des Briefschreibers nachvollziehbar werden lassen. Auch die Angaben von Adressen, Vordrucken, Siglen oder sonstigen Vermerken werden möglichst vollständig wiedergegeben.

Hochgestellte arabische Zahlen weisen auf den dem Brieftext unmittelbar folgenden inhaltlichen Kommentar hin. Briefanfänge wie Briefabschlüsse orientieren sich an der Schreibweise im Original, so dass der Zeilenfall weitestgehend gewahrt wird. Die meist komplexe räumliche Anordnung von Gruß- und Schlussformeln wird jedoch aus typographischen Gründen standardisiert. Seitenwechsel sind durch || gekennzeichnet. Zeilenwechsel bei Datumsangaben und bei den im Apparat aufgeführten Adressangaben sind durch | gekennzeichnet.

Zur Textgestaltung

Briefkopf
Der Abdruck beginnt einheitlich mit einem linksbündigen Briefkopf (Editortext), der die grundlegenden Daten des Briefes beinhaltet. Hier wird zunächst die Briefnummer aufgeführt, gefolgt vom Adressaten mit Vornamen (wenn bekannt nur der Rufname) und Familiennamen ohne Amtsbezeichnungen. Adlige Personen werden ab Graf mit Titelzusatz geführt. Adelsprädikate (von, von und zu usw.) werden nicht abgekürzt.

Personennamen werden nach dem jeweils gültigen Familienstand angegeben (z. B. Frauen werden bis zu ihrer Eheschließung unter ihrem Mädchennamen geführt, mehrmals verheiratete Frauen unter ihrem jeweils gültigen Familiennamen).

Sind mehrere namentlich bekannte Personen Schreiber oder Adressaten eines Briefes, werden im Briefkopf alle Namen angegeben und gegebenenfalls gekennzeichnet, ob es sich dabei um Nach- oder Beischriften handelt.

Bei Firmen, Institutionen oder Organisationen gilt der zur Entstehungszeit des Briefes übliche Name.

Wechselt die Namensorthographie im Lauf der Korrespondenz, so wird für die Überschrift eine einheitliche Form gewählt.

Berufsbezeichnungen oder Titel stehen nur dann im Briefkopf, wenn keine Vornamen ermittelt werden konnten.

Den Beschluss bilden Abfassungsort und Datum des Briefes, wobei der Monatsname ausgeschrieben wird. Bei der Angabe des Absendeorts wird die historische Namensform in heutiger Orthographie gewählt.

Erschlossene Angaben werden in eckige Klammern gesetzt, nicht ermittelte Angaben mit „o. O." bzw. „o. D." wiedergegeben. Fraglich erschlossenen Angaben wird ein Fragezeichen nachgestellt. Datierungen, die aus dem Poststempel entnommen werden, gelten als erschlossen.

Brieftext

Nach dem Briefkopf (Editortext) und einer Leerzeile beginnt der Brieftext linksbündig in der Grundschrift recte. Das Datum wird rechtsbündig gesetzt. Die räumliche Textanordnung wird in struktureller Entsprechung wiedergegeben. Nachschriften auf dem Rand der Vorlage erscheinen im Druck am Ende des Briefes nach der Unterschrift. Einfügungen mit oder ohne Verweiszeichen erscheinen im edierten Text an der Stelle, zu der sie gehören und werden im textkritischen Teil des Apparates vermerkt. Die teilweise vorhandenen Adressangaben sind ebenfalls im Apparat aufgeführt.

Kommentar und Anlage der Register

Die im Band abgedruckten Briefe werden durch Stellenkommentare erschlossen, die sich im Anschluss der jeweiligen Briefe, abgehoben vom Brieftext durch einen Teilstrich, befinden und in der Grundschrift recte erscheinen. Diese haben die Aufgabe, die Lektüre der Briefe zu unterstützen, indem sie diejenigen Passagen der Brieftexte erläutern, die nicht aus sich selbst heraus oder durch Konsultation allgemein üblicher Lexika und Nachschlagewerke verständlich sind. Dies betrifft insbesondere kultur-, politik- und wissenschaftsgeschichtliche Zusammenhänge, Personen, Sachverhalte, Orte und sprachliche Besonderheiten. Die Stellenkommentare enthalten lediglich die zur Identifikation oder für das Sachverständnis unbedingt notwendigen Informationen und erheben keinesfalls den Anspruch, wissenschaftliche Analysen, Beschreibungen oder Untersuchungen zu ersetzen. Wo es zweckmäßig erscheint, wird auf ggf. vorhandene weiterführende Literatur verwiesen. Nicht abgedruckte Briefe, die für den Stellenkommentar herangezogen werden, werden ebenso wie alle im Band abgedruckten Briefe im engen zeitlichen Umfeld der Bandpublikation in der Online-Edition als textkritisch bearbeitetes Transkript bereitgestellt und sind dort anhand der ausgewiesenen Signatur eineindeutig abrufbar.

Die Kommentare stehen im Zusammenhang mit den Registern und ergänzen deren Angaben. So werden z. B. Personen im Personenregister mit Angabe von Namen, Vornamen, Geburts- und Sterbejahr, Titel und/oder Berufsbezeichnung und Wohn- bzw. Wirkungsort angeführt, soweit diese Angaben für die Biographie Ernst Haeckels relevant sind. Im Stellenkommentar werden Personen nur dann angeführt, wenn die Angaben im Brieftext nicht eindeutig, unvollständig oder unkorrekt ist oder bestimmte im Brief genannte Kontexte zu erläutern sind. Personen, die nicht namentlich erschlossen werden können wie z. B. Dienstboten, Gastwirte und Kutscher, erscheinen unter ihren im Brief genannten Namen und Berufsbezeichnungen im Personenregister. Das Sachregister verzeichnet alle in den Brieftexten vorkommenden Sachbegriffe. Biologische, medizinische und sonstige naturwissenschaftliche Fachtermini werden im taxonomischen Register verzeichnet. Im Stellenkommentar erscheinen sie nur, um eine eindeutige, dem wissenschaftlichen Standard entsprechende taxonomische Identifikation des im Brieftext genannten Objekts zu ermöglichen. Ortsnamen und andere topographische Bezeichnungen werden durch ein Ortsregister erschlossen. Maßgebend für den Registereintrag ist der jeweilige zeitgenössische Name. Heute nicht mehr existierende Orte oder topographische Objekte sowie

Namensänderungen infolge von Eingemeindung oder veränderter staatlicher Zugehörigkeit werden durch Verweise gekennzeichnet. Erläuterungen topographischer Begriffe im Stellenkommentar werden ebenfalls nur dann vorgenommen, wenn dies zur eindeutigen Identifikation oder für eine weiterführende Erklärung notwendig ist. Sprachliche Erläuterungen von Wörtern oder Redewendungen werden nur dann im Stellenkommentar gebracht, wenn sie nicht mehr im DUDEN verzeichnet sind. Fremdsprachige Wörter werden übersetzt. Bei Lehnwörtern, die in den deutschen Sprachgebrauch übergegangen sind, erfolgt ebenfalls nur dann eine Erläuterung, wenn diese nicht im DUDEN angeführt sind.

Bücher, Zeitschriftenaufsätze oder andere Publikationen werden mit vollständigen bibliographischen Angaben im Kommentar bzw. im Literaturverzeichnis nachgewiesen. Wenn es anhand des Brieftextes nicht möglich ist, auf die jeweilige Ausgabe zu schließen, wird die Erstausgabe verzeichnet. Zitate oder Paraphrasen aus Büchern werden im Kommentar mit Seitenangabe anhand der vom Briefschreiber selbst benutzten Ausgabe nachgewiesen. Ist das nicht möglich, wird ersatzweise eine moderne Edition herangezogen. Soweit Publikationen aus dem Besitz Ernst Haeckels im Museumsbestand des Ernst-Haeckel-Hauses Jena überliefert sind, wird dies ebenso angegeben wie die Nennung des betreffenden Werkes im Verzeichnis seiner Jugendbibliothek.

Quellen- und Literaturnachweise werden in die Kommentare aufgenommen, wenn Primärquellen oder Publikationen der Forschungsliteratur mit Ausnahme allgemein zugänglicher Lexika oder Internetquellen zitiert werden bzw. auf deren Inhalt Bezug genommen wird. Das Quellenverzeichnis verzeichnet alle im Text edierten und in den Kommentaren benutzten Briefe und anderen ungedruckten Primärquellen nach Fundort und Signatur. Das Literaturverzeichnis erfasst alle im Text und in den Kommentaren genannten gedruckten Quellen (zeitgenössische Publikationen mit Quellencharakter, Werkausgaben, Nachschlagewerke usw.) und die Forschungsliteratur (Monographien und Aufsätze). Eine gesonderte Rubrik erfasst Beiträge in Zeitungen, Zeitschriften und anderen Periodika.

Kritischer Apparat

Der im Anhang befindliche kritische Apparat gliedert sich in:

1. Briefkopf (Editortext)
   Der Briefkopf des Kommentarteils entspricht dem des Textteils.

2. Überlieferung und Handschriftenbeschreibung
   a) Textvorlage mit Standort und Signatur, als Siglen für textkritisch relevante Zeugen werden verwendet: H (Handschrift), K (Konzept), D (Druck), A (Abschrift), R (fotomechanische Reproduktion von H oder K)
   b) Angaben über die Quellen für erschlossene oder korrigierte Datierungen

c) Adresse, Poststempel, Empfangs-, Antwort- oder sonstige Vermerke, Besitzstempel
d) Angaben über den Schreiber (egh./diktiert), die Materialart (Brief/Postkarte o. Ä.), mit/ohne Unterschrift
e) Verwendung von Vordrucken, Siegel, Brieffaltung/frankierter Umschlag
f) Umfang (Dbl., Bl., S.) und Format (Höhe x Breite)
g) Briefzustand (wenn auffällig, z.B. Textverlust durch schadhaftes Papier, Schimmel, Wasser, Ausriss etc.)
h) Bemerkungen zu den Beilagen
i) Bibliographischer Nachweis des gegebenenfalls vorhandenen Druckes (D), bei mehreren Drucken D^1 (Erstdruck) und eventuell weitere, über den Erstdruck hinausgehende maßgebliche Drucke (z. B. vollständigere Drucke, Übersetzungen, Faksimile). – Sind im Druck Auslassungen vorhanden (Anrede, Gruß, Bemerkungen, Textabschnitte o. Ä.), so wird dieser zusätzlich als (Teildruck) bezeichnet. Werden im Druck nicht beträchtliche Teile des Briefes, sondern nur Zitate oder Proben wiedergegeben, so gilt dieser auch nicht als Teildruck.

3. Textkritischer Teil
Im Originaltext sind die textkritischen Anmerkungen durch hochgestellte Kleinbuchstaben markiert. Vermerkt werden im textkritischen Kommentar u. a. Korrekturen Haeckels (z. B. „gestrichen", „eingefügt", „eingefügt für", „korrigiert aus"), eventuelle Textvarianten, Notizen von fremder Hand, Präsentats- und Antwortvermerke, fremde Schreiberhand etc. Wenn in der Handschrift keine Korrekturen vorkommen und auch sonst nichts zum Text anzumerken ist, entfällt dieser Abschnitt.

4. Übersetzung
Bei den fremdsprachigen Briefen (englischen, italienischen, französischen etc.) folgt an dieser Stelle die Übersetzung.

Verzeichnis der Briefe

1. An Charlotte und Carl Gottlob Haeckel, Wien, 28. April 1857 1
2. Von Carl Gottlob Haeckel, Berlin, 2. Mai 1857, mit Nachschrift
   von Charlotte Haeckel 14
3. Von Karl Haeckel, Freienwalde, 6. Mai 1857, mit Nachschrift
   von Hermine Haeckel 18
4. An Charlotte und Carl Gottlob Haeckel, Wien, 12. Mai 1857 20
5. An Charlotte und Carl Gottlob Haeckel, Wien, 15. Mai 1857 26
6. Von Carl Gottlob Haeckel, Berlin, 16. Mai 1857, mit Nachschrift
   von Charlotte Haeckel 27
7. Von Lodewijk Mulder, Breda, 19. Mai 1857 30
8. Von Charlotte Haeckel, Berlin, 22. Mai [1857], mit Beischrift
   von Carl Gottlob Haeckel 32
9. An Charlotte und Carl Gottlob Haeckel, Wien, 24. Mai 1857 34
10. An Charlotte und Carl Gottlob Haeckel, [Wien, 29. Mai 1857],
    mit Beilagen (Berichte über die Raxalp-Exkursion vom 21. bis 24. Mai 1857
    und die Exkursionen bei Wien am 9./10. Mai sowie 16./17. Mai 1857) 40
11. Von Karl Haeckel, Freienwalde, 31. Mai – 2. Juni 1857 57
12. Von Carl Gottlob Haeckel, Freienwalde, 3. Juni 1857, mit Nachschrift
    von Charlotte Haeckel 59
13. Von Karl Haeckel, Freienwalde, 9. Juni 1857 61
14. An Charlotte, Carl Gottlob und Karl Haeckel, Wien, 21. Juni 1857,
    mit Beilagen (Berichte über die Exkursion nach Ungarn vom 30. Mai bis
    2. Juni 1857 und die Exkursion zum Bisamberg am 7. Juni 1857) 62
15. Von Carl Gottlob Haeckel, Berlin, 22. Juni 1857, mit Nachschrift
    von Charlotte Haeckel 72
16. An Charlotte Haeckel, Wien, 26. Juni 1857 75
17. Von Karl Haeckel, Berlin, 28. Juni 1857 78
18. Von Carl Gottlob Haeckel, Berlin, 29. Juni 1857, mit Beischrift
    von Charlotte Haeckel 80
19. An Charlotte und Carl Gottlob Haeckel, Wien, 5. Juli 1857 82
20. Von Charlotte Haeckel, Berlin, 2. – 6. Juli [1857] 86
21. Von Carl Gottlob Haeckel, Berlin, 6. Juli 1857 88
22. An Charlotte und Carl Gottlob Haeckel, [Wien, vor dem 7. Juli 1857] 90
23. An Charlotte und Carl Gottlob Haeckel, Wien, 7. Juli 1857 111
24. Von Charlotte Haeckel, [Berlin], 14.– 16. Juli 1857 113

25.	Von Carl Gottlob Haeckel, Berlin, 15./16. Juli 1857	115
26.	An Charlotte und Carl Gottlob Haeckel, Wien, 4. August 1857	117
27.	Von Lodewijk Mulder, Breda, 29. September 1857	121
28.	Von Lodewijk Mulder, Breda, 25. Oktober 1857	121
29.	Von Hermine Haeckel, Freienwalde, 14. Februar 1858, mit Nachschrift von Karl Haeckel	124
30.	Von Karl Haeckel, Freienwalde, 14. Februar 1858	126
31.	An Karl Haeckel, Berlin, 21. Februar 1858	127
32.	An Bertha Sethe, Berlin, 18. März 1858	128
33.	Von Bertha Sethe, Berlin, 13./14. April 1858	129
34.	Von Anna Sethe, [Berlin, 7. – 9. Mai 1858]	131
35.	Von Karl Haeckel, [Freienwalde, vor dem 20. Mai 1858]	133
36.	Von Anna Sethe, Berlin, 21./22. Mai 1858	134
37.	An Anna Sethe, Jena, 23. Mai 1858	137
38.	An Charlotte und Carl Gottlob Haeckel, Jena, 23. Mai 1858	143
39.	An Anna Sethe, [Jena, 25. Mai 1858]	144
40.	Von Anna Sethe, Berlin, 26. Mai 1858	147
41.	An Anna Sethe, Merseburg, 27. Mai 1858	150
42.	Von Anna Sethe, Berlin, 27. Mai 1858	156
43.	Von Charlotte Haeckel, [Freienwalde], 27. [Mai 1858], mit Nachschrift von Carl Gottlob Haeckel	159
44.	Von Karl Haeckel, Freienwalde, 10. Juni 1858	160
45.	Von Lodewijk Mulder, Breda, 10. Juni 1858	161
46.	Von Anna Sethe, Heringsdorf, 11. August 1858	163
47.	An Anna Sethe, Berlin, 12. August 1858	166
48.	An Anna Sethe, Berlin, 12./13. August 1858	167
49.	Von Anna Sethe, Heringsdorf, 13.–15. August 1858	172
50.	An Anna Sethe sowie Charlotte und Carl Gottlob Haeckel, Jena, 15. – 18. August 1858	176
51.	Von Anna Sethe, Heringsdorf, 20. August 1858	181
52.	An Anna Sethe, Berlin, 22. August 1858	183
53.	An Anna Sethe, [Berlin, 24. August 1858], mit Beilage (Bericht über die Reise zum Jenaer Universitätsjubiläum vom 15. bis 19.8.1858)	187
54.	Von Anna Sethe, Heringsdorf, 24. August 1858	201
55.	An Anna Sethe, Berlin, 26. August 1858	204
56.	Von Anna Sethe, Heringsdorf, 27. August 1858	208
57.	Von Anna Sethe, Heringsdorf, 30./31. August 1858	211
58.	An Anna Sethe, [Berlin], 31. August 1858, mit Beilage (Bericht über die Reise ins Schwarzatal mit Carl Gegenbaur am 20. August 1858)	215
59.	An Anna Sethe, Berlin, 2. September 1858	218
60.	Von Anna Sethe, Heringsdorf, 3. September 1858	221
61.	An Anna Sethe, Berlin, 4. September 1858	226
62.	An Anna Sethe, Berlin, 5. September 1858	228
63.	Von Adolph Schubert, Hirschberg, 21. September 1858	229
64.	An Anna Sethe, Berlin, 23. September 1858	230

Nr.	Brief	Seite
65.	Von Anna Sethe, Heringsdorf, 23./24. September 1858	232
66.	An Anna Sethe, Berlin, 26./27. September 1858	235
67.	Von Anna Sethe, Heringsdorf, 28./29. September 1858	241
68.	An Anna Sethe, Berlin, 30. September – 1. Oktober 1858	249
69.	An Anna Sethe, [Berlin], 2. Oktober 1858	255
70.	Von Anna Sethe, Heringsdorf, 3. Oktober 1858	256
71.	An Anna Sethe, Berlin, 5./6. Oktober 1858	261
72.	Von Anna Sethe, Heringsdorf, 6. Oktober 1858	268
73.	An Anna Sethe, Berlin, 8. Oktober 1858	272
74.	Von Anna Sethe, Heringsdorf, 8/9. Oktober 1858	275
75.	Von Anna Sethe, Heringsdorf, 11. Oktober 1858	279
76.	Von Lodewijk Mulder, Breda, 11. Dezember 1858	280
77.	Von Adolph Schubert, Kiel, 30. Dezember 1858	283
78.	An Anna Sethe, Berlin, 27. Januar 1859	284
79.	An Anna Sethe, Würzburg, 29. Januar 1859	285
80.	Von Anna Sethe, Frankfurt (Oder), 30. Januar 1859	286
81.	Von Carl Gottlob Haeckel, Berlin, 2. Februar 1859, mit Beischrift von Charlotte Haeckel	292
82.	Von Anna Sethe, Frankfurt (Oder), 1. Februar – Steinspring, 4. Februar 1859	295
83.	An Anna Sethe, Genua, 4. Februar 1859	302
84.	An Charlotte und Carl Gottlob Haeckel, Genua, 4. Februar 1859	303
85.	Von Charlotte Haeckel, [Berlin, 4. Februar 1859]	305
86.	An Anna Sethe, Florenz, 7./8. Februar 1859	305
87.	An Charlotte und Carl Gottlob Haeckel, [Florenz, vor dem 10. Februar 1859]	309
88.	An Charlotte und Carl Gottlob Haeckel sowie Anna Sethe, Florenz, 10. Februar 1859	309
89.	Von Anna Sethe, Steinspring, 8. – 11. Februar 1859, mit Nachschrift von Bertha Petersen	311
90.	Von Karl Haeckel, Freienwalde, 11. Februar 1859, mit Nachschrift von Hermine Haeckel	319
91.	Von Carl Gottlob Haeckel, Berlin, 12. Februar 1859, mit Nachschrift von Charlotte Haeckel	321
92.	An Anna Sethe, Florenz, 14. Februar 1859	323
93.	Von Anna Sethe, Steinspring, 14./15. Februar 1859	324
94.	An Anna Sethe, Pisa, 16. Februar 1859	329
95.	Von Anna Sethe, Steinspring, 17. – 19. Februar 1859	332
96.	Von Anna Sethe, Steinspring, 22./23. Februar 1859	338
97.	Von Carl Gottlob Haeckel, Berlin, 22./23. Februar 1859, mit Nachschrift von Charlotte Haeckel	344
98.	An Anna Sethe, Rom, 28. Februar – 1. März 1859, mit Nachschrift an Charlotte und Carl Gottlob Haeckel	348
99.	Von Karl Haeckel, Freienwalde, 1. März 1859, mit Nachschrift von Wilhelmine Sethe	357

100.	Von Anna Sethe, Steinspring, 27. Februar – 4. März 1859	361
101.	An Anna Sethe, Rom, 5. März 1859	369
102.	An Charlotte und Carl Gottlob Haeckel, Rom, 5. März 1859	371
103.	Von Carl Gottlob Haeckel, Berlin, 5. März 1859	374
104.	Von Anna Sethe, Steinspring, 8. – 11. März 1859	377
105.	Von Carl Gottlob Haeckel, Berlin, 14. März 1859	383
106.	Von Karl Haeckel, Freienwalde, 14. März 1859	388
107.	An Anna Sethe, Rom, 15. März 1859	391
108.	An Charlotte und Carl Gottlob Haeckel, Rom, 15. März 1859	395
109.	Von Anna Sethe, Steinspring, 17. März 1859	401
110.	An Anna Sethe, Rom, 19. März 1859	405
111.	An Charlotte und Carl Gottlob Haeckel, [Rom, 19. März 1859]	411
112.	An Anna Sethe, Monte Cavo und Rom, 24. – 26. März 1859	411
113.	Von Anna Sethe, Steinspring, 20. – 26. März 1859	420

1. An Charlotte und Carl Gottlob Haeckel, Wien, 28. April 1857

Liebe Eltern!

Mittwoch 22/4 langte ich nach grade 12stündiger Fahrt wohlbehalten Abends um 7 U*hr* hier in Prag an. Die Fahrt selbst war mir recht angenehm, obwohl ich sie zum größten Theil schon kannte. Die mancherlei Abschiedsgedanken, welche nach der Abfahrt von Berlin sich bunt in meinem Kopfe herumtummelten, und sich bald zu einer übersichtlichen Revue des eben verflossenen Winters gestalteten, verschwammen bei der Eisenbahnfahrt in dem trockenen märkischen Sand, bald zu einem gestaltlosen, aber anmuthigen Nebel, indem der süße Schlaf seine in den letzten Nächten aufgegebenen Rechte wieder in Anspruch nahm und mit unwiderstehlicher Gewalt mir die Augen zudrückte. So erwachte ich denn sehr erquickt erst wieder, als wir uns der Grenze des fruchtbaren Sachsens näherten [a] wo der junge Frühling überall mit frischem, freiem Blick uns anlachte. Die düstern Kiefernwälder zeigten sich schon hinter Jüterbogk mit zahlreichen, allerliebsten Laubholzgruppen durchsprengt, in denen die frisch knospenden Birken mit ihren freudiggrünen Blattspitzen einen reizenden Kontrast mit dem rothbraunen Reiserwerk der noch ganz erstorbenen Eichen bildeten. Auch die traurige Sandhaide wurde bald durch Felder und Wiesen verdrängt, die im zartesten, frischesten Frühlingsgrün prangten und hinter Röderau[1] anmuthig die muldenförmigen Bodeneinsenkungen auskleideten. Besondere Freude machte mir aber die junge Vegetation, welche sich in und an den wassererfüllten Kanälen, die längs der Eisenbahn beiderseits vorliefen, entwickelt hatte. Bei dem Anblick der reizenden Schaar von weißem Schaumkraut (Cardamine pratensis[2]) und goldgelben, großen Dotterblumen (Caltha palustris[3]) ging einem das Frühlingsherz ganz auf. Auch die hübsche Strecke zwischen Meißen und Dresden, war schon recht frisch grün. In Dresden kamen wir um 12 U*hr* an. Die schöne Eisenbahnbrücke über die Elbe ist jetzt ganz fertig, so daß wir direct auf der Verbindungsbahn zwischen dem Leipziger und Böhmischen Bahnhof weiterbefördert wurden.[4] Dieselbe durchschneidet einen Theil der Stadt, zum Theil auf Wällen und Viaducten, die beträchtlich über deren mittlerem Niveau erhaben sind. An einigen Stellen geht die Straße tief unter der Bahn weg. Die schöne Fahrt auf dem linken Elbufer aufwärts, welche ich noch von der Teplitzer Reise[5] her recht gut kannte, bot diesmal ganz eigne Reize. Gleich hinter Dresden ist das Elbthal noch sehr weit und hier setzte sich die prächtig hellgrüne ausgedehnte Fläche desselben sehr scharf von der dunkeln, fast schwarzen Wand von Nadelholz ab, welche wie eine Mauer dasselbe nach Ost begränzte. Diese letztere war nämlich durch ein eigenthümliches Streiflicht nebst den über ihr aufgethürmten dunkeln Wolkenmassen in tiefen Schatten gesetzt, während die die Wolken durchbrechende Sonne jene erstern grell erleuchtete. Weiterhin war die Fahrt durch die eigent*liche* sächsische Schweiz sehr anmuthig, indem die Obstbäume überall im herrlichsten weißen Blütenflor, wie in einem Schneemantel prangten, und auf den hellen Gründen darunter gelegner junger Matten, sowie auf dem gelben Sandstein der || Uferfelsen sich sehr malerisch abhoben. Die characteristischen kubischen Quaderblöcke des letztern, in sehr abentheuerliche Formen von Wällen, Thürmen, Fenstern etc gruppirt und theils künstlich, theils natürlich vielfach in Tafeln und Klüfte zersprengt, springen nur an wenigen Orten unmittelbar in den Fluß vor, sondern sind an dem geröllbedeckten Fuße fast immer von einem dunkelgrünen Waldsaum umgürtet. Auch der Fluß machte sich recht stattlich, indem eine Menge Schiffe den günstigen Nordwestwind benutzten, um mit vollen Segeln stromauf zu fahren und so die freundliche Landschaft noch mehr belebten. Der reizenden Lage von Pirna, Königstein, Lilienstein[6], Bodenbach[7], Aussig[8] etc erinnert ihr euch wohl noch, so daß ich darüber nichts weiter zu sagen brauche. In Bodenbach wurde während ½ Stunde Aufenthalt die Paß- u*nd* Mauth-Revision in ganz ungewohnter Weise sehr human und kurz abgemacht.[9] Die Strecke von [b] Aussig nach Prag, die ihr noch nicht kennt, ist ebenfalls sehr interessant, obwohl nicht so schön und ganz verschieden von der vorhergehenden. Hinter Aussig überschreitet die Bahn das kleine, hier in die Elbe mündende Nebenflüßchen Biele. Bald darauf erblickt man am rechten Elbufer auf hohem, steilem Fels sehr malerisch gelegen die Ruinen der Burg Schreckenstein. Dann durchschneidet man die weite, fruchtbare Ebene, in der Friedrich d. Große[10] die siegreiche, erste Schlacht des 7jähr*igen* Krieges (bei Lobositz) gewonnen,[11] und an deren Wänden der schöne Czernosecker Wein[12] (den wir hier aus Fürst Schwarzenbergs Keller[13] getrunken) wächst. Weiterhin zeigen sich über diesen grünen das Thal schließenden Höhen, die malerischen Basaltkegel des Mittelgebirgs, das wir von Teplitz[14] aus so oft bewunderten, vor allem der hohe Milleschauer[15].

Nach Ueberschreitung der Eger[16] zeigt sich links das freundliche Leitmeritz[17] und bald darauf, doch nur mit den Giebeln der Dächer über die Wälle vorragend, das sehr unscheinbare, aber feste Theresienstadt[18]. Weiterhin liegt sehr malerisch an der Elbe das große Schloss von Raudnitz[19]. Hinter dem weinberühmten Melnek[20] geht man vom linken Ufer der Elbe auf das der hier in sie einmündenden Moldau über, und nun wird die Landschaft eine ganz andere. Wie in der sächs*ischen* Schweiz, tritt die Bahn wieder unmittelbar an das Flußufer und folgt, zum Theil auf Wällen und Viaducten, überall genau den vielfachen Windungen desselben, in ein sehr enges Felsenthal eingeschlossen. Aber die Thalwände sind hier sehr von jenen verschieden, keine gelben, kubischen Sandsteinquadern, rings von einer grünen Zone umsäumt, sondern nackte, nur mit kurzem Gras bedeckte, rundlich gewölbte Kuppen und Wellen, steil in das Flussbett abgedacht, oder mit Vorgebirgstrümmern verhüllt. Die Vegetation ist ebenso dürftig als die Kultur, der Character im Ganzen düster traurig, obwohl interessant. Namentlich der Verlauf der Bahn innerhalb der starken Biegungen giebt recht hübsche Bilder. Auf einige Augenblicke sieht man schon die Thurmspitzen des Hradschin[21], lange bevor man nach Prag selbst hineinkömmt, indem man den Bergrücken dazwischen erst noch im weiten Bogen umfahren, und die Moldau überschreiten muß. Zuletzt fährt man auf hohem auf 87 Bogen ruhendem, über 3 000' langem Viaduct durch die nordwestliche u*nd* gewerbereiche Vorstadt, das Karolinenthal[22] und windet sich endlich durch einen colossalen Bahnhof in die alte Stadt selbst hinein. Im Gasthof (zum schwarzen Roß)[23] angelangt, legte ich mich sehr ermüdet, bald nieder. ||

Prag selbst hat mir, soweit ich es jetzt habe kennen gelernt, trotz des elendesten Wetters (der Regen hat in den 3 Tagen noch gar nicht aufgehört und dabei ist es so kalt, daß Freitag früh Alles mit einer dicken Schneelage bedeckt war) ganz vorzüglich gefallen und meine ziemlich hohen Erwartungen noch übertroffen. Vor Allem reizend ist die herrliche Lage, die wohl die sämmtlichen andern deutschen Städte von dieser Größe (150,000 Einwohner), und selbst die vieler kleinerer berühmter Schönheiten übertrifft. Heidelberg, Salzburg, Insbruck, den Rheinstädten kann sie sich gewiß an die Seite stellen, obwohl sie ganz verschieden und eigenthümlich ist. Der Moldaustrom, der die Stadt von Nord nach Süd mitten durchschneidet, ist viel breiter, als weiter unterhalb bis zur Elbe hin. Westlich erheben sich die Häuserreihen der Kleinseite terrassenförmig an dem steilen Uferabhang bis zum hohen Hradschin hinauf. Östlich liegt unmittelbar am Fluß die Altstadt, im weiten Ring von der schönen Neustadt umsäumt, welche dann von den überall den Horizont umziehenden Höhen malerisch überragt wird. Auch die Bauart ist sehr schön, in den älteren Theilen enge alterthümliche Gassen mit zierlichen Giebeln, Balkonen etc, in der Neustadt schöne, breite, lichtvolle Straßen mit eleganten, aber freundlichen neuen Gebäuden. –

Das Volksleben ist sehr interessant und abweichend von Allem bisher mir Bekannten. Sprache, Tracht, Sitten, Physiognomien sehr eigenthümlich, trotz des die kleinere Hälfte bildenden deutschen Elements doch entschieden slavischen Typus. Was endlich unsere speciellen medicinischen Institutionen betrifft, so sind dieselben wirklich ausgezeichnet, und thut es mir nur leid, sie nicht zu längerem Studium benutzen zu können. Zu diesem, d. h. zum berühmten Allgemeinen Krankenhaus[24], war auch mein erster Ausgang am <u>Donnerstag</u> (23/4) früh gerichtet. Als ich eben aus dem Thorweg des Hotels austrat, kam grade Chamisso[25] an, zufällig auch in denselben Gasthof gelaufen, da ᶜ die beiden, die wir verabredet hatten, schon ganz voll waren. Wir bezogen ein Zimmer in diesem gemeinschaftlich, mit freundlicher Aussicht in einen Garten, wofür wir (wohl als Drr!) nur 48 xr täg*lich* zahlen, obwohl das schwarze Roß (wie wir nachträglich erfuhren) der theuerste Gasthof I K*lasse* hier sein soll. Während Chamisso auspackte, ging ich durch die prächtige breite Kollowratstraße und den noch großartigeren Wenzelsplatz nach dem Allgemeinen Krankenhaus. Ich war noch ᵈ 3 oder 4 Querstraßen davon entfernt, als ich ᵉ von Ferne einen echt mosaischen Typus direct auf mich lossteuern sah. Der krummbeinige Ebräer[26] machte einen tiefen Kratzfuß, entblößte seinen viereckigen, kahlen Schädel und sagte mit vieler Salbung: „Ah, guten Morgen Herr Dr! Freut mich sehr, daß wir die Ehre haben, Sie auch hier zu sehen; hoffentlich bleiben Sie recht lange hier. Schauns, ich bin der „Spitaljud", wenn's irgend was haben zu verkaufen, alte Kleider etc., zahle ich die besten Preise etc.". – Trotz meiner Versicherung, daß ich nicht hierbliebe, verfolgte mich der edle Mann doch mit einer Reihe anderer Anerbietungen, Wohnung etc bis zum Spital, wo er sich mit der Bitte um geneigte Berücksichtigung unter vielen Bücklingen trennte. Ich mußte natürlich sehr über diesen Prager Willkommen lachen, fühlte mich aber doch nicht wenig geschmeichelt, schon so einen erhabenen Doctortypus an der Stirn zu tragen, daß selbst ein Spitaljud einem von weitem daran erkennt! – Im Spital selbst war das erste, das mir aufstieß, eine Schaar alter Würzburger Bekannter aus den verschiedensten Gegenden Deutschlands, Oldenburger, Badenser, Thüringer, Sachsen, Baiern, Nassauer, Rheinpreussen, Westfalen etc, auch eine ganze Schaar Schweizer, welche mich alle, zum Theil im Andenken an meine Virchowsche Assistenz,[27] so ungemein herzlich und freundlich begrüßten und mich mit den Prager und Wiener Verhältnissen bekannt machten, daß mir ganz warm und weich dabei wurde. Ein großer Theil von dem angenehmen Eindruck, || den Prag auf mich gemacht hat, verdanke ich jedenfalls ihrer liebenswürdigen Freundschaft. Sogar der erste Östreicher, den ich beim Eintritt in die Klinik begrüßte, war ein alter Bekannter, Dr. Kaulich[28] aus Adersbach, mein erster Reisegefährte auf der Salzburg-Tyroler Reise, mit welchem ich in Gesellschaft von noch 5 andern Prager Studenten von Linz nach Hallstadt und Ischl gewandert war.[29] Er war gegenwärtig Assistent bei Prof. Jaksch[30] und machte mich als solcher auch mit den übrigen Assistenten bekannt, die meinen Namen schon von der Affaire mit Prof. Heschl[31] in der Wiener med*icinischen* Wochenschrift kannten. So war ich in kurzer Zeit hier ganz bekannt und heimisch. Von 8–10 U*hr* blieb ich in der medicin*ischen* Klinik des Prof. Jaksch, eines leidlich tüchtigen Arztes, aber starken Renommisten, der alle Augenblick seinen phrasenreichen Vortrag durch erbauliche Excurse über den Werth und die Würde des ärztlichen Standes, die man nicht hoch genug schätzen könne, unterbricht. Übrigens war grade ein recht interessanter Fall, von Caries vertr. lumbal. mit Abszess frigid und Periprostitis[32] da. Weit bedeutender und ganz ausgezeichnet ist die chirurgische Klinik von Prof. Pitha[33], die ich von 10–12 Uhr besuchte. *P*itha ist einer der ersten deutschen Chirurgen, wo nicht der Allererste und wird von Vielen über Langenbeck[34] gestellt. Obwohl er mir sehr wohl gefiel, so möchte ich doch diesem letzteren Urtheil nicht beitreten. Nach den wenigen Stunden, in denen ich ihn sah, ist er umsichtiger und besonnener als Langenbeck, aber auch weniger kühn, rasch und elegant im Operiren. Seine wissenschaftliche Bildung, namentlich die path*ologisch* anat*omische* scheint bedeutender, sein Operationstalent aber geringer. Die Art, wie er mit den Patienten umgeht, ist sehr nett und human.

Bei den Fällen, die grade vorkamen, hatte ich Gelegenheit, die Indolenz[35] und den cholerisch phlegmatischen Character der Czechen zu bewundern. Ein Knabe und ein alter Mann mußten 2 sehr schmerzhafte und langwierige Operationen ohne Chloroform aushalten und äußerten dennoch kaum einen Laut des Schmerzes. Ersterer war mit tief greifender, sehr entwickelter Hasenscharte geboren, sammt Wolfsrachen, welche sehr fein zusammengenäht wurden. Letzterer hatte ein großes Carcinom[36] am Hals, zwischen die großen Gefäße tief hineingreifend mit 3 Wurzeln, die alle einzeln unterbunden wurden. Dann wurde u. A. ein sehr merkwürdiges Präparat von einer Littré'schen Hernie gezeigt, wo nur ein sehr kleines Stück der feinen Intestinalwand eingeklemmt war, und die Einklemmung sich auch nach der völligen Reposition nicht gehoben hatte, obwohl der ganze Hernialsack dabei nach innen eingestülpt war.[37] –

[f]Ein sehr komisches Rencontre[38] hatte ich auf einer Bank des Auditorium*s*, indem hier das Bild eines alten Würzburger Bekannten, Kreuz[39], (den wir wegen seines absonderlichen Aussehns immer „Fitzliputzli, der Sonnengott der Peruaner"[40] genannt hatten) unübertrefflich ähnlich in das Holz der Tafel eingegraben war. Um 12 U*hr* ging die gesammte Deutsche Doctorschaft zu dem constanten, ihr besonders zugeeigneten Mittagstisch von Binder[41], wobei der 4te Vers des berühmten Prager Medicinerliedes gesungen wurde: „Dann euch hin zum edlen Binder, will ich sein des Pfades Finder, wo der Haase golden hüpft, wo des lieblichen Tokayer, kühlend süßes Freudenfeuer, willig durch den Pharynx schlüpft!"[42] Eine ganz famose, höchst originelle Kneipe, sehr ähnlich Auerbachs Keller[43] in Leipzig, mit sehr gutem un*d* relativ billigem Essen und dem köstlichsten Ungarwein, den wir uns gehörig schmecken ließen. Nach Tisch ging ich von dem Pulverthurm[44] (neben dem Hôtel) durch die Zeltnergasse, den belebtes-

ten und buntesten Straßenzug der Altstadt zum „großen Ring", dem größten Platz derselben, dessen eine Seite die alte Hussitenkirche (Teynkirche)[45], dessen andere das schöne, im gothischen Styl gebaute, neue Rathhaus[46] einnimmt. Dann über den kleinen Ring, an dem Collegium Clementinum[47] vorbei, dem ungeheuren Universitätsgebäude, das fast ein ganzes Stadtviertel bildet, zu der berühmten 16bogigen, alten, colossalen Brücke, welche unterhalb der neuen Kettenbrücke über die Moldau führt und den Hradschin mit der Altstadt verbindet. || Die Aussicht, die man von dieser Karlsbrücke genießt, ist ganz köstlich, namentlich auf die ungeheuren Häusermassen des Hradschin, welche sich terrassenförmig auf dem steil ansteigenden linken Ufer erheben. Dann der Blick hinunter auf die Befestigungen und hinauf auf die Kettenbrücke, sowie entlang des Pälaste reichen Quai! Die Bogenbrücke selbst ist mit einer Menge Standbilder von Heiligen verziert, von denen das bedeutendste das des Nepomuk, der einem in Prag in allen Gestalten und in allen Momenten seiner Wasserfahrt überall in Bild und Stein begegnet. Neben dem Brückenthurm des rechten Ufers steht die schöne Erzgußstatue des Gründers der Universität, Carls IV. auf einem Piedestal mit den 4 Facultäten.[48] Von hier wanderte ich längs des schönen Quai hin an dem prächtigen Monument Franz I.[49] vorbei (einer schönen gothischen Spitzsäule, deren Piedestal mit 16 Statuen geziert ist, und unter deren Kuppel die Reiterstatue steht) zu der herrlichen Kettenbrücke[50], der schönsten u*nd* grössten, die ich gesehen. Sie besteht eigentlich aus 2 einzelnen Kettenbrücken, die in der Mitte des grade hier sehr breiten Stroms, auf einer kleinen Insel zusammentreffen und gemeinsamen Fuß fassen. Von da kehrte ich zum Allgemeinen Krankenhaus zurück, wo ich von 4–5 Uhr die Visite in der chirurgischen Klinik mit dem ersten Assistenten, Dr. Guentner[51], einem sehr netten u*nd* gebildeten Manne, machte und eine Reihe sehr interessanter und seltener Fälle sah. Weniger interessant war die Visite mit Dr. Petters[52] in der medic*inischen* Klinik v. Jaksch, von 5–6. Abends machten wir noch einen kleinen Spaziergang auf die Bastei, an dem erhöhten Ende des Wenzelsplatzes,[53] von wo man einen schönen Blick auf den Hradschin hat und brachten dann den Abend mit allen unsern alten Würzburger Freunden sehr vergnügt und fidel im sogen. „Hopfenstock"[54] zu.

Freitag, 24/4 ging ich schon früh um 7 Uhr auf den hohen Windberg, hinter dem Spital auf einem der höchsten Hügel der Stadt gelegen, wo sich das sehr umfangreiche Gebärhaus, eine der umfangreichsten deutschen Entbindungsanstalten befindet.[55] Die Klinik des Prof. Seiffert[56] ist wegen ihres außerordentlichen Reichthums an Material (fast immer über 300 Patienten) sehr nutzbringend für den, der sich tiefer in dies edle Studium einlassen will; da es mir aber von jeher unter allen Zweigen der traurigen praktischen Medicin der allertraurigste schien und überdies || der Vortrag und die Manier des Herrn Seiffert weder in wissenschaft*licher* noch sonstiger Hinsicht mich befriedigten, so konnte ich das allgemeine Entzücken meiner jungen Collegen über diese Probe der Prager Universität nicht theilen. Etwas Anderes ist es freilich, wenn man sich einmal speciell damit zu beschäftigen und geburtshilflich zu practiciren gedenkt. Dann mag die ungeheure Masse verwerthbaren[g] Materials und die unbeschränkte Freiheit der Benutzung desselben unschätzbar sein, namentlich wenn man, wie die meisten ausländischen Doctoren thun, seine Wohnung im Gebärhause selbst aufschlägt, wo man dann alle Augenblic*ke* sich kann rufen lassen. Doch gehört immer ein eigner Appetit dazu, da diese sogen. „Kasernen" von parasitischen Gliederthierchen aller Art ordentlich wimmeln. Ich beneide sie nicht! – Übrigens entgeht einem hier, sowie in dem Krankenhause, sehr viel dadurch, daß die meisten Kranken nur böhmisch sprechen, von deutsch keinen Begriff haben und daher nur mittelst eines Dolmetschers examinirt werden können. – Von 8–10 Uhr hörte ich einen ziemlich langweiligen und phrasenreichen Vortrag des Prof. Jaksch über „Typhus" an, mit zahlreichen Excursen über den Werth des ärztlichen Standes gemünzt. Dann sah ich von 10–12 wieder bei Prof. Pitha ein paar sehr schwierige und mit größtem Geschick ausgeführte Operationen (u. a. zahlreiche Tenotomieen[57] an beiden Füßen, die in Folge von Scarlatina[58] contrahirt waren). Von 12–1 U*hr* wurde, wie alle folgenden[h] Tage beim kleinen possirlichen „Hasenbinder" gegessen und dabei das schöne Mediciner Album[59], in dem auch das berühmte Prager Med*iciner*-Lied steht, studirt. Nachmittag bestiegen wir trotz fortdauerndem Regenwetters den Hradschin und erfreuten uns der prachtvollen Aussicht, die am schönsten vom höchsten Punkte desselben, der Spitze des hohen Domthurmes, sich gestaltete und den Fluß hinauf und hinab möglichst weit verfolgen läßt, zu den Füßen das prächtige Häusermeer. Auch das Innere des Doms besahen wir, das durch edle gothische Architectur ausgezeichnet und dem des Kölner Doms ähnlich, aber durch Überladung mit Vergoldung und || buntem Farbenwerk verunziert ist. Besonders merkwürdig darin sind die prächtigen Marmordenkmäler der böhmischen Könige, die Gußstatuen des h. Wenzel[60] in einer mit lauter geschliffenen Edelsteinen ausgelegten Kapelle, das 30 Centner Silber haltende Grabmal des h. Nepomuk, eine schöne Marmorstatue der strangulirten heiligen Ludmila[61] u. A.[62] Nachdem wir in Gesellschaft des Dr. Geigel[63] aus Würzburg und eines praktischen Arztes aus Dresden[64] uns auch in den weitläufigen Räumen d*er* königl*ichen* Burg umgesehen, kneipten wir noch ein paar Stunden sehr fidel im Palais des Fürst Schwarzenberg[65] bei ein paar Flaschen köstlichen Czernoseckers. Dann gingen Chamisso, H. Mueller[66] und ich in das Theater, wo wir die berühmte Marie Seebach als Adrienne Lecouvreur[67] sahen. Das Stück selbst, echt französisch hohl und flach, voll Phrasen und Effecthascherei, mißfiel uns sehr und das an und für sich höchst ausdrucksvolle und echt weibliche Spiel der Frl. Seebach paßte doch grade zu dieser unweiblichen Rolle gar nicht und wurde außerdem durch die mit einer einzigen Ausnahme (der väterliche Freund der Adrienne) ganz unter aller Kritik spielenden übrigen Schauspieler so beeinträchtigt, daß der Totaleffect unsere Erwartungen nicht erreichte. –

Samstag, 25/4[i] besuchten wir früh das böhmische Nationalmuseum[68], eine reiche und mannichfaltige Sammlung der verschiedensten Kunst- und Naturgegenstände unter letzteren namentlich schöne Petrefacten aus der Prager Steinkohle, unter ersterer sehr alte czechische Handschriften, altböhmische Waffen, Modelle etc. Dann machten wir einen vergeblichen Versuch, die Kunst- und Gemäldesammlungen im Wallensteinschen und Rostitzschen Palais zu sehen, welche wegen Anwesenheit der Herrschaften nicht geöffnet waren. Nachmittag besuchten wir die ganz in sich abgeschlossene Judenstadt, am nordwestlichen Winkel der Altstadt von der übrigen Häusermasse scharf gesondert, auch leicht kenntlich ohne ihre characteristischen Bewohner, die ausgeprägter als irgendwo ihre Eigenthümlichkeiten beibehalten haben. Dann ging ich mit Chamisso und Müller, von der Karlsbrücke anfangend, in weitem Bogen rings um die ganze Alt- und Neustadt herum, anfangs an der Moldau hinab, dann hoch oben auf den Wällen und der Bastei hin. || Der Blick auf die Stadt und ihre Außenwerke, auf die gewerbereiche nördliche Vorstadt Karolinenthal[69], die lange Eisenbahnbrücke, die letztere über der Hetzinsel[70] durchschneidet, sowie den colossalen Bahnhof, sind sehr interessant. Durch das blinde Thor[71] gelangten wir an das Südwestende der Stadt, stiegen hier in eine Schlucht hinab und dann ziemlich steil einen nackten, stark befestigten Kuppelberg hinan, welcher als isolirtes Außenwerk und zugleich südlichster Punkt der ganzen Stadt unmittelbar an der Moldau kühn sich erhebt. Es ist dies die jetzige Bergfestung „Whisserhad"[72], früher die Burg der mährchenhaften Böhmenkönigin Libussa[73]. Wohl über eine St*unde* kletterten wir auf allen Spitzen und in allen Winkeln dieses interessanten Felsennestes umher, dessen einzelne Punkte sehr schöne Aussicht auf Stadt, Fluß und Hradschin gewähren, die man hier in ihrer ganzen westöstlichen Breite erblickt. Besonders schön und sonst an keinem andern Punkt Prags ist der Blick auf die Krümmungen des Moldauthals stromaufwärts gegen Süden, deren Ufer von freundlichen weißen Dörfern, Kapellen etc geschmückt sind. Steil stiegen wir auf vorspringenden Felsen zur Moldau hinunter, setzten auf das linke Ufer der letztern über und gingen auf demselben noch mit mehrfachen Abwegen über die Stadt Smichow, die Villa Kinsky, den botan*ischen* Garten etc nach Haus zurück. Abends wurde mit den alten Freunden im Hopfenstock gekneipt.

    Sonntag 26/4 war früh wieder das rauheste und unfreundlichste Schneewetter, so daß wir unsern Plan auf den Hradschin und Lorenzoberg[74] aufgeben und uns damit begnügen mußten, etwa ½ Dutzend verschiedene Kirchen zu sehen, meist sehr geschmacklos mit Vergoldung und Schnitzwerk überladen. Sehr überrascht wurde ich, nachdem ich meine alten 6 böhmischen Reisegefährten aus dem Salzkammergut noch einmal vergeblich aufgesucht, durch die Ankunft meines alten Würzburger Freundes Dreier[75] aus Bremen, welche mich bestimmte, auch Montag noch dazubleiben. Mittag 2 Uhr war ich zu einem Kaffee mit türkischem Taback von dem Privatdocent der pathol*ogischen* Anat*omie*, Dr. Lambl[76] (der einst Nachfolger von Virchow[77] werden sollte und sich dazu schon vorigen Herbst präsentirte) geladen.[78] Ich traf dort die beiden Assistenten des Prof. Treitz[79], die Dr. Breisky[80] u*nd* [*Dr Tomsa,*][81] 2 recht nette pathologische Anatomen u*nd* Menschen, ferner einen ziemlich langweiligen Dr. Kilian[82] aus Bonn und später kamen noch 2 alte Lausanner Bekannte, Dr. D'Or[83] und Dr. Saucin[84]. Der Nachmittag von 2–6 wurde sehr vergnügt und munter verplaudert, wobei ich viel von meinen Reisen erzählen mußte. Lambl war auch in Nizza vorigen Herbst gewesen. Um 6 U*hr* ging ich mit Cham*isso*, Mueller, Dreyer, Evers[85] und Maaß[86] auf die, in Mitten der Kettenbrücke gelegene Schützeninsel[87], wo hübsches Koncert war und man das Volksleben der indifferenten Czechen am Sonntagnachmittag bewundern konnte. Von da gingen wir zu Binder am Ring (dem [j] Onkel des kleinen „Hasenbinder"),[88] wo wir bei köstlichem Ungarwein bis tief in die Nacht außerordentlich fidel waren und eine Masse alter, lieber Erinnerungen wieder aufwärmten. Der edelste Trank, fast das schönste, was ich je gekostet, war Menescher Ausbruch[89], an dem man fast zum Süffel werden könnte, namentlich bei der riesigen Billigkeit desselben (1 Fl*asche* 1 fl). Maass war äußerst witzig; Dreyer sehr gemüthlich. –

    Montag, 27/4 um 7 U*hr* war ich trotz des Abschiedskneipens sehr munter und schon zu rechter Zeit in der geburtshilflichen Klinik auf dem Windberg, dessen Institution ich mir noch einmal gründlich ansah. [k] Von 8–10 Uhr wurden wir drei, nämlich der Dresdner Practicus, Cham*isso* und ich, nachdem wir uns dem Prof. Kostly[90], Director der Irrenanstalt[91], hatten vorstellen lassen, in dieser aufs freundlichste herumgeführt. Dieselbe gehört zu den größten deutschen Instituten u*nd* enthält fast immer über 700 (!) Irre. Die Einrichtung, und namentlich die Räume sind wie bei allen Prager Krankenanstalten, sehr groß u*nd* prächtig. Auch sahen wir eine Menge interessanter Fälle. Der Herr Prof. aber, ein kleines, wunderliches Männchen, machte mit seinen Behandlungsmethoden einen ziemlich schwachen Eindruck. Characteristisch ist es, daß die große Mehrzahl der Irren Deutsche sind. || Um 10 ging ich in das Clementinum hinunter, um den jüngst hierher gekommenen Professor der Zoologie, Stein[92] aus Tharand zu hören, einen sehr tüchtigen Naturforscher, der mir sehr wohlgefiel. Er sprach sehr interessant u*nd* fließend über die vergleichende Anatomie des Schädels und Gehirns. Mir wurde dabei ganz wehmüthig warm, und d*as* ganze medicinische Bewußtsein fiel mir vor die Füße. – Nachher wollte ich noch das anat*omische* Museum[93] sehen, konnte aber keinen Zutritt erlangen. Mittag bei Binder wieder ein paar andre alte Würzburger Mediciner, die heute angekommen: Althof[94] aus Amerika etc. Der Nachmittag war noch ganz leidlich obwohl ohne Sonnenschein (den wir leider in dem herrlichen Prag gar nicht gesehen haben). Wir kletterten deßhalb (Chamisso, Mueller, ¹Dreyer, ich) auf den höchsten Punkt von Prag herauf, die Kapelle des h. Laurentius[95], welche auf dem Berge südlich oberhalb des Hradschin liegt und von der wir die prachtvollste Aussicht auf Prag und seine herrliche nahe und ferne Umgebung genossen. Unten Fluß und Stadt, darüber Höhen, nordwestlich[m] Erzgebirge, Mittelgeb*irge*, nordöstlich[n] Riesengebirge, südlich Böhmerwald. Herrlich auch der Blick auf die Hradschinpaläste, auf die Abtei Strahow[96], die Festungswerke, die Brücken etc. Nur jammerschade, daß hier kein ordentlicher Aussichtsthurm ist. Man muß durch 3 Dachlucken nach 3 verschiednen Seiten sehen, zu welchen man auf Leitern emporklettern muß. Jedenfalls ist dies eine der herrlichsten Aussichten Deutschlands, nicht reizend genug zu schildern, selbst Salzburg und Heidelberg in vieler Hinsicht übertreffend. Viel schwächer ist die Aussicht vom Hradschin und von der zwischen beiden gelegenen stattlichen Praemonstratenser-Abtei Strahow, die wir nachher noch[o] besuchten. Auf dem Herunterwege sahen wir noch die Loretto-Kapelle auf dem Hradschin, der italischen Santa Casa nachgeahmt[97], ferner das prachtvolle Graefl*ich* Czerninsche Majorathaus[98], einen der stattlichsten Paläste Deutschlands und nahmen endlich noch von Dom, Hradschin, Brücke und der interessanten Stadt selbst ungern Abschied. ||

Nach herzlichem Abschied von den vielen lieben alten Bekannten, und von dem prachtvollen Prag, das uns außerordentlich gefallen, fuhren wir am Abend des Montag (27/4) um 7¼ U*hr* von da ab. Wie die Häringe in einen schlechten Wagen III. C*lasse* gepöckelt, kamen wir nach grade 12stündiger Fahrt heute (Dienstag) früh 7¾ U*hr* hier wohlbehalten, obgleich sehr müde und zerschlagen an.

Von Wien werde ich euch das nächste mal schreiben. Heute nur soviel, daß wir trotz aller Mühe keine Wohnung bekommen konnten, auch nicht die erbärmlichste. Doch soll grade jetzt die schlimmste Zeit u*nd* in 14 Tagen Ueberfluß davon sein. Vorläufig wohne ich bei Richthofen[99], Chamisso bei Stachow[100]. Den Brief bitte ich zunächst zu adressiren: Dr. Haeckel aus Berlin, p. Adr. Herrn Dr. v. Call[101], [p] Wien, Alservorstadt[102], Schlösselgasse N. 27. II Stiege. Th*ür* 16. Unsre lieben Freunde haben uns aufs herzlichste aufgenommen.

Auch hier wimmelt es von 1 Masse alter Würzburger. An alle Verwandten u*nd* Bekannten die herzlichsten Grüße. Euch selbst, liebste Alten, den herzlichsten Gruß, Dank u*nd* Kuß von eurem alten, treuen, immer muntern u*nd* fidelen[q] Ernst.

Ist wohl der rothe Baedeker[103] an la Valette[104], und die Broschüre[105] an Virchow besorgt?

1 Seit 1994 Ortsteil der Gemeinde Zeithain.
2 Cardamine pratensis L., Wiesenschaumkraut, Familie: Brassicaceae (Kreuzblütler).
3 Caltha palustris L., Sumpfdotterblume, Familie: Ranunculaceae (Hahnenfußgewächse).
4 Die Marienbrücke über die Elbe war ein wichtiges Verbindungsstück der Sächsisch-Böhmischen Eisenbahn und im April 1852 in Betrieb genommen worden; vgl. Königlich Sächsisches Finanz-Ministerium (Hrsg.): Statistischer Bericht über den Betrieb der unter Königlich Sächsischer Staatsverwaltung stehenden Staats- und Privat-Eisenbahnen mit Nachrichten über Eisenbahn-Neubau und Vorarbeiten für neue Eisenbahn-Anlagen im Jahre 1869. Dresden [1870], S. VI–VII.
5 Ernst Haeckel war gemeinsam mit seinen Eltern im August und September 1852 zu einer Badekur in Teplitz in Böhmen; vgl. u. a. EHAB, Bd. 1, S. 134 (Anm. 6).
6 Der markanteste und einzige rechts der Elbe gelegene Tafelberg des Elbsandsteingebirges.
7 Heute Děčín in Tschechien.
8 Heute Ústí nad Labem in Tschechien.
9 In Bodenbach hatten neben zahlreichen Fabriken auch die sächsischen und österreichischen Maut- und Passbehörden ihren Sitz; vgl. Baedeker, Karl: Deutschland und das österreichische Ober-Italien. Handbuch für Reisende. Theil 1: Oesterreich, Süd- und West-Deutschland, Venedig und Lombardei. 7., umgearb. u. verm. Aufl., Coblenz 1857, S. 271.
10 Preußen, Friedrich II., König von.
11 Am 1.10.1756 besiegte die Armee von König Friedrich II. von Preußen die Kaiserlich Österreichische Armee bei Lobositz.
12 Ein ausgezeichneter böhmischer Wein, der auf Basaltboden im Anbaugebiet Czernosek (heute Velké Žernoseky) wächst; vgl.: Schnabel, Georg Norbert: Statistik der landwirthschaftlichen Industrie Böhmens. Prag 1846, S. 119.
13 Ein Weinlokal im Keller des Fürstlich Schwarzenbergschen Renaissance-Palais, Hradschinerplatz 185 (heute Hradčanské náměstí).
14 Heute Teplice in Tschechien.
15 Milleschauer (Milešovka), Donnersberg, höchster Berg des böhmischen Mittelgebirges (836 m).
16 Heute Ohře in Tschechien.
17 Heute Litoměřice in Tschechien.
18 Heute Terezín in Tschechien.
19 Schloss Raudnitz (Roudnice nad Labem) wurde ursprünglich als bischöfliche Burg von Heinrich Břetislav III. († 1197) erbaut und 1652–1684 von Wenzel Eusebius von Lobkowicz (1609–1677) und Ferdinand August von Lobkowitz (1655–1715) zu dem heute noch existierenden Barockschloss umgebaut.
20 Melnik (Mělník), Stadt mit der bedeutendsten Weinbaulage in Böhmen.
21 Gemeint sind offenbar die Turmspitzen der auf einer Anhöhe gelegenen Prager Burg mit dem angrenzenden Areal des eigentlichen Hradschin (Hradčany), das neben dem Erzbischöflichen Palais die Paläste zahlreicher Königshäuser nebst deren Sammlungen beherbergte und als das „Kapitol Prags" galt; vgl. Baedeker, Deutschland und das österreichische Ober-Italien (wie Anm. 9), S. 262 f.
22 Heute das Prager Stadtviertel Karlín.
23 Gasthof „Zum Schwarzen Roß" in der Kolowratstr. 861 (heute „Restaurant u Kolowrata"); vgl. Klutschak, Franz: Der Führer durch Prag. 7., größtentheils umgearb. Aufl., Prag 1857, S. 3.
24 Zu dem 1788 in der Prager Neustadt eröffneten Kaiserlich-Königlichen Allgemeinen Krankenhaus gehörten 1857 zahlreiche Institute: das Anatomisch-Pathologische Museum unter Václav Treitz mit 2.485 Präparaten, das Akologische Kabinett mit 2.494 Instrumenten und die Chirur-

gische Klinik mit 23 Betten unter Franz von Pitha, die Erste Medizinische Klinik unter Anton von Jaksch mit 23 Betten, die Zweite Medizinische Klinik unter Joseph Halla mit 22 Betten, die Augenklink unter Joseph Hasner von Artha mit 24 Betten, 267 Instrumenten und 123 Präparaten sowie das Zoochemische Institut unter Joseph Udo Lerch mit 260 Präparaten, 1.560 Geräten und Apparaten; vgl. Hof- und Staats-Handbuch des Kaiserthumes Österreich für das Jahr 1858. 3. Theil, Wien [1859], S. 122.

25 Chamisso, Hermann von.

26 Hebräer, Name nicht ermittelt. – An Universitätstandorten gab es häufig Handelsbeziehungen zwischen Angehörigen jüdischer Religion und den Studenten der Hochschulen. Erstere boten beispielsweise Waren feil oder verliehen Geld. Anders als in Wien sind derartige Beziehungen in Prag trotz der räumlichen Nähe des Karolinums zum Jüdischen Viertel, der sogen. Josefsstadt (Josefov), erst spät nachweisbar; vgl. Richarz, Monika: Der Eintritt der Juden in die akademischen Berufe. Jüdische Studenten und Akademiker in Deutschland 1678–1848 (Schriftenreihe wissenschaftlicher Abhandlungen des Leo Baeck Instituts; 28). Tübingen 1974, S. 15–23; Kisch, Guido: Die Prager Universität und die Juden 1348–1848. Mit Beiträgen zur Geschichte des Medizinstudiums. Amsterdam 1969, S. 9 f.

27 Ernst Haeckel war vom 26.4.1856 bis zu seinem Abschied von Würzburg am 5.9.1856 als Assistent bei Rudolf Virchow an der Pathologisch-Anatomischen Anstalt beschäftigt; vgl. dazu ausführlich EHAB, Bd. 2, S. XXXIII f.

28 Kaulich, Joseph.

29 Ernst Haeckel war am 15.8.1855 gemeinsam mit sechs Prager Studenten von Ebensee nach Ischl gewandert; vgl. EHAB, Bd. 2, S. 155.

30 Jaksch von Wartenhorst, Anton Ritter.

31 Heschl, Ladislaus Richard. – Haeckel hatte über mehrere Heftnummern der „Wiener Medizinischen Wochenschrift" seine Mitschriften der Vorträge Rudolf Virchows veröffentlicht, woraufhin der Krakauer Mediziner Heschl in einem offenen Brief in der „Österreichischen Zeitschrift für Praktische Heilkunde" gegen die Publikationspraktiken der Würzburger Mediziner polemisierte; vgl. EHAB, Bd. 2, S. XXXII f. und S. 309 f.

32 Caries vertrebralis lumbalis: Knochenfraß an der Lendenwirbelsäule mit kaltem Abszess und Periproktitis (= Zellgewebeentzündung am After bzw. in der Umgebung des Mastdarms), vermutl. ein Fall von Knochentuberkulose.

33 Pitha, Franz Freiherr von.

34 Langenbeck, *Bernhard* Rudolf Konrad von.

35 Von lat. indolentia: Unempfindlichkeit, Gleichgültigkeit gegenüber Schmerzen.

36 Karzinom, bösartiger Tumor (Krebsgeschwür).

37 Bei der sogen. Littré-Richter-Hernie kommt es infolge eines Durchbruchs in der Wandung der Bauchhöhle (Intestinalwand) zu einer schmerzhaften, aber meist reversiblen sehr kleinen Ausstülpung und Quetschung der Darmwand in der Bruchpforte.

38 Von frz. rencontre: Begegnung, Treffen.

39 Creutz, Carl Joseph.

40 Vitzliputzli (eigtl.: Huitzilopochtli, „Kolibri des Südens"), grausamer aztekischer Kriegs- und Sonnengott, Synonym für „Schreckgestalt" oder „Teufel".

41 Binder, *Ferdinand* Eduard, auch gen. „kleiner Binder" oder „Hasenbinder"; der Gasthof „Zum goldenen Hasen", ca. 1848–1866 im Besitz von Ferdinand Binder befindliche Gaststätte in der Altstadt Nr. 246, Liliengasse, die für Hasenspezialitäten und erlesene Weine bekannt war.

42 Das berühmte Prager Studentenlied „Elegie an Prag" entstand vermutlich am 13.5.1853. Der Name des vermeintlichen Autors, Dr. med. Keim, spielt auf die mangelhaften Hygienezustände im Krankenhaus an. Die Melodie des Liedes wird Carl Kunze (1817–1883) zugeschrieben. Der Text ist in verschiedenen Versionen überliefert und enthält je nach Version Anspielungen auf die sogen. „Apolligen", eine beliebte Studentenkneipe neben der Geburtshilflichen Klinik und der St. Apollinaris-Kirche, oder den „edlen Bindiger" (s. Anm. 41): „Endlich auch zum edlen Bindiger möchte ich sein ein Pfadefindiger, wo der Hase gülden hüpft, wo des fröhlichen Tokayer kühlend heißes Freudenfeuer durch den Pharynx willig schlüpft"; vgl. u. a. Baumer-Müller, Verena: Ein

Medizinstudium um 1850. Soziales, ökonomisches und persönliches Umfeld in Zürich, Würzburg, Prag und Wien. Am Beispiel des cand. med. Jean Fischer (1828–1853) aus Merenschwand und Lenzburg (Zürcher medizingeschichtliche Abhandlungen; 288). Dietikon 2001, S. 77 f.

43   Das zweitälteste Studentenlokal in Leipzig erlangte seine Berühmtheit vor allem durch die Verarbeitung Johann Wolfgang v. Goethes in der gleichnamigen Szene in „Faust I".

44   Der reich verzierte Pulverturm war im 15. Jh. im Stil der Spätgotik erbaut worden und verband als Torturm die seinerzeit noch durch Stadtmauern getrennten Teile der Altstadt und der Neustadt; vgl. Baedeker, Deutschland und das österreichische Ober-Italien (wie Anm. 9), S. 259.

45   Die sogen. Teynkirche am größten Platz der Altstadt, dem großen Ring, wurde im 13. Jh. von Kaufleuten erbaut und trägt am letzten Pfeiler den berühmten Marmorgrabstein mit dem Ritterbild des 1601 in Prag verstorbenen Tycho Brahe (1546–1601). Georg von Podieprad (1420–1471), 1458 in dieser Kirche zum König von Böhmen gekrönt, ließ im Giebel einen großen goldenen Hussitenkelch aufstellen, der später jedoch durch ein Marienbild ersetzt wurde; vgl. ebd., S. 259 f.

46   Das 1364 erbaute Rathaus wurde 1846–1848 um einen großen neogotischen Anbau erweitert, der im Zweiten Weltkrieg und besonders während des Prager Aufstandes 1945 teilweise zerstört und nach dem Krieg umfassend saniert wurde; vgl. ebd., S. 260.

47   Clementinum, barocker Gebäudekomplex in der Prager Altstadt nahe der Karlsbrücke, ursprünglich Sitz eines Jesuitenkollegs, seit 1654 zur Prager Universität gehörend, beherbergte es ein Observatorium und andere wissenschaftliche Sammlungen und Einrichtungen, seit 1781 Nationalbibliothek; vgl. ebd.

48   Gegründet 1348, war Prag die erste deutsche Universität und konnte dementsprechend 1848 bereits ihr 500jähriges Jubiläum feiern. Zu diesem Anlass wurde das 1846 von Ernst Hähnel (1811–1891) entworfene Standbild ihres Stifters, Kaiser Karl IV., aufgestellt. Der hohe Sockel der Statue zeigt an seinen vier Seiten figürlich dargestellt jeweils eine der vier Gründungsfakultäten nach dem Vorbild der Pariser Universitas magistrorum et scholarium: Theologie, Jurisprudenz, Medizin und der Artistenfakultät (Philosophie), deren letztere den Fächerkanon der Artes liberales (Trivium und Quatrivium) umfasste; vgl. ebd., S. 261.

49   Zur Zeit des Rathausanbaus (wie Anm. 46) wurde das Sandsteindenkmal eingeweiht und trug ursprünglich die von einem neogotischen Turm überdachte Reiterstatue Kaiser Franz I. An den unteren Seiten waren neben den 16 Kreisen Böhmens auch Kunst und Wissenschaft, Handel und Gewerbe figürlich dargestellt. Die Statue wurde 1918 im Zuge einer Umgestaltung entfernt und in das Lapidarium verbracht; vgl. ebd., S. 262.

50   Zu Ehren Kaiser Franz I. wurde 1841 eine Hängebrücke über die Moldau nach dem Vorbild der Hammersmith Bridge über die Themse in London, allerdings mit Stahlketten statt Stahlseilen errichtet. Die Brücke führte über die Schützeninsel und verband die Kleinseite mit dem Nationaltheater und der Altstadt. Sie existiert heute nicht mehr; vgl. Schnirch, Friedrich: Die Kaiser Franzens-Kettenbrücke zu Prag. Hinsichtlich ihres Entwurfs und ihrer Ausführung. Hrsg. von Carl August Ferdinand Hennig. Prag; Berlin 1842, S. 1–6.

51   Güntner, Wenzel.

52   Petters, *Vilém* Ignác.

53   Am oberen Ende des Rossmarktes, der später nach dem Reiterbild zu Ehren des Hl. Wenzel von Böhmen (um 907 – 929 oder 935) umbenannt wurde (ab 1850 Wenzelsplatz, Václavské náměstí), befanden sich das Rosstor sowie eine Bastei und ein Denkmal an die böhmischen Kriegsopfer von 1848/49. Die Stelle war als schöner Aussichtspunkt vor allem in den Morgenstunden bekannt, jetzt steht dort das Ende des 19. Jh. erbaute Prager Nationalmuseum (Národní muzeum); vgl. Baedeker, Deutschland und das österreichische Ober-Italien (wie Anm. 9), S. 259 und 266.

54   Das Gartenrestaurant „Zum Hopfenstock" war ein Bierlokal gehobenen Anspruchs und befand sich in der Prager Neustadt am Karlsplatz, damals Wassergasse 674-II (Inh. Maria Horacek). Seine Fassade war von Johann Brokoff (1652–1718) gestaltet und am Eingangsportal mit Büsten von Ferdinand Maximilian Brokoff (1688–1731) verziert; vgl. Lehmann, Nikolaus (Bearb. u. Hrsg.): Adreßbuch der Königlichen Hauptstadt Prag, der Stadtgemeinden Karolinenthal, Smichow und der Bergstadt Wyšehrad. Prag 1859; https://kunstbeziehung.goldecker.de/mp.php?sd%5BpCode%5D=5aa27cda3a4c5, letzter Zugriff: 17.5.2019.

55 Die 1789 neben dem Kollegialstift St. Apollinaris in der Neustadt, Windberg Nr. 447-II (heute Apolinářská 18) gegründete Geburtshilfliche Klinik mit Gebährhaus hatte Mitte des 19. Jh. unter allen anderen Prager Kliniken den besten Ruf. Sie stand 1857 unter der Leitung von Bernhard Seyfert (1817–1870) und verfügte über 79 Betten, auch heute noch beherbergt sie eine Gynäkologische Klinik in dem historischen Backsteingebäude; vgl. Hof- und Staats-Handbuch (wie Anm. 24), S. 122; Baumer-Müller, Ein Medizinstudium um 1850 (wie Anm. 42), S. 71.
56 Seyfert, Bernard.
57 Tenotomie, operative Durchtrennung einer Sehne.
58 Scharlach.
59 Nach dem Vorbild der Universität in München 1848 hatten sich auch in Prag fast zeitgleich zahlreiche Studentenvereine gebildet und blieben über die Revolution hinaus erhalten. In diesem Zusammenhang spielt institutionell auch die Gründung der Prager Lese- und Redehalle mit eigenem Lesesaal eine besondere Rolle. Auch die Mediziner hatten ihren eigenen akademischen Verein gegründet. Deren Vereinsalben, oft auch mit Bildern ihrer Mitglieder versehen, lagen in den jeweiligen Stammlokalen aus; vgl. dazu: Čermák, Josef: Das Kultur- und Vereinsleben der Prager Studenten. Die Lese- und Redehalle der deutschen Studenten in Prag. In: Brücken. Germanistisches Jahrbuch Tschechien – Slowakei. N. F. 9–10, 2001/02, S. 107–189, hier S. 109–115.
60 Böhmen, Wenzel von.
61 Böhmen, Ludmilla von.
62 Der St.-Veits-Dom, eine Metropolitankirche, wurde 1385 von dem Prager Dombaumeister Peter Arler (1330–1399) fertiggestellt. Im Inneren befindet sich unter dem aus Marmor und Alabaster gefertigten Großen Königsdenkmal das Erbbegräbnis der böhmischen Könige und in der sogen. Wenzelskapelle das Grabmal des Hl. Wenzel von Böhmen mit dessen Helm und Panzerhemd sowie einem Bronzestandbild. Der Dom beherbergt außerdem das 1736 angefertigte Grabmal des Hl. Johannes Nepomuk (um 1350–1393) und in der Kapelle hinter dem Hochaltar die Darstellung der Hl. Ludmilla, der ersten Herzogin von Böhmen; vgl. Baedeker, Deutschland und das österreichische Ober-Italien (wie Anm. 9), S. 263 f.
63 Geigel, Nikolaus *Alois*.
64 Vermutlich Friedrich, Edmund, der zu den Krankheitsbildern des Typhus in der Kinderheilanstalt in Dresden geforscht hatte; vgl. Stürzbecher, Manfred: Beiträge zur Berliner Medizingeschichte. Quellen und Studien zur Geschichte des Gesundheitswesens vom 17. bis zum 19. Jahrhundert (Veröffentlichungen der Historischen Kommission zu Berlin beim Friedrich-Meinecke-Institut der Freien Universität Berlin; 18). Berlin 1966, S. 216.
65 Wie Anm. 13.
66 Müller, Heinrich.
67 Die 1849 an der Comédie-Française uraufgeführte Tragikomödie der französischen Dramatiker Augustin Eugène Scribe (1791–1861) und Ernest Legouvé (1807–1903) wurde am 24.4.1857 am Prager Theater als Gastspiel mit Marie Seebach vom K. K. Hofburgtheater Wien in der Rolle der Adrienne Lecouvreur aufgeführt; vgl. Heinrich, Alois (Hrsg.): Deutscher Bühnen-Almanach. 22. Jg., Berlin 1858, S. 190; Allgemeine Theaterchronik. Nr. 49–51, 25.4.1857, S. 203.
68 Das Vaterländische Museum in Böhmen (1854–1919 Museum des Königreichs Böhmen, heute Národní muzeum) wurde 1818 gegründet und befand sich bis zu seinem Umzug 1891 (vgl. Anm. 53) im Nostitzschen Palais in der Kollwratstraße. Es beherbergte neben zahlreichen ethnographischen, geographischen und numismatischen Sammlungen auch eine Bibliothek und eine Handschriftensammlung (u. a. von Jan Hus (1370–1415) und Jan Žižka von Trocnov (1360–1424)); vgl. Baedeker, Deutschland und das österreichische Ober-Italien (wie Anm. 9), S. 266.
69 Die von einem großen Viadukt der Böhmisch-Sächsischen Eisenbahn überspannte Vorstadt Prags (heute das Restaurantviertel Karlín) war mit ca. 11.000 Einwohnern überwiegend von Gewerbe, Fabriken und Verkehr geprägt; vgl. ebd., S. 268.
70 Tschech. Ostrov Štvanice, Insel in der Moldau, deren frühere Bezeichnung sich von den dort abgehaltenen Hetzjagden ableitet.
71 Auch Schweinetor (Svinská brána) genannt, führte das blinde Tor am Ende der Gerstengasse seit Leopold I. (1640–1705) nur den Namen eines Tors. Vgl. u. a.: Seifug, A.: Prag und Umgebungen.

Illustrirter Wegweiser für Reisende (Grieben's Reise-Bibliothek; 26). 4., vollständig umgearb. Aufl., Berlin 1873, S. 182.

72 Tschech. Vyšehrad, ursprünglich frühmittelalterlicher Burgwall auf dem rechten Ufer der Moldau, südlich der Prager Neustadt, später zur Festung ausgebaut, seit Kaiser Karl IV. Sitz der ersten böhmischen Könige und Ausgangspunkt des Krönungszuges.

73 Tschech. Libuše, mythische Stammmutter der frühmittelalterlichen böhmischen Königsdynastie der Přemysliden.

74 Der Laurenziberg (Petřín) ist ein ca. 320 m hoher Bergrücken auf der Kleinseite Prags, südwestlich des Hradschin gelegen.

75 Dreyer, *Johann* Caspar Heinrich.

76 Lambl, Vilém Dušan.

77 Virchow, *Rudolf* Ludwig Karl.

78 Lambl war im August 1856 nach Würzburg gereist. Die Vorstellung, dass er als Vertreter der Wiener Medizinischen Schule die Nachfolge Rudolf Virchows nach dessen Weggang nach Berlin dort antreten könne, hatte bei Haeckel große Verwunderung ausgelöst; vgl. EHAB, Bd. 2, S. 434.

79 Treitz, Václav.

80 Breisky, August.

81 Tomsa, *Vladimír* Josef Bogumilovič.

82 Kilian, *Hermann* Friedrich.

83 Dor, Henri.

84 Socin, August.

85 Evers, Johan Christiaan Gottlob (auch Johannes Christian Gottlob).

86 Vermutlich Maß, Karl Wilhelm Victor.

87 Vgl. Anm. 50.

88 Binder, Adalbert; Besitzer des Gasthauses am Altstädter Ring/ Am großen Ring 479 in Prag (heute U Bindrů, Staroměstské náměstí 25/479, Staré Město), wo vor allem das gehobene deutsche Bürgertum und die Professorenschaft verkehrte und ihre Stamm- und Mittagstische unterhielt.

89 Auch Meneschauer Ausbruch genannt, ist ein sehr süßer, aromatischer Rotwein aus dem ehem. ungarischen Weinbaugebiet des Méneser Weingebirge in der Nähe von Arad (heute Rumänien). Der Prädikatswein wird aus überreifen, aufgebrochenen (daher: Ausbruch) Trockenbeeren gewonnen; vgl. Fényes, Alexius von: Statistik des Königreichs Ungarn. 1. Teil, Pest 1843, S. 156.

90 Köstl, Franz.

91 Die Königlich-Böhmische Landes-Irrenanstalt zu Prag, 1790 als „Tollhaus" gegründet, 1822 im ehem. Kloster St. Katharina untergebracht und danach noch mehrfach erweitert, galt im 19. Jh. als musterhafte Einrichtung; vgl. Hraše, Johann: Die Entwicklung der Irrenfürsorge im Königreich Böhmen. In: Die Irrenpflege in Österreich in Wort und Bild. Redigirt von Heinrich Schlöss. Halle a. d. Saale 1912, S. 1–8.

92 Stein, Samuel Friedrich Nathaniel Ritter von.

93 Das Anatomisch-Pathologische Museum (vgl. Anm. 24).

94 Althof, Hermann.

95 St.-Laurentius-Kirche auf dem Laurenziberg (Petřín) in Prag; vgl. Anm. 74.

96 Das um 1140 auf dem Berg Strahov gegründete Prämonstratenserkloster besitzt neben dem Grabmal des Ordensstifters, des Hl. Norbert von Xanten (1080/1085–1134), eine Gemäldesammlung (u. a. mit Gemälden von Dürer), sowie eine Handschriftensammlung mit Autographen von Tycho Brahe (1546–1601) und Jan Hus (1370–1415); vgl. Baedeker, Deutschland und das österreichische Ober-Italien (wie Anm. 9), S. 265.

97 Loreto-Kapelle, gestiftet 1626, der von Bramante errichteten Casa Sante der Hl. Familie in der italienischen Stadt Loreto nachgestaltet.

98 Palais Czernin (Černinsky palac) auf dem Hradschin, erbaut 1669–1720, heute Sitz des tschechischen Außenministeriums.

99 Richthofen, *Ferdinand* Paul Wilhelm Dieprand Freiherr von.

100 Stache, Karl Heinrich Hektor Guido.

101 Call, Roman von.
102 Ein Stadtteil Wiens, bestehend aus Alsergrund und Josefstadt.
103 Nicht ermittelt.
104 La Valette St. George, Adolph Freiherr von.
105 Gemeint ist ein Exemplar von Haeckels Dissertation; vgl. egh. Notizbuch: Wien. Sommer 1857 (EHA Jena, B 162), S. XX: „Abdrücke von der Abhandlung: Über die Gewebe des Flußkrebses erhielten: 1. Leydig 2. Gegenbaur 3. Claparède 4. La Valette 5. Lachmann 6. Koelliker 7. Beckmann 8. Heinrich Müller, 9 Osterwald 10. Bruecke 11. Ludwig 12 Brettauer 13. Vater 14. Mutter 15. Karl 16. Ernst Weiss 17. Richthoffen 18. Mulder 19. Virchow 20. Baerensprung 21. Martens 22. Ehrenberg 23. Semper [24.] Braun [25.] Cowan [26.] Focke [27.] Krabbe [28.] Bezold [29.] Paulitzky."

2. Von Carl Gottlob Haeckel, Berlin, 2. Mai 1857,
mit Nachschrift von Charlotte Haeckel

Berlin 2 Mai 57.

Mein lieber Ernst!

Gestern erhielten wir Deinen ersten Brief[1] aus Wien und die Beschreibung Deiner Prager Reise. Die schöne Lage von Prag hat auch auf mich immer einen sehr angenehmen Eindruk gemacht, und es freut mich, daß Du dort in wißenschaftlicher Hinsicht manches Intereßante gesehn und mit Freunden und Bekannten einige angenehme Tage verlebt hast. Auch hier haben wir inzwischen kaltes, schlechtes Wetter gehabt und erst in den letzten Tagen fängt es an, etwas zu milder zu werden [!]. Die ersten Tage nach Deiner Abreise fanden wir uns sehr verwaist und verlaßen, es war immer als müßtest Du ins Zimmer treten. Bald nach Deiner Abreise fand sich Adolph Schubert[2] ein. Er machte in Frack und Glacéhandschuh einen sehr förmlichen Besuch, und war sehr steif und förmlich, aus dem Gespräch ergab sich, daß er wohl schon 4–5 [Tage] hier gewesen war und sich in der Jacobsstraße eingemiethet hatte. Seitdem ist er einige Mahl bei uns und wieder natürlicher gewesen. Er scheint übrigens wohl zu sein, will einige Wochen hier bleiben und dann eine Reise nach Danzig[3] und Königsberg[4] und sodann über Bromberg[5] und Posen[6] zurückmachen. Einen Mittag hatten wir Tante Sack[7] mit den Kindern[8] bei uns. Sodann kam Carl[9] Montag und blieb bis Donnerstag bei uns. Dienstag kam Doctor Krüger[10] nebst Frau[11] aus Ziegenrück auf seiner Versetzungsreise nach Breslau[12]. Er ist diese Woche bei uns geblieben und will Dienstag früh wieder abreisen. Die Frau Doctorn ist mit Carl am Donnerstag nach Freyenwalde zu Mimi[13] gereist, was Mimi große Freude gemacht haben wird. Carl und der Doktor wußten sich viel zu erzählen. Der Doktor sieht beßer aus als ich vermuthete. Er muß sich zwar sehr schonen, ich glaube aber doch, daß er sich durchschlagen wird. Zudem kommt er in eine viel beßere Lage nach Trebnitz[14] bei Breslau, eine Stadt von 5000 Einwohnern, wo ein Kreisgericht ist und wo eine viel bequemere Praxis ist. In 2½ Stunden fährt man von Trebnitz nach Breslau. Das ist auch sehr angenehm. Da haben wir denn also seit 8 Tagen in ziemlicher Unruhe gelebt. Tante[a] Minchen[15] aus Stettin[16] ist auch hier, um ein Quartier zu miethen, höchstwahrscheinlich vis a vis von Bertha[17] im neuen[b] v. Diebitschschen Hause[18]. Carl Sethe[19] ist gestern wieder nach Heidelberg gegangen. Ich habe 2 Vorträge von Sydow[20] über das Gewißen gehört, habe den Aufsatz über mein Leben[21] fortgesetzt und bin öfters bei Bertha gewesen. Die Rükerinnerungen aus meinem Leben führen mich doch in mancherlei Betrachtungen und versetzen mich ganz in die Vergangenheit. Die Gegenwart ist zwar [c] in vieler Hinsicht nicht erfreulich. Wir sind aber doch troz vieler widerlicher Erscheinungen im langsamen Fortschreiten begriffen. Das constitutionelle Leben bürgert sich allmählich ein, die Kammern haben in dieser Session, welche in diesen Tagen geschloßen wird,[22] bedeutenden Widerstand geleistet. Sie wollen auf keine neuen Steuern eingehn und die Regierung hat die Erfahrung machen müßen, daß sie nicht mehr alles kann, was sie will. Die gebildeten Stände kommen allmählich zum Bewußtsein und auch die begünstigten Junker werden renitent, wenn es zum Zahlen kommt. Ich denke in 8 Tagen auf einige Tage nach Eisenach zur Versammlung der Thüringischen Bergwerksaktionairs[23] zu reisen und in Merseburg bei Karo[24] und in Erfurt bei Keller[25] vorzusprechen. Der alte Bassewitz[26] und deßen Sohn der Landrath[27] waren vorige Woche mit dem Brautpaar hier, um Besuch zu machen. Die 2te Tochter[28] vom Landrath heirathet einen GardeLieutenant aus Potsdam, einen Hrn. v. Reinhard[29], und kommt also nach Potsdam zu wohnen. Der Major v. Alvensleben[30] in Lissa[31] [d] Schwiegersohn vom alten Bassewitz ist hierher versetzt, die alte[e] Bassewitz[32] wird also eine Tochter[33] und eine Enkeltochter[34] in die Nähe bekommen. Das ist für uns Alten die größte Freude, die Kinder zu sehen und um uns zu haben.[f] Carl hatte den kleinen Carl[35] mitgebracht, der sich nicht wenig darauf zu Guthe that, daß er nun schon Reisen machen könne. Er hat uns viel Spas gemacht. Wenn es grün und warm geworden sein wird, wollen wir auf einige Tage nach Freyenwalde. Mutter hat sehr starken Husten, krampfartig. Quinke[36] war || diesen Morgen hier. Ich zeigte ihm einige Stellen aus Deinem Briefe. Er läßt Dir sagen: Du möchtest nicht in den gewöhnlichen Gelehrtenhochmuth verfallen, es thäte den Kranken sehr wohl, wenn ihnen die praktischen Aerzte Linderung verschafften. Du weißt: ich halte es auch mit den praktischen Aerzten, ohne deshalb die Wißenschaft gering zu schätzen. Auch die Doktorin Krüger meinte: der ärztliche Beruf sei doch ein schöner Beruf: wie vielen Menschen würde doch geholfen. Das habe sie selbst in ihres Mannes Praxis verspürt. Krüger hat vorigen Winter eine gute Praxis gehabt. Die Poken waren in dortiger Gegend ausgebrochen und er hat vielen helfen können. – Ich bin nun sehr begierig, wie es Dir in Wien gefallen wird. Es ist doch gut, daß Du Richthofen[37] getroffen hast. Wien wird Dich in vieler Hinsicht intereßiren, besonders auch der Gegensatz zwischen Wien und Berlin, den die Wiener nicht zugeben wollen. Sie meinen, die Kultur sei in Wien so weit wie in Berlin, was ich nicht glaube. –

Ich sehne mich nun doch nach dem Frühling. In den letzten Wochen haben wir rauhes Wetter gehabt. Ich mache meine täglichen Spatziergänge. Meine Bekannten sind sehr zusammen geschmolzen. Ich habe nur noch die Reimersche Familie[38], Julius nebst Familie[39], die Weiß[40], Kortüm[41] Ribbek[42]. Im Reimerschen Hause hoffe ich, daß wir ganz gemüthlich wohnen werden.[43] Minchen wird im Diebitschschen Hause wahrscheinlich 600 rℓ. geben müßen, sie will den Heinrich[44] bei sich behalten. Zu Michaelis kommt, glaube ich, Heinrich Sethe[45] aus Heidelberg nach Berlin zurük. Da wirst Du wieder einen Vetter in der Nähe haben. Seine Schwestern[46], die Kindchen gefallen mir auch, und mit Julius u*nd* Adelheid sind wir sehr befreundet. So stünde denn ein gemüthliches Leben für die nächsten 2 Jahre in Aussicht, die Mutter Reimer[47] dazu gerechnet. Der harten Schläge hätten wir genug gehabt. Gott möge uns einige Jahre Ruhe gönnen und ich möchte Dich auch der äußern Existenz wegen gern noch einige Jahre vorwärts wißen und dieses noch erleben. Stürbe ich jetzt, so würde es doch der Mutter, Deine und Carls Existenz sehr erschweren. Bist Du aber über den Berg, dann wird es der Mutter viel leichter. Carl klagt auch sehr über theures Leben in Freyenwalde. Aber es ist doch dort eine ganz andre Existenz als in Ziegenrück. Krügers fanden ihn auch viel wohler aussehend. Nun wüßte ich für heute nichts besonderes zu schreiben. Sobald Du etwas eingerichtet sein wirst, erwarten wir von Dir wieder einen Brief.

Dein Alter Hkl.

[*Nachschrift von Charlotte Haeckel*]

<u>Sonntag früh.</u> Nur noch einen guten Morgen, mein lieber Ernst! Gestern war L. Passow[48] hier, die sagte mir Lachmann[49] habe in Poppelsdorf[50] selbst eine passende Wohnung gefunden und gemiethet, und es gefiel ihm recht gut dort. Nun leb wohl, mein Herzens Junge! Gott sei mit Dir. Denke fleissig an Deine alte Mutter. Die Doktorin ist gestern angekommen und hat sie in Freienwalde alles wohl verlassen.[g] Kann ich das Stinkende weg schütten, was in den Gläsern in der Anziehstube steht.[h]

1 Br. 1.
2 Schubert, Ernst *Adolph*.
3 Preußische Hafenstadt an der Ostseeküste, heute Gdańsk in Polen.
4 Eine Residenzstadt der preußischen Monarchie, heute Kaliningrad in Russland.
5 Heute Bydgoszcz in Polen.
6 Heute Poznań ebd.
7 Sack, Charlotte Wilhelmine Adelaide, geb. Steinkopf.
8 Vermutlich die Enkelkinder: Hartmann, *Maximilian* August Ludwig; Hartmann, *Bertha* Luise Charlotte Wilhelmine; Hartmann, *Marie* Luise Charlotte Wilhelmine; Hartmann, *Clara* Charlotte Gertrude; Hartmann, *Anna* Charlotte Louise.
9 Haeckel, *Karl* Heinrich Christoph Benjamin.
10 Krüger, Gustav Adolph.
11 Krüger, Rosalie Emilie, geb. Schellwien.
12 Heute Wrocław in Polen.
13 Haeckel, *Hermine* Elise Eleonore Sophie, geb. Sethe.
14 Heute Trzebnica in Polen.
15 Sethe, *Wilhelmine* Sophie Friederike Juliane Theodore, geb. Bölling.
16 Heute Szczecin in Polen.
17 Sethe, Emma Henriette *Bertha* Sophie.
18 Das sogen. Maurische oder Alhambra-Haus des preußischen Architekten Carl von Diebitsch (1819–1869) am Hafenplatz 4 in Berlin, erbaut 1856/57.
19 Sethe, *Julius* Carl.
20 Sydow, Karl Leopold *Adolf*, er hielt im Rahmen des Unionsvereins am 24.4. und am 1.5.1857 im Köllnischen Rathaus in Berlin einen zweiteiligen Vortrag „Ueber das Gewissen"; vgl. Protestantische Kirchenzeitung für das evangelische Deutschland. 4. Jg., Nr. 16, Berlin, 18.4.1857, Sp. 384; ebd., Nr. 17. 23.4.1857, Sp. 407.
21 Haeckel, Carl Gottlob: Aus den Jahren 1806 bis 1815. In: Die Taube. Familienblatt für die Mitglieder der Hofrath Sack'schen Stiftung, Nr. 28, Juli 1900, S. 249–251; ebd., Nr. 29, Januar

1901, S. 261–263; ebd., Nr. 30, Juli 1901, S. 278 f.; ebd., Nr. 31, Januar 1902, S. 285 f.; ebd., Nr. 33, Januar 1903, S. 308–312; ebd., Nr. 34, Juli 1903, S. 323–326; ebd., Nr. 35, Januar 1904, S. 331–333; ebd., Nr. 36, Juli 1904, S. 350–352; ebd., Nr. 37, Januar 1905, S. 357 f.; vgl. auch EHAB, Bd. 2, S. 113 (Anm. 24). – Teile der Niederschrift, die seine Erlebnisse während des Feldzugs 1813/14 betreffen, veröffentlichte Carl Gottlob Haeckel 1863 in den Preußischen Jahrbüchern, vgl. Mittheilungen über Gneisenau. In: Preußische Jahrbücher. 11. Bd., Berlin 1863, S. 82–90 und S. 181–188.
22 Preußischer Landtag, Herrenhaus und Abgeordnetenhaus, IV. Legislaturperiode, 2. Session, eröffnet am 29.11.1856, geschlossen am 12.5.1857.
23 Carl Gottlob Haeckel nahm an der Generalversammlung der Sächsisch-Thüringischen Kupfer-Bergbau- und Hüttengesellschaft in Eisenach vom 11.5.1857 teil (vgl. Protokoll der Generalversammlung, LATh-HStA Weimar, Sächsisch-Thüringische Kupfer-Berg- und Hüttengesellschaft, Nr. 5, Bl. 1v und 10r).
24 Karo, Johann Adalbert.
25 Keller, *Gustav* Ludwig Emil Graf von.
26 Bassewitz, Friedrich Magnus von.
27 Bassewitz, Friedrich *Wilhelm* Karl Adolf von.
28 Bassewitz, Hedwig Anna von.
29 Reinhard, Karl von; die Hochzeit fand am 6.10.1857 statt.
30 Alvensleben, John *Charles* Phénomène von.
31 Heute Leszno in Polen.
32 Bassewitz, *Adelheid* Henriette von, geb. von Gerlach.
33 Alvensleben, *Elisabeth* Amalie von, geb. von Bassewitz.
34 Wie Anm. 28.
35 Haeckel, *Carl* Christian Heinrich.
36 Quincke, Hermann.
37 Richthofen, Ferdinand von.
38 Reimer, *Wilhelmine* Charlotte Susanne Philippine, geb. Reinhardt; Reimer, *Georg* Ernst.
39 Sethe, *Julius* Johann Ludwig Ernst; Sethe, Adelheid, geb. Reimer.
40 Weiß, Margarethe *Luise*, geb. Schmidt.
41 Kortüm, *Carl Wilhelm* Christian.
42 Ribbeck, Ernst *Friedrich* Gabriel.
43 Die Familie Haeckel bezog 1857 eine Wohnung im Anwesen der Familie Reimer, Berlin, Wilhelmstraße 73 (Sitz des Verlags Georg Reimer, nach 1918 Reichspräsidentenpalais).
44 Sethe, *Heinrich* Christoph Moritz Hermann.
45 Sethe, *Heinrich* Georg Christoph.
46 Sethe, *Bertha* Philippine; Sethe, *Marie* Wilhelmine; Sethe, Auguste *Gertrud* Adelheid; Sethe, *Adelheid* Elisabeth.
47 Wie Anm. 35.
48 Passow, *Luise* Franziska.
49 Lachmann, Karl Friedrich *Johannes*.
50 Ort südlich von Bonn, seit 1904 Stadtbezirk von Bonn.

3. Von Karl Haeckel, Freienwalde, 6. Mai 1857,
mit Nachschrift von Hermine Haeckel

Freien*walde* 6 Mai 57.

Lieber Ernst!

Ich habe Dir auf Deine [a] Zeilen von Mitte April[1] noch nicht ordentlich geschrieben. Seitdem ist nun schon der erste Brief[2] aus Wien, der uns Deinen Aufenthalt in Prag schildert, in unsre Hände gelangt. Es freut uns recht, daß Dir's auf der Tour so wohl gegangen ist. Prag muß doch herrlich sein. Alle alte Reiselust wachte in mir wieder auf. Doch werde ich sie mir vor der Hand vergehen lassen müssen. Grieben[3] reist wahrscheinlich ins Bad, da muß ich zu Hause bleiben; auch aus andern Gründen! Der Geldbeutel will in diesem Jahre erst ausprobirt sein, wie weit er, auch ohne Reisen ausreicht. Das sommerliche Leben hat für mich in so fern schon begonnen, als seit 4 Woch*en* ein Referendar[4] da ist, mit dem ich viel verkehre, disputire, repetire pp. Es ist das für den Freienwalder Richter die Zeit der geistigen Wiederauffrischung u. muß in dieser Hinsicht gehörig benutzt werden. Der R*efere*nda*r* Brecht ist ein gescheiter u. durchgebildeter Mann (Bekannter des Kreisrichters Zahn[5] in Ranis, alter Fürstenthaler[6] [b] in Halle gewesen), der jus[7] u. Schopenhauer'sche[8] Philosophie, für die er sehr eingenommen ist, treibt. Der arme laborirt leider an einem durch eine Sehnenzerreißung (?) geschwächten Fuß u. an den Folgen einer Sehnenschalenentzündung des *rechten* Arms. – Auf den Spaziergängen, – die ich da Brecht nicht weit gehen kann, noch meist allein mache – fange ich an, etwas Heu zu sammeln u. nach Deinen k*leinen* Botan*ischen* Büchern (Kürie u. Kappe)[9] zu bestimmen, so gut es geht. Ich habe bereits 3 Anemonen (nemorosa[10], ranunculoides[11], u. hepotica[12]), caltha palustria[13], pulmonaria[14], ein equisetum[15] pp eingelegt; will aber mir gestehen, daß ich sie nicht hätte bestimmen können, wenn ich nicht von einigen den Namen schon wüßte! – Mies u. die Kinder[16] sind leidlich munter. Annchen wird heute geimpft. Wenn's nur erst ordentlich warmes Wetter würde! Wir haben dieser Tage recht kalte Nächte gehabt u. bei Tage auch meist nur 5–6°.

Unser Halb-Gärtchen, in dem wir eine neue Laube errichtet haben, haben wir daher erst wenig benutzen können. || Von vorigen Montag bis Donnerstag war ich in Berlin, um Krüger's zu sehen. Ich fand ihn verhältnismäßig sehr gut aussehend. Er hatte den Winter glücklich überstanden, gute Einnahmen gehabt, u. geht guten Muthes nach Trebnitz[17]. Die Ziegenrücker haben sich herzlicher beim Abschied gegen ihn benommen, als er gedacht hat. – Sie kam auf 2 Tage mit hier her u. besuchte Mimmi[18]. –

Mutter Minchen[19] hat sich in Berlin ein Quartier ausgesucht, u. wahrscheinlich eines am Hafenplatz[20] genommen. Die Aeltern haben bei Reimer's[21] gemiethet. So lange Du in B*erlin* bist u.[c] mit der Charité u. Universität zu thun hast, ist die Wohnung recht gelegen. Wie es später werden wird, muss man abwarten.

– Herz*lichen* Gruß, alter Junge, u. die Bitte immer so hübsch ausführlich zu schreiben, von Deinem Karl.

Esmarch[22] wird Dich vielleicht zu Pfingsten aufsuchen.

[*Nachschrift von Hermine Haeckel*]

Lieber Ernst!

Du wirst mir nicht böse sein, wenn ich nur die herzlichsten Grüße für Dich zuschreibe, die Dich hoffentlich ganz frisch und munter in Wien antreffen werden. Wir sind Gott sei Dank Alle wohl, die Kinder[23] auch sehr vergnügt, klein Anna gedeiht bei der Flasche ganz prächtig d. h. bei Flasche u. Brust. Über Deinen Brief haben wir uns sehr gefreut, die Eltern werden uns die Übrigen auch mittheilen, schreibe also diese nur recht ausführlich und an uns nicht, wir erfahren ja dann doch von Dir, und wissen auch daß Du an uns denkst. Schaffe nur besseres Wetter, daß ich die Kinder fleißig heraus bringen kann, jetzt ist es hier immer recht kaltes, unfreundliches Wetter. Sei recht vergnügt und heiter, vergißt dabei aber uns Sandbewohner nicht.

In herzlicher Liebe Deine
Hermine.

1 Aus diesem Zeitraum ist kein Brief von Ernst Haeckel überliefert.
2 Br. 1.
3 Grieben, *Johann* Friedrich.
4 Brecht, Heinrich *Gustav*.
5 Zahn, *Theodor* Friedrich; Sommersemster 1846 Stud. jur. in Halle und Mitglied der Burschenschaft Fürstenthal; vgl. Gries, Ernst August: Progreßburschenschafter in Halle 1844–1852. Bearb. und hrsg. von Harald Lönnecker. Frankfurt a. M. 2005, S. 19.
6 Die Burschenschaft Fürstenthal Halle bestand von 1844 bis 1852, zunächst als inoffizielles Kränzchen, ab 1847 offiziell als Progressburschenschaft. Gustav Brecht gehörte ihr im Wintersemester 1849/50 an. Zuvor war er Mitglied der Burschenschaft auf dem Burgkeller in Jena; vgl. ebd., S. 2–19.
7 Jurisprudenz.
8 Schopenhauer, Arthur.
9 Cürie, Peter Friedrich: Anleitung die im mittleren und nördlichen Deutschland wildwachsenden Pflanzen auf eine leichte und sichere Weise durch eigene Untersuchung zu bestimmen. 5., verb. Aufl., Kittlitz i. d. Oberlausitz 1843 (s. Haeckel-Jugendbibliothek, Nr. 36 (=65)); Kappe, Ernst: Der kleine Botaniker oder kurze Anleitung zur Kenntnis der Gewächse, besonders der im nördlichen und mittlern Deutschlande wildwachsenden und am häufigsten gebaueten, wie auch der merkwürdigsten Gewächse der ganzen Erde. 2., verb. und verm. Aufl., Cöln 1843; s. Haeckel-Jugendbibliothek, Nr. 37 (=66). Haeckels Exemplar ist verschollen.
10 Anemone nemorosa L., Buschwindröschen, Familie: Ranunculaceae (Hahnenfußgewächse).
11 Anemone ranunculoides L., Gelbes Windröschen, Familie: Ranunculaceae (Hahnenfußgewächse).
12 Hepatica nobilis (L.) Schreb., Syn.: Anemone hepatica L., Leberblümchen, Familie: Ranunculaceae (Hahnenfußgewächse).
13 Caltha palustris L., Sumpfdotterblume, Familie: Ranunculaceae (Hahnenfußgewächse).
14 Gattung: Pulmonaria L., Lungenkräuter, Familie: Boraginaceae (Rauhblattgewächse).
15 Gattung: Equisetum L., Schachtelhalme, Familie: Equisetaceae (Schachtelhalmgewächse).
16 Haeckel, Hermine, geb. Sethe; Haeckel, *Carl* Christian Heinrich; Haeckel, *Hermann* Christoph; Haeckel, *Anna* Charlotte Wilhelmine.
17 Heute Trzebnica in Polen.
18 Haeckel, Hermine, geb. Sethe.
19 Sethe, Wilhelmine, geb. Bölling.
20 Vgl. Br. 2, S. 15.
21 Vgl. ebd.
22 Esmarch, *Karl* Bernhard Hieronymus.
23 Haeckel, *Carl* Christian Heinrich; Haeckel, *Hermann* Christoph; Haeckel, Anna.

4. An Charlotte und Carl Gottlob Haeckel, Wien, 12. Mai 1857

Wien 12/5 1857.

Liebe Eltern!

Heute sind es nun schon 14 Tage, daß ich hier in Wien ankam[1], und ich habe mich in der Zeit schon ziemlich in die ganz fremden, neuen Verhältnisse eingelebt, was mir diesmal durch die Menge alter Bekannten, die mich hier empfingen, sehr leicht geworden ist. Nicht nur bilden den größeren Theil der ausländischen Mediciner solche, die ich in Würzburg, Berlin und auf meinen Reisen kennen gelernt, sondern es finden sich unter denselben auch einige meiner besten Freunde. Dahin gehören namentlich Richthofen[2] und Call, und diese haben mich mit zwei von ihren Freunden bekannt gemacht, mit denen ich schon in der kurzen Zeit unseres Umgangs so vertraut geworden bin, als wären wir jahrelang beisammen gewesen. Diese beiden vortrefflichen Leute sind Tyroler aus Hohenems in Vorarlberg und heißen Brettauer[3] und Steinach[4]. Beide sind persönlich sehr liebenswürdig und nett, dabei wissenschaftlich hoch gebildet und schließen sich dadurch, sowie durch ihr reges, ideales Interesse, vielmehr an uns Norddeutsche, als an ihre Landsleute, an, die alle weit hinter ihnen zurückstehen. Da wir in allen wesentlichen Ansichten übereinstimmen und fast den ganzen Tag, sowohl in den Collegien, als am Mittag und Abend zusammen sind, so sind wir schon sehr aneinander gewöhnt und gewinnen uns immer lieber. Namentlich ist Brettauer ein ganz herrlicher Mensch, den ich mit Beckmann[5], Richthofen etc. in eine Linie stellen möchte. Auch wissenschaftlich harmoniren wir sehr gut, ᵃ obwohl wir ganz verschiedene Schulen durchgemacht haben. Sie sind beide tüchtige Schüler Bruecke's[6] und überflügeln mich daher weit an physiologischen Kenntnissen, während ich ihnen an morphologischen überlegen bin und wir uns so gewissermaßen ergänzen. Ein dritter Freund dieses trefflichen Kreises ist ein Mecklenburger, Becker[7] aus Ratzeburg, ebenfalls ein netter, tüchtiger Mensch, mit dem ich durch botanische Neigungen verbunden bin, den wir aber seltener sehen, da er zugleich Hauslehrer in einer Familie ist. Außer Chamisso gehört dann noch zu unserm täglichen Umgang ein Dr. Krabbe[8] aus Koppenhagen, auch ein recht lieber, nur etwas stiller, Mann, den ich bei Müller[9] in Berlin kennen gelernt. Jüngst hat sich endlich noch Theodors[10] Freund, Mr. Cowen[11] aus Edinburgh, angeschlossen, den wir aber fast nur bei Tisch sehen. In den Kliniken treffe ich außerdem ganze Kreise von frühern Bekannten, so von Baiern: Port[12], Fuchs[13], Seiser[14], etc, von Schweizern: D'Apples[15], D'Or[16], Ruedi[17] etc, von Frankfurtern: Wecker[18], Spiess[19] etc, von Badensern: Bertheau[20], Dyckerhoff[21] etc, kurz ich habe eine überreiche Auswahl von Leuten der verschiedensten Genres ᵇ die mir *zum The*il noch von der Virchow'schen Assistenz[22] her, sehr wohl gewogen sind. Um so weniger habe ich nöthig, nach Oesterreichischen und speciell Wiener Bekanntschaften zu suchen und habe daher bis jetzt nur den einen Empfehlungsbrief abgegeben, nämlich den von Tante Sacks[23] Freundin, Frau Milewski[24], an ihren Vater, den Commercienrath Tichy[25]. Ein sonderbarer Zufall fügte es, daß auch Richthofen an denselben ganz speciell empfohlen war und ihn schon länger kennt. Er lud uns beide zusammen ein, eines Mittags mit ihm zu speisen. D. h. da er allein wohnt, ging er mit uns in ein großes Hôtel (*zur* Kaiserin Elisabeth[26]), wo wir nach Wiener Art bei gutem Essen und Trinken etwa 4 Stunden sehr gemüthlich verplauderten. Herr Tichy ist ein sehr liebenswürdiger alter Mann, dabei sehr gebildet, und viel herumgereist, in der Türkei, Griechenland, Kleinasien etc. Eine Zeit lang war er preußischer Consul in Triest, wohin er jetzt auch bald zum Besuch seiner dort verheiratheten Tochter[27] reisen wird. Von dort geht er zu einer dritten, bei Stockholm verheiratheten Tochter[28], wo er auf der Durchreise auch Fr. Milewski in Berlin besucht, und ihr ihn vielleicht zufällig seht. ||

Noch weniger als die Wiener, habe ich das Innere von Wien bisher kennen gelernt, woran theils die alle Zeit absorbirende Beschäftigung im Krankenhaus und im physiologischen Institut[29], theils das jämmerliche Wetter Schuld ist, welches bis vor wenig Tagen noch eben so[c] kalt, regnerisch und trüb war, als wir es in Prag leider fast immer hatten. Erst vor 3 Tagen habe ich die ersten Excurse in die Umgegend gemacht; bevor ich euch davon erzähle, will ich kurz den Verlauf der ersten 14 Tage recapituliren. Wie ich euch wohl schon im letzten Briefe schrieb, langten wir Dienstag 28/4 früh 7 Uhr nach 12stündiger nächtlicher Fahrt von Prag glücklich hier an und wurden von unserm treuen Richthofen am Bahnhof empfangen. Dieser wollte uns gleich mit zu sich nehmen; da er aber an dem der Alser entgegengesetzten Stadtende wohnt, zogen wir es vor, sogleich in die erstere (die Alservorstadt am Westende, das Medicinerviertel[30]) zu gehen, und uns in der Nähe des Spitals einzumiethen. So wanderten wir denn alle 3 zunächst zu Call, den wir indeß nicht zu Haus trafen. Dann begaben wir uns ans Wohnungen suchen und setzten dieses schöne Geschäft, nachdem Call endlich um 11 Uhr erschien, in Begleitung dieses kundigen Führers bis 2 Uhr Mittags fort. Indeß war es trotz unserer vereinten Bemühungen rein unmöglich, in der ganzen Alserstadt eine Wohnung sogleich zu finden, da grade jetzt alles überfüllt war und wir mußten endlich froh sein, [d] eine Stube für uns beide zusammen nur provisorisch zu finden, in welche wir aber auch erst am 6/5 einziehen konnten. Bis dahin waren wir also gezwungen, woanders zu campiren, und da auch alle Hôtels in der Alser überfüllt waren, nahmen wir das freundliche Anerbieten unserer beiden Reichsgeologen an, vorläufig bei ihnen Schlafstelle zu nehmen, und zwar Chamisso bei Stache[31], ich bei Richthofen[32]. Freilich hatten wir von da zum Spital eine gute halbe Stunde zu laufen, was mir indeß nach meiner traurigen Alltagsstrecke vom Hafenplatz zur Ziegelstraße[33] nicht sehr neu und ungewohnt vorkam. Wir zogen dann auch sogleich hinaus in die Vorstadt Landstraße[34], am Ostende der Stadt, wo unsere Freunde in der Nähe der geologischen Reichsanstalt[35] wohnen. Die reichen geologischen Sammlungen der letztern nahmen wir zunächst in Augenschein. Sie sind sehr reich und geschmackvoll aufgestellt in den prächtigen Palais des Fürsten Lichtenstein[36], dessen weite Räume und herrlichen Park von[e] den Reichsgeologen gemiethet sind. Richthofen sowohl als Stache haben dort ein beneidenswerthes Arbeitszimmer, wie denn überhaupt ihre ganze Stellung höchst beneidenswerth ist: im Sommer mehrere Monate in den Alpen bummeln und geologisch reisen, im Winter die gewonnenen Resultate in Wien verarbeiten, veröffentlichen und dadurch berühmt werden; und dafür jährlich ein ansehnliches Gehalt beziehen!! –

Denselben Abend wurde zufällig auch noch eine Sitzung der geologischen Gesellschaft[37] gehalten, die letzte, bevor ihre Mitglieder nach allen Seiten auseinanderstäuben, um im Winter sich wieder zu vereinigen. Beneidenswerthes Loos der Geologen! Blühte doch auch den Zoologen eine Universalreichsanstalt! Wir hörten mehrere Vorträge, sahen aber nicht den Präsidenten und Stifter der höchst verdienstlichen Anstalt den alten Haidinger[38], der uns jedoch einige Tage später am Prater[39] begegnete. Die Anstalt hat zunächst den Zweck eine möglichst vollständige geologische Erforschung der Österreichischen Staaten, wie sie bisher noch nirgends in solchem Umfang ausgeführt wurde; daneben aber noch mancherlei andere wissenschaftliche Zwecke, für die jüngst sehr tüchtige junge Kräfte gewonnen sind, vor allem unser lieber Richthofen, der sich neulich auch als Privatdocent hier habilitirt hat.[40] – ||

Die 8 Tage, in denen ich auf Richthofens Sopha übernachtete (bei Dr. jur. Schmidt[41] in der Sterngasse) waren durch das Zusammensein mit ihm sehr gemüthlich, welches freilich auf die Zeit vor 7 U*hr* früh und nach 7 U*hr* Abends beschränkt war. Doch haben wir uns einmal recht ausgeplaudert. Abends waren wir meist mit Stache und Chamisso zusammen. An einem der folgenden Abende waren wir in einer Sitzung der Akademie der Wissenschaften, wo ein Dr. Jaeger[42] aus Württemberg, ein junger Privatdocent der Zoologie, mit großer Dreistigkeit in[f] einem höchst unsinnigen Vortrag[43][g] ein neues, auf Axensymmetrie gegründetes System der Zoologie explicirte, welches trotz seines crassen Unsinns, ganz nach Art der alten Okenschen oder Hegelschen Naturphilosophie aufgeputzt,[44] bei den gelehrten Herren der Akademie (mit Ausnahme weniger Vernünftiger, wie Bruecke) großen Beifall fand, weil keiner etwas davon verstand. Das Beste dabei war, daß ein Vortrag über[h] einige Mineralien Südtyrols, den Richthofen unmittelbar vorher gehalten hatte,[45] dadurch nur in ein um so glänzenderes Licht gesetzt wurde. Interessanter war eine Sitzung der hiesigen geographischen Gesellschaft[46], der wir vorige Woche beiwohnten. Dieselbe ist lange nicht so bedeutend, wie die Berliner, sondern erst im Entstehen begriffen, wie alle Wissenschaft in Östreich. Doch hörten wir einen sehr hübschen Vortrag des Botanikers Kotschy[47], der lange Zeit im Orient gereist war, über die Pflanzenformationen und den Landschaftscharakter Aegyptens.[48] Da ich ihn in Berlin bei Braun[49] kennen gelernt, erneuerten wir nachher unsere alte Bekanntschaft die mir hier von großem Werthe sein kann. Wir verkneipten mit ihm einen sehr gemüthlichen Abend. Einen andern Abend waren wir im k. k. Burgtheater, wo wir ein Lustspiel „Erziehungsresultate" sahen, das sowohl im Ganzen recht gut gegeben wurde, als auch durch das ganz vorzügliche Spiel einer früheren Würzburgerin, Frl. Goßmann, eines recht naturmächtigen, wilden Dinges, sehr gehoben wurde.[50] Samstag Abends waren wir zweimal im „Schwabenkränzchen", einem kleinen Kreise von cc. 15–20 Ausländern (meist Westdeutschen), dem auch Richthofen und die andern Bekannten unseres Mittagstisches (am Schottenthor) angehören. Dergleichen Verbindungen von Leuten „aus dem Reich", wie sie die Deutschen hier heißen, existiren viele, da fast überall die Deutschen von den Östreichern sich absondern und auch von diesen gemieden werden. Zum Theil ist dies schon durch den viel niedereren Bildungsgrad der letztern, zum Theil aber auch durch das ganz verschiedene Nationalgefühl und den Volkscharacter bestimmt, der in beiden so verschieden sich ausspricht. Im Allgemeinen gefällt es den meisten Nichtöstreichern, die ich bisher gesprochen, hier nicht besonders. Das ganze Leben hat zu viel Fremdartiges, unseren Ansprüchen, namentlich denen der Norddeutschen, wenig Entsprechendes; von der berühmten „Wiener Gemüthlichkeit", von der man bei uns so viel redet, sieht man hier wenig. Die Masse des Volks, sowohl in den höhern, als niedern Ständen, ist genuß- und prunksüchtig und kann bei dem jetzt sehr gestiegenen Wohlstande dieser Neigung in vollem Maaße fröhnen.

Einen guten Begriff von dem Glanz und der Pracht, aber auch von der dahinter versteckten Hohlheit und Leerheit bekam ich am ersten Mai und dem darauffolgenden Sonntag Nachmittag, wo ich 2 Mal die so berühmten Corso-Fahrten im Prater ansah. Auf einer einzigen langen, beiderseits von Parkanlagen eingeschlossenen Allee fährt da die gesammte vornehme Welt den ganzen Nachmittag im Gänsemarsch spazieren, Wagen hinter Wagen, auf der linken Seite hinauf, auf der rechten hinab. || Der alleinige Zweck ist gegenseitige Bewunderung der Gesichter und Toiletten und edler Wettstreit um den Sieg in Prunk und Glanz. Nebenher läuft dann das gemeine Volk (zu dem auch wir, Gott sei Dank, gehören!) zu Fuß und bewundert die glänzende Flitterwirthschaft, oder macht sich auch darüber lustig, je nachdem! Nebenan auf den zerstreuten, mit einzelnen Bäumen besetzten und durch Gebüsch getrennten Wieseninseln des Prater macht sich das Volk bei Musik, Spiel, Tanz und Gelagen auf seine Art lustig, und man hat da rechte Gelegenheit, das nur auf Vergnügen berechnete „In den Tag hineinleben"[51] der Wiener kennen zu lernen.[i] Auch auf den Parthien am Sonntag u*nd* Samstag, die wir nach Schoenbrunn[52], auf den Kahlenberg[53] und in die Bruehl[54] machten, sahen wir drastische Proben davon. –

In unsrer provisorischen Wohnung (Spitalgasse 345 bei Prof. Dlauhy[55] in der Alserstadt) zogen wir am 6ten Mai ein. Indessen mietete ich mir schon am folgenden Tage eine andere,[56] da es mir äußerst genant ist, mit einem andern zusammen zu wohnen, und da unsre jetzige, ein großes schönes Zimmer mit 2 Fenstern nach dem Spital zu, auch theuer ist. Chamisso ist zwar sehr verträglich und gutmüthig aber auch langweilig und nicht ohne Berliner Blasirtheit, welche mir schrecklich ist. Ich bin ihm[j] dagegen zu roh und formlos, unruhig und rastlos, so daß wir also Beide nicht verlieren, wenn wir von einander wegziehen. Lieber Inhalt ohne Form als Form ohne Inhalt! –

Für unsere jetzige Wohnung zahlen wir 22 fl monatlich, hier der gewöhnliche Durchschnittspreis für ein Zimmer mit Kammer. Unter 12–15 fl ist überhaupt kaum eine Wohnung zu haben, also das drei bis vierfache von den Würzburger Preisen. Viele Studenten geben für 2 kleine meublirte Zimmer bis 25–30 fl. Überhaupt ist hier die Theuerung sehr groß; im Durchschnitt sind alle Preise für Lebensmittel etc doppelt so hoch, vieles dreifach, als in Würzburg. Das einfachste, frugalste Mittagessen kostet wenigstens ½ fl und man hat dafür nicht so viel, als in Würzburg für 15 xr (¼ fl). Ein kleines (Wein-) Glas Kaffe 9 xr. Dazu noch die leidige Sitte, überall 1 xr Trinkgeld für den Kellner zu geben. Wie ich da mit meinem Wechsel auskommen und noch dazu Ausflüge in die Umgegend machen werde, ist mir vollkommen schleierhaft! –

Über die Hauptsache, nämlich über den wissenschaftlichen Theil meines Wiener Aufenthalts,[k] sowie über die beiden Ausflüge an den ersten schönen Tagen werde ich euch das nächste Mal ausführlich schreiben da ich heute noch einen Brief an Claparède[57] einlegen will. Hinsichtlich des erstern heute nur ganz kurz, daß ich vieles ganz anders hier gefunden, als ich erwartet. Die Medicin hat mir jetzt[l] fast eben so viel Widerwillen und Überwindung gekostet, ehe ich mich daran wieder gewöhnt, wie in früheren Semestern. Es ist eben hier noch dieselbe jämmerliche, unwissenschaftliche Quacksalberei, wie an allen[m] andern Orten, rohe Empirie, falsch aufgefaßt, unsicher, haltlos, ein trostloses Hin und Her-tappen im Finstern ohne allen reellen Halt. Dagegen ist mir zum Ersatz ein glänzender Stern der Freude und Hoffnung hier aufgegangen in der herrlichsten der Wissenschaften, der Physiologie, die ich bei dem vortrefflichen Prof. Bruecke, einem der bedeutendsten von Muellers[58] Schülern hier so ausgezeichnet vortragen höre und sehe, wie ich es mir nur immer wünschte, aber bisher noch nie genoß. Doch darüber näher das nächste Mal.

1 Vgl. Br. 1; Haeckels Aufnahmebescheinigung als außerordentlicher Hörer an der medizinischen Fakultät der Universität Wien wurde am 30.4.1857 ausgestellt (EHA Jena).
2 Richthofen, Ferdinand Freiherr von.
3 Brettauer, Joseph.
4 Steinach, Simon.
5 Beckmann, *Otto* Karl Hermann.
6 Brücke, Ernst Wilhelm.
7 Becker, *Otto* Heinrich Enoch.
8 Krabbe, Harald.
9 Müller, *Johannes* Peter.
10 Bleek, Ernst *Theodor*.
11 Cowan, *Alexander* Oswald.
12 Port, Julius.
13 Fuchs, Wilhelm.
14 Seisser, Franz *Carl*.
15 Dapples, *Edmond* Charles Francis.
16 Dor, Henri.
17 Ruedi, *Georg* Wilhelm.
18 Wecker, Ludwig.
19 Spiess, Alexander.
20 Bertheau, *Georg* Gotthilf Heinrich.
21 Dyckerhoff, Ludwig.
22 Vgl. Br. 1, S. 3.
23 Sack, Charlotte Wilhelmine Adelaide, geb. Steinkopf.
24 Milewski, Louisa, geb. von Tichy.
25 Tichy, Anton von.
26 Das historische Hotel in Wien, Weihburggasse 3, wurde anlässlich der Hochzeit von Franz Joseph I. (1830–1916) und Elisabeth von Bayern (1837–1898) im April 1854 „Zur Kaiserin Elisabeth" benannt.
27 Eichhoff, Camilla, geb. von Tichy.
28 Tichy, Sophie von, ∞ N. N., bei Stockholm.
29 Mit der Berufung von Ernst Wilhelm Brücke als Professor für Physiologie und mikroskopische Anatomie und Leiter des Physiologischen Instituts im Jahr 1849 war die morphologisch-deskriptive Medizin in Wien um ein experimentelles Laboratorium mit Apparaten und Instrumenten erweitert worden. Eng verbunden mit Emil du Bois-Reymond und Hermann v. Helmholtz, vertrat Brücke die materialistische Laborphysiologie und verband diese mit der Wiener Krankenbettmedizin; vgl. Lesky, Erna: Die Wiener medizinische Schule im 19. Jahrhundert (Studien zur Geschichte der Universität Wien; 6). 2. Aufl., Graz; Köln 1978, S. 258 f.
30 Nach dem Ende der Revolution 1848/49 wurden die vier Fakultäten der Wiener Universität aus Angst vor einem Wiederstarken der Bewegung in verschiedene Stadtteile verlegt. Dabei wurde die Medizin nebst dazugehörigen Instituten, Museen und Sammlungen in die Nähe des Allgemeinen Krankenhauses im Alserviertel, Währingergasse angesiedelt. Diese Zersplitterung erwies sich als Glücksfall, das Sektionsmaterial war aufgrund kürzerer Wege nun schneller verfügbar und mit dem steigenden Zulauf an Studenten avancierte der Wiener Alsergrund bald zu einem regelrechten Medizinerviertel; vgl. Buklijas, Tatjana: Eine Kartierung anatomischer Sammlungen im Wien des 19. Jahrhunderts. In: Angetter, Daniela / Nemec, Birgit / Posch, Herbert / Druml, Christiane / Weindling, Paul (Hrsgg.): Strukturen und Netzwerke. Medizin und Wissenschaft in Wien 1848–1955. Göttingen 2018, S. 97–116, hier S. 104 f.

31 Guido Stache wohnte in der Hauptstraße 121, Wien-Landstraße.
32 Ferdinand v. Richthofens Wohnung befand sich in Wien, Parisergasse 412.
33 Ziegelstraße Berlin, Standort des alten Berliner Universitätsklinikums.
34 Wien-Landstraße, südöstlich der Wiener Innenstadt, heute 3. Gemeindebezirk. Hier befand sich der Sitz der K. K. Geologischen Reichsanstalt.
35 Die 1849 gegründete K. K. Geologische Reichsanstalt hatte die Aufgabe, die geologischen Verhältnisse des Territoriums der österreichischen Monarchie zu erforschen und nutzbare Bodenschätze aufzufinden, heute Geologische Bundesanstalt der Republik Österreich.
36 Gartenpalais Rasumowski in Wien-Landstraße, 1838 im Besitz des Fürsten Alois II. von Liechtenstein, 1851 an den Staat vermietet, 1873 Staatsbesitz, seitdem Sitz der K. K. Geologischen Reichsanstalt und danach bis 2003 der Geologischen Bundesanstalt der Republik Österreich, heute Privatbesitz.
37 Sicher die Sitzung der K. K. Geologischen Reichsanstalt Wien am 28.4.1857 (im Jahrbuch der Anstalt irrtüml. datiert auf 18.4.1857), in der Wilhelm Karl Haidinger sich von Franz Foetterle (1823–1878) vertreten ließ, der die Mitglieder im Namen Haidingers bis zur nächsten Sitzung, am 10.11.1857, in die Sommerpause verabschiedete. Vgl. Sitzung am 18. April 1857. In: Jahrbuch der Kaiserlich-Königlichen Geologischen Reichsanstalt. 8. Jg., 1857, Wien [1858], S. 373–387, hier S. 387. – Zu den Vorträgen der Sitzung zählten: Hörnes, Moritz: Das zehnte Heft der Fossilen Mollusken des Tertiärbeckens von Wien (ebd., S. 373–384); Lippold, Markus Vincenz: Erzvorkommen in Oberkrain (ebd., S. 384–386); Foetterle, Franz: Braunkohlen von Wies und Schwanberg (ebd., S. 386 f.).
38 Haidinger, Wilhelm Karl.
39 Der seit 1766 durch Kaiser Joseph II. (1741–1790) für die öffentliche Benutzung freigegebene Augarten an der Leopoldstadt beherbergte zahlreiche Schaustellungen (Marionetten, Menagerie usw.), einen Zirkus, Kaffeehäuser, sowie das grüne Lusthaus; vgl. Baedeker, Deutschland und das österreichische Ober-Italien (wie Br. 1, Anm. 9), S. 30 f.
40 Ferdinand v. Richthofen war im Anschluss an seine Berliner Studienzeit nach Wien gekommen, wo er sich von Ende 1856 bis 1860 als Praktikant an der K. K. Geologischen Reichsanstalt maßgeblich an der Kartierung der geologischen Verhältnisse Österreich-Ungarns beteiligte. Am 26.3.1857 hatte er ein Ansuchen um Habilitation an das Dekanat der Philosophischen Fakultät der Universität Wien gerichtet, woraufhin ihm am 23.7.1857 die Venia Legendi erteilt wurde. Ausführlich zum Vorgang vgl. Cernajsek, Tillfried: Auf den Spuren von Ferdinand Freiherr von Richthofen (1833–1905) in Wien und im österreichischen Kaiserstaat. In: Sächsisches Staatsarchiv (Hrsg.): Bibliotheken – Archive – Museen – Sammlungen. Beiträge des 10. Internationalen Symposiums „Kulturelles Erbe in den Geo- und Montanwissenschaften". Halle a. d. Saale 2010, S. 168–196, hier S. 184–196.
41 Schmidt, Johann.
42 Jäger, *Gustav* Eberhard.
43 Jäger hatte eine Klassifikation des Tierreiches nach geometrischen Symmetrien der Körperachsen vorgeschlagen, worin er nach drei großen Hauptgruppen unterschied: die irregulären oder achsenlosen (Infusorien und Rhizopoden), die regulären oder radiären einachsigen (Polypen, Medusen und Echinodermen), sowie die symmetrischen bilateralen zweiachsigen (Weich-, Glieder- und Wirbeltiere). Die drei geometrischen Grundformen des Tierreiches sollten sich analog dazu auch in der Klassifikation der drei Hauptgruppen des Pflanzenreiches wiederfinden: die irregulären Kryptogamen, die einachsigen Monocotylen sowie die symmetrischen Dicotylen. Haeckel ging später in seiner „Generellen Morphologie" differenzierter auf den Vortrag Jägers ein, lehnte aber dessen embryologische Begründungen, sowie den Analogieschluss in die Klassifikation der Pflanzen ab. Vgl. Jäger, Gustav: Über Symmetrie und Regularität als Eintheilungsprincipien des Thierreichs. In: Sitzungsberichte der mathematisch-naturwissenschaftlichen Classe der Kaiserlichen Akademie der Wissenschaften. 24. Bd., Wien 1857, S. 338–365; Haeckel, Ernst: Generelle Morphologie der Organismen. Kritische Grundzüge der mechanischen Wissenschaft von den entwickelten Formen der Organismen, begründet durch die Descendenz-Theorie. 1. Bd., Berlin 1866, S. 384 f.
44 Mit seiner Kritik an der Naturphilosophie von Lorenz Oken (Lehrbuch der Naturphilosophie. 3 Theile, Jena 1809–1811) und Georg Wilhelm Friedrich Hegel (Encyclopädie der philosophischen

Wissenschaften im Grundrisse. Zum Gebrauch seiner Vorlesungen. Heidelberg 1817, 1827, 1830) steht Haeckel in der Tradition von Matthias Jacob Schleiden. Vgl. dazu: Breidbach, Olaf: Schleidens Kritik an der spekulativen Naturphilosophie. In: Schleiden, Matthias Jakob: Schelling's und Hegel's Verhältnis zur Naturwissenschaft. Zum Verhältnis der physikalistischen Naturwissenschaft zur spekulativen Naturphilosophie. Hrsg. u. erl. von Olaf Breidbach. Weinheim 1988, S. 1–56.

45 Richthofen, Ferdinand Freiherr von: Über die Bildung und Umbildung einiger Mineralien in Süd-Tirol. In: Sitzungsberichte der mathematisch-naturwissenschaftlichen Classe der Kaiserlichen Akademie der Wissenschaften. 27. Bd., Wien 1858, S. 293–374.

46 Im Jahr 1856 in Wien von dem Präsidenten der K. K. Geologischen Reichsanstalt, Karl Wilhelm Haidinger und dem 1851 als ersten Professor für Geographie in Wien berufenen Friedrich Simony gegründet, war die österreichische Geographische Gesellschaft eine der ersten weltweit. Die erste Versammlung der Gesellschaft fand am 5.1.1856 statt. Auf die von Haeckel erwähnte Sitzung am 5.5.1857 folgten noch zwei weitere (am 19.5. und 2.6.) vor der großen Sommerpause bis zum 13.10.1857; vgl. In: Mitteilungen der Kaiserlich-Königlichen Geographischen Gesellschaft. 1. Jg., Wien 1857, S. 141–164.

47 Kotschy, Karl Georg *Theodor*.

48 Kotschy, Theodor: Allgemeiner Ueberblick der Nilländer und ihrer Pflanzenbekleidung. In: Mitteilungen der kaiserlich-königlichen geographischen Gesellschaft (wie Anm. 46), S. 156–182.

49 Braun, *Alexander* Carl Heinrich.

50 Das im März 1840 uraufgeführte Lustspiel in zwei Akten „Erziehungs-Resultate oder Guter und schlechter Ton" von Carl Blum wurde am 8.5.1857 mit der Anfang Mai 1857 aus Hamburg an das K. K. Hofburgtheater gewechselten Friederike Goßmann in der Rolle der Margarethe aufgeführt; vgl. Wiener Neuigkeits-Blatt. Nr. 105, 7. Jg., 8.5.1857; Allgemeine Theater-Chronik. Nr. 91–93, 1.8.1857, S. 364.

51 Idiom: sorglos dahinleben.

52 Kaiserliches Jagdschloss, später Lustschloss und Sommeraufenthalt, war unter Kaiser Matthias (1557–1619) begonnen und unter Maria Theresia (1717–1780) im Jahr 1775 beendet worden und befand sich ca. drei Fußstunden vom Zentrum Wiens entfernt. Die ausgedehnte Gartenanlage mit zahlreichen Standbildern und Wasserspielen war nach französischem Vorbild angelegt worden und beherbergte einen großen Botanischen Garten mit mehreren Treibhäusern sowie eine Menagerie mit wilden Tieren; vgl. Baedeker, Deutschland und das österreichische Ober-Italien (wie Br. 1, Anm. 9), S. 32.

53 Zum Wienerwald gehörende 484 m hohe Erhebung und bekanntester Aussichtspunkt Wiens.

54 Ein Kalksteintal bei Mödling, südwestlich von Wien, das sich in die Vorder- und Hinterbrühl gliedert; vgl. Baedeker, Deutschland und das österreichische Ober-Italien (wie Br. 1, Anm. 9), S. 34.

55 Dlauhy, *Johann* Nepomuk H. – Er wohnte in Wien-Alsergrund (heute 9. Gemeindebezirk), Spitalgasse 345.

56 Alservorstadt, Lackirergasse 206, Stock I, Tür 8; vgl. Haeckel, Ernst: Wien. Sommer 1857 (Notizbuch, egh. Mskr., EHA Jena, B 162), Titelblatt.

57 Claparède, Antoine *René-Edouard*. – Brief nicht überliefert.

58 Müller, Johannes.

5. An Charlotte und Carl Gottlob Haeckel, Wien, 15. Mai 1857

Wien Freitag 15/5 57.

Liebe Eltern!

Da Richthofen[1] schon heut Abend abreist, konnte ich den Brief[2], den ich durch ihn euch schicken wollte, nicht mehr vollenden und werde ihn daher später vervollständigt nachsenden, indem ich mich heute mit einem herzlichen Gruße begnüge. Wenn es euch nicht zu viel Unruhe macht, möchte ich euch bitten, Richthofen während der wenigen Tage seines Aufenthaltes in meinem Zimmer wohnen zu lassen. Er hat mir hier so viele und große Freundlichkeiten erwiesen, daß ich ihm gerne womöglich wenigstens in etwas dieselben erwiedern [!] möchte, abgesehen davon daß er ein so lieber, netter Mensch ist, wie wenige meiner Bekannten. Ich würde ihn euch schon durch den vor 3 Tagen abgesendeten Brief³ angemeldet haben, wenn er es mir nicht ausdrücklich untersagt hätte. Alles Übrige wird er selbst euch mündlich melden.

Nochmals herzlichsten Gruß von eurem alten

Ernst.

Vorgestern Abend war ich in einer sehr netten Gesellschaft bei Prof. Ludwig⁴, der mich ebenso wie Professor Bruecke⁵, äußerst freundlich aufgenommen hat und von dem ich sehr viel lernen kann.

1 Richthofen, Ferdinand Freiherr von.
2 Br. 9.
3 Br. 4.
4 Ludwig, *Carl* Friedrich Wilhelm.
5 Brücke, Ernst Wilhelm.

6. **Von Carl Gottlob Haeckel, Berlin, 16. Mai 1857,
mit Nachschrift von Charlotte Haeckel**

Berlin 16 Mai 57.

Mein lieber Ernst!

Gestern Abend bin ich von Eisenach zurükgekehrt, wohin ich in BergwerksSachen¹ gereist war, und habe Deinen Brief² aus Wien vorgefunden. Unterwegs bei Halle traf ich mit einem jungen Mann aus Wien zusammen, der mir schon das theure Leben in Wien geschildert hatte, so daß er es bei unsᵃ bedeutend wohlfeiler fand. Da Du ja überhaupt gute Wirtschaft treibst, so sollst Du Dich über das gewöhnliche Maas nicht einschränken. Du sollst Dir Deinen dortigen Aufenthalt nicht verkümmern und was es dann kostet, das werde ich bezahlen. Siehe Dich also in Wien u*nd* Environs³ ganz ordentlich um und mache Dir auch das ᵇ zu der Erholung von den Arbeiten nöthige Vergnügen. Du sollst, da Du ein ordentlicher und fleißiger Mensch bist, Dir Deine Jugend nicht verkümmern, solange unsre Kräfte reichen, werden wir Dich unterstützen. Du wirst wohl zu seiner Zeit auch auf den Punkt kommen, daß Du auf eignen Füßen wirst stehen können. ᶜ – Was Du über das Wiener Leben schreibst, kommt mir nicht unerwartet. Die Oesterreichische Regierung dringt jetzt sehr auf Fortschritt und das ist sehr löblich. Ob aber das Entgegenkommen von Seiten des Volkes diesem entsprechen wird, ist eine andere Frage. 2 Dinge stehen diesem sehr entgegen: 1. die ungemein reiche u*nd* schöne, zu Genüßen einladende Natur mit ihrem Ueberfluß u*nd* das diesem entsprechende ᵈ genußsüchtige Temperament der Oesterreicher; 2. die Pfaffenherrschaft, welche die Regierung nicht ganz loswerden wird, da sie deren andrerseits wieder zum Zusammenhalten der Volksmaßen bedarf. Gott hat die Gaben auf dieser Welt mit großer Weisheit verschieden vertheilt. Er hat Norddeutschland u*nd* ins besondere Preußen einen Boden gegeben, der den Menschen zu Anstrengung u*nd* Arbeit auffordert, wenn er auch nur nothdürftig genießen will. Dieses macht den Menschen thätig, arbeitsam, kräftig. Sein ganzes Streben muß auf Arbeit gerichtet sein. Eben so macht der Protestantismus, der den Geist seiner Feßeln entledigt, den Menschen geistig strebsam. Alles fordert bei uns zu geistiger, körperlicher u*nd* industrieller Thätigkeit auf. Wir können nicht in die Genußsucht versinken, wie der Oesterreicher, der so schöne, fruchtbare Länder bewohnt. Wir sind auf Anstrengung u*nd* manche Entbehrungen angewiesen. Das ist kein Unglük. Wir wollen den Oesterreicher nicht beneiden, wenn er mehr dem Genuß lebt. Er wird uns aber auch das größere, geistige Uebergewicht laßen müßen. – Daß Du gesellig so angenehm lebst u*nd* so viele Bekannte u*nd* Freunde gefunden hast, ist ja recht schön und wird Dir Deinen dortigen Aufenthalt sehr erheitern und auch, daß Du an Hn. Brücke einen so geistreichen u*nd* wißenschaftlichen Mann gefunden hast, ist ja vortrefflich. Du mußt aber die Empfehlungen, die Du von hier aus mit bekommen hast, <u>durchaus</u> abgeben.⁴ Ich glaube nicht, daß sie Dich in zu große gesellige Verwikelungen bringen werden. –

Daß Du ein besondres Zimmer für Dich hast, ist ganz recht. Es ist ungemein störend, mit einem anderen zusammen zu wohnen. Der Vorwurf aber, den Dir Cham…⁵ macht, daß Du äußerlich zu roh bist, ist ganz gerecht. Schon an und für sich ist Rohheit etwas für ᵉ den geistig gebildeten Menschen unpaßendes und Du würdest Dir im Leben auch für Deine innre Ausbildung sehr schaden u*nd* sie sehr erschweren, wenn Du sie nicht ablegtest. Aeußere Glätte ohne innre Tiefe ist etwas sehr erbärmliches. Umgekehrt ist innrer Kern ohne äußre Sittenbildung etwas sehr unvollkommnes. Die innre Ausbildung wird dadurch erschwert, weil uns die Rohheit den Menschen unangenehm macht, sie von uns entfernt und uns des zur innren Ausbildung nöthigen Umgangs u*nd* Verkehrs mit andern geistig gebildeten Menschen beraubt. Die äußre Sittenbildung ist <u>Schönheit</u> des geselligen Lebens. Das Schöne aber ist von Gott gegeben u*nd* gefördert u*nd* darum durch die ganze Natur vertheilt. Sie ist ein geistiger Bestandtheil des irdischen Lebens. Die feinere Sitte der Frauen u*nd* ihr Zartgefühl sind hierin unsre Lehrmeister. Einen rohen Gesellen, wenn auch innrer Kern vorhanden, läßt man bei Seite liegen. Darüber habe ich vielfältige Erfahrungen gemacht. Du neigst in diesen Dingen zum Extrem und dagegen mußt Du arbeiten, sowie ein andrer zum Gegentheil inclinirt u*nd* dagegen zu arbeiten hat. Wem freilich wenig Innres gegeben ist, der wird schwer innerlich werden. Wer aber mit Innerlichkeit begabt ist, kann, ohne dieser etwas zu vergeben, sich die nöthige Aeußerlichkeit verschaffen. –

Was macht denn der Prater⁶ für einen Eindruck im Gegensatz zum hiesigen Thiergarten? Ist er daßelbe große Gut für Wien, wie der Thiergarten für Berlin? –

Wir haben hier fortdauernd rauhe kalte, in den letzten || Wochen trokne Luft gehabt. Auch auf meiner Reise habe ich noch warmer Kleidung bedurft. Am Sonntag (den 10^(ten)) fuhr ich in einem Streich bis Eisenach, wo ich gegen Abend ankam. Am Montag war Bergwerks-Conferenz,⁷ wo sich Aktionärs aus den Rheingegenden,

Westphalen, der Mark u*nd* aus Sachsen einfanden. Es fanden sehr lebhafte Debatten besonders über die Nothwendigkeit eines Generaldirektors statt. Wir wollen vorläufig 3 Gruben bearbeiten, eine bei Eisenach, die 2te bei Altenstein[8], die 3te bei Ilmenau. Letztre hat Göthe[9] schon sehr im Auge gehabt, es hat aber an Geld, Dampfmaschinen u*nd* leichten Kohlentransport gefehlt, um sie zu bearbeiten.[10] Sie haben Kupferschiefer, der aus der Erde herausgeschafft u*nd* zu Kupfer resp. Silber geschmolzen werden soll. Die Aussichten sind nicht schlecht. Es wird aber fleißig gearbeitet werden müßen, um eine gute Förderung zu erhalten. Ich war 2 Abende auf der Wartburg. Die Aussicht ist ungemein schön. In der Burg sind aber auch schöne Gemälde^f Geschichtsstüke aus dem Mittelalter, besonders von der ^g Landgräfin Elisabeth[11] in Zeiten der Kreuzzüge.[12] Abends pokulirten wir bei einer Bohle Maitrank[13]. Dienstag fuhr ich nach Erfurth, wo ich bei Kellers[14] sehr gut aufgenommen wurde u*nd* die Nacht blieb. Mittwoch über Weißenfels (wo ich einige Stunden mit Pastor Naumann[15] *au*s Langendorf[16] zubrachte) nach Merseburg zu Karo's[17]. Er, Karo war verreist. Der junge Schwarz[18] hat als Techniker einer Braunkohlenanstalt, um das Theer auszubeuten, dummes Zeug gemacht, weil er in völliger Selbstüberschätzung alles beßer zu verstehen meint, und wird wahrscheinl. 8–10.000 r*l.* Lehrgeld zahlen müßen, worüber der Alte[19] sehr betrübt ist. Karo war verreist. Den folgenden Tag habe ich bei Simon[20] in Mötzlich[21] übernachtet u*nd* gestern Mittag beim Landrath v. Bassewitz[22] gegeßen. Ich habe auf der Reise in meinen Stationsquartieren recht intereßante Unterhaltungen gehabt, u*nd* bin sehr herzlich bei meinen Freunden aufgenommen worden. Ueberall mußte ich auch über Dich nähere Auskunft geben.

Soeben war Quinke[23] hier. Er läßt Dir sagen: Du seiest ein Schaaf, daß Du seine Empfehlung an Brücke noch nicht abgegeben hast, die Dir zu näherer Bekanntschaft mit Brücke sehr helfen würde.[24] Gehe also zu Brücke und gieb sie bald ab. Das gehört auch zu Deinen Unarten, daß Du an die Menschen nicht heran willst u*nd* die besten Gelegenheiten zu Deiner Ausbildung versäumst.

Für heute genug. In Freyenwalde ist alles wohl. Tante Minchen[25] zieht zum September hieher und hat in dem Alambrahause[26] gegenüber von Tante Bertha[27] eingemiethet. A Dieu

Dein Alter Hkl

[Nachschrift von Charlotte Haeckel, Schluss eines nicht überlieferten Briefes]

[…] Wir waren sehr besorgt um sie.[28] Zu unserer großen Freude geht es ihr besser, sie hat selbst an Gertrude[29] geschrieben. – Tante Bertha geht es besser, sie kann wieder auf sitzen. In der vorigen Woche hörte ich mit Vater das letzte Gustav Adolphs Concert[30], dabei dachte ich sehr an Dich, das würde Dir gefallen haben, weil nur immer gesungen wurde. Nun leb wohl mein Herzens Sohn. Schreibe bald wieder und denke an Deine alte Mutter.

1   Vgl. Br. 2, S. 15.
2   Br. 4.
3   Frz. environs: Umgebung.
4   Vgl. Br. 4, S. 20.
5   Chamisso, Hermann von.

6   Vgl. Br. 5, S. 22 f.
7   Wie Anm. 1.
8   Seit 1950 Stadtteil von Bad Liebenstein.
9   Goethe, Johann Wolfgang von.
10 Vgl. Wagenbreth, Otfried: Goethe und der Ilmenauer Bergbau. Weimar 1983. – Offensichtlich war Haeckel noch nicht bekannt, dass die Hauptursache für das Scheitern von Goethes Bergbauprojekt in der zu geringen Ergiebigkeit des Ilmenauer Kupferschiefererzes lag.
11 Thüringen, Elisabeth von.
12 Das 1826 von Sebastian Weygandt (1760–1836) restaurierte Ölgemälde zeigt Elisabeth von Thüringen mit Schleier und Krone als Wohltäterin der Armen; vgl. Justi, Karl Wilhelm: Elisabeth die Heilige. Landgräfin von Thüringen und Hessen. Nach ihren Schicksalen und ihrem Charakter dargestellt. Marburg 1835, S. 10.
13 Alkoholisches Mischgetränk aus Blüten und Stengeln der Waldmeisterpflanze; vgl. Der Maitrank woraus er gewonnen und wie er zubereitet werden müsse, um seine wunderbare Wirkung zur Belebung der Körper- und Sinnenthätigkeit auszuüben. 6., verb. Aufl., Wien [1854].
14 Keller, Gustav Graf von; Keller, Mathilde von, geb. von Grolmann.
15 Naumann, Hermann.
16 Seit 2010 südlicher Ortsteil von Weißenfels.
17 Karo, Johann Adalbert; Karo, Emilie Henriette Auguste Margarethe, geb. Schäffer.
18 Schwarz, Karl Leonhard *Heinrich*.
19 Schwarz, Erich.
20 Simon, *Jacob* Carl Wilhelm *Bernhard*.
21 Heute Stadtteil im Norden von Halle a. d. Saale.
22 Bassewitz, Wilhelm von.
23 Quincke, Hermann.
24 Wie Anm. 4.
25 Sethe, Wilhelmine, geb. Bölling.
26 Alhambrahaus, vgl. Br. 2, S. 14 f. (Anm. 18).
27 Sethe, Emma Henriette *Bertha* Sophie. – Ihre Wohnung befand sich am Hafenplatz 2.
28 Vielleicht Wilhelmine Sethe, die am 31.3.1857 ihren Mann *Christian* Carl Theodor Ludwig, Charlotte Haeckels Bruder, verlor.
29 Sethe, *Gertrude* Henriette Wilhelmine.
30 Das vom Frauenverein zur Förderung der Gustav-Adolph-Stiftung veranstaltete Konzert fand am Donnerstag, den 7.5.1857 statt; vgl. Berlinische Nachrichten von Staats- und gelehrten Sachen. Nr. 105, 6.5.1857.

7. **Von Lodewijk Mulder, Breda, 19. Mai 1857**

Mein lieber Ernst!

Endlich wird es doch einmal Zeit, daß ich Dir einige Zeilen schickte, denn obgleich Du wohl mehrmalen von uns gehört haben wirst, bist Du nun zu weit vom Hause um mündliche Nachricht zu bekommen. Bald ist es acht Jahre her, daß wir zusammen die Paulinzelle[1] in Thüringen abconterfeit[2] haben, und die hübsche*n* Mädchen in Ruhla[3] bewunderten.

   In der Zeit ist schon vieles ᵃ verandert: ich habe mir ein Frau[4] angeschafft und Du bist ein ganz gewaltiger Gelahrte geworden, der so mir nix Dir nix ein Frosch auseinander schneidet und ihn gleich darauf wieder als eine zweite und verbesserte Edition zusammensetzt. Auch wird Dein Heu-magazin[5] nun wohl ganz ungeheuer angewachsen seyn! Aber Spass bei Seite – mit lebhaftem Interesse habe ich Dich immer in meinen Gedanken gefolgt und die größte Freude gaben mir immer die Nachrichten, welche ich von Dir und Deinen Studien bekam; – so schriftliche von Gertrude[6] unsre treue Correspondentinn als mündliche von Deinen lieben Eltern, || mit den wir recht angenehme Stunden in Aurich verlebt haben[7].

Dein Photographisches Bild[8] hängt in unsrem Wohnstube mit dem Deines Großvaters[9], des Onkels Grollmann[10], Onkel u*nd* Tante in Aurich[11] usw. Es ist sehr ähnlich, das konnte ich gleich sehn. Mit Freude haben wir auch die Aussicht begrüßt Dich einmal bei uns zu sehn; das mußt Du aber ganz bestimmt thun wäre es nur lediglich um das wunderschöne Cabinet[12] in Leiden zu sehn, das wohl von kein andern übertroffen wird. –

Nun möchte ich aber wohl wissen, wann Du Dein letztes Examen[13] machen wirst, denn das hört ja nicht auf und jedesmal höre ich von ein neues das bald vorhanden ist. Und was wirst Du dann anfangen, wenn die Studien abgelaufen sind; wenigstens wenn niemand mehr das Recht hat Dir allerlei Fragen zu thun worauf Du antworten möchtest: „Nanu, das würdest Du nicht wissen!" – Denn das ist doch eigentlich ein Examen. Schreibe mir etwas von Dir und Deine Pläne. Und schreibe mir einmal, wie es Dir in Wien gefällt, denn da bist Du nun schon mehrere Woche, wie uns Gertrude gestern || schrieb. Wenn Du uns Wien recht angenehm beschreibst, und die Zeit hast, uns wenigstens einen Tag da herum zu führen, – wer weiß ob wir da nicht den Lust bekommen Dich in den letzten Tagen von Juli ein Besuch abzustatten. Wenn das der Fall wäre, da möchte ich doch erst noch einiges wissen, was Du mir vielleicht schreiben könntest. z. B. wenn wir über München kommen, wie der beste Route von da nach Wien ist (der Donau?). <u>Gut</u> ist hier einigermaße synonym mit <u>wohlfeil</u>. Und ob man in Wien billig *leben*[b] kann; überhaupt ob es die *Reise*[c] werth ist. – Wenn Wien nur halb die Reise werth ist, dann bist Du es gewiß wenigstens um die andere Hälfte. – Kannst Du uns vielleicht in München abholen, oder hast Du keinen Zeit dazu? Nun schreibe mir allerlei und gieb mir Deine Adresse in der Kaiserstadt.

Sehr viele Grüße von Aldegonde, und halte Dich wohl

Dein treuer Vetter
Lod. Mulder

Breda 19 Mai 1857.

1   Romanische Klosterruine bei Rottenbach in Thüringen. Die Wanderung beschreibt Haeckel in seinem Tagebuch: „Lodewyk und ich setzten unsre Reise allein über Bechstädt, Rottenbach und Milbitz nach Paulinzella (3 St*unden*) fort. Nachdem wir uns die prächtigen Klosterruinen beschaut, wobei wir vom Regen überfallen wurden und daselbst übernachtet, […]." (Haeckel, Ernst: Tagebuch 1849–1851 (egh. Mskr., EHA Jena, B 405), S. 7 (Eintrag v. 15.7.1849).

2   Abkonterfeien, abzeichnen, abmalen.

3   Der Aufenthalt in Ruhla war am 19.7.1849; vgl. Haeckel, Tagebuch 1849–1851 (wie Anm. 1), S. 9.

4   Mulder, Johanna *Aldegonde*, geb. de Villeneuve.

5   Ernst Haeckel sammelte ab seinem sechsten Lebensjahr intensiv Pflanzen und legte ein umfangreiches Herbarium an. Das „Große Herbarium" schenkte er am 6.6.1912 dem Herbarium Haussknecht in Weimar (heute FSU Jena); vgl. auch EHAB, Bd. 1, S. 71 (Anm. 14).

6   Sethe, Gertrude.

7 Zur Schilderung des Familientreffens mit den niederländischen Verwandten vom 3.8. bis 18.8.1856 in Aurich vgl. EHAB, Bd. 2, S. 436 f.
8 Ernst Haeckel, Fotografie von Johann Gattineau (Erlangen), 1856; vgl. EHAB, Bd. 2, S. 349.
9 Sethe, *Christoph* Wilhelm Heinrich.
10 Wahrscheinlich Grolmann, *Karl* Wilhelm Georg von, einer der berühmten Generäle der Freiheitskriege und Militärreformer, möglich wäre die von B. Kehse (Magdeburg, um 1830) angefertigte Lithographie des Generals. – Mulders Großvater, Johann Heinrich *Ludwig* Theodor Sethe, war ein Bruder von Ernst Haeckels Großvater, *Christoph* Wilhelm Heinrich Sethe. Die Mutter der beiden Brüder, Christine Marie Sethe, geb. Grolmann, war die Schwester von Karl v. Grolmann und eine Tochter von Christoph Dietrich Grolmann, Geheimer Rat und Regierungsdirektor in Cleve, der mithin der gemeinsame Ur-Urgroßvater von Mulder und Haeckel gewesen ist. Vgl. hierzu ausführlich Kornmilch, Ernst-Ekkehard: Die Ahnen Ernst Haeckels. Darstellung der wichtigsten Personen und Familien, einer Ahnenliste bis zur XV. Generation und einer Nachkommenliste (Ernst-Haeckel-Haus-Studien. Monographien zur Geschichte der Naturwissenschaften und der Medizin; 12). Berlin 2009, S. 3, 14, 21.
11 Sethe, *Christian* Diederich Henrich; Sethe, Vollbrechte Beate *Charlotte*, geb. Heßlingh.
12 Das 1820 auf Initiative von Coenraad Jacob Temminck (1778–1858) eröffnete Rijksmuseum van Natuurlijke Historie in Leiden war vor allem für seine zoologischen und paläontologischen Sammlungen berühmt.
13 Ernst Haeckel absolvierte sein medizinisches Staatsexamen von November 1857 an mit krankheitsbedingter Unterbrechung bis März 1858; zur Vorbereitung und zum Ablauf des Staatsexamens vgl. Haeckel, Ernst: Tagebuch 1855–1858 (EHA Jena, B 406), S. 45–58; ders.: [Exzerpthefte der verschiedenen medizinischen Fächer] (EHA Jena, B 307a–c).

8. Von Charlotte Haeckel, Berlin, 22. Mai [1857], mit Beischrift von Carl Gottlob Haeckel

Berlin 22ster Mai

Lieber Ernst!

Den Brief, den Du uns Anfangs dieser Woche durch einen Freund[a1] schicken wolltest, haben wir noch[b] nicht erhalten.[2] Hierbei erhältst du einen von L. Mulder[3] aus Breda, der bei T*ante Gertrude*[4] eingelegt war.[5] –

Gestern brachte ein Mann für Dich ein Diplom der Gesellschaft der Naturforschenden Freunde[c], wornach sie Dich zu ihrem Ehrenmitglied erwählt haben und Dir das Diplom[6] darüber einhändigen, ich habe dasselbe zu Deinem Doctordiplom[7] gelegt. Mir hat das Spaß gemacht, auch Vater freute sich darüber; ich brauche es Dir wohl nicht zu schicken. – ||

Gestern Mittag war F. *Professor* Weiß[8] bei uns. Sie läßt Dich schön grüssen und wünscht Dir Glück dazu. –

Theodor[9] und Hedwig[10] sind vorgestern abgereist nach Bonn. In Posen ist bei Jacobis[11] ein kleines Mädchen[12] angekommen. Wir denken heute über 8 Tage nach Freienwalde zu reisen, und das Pfingstfest dort zuzubringen. – Die Nachrichten aus Freienwalde lauten gut. – Zu Pfingsten machst Du auch wohl einen kleinen || Ausflug. Da sei recht heiter und fröhlich, aber nicht tollkühn, und wenn es so heiß ist, wie jetzt, so trinke ja nicht kalt, wenn du erhitzt bist. In diesen Tagen ist es darin einem Schiffer schlimm gegangen, der geht vom Schiff in die Bierkneipe und trinkt gleich, und der Schlag trifft ihn, daß er ganz gelähmt nach Betanien[13] hat müssen gebracht werden.[14]

Leb wohl lieber Ernst behalte lieb
Deine Mutter.[d]

[Beischrift von Carl Gottlob Haeckel]

Da hast Du wieder einen Beweis, daß Deine praktisch medicinischen Ansichten noch nicht recht reif sind. Verachte doch die Erfahrungen nicht so sehr. Der alte Schwarz[15], den || ich vor 8 Tagen auf meiner Rükreise von Eisenach (in Bergwerkssachen)[16] sprach, äußerte: Vor 50 Jahren hätte man alles kuriren wollen *und* alles kuriren zu können geglaubt. Jetzt sei man in das andre Extrem gerathen *und* verachte alle Praxis *und* schätze blos die Wißenschaft *und* doch würde durch die Praxis Tausenden geholfen *und* Tausenden die Schmerzen gelindert. Auch Quinke[17] meinte: Du solltest Dich vor dem Hochmuth der Wißenschaft in Acht nehmen. Hoffentlich kommst Du mit der Zeit in das rechte Gleis. Wir haben[e] jetzt hier seit dem 15ten große Hitze *und* Dürre. Es ist als lebten wir in den Hundstagen. Dabei war[f] die schönste Blüthe der Fruchtbäume. Es steht nun so ziemlich fest[g], daß ich in der 2ten Hälfte des Juli mit der Mutter nach Schlesien *und* dem Gebirge reise *und* da in Warmbrunn[18] jetzt Wannenbäder zu haben sind, so wird Mutter wohl zur Stärkung ihres Armes einige Wochen baden. Anfang September wollen wir wieder hier sein. Sonst geht es recht still bei uns zu. Wir besuchen die Weiss[19] zuweilen, auch Bertha[20] fleißig. Früh gehe ich jetzt mit Kühne[21] im Thiergarten spatzieren, wo es sehr schön ist. Nun schreibe uns doch etwas ausführlicher über Wien. Hast Du auch Quinkes Empfehlung an Brücke abgegeben? Mit Tante Bertha geht es ziemlich gut. Ich arbeite an meiner Lebensbeschreibung[22] *und* habe zu meiner Aufklärung Droysen[23], Beitzke[24] und Hausser[25] über die Freiheitskriege nachgelesen. Gestern (Himmelfahrtstag) waren wir früh bei Büchsel[26]. Er kann recht gut jeden Sonntag 3 Predigten halten,[h] wenn sie alle so wäßrig sind, wie die gestrige. Doch war die Kirche stark besucht. Wenn der Sommer da ist, werden wir wohl einige kleine Ausflüge machen. Heinrich Sethe[27] in Heidelberg schreibt voll Entzüken über die dortige Gegend. Für heute genug.

Dein Alter
Hkl

1   Richthofen, Ferdinand Freiherr von.
2   Br. 9; zum Vorgang vgl. Br. 5, S. 26 f.
3   Mulder, Lodewijk.
4   Sethe, Gertrude.
5   Br. 7.
6   Vgl. die Abschrift des Anschreibens zum Diplom von der Hand Carl Gottlob Haeckels: „Die Gesellschaft naturforschender Freunde zu Berlin hat zur Beförderung ihrer naturwißenschaftlichen Zweke in der heutigen Sitzung den Herrn Doctor med. Ernst Heinrich Philipp August Haeckel aus Berlin zu ihrem Ehrenmitgliede gewählt und darüber gegenwärtiges Diplom ausfertigen laßen. Berlin 12. Mai 1857. Johannes Müller p. t. Director (L. S.) J. F. Encke p. t. Secretarius" (EHA Jena).
7   Ernst Haeckel war am 7.3.1857 in Berlin promoviert worden (De telis quibusdam astaci fluviatilis. Dissertatio inauguralis histologica […] Die VII. M. Martii A. MDCCCLVII. […] publice defen-

det Auctor Ernestus Haeckel, Berolina [1857]); vgl. dazu auch die Promotionsurkunde (EHA Jena), s. Abb. 1; zum großen Familienfest, das daraufhin stattfand, vgl. EHAB, Bd. 2, S. 506 f.
8 Weiß, Luise, geb. Schmidt.
9 Bleek, Theodor.
10 Bleek, *Hedwig* Bertha Emilie.
11 Jacobi, *Helene* Hermine Henriette, geb. Sethe; Jacobi, *August* Johann Georg Friedrich.
12 Vgl. Entbindungsanzeige: „Heute Abend um 6 Uhr wurde meine geliebte Frau Helene, geb. Sethe, von einem gesunden Mädchen glücklich entbunden. Posen, den 19. Mai 1857. Jacobi, Appellationsgerichts-Rath." (Neue Preußische Zeitung. Nr. 117, 21.5.1857).
13 Das ehem. Krankenhaus Central-Diakonissen-Haus Bethanien in Berlin Kreuzberg.
14 Das geschilderte Ereignis hatte sich am 17.5.1857 zugetragen. Der 42jährige Schiffer erlitt vermutlich einen Schlaganfall (Apoplex), war daraufhin linksseitig gelähmt und wurde in die Charité gebracht; vgl. ausführlich dazu: Berlinische Nachrichten von Staats- und gelehrten Sachen. Nr. 116, 20.5.1857.
15 Schwarz, Erich.
16 Vgl. Br. 2, S. 15.
17 Quincke, Hermann.
18 Heute Cieplice Śląskie-Zdrój, Stadtteil von Jelenia Góra in der polnischen Woiwodschaft Niederschlesien.
19 Wie Anm. 8.
20 Sethe, Emma Henriette *Bertha* Sophie.
21 Kühne, Ludwig Samuel Bogislaw.
22 Haeckel, Aus den Jahren 1806 bis 1815 (wie Br. 2, Anm. 21).
23 Droysen, Johann Gustav: Vorlesungen über die Freiheitskriege. 2 Theile, Kiel 1846; ders.: Das Leben des Feldmarschalls Grafen Yorck von Wartenburg. 3 Bde., Berlin 1851/52.
24 Beitzke, Heinrich: Geschichte der Deutschen Freiheitskriege in den Jahren 1813 und 1814. 3 Bde., Berlin 1854/55.
25 Häusser, Ludwig: Deutsche Geschichte vom Tode Friedrichs des Großen bis zur Gründung des deutschen Bundes. Theil 4: Bis zur Bundesacte vom 8. Juni 1815. Leipzig 1857.
26 Büchsel, *Carl* Albert Ludwig.
27 Sethe, *Heinrich* Georg Christoph.

9. An Charlotte und Carl Gottlob Haeckel, Wien, 24. Mai 1857

Wien 24/5 57

Liebe Eltern!

Obwohl es schon spät am Sonntag Abend und mein Körper recht faul (und zwar mit Recht) ist, so will ich euch doch noch sogleich auf euren lieben Brief[1], den ich so eben erhalten, antworten, damit ihr nicht wegen des langen Ausbleibens des versprochenen Briefs[2] in Unruhe gerathet. Das letztere werdet ihr wohl entschuldigen, wenn ihr erfahrt, daß ich von letztem Donnerstag früh bis jetzt auf einer improvisirten Alpenfahrt unterwegs war. Die Tage vorher konnte ich auch beim besten Willen nicht schreiben, da ich erstens durch mehrere Besuche bei Ludwig, Brücke etc und zweitens durch meinen schlimmen Finger absolut am Schreiben verhindert war. Der letztere scheint jetzt endlich nachdem er mich schon seit meiner Abreise von Berlin recht unangenehm gequält, einmal ganz gut zu werden, nachdem ich durch eine sehr intense Ätzung auch die letzten Reste der anatomischen Giftwunde zerstört habe.[3] Ich war überhaupt abgesehen von diesem kleinen Leiden, die letzte Woche gar nicht recht auf dem Damm; die Disharmonie mit dem practischen Streben der hiesigen Mediciner, die ich bisher noch vergebens zu lösen ringe und in die ich mich doch am Ende finden muß; dann die allerdings sehr wohltätige, aber auch ebenso niederschlagende Erkenntniß, zu der ich durch Brueckes Unterricht täglich mehr gelange, daß ich in[a] der herrlichsten und ersten unserer organischen Wissenschaften, die der letzte Zweck aller Anatomie ist, in der Physiologie nämlich,[b] noch ein recht elender Stümper und Anfänger bin; endlich das höchst bedauerns-||werthe, unverschuldete Elend eines früheren Freundes,[4] das ich jetzt zufällig hier erfuhr und das mich fast an jeder Vorsehung zweifeln machte; – Alles dies versetzte mich Anfang voriger Woche in eine höchst traurige Stimmung, die mit dem frohen Anfang des Wiener Aufenthalts gar sehr contrastirte und mit der Intensitaet, mit der gewöhnlich die Ansichten u*nd* Gefühle bei mir von einem Extrem ins Andere[c] umschlagen, mich ganz niederdrückte. Da kam mir denn die Aufforderung mehrerer Freunde, den Himmelfahrtstag zu einer Excursion zu benutzen, grade Recht und fast ganz ohne vorhergegangene Verabredung entwickelte sich daraus eine der herrlichsten Gebirgstouren, die ich je genossen, so zufällig und augenblicklich improvisirt, daß mir noch jetzt Alles wie ein Traum vorkömmt. Wir fuhren nämlich am Donnerstag früh nach Mödling, von wo wir durch die Brühl, über Gaden in das Helenenthal[5] und so nach Baden gingen. Das Wetter war so herrlich, der Frühling so verlockend, das Resultat unserer Wanderung so anspornend zu neuem Bergsteigen, daß 3 von uns, und zwar die 3 Botaniker, nämlich Chamisso, Focke[6] (aus Bremen) und ich, der Versuchung nicht widerstehen konnten, einen Plan auszuführen, den jene beiden schon vorher verabredet hatten, nämlich eine Frühlingstour in die so nahen Alpen zu machen. Da dies von jeher mein Wunsch gewesen war, ließ ich mich, obwohl keineswegs dazu gerüstet, doch leicht überreden, da nur der Freitag dadurch geopfert wurde. Samstag und Sonntag ist hier ohnehin || im Spital und den Collegien nichts los. Wir blieben also die Nacht in Baden, fuhren Freitag früh bis Gloggnitz, am Fuß des Semmering[7], und gingen von hier in das Höllenthal[8]. Samstag erstiegen wir von da die Raxalpe[9] (6388' ü. M.) eine in jeder Beziehung im höchsten Grade interessante Tour, hauptsächlich wegen des tiefen Winters, der hier überall im beschneiten Hochgebirg noch herrscht, und wegen der trotzdem in der herrlichsten Pracht entfalteten Frühlingsflora. Die letztere entzückte mich so, daß ich kaum je mit so innigem Vergnügen botanisirt zu haben mich erinnere. Übrigens war die Tour, abgesehen von den großen Strecken, nur halb gefrorenen Schnees, die wir überschreiten mußten, nicht sehr beschwerlich, und wir kamen ohne alle Unfälle glücklich am Abend nach Capellen herab. Dieses Dorf liegt schon in Nordsteiermark, im Mürzthal, 2 St*unden* von Mürzzuschlag, der Hauptstation der Semmeringbahn[10], wohin wir heute früh gingen. Von da genossen wir nun die unvergleichliche Fahrt über den Semmering, die alle andern Eisenbahnbauten so weit übertrifft, wie die Wormser-Jochstraße alle Alpenpaß-Fahrstraßen, und die alle meine Erwartungen, nachdem was ich gelesen und gehört hatte, weit übertroffen hat. Eine ausführliche Beschreibung unserer in jeder Beziehung höchstgelungenen Tour, die den Kreis meiner Naturanschauungen außerordentlich erweitert hat, || sollt ihr sammt den Nachrichten über meine früheren Ausflüge, zu Pfingsten erhalten. Viel weniger als von den ᵈ Umgebungen habe ich bis jetzt von der Stadt Wien gesehen, da ich an den 5 ersten Wochentagen immer von früh 7 bis Abends 6 U*hr* ununterbrochen in Collegien und Kliniken stecke, dafür aber Samstag und Sonntag, wenn es das Wetter irgend erlaubt, zu Excursionen benutze. ᵉ Heut vor 8 Tagen machten wir die erste Tour nach Baden, die aber durch Regen ziemlich vereitelt wurde. Um so gelungener war Tags zuvor die Besteigung des Herrmankogls[11], des höchsten Punktes vom Wiener Wald, von dem aus wir eine prachtvolle Aussicht genossen über die Stadt, ihre ganze Umgebung, nah und fern, die Donau, die steirischen Alpen etc. Daß man eine so prachtvolle Natur so ganz in der Nähe hat und in wenigen Stunden aufs bequemste erreicht, ist allerdings ein Vorzug Wiens, durch den es Berlin weit überflügelt, und trotzdem möchte ich auf die Dauer doch dem Leben in letzterem sehr den Vorzug geben. Der Mangel des Familienlebens, die mangelhafte Bildung selbst der sogenannten höheren Stände, das Vorherrschen des katholisch-hierarchischen Princips selbst im Erziehungsrecht, die Flachheit und Seichtheit der Anschauungen und Bestrebungen, die hier überall hervortreten; Alles das macht einem Norddeutschen Sinne die hiesige Richtung recht im Grunde zuwider, und zwar ziemlich allgemein, wie schon die geschlossene Phalanx zeigt, die die Norddeutschen Mediciner gegenüber den Östreichischen bilden. ||

Jetzt noch einige Antworten auf Anfragen in euren beiden letzten Briefen[12]. – Den Antrag[13] von Wilhelm Bleek[14], die Sammlung Südafricanischer Pflanzen zu bestimmen, kann ich auf keinen ᶠ Fall annehmen, da ich nicht Botaniker bin, namentlich nicht Systematiker und wohl auch nie diesen Zweig der Heusammelei weiter cultiviren werde. Übrigens würde mir die Geschichte, die ich vor 3 Jahren gewiß mit 1000 Freuden acceptirt haben würde, auch wenn ich die nöthigen Kenntnisse besäße, viel zu viel Zeit wegnehmen, namentlich jetzt, wo sie so rar ist. Empfehlen kann ich dem Cap Gouverneur grade auch keinen systematischen Botaniker direct; doch giebt es ja überall von dem Volk eine Unmasse, die das Anerbieten sehr gern annehmen würden und könnte er z. B. durch Prof. Alex*ander* Braun sich leicht einen passenden Mann nachweisen lassen. –

Daß ich den Empfehlungsbrief von Quinke[15] an Bruecke nicht sogleich abgegeben haben soll, worüber ihr mir solche Vorwürfe macht, muß auf einem Mißverständniß oder einem unklaren Ausdruck meines letzten Briefes beruhen. Ich gab denselben sogleich am zweiten Tag nach meiner Ankunft beim ersten Besuch bei Brücke ab, und er hat mir die wesentlichsten Dienste geleistet, indem er mich sogleich mit *Brücke* sehr bekannt machte. *Brücke* nahm mich sehr freundlich auf, und ich lerne sehr viel von ihm, fast mehr noch durch die freundschaftlich wissenschaftlichen Unterhaltungen, die ich fast täglich im Laboratorium mit ihm habe, als durch sein ganz ausgezeichnetes Colleg, das leider nur einen ganz kleinen Theil der || Physiologie behandelt. Sagt dies Quinke und stattet ihm nochmals ausdrücklich meinen herzlichsten Dank für diese mir sehr werthvolle Empfehlung ab. –

Wenn ihr an die Freienwalder schreibt, so dankt Karl[16] recht schön für seinen Brief[17] und sagt ihm, daß ich mich sehr über seine botanischen Studien freue. Er soll sie nur ausdauernd forttreiben, anfangs aber nur nicht schwere Sachen, wie Gräser etc zu bestimmen suchen. Wenn ich im Herbst hinkomme, will ich ihm schon nachhelfen. – Über Louis Mulders Brief[18] habe ich mich auch sehr gefreut und T*ante* Gertrude[19] ist wohl so gut, ihm dies zu schreiben, und auch zu melden, daß ich ihm ausführlich in den nächsten Wochen antworten würde. –

Sehr überraschend und höchst erfreulich ist mir die Ernennung zum Ehrenmitglied der Gesellschaft naturforschender Freunde[20] gekommen, auf die ich nicht im Mindesten gehofft hatte. Ich werde es wohl hauptsächlich Johannes Mueller[21] zu danken haben. Doch ists möglich, daß auch Al*exander* Braun und Ehrenberg[22] vielleicht für mich gesprochen haben. Wenn Vater den letztern bei der Weiss[23] sieht, könnte er wohl gelegentlich darauf anspielen und etwas darüber zu erfahren suchen, doch vorsichtig. Jedenfalls aber bitte ich Vater, mich bei Ehrenberg (wenn es nicht schon geschehen ist) zu entschuldigen, daß ich ihn nicht noch vor[g] meiner Abreise besucht habe. – Ferner müßt ihr entweder La Valette oder [h] Martens[24], die auch beide Mitglieder der Gesellschaft sind, fragen oder [i] durch Claparède || oder Ernst Weiss[j][25] fragen lassen, <u>wieviel</u> und wann man den jährlichen (ich glaube halbfreiwilligen) Beitrag (für die Bibliothek etc, die ich auch benutzen darf) zu zahlen hat, damit dies nicht versäumt wird. Das Diplom laßt nur ruhig bei meinem Doctordiplom liegen.[26] –

Wie geht es denn Claparède? Habt ihr den eingelegten Brief ihm wohl gegeben?[27] –

Richthofen[28] wird nun wohl bei euch gewesen sein und euch auch von mir erzählt haben. Das bleibt doch einer von den liebsten und besten meiner Freunde. Er hat übrigens jetzt Aussicht, hier eine glänzende Stellung zu gewinnen und gilt, wie ich von mehreren Seiten schon gehört habe, sehr viel. Sie sind hier jetzt sehr darauf aus, tüchtige junge Kräfte zu gewinnen und namentlich junge Naturforscher können hier eine sehr gute Karriere machen. Doch glaube ich nicht, daß dem sehr verdienstvollen Cultusminister[29] seine edlen Bestrebungen viel nützen werden, da das Volk noch lange nicht den nöthigen Bildungsgrad besitzt, um ihnen entsprechend entgegenzukommen. Das sieht man selbst an den Studenten, in den Collegien etc. überall sehr deutlich, da ihnen die allgemeinere Bildung durchaus fehlt, die wir auf unsern Gymnasien erwerben. Daher kommen sie mit sehr beschränkten und einseitigen Ansichten auf die Universität, wo sie sich, ohne weiter viel nach Vervollkommnung der allgemeinen Bildung zu fragen, || gleich auf das practische Specialfach werfen. Von den Professoren werden sie demgemäß ganz wie dumme Schuljungen behandelt, wie sie es zum Theil auch wohl verdienen mögen. Von einer academischen Freiheit, wie bei uns, ist hier keine Rede. Das Ganze macht einen sehr widerlichen Eindruck, einerseits die knechtische Unterwürfigkeit der die Professoren als Orakel verehrenden Studenten, andererseits die aufgeblasene Selbstüberhebung der letztern, die mit einem enormen Dünkel ihre Ansichten und Gedanken als unfehlbare Evangelien vortragen. Jedes Wort derselben, mag es auch noch so oberflächlich gedacht oder vorgetragen sein, wird von den Studenten mit gläubiger Gewissenhaftigkeit nachgebetet, jeder noch so schale und alberne Witz, jede noch so dumme und unmotivirte Bemerkung mit schallendem, rohem Gelächter belohnt. Dazwischen tadeln dann wieder die Professoren die Studenten auf höchst unpassende und verletzende Weise. Kurz, man glaubt sich eben eher in eine Klippschule als auf eine Universität versetzt. Eine ganz eigenthümliche Stellung nehmen dabei die sogen. „außerordentlichen Hörer" ein, d. h. die nicht immatriculirten ausländischen Doctoren etc, welche eine sehr überwiegende Majorität bilden, die sich überall als passives, zuschauendes und zuhörendes

Mittelglied verhält. Übrigens gilt dieses Benehmen auch nur von den echt östreichischen Professoren. Brücke und Ludwig, || die beiden Ausländer in der medic*inischen* Facultaet, und zugleich die eigentlich einzigen Mitglieder derselben, die neben einer ausgezeichneten, speciellen, wissenschaftlichen Fachkenntniß zugleich eine höhere allgemeine Durchbildung besitzen, machen davon natürlich eine höchst ehrenvolle Ausnahme, stehen aber auch unter den andern ganz isolirt da. Die einzelnen Mitglieder des medicinischen Professorencollegiums will ich euch lieber später schildern, wenn ich sie noch besser kennen gelernt. In ihren speciellen Fächern besitzen sie meist durchgängig ausgezeichnete Kenntnisse und verstehen auch sehr gut, sie practisch zu verwerthen, wie dies bei einem so colossalen disponiblen Material auch nicht sehr zu verwundern ist. Wer daher in die Praxis eingeführt sein will, wie das bei den meisten ausländischen Doctoren, die hierherkommen, der Fall ist, kann keine bessere Gelegenheit finden. Mich ekelt aber diese Manier durch und durch an. Die Arroganz und Eitelkeit, mit der jeder gegenüber allen andern als der einzig wahre Prophet auftritt, ist höchst widerlich, namentlich wenn man versteht hinter die Kulissen zu sehen und sich zu überzeugen, wie wenig wahrhaft wissenschaftlicher Gehalt hinter dem Allem steckt und wie überall die Rohheit hinter den glänzenden Lumpen hervorguckt! Wie ganz anderen Respect hat man da vor der Würzburger Schule und selbst vor dem Berliner Professorencolleg. || Die Würzburger Schule, wie sie durch die Verhältnisse der letzten Jahre, durch das Zusammenwirken so ausgezeichneter Naturforscher, wie Virchow, Koelliker[30], Leydig[31], Scherer[32], H. Mueller[33] etc, vor allem durch den überwiegenden und maßgebenden Geist den genialen Virchow gebildet wurde,[1] steht gegenüber diesen Wiener Bestrebungen, die doch fast mehr Ruf, als jene, besitzen, sehr erhaben da, und wird gewiß noch einmal Epoche machen, indem sie dem Streben einer großen Anzahl Mediciner für die nächsten Jahrzehnte eine vortreffliche, naturentsprechende Richtung, einen ächt empirischen naturwissenschaftlichen Gang vorgezeichnet hat. Es hat mich sehr gefreut, hier zu sehen, wie sehr dieser gemeinsame Geist die vielen früheren Würzburger, die hier und in Prag sich wiederfinden, zusammenhält, wie die Anregung und Richtung Virchows in ihnen fortlebt, und wie sie mit einem gewissen Stolz überall zusammenhalten. Die meisten vermissen auch das einfache aber sehr gemüthliche Würzburger Leben hier sehr; was man bei uns immer von Wiener Gemüthlichkeit spricht, weiß hier Niemand zu finden, falls man es nicht in der beschränkten Dummheit und der eitlen Genußsucht fast aller hiesigen Stände suchen will. Das Einzelleben z. B. für uns Mediciner ist jedenfalls sehr ungemüthlich, falls man nicht in Theatern etc. fortwährend Zerstreuungen aufsucht. || So sind namentlich die Wohnungen meist sehr unbehaglich, die Wirthsleute ungefällig, die Lebensmittel, wie Alles Andere, sehr theuer. Ich habe mir jetzt eine ganz kleine Stube gemiethet, da die Preise des hiesigen Nahrungsmaterials etc meine Börse so angreifen, daß ihr eine acute Schwindsucht bevorsteht, und daß ich, um nur irgend auszukommen bis zum Anfang August, die nöthigen Bedürfnisse möglichst einschränken muß. Mein Kabinet ist nur ungefähr 18' lang, [m] 6' breit, und enthält ein Bett, 1 Schrank, 1 Tisch und 2 Stühle. Das unangenehmste ist, daß ich keinen eignen Zugang habe, sondern immer erst durch das Zimmer meiner Wirthin, einer alten mürrischen Frau, die mit ihrem kleinen[n] Enkel allein wohnt,[34] hindurchgehen muß. Was mich besonders bestimmte, die Wohnung zu nehmen, ist ein kleiner Garten, gegenüber meinem einen kleinen Fernster, und namentlich 2 prächtige Kastanienbäume, die mir grade ins Gesicht sehen. Da ich nun Tag und Nacht das Fenster offen habe, genieße ich wenigstens den Vortheil einer reinen, gesunden Luft, was bei dem schrecklichen Staub, der sonst überall hier herrscht, viel sagen will. Die Adresse meiner Wohnung, die ihr aber ganz genau sammt der Thürnummer auf den Brief schreiben müßt, ist: Wien, Alserstadt, Lackirergasse 206, Stock I, Th. 8.

Damit der Brief morgen früh gleich fortkommt, schließe ich heut Abend, sehr müde! Ade!

Euer treuer Ernst.

Zu Pfingsten wollen wir, wenn es nicht zu viel Geld kostet, eine kleine Spritzfahrt nach Ofen und Pesth[35] machen, die Donau hinunter und zu Eisenbahn zurück.[o]

An Tante Bertha[36], die Weiß etc herzliche Grüße. Hoffentlich [p] geht es ersterer wieder besser.[q]

1 Br. 8.
2 Vgl. Br. 5, S. 26 f.
3 Vorgang nicht ermittelt.
4 Gemeint ist Haeckels Freund aus früherer Studienzeit in Würzburg, René-Edouard Claparède, der Anfang 1857 schwer erkrankte und daher Haeckel erst im Juli 1857 wieder schreiben konnte; vgl. René-Edouard Claparède an Ernst Haeckel, Berlin, 12.7.1857 (EHA Jena, A 5086). Offenbar hat Hermann von Chamisso die Information über dessen Erkrankung an Haeckel vermittelt; vgl. Hermann von Chamisso an Ernst Haeckel, Paris, 14.11.1857 (EHA Jena, A 5321).
5 Romantischster Abschnitt des Schwechattals und beliebtes Naherholungsgebiet der Wiener Stadtbevölkerung.
6 Focke, Wilhelm Olbers.
7 984 m hoher Gebirgspass zwischen der Raxalpe und dem Wechselgebirge.
8 Enges Tal der Schwarze in Niederösterreich, das sich auf 16,5 km Länge zwischen Schwarzau im Gebirge und Hirschwang in den Kalksteinmassiven des Schneeberges und der Rax erstreckt; vgl. Baedeker, Deutschland und das österreichische Ober-Italien (wie Br. 1, Anm. 9), S. 231 f.
9 Rax oder Raxalp, Bergmassiv an der Grenze von Niederösterreich zur Steiermark, höchste Erhebung 2007 m.
10 Die Semmeringbahn war als Lückenschluss der österreichischen Südbahn (Wien-Triest) 1854 in Betrieb genommen worden. Sie galt als erste normalspurige Hochgebirgsbahn dieser Zeit und als eine Pionierleistung der Ingenieurskunst.
11 Hermannskogel, mit 542 m die höchste Erhebung des Wienerwaldes im Westen der Stadt Wien.
12 Br. 6 und 8.
13 Nicht ermittelt, vielleicht mündliche Anfrage.
14 Bleek, *Wilhelm* Heinrich Immanuel.
15 Quincke, Hermann; zum Vorgang vgl. Br. 4, S. 28 f.
16 Haeckel, *Karl* Heinrich Christoph Benjamin.
17 Br. 3.
18 Br. 7.
19 Sethe, Gertrude.
20 Vgl. Br. 8, S. 32.
21 Müller, Johannes.
22 Ehrenberg, Christian Gottfried.
23 Weiß, Luise, geb. Schmidt.
24 Martens, Carl *Eduard* von.
25 Weiß, Christian *Ernst*.

26 Vgl. Br. 8, Anm. 7.
27 Vgl. Br. 4, S. 23.
28 Richthofen, Ferdinand Freiherr von; s. Abb. 2.
29 Thun und Hohenstein, Leopold Graf von, der während seiner 11jährigen Amtszeit, das Bildungswesen in Österreich reformierte und modernisierte (u. a. durch Einführung der Hochschulautonomie, Lehrbefugnis für jüdische und evangelische Wissenschaftler, Berufung ausländischer Gelehrter); vgl. Aichner, Christof / Mazohl, Brigitte (Hrsgg.): Die Thun-Hohenstein'schen Universitätsreformen 1849–1860. Konzeption – Umsetzung – Nachwirkungen. Wien; Köln; Weimar 2017.
30 Kölliker, Rudolf *Albert*.
31 Leydig, Franz.
32 Scherer, *Johann* Jakob *Joseph* von.
33 Müller, Heinrich.
34 Mayerhofer, Eva; Mayerhofer, Gabriel. – Nach der alten Hausnummerierung Lackirergasse 206 in der Alservorstadt, nach der in den 1860er Jahren eingeführten neuen Hausnummerierung Lackirergasse 8 (vgl. Allgemeines Adreß-Buch nebst Geschäfts-Handbuch für die k. k. Haupt- und Residenzstadt Wien und dessen Umgebung. 1. Jg., Wien 1859, sowie Lehmann, Adolph: Allgemeiner Wohnungs-Anzeiger nebst Handels- und Gewerbe-Adreßbuch der k. k. Reichshaupt- und Residenzstadt Wien und Umgebung. 4. Jg., Wien 1864); vgl. Br. 4, S. 23.
35 Ofen (ungar. Buda) und Pesth sind neben Alt-Ofen (ungar. Óbuda), die Städte, durch deren Zusammenlegung im Jahr 1873 Ungarns Hauptstadt Budapest entstand.
36 Sethe, Emma Henriette *Bertha* Sophie.

10. **An Charlotte und Carl Gottlob Haeckel, [Wien, 29. Mai 1857], mit Beilagen (Berichte über die Raxalp-Exkursion vom 21. bis 24. Mai 1857 und die Exkursionen bei Wien am 9./10. Mai sowie 16./17. Mai 1857)**

Liebe Eltern!

Eurem letzten Briefe[1] nach seid ihr jetzt in Freienwalde und ich wünsche euch Lieben Allen ein recht vergnügtes Fest. Meinem Versprechen gemäß sende ich euch einen kurzen Bericht über das Detail unserer so höchst gelungenen Alpenfrühlingsfahrt auf die Raxalp[2]. Der Beschluß derselben folgt mit dem nächsten Brief. Morgen (Samstag) früh wollen wir eine dreitägige Fahrt nach Ofen u*nd* Pesth[3] (per Dampfschiff hinab, per Eisenbahn zurück) unternehmen. Ich habe diese Woche viel Glück gehabt. Auch den physiologischen Cursus bei Prof. Ludwig[4] habe ich endlich zu Stande gebracht, worüber ich sehr froh bin. Die Physiologie zieht mich hier von Tag zu Tag mehr an und in gleichem Verhältniß stößt mich die Medicin mehr ab. Stellweis wird mir auch schon das Schreckensgespenst des Staatsexamens[5] fürchterlich. Gestern habe ich übrigens gehört, daß man dazu auch 13 Exemplare der Dissertation[6] bei der Meldung mit einreichen muß. Nun habe ich aber nur noch 3. Gebt also von denen, die ich euch noch zur Vertheilung hinterlassen, ja kein einziges mehr weg, sondern sucht im Gegentheil, ob ihr sie von Leuten, denen doch nichts daran liegt, wieder zurück erhalten könnt. Ich glaube, Martens hat noch ein paar zur Vertheilung.

Falls dieser Brief ein doppelter sein sollte, so schreibt mir es, damit ich künftig nur 1½ Bogen einlege.[a]

An euch lieben Freienwalder[7] Alle die herzlichsten Grüße. Vergnügte Feiertage
Euer Ernst.[b]

[*Beilagen: Berichte über die Raxalp-Exkursion vom 21. bis 24. Mai 1857 und die Exkursionen bei Wien am 9./10. Mai sowie 16./17. Mai 1857*]

Den Himmelsfahrtstag hatte ich von jeher zu einer botanischen Frühlingsexcursion benutzt,[8] und da dieselbe durch die Gunst des Wetters und den Reiz des jungen Frühlings fast immer sehr befriedigend ausgefallen war, dieser Tag mithin in sehr gutem Andenken in meinem Naturkalender aufgeschrieben steht, so beschloß ich, ihn auch im J*ahr* 1857 in Wien nicht unbenutzt vorübergehen zu lassen und hatte zu diesem Zweck auch bald ein halb Dutzend wanderlustiger Genossen aus dem bunten Kreise meiner Bekannten zusammengebracht. Die Gesellschaft bestand aus einem Schotten (Cowen), einem Dänen (Krabbe), einem Petersburger (Bastgen)[9], einem Kurlaender (Boettcher)[10], einem Bremenser (Focke), einem Berliner (Chamisso) und aus meiner Person. Wir letzteren drei bildeten sammt einem 8ten Halbnaturforscher, Mack[11] (aus Braunschweig), frühern Senior der Nassauer in Würzburg,[12] das botanische Comité, während die andern 4 mehr rein bummellustig waren. Donnerstag, 21/5 früh 7 U*hr* fuhr diese nordische Allianz, deren Wohnungen, wie die der meisten Mediciner, alle in der Alservorstadt liegen,[13] von dem Centrum der letztern, dem k. k. allgemeinen Krankenhause, in einem Omnibus nach dem beinah ¾ S*tunden* entfernten Südbahnhof ab. Schon diese Fahrt durch die staubigen (meist nicht gepflasterten) Vorstadtstraßen ist in der Frühe eines schönen Feier- oder Sonntages recht interessant, da man wohl die halbe Stadt auf den Beinen und nach den Bahnhöfen eilen sieht, um in ihrer Art „Natur zu kneipen", d. h. nach irgend einem nahen Stationsorte zu fahren u*nd* dort im Grünen, ohne gerade ihre Bewegungswerkzeuge sehr anzustrengen, Wein u. Bier zu genießen. Demgemäß ist an diesen Tagen die Zahl der Extrazüge nach den besuchtesten Orten, wie nach Baden, fast um das 3–4fache vermehrt und Hunderttausende von Menschen werden ununterbrochen hin- u*nd* hergeschafft, so daß man jede Stunde abfahren kann. Schon das bunte Getreibe dieser geputzten u*nd* genußsüchtigen Menschenmenge machte uns diese Fahrt sehr interessant, noch mehr aber der reizende Anblick des grünen Wiener Waldes, der sich mit seinen vielen runden, wellenförmig aufeinander folgenden Sandsteinkuppen über den unabsehbaren Häusermeeren der Kaiserstadt hinzieht. Die letztere übersieht man fast in allen ihren Theilen als sehr gut, da sie bedeutend tiefer liegt, als der auf dem höchsten Außenpunkt der Stadt liegende Südbahnhof, auf dem man im 2ten Stock des Gebäudes in die Waggons einsteigt.[14] Auch weiterhin bleibt die Bahn meist beträchtlich über der Ebene erhoben, so daß links der Blick frei über die weiten, grünen, fruchtbaren Flächen bis zum Leithagebirg, das östlich den Horizont umzieht, hinschweift, während rechts (westlich), eine stete Abwechslung der heitersten u*nd* buntesten Landschaftsbilder das Auge in ununterbrochener Aufmerksamkeit erhält. Die Vorstädte Wiens setzen sich nach außen überall unmittelbar in große Dörfer fort, die durch die zahlreichen schönen Villen, Gärten, Landhäuser, Parks u*nd* Sommerfrischen der reichen Wiener ein sehr anmuthiges Ansehen erhalten u*nd* in stetem buntem Wechsel bis über Baden hinaus am Fuße des grünen Kahlengebirgs und weiterhin des Wiener Waldes sich hinziehen. Den belebtesten, interessantesten u*nd* schönsten Theil dieses Zuges bildet die Strecke zwischen Brunn[15] und Vöslau[16] und innerhalb dieser wieder diejenige von Mödling bis Baden. In Mödling stiegen wir nach ¾stündiger

Fahrt aus und^c wanderten zunächst in die Brühl herauf, dem herrlichen Kalkfelsenthal, in dem wir auf unserer ersten Excursion (am 9/5) zum ersten mal die kostbaren Naturschönheiten hatten kennen lernen, die Wiens nächste Umgebung so sehr von derjenigen aller andern großen deutschen Residenzen auszeichnen. Es ist eigentlich eine enge, tief und zackig ausgeschnittene Schlucht, mit nacktem gelbem Kalkgestein und dunkelgrünen || Waldabhängen, überwiegend aus der sehr interessanten Pinus austriaca (sive nigricans)[17] gebildet, einem sehr von unseren Föhren und Tannen im ganzen Habitus abweichenden Nadelholz mit knorrig starkem, untersetztem Stamm und fast schwarzgrüner Nadelkrone, die sich meist in Gestalt eines flachen doldenartigen Schirms über dem Gipfel des meist niedrigen u*nd* dicken, aber bis hinauf zur Krone ganz kahlen und astfreien Stammes ausbreitet. Bald gleicht sie mehr der Pinie, bald mehr der Kiefer, ist aber durch das düstere Schwarzgrün der Nadeln, die mattgraue Rinde des knotigen, nackten Stammes und die kurze gedrungene Statur leicht schon von weitem zu unterscheiden. Einen ganz reizenden Gegensatz bilden zu dieser östreichischen Schwarzföhre jetzt im Frühling die freudiggrünen Laubholzgruppen, die in der lieblichsten bunten Zeichnung überall aus dem schwarzen Bergmantel der erstern hervorleuchten und an Reinheit und Intensitaet der prächtig hellgrünen Farbe mit den jungen Wiesenmatten wetteifern, die den Boden des Thals bekleiden. Selbst die gelben Kalkfelsen nehmen sich in diesem Bilde recht gut aus, zumal sie stellenweis mit leuchtend bunten Blumenheerden bekleidet sind, und rechnet man dazu noch das bunte Leben, das die weit im Thal sich hinaufziehenden Land- und Bauernhäuser, die geputzten Sonntagsbesucher und im Gegensatz dazu die zahlreichen Ruinen, die, theils künstlich, theils natürlich, die Berghöhe überragen^d, hervorbringen, so hat man ein recht ansprechendes und wechselvolles Landschaftsbild, das bei dem herrlichen Frühlingsmorgen zu doppeltem Naturgenuß aufforderte. Jauchzend und singend wanderten wir denn auch munter und jugendlich frisch in der herrlichen Gebirgsnatur vorwärts, erklommen zuerst die Trümmer der Markgrafenburg[18], von denen aus, am Eingang des Thals, man einen prächtigen Überblick desselben und einen Durchblick auf die weite Ebene genießt, dann, durch dichtes Gebüsch über 500' steil aufkletternd, den Siegenstein, den höchsten der umliegenden Berge, dessen Gipfel ein dorischer Tempel, der sogen. Husarentempel[19], ziert. Hier genossen wir die erste prachtvolle Aussicht, östlich auf die weite, unabsehbare Ebene, mit ihren fruchtbaren Feldern u*nd* Gräben, durch viele 100 Dörfer, Landgüter u*nd* Städte belebt und am Horizont von der flachen Wellenkette der Leithagebirge[20] bekränzt, nördlich die in einem verworrenen Knäuel verschmolzenen Häusermassen Wiens, aus dem nur der riesige Stephansthurm als überall kenntliches Wahrzeichen hervorragt, weiterhin die gebüschumschlossenen Donauufer, westlich in die grünen Bergketten des Kahlengebirgs u*nd* Wiener Walds übergehend, die sich in schönen Wellenformationen bis zu den nächsten Bergen der Umgebung heranziehen. Auch nach Süden setzt sich dieser grüne Höhenzug weiter fort, erhält hier aber einen großartigen Hintergrund durch den kahlen, weißgefurchten Riesenrücken des lang hingestreckten Schneeberges[21], an den sich im Südwesten noch einige andere Schneefelder aus den steirischen Alpen anschließen. Von der hohen Aussichtswarte herabgestiegen, durchschnitten wir einen Theil dieses grünen Waldgebirgs, indem wir im Nordwesten von Baden über Gaden nach Heiligkreuz gingen, ein sehr anmuthiger, vierstündiger Waldweg, abwechslend durch Laub- und Nadelholz, der in ersterem uns auch, besonders an den freien Stellen, sehr schöne botanische Ausbeute lieferte, die freilich nicht so mannichfaltig ist, als die ungemein reiche Kalkflora am Eingang der Brühl, wo wir eine Masse Hesperis tristis[22], Alyssum montanum[23], Arabis petraea[24] et turrita[25], Cytisus ratisbonensis[26], Globularia cordifolia[27] et vulgaris[28], Erica carnea[29], Daphne Cneorum[30], Primula acaulis[31], Muscari[32] etc gefunden hatten. Bei Gaden begegnete mir auch zum erstenmale Androsace maxima[33] und Dentaria enneaphyllos[34]. || Sogar mein zoologischer Sinn wurde durch viele Genüsse überrascht, indem überall in Menge die ganz prachtvolle grüne große Eideche des Südens, mit dem blauen Kopfe (Lacerta viridis)[35] auf den grasigen Felsen sich sonnte und dazwischen riesige Exemplare von Coluber Aesculapii[36], einer gegen 4' langen, schwarzbraunen Schlange sich ᵉ zeigten, von denen ich eins beim Heraufklettern auf einen Baum zu fangen das Glück hatte. Sehr zahlreich zeigte sich hier, wie nachher im Helenenthal[37], die Blindschleiche[38], überall von einer bei uns ganz ungewöhnlichen Größe. Von Heiligenkreuz aus, wo wir uns unter einer Menge anderer Sonntagsspaziergänger mit Fourage versorgten, wurde der anmuthige Weg noch viel schöner, indem er, südöstlich dem Lauf des Schwächatbaches[39] folgend, in das herrliche, vielberühmte Helenenthal herabführte, welches wohl mit Recht unter allen landschaftlichen Umgebungen Wiens den ersten Rang einnimmt, obwohl zum Theil schon zu viel daran herumgekünstelt ist. Mitten durch die mit frischen Matten bedeckte Thalsohle schlängelt sich der vielgekrümmte Bach, zu dessen Seiten die hohen, vielfach in Formation und Bekleidung wechselnden Thalwände, bald felsig, bald waldig, hier eng zusammentreten, während sie gleich darauf wieder weit kesselartig divergiren. An einer Stelle drängen sie den Fluß so eng zusammen, daß die das Thal ganz abschnürende Felswand (Urtelwand) durch einen Tunnel durchbrochen werden mußte. Oberhalb dieser letztern steigt an der rechten Thalwand von den Krainer Hütten aus das „eiserne Thor"[40] empor, der höchste Berg in diesem Abschnitt des Wiener Waldes, den wir, durch die Genüsse des Morgens ermuntert, noch zu besteigen beschlossen, obwohl es schon 4 Uhr Nachmittags vorbei war, als wir an seinem Fuß anlangten. Auch kamen wir nach beinah 2stündigem angestrengtem Steigen glücklich auf dem steilen hohen Gipfel an, wurden aber im Betreff unsers Hauptzweckes schmählich betrogen, indem das hohe Unterholz uns jede Aussicht vollkommen verschloss. Zwar erhob sich in Mitten desselben auf dem höchsten Punkt ein sehr hoher Aussichtsthurm, über dessen Thür in großen goldnen Buchstaben stand: Fuerst Simon Sina[41] dem Vergnuegen des Publicums![42] Allein – diese Thür war und blieb zu, trotzdem wir nicht nur auf jede Weise ein menschliches Wesen daraus hervorzulocken, sondern auch geradezu ihn zu stürmen versuchten und mit Bäumen und Felsen gigantenartig den Thurm berannten. Unverrichteter Sache mußten wir bald wieder abziehen, hatten jedoch die Genugthuung, beim Herabweg auf ein paar freie Waldplätze zu gelangen, von denen wir zwar kein ganzes Panorama, aber doch ein paar sehr schöne Theilansichten, theils über das ganze Gebirge bis (nördlich) Wien, theils nach dem Schneeberg und seinen Alpen (südlich) genossen. Auch der letzte Theil des schönen Helenenthals, mit einigen grandiosen Ruinen[43] auf hoher, steiler Felswand geschmückt, den wir schon auf unserer durch Regen mißglückten Tour am Sonntag vorher (17/5) kennen gelernt hatten, bot uns zuletzt noch ein sehr befriedigendes Ende unserer Excursion. In Baden langten wir erst gegen 9 Uhr an und trennten uns hier in 2 Parthien, indem die Majoritaet nach Wien zurückfuhr, während Focke und Chamisso zurückblieben, um, durch das gute Wetter ermuthigt, eine schon vorher verabredete Frühlingsparthie in die so nahen Alpen, in specie eine Besteigung des Schneebergs, zu versuchen. Ich selbst wollte zwar anfänglich nicht daran Theil nehmen, da ich nur sehr ungern Freitag bei Bruecke die physiologische Vorlesung versäumte, konnte es aber doch unmöglich übers Herz bringen, eine so herrliche Gelegenheit zur Erfüllung eines Lieblingswunsches, nämlich die Alpen im Frühling || kennen zu lernen, zu versäumen, zumal ich Samstag (wo in Wien Ferialtag und kein Colleg ist) und Sonntag zu Haus doch nichts verlor. Ich war also leicht gewonnen u*nd* blieb mit da, obwohl keineswegs für eine Alpentour ausgerüstet. Nicht nur hatte ich meine Alpenschuhe nicht bei mir, sondern auch außer Pflanzenpresse, Regenschirm und Plaid keine andre Wäsche als die ich auf dem Leibe trug. So mußte mir denn den Mangel der Wäsche mein trefflicher alter Plaid, der vielerprobte Freund ersetzen, was er denn auch gleich in der ersten Nacht (wo uns der Zufall in ein Wirthshaus geführt hatte, wo man für Schlafgeld, in dem sonst so theuren Badeort, nur 10 xr zahlte!!) in der Art that, daß er mir als Bett u*nd* Hemd zugleich diente. Das eine Hemd, was ich nur mit hatte, ruhte von den Strapatzen des Tages auf einem Stuhl aus und trocknete sich, und ich wickelte mich in puribas naturalibus[44] in meinen Plaid, wie schon öfter auf den Alpen u*nd* in Italien. Das Bett zerfiel nämlich bei einem kräftigen Versuch, den ich machte, mich hineinzulegen, in Trümmer u*nd* so blieb mir nur der Boden übrig. Auch sonst war diese denkwürdige Nacht reich an Ereignissen, die uns folgenden Tags noch viel Stoff zum Lachen gaben. An Schlaf war nicht viel zu denken, da verschiedene Insecten, namentlich Wanzen, an denen hier nirgends Mangel ist, uns ebenso wenig dazu kommen ließen, als die furchtbare Hitze in der engen Kammer, die uns in ein wahres russisches Schwitzbad versetzte. So vertrieben wir uns denn die Nacht mit Erzählungen u*nd* schlechten Witzen und amusirten uns sehr über Chamisso, der noch nie so etwas durchgemacht hatte und ganz außer sich darüber war. Endlich brach der Morgen sehr erwünscht an und wir hatten vor Abgang des Zuges (um 9 U*hr*) noch Zeit genug, uns an der Sonne ordentlich zu trocknen. Auf dem Bahnhof genossen wir noch ein classisches Genrebild, eine Zigeunerfamilie, die von Gensdarmen nach Haus transportirt wurde. Wohl über 1 Dutzend Kinder, orgelpfeifenartig aus allen Größen, kletterten wie Katzen auf dem kräftigen Vater und der schönen Mutter herum, lauter herrliche nackte Naturgestalten, muskulös und doch zierlich, mit dunkelbrauner Haut, rabenschwarzen Augen u*nd* Haaren, edlen, lebensvollen, feurigen Physiognomien. –

Fast auf der ganzen Fahrt von Baden bis zur Anfangsstation der Semmeringbahn[45] (Glocknitz) hat man zur Rechten den grandiosen Schneeberg vor sich, der sich mit seinem breiten, schneedurchfurchten Rücken wie ein Riese aus den niedern Vorbergen plötzlich erhebt und in allen einzelnen Parthien immer großartiger u*nd* deutlicher hervortritt, je näher man ihm schrittweise rückt. Anfangs sieht man auch zur Rechten noch die Umgebungen des Helenenthals und weiterhin Vöslau mit seinen berühmten Weinbergen, bis wohin sich noch immer die Villen u*nd* Güter der reichen Wiener erstrecken. Doch tritt diese liebliche Hügelkette bald mehr zurück und hinter Wienerisch Neustadt (wo die Bahn nach Oedenburg[46] abgeht) wird ᶠ die Gegend selbst etwas einförmig, weite Maisfelder und dunkle Tannenwaldung, bis sie bald wieder in anmuthiger Abwechslung, Bergwälder und Felsen, Ruinen u*nd* Schlösser, Dörfer u*nd* Wiesen zeigt u*nd* endlich gegen Glocknitz hin immer schöner und zuletzt schon ganz alpenhaft wird. Hier sahen wir zum erstenmal die großen, schweren Riesenlocomotiven, mit denen der Semmering allein befahren werden kann. Wir fuhren noch die nächste kleine Station bis Peyerbach und befanden uns schon mitten in den Voralpen. ||

„Alpen im Frühling!" Das war so lange mein sehnlicher Wunsch gewesen und stand nun mit einem Male fertig vor mir da. Vergeblich würde ich die Wonne zu schildern versuchen, mit der ich mich jetzt plötzlich in die herrliche Alpennatur versetzt sah, mit der ich gierig ihren unvergleichlichen Anblick von der grünen Thalsohle bis zum beschneiten Hochgebirgsfirst, vom schwarzen Tannenwald zum malerischen Felskegel, vom lustigen Alpendorf bis zur einsamen Sennhütte einsog und schon im Geist vom einen zum andern wanderte. Das waren von jeher die freudevollsten Lebensmomente für mich, wenn ich, des trostlosen Staubes des Alltagslebens müde, die Menschen und Städte und ihren traurigen Wust satt, in der großen, weiten, reinen Natur den Frieden und das Glück fand, das ich dort vergeblich anstrebte. Wie Antaeus, von Hercules im Ringkampf[g] erdrückt, jedesmal wieder auflebte und neue Kräfte schöpfte, wenn er mit der Mutter Erde wieder in Berührung kam,[47] so lebte ich auch jedesmal wieder auf, so oft ich, von der Trostlosigkeit unbefriedigten Strebens, von der Unzufriedenheit mit mir selbst und der Welt, fast überwältigt, an nie versiegender Quelle edelsten und reinsten Naturgenusses mich selbst vergesse und in der bewundernden Anschauung des wundervollen Erdenkleides neue Kraft und neuen Lebensmuth schöpfe. So oft schon hatte mich der süße, trostvolle Friede, den ich aus diesem innigen Naturverständniß schöpfe, mit stiller, herzlichster Freude erfüllt, selten aber mit solcher Intensität, wie diesmal, wo so Vieles zusammenkam, um mir die göttliche Alpennatur im blühendsten Glanze zu zeigen. Wie oft hatte ich [h] im Genuß der Hochalpen und in der Rückerinnerung ihr Frühlingskleid mir prächtig in Gedanken ausgemalt und wie sehr fand ich dies alles jetzt hier übertroffen! Und wie wurde dieser mächtige Reiz gesteigert durch die kühne Combination eines Riesenwerks von Menschenhand inmitten dieser Naturpracht, durch die unvergleichliche Semmeringbahn, den colossalen Schienenweg mitten über das Hochgebirg, dessen Befahrung den köstlichen Beschluß unserer nur kurzen, aber unendlich genußreichen Alpenwanderung bildete. Vergeblich würde ich den Versuch wagen, euch naturentsprechend die Reihe unendlich mannichfaltiger, für den Naturforscher in specie ungemein fesselnder Landschaftsbilder auch nur im Umrisse vorzuführen, die sich in diesen 2 Tagen in buntem Wechsel an uns vorüberdrängten. Nur andeuten kann ich, daß der größte Theil dieses Genußes durch die Anschauung der grade jetzt hier überaus herrlich entwickelten Pflanzendecke bedingt wurde, die ja überhaupt für den Character der Landschaft die überwiegend größte Bedeutung hat,[i] die aber unter diesen Verhältnissen sowohl in landschaftlicher, als pflanzengeographischer Beziehung, sowohl in aesthetischer als systematischer Beziehung ein ganz besonderes Interesse bot, so daß ich selten mit so innigem Vergnügen, wie hier, ihren Erscheinungen gefolgt bin. Ist doch schon in unserer Ebenenflora das Frühlingskleid das Allerschönste, um wie viel mehr in der herrlichen Alpenflora, die jene erstere [j] noch in höherem Maaße übertrifft, als der Reiz des Frühlings den des übrigen Jahres. Wie wunderbar prachtvoll waren grade jetzt überall die noch mit dem zartesten Grün geschmückten Wiesenmatten und Laubholzgruppen inmitten des schwarzgrünen Föhrenwaldes, wie köstlich die mit den reinsten, schönsten Farben gezierten einfachen Blumenglocken, die als die ersten Geschenke der Flora überall auf Fels und Weg, in Wiese und Wald prangten, die weißen Anemonen (silvestris[48], alpina[49]), die gelben Primeln (acaulis, auricula[50]), die rothen Primeln (farinosa[51], spectabilis[52]), die blauen Gentianen (verna[53], acaulis[54]), die kreuzblüthigen Cardamine (amara[55], trifolia[56]) und wie sie alle weiter heißen! || Jauchzend und singend wanderten wir von Peyerbach, unter dem ersten Viaduct der Semmeringbahn hindurch, deren kühnen Lauf wir noch hoch ins Gebirg zurück verfolgen konnten, dem Laufe der klaren Schwarzau entgegen hinauf, eines frischen schäumenden Gebirgsbaches, der unterhalb Glocknitz in das Wiener Becken tritt und weiterhin den Stamm der Leitha bildet. Über einem Querriegel traten wir in den reizend idyllischen, ganz in sich abgeschlossenen Thalkessel der Reichenau, in derem netten Schweizergasthaus wir uns für die kommende Wanderung stärkten und dabei am Anblick der reizenden Umgebung sattsahen. Rechts von uns lag der mächtige Schneeberg, nur in den Wurzeln sichtbar, links das Ziel unsrer morgigen Tour, der mächtige, breite Rücken des Wachsriegels und der Raxalpe, von deren zackigen Firsten lange Schneebinden und Firnfelder weit am Gehänge hinab sich senkten. Zwischen beiden führte uns der wild romantische Pfad in das ungemein großartige Höllenthal[57] hinein, dessen außerordentliche Reize uns so fesselten, daß wir den kaum 4 Stunden langen Weg in mehr als 7 Stunden erst zurücklegten. Der prächtige, wilde, starke Schwarzaubach bahnt sich mit seinen klaren, dunkelgrünen Wassermassen in brausendem Sturz den Weg durch die zerklüftete Schlucht, zu deren beiden Seiten die zackigen Kalkfelswände sehr steil und hoch emporsteigen, bald nackte, groteske, phantastische Steinbilder, bald mit schwarzem, dichtem Mantel der Pinus austriaca (der oben erwähnten, so characterischen, östreichischen Schwarzföhre) behängt, oder mit dem zartesten, frischesten Frühlingsgrün des knospenden Laubwaldes, hoher Buchen und starker Eichen, dann und wann von Schaaren schlanker Lärchen geziert. Kaum findet der an den schönsten Hochgebirgslandschaftsbildern so reiche Weg Raum in der felsigen Enge neben dem wild einher stürmenden Bach, den er auf vielen Brücken sehr oft überschreitet, bald rechts, bald links, bald unmittelbar neben, bald hoch über ihm. Am Eingang des Thals liegt ein schönes großes Hammerwerk[58] mit einer Hauptkohlstätte von 40 Meilern. Weiterhin erinnern nur einzelne Holzknechtkasernen und braune Sennhütten an menschliche Spur. Schon gleich beim Eintritt in das Thal bewillkommnete uns eine Deputation reizender Alpenpflänzchen: Cineraria aurant*iaca*[59] – Primula farinos*a*, – Gentiana verna, Pinguicula vulgaris[60] et alpina[61], denen weiterhin Gentiana acaulis[62], Atragene[63] et Anemone alpina[64], Cardamine trifolia[65], Erica carnea, Polygala Chamaebuxus[66] (eine prächtige rothe Varietaet), Lonicera alpigena[67], Viola biflora[68] etc folgten. Kaum wußten wir, wo wir bei all den Herrlichkeiten zuerst unsere Blicke hinwenden sollten, auf die herrlichen Frühlingsblumen oder den prächtigen, laubgemischten Schwarzwald, auf den wilden, grünen Bach oder die großartige Felsscenerie. Den Gipfel majestätischer Wildheit erreichte letztere gegen Ende unsrer Wanderung, wo sich links die so genannte „große Hölle"[69] öffnet, ein furchtbar wilder und großartiger Thalkessel, beinah amphitheatralisch halbrund, indem von drei Seiten aus ganz nackte, glatte, gelbe, wild zerklüftete Kalkfelsen so jäh und steil zum ewigen Schnee aus dem flachen grünen Pianoboden des Kessels emporsteigen, daß nirgends die Vegetation auf ihren nackten Schultern haften kann. Ich erwartete unwillkührlich, im Hintergrunde des Kessels einen See zu finden, so sehr erinnerte mich das gigantische Amphitheater an die Umgebung des Gosausees. || Allein es fehlt am Eingange des Thals der felsige Querriegel, der die abfließenden Schneewässer gedämmt und angestaut hätte. Auch an die kleinere Schneegrube der Sudeten[70] konnte das Bild erinnern. 1 Stunde weiter fanden wir ein gastliches Unterkommen bei der „Singerin"[71] einer kleinen Gebirgskneipe, die die Nachtheile der Civilisation mit den Vortheilen eines Alpenhauses verband. Nach prächtigem Schlaf, der uns für die vorige Nacht mit entschädigte, wurden wir schon früh durch den Lärm einer Schaar von einigen 100 Ungarn geweckt, die nach Mariazell wallfahrteten. Zugleich spielte uns auch [k] ein glücklicher Zufall einen Führer in die Hände, der sonst sehr schwer zu finden gewesen wäre. Es bot sich uns ein alter Sennhirt an, der den k. k. Jägern am Fuß der Raxalp Lebensmittel heraufbringen sollte. Um 6 U*hr* früh traten wir mit ihm unsre Alpenwanderung an beim herrlichsten Maienwetter, das uns auch während unsrer ganzen 4tägigen Tour getreu blieb. Wir wendeten uns links vom Schwarzauthal ab, indem wir die westliche Richtung in eine südliche änderten und wanderten eben 1 S*tunde* in dem malerischen Naßthale aufwärts, das anfangs mehr weit und lieblich, später enger und wilder wird. Felsen engen es endlich auf kurze Strecken weit so von beiden Seiten [*ein*], daß eine schmale Brücke der Länge nach über den tosenden Bach hinkriechen muß. Um zu der Jagdstation aufzusteigen, bogen wir dann bald links vom Wege ab und kletterten auf einem sehr steilen Fußsteige, der fast treppenartig an der jähen Bergwand emporstieg[l], über 2 Stunden lang beständig bergauf. Höchst interessant ließ sich hier das allmähliche zurückweichen der Vegetation in den Winter verfolgen, indem die Flora mit der zunehmenden Steigung monateweis zurückgeblieben war, je höher und kälter, um so weiter. Daphne Mezereum[72] z. B. einer unserer frühesten Sträucher, der bei uns in der Ebene schon im März Früchte ansetzt und den wir unten im Thal noch jetzt blühend gefunden hatten, hatte hier oben kaum erst Knospen getrieben. Sobald wir über die dunkle Waldregion hinauswaren, fingen auch schon einzelne Alpenpflänzchen, die sonst nur mit Früchten mir vorgekommen, blühend sich zu zeigen an: Soldanella alpina[73], primula auricula, Dentaria enneaphyllos (letztere beide bei Baden schon längst verblüht!). Die landschaftlichen Durchblicke, die wir schon während des Steigens auf freien Waldplätzen und nachher noch offener auf dem nicht mehr baumtragenden Plateau genossen, waren sehr eigenthümlich, da man überall in die wilde, nackte Winternatur der noch dickbeschneiten Alpenkämme hineinschaute, deren bizarre Felszacken in phantastischen Gruppen aus den weiten Schneefeldern vorragten. An der großen Sennhütte, zu der unser Führer die Lebensmittel zu bringen hatte und die Standquartier von etwa 1 Dutzend Kaiserlicher Alpenjäger war, die dem Auer- und Birkhahn nachstellten, rasteten wir ein wenig und wurden von dem freundlichen „Waldmeister", einem behäbigen, dicken, freundlichen Herrn mit Brod und Wein erquickt, was uns sehr zu Statten kam, da die Sennerinnen erst etwa einen Monat später heraufziehen und wir also auf dem ganzen Wege nichts mehr bekommen konnten. Schon bald oberhalb dieser Hütte begannen die Schneefelder, über die wir jetzt etwa 3 Stunden, jedoch immer mit Unterbrechungen durch größere Strecken schon freier Matten, hinanzusteigen hatten. Anfangs machte es uns viele Freude, so in unmittelbarer Abwechslung über weite Schneefelder und dazwischen grüne, mit herrlich blühenden Alpenpflanzen geschmückte Matten hinzuschreiten; allmählich aber wurde es doch etwas beschwerlich, namentlich als die steigende Sonne die obersten Schneeschichten durchweichte und wir bei jedem Schritt bis über die Knöchel einsanken. Am meisten hatte ich zu leiden, da ich wie erwähnt, auf die ganze Tour nicht eingerichtet war. || Zwar hatte ich den mangelnden Alpenstock durch einen jungen Tannenstamm ersetzt, aber die Alpenschuhe fehlten mir sehr, zumal an meinem einen Stiefel sich schon tagszuvor die Sohle völlig abgelöst hatte, so daß ich ihn nur durch sandalenartiges Zusammenbinden mit Bindfaden noch ziemlich roh zusammenhalten konnte. Freilich hinderte dies nicht, daß der bloße Fuß bei jedem Tritt mit dem eisigen Schnee in Berührung kam, so daß er mir zuletzt ganz starr und empfindungslos wurde. Auch meine grüne Gletscherbrille vermißte ich schmerzlich, indem der glänzende Lichtreflex der unbewölkten Sonne auf dem weißen Schneespiegel die Augen so heftig blendete, daß ich fast eine Augenentzündung befürchtete. Doch blieben wir trotz dieser Unannehmlichkeiten in der herrlichsten Stimmung, da die umgebende Alpennatur nah und fern zu entzückend schön war und immer schöner und großartiger wurde, je höher wir hinaufkamen. Die Vegetation blieb freilich bis auf das reichlich überall umherkriechende Knieholz, und viele Moose und Flechten bald gänzlich aus. Doch hatten wir in der untersten Zone desselben noch einen schmalen Streifen voll der schönsten Alpenblumen gefunden: Primula Auricula und die überaus prachtvolle Primula spectabilis mit ihren colossalen Purpurglocken, Draba aizoon[74], das prächtige echte Alpenveilchen (Viola alpina)[75] mit großer violetter Blüthe, welches von allen Alpenblumen jetzt am höchsten hinaufging, Thlaspi alpinum,[76] ein Saxifraga[77], Gentiana[78] etc. Bis zum Gipfel hinauf wurde jetzt der Boden ganz polarmäßig nackt und kahl, nur schnee- und eistragend, felsig und moosig dazwischen. Grade um 12 Uhr Mittags hatten wir den Gipfel der Raxalpe erklommen, 6388' ü. M. also nur wenig niedriger als der colossale, nackte Schneebergrücken, der uns jetzt im Nordwest grade gegenüber lag und den freien Blick in das weite ebene Wiener Becken größtentheils verdeckte. Um so herrlicher war die Aussicht nach allen andern Seiten, und so eigenthümlich, wie ich sie nie gesehen. Es fehlte nämlich alles Grün, das sonst dem Blick in das Innere des Hochgebirgs so etwas wohlthuend heimisches verleiht. Hier war aber in der That nichts, als überall Schnee und Eis und dazwischen nur die schmalen nackten Rücken und Firste, die wegen ihrer Steilheit demselben keinen Anhaltspunkt bieten und frei davon bleiben. Aber diese Aussicht hatte etwas ergreifend Großartiges: Diese hunderte und tausende von nahen und fernen Zacken und Spitzen, Kuppen und Hörnern, bunt und wild über- und durcheinander gethürmt, und überall zwischen dem düstern Schwarzbraun der nackten Felsen das schimmernde Silberweiß des blinkenden Schnees, der sich rings um den ganzen Horizont scharf von dem dunkelblauen Himmel abhob. Und welche großartige Natureinsamkeit; kein lebendes Wesen sichtbar; die Vegetation zu unsern Füßen verschwunden; kein Laut in der erhabnen Stille hörbar. Nur einmal wurde die lautlose Stille durch ein eigenthümlich kläffendes Geräusch unterbrochen und als wir hinblickten, sahen wir einen Fuchs ein einsames Schneehuhn aufjagen und dann in gestrecktem Lauf den nächsten Abhang hinuntereilen. Mir wurde so wunderbar wohl und weit in der zauberhaften Eiswelt zu Muth, daß ich gern noch stundenlang in das herrliche Panorama hineingesehen hätte. Auch der ungestüme, eiskalte, reine Wind, der von den fernen Gletscherhöhen herüberschnob, war mir nicht unangenehm, sondern ich ließ ihn, wie so oft auf meinen Alpenwanderungen, frei um Hals u*nd* Brust streichen; um so empfindlicher war er meinen Gefährten, die endlich mit dem Führer aufbrachen und denen ich nur ungern zögerend folgte, nachdem ich noch einen letzten Scheideblick zum Thor- u*nd* Dachstein, meine alten Hallstadter Freunde, hinübergesendet. ||

Sehr interessant und ganz beträchtlich war der Unterschied, den der Südabhang der Raxalpe, den wir jetzt hinunterstiegen, in Bezug auf Temperatur, Klima und Flora gegenüber dem Nordabhang, den wir hinaufgekommen, zeigte. Während auf letzterem schon mehrere 100' unter dem Gipfel keine Blume mehr zu finden gewesen, stiegen hier unter dem erwärmenden Einfluß einer fast senkrecht auf den Boden auffallenden Sonne einzelne blühende Alpenveilchen fast bis zum Gipfel hinan. Und nur wenige 100' tiefer entfaltete sich ein wahrer Garten mit tausenden der herrlichsten Alpenblumen, die wir aufwärts nur theilweis und spärlich entdeckt hatten. Wir entließen hier unsern Führer, einen treuherzigen alten Burschen, nachdem er uns den Rückweg genau beschrieben und warfen uns mit Wonne in den prachtvollen Blumengarten, der den ganzen Südabhang im üppigsten Frühlingsflor bedeckte, und noch von keinem Menschen u*nd* Thier, d. h. von keinem Botaniker und keiner Kuh angetastet, in jungfräulicher Fülle und Reinheit uns entgegenstrahlte. Da war vor allem in Millionen von Exemplaren eine der schönsten Alpenpflanzen, eine Primel mit fast 1" langer und breiter, prächtig violett-purpurner Blüthe (Primula spectabilis), welche zusammen mit den kaum minder zahlreichen Gentianen (acaulis und verna, beide dunkelblau) ganze Abhänge violett färbte. Dazwischen mit dem schönsten und reinsten Goldgelb die ⁿ wohlriechende Aurikel (Primula Auricula) und Draba Aizoon, verschiedene weiße Kreuzblümchen (Arabis Halleri[79], Thlaspi alpin*um*), Androsace villosa[80], allerliebste kleine Zwerg- und Weidenbäume[81] von ½–2" Höhe mit 1–3 purpurnen Kätzchen, immergrüne Bärentrauben (Arctostaphylos offic*inalis*)[82] mit rothen Beeren und weißen Blüthenglöckchen, die strauchige Erica carnea, deren Blüthen hier noch einmal so dunkelroth als unten im Thal waren, Soldanella alp*ina* etc. Kurz eine so üppige Fülle der schönsten Alpen-Frühlingspflanzen, daß wir uns mehrere Stunden nicht von ihnen trennen konnten und unsere Botanisirbeutel mit hunderten von Exemplaren füllten. Auch weiter unten war die Flora sehr interessant, namentlich in der tiefeingeschnittenen, schneereichen Schlucht zwischen Schnee- und Raxalp, wo uns die großen weißen Blüthenglocken des Helleborus niger[83] und der Dentaria enneaphyllos überraschten, ferner der seltene Ranunculus Thora[84] und weiter gegen die Baumregion herab dichte Haine der niedern, strauchigen Alpen-Erle (Alnus viridis)[85]. Aus letzteren traten wir in einen herrlich maigrünen Lärchenhain, und durch gemischte Schwarzföhren- und Fichtenwälder, gemischt mit schlanken, luftig-lockeren Edeltannen, ging es dann ziemlich steil in das einsame Breitethal, zwischen Raxalp und Semmering, herab, in dessen dunkelm, kühlem Grunde ein lieblicher Weg uns in kurzer Zeit nach <u>Kapellen</u> führte, dem an der Einmündung des letztern in das Mürzthal geglegnen Gebirgsdorfe. Der Abend war so reizend, daß wir, obwohl tüchtig ermüdet, doch noch über 1 St*unde* in dem schönen Mürzthale, dem Laufe der prächtig dunkelgrünen, wild-frischen Mürz entgegen, umherschlenderten. Erst nach völlig eingebrochener Nacht gelangten wir [*in*] unser vortreffliches

Nachtquartier zurück, ᵒ (Wedl's Hirsch in Kapellen)⁸⁶ welches durch ausgezeichnete Quantität und Qualität der festen und flüssigen Nahrung, durch fabelhaft billige Preise und große Gemüthlichkeit der netten Wirthsleute, echten Steiermärkern, mich lebhaft an die urgemüthlichen Kneipen im Salzkammergut und Tirol erinnerte, wo ich mich im Herbst 55 so wohl befunden. Besonders vortrefflich war aber hier der schwarzrothe Steiermärker Wein, an dem unsere durstigen Kehlen, mit Gratzer Sauerbrunn gemischt, sich kaum satt trinken konnten.||

Sonntag, 24/5 hatten wir von Kapellen bis Mürzzuschlag, der südlichen Endstation der Semmeringbahn, nur noch einen kleinen Marsch von 2 St*unden* durch die östlichste Strecke des lieblichen Mürzthales; doch brauchten wir dazu fast den ganzen Vormittag, indem wir auf den blühenden Wiesengründen und an den tannenbewachsenen Bergabhängen mit Muße noch manche schöne Pflanze sammelten, namentlich in einem kleinen Seitenthale das reizend zierliche Isopyrum thalictroides⁸⁷, dann Gentiana aestiva, Geranium phaeum⁸⁸ etc. Um 12 Uhr Mitt*ags* bestiegen wir im Mürzzuschlagᵖ den Zug, der uns mit Hülfe einer der colossalen schwerfälligen Alpenlocomotiven (mit ganz kleinen Schwungrädern, sehr schwerer Basis und vielen besonderen, eigens für diesen Zweck erfundenen, Mechanismen), über den Semmering schleppen sollte. Der Genuß, den uns diese zweistündige, in ihrer Art ganz einzige Alpenfahrt, gewährte, war ganz außerordentlich, übertraf bei weitem unsere, obwohl nicht wenig gespannten Erwartungen und bildete einen würdigen Beschluß unsrer in jeder Beziehung so höchst gelungenen Frühlingsalpenexcursion, die mich mit einem solchen Schatze der interessantesten, neuen Naturanschauungen bereichert hatte. Vergeblich würde ich versuchen, euch ᑫ mit Worten die ungemein großartigen Reize dieses mit dem riesigsten Kräfteaufwand und Überwindung der größten Schwierigkeiten mitten durch die Alpen gelegten Schienenweges nur einigermaßen anschaulich zu schildern. Ihr müßt selbst kommen und sehen! Dies war der einzige Wunsch, den ich beim Genuß dieses Wunderwerks hatte. Am ehesten möchte ich es an Kühnheit der Ausführung und Reichthum wechselvoller Naturreize noch mit der Wormser Jochstraße, die mich damals so sehr entzückte, vergleichen, wenn es nicht doch so vieles ganz Eigenthümliches hätte; namentlich verleiht das Durcheilen dieser prächtigen Berge auf den Flügeln des Dampfes dem Ganzen einen ganz eigenen Reiz. Übrigens wird, nur bergauf, bis zur Höhe des Passes (2790' ü. M.) mit voller Dampfkraft gefahren, was wegen der sehr starken Steigung ʳ doch nur sehr langsam fördert; bergab läuft der Zug ganz von selbst und die schwerfällige Locomotive hat nur zu hemmen und den Lauf zu mäßigen. Die Steigung ist übrigens sehr wechselnd, und sinkt oft plötzlich von 1:40 (ein Fuß Steigung auf 40' Weite) auf 1:400. Der Gipfelpunkt der Bahn durchbohrt die Spitze des Semmering (der noch 300' höher ist) mit einem 4600' langen Tunnel, durch den wir 5 Minuten herauf fuhren. Außerdem zählte ich noch ca 15 Tunnels, darunter 6 größere. Einige sind seitlich ˢ durch Lucken durchbrochen, durch welche Licht hereinfällt, und von denen jede einzelne ein ganz reizendes Bild einer kleinen in sich geschlossenen Alpenlandschaft giebt. Auch die Brücken und Viaducte, oft 2–3 Bögen Etagen über einander, sind ganz großartig und ziehen sich stellenweis kühn an senkrecht abstürzenden Felswänden hin, während sie an andern Stellen ganze Thäler und tiefe Schluchten überspringen. Die Umgebungs-Landschaft trägt überall den erhabnen Hochgebirgscharacter: tiefeingeschnittne Thäler und scharfgezackte Kuppen, nackte Felsen und dunkelbewaldete Bergabhänge, lieblich-grüne Wiesengründe und durch sie wie Silberfäden durchziehend klare Bäche. Belebt wird das Ganze durch die überall zerstreuten Sennhütten und die weißen, schmucken Dörfer, durch die frühere Fahrstraße deren kaum minder kühne Windungen man auf die überraschendste Weise bald || ober- bald unterhalb der Eisenbahn sich hinziehen sieht, durch neue Schlösser und alte Ruinen, die auf den Gipfeln steiler Felsen in das tiefe Thal hinunter schauen. Den größten Reiz gewähren aber die kühnen Windungen der Bahn selbst, die man in der überraschendsten Mannichfaltigkeit bald hinter, bald vor, bald tief ᵗ unter, bald hoch über sich erblickt. Wie ungemein stark die Krümmungen sind, die das äußerst schwierige Terrain bedingt, und wie die Bahn dieselbe Wegstrecke ungefähr 4mal hin und zurück geht, ohne viel zwischen dem Thälerlabyrinth weiter zu kommen, mag euch nebenstehende getreue Zeichnung des Verlaufs der Semmeringbahn zeigen. Von Adlitzgraben nach Klamm und von Eichberg nach Glocknitz kann man auf directem Weg bequem in derselben Zeit zu Fuß hinübergehen, während welcher der Zug in weitem Bogen um mehrere Berge herum dahinfährt. In Eichberg sieht man Glocknitz 540' tiefer zu seinen Füßen liegen, kaum mehr als eine ½ Stunde entfernt, muß aber, um diesen bedeutenden Abfall allmählich sich zu senken, noch um den weiten Abhang des ganzen Gotschakogels herumfahren. Ganz reizend ist der Anblick des Schwarzauthals und seiner Mündung in die weite Leitha-Ebene, wenn der Zug bei der letzten Biegung nach Osten aus den Bergen hervortritt, die letzten langgestreckten Felsbrücken beiderseits zurücktreten und zwischen beiden die lachende grüne Fläche vortritt, während im Rücken die Schneegipfel der Alpen über das schwärzliche Grün der föhrenbewachsenen Berggehänge herüberschimmern. Nur ungern und mit der Hoffnung auf baldiges Wiedersehen nahmen wir von den letztern Abschied und eilten ᵘ von Glocknitz aus auf den Flügeln der weit schnelleren Flächenlocomotive in 3 Stunden der Kaiserstadt zu, deren Staub und Städtedunst uns nach dem frischen Genuß der freien Gebirgsluft doppelt drückend wurde. Um 5 Uhr Nach*mittags* trafen wir auf dem Südbahnhof ein und brachten unsre Pflanzenschätze sogleich in Sicherheit.

Soweit von unserer herrlichen Frühlingsfahrt auf die Raxalp und über den Semmering. Jetzt will ich noch kurz Einiges über die ersten Excursionen nachholen, die ich im Beginn meines Wiener Aufenthaltes machte. Gleich der erste schöne Frühlingstag, der zweite Samstag im Mai (9/5) wurde, wie ich euch schon schrieb, mit einem sehr hübschen Ausfluge in die „Brühl" ausgefüllt, und zwar fuhren wir per Dampf bis Mödling (ebenso zurück) und kletterten, bevor wir die eigentliche Brühl selbst besuchten, ᵛ auf den pflanzenreichen sonnigen Kalkfelsen herumʷ, die sich von

Mödling bis Brunn hinziehen, mit grünem Laubwald geziert und mit einzelnen künstlichen und natürlichen Ruinen bepflanzt. Die Blicke von den verschiednen Höhen auf das weite Wiener Becken, westlich das kahlen Gebirge, östlich weit am Horizont die blauen Leithaberge, nördlich im Hintergrund die mächtige Kaiserstadt mit dem Alles überragenden Stephansthurm, im Vordergrund der Einblick in das schöne grüne Hügelland und die an seinem Rand liegenden freundlichen Dörfer, waren sehr anmuthig; die botanische Ausbeute sehr reich. Ich that zum ersten Male einen Blick in den großen Formenreichthum und die südliche Fülle der hiesigen Flora. Sowohl auf den nackten Kalkbergen, als in den Wäldern Vieles mir ganz Neue! ||

Sonntag, 10/5 waren Chamisso und ich früh mit Herrn Kotschy, dem orientalischen Reisenden, den ich schon in Berlin kennen gelernt, jetzt Adjunct hier am botan*ischen* Garten, einem sehr freundlichen, netten Manne, in Schoenbrunn[89], wohin man durch die weitläufige Vorstadt Mariahilf per Omnibus in fast 1 St*unde* fährt. Wir besichtigten den großen, kunstreichen Park, die ausgezeichnet schöne und reiche Menagerie nur sehr oberflächlich, sehr genau dagegen die ebenfalls vorzüglich reichhaltigen und sehr schön gehaltenen großen Gewächshäuser, in denen uns H*err* Kotschy mit großer Gefälligkeit herumführte und auf die einzelnen Merkwürdigkeiten aufmerksam machte. Besonders reich und die bedeutendste in Europa ist die Sammlung lebender Aroideen (Kallapflanzen)[90] von denen eine Masse prächtiger tropischer Arten beisammen sind. Mir gefiel am besten ein ganz reizender kleiner Alpengarten, eine sehr reiche Sammlung von außerordentlich schönen, gut gehaltenen, zum Theil schon prächtig blühenden Alpenpflanzen, die in einem künstlich abgekühlten, halb unterirdischen Glashaus gezogen werden. Auch mit Herrn Schott[91], dem Director aller dieser zoologisch-botanischen Herrlichkeiten, einem freundlichen alten Manne, machte uns Herr Kotschy bekannt. Um Mittag fuhren wir schon wieder zurück, um den Nachmittag noch [x] eine mit unsern Freunden verabredete Parthie auf den Kahlenberg zu machen. Es ist dies der letzte, nördlichste Vorsprung des Wiener Waldes, da, wo er am Nordende der Stadt mit der Donau zusammenstößt (1300' ü. M.) Man fährt mit Stellwagen bis an seinen Fuß, von der Stadt aus in 1 St*unde* über Döbling und Grinzing[92], [y] durch kahles, heißes Ackerland u*nd* staubige Vorstädte und steigt dann auf ebenso staubigem, schattenlosem Wege noch fast 1 St*unde* bergan. Die Aussicht ist sehr schön. Wir sahen von dem Balkon des Kahlenbergs zum erstenmal die ungeheure Kaiserstadt in der weiten Ebene ausgebreitet zu unsern Füßen liegen, links östlich bis nach Ungarn hinein den Lauf der inselreichen Donau durch das weite Marchfeld, am Horizont nördlich die Ausläufer der Karpathen, östlich die niedere Hügelkette des Leithagebirgs, südlich den Anfang der steirischen Alpenkette. Weit schöner und umfassender war die Rundsicht, welche wir am folgenden Samstag, 16/5, vom höchsten Gipfel des ganzen Wiener Walds, dem Hermannskogl, genossen. Wir fuhren Nachmittags mit Stellwagen durch die Vorstadt Herrenals in 1 St*unde* nach Dornbach[93], sehr hübsch in einem waldigen Bergwinkel gelegen, u*nd* stiegen von hier durch einen sehr anmuthigen Park zu dem (zerstörten) Dianatempel[94], von dem man ebenfalls einen schönen Blick auf das Wiener Becken, nach Nordost, mit hübschem grünem Vordergrund hat, dann hinüber zu den Hameaux[95], einer Anzahl aus Baumrinden erbauten Hütten mitten im Wald. Von hier bestiegen wir in 1 St*unde* den schönen Hermannskogl selbst, dessen prachtvolles Panorama, früher durch das herangewachsene Unterholz verdeckt, jetzt durch einen hölzernen Aussichtsthurm ganz zugänglich gemacht ist. Die Rundsicht ist die umfassendste von Allen in der nähern Umgebung Wiens. Nordwestlich² verfolgt man weit den Lauf der Donau aufwärts, ebenso südöstlich bis nach Preßburg[96] abwärts. Im Norden hinter dem nahen Bisamberg am linken Donauufer die weiten Polauer Berge[97]. Im Westen überall das anmuthigste, mit dichtem grünem Wald gezierte Hügelland, welliges Terrain mit rundgewölbten Sandsteinkuppen. Ganz anders die grandiosen Schneehäupter der obersteirischen Alpen im Osten, der mächtige Hochschwab, der langgestreckte Schneeberg. Zu den Füßen das Häusermeer Wiens und seiner Vorstädte, mit dem mächtigen Stephansthurm[98] in Mitten, darüber das weite Wiener Becken mit dem Leithagebirg am Horizont. Sonntag, 17/5 versuchten wir eine Parthie nach Baden in das Helenenthal, die durch Regen gänzlich verunglückte.

1 Br. 8.
2 Vgl. Br. 9, S. 35.
3 Wie Br. 9, S. 39.
4 Vgl. Haeckel, Ernst: Aus dem physiologischen Experimentalcursus des Prof. Ludwig. Wien. Sommer 1857 (egh. Vorlesungsmitschrift, EHA Jena, B 393, Bl. 52r–74r).
5 Zum Staatsexamen vgl. Br. 7, Anm. 13.
6 Vgl. Br. 8, Anm. 7.
7 Haeckel, *Karl* Heinrich Christoph Benjamin; Haeckel, Hermine, geb. Sethe.
8 Vgl. u. a. EHAB, Bd. 1, S. 304.
9 Bastgen, Conrad Alexander.
10 Böttcher, Jakob Ernst *Arthur*.
11 Mack, Gustav.
12 Ehrenstelle bei der 1836 gegründeten Studentenvereinigung Corps Nassovia an der Julius-Maximilians-Universität Würzburg.
13 Vgl. Br. 4, S. 21.
14 Der im klassizistischen Baustil gehaltene, 1841 eröffnete erste Südbahnhof = Gloggnitzer Bahnhof, Kopfbahnhof im Süden Wiens und Ausgangspunkt der Südbahn, spezialisiert auf Personenverkehr.
15 Brunn am Gebirge, Marktgemeinde im Bezirk Mödling in Niederösterreich.
16 Kurort mit Thermalbad am Abhang des Wienerwaldes, ca. 35 km südlich von Wien gelegen, seit 1928 Bad Vöslau.
17 Pinus nigra subsp. nigra J. F. Arnold, Syn.: Pinus austriaca Höss oder Pinus nigricans Host, Österreichische Schwarzkiefer oder Parapluie-Baum, Familie: Pinaceae (Kieferngewächse). Eine für den Wienerwald charakteristische Unterart der Schwarzkiefer, Pinus nigra J. F. Arnold, mit einer schirmförmigen (parapluie: frz. Schirm) Baumkrone.
18 Ruine der Burg Mödling, oberhalb des Mödlingbachtales gelegen.
19 „Tempel des Kriegsruhms", errichtet 1813 zu Ehren der 1809 in der Schlacht bei Aspern Gefallenen, mit einer Höhe von 494 m beliebter Aussichtspunkt.
20 An der Landesgrenze zwischen Niederösterreich und dem Burgenland gelegener, ca. 35 km langer Höhenrücken.
21 Bergmassiv der Rax-Schneeberggruppe, mit 2076 m höchste Erhebung in Niederösterreich.
22 Hesperis tristis L., Trauernachtviole, Familie: Brassicaceae (Kreuzblütler).
23 Alyssum montanum L., Berg-Steinkraut, Familie: Brassicaceae (Kreuzblütler).
24 Arabidopsis lyrata subsp. petraea (L.) O'Kane & Al-Shehbaz, Syn.: Arabis petraea (L.) Lam., Felsen-Schmalwand, Familie: Brassicaceae (Kreuzblütler).
25 Pseudoturritis turrita (L.) Al-Shehbaz, Syn.: Arabis turrita L., Turm-Gänsekresse, Familie: Brassicaceae (Kreuzblütler).

26 Chamaecytisus ratisbonensis (Schaeff.) Rothm., Syn.: Cytisus ratisbonensis Schaeff., Regensburger Zwergginster, Familie: Fabaceae (Schmetterlingsblütler).
27 Globularia cordifolia L., Herzblättrige Kugelblume, Familie: Globulariaceae (Kugelblumengewächse).
28 Globularia bisnagarica L., Syn.: Globularia vulgaris auct. non L. s. str., Gewöhnliche Kugelblume, Familie: Globulariaceae (Kugelblumengewächse).
29 Erica carnea L., Schneeheide, Familie: Ericaceae (Heidekrautgewächse); EHA Jena, E 4, Ericaceae Nr. 1: „Fleischrotes Haidekraut. Erica carnea. Im Höllenthal am Semmering in Unterösreich" und EHA Jena, E 13a, Nr. 49: „Alpen=Haidekraut. Erica carnea. In den Schwarzföhrenwäldern des Höllenthals in Unteröstreich. 2000'."
30 Daphne cneorum L., Rosmarin-Seidelbast, Familie: Thymelaeaceae (Spatzenzungengewächse).
31 Primula vulgaris Huds., Syn.: Primula acaulis (L.) Hill, Schaftlose Primel, Familie: Primulaceae (Primelgewächse), EHA Jena, E 4, Primulaceae Nr. 13: „Stengellose A: P: acaulis In der Brühl bei Wien.".
32 Gattung: Muscari Mill., Traubenhyazinthen, Familie: Asparagaceae (Spargelgewächse).
33 Androsace maxima L., Riesen-Mannsschild, Familie: Primulaceae (Primelgewächse).
34 Cardamine enneaphyllos (L.) Crantz, Syn.: Dentaria enneaphyllos L., Quirl-Schaumkraut oder Quirlblättrige Zahnwurz, Familie: Brassicaceae (Kreuzblütler); EHA Jena, E 12, Nr. 7: „Dentaria enneaphyllos Rax.".
35 Lacerta viridis (Laurenti, 1768), Östliche Smaragdeidechse, Familie: Lacertidae Gray, 1825 (Echte Eidechsen).
36 Zamenis longissimus (Laurenti, 1768), Syn.: Coluber aesculapii (Lacépède, 1789), Äskulapnatter, Familie: Colubridae Oppel, 1811 (Eigentliche Nattern).
37 Vgl. Br. 9, S. 35.
38 Anguis fragilis (L., 1758), Blindschleiche, Familie: Anguidea Gray, 1825 (Schleichen). Die durchschnittliche Länge der erwachsenen Blindschleiche beträgt etwa 30 bis 40 cm. Große Exemplare können eine Länge von über 50 cm erreichen.
39 Schwechat.
40 Der Hohe Lindkogel (834 m) im südlichen Wienerwald wird auch als Eisernes Tor bezeichnet.
41 Sina zu Hodos und Kizdia, *Simon* Georg Freiherr von.
42 Der auf dem Gipfel des Hohen Lindkogels 1856 erbaute, 14 m hohe steinerne Turm „Sina-Warte" trägt über dem Eingang als Inschrift die Worte seines Stifters: „Dem Vergnügen des Publikums Freiherr Simon Sina, 1856".
43 Die Burgen Rauheneck und Rauhenstein.
44 Lat.: im reinen Naturzustand, d. h. nackt.
45 Vgl. Br. 9, S. 35.
46 Heute Sopron, etwa 70 km südlich von Wien gelegene Stadt im Nordwesten Ungarns.
47 Antaios (Antaeus) war in der griechischen Mythologie Sohn des Poseidon und der Gaia, der personifizierten Mutter Erde, und zog daher seine Kampfkraft aus der Berührung derselben. Er hatte Herakles (Herkules) zu einem Ringkampf gefordert. Dieser, die Quelle der Kraft seines Gegners ahnend, hob Antaios schließlich aus und erdrückte ihn in der Luft; vgl. u. a.: Wernicke, Konrad: Antaios 1. In: Paulys Realencyclopädie der classischen Altertumswissenschaft. Band I, 2, Stuttgart 1894, Sp. 2339–2342.
48 Anemone sylvestris L., Großes Windröschen, Familie: Ranunculaceae (Hahnenfußgewächse).
49 Pulsatilla alpina (L.) Delarbre s. l., Syn.: Anemone alpina L., Alpen-Küchenschelle, Familie: Ranunculaceae (Hahnenfußgewächse); EHA Jena, E 12, Nr. 3: „Anemone alpina Rax." und EHA Jena, E 13a, Nr. 1: „Alpen=Windröschen. Anemone alpina. (Ranunculacea). Am Absturz der Raxalp gegen das Mürzthal, in Obersteiermark. 5000'."
50 Primula auricula L., Alpenaurikel, Familie: Primulaceae (Primelgewächse); EHA Jena, E 4, Primulaceae Nr. 19: „Goldgelbe A: P: Auricula Auf den Nordabhängen der Raxalp (Alp. Austr.)", EHA Jena, E 12, Nr. 43: „Primula Auricula Rax." und EHA Jena, E 13b, Nr. 69: „Alpen=Aurikel. Primula Auricula. Im Naßthal in Unteröstreich. 3000'. (Primulacea)."
51 Primula farinosa L., Mehlprimel, Familie: Primulaceae (Primelgewächse).

52 Primula spectabilis Tratt., Prachtprimel, Familie: Primulaceae (Primelgewächse); EHA Jena, E 4, Primulaceae Nr. 18: „Prächtige A. P: spectabilis Auf den Südhängen der Raxalp (Alp. Austr.)", EHA Jena, E 12, Nr. 44: „Primula spectabilis Rax." und EHA Jena, E 13b, Nr. 70: „Prächtige Aurikel. Primula spectabilis. An den südlichen Abstürzen der Raxalp, gegen das Mürzthal, in Obersteiermark. 6000'. (Primulacea)."

53 Gentiana verna L., Frühlings-Enzian, Familie: Gentianaceae (Enziangewächse); EHA Jena, E 12, Nr. 30: „Gentiana verna. Rax." und EHA Jena, E 13b, Nr. 55: „Frühlings=Enzian. Gentiana verna. Auf den Alpenmatten bei Kapellen im Mürzthal in Obersteiermark. (2000'). (Gentinaea)."

54 Gentiana acaulis L., Stengelloser Enzian, Familie: Gentianaceae (Enziangewächse); EHA Jena, E 12, Nr. 31: „Gentiana acaulis Rax." und EHA Jena, E 13b, Nr. 53: „Stengelloser Enzian. Gentiana acaulis. Auf den Felsen des Höllenthales in Unteröstreich. (Gentianea). 2000'."

55 Cardamine amara L., Bitteres Schaumkraut, Familie: Brassicaceae (Kreuzblütler).

56 Cardamine trifolia L., Kleeblättriges Schaumkraut, Familie: Brassicaceae (Kreuzblütler); EHA Jena, E 12, Nr. 8: „Cardamine trifolia Rax." und EHA Jena, E 13a, Nr. 7: „(Crucifera.) Dreiblättriges Schaumkraut. Cardamine trifolia. Im Höllenthal in Unteröstreich. 2000'."

57 Vgl. Br. 9, S. 35.

58 In dem Gebiet befanden sich zahlreiche Eisenhammer und Eisenverarbeitungswerke, eines der größeren war das Schmelz- und Hammerwerk in Hirschwang bei Reichenau; vgl. dazu: Blumenbach, Wenzel Carl Wolfgang: Neueste Landeskunde von Oesterreich unter der Ens. 2. Bd., 2., sehr verb. und verm. Aufl., Güns 1835, S. 147.

59 Tephroseris integrifolia (L.) Holub, Syn.: Cineraria aurantiaca Besser, Steppen-Greiskraut, Familie: Asteraceae (Korbblütler).

60 Pinguicula alpina L., Alpen-Fettkraut, Familie: Lentibulariaceae (Wasserschlauchgewächse). Pflanze mit karnivorer Lebensweise; EHA Jena, E 12, Nr. 40: „Pinguicula alpina Rax." und EHA Jena, E 13b, Nr. 63: „Alpen=Fettkraut. Pinguicula alpina (Lentibulariea). An den felsigen Abstürzen der Raxalp, gegen das Höllenthal herab, in Unteröstreich. 3000'."

61 Pinguicula vulgaris L., Echtes Fettkraut, Familie: Lentibulariaceae (Wasserschlauchgewächse).

62 Wie Anm. 54.

63 Clematis alpina (L.) Mill., Syn.: Atragene alpina L., Alpen-Waldrebe, Familie: Ranunculaceae (Hahnenfußgewächse); EHA Jena, E 4, Ranunculaceae Nr. 2: „Atragene alpina Violettblaue Alpenrebe Im Höllenthal bei Reichenau (Alp. Austr.)" und EHA Jena, E 12, Nr. 1: „Atragene alpina Rax."

64 Wie Anm. 49.

65 Wie Anm. 56.

66 Polygala chamaebuxus L., Buchsblättriges Kreuzblümchen, Familie: Polygalaceae (Kreuzblümchengewächse).

67 Lonicera alpigena L., Alpen-Heckenkirsche, Familie: Caprifoliaceae (Geißblattgewächse).

68 Viola biflora L., Zweiblütiges Veilchen, Familie: Violaceae (Veilchengewächse).

69 Auch „große Höhle" genannt, eine eiförmige tiefe Felsenbucht, die mit ihren steilen Felswänden einer Naturbühne gleicht; vgl. Baedeker, Deutschland und das österreichische Ober-Italien (wie Br. 1, Anm. 9), S. 232.

70 Śnieżne Kotły, auf die Wirkung von Gletschern zurückzuführende Kessel im westlichen Riesengebirge in Polen; vgl. EHAB, Bd. 2, S. 225 und Abb. 27.

71 Ländliches Wirtshaus „Zur Singerin", nahe Naßwald am Eingang in das Höhlental; vgl. Baedeker, Deutschland und das österreichische Ober-Italien (wie Br. 1, Anm. 9), S. 231.

72 Daphne mezereum L., Gewöhnlicher Seidelbast, Familie: Thymelaeaceae (Spatzenzungengewächse).

73 Soldanella alpina L., Gewöhnliches Alpenglöckchen, Familie: Primulaceae (Primelgewächse); EHA Jena, E 4, Primulaceae Nr. 22: „ Troddelblümchen Soldanella Alpen –T: S: alpina Auf der Raxalp gegen das Naßthal (Alp. Austr.)", EHA Jena, E 12, Nr. 45: „Soldanella alpina Rax" und EHA Jena, E 13b, Nr. 72: „Großes Alpenglöckchen. Soldanella alpina. (Primulacea). An den westlichen Abstürzen der Raxalp, gegen das Naßthal herab, in Unteröstreich. 4500'."

74 Draba lasiocarpa Rochel, Syn.: Draba aizoon Wahlenb., Karpaten-Felsenblümchen, Familie: Brassicaceae (Kreuzblütler).

75 Viola alpina Jacq., Alpenveilchen oder Ostalpen-Stiefmütterchen, Familie: Violaceae (Veilchen-

gewächse); EHA Jena, E 12, Nr. 14: „Viola alpina Rax." und EHA Jena, E 13a, Nr. 14: „Alpen=Veilchen. Viola alpina. Auf dem Gipfel der Raxalp, 6300'. In Obersteiermark. (Violacea)."; s. Abb. 7.

76 Thlaspi alpestre Jacq., Syn.: Thlaspi alpinum (Crantz) Crantz, Alpen-Hellerkraut, Familie: Brassicaceae (Kreuzblütler); EHA Jena, E 12, Nr. 13: „Thlaspi alpinum Rax." und EHA Jena, E 13a, Nr. 10: „Alpen=Täschelkraut Thlaspi alpinum. 5000'. Auf der Raxalp in Unteröstreich. (Crucifera)."

77 Gattung: Saxifraga L., Steinbrech, Familie: Saxifragaceae (Steinbrechgewächse).

78 Gattung: Gentiana L., Enziane, Familie: Gentianaceae (Enziangewächse), vgl. auch Anm. 54.

79 Arabidopsis halleri (L.) O'Kane & Al-Shehbaz, Syn.: Arabis halleri L., Hallersche Schaumkresse, Familie: Brassicaceae (Kreuzblütler).

80 Androsace villosa L., Zottiger Mannsschild, Familie: Primulaceae (Primelgewächse).

81 Die in den Hochalpen vorkommenden Weidenarten sind von zwerghaftem Wuchs, z. B. Salix arbuscula L., Zwergweide, Familie: Salicaceae (Weidengewächse).

82 Arctostaphylos uva-ursi (L.) Spreng., Syn.: Arctostaphylos officinalis Wimm. & Grab., Echte Bärentraube, Familie: Ericaceae (Heidekrautgewächse); EHA Jena, E 4, Ericaceae Nr. 8: „Immergrüne Bärentraube Arctostaphylos officinalis. Bei Kapellen in Steiermark".

83 Helleborus niger L., Schwarze Nieswurz, Familie: Ranunculaceae (Hahnenfußgewächse); EHA Jena, E 4, Ranunculaceae Nr. 23: „Schwarze Nießwurz. Helleborus niger. Auf der Raxalp. (Alp. Styr.)" und EHA Jena, E 12, Nr. 6: „Helleborus niger. Rax."

84 Ranunculus thora L., Schildblättriger Hahnenfuß, Familie: Ranunculaceae (Hahnenfußgewächse).

85 Alnus alnobetula (Ehrh.) K. Koch, Syn.: Alnus viridis (Chaix) DC., Grünerle oder Alpen-Erle, Familie: Betulaceae (Birkengewächse).

86 Wirtshaus beim Hirsch im Pfarrdorf Kapellen, Inhaber vermutlich Vinzenz Wedl (* 1805); vgl. Puff, Rudolf: Kurzer Auszug aus den Wanderungen durch die gesammte Steiermark. Abt. 1: Von Wien, Linz, Salzburg und Klagenfurt nach Grätz. Grätz 1843, S. 28.

87 Isopyrum thalictroides L., Wiesenrauten-Muschelblümchen, Famile: Ranunculaceae (Hahnenfußgewächse).

88 Geranium phaeum L., Brauner Storchschnabel, Familie: Geraniaceae (Storchschnabelgewächse).

89 Vgl. Br. 4, S. 23.

90 Unterfamilie: Aroideae, Familie: Araceae (Aronstabgewächse).

91 Schott, Heinrich Wilhelm.

92 Ehemalige Vororte im Nordwesten Wiens, die seit 1892 zusammen den 19. Wiener Gesamtbezirk bilden.

93 Hernals und Dornbach, zwei ehemals selbständige Gemeinden, die 1892 zusammen mit Neuwaldegg zum 17. Wiener Gemeindebezirk Hernals zusammengeschlossen wurden.

94 Ein kleiner Pavillion mit acht Säulen und einem Kuppeldach am westlichen Ende des Neuwaldegger Parks, der zerstört und nach 1858 durch ein Rindenhaus ersetzt wurde; vgl. u. a. Schmidl, Adolf: Wien's Umgebungen auf zwanzig Stunden im Umkreise. Nach eigenen Wanderungen geschildert. 1. Bd., Wien 1835, S. 117.

95 Das sogen. Hameau ist eine Anhöhe im 17. Wiener Bezirk Hernals. Auf der Anhöhe wurde nach holländischem Vorbild eine Gruppe von einfachen Holzhütten als Gastunterkünfte für den Feldherrn im österreichischen Erbfolgekrieg, Franz Moritz Graf von Lacy (1725–1801), rund um dessen dortige eigene Unterkunft errichtet. Die Anlage, die zeitgenössisch „Holländerdörfl" genannt wurde, verfiel nach dessen Tod.

96 Heute Bratislava, Hauptstadt der Slowakei.

97 Pollauer Berge (tschech. Pavlovské vrchy), etwa 40 km südlich von Brünn (tschech. Brno) gelegen, ist ein Hügelland am nördlichen Rand des Wiener Beckens und bildet den westlichen Teil der Äußeren Westkarpaten.

98 Der ca. 136 m hohe Südturm der Domkirche St. Stephan, das Wahrzeichen Wiens, im Bezirk Innere Stadt.

11. Von Karl Haeckel, Freienwalde, 31. Mai – 2. Juni 1857

Freienwalde 31 Mai 57.

Lieber Ernst!

Wundre Dich nicht, wenn ich jetzt plötzlich [mit] meinem alten, von mir längst aufgegebenen Plane[1] wieder zum Vorschein komme. Wir wollten doch immer gern eine Fußreise wieder zusammen machen doch die Finanzen standen bei mir so, daß ich für diesen Sommer den Gedanken ganz aufgegeben hatte. Die Aeltern wollten mich nach dem letzten Briefe[2] im September zwar[a] nach Westphalen schicken, um eine Geschäftsangelegenheit zu ordnen. Statt dessen soll ich nun aber, da jene Sache anderweit besorgt wird mit Dir eine Tour von Wien aus machen!!! – Was meinst Du? hast Du Lust?! Ich denke, „Ja!", u. noch dazu ein recht freudiges u. dankbares, wirst Du sagen und wir wollen beide unsern lieben Aeltern doppelt dankbar dafür sein, daß sie trotz so mancher großer Ausgaben aus freien Stücken dieses noch || thun wollen. – Doch nun das Wann u. wohin. Grieben muß ins Bad u. wird schwerlich vor dem 10 August zurück sein. Ich hätte also die 3 letzten Wochen im August disponibel, vielleicht noch einige Tage früher könnte ich fort. Du mußt ja wohl auch schon am 1 September zurück sein. Also eine große Tour kann es nicht werden u. soll es auch nicht. Inclusive der Rückreise von Wien nach Berlin stehen uns 170–200 rℓ. zu Gebote. Ich rechne auf die Hin- und Rückreise bis Wien rsp. hieher für mich 30 Rth., für Dich 15 rℓ. zusammen[b] reichlich 50–60 rℓ., so blieben uns 100–120 rℓ. – Wohin kommen wir für dies Geld? – Ich möchte natürlich am liebsten nach Salzburg und dem SalzKammergute; das ich noch gar nicht kenne, haben wir Zeit u. Geld genug, so können wir noch etwas nach Tyrol oder Steiermark gehen. – –

den 2 Juni

Die Reisegedanken gehen mir jetzt fast beständig durch den Kopf. Ich habe im Baedecker (d. h. in meiner alten Auflage) geblättert und schlage Dir folgende Touren zu Prüfung u. Auswahl vor: Tour über den Sömmering[3] – bis Gratz, über die Stub Alp oder Stein Alp hinüber in das Thal der Mur[4], dieses hinaufwärts, über irgendeinen Paß des oberen Thals nach dem oberen Drau Thale u. dem || Möllthale, Exkursion nach dem Groß Glockner, dann auf irgend einer Dir neuen Tour nach den Salzburger Alpen. – Oder: Sömmering von Bruck nach[c] Maria Zell, über[d] Seeberg u. Seewiesen, dann über Wildalpen nach Eisenerz von da ins Thal der Enns u. über die Rottenmann Tauern oder über die Radstädter Tauern nach dem oberen Murthal, auf beliebigem Wege hinüber nach Gastein, u. von da nach Salzburg. Dort uns 8 Tage vor Anker gelegt u. Exkursionen gemacht. Ist zu solcher Tour die Zeit zu kurz, dann lieber vorn gekürzt, und in den Salzburger Gegenden desto länger geblieben. – Doch sind das alles nur unmaßgebliche Vorschläge; Du bist ja weit besser orientirt, als ich und magst den Plan machen, wie er Dir gut dünkt. Im Allgemeinen wünschte ich nur die Salzburger Alpen zu sehen, vorher aber mit Dir irgend eine Tour zu machen, die Dir neu ist; daß wir über Wien zurück gehen, ist ist wohl jedenfalls zweckmäßig da auch die Rückreise von da am billigsten ist. Vater meint wir sollten dann die Tour

Wien – Breslau nehmen. Wenn ich aber etwa hinwärts in Einem Streiche durchführe, um bald bei || Dir zu sein, so möchte ich dann doch rückwärts Prag sehen.

Deine 2 Bog*en* Reiseskizze der Himmelfahrtstour[5] [e] kamen gestern an, wir haben uns recht daran erfreut.

– Was die Ausrüstung zur Reise betr*ifft*, so wird man sich doch wohl ein Paar Schuh oder Stiefel mit starkem Leder u. Doppelsohlen zulegen müssen. Nimmst Du einen Regenschirm mit? – Ich dachte es zu thun. Reisekarte u*nd* Bädeker[6], Schaumann[7] pp hast Du wohl dort.

– Für den hiesigen Sommer hätte ich gern die Flora d*er* Mark[f] von Garke[8], die Du ja wohl hast, hier gehabt. Mutter kann sie nicht finden, wo steht sie? – Hast Du eine Lupe zum Besehen der Pflanzentheile in Berlin? – Bitte, antworte mir auf all diese Fragen ja recht bald, direkt oder über Berlin. Ich werde in etwa 14 Tagen doch einmal herüberfahren. – Was das Bischen Botanik betr*ifft*, das ich treibe, so glaube nur nicht, daß ich mich zu sehr darin vertiefe. Ich suche nur die mir gewöhnl*ich*[g] vorkommenden, leichteren Pflanzen zu bestimmen u. habe dabei noch an Dr Fischer[9], einem der Lehrer der hiesigen Vorbereitungsschule[10], mit dem ich jetzt öfters umgehe, einen Anhalt. – Die Aeltern bleiben bis Sonnabend. Wir leben sehr nett hier zusammen. Mutter Minchen[11] bleibt bis Mitte des Monats. Ade, herzl*ichen* Gruß von Deinem treuen Bruder

Karl.

Wenn ich erst den 10 August komme, kannst Du dann vielleicht noch 1 Woche im September zur Reise zulegen? – Schreibe mir doch bald direkt hieher, ich kann ja[h] den Brief an die Aeltern von hier nach Berlin schicken.[i] Mimmi[12] und Mutter Minchen grüßen schön.[j]

1   Der hier wieder aufgegriffene Plan einer gemeinsamen Alpenreise wurde im Sommer 1857 realisiert; vgl. das Reisetagebuch von Haeckel, Ernst: Alpenreise mit Karl Haeckel und Mulders. August 1857 (egh. Mskr., EHA Jena, B 421).

2   Nicht überliefert.

3   Vgl. Br. 9, S. 35.

4   Fluss, der durch das heutige Österreich, Slowenien, Kroatien und Ungarn fließt.

5   Vgl. Br. 10, Beilage.

6   Baedeker, Karl: Südbayern, Tirol und Salzburg, Ober-Italien. Handbuch für Reisende nach eigener Anschauung und den besten Hülfsquellen bearbeitet. 6., umgearb. Aufl., Coblenz 1855; s. Haeckel-Jugendbibliothek, Nr. 117 (=183).

7   Schaubach, Adolf: Die deutschen Alpen. Ein Handbuch für Reisende durch Tyrol, Oesterreich, Steuermark, Illyrien, Oberbayern und die anstoßenden Gebiete. 5 Thle., Jena 1845–1847; s. Haeckel-Jugendbibliothek, Nr. 93–96 (=178–182).

8   Garcke, August: Flora von Nord- und Mittel-Deutschland. Zum Gebrauche auf Excursionen, in Schulen und beim Selbstunterricht. 3., verb. Aufl., Berlin 1854; s. Haeckel-Jugendbibliothek, Nr. 42 (=72), mit Vermerk: „Geschenk des Verfassers".

9   Fischer, N. N., Dr., Privat- bzw. Oberlehrer an der höheren Knabenschule in Freienwalde.

10 In Freienwalde gab es zunächst eine als Privatverein errichtete höhere Knabenschule, aus der 1863 das Progymnasium hervorging; vgl. Das höhere Schulwesen in Preussen. Historisch-statistische Darstellung, im Auftrage des Ministers der geistlichen, Unterrichts- und Medicinal-Angelegenheiten hrsg. von Dr. L. Wiese. Berlin 1864, S. 120.

11 Sethe, Wilhelmine, geb. Bölling.

12 Haeckel, Hermine, geb. Sethe.

12. Von Carl Gottlob Haeckel, Freienwalde, 3. Juni 1857,
mit Nachschrift von Charlotte Haeckel

Freyenwalde 3 Juni 57.

Lieber Ernst!

Wir sind seit Freitag hier und bleiben bis Sonnabend. Es herrscht hier große Dürre, seit 4 Wochen kein Regen, was für die Mark sehr schlimm ist, die immer viel Regen braucht. Doch stehen die Winterfrüchte schön. Vorige Woche war es sehr heiß. Dann kam am Sonnabend ein so böser Nord[a] Ostwind, der sich am Sonntag zum unerträglichen steigerte. Wir fuhren Sonntag Nachmittag mit Aegidis[1] nach Sonnenburg[2] zu Jung[3], konnten es aber im Freien nicht aushalten.[b] Es war ganz hübsche Gesellschaft da und wir fuhren erst gegen Mitternacht bei schönem Mondschein nach Hause. Die Nacht war sehr kalt. Wir leben hier mit unsern Kindern[4] sehr gemüthlich, Minchen[5] aus Stettin ist hier, der bei ihrem großen Verlust[6] dieses Leben unter den Kindern sehr wohl thut. Anna[7] ist in Posen um Helene[8] zu pflegen. Das Wetter war in diesen Ferientagen sehr hell und wolkenlos, wurde aber erst am 2ten wieder wärmer. Ich mache hier meine Frühpromenaden allein, arbeite dann an meiner Lebensgeschichte[9] und bin in den Feldzug im Frühjahr 1814 in Frankreich[10] sehr vertieft. Dann eßen und plaudern wir zusammen, gegen Abend wird ein Spatziergang in corpore gemacht, Carl[11] und ich gehn dann weiter in die hiesigen schönen Wälder und Abends sitzen wir wieder zusammen und plaudern.

Ich möchte gern, da ich noch lebe, Dir und Carl noch eine Freude machen mit einer Reise, die aber höchstens 200 rℓ. kosten darf. Carl hat Dir darüber geschrieben[12] und Du wirst ihm nun vollständig antworten. Ich gedenke bald nach dem 20 Juli mit Mutter nach Warmbrunn zu reisen und spätestens Ende August wieder nach Berlin zurükzukehren. Ich möchte gern Mutter auf der Rükreise Breslau zeigen und über Waldenburg[13] und Freyburg[14] dahin reisen. Im September wird es schon zum Umzug[15] viel zu thun geben und Du wirst dann auch wieder zurük sein müßen.

Deine Briefe sind alle eingegangen, sie reichen bis zum Sömmering[16], den Du nebst der Eisenbahn wohl auch beschreiben wirst. Du hast ja ein schönes Alpenleben genoßen und Dich an der Frühlingsnatur sehr erquikt. Das ist doch ein großes Gut, was uns Gott mit auf dieses Erdenleben gegeben hat, der Genuß an der schönen Natur, || wofür auch ich so empfänglich bin. Die Menschen verleiden durch ihre Leidenschaften, durch ihre Bornirtheit[c], Einseitigkeit und Dummheit so das Leben aufs mannigfaltigste, daß ein Rükblick auf Gottes Schöpfung und eine Erquikung daran wahrlich Noth thut. Doch auch so weis er das Erdenleben seinem bestimmten Ziel entgegen zu führen und alle Dummheit und Schlechtigkeit kann es nicht aufhalten, unbemerkt und im Stillen entwikelt sich alles weiter und macht sich dann nöthigenfalls durch Explosionen Platz. Daß Dich die Physiologie so anspricht und Du noch ein Colleg bei Ludwig[17] zu Stande gebracht hast, freut mich sehr. Du mußt Dir aber auch an den nöthigen Lebensbedürfnißen und Erholungen nichts abgehn laßen. Reicht das Geld nicht so werde ich zuschießen und wenn Du vor August noch dergleichen brauchst, so schreibe es, sonst bringt es Carl mit. Es kommt nun darauf an, daß Du eine recht zwekmäßige und genügende Tour zu Eurer Reise wählst. Da Du das Terrain schon kennst, so kannst Du die zwekmäßigsten Vorschläge machen. Ich werde mich auf Warmbrunn u*nd* Schlesien beschränken. Ich lebe mehr in der Vergangenheit, die allerdings sehr intereßant war und mahle mir manchmal die Zukunft aus, die Ihr, wenn Gott Euch das Leben schenkt, noch erleben könnt. Da wird sich der Himmel wohl wieder aufheitern. Jetzt ist das elendeste Philistergetriebe was man sich denken kann. Aber auch der Unsinn muß seine Zeit haben, sich darzustellen, um dann, der auf die Länge in sich unhaltbar ist, desto gewißer zu verschwinden. Ich habe die schöne Zeit erlebt, wo sich einmal ein ganzes Volk zusammennahm u*nd* durch Opferbereitschaft große Dinge vollbrachte. Jetzt sind wir in dem Schlendrian des Genußes, des Egoismus und in romantisch feudalistischem Unsinn versunken. Meine Lebensbeschreibung[18] hat mich in die Kriegszeit von 1813/14 versetzt und ich habe die Kriegsoperationen ordentlich studirt. Aber sie haben gar nicht isolirt da gestanden, die Politik hat eine große Rolle gespielt, die größte aber der liebe Gott selbst, dem auch die damalige Beschränktheit menschlicher Leidenschaften zu seinem || Ziele hat dienen müßen. Wenn man die damaligen Ereigniße zusammen nimmt, so kann man nur ausrufen: Gottes Führungen sind wunderbar. – Ich will für heute schließen. Sonnabend denken wir wieder in Berlin einzutreffen und dort Deine weitern Briefe zu erwarten. Dein Alter

Hkl.

[*Nachschrift von Charlotte Haeckel*]

Mein lieber Ernst!

Für heute von Deiner alten Mutter nur den Herzinnigsten Gruß. Viel denke ich an Dich, besonders hier bei den kleinen Putsels[19], die uns viel Spaß machen. Wie sehr freue ich mich, daß Du so viel Schönes siehst, geniesse es nur recht. Richthoven[20] ist heute vor 8 Tagen nach Berlin gekommen, || vom Bahnhof kam er zu uns, da wir nicht zu Hause waren, hatte er nur Deinen Brief[21] abgegeben; Donnerstag kam er wieder und blieb bei uns zu Mittag, er meinte, wenn er uns auch getroffen, würde er doch bei seinem Bruder[22] gewohnt haben, um den zu geniessen. Ade

Deine alte
Mutter.

1   Aegidi, Karl *Julius*; Aegidi, Jemina, geb. Kenworthy.
2   Seit 1957 Stadtteil von Bad Freienwalde.
3   Jung, Hermann.
4   Haeckel, *Carl* Christian Heinrich; Haeckel, Hermann; Haeckel, Anna.
5   Sethe, Wilhelmine, geb. Bölling.
6   Ihr Ehemann, *Christian* Carl Theodor Ludwig Sethe, war am 31.3.1857 verstorben.
7   Sethe, *Anna* Auguste Friederike.
8   Jacobi, Helene, geb. Sethe, die am 21.5.1857 entbunden hatte, vgl. Br. 8, S. 32.
9   Haeckel, Aus den Jahren 1806 bis 1815 (wie Br. 2, Anm. 21).
10 Der Frühjahrsfeldzug 1814 endete mit einem Sieg der Alliierten, ihrem Einzug in Paris und der Abdankung Napoleons (Pariser Frieden vom 30.5.1814).
11 Haeckel, *Karl* Heinrich Christoph Benjamin.

12 Br. 11, S. 57.
13 Heute Wałbrzych in Polen.
14 Freiburg in Schlesien, heute Świebodzice in Polen.
15 Im September 1857 zog die Familie Haeckelin in die Wilhelmstraße 73 in Berlin (Reimersches Anwesen, später Reichspräsidentenpalais).
16 Vgl. Br. 9, S. 35.
17 Zum Kolleg vgl. Br. 10, Anm. 4.
18 Wie Anm. 9.
19 Wie Anm. 4.
20 Richthofen, Ferdinand Freiherr von.
21 Br. 10.
22 Richthofen, *Carl* Ferdinand Wilhelm Freiherr von.

13. Von Karl Haeckel, Freienwalde, 9. Juni 1857

Freienwalde 9 Juni 1857

Lieber Ernst

Auf Deinen gestrigen Brief[1], der heute oder morgen nach Berlin weiter geht, beeile ich mich Dir das Nöthigste zu antworten. Ich habe recht lachen müssen, daß Du Dich vorzugsweise mit dem abquälst, was mir das Allereinfachste zu sein scheint, der Frage: ob Du Dich von dort aus zum Examen[2] melden könnest. Die Schwierigkeit wird sich wohl noch heben lassen. Du mußt [*für*] Dich nur ganz genau durch Chamisso oder einen Deiner in Berlin brieflichen Bekannten über die dazu nöthigen Formalitäten Erkundigung einziehen. Zieht das österreichische Impfattest nicht, so versprichst Du eins nachzubringen.[3] Kurz, die Meldung wird, nöthigenfalls unter einer Befürwortung Deiner Protektoren, *Johannes* Müller, p., wohl auch von da so gemacht werden können, daß Du zum November herankannst. Ist aber dieser Punkt in Richtigkeit, so kannst Du ruhig bis Anfang September bummeln. – Ich kann nicht vor Anfang August hier fort. Grieben hat von 20st Juni ab auf 6 Wochen um Urlaub gebeten, kommt also *circa* den 2ten || August zurück. Den 6ten würde ich also Abends in Ischl sein können. Denn daß Du bis dahin nicht in Wien bleibst, finde ich ganz in Ordnung. Schwärme lieber Natur in Aussee! – Wir könnten dann v. 7–27.st bis Wien zurück[a] herumbummeln, Du gehst dann direkt zurück nach Berlin, wenn Du nicht anders kannst, ich schau mir noch Wien und Prag an. Lieber wär mir's natürlich, Du bliebst noch mit in Wien. Ich möchte gern mit Dir das Wichtigste dort[b] sehen, das Du doch noch bis dahin theilweis aufsparen könntest.
 – Einen Paß besorge ich mir nächstens, mit K. K. Österreichischem Gesandtschaftsvisum. Für das Stückchen Baierland ist doch kein besonderes Visum erforderlich?
 – Ich studire jetzt schon täglich etwas Geographie oder dergleichen für die Reise. Nur gutes Wetter dazu[c]! – Diesen Wunsch hat man doppelt, wenn man wie wir hier fast beinah 4 Wochen ohne ordentlichen Regen sitzt,[d] von der Hitze gräßlich leidet, u. fürchten muß, daß das schlechte Wetter nachkommt. Die Saaten haben so durch die Hitze gelitten, daß eine Mißernte ernstlich in Aussicht steht, namentlich beim Sommergetreide.

Die Aeltern sind am Sonnabend zurückgereist, M*utter* Minnchen[4], geht den 15 fort, um || in Stettin alles zu packen, u. dann nach Steinspring[5] zu gehen. Sie wünscht, daß Mimmi[6] mit den Kindern[7] sie im August in Heringsdorf besucht.

Frau u. Kinder sind munter, Annchen hat recht zugenommen. Gebe Gott, daß alles so wohl ist, wenn ich reise.

Für Deine Reisebeschreibung[8] herzl*ichen* Dank, sie wandert mit nach Berlin mit dem sonstigen Briefe. Ueber die Examen-Meldung werden sie Dir wohl bald von dort schreiben.

Ade, herzlichen Gruß von Deinem treuen Bruder

Karl

M*utter* Minnchen u*nd* Mimmi lassen schön grüßen.

1. Muß ich eine Gletscherbrille haben?
2. Ich wollte mein schwarzes Offizier-Renzel[9] mitnehmen, da meine Jagdtasche zu klein ist. Was meinst Du?
3. Ich bringe Reisesack mit Reservewäsche nach Ischl mit, wir schicken ihn von da nach Aussee, wo wir 8–12 T*a*ge später hinkommen u. dann nach Wien.

Eine Möglichkeit ist wohl vorhanden, daß ich noch || 2–3 Tage früher fort komme. Aber ich kann nicht darauf rechnen, es hängt alles von G*rieben*'s Rückreise ab. Er geht nach Johannisbad[10] um eine Kur zu brauchen,

Ich soll Dir noch schreiben von den Frauen[11]: „ich sei immer abwesend auf der Reise".

1 Nicht überliefert.
2 Vgl. Br. 7, Anm. 13.
3 Vgl. folgendes Impfattest: „Daß Herr Dr. Haeckel die Schutzblattern geimpft und deren regelmäßigen Verlauf beobachtet hat, wird demselben hiermit attestirt. Dr. Wollmüller Direktor der kl. Impfanstalt. [Siegel] Berlin 6 September 1857." (EHA Jena).
4 Sethe, Wilhelmine, geb. Bölling.
5 Heute Smolarz im Kreis Friedeberg in der Neumark (Strzelce Krajeńskie) in Polen.
6 Haeckel, Hermine, geb. Sethe.
7 Haeckel, *Carl* Christian Heinrich; Haeckel, Hermann; Haeckel, Anna.
8 Vgl. Br. 10, Beilagen.
9 Ränzel, Ranzen.
10 Heute Janské Lázně, Kurort im tschechischen Riesengebirge.
11 Wie Anm. 4 und 6.

14. An Charlotte, Carl Gottlob und Karl Haeckel, Wien, 21. Juni 1857, mit Beilagen (Berichte über die Exkursion nach Ungarn vom 30. Mai bis 2. Juni 1857 und die Exkursion zum Bisamberg am 7. Juni 1857)

Liebe Eltern!

Inliegend folgt die Skizze unserer ungarischen Excursion, die schon lange fertig liegt. Ich warte mit dem Abschicken immer, weil ich vorher noch von euch einen Brief zu bekommen hoffte; doch bis heute Abend vergebens. Ich schicke nun sie ab, damit sie Karl noch antrifft, der nach seinem letzten Brief[1] ja wohl Sonntag bei euch sein wird.

Ich bitte Dich, lieber Karl, mir aus der mittleren Lade von Vaters Secretär, wo meine Papiere liegen, aus diesen für das Staatsexamen[2] herauszusuchen: 1. Das Original des Abiturientenzeugnisses[3] 2. Das Zeugniß über das Tentamen philosophicum (ein halber Bogen, gestempelt u*nd* von Dove unterzeichnet)[4] 3. Die 5 [a] Universitäts[b] Abgangszeugniße (drei aus Berlin, zwei aus Würzburg)[5] 4. Einen Abdruck des Diplom[6]. Vorläufig bitte ich diese Papiere in einem Bogen zusammen apart zu legen. Ferner bitte ich nachzusehen, ob mein alter, grünschwarzer baumwollener Reiseregenschirm noch da ist, den Du mir dann mitbringst. Auch Bädecker[7] nicht zu vergessen. Eine Gletscherbrille brauchst Du nicht. Zum Überfluß hab ich eine hier. Wegen der mitzunehmenden Wäsche etc thust Du wohl Dich möglichst einzuschränken. Ich nehme im Ganzen (inclusive dem, was ich auf dem Leib trage) mit: 1 Plaid, 1 leichten Sommerrock, 1 wollene Sommerhose u*nd* 1 Turnhose (die nöthigenfalls als Unterhose dient), 3 Hemden, 4 Schnupftücher, 4 Paar Wollstrümpfe, 1 Mütze, 1 paar leichte Schuh (zugleich als Pantoffeln zu brauchen), 1 P*aar* Alpenschuh, 1 Regenschirm. Das ist Alles. Einen Reisesack mit Reservewäsche vorauszuschicken, finde ich unnöthig. Es geht das nicht so leicht u*nd* bequem wie in der Schweiz, da die Österreich*ische* Post viel theurer u*nd* unsicherer ist. Für Wien kann ich Dir ja von meiner Wäsche nachher hier zurücklassen, so viel Du brauchst. Sollte Deine Jagdtasche wirklich zu klein sein? Mir däucht nicht. Sonst ist das Ränzel am Ende doch practischer. Ich nehme meine alte Alpentasche mit, die ich hier habe, und die zusammen mit der Pflanzenpresse eine Art Renzel bildet. Schreib mir nur bei Zeiten über alle etwa noch nöthigen Vorbereitungen.

Euch, lieben Eltern, heut nur noch herzlichen Gruß. Ich lebe schon ganz in Gedanken zu der gemeinschaftlichen Alpenreise mit Karl auf die ich mich außerordentlich freue. Wenn nur das medic*inische* Staatsexamen nicht wäre. Mein Sitzfleisch, das jetzt sehr fleißig war, fängt schon wieder an abzunehmen. Da hier alles schon von Reisen denkt und spricht, bin ich auch schon etwas zerstreut. Doch verfolge ich mit größtem Interesse d*ie* Physiologie bei Bruecke[8] und Ludwig[9]. Auch die Cliniken gefallen mir jetzt wieder besser. || Dieser Tage verlebte ich bei Brücke einen sehr netten Abend. Sonst fehlt mir eigentlich etwas Familienumgang sehr. Bekannte habe ich genug u*nd* mit unserm engern nordischen Kreis[10] bin ich täglich viel zusammen. Man wird aber zu einseitig Mediciner. In Berlin wird mirs wieder umgekehrt gehen. –

Auf die Fragen des vorigen Briefs bitte ich, ja zu antworten, namentlich wie viel Dissertationen noch da sind – Herzl*iche* Grüße. Bald mehr.

Euer alter Ernst.

[Beilagen: Berichte über die Exkursion nach Ungarn vom 30. Mai bis 2. Juni 1857 und die Exkursion zum Bisamberg am 7. Juni 1857]

Excursion nach Ungarn.

Wir hatten beschlossen, die Pfingstferien, die vom 30/5 bis 4/6 dauerten, mit einer Fahrt nach Ofen u*nd* Pesth auszufüllen und fanden uns demgemäß am Morgen früh um 6 Uhr (Samstag 30/5) am Landungsplatz unterhalb der Ferdinandsbrücke zusammen, wo uns ein kleiner Dampfer aufnahm und am Prater vorbei durch den Donaukanal zu dem großen Dampfschiff brachte, das an der Einmündung des letztern in den Hauptstrom lag. Wir waren diesmal unserer Fünf, lauter „Nordländer", wie man uns in Wien antagonistisch bezeichnet; nämlich: Krabbe (Kjoebenhavn), Cowan[11] (Edinburgh), Focke (Bremen), Chamisso und ich. Die 13stündige Donaufahrt befriedigte unsere Erwartungen nicht, obwohl sie in mancher Hinsicht sehr eigenthümlich ist. An landschaftlich schönen Bildern bietet sie nur sehr wenig und auch dies wenige steht weit hinter den obern Strecken des Flußes (von Regensburg bis Passau, Linz, Wien etc) zurück. Mit Ausnahme weniger kurzer, unten zu erwähnenden Strecken bietet der Fluß selbst überall denselben einförmigen Character: Ein trübes schmutziggelbgraues, undurchsichtiges Wasser von bedeutender Breite, und ziemlich starke Strömung, das aber im größten Theil seines Laufs durch Inselbildung sich sehr zersplittert und verliert. Die Ufer sehr flach, eben, kaum ein paar Fuß über dem Niveau erhoben, mit kiesigem oder lehmigem Gehänge, von dem, da nirgends etwas für Flußkultur und Uferbauten geschehen ist, beständig große Stücke abgespült und weggerissen werden. Über diesem niedrigen, unterminirten, oft mit niedern Sträuchern besetzten Absturz dehnt sich entweder in unendlicher Einförmigkeit und trostloser Leerheit die weite grüne Steppe aus, überall Gras und nichts als Gras dem umsonst nach einem Ruhepunkt suchenden Auge bietend, oder es wird der weitere Umblick durch dichte Wälder von dichtgedrängten, schöngewachsenen, hohen Weidenbäumen abgeschnitten, welche aber in Wuchs, Größe und Mischung ebenso viel Monotonie bieten, wie die weiten Grasfluren der Steppe. Man glaubt sich in der That ganz außerhalb || des civilisirten Mitteleuropa versetzt, so unbewohnt, leer und öde erscheint das ganze Land, und man braucht nur wenig Phantasie um sich einzubilden, man führe auf einem kaum erst entdeckten Flusse des nördlichen Amerika oder Asiens. Namentlich an die Bilder von Uferlandschaften im südlichen Kamtschatka, die Kittlitz in seinen Vegetationsansichten[12] so trefflich dargestellt, wurde ich lebhaft erinnert. Mit diesen eigenthümlichen, einförmigen Vegetationsverhältnissen stimmt der Character der thierischen und menschlichen Bevölkerung dieser ungarischen Donauufer trefflich zusammen. Hinsichtlich des erstern ist zu bemerken, daß die Ufer noch am meisten durch zahlreiche Rinderheerden belebt werden, die sehr malerisch am Ufer oder Waldrand gelagert sind, oder auf der Steppe grasen und sich tummeln, oder, was ihnen besonders Vergnügen zu machen scheint, bis über die Knie im seichteren [c] Wasser stehen und sich von den Wellen anspülen lassen. Überall ist es dieselbe characteristische Race: hochgebaute, schlanke, relativ wenig plumpe und massive Thiere mit durchgehends weißer Farbe und sehr langen, weit divergirenden schwarzen Hörnern.[13] Auch ihr schwarzes Auge und ihre intelligente Physiognomie zeichnen sie nicht wenig vor unserm gemeinen Rindvieh aus. Kaum minder zahlreich sind, besonders auf den Grasfluren, die großen Pferdeheerden, bei denen man ebenso wenig als bei den Rindern, Hund und Hirten bemerkt, und die sich ebenfalls in ungebundener Freiheit ihres Lebens freuen. [d] Es sind kleine, gedrungene Thiere mit langen Mähnen und Schweifen, sehr unbändig, flink und schnell.[14] Außer diesen beiden tritt nur noch ein drittes thierisches Element in großer Masse in[e] der Landschaft auf: zahllose Schaaren von großen, schwarzen wilden Enten, Tauchern, Wasserhühnern etc, welche dichtgedrängt die ausge-|| dehnten Inseln in den vielen Donauarmen bewohnen und auf einem Beine stehend mit großer Bedächtigkeit sich das vorüber sausende Dampfschiff betrachten, an dessen Anblick sie schon ganz gewöhnt scheinen, wie sie denn auch außerdem wohl

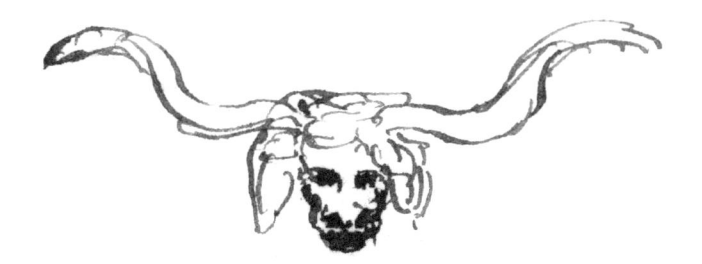

kaum von Menschen beunruhigt werden. Auch einzelne Reiher und Kraniche bemerkten wir, die am Ufer fischten. Von Fischen selbst sah ich Nichts. Viel rarer, als die Bestien, sind die Magyaren[15], von denen man auf der ganzen Fahrt nur wenig sieht und zwar nur 2 Formen, nämlich Schiffer und Wassermüller. Die erstern haben einen ebenso einförmigen Habitus, wie Alles andere: braune, hagere, sehnige Gestalten mit feurigen dunkeln Augen und bis über die Schultern herabhängenden rabenschwarzen Haaren, meist edle, scharf geschnittene Züge. Ein paar sehr weite, fast rockartige, weiße Leinwandhosen, eine ebensolche kurze Jacke und ein schwarzer Filzhut mit breiter Krämpe und rundem Deckel. So sitzen sie phlegmatisch auf ihren kunstlos zusammengezimmerten Flößen und Schiffen, welch letztere freilich kaum diesen Namen verdienen. Starke breite Bohlen und Planken sind in einfachster Weise zu einer Fähre zusammengefügt, auf der eine ebenso roh gezimmerte Hütte steht. Alle Schiffskünste sind hier noch auf den ersten Stadien der Kultur stehen geblieben. Diese Flöße sind erst im untern Theil häufiger, überhaupt aber sehr wenig zahlreich. Und von andern Schiffen wird der Fluß auch nicht befahren, die wenigen Schleppdampfer ausgenommen, die eiserne Schleppkähne stromauf transportiren. Der Fluß selbst erscheint weithin ebenso todt und öde, wie seine Ufer, an denen einzelne Dörfer und Hütten sehr selten sind, und nur in großen Zwischenräumen ein einzelner größerer Flecken auftritt. Die meisten menschlichen Wohnungen, denen man begegnet, sind die schwimmenden Schiffmühlen, die mitten im Strom vor Anker liegen, meist zu Gruppen von 20–30, oft aber auch von 80–100 vereinigt. || Selbst die größeren Städte, die in weiten Zwischenräumen an den Ufern zerstreut liegen, bieten nur sehr wenig Eigenthümliches oder Auszeichnendes. Sie sind still und wenig belebt, die Häuser alle nach einem Schnitt: breit und niedrig, 1–2, selten 3stöckig, weiß angestrichen mit schwarzen Dächern und wenigen kleinen Fenstern. Die erste interessantere Zwischenstrecke auf der langen, einförmigen Fahrt bietet die Grenze zwischen Östreich und Ungarn und der Eintritt in letzteres. Die Donau bricht hier mitten durch die südwestlichen Ausläufer der Karpathen durch, deren Fortsetzung nach Süden und zugleich Verbindung mit den Alpen das östlich das Wiener Becken begrenzende Leithagebirge bildet. Nachdem der Strom das lange, weite durch die Napoleonischen Schlachten berühmte Marchfeld[16] durchschnitten, zwängt er sich da, wo von Norden die March in ihn einmündet, durch das ungarische Donauthor, das links von den gesprengten Ruinentrümmern der Felsenfestung Theben[17], rechts von dem sehr malerisch mit seiner Schloßruine[18] am Fuße bewaldeter Hügel vortretenden Hainburg, eingeschlossen wird. 1 Stunde weiter hinab liegt die alte ungarische Königsstadt Preßburg, die nach[f] eben so wenig aussieht, als die starke, am Einfluß der Waag gelegene Festung Comorn[19], von der man nur ein paar Mauern und Thürmchen sieht. Viel stattlicher nimmt sich weiterhin, an der Einmündung der Gran[20], die ansehnliche Stadt Gran[21] aus, mit einem auf einem Berg sehr schön gelegenen, colossalen Kuppeldom[22], nach dem Muster der Peterskirche in Rom gebaut. Auch die vom hohen Fels bis zum Flußufer herabziehenden Trümmer der Bergfestung Wissegrad[23] bringen Abwechslung in die Gegend, die überhaupt auf dieser Strecke, von Gran bis Waizen[24], noch den meisten Reiz hat. Die öde flache Steppe wird hier von einer Kette dichtbewaldeter Kalk und Porphyrhügel unterbrochen, zwischen denen die Donau in anmuthigen Krümmungen sich durchwindet, und die mit ausgedehnten Weinpflanzungen geschmückt sind. Hinter Waizen, wo die Donau in rechtem Winkel nach Süden umbiegt, wird die Gegend wieder flacher bis bald im Hintergrund der Blocksberg[25] erscheint und am Fuße desselben die Thürme und Dächer von Pesth, wo wir endlich Abends um 7 Uhr anlangten und im „Schwan"[26], wo wir recht gut und relativ billig wohnten, abstiegen. ||

Ofen und Pesth (ungarisch: Buda und Pestjne) befriedigten unsere Erwartungen nicht in dem Grade, als wir erwartet hatten. Von magyarischem Nationalleben, welches noch vor 1848 die beiden Schwesternstädte sehr ausgezeichnet haben soll, merkt man jetzt nur wenig mehr. Ofen ist fast ganz deutsch, und Pesth welches noch jetzt überwiegend magyarisch und die bedeutendste Handelsstadt Ungarns ist, war in den beiden Pfingstfeiertagen während deren wir dort waren, sehr still und leer. Das Beste ist noch die schöne Lage und Umgebung der beiden Orte, die wir aber wegen des traurigen Regenwetters auch weniger ausbeuten konnten, als wir wünschten. Schon am Morgen des Pfingstsonntages (31/5) wich das am Tag vorher noch so schöne Wetter einem anhaltenden Platzregen, der uns zwang, die kostbare Zeit mit Schachspiel todtzuschlagen, da die einzige Sehenswürdigkeit Pesths, das Nationalmuseum, feiertagshalber geschlossen war. Erst gegen Mittag hellte es sich etwas auf und wurde späterhin noch recht klar. Wir benutzten dies, um auf die andere Seite nach Ofen zu gehen, wo der Zufall uns zuerst in die Kapelle der k. k. Hofburg führte. Hier war in feierlichem Gepränge, umgeben von 6 fackeltragenden Grenadieren der Kaisergarde, die Leiche der tags zuvor verstorbenen 4jährigen Erzherzogin Sophie[27], der älteren Tochter des Kaisers[28], öffentlich ausgestellt und wurde von vielen Leuten der verschiedensten Klassen theils laut betrauert, theils still verehrt; ein seltenes und sehr eigentümliches Schauspiel. Durch diesen plötzlichen Todesfall war die unter so günstigen Umständen eingeleitete Reise der k. k. Majestäten[29] plötzlich abgeschnitten worden. Wir fanden noch überall, in den Städten sowohl, als auf der Hin- und Rückreise unterwegs, die Reste der großen Feierlichkeiten, die bei dem Besuch des Kaiserpaars stattgefunden hatten: Längs der Donau zahlreiche Empfangspforten und Triumphbögen, an den Thoren und Brücken Ehrensäulen und Flaggenthürme, dann in der Stadt hohe, in der Eile aus Brettern errichtete, aber sehr geschmackvoll decorirte Monumente und Bildwerke. Auch die Häuser waren noch zum großen Theil mit Flaggen und reich drapirten Guirlanden, Kränzen etc festlich geschmückt. || Nachdem wir uns das schöne gußeiserne Hentzidenkmal[30] (dem 1849 bei der Vertheidigung der Festung gegen die Ungarn gefallenen General Hentzi[31] zu Ehren errichtet) auf dem Schloßplatz angesehen, stiegen wir von der Festung Ofen hinüber auf den Blocksberg, dem höchsten und schönsten Punkt in der Umgebung der beiden Städte (765' ü. M.) von dem man eine prachtvolle Aussicht über beide genießt, die nebst der sehr interessanten Flora an seinen Abhängen, den belohnendsten Theil unserer Ungarfahrt bildete. Der Blocksberg ist ein vollkommen isolirter, ganz kahler, oben mit Festungswerken gekrönter, runder Kuppelberg, der am Südwestende der Städte sehr steil vom rechten Donauufer aufsteigt. Von der Festung Ofen ist er durch einen tiefen Spalt getrennt, der die sogen*annte* Raitzenstadt[32] ausfüllt. Dieser ganz eigenthümliche Stadttheil bildet zwischen beiden Bergen ein von der Donau aufsteigendes Dreieck, das aus lauter ganz kleinen einstöckigen Häusern von weißer Farbe mit schwarzen Dächern und 2 kleinen Fenstern, besteht und ausschließlich von dem eigentümlichen Volksstamm der Raitzen[33] bewohnt wird, lauter Weinbauern, die zur nicht unirten griechischen Kirche gehören. Über diesem sonderbaren Dorfe, das sehr von der übrigen Stadt, namentlich von der großen Häuserreihe der Donau-Zeil (am linken Ufer-Quai) absticht, steigt nördlich der schöne länglichrunde grüne Bergrücken auf, dessen Plateau mit den Festungswerken der Citadelle Ofen[34] geziert ist: vornan das schöne stattliche kaiser*liche* Schloß, das mit seinen gelben Mauern, schwarzen Schieferzinnen und grünen Jalousieen recht nett aus dem niederen Mauerwerk mit vielen kleinen Thürmen hervortritt. Im Westen der Festung ziehen sich fruchtbare, grüne Felder, Gärten u*nd* Weinberge zu den waldbekränzten Höhen und Hügelketten hinan, die als || „Ofner Wald" die Stadt im weiten Halbkreis westlich umgeben. Nach Norden sieht man zur Donau herabziehen die Häuser und Straßen der durch ihre großen Schiffswerften berühmten Vorstadt Altenofen[35]. Sehr eigenthümlich contrastirt mit dieser malerischen, abwechslungsvollen Umgebung, die nördlich und westlich Ofen am linken Ufer umzieht, die weite, höchst einförmige Ebene, welche südlich und östlich hinter Pesth am rechten Ufer unabsehbar sich ausdehnt: eine einzige, große grüne Fläche: Wiesen und Felder, nur hie und da von einzelnen kleinen Häusergruppen unterbrochen, sonst überall eine menschenleere Steppe bis zum gradlinigen Horizont sich ausdehnend. Je einförmiger und öder diese weite, grüne Ebene erscheint, desto sonderbarer contrastirt damit das umfangreiche Häusermeer der sehr weitläufig gebauten Stadt Pesth, die aber auch an sich wenig Abwechslung darbietet. Nur die vorderste Häuserreihe, die „Donauzeil", die, Ofen gegenüber, sehr lang am linken Ufer-Quai sich hinzieht, bildet eine sehr ausgezeichnete fortlaufende Reihe prächtiger palastähnlicher Häuser, von 5–6 Stockwerken, die in ihrer zusammenhängenden

Linie, am Ufer des mächtigen Stroms, einen imposanten Anblick gewähren. Dagegen zeichnen sich die Straßen der übrigen Stadt durch nichts aus. Sie sind sehr breit, leer und langweilig (wenigstens an Festtagen), die Häuser schmucklos, groß und weit, aber ohne Geschmack gebaut. Kirchen oder sonstige öffentliche Gebäude zeichnen sich nirgends aus und namentlich vermißt man die Kirchenthürme sehr, die bei so großen Häusermassen eine wesentliche Zierde abgeben. Dadurch steht Pesth namentlich sehr hinter Prag zurück, mit dem seine ganze Lage sonst auffallend viel Ähnlichkeit hat. Selbst zwischen den einzelnen Theilen lassen sich treffende Parallelen ziehn, in der Art, daß Pesth der Alt- und Neustadt von Prag, Stadt Ofen der Kleinseite, Festung Ofen dem Hradschin, die Raitzenstadt dem hohlen Weg unterhalb Strahow[36] und endlich der Blocksberg dem Laurentiusberg recht passend sich vergleichen läßt. Pesth Ofen ist allerdings viel umfangreicher, || Prag aber viel mannichfaltiger und schöner. Außerdem ist die Moldau gerade hier noch etwas breiter als die sonst viel bedeutendere, aber grade in Ofen Pesth sehr schmale Donau, und endlich wird erstere von 2 Brücken, einem steinernen Bogen und einer eisernen Kettenbrücke überspannt, während die Donau nur die letztere besitzt. Diese ist übrigens eine Zierde der beiden Städte, wie man sie nicht leicht anderswo so großartig wiederfindet. Wie in Prag die Schützen- und Hetz-Insel, so bilden in Buda Pesth die Ofner und Margarethen-Insel kleine Wälder mitten im breiten Strom, die nicht wenig zum Schmuck des Bildes beitragen. Nachdem wir wohl ein paar Stunden lang die herrliche Rundsicht vom Gipfel des Blocksbergs nach allen Seiten genügend genossen, kletterten wir auch noch eine gute Weile an seinen kahlen, felsigen Abhängen umher, die uns ganz unerwartet ein schönes Probestück östlicher ungarischer Flora lieferten, so daß wir auf kleinem Raume eine ganze Menge neuer und sehr characteristischer, zum Theil in Deutschland ganz fehlender Pflanzen fanden: Ranunc*ul*us Illyricus[37], Reseda Phytheuma[38], fast ein Dutzend neuer Cruciferen, darunter das merkwürdige Lepidium perfoliatum[39], ferner Herniaria incana[40], Paronychia capitata[41], Convolvulus Cantabrica[42], Alcine Jacquini[43], Glaucium phoeniceum[44], Astragal*us* Onobrych*is*[45] und viele andere Arten, deren Namen wir jetzt noch nicht wissen. Erst spät Abends kamen wir (nachdem wir uns im Vorbeigehen auch noch das berühmte heiße Bruckbad am Fuß des Blocksbergs angesehen) nach Pesth zurück, wo wir auch den berühmten Ungarwein, und zwar den edelen Tokayer, in seinem Vaterland einmal kosteten. Übrigens war er hier kaum so billig und gut, wie in Wien, wo man den trefflichsten Ungar für ein wahres Spottgeld bekömmt (jedenfalls eine der wenigen Tugenden der östreichischen Kaiserstadt!). Auch spazierten wir bei Mondschein noch etwas am Quai auf und ab, wo viele Sonntagsspaziergänger lustwandelten, und von wo sich die zahlreichen Lichterchen auf dem andern Ufer in Ofen sehr gut ausnahmen. ||

Am zweiten Pfingsttag (1/6) fing leider wieder dasselbe traurige Regenwetter, wie Tags zuvor an, nur mit dem Unterschiede, daß es den ganzen Tag fast ununterbrochen fortdauerte, so daß ein in einer regenfreien Zwischenpause gemachter Versuch, auf den Schwabenberg[46], den höchsten der westlich hinter Ofen sich erhebenden Hügelkette, zu kommen, völlig mißglückte. Doch konnten wir heut wenigstens das ungarische Nationalmuseum[47] sehen, wo eine Menge interessanter Alterthümer, namentlich aus der Zeit der Römerherrschaft und der Türkenkriege, aufgespeichert sind. Abends waren wir im ungarischen Nationaltheater, wo ein magyarisches Originalstueck gegeben wurde, von dem wir natürlich kein Wort verstanden. Doch wurde es sehr gut gespielt, und war in so fern recht interessant, als wir dabei mehr von dem ungarischen Nationalleben, ihre Tracht, Sprache, Sitten und Gebräuche kennen lernten, als während unsers übrigen Aufenthalts.

– Dienstag (2/6) früh war ich mit Focke schon um 4 Uhr auf den Beinen, um noch einmal die schöne Aussicht vom Ofner Schloßberg und seinen verschiedenen Seitenhängen zu genießen. Doch fing leider wieder der unaufhörliche Regen bald an, so daß wir uns entschlossen, um 9 Uhr mit der Eisenbahn nach Wien zurückzufahren, wo wir Abends 6 Uhr ankamen. Die Bahn bleibt am nördlichen Donauufer, bietet aber noch weniger Mannichfaltigkeit und noch größere Einförmigkeit, als die Schiffahrt auf der Donau herab. Fast ununterbrochen fährt man entweder über die nackte, endlose Grassteppe (Pußta), oder durch flachhügeliges, fruchtbares Ackerland. Nur etwas mehr Häuser und Dörfer sieht man, als am Fluß. Auch nehmen sich einzelne Orte, namentlich Waitzen, Gran, Preßburg, von dieser Seite weit schöner und stattlicher aus, als von der Donau. Das Interessanteste war die sehr eigenthümliche Wiesenflora, die Focke und ich mit großem Vergnügen vom Waggon aus verfolgten und diagnosticirten und die wir gar zu gern uns auch etwas näher angesehen hätten, was aber leider nicht ging. || Außerdem hatte ich im Waggon ein recht interessantes Vis-à-vis, einen schlesischen Gutsbesitzer[48] aus Oderberg[49], der mehrere Wochen im Innern von Ungarn umhergereist war und mir sehr Viel davon zu erzählen wußte. – Zu guter letzt hatten Focke und ich noch das Vergnügen, uns in Neu-Haeusel (Ersek-Ujvar)[50] wo Mittag gegessen wurde, mit einem echt ungarischen Nationalgericht zu vergiften. Es ist das berühmte Gullasch, eine mit spanischem Pfeffer (Paprika) furchtbar scharf gewürzte Rindfleischspeise, die wir kaum trotz unsers Hungers hinunterbrachten. Nach 2 Stunden bekamen wir heftiges Erbrechen, Schwindel bis fast zur Ohnmacht, leichtes Fieber etc und als wir in Wien ankamen, auch noch heftige Diarrhoe etc. Kurz, eine förmliche Gastro-Enteritis, an deren Nachwehen wir noch mehrere Tage stark laborirten, trotzdem eine sogleich eingeschlagene, kräftige Therapie wenigstens die Hauptsymptome bald stillte. So glorios endete unsere verregnete Pfingsttour.

[Exkursion zum Bisamberg]

Am Sonntag 7/6, einem sehr schönen, aber auch sehr heißen Sommertag, machten wir 5 „Nordländer" eine Excursion auf einen der berühmtesten botanischen Punkte in der Umgegend von Wien, den oberhalb Enzersdorf[51] (einer Station an der Stockerauer Bahn) am <u>linken</u> Donauufer gelegenen Bisamberg, einem buschigen Kalkhügel, auf dem wir die sonst nirgends in Deutschland wachsende Vinca herbacea[52] fanden, ferner eine Menge Orobanchen[53], Jurinea mollis[54], Linum flavum[55] et hirsutum[56], Prunus Chamaecerasus[57] etc etc. Die Aussicht war sehr hübsch, ganz verschieden von denen der andern Punkte um Wien und reichte namentlich weit die Donau hinauf und in das Innere des Wiener Walds hinein. Besonders schön nahm sich der Leopoldsberg[58] aus, den wir am Nachmittag, indem wir nach Kloster Neuburg übersetzten, erstiegen, und von dessen Plattform wir ebenfalls noch eine prächtige Aussicht genossen. Über Leopoldsberger Doerfel und Nußdorf[59] spät Abends zurück. –

1 Br. 13
2 Vgl. Br. 7, Anm. 13.
3 Original und von Charlotte Haeckel angefertigte Abschrift des Reifezeugnisses, Merseburg 1852, sind überliefert (EHA Jena).
4 Haeckel hatte das Tentamen Philosophicum (beglaubigte Abschrift im EHA Jena) am 8.12.1854 absolviert; vgl. bes. EHAB, Bd. 2, S. XVII f. (Einleitung) und S. 35 (Anm. 3).
5 Zeugnis der Universität Berlin v. 7.10.1852, Zeugnis der Universität Würzburg v. 28.3.1854, Zeugnis der Universität Berlin v. 5.4.1855, Zeugnis der Universität Würzburg v. 30.8.1856, Zeugnis der Universität Berlin v. 6.4.1857 (EHA Jena).
6 Promotionsurkunde vom 7.3.1857; s. Abb. 1.
7 Baedeker, Karl: Handbuch für Reisende in Deutschland und dem österreichischen Kaiserstaat. Nach eigener Anschauung und den besten Hülfsquellen. Theil 1: Oesterreich, Süd- und West-Deutschland. 6., umgearb. Aufl., Coblenz 1855; s. Haeckel-Jugendbibliothek, Nr. 119 (=185).
8 Brücke las im SH 1857 von 11.00–12.00 Uhr Physiologie und höhere Anatomie; vgl. Haeckel, Ernst: Fragmente aus den Vorlesungen des Prof. Bruecke über Physiologie des Nervensystems und des Auges. […] Wien. Sommer 1857 (egh. Vorlesungsmitschrift, EHA Jena, B 393, Bl. 10r–51r; Übersicht der Vorlesungen an der medicinischen Facultät der k. k. Universität zu Wien im Sommer-Semester 1857. In: Wochenblatt oder Zeitschrift der k. k. Gesellschaft der Ärzte zu Wien. 3. Bd., Wien 1857, S. 205–207; s. Abb. 26.
9 Kolleg bei Ludwig vgl. Br. 10, Anm. 4; s. Abb. 25.
10 Chamisso, Hermann von; Cowan, Alexander; Focke, Wilhelm Olbers; Krabbe, Harald.
11 Cowan, Alexander.
12 Kittlitz, Friedrich Heinrich von: Vierundzwanzig Vegetations-Ansichten von Küstenländern und Inseln des Stillen Oceans. Aufgenommen in den Jahren 1827, 28 und 29 auf der Entdeckungsreise der Kaiserlich-Russischen Corvette Senjawin und Capitain Lütke. Wiesbaden 1850.
13 Ungarisches Steppen- oder Graurind (Bos primigenius taurus).
14 Vielleicht die halbwild gehaltenen Ponys aus der Rasse der Huzule, ursprünglich asiatische Steppenpferde, die von den Bergbauern in der „Huzulei", einem Gebiet in den Ostkarpaten gehalten wurden.
15 Auch Madjaren, Einwohner Ungarns.
16 Östlich an Wien grenzende, ca. 900 km² große Ebene, Schauplatz zweier Schlachten der französischen Armee gegen die von Erzherzog Karl geführten österreichischen Truppen bei Aspern am 21./22.5.1809 und bei Wagram am 5./6.7.1809, wobei erstere mit der ersten taktischen Niederlage Napoleons endete.
17 Die Burg Devin (dt. Burg Theben, slowak. Devínsky hrad), Ruine einer Festungsanlage am Zusammenfluss von Donau und March im heutigen gleichnamigen Stadtteil von Bratislava.
18 Die Heimenburg oder Hainburg, Ruine einer Höhenburg aus dem 11. Jh. auf dem Schlossberg über der Stadt Hainburg.
19 Komorn, ungar. Komárom, slowak. Komárno, Stadt und Festung an der Donau, heute anteilig zur Slowakei und Ungarn gehörend.
20 Der in der Niederen Tatra entspringende 298 km lange Hron (slowak.), linker Nebenfluss der Donau, mündet an der Staatsgrenze zu Ungarn in die Donau.
21 Das an der Donau gelegene heutige Esztergom in Ungarn.
22 Der Dom Unserer Lieben Frau und des Hl. Adalbert (ungar. Nagyboldogasszony és Szent Adalbert prímási fösekeseghyáz), Kathedralkirche des Erzbistums Esztergom-Budapest und größte Kirche Ungarns.
23 Visegrád, 30 km nördlich von Budapest, bekannt durch seine mittelalterliche Burg mit dem ungarischen Königspalast.
24 Waitzen, ungar. Vác, am linken Ufer der Donau gelegene Stadt, 34 km nördlich von Budapest.
25 Der Gellért-hegy (ungar.) ist mit 235 m größte Erhebung Budapests am Westufer der Donau und seit dem 17. Jh. sagenhafter Hexentreffpunkt.
26 Der bekannte Gasthof „Zum weißen Schwan" in der Kerepesser Straße gegenüber dem Nationaltheater; vgl. u. a. Pesther Tageblatt. 3. Jg., Nr. 122, 23.5.1841, S. 509.

27 Österreich, Sophie Friederike Dorothea Maria Josepha Erzherzogin von; sie war am 29.5.1857 verstorben.
28 Österreich, Franz Joseph I., Kaiser von.
29 Österreich, Franz Joseph I., Kaiser von; Österreich, *Elisabeth* Amalie Eugenie, Kaiserin von; das Kaiserpaar hatte eigentlich geplant, im August 1857 von ihrem Aufenthalt in Ischl nach Ofen in Ungarn zu reisen, um dort am 20.8. dem Nationalfest zu Ehren des Hl. Stephan beizuwohnen. Kurz darauf hatte man jedoch beschlossen, die Reise direkt im Anschluss an die Säkularfeier des Maria-Theresien-Ordens in Salzburg am 18.6.1857 zu beginnen. Vgl. dazu: Berlinische Nachrichten von Staats- und gelehrten Sachen. Nr. 139, 18.6.1857, sowie ebd. Nr. 141, 20.6.1857.
30 Das Denkmal zu Ehren des im 21.5.1849 bei der Verteidigung der Festung Ofen gegen ungarische Rebellen gefallenen General Heinrich Hentzi Edler von Arthurm war 1852 im Hof des Budaer Schlosses aufgestellt worden. Von den ungarischen Nationalisten als Provokation empfunden, wurde es Ziel von Bombenattentaten und später an einen weniger prominenten Standort versetzt.
31 Hentzi Edler von Arthurm, Heinrich.
32 Ungar. Tabán, Bezirksteil im heutigen ersten Bezirk der Stadt Budapest, der deutsche Name Raitzen- oder Raizenstadt leitet sich von dem dortigen hohen Anteil an slawischer Bevölkerung her.
33 Raizen, bis zum 19. Jh. deutsche Bezeichnung für die seit dem 15. Jh. aus dem Osmanischen Reich geflüchteten griechisch-orthodoxen Serben, wobei sich der Begriff auf das historische Gebiet Rascien (heute serb. Okrug Raška) bezieht.
34 Festungsbau auf dem Gellèrtberg (wie Anm. 25) in Budapest, im Nachgang der Märzrevolution 1848/49 und der Niederschlagung des ungarischen Unabhängigkeitskampfes zwischen 1850 und 1854 errichtet.
35 Alt-Ofen (ungar. Óbuda) wurde mit Ofen und Pesth 1873 zu Budapest zusammengelegt.
36 Strahov ist ein am Westufer der Moldau gelegender Stadtteil von Prag.
37 Ranunculus illyricus L., Illyrischer Hahnenfuß, Familie: Ranunculaceae (Hahnenfußgewächse).
38 Reseda phyteuma L., Rapunzel-Resede, Familie: Resedaceae (Resedengewächse).
39 Lepidium perfoliatum L., Durchwachsenblättrige Kresse, Familie: Brassicaceae (Kreuzblütler).
40 Herniaria incana Lam., Graues Bruchkraut, Familie: Caryophyllaceae (Nelkengewächse).
41 Paronychia capitata (L.) Lam., Kopfförmige Mauermiere, Familie: Caryophyllaceae (Nelkengewächse).
42 Convolvulus cantabrica L., Kantabrische Winde, Familie: Convolvulaceae (Windengewächse).
43 Minuartia rubra (Scop.) McNeill, Syn.: Alsine jacquinii W. D. J. Koch, Büschel-Miere, Familie: Caryophyllaceae (Nelkengewächse).
44 Glaucium corniculatum (L.) Curtis, Syn.: Glaucium phoeniceum Crantz, Roter Hornmohn, Familie: Papaveraceae (Mohngewächse).
45 Astragalus onobrychis L., Fahnen-Tragant, Familie: Fabaceae (Schmetterlingsblütler), EHA Jena, E 4, Papilionaceae Nr. 19: „Esparsettenähnlicher T.: A: Onobrychis. Auf dem Bisamberg bei Wien."
46 Der 420 m hohe Schwabenberg, ungar.: Sváhegy, im heutigen 12. Bezirk von Budapest.
47 Ungar. Magyar Nemzeti Múzeum, von Erzherzog Johann Anton (1776–1847), seit 1796 Palatin von Ungarn, initiiert und 1837 bis 1847 errichtet.
48 Rothschild, *Anselm* Salomon Freiherr von.
49 Heute Bohumín in Tschechien liegt in Schlesien an der Grenze zu Polen.
50 Neuhäusl, ungar. Érsekújvár, slowak. Nowé Zámky, Stadt in der südlichen Slowakei.
51 Gehört heute zum Bezirk Groß-Enzersdorf.
52 Vinca herbacea Waldst. & Kit., Krautiges Immergrün, Familie: Apocynaceae (Hundsgiftgewächse).
53 Gattung: Orobanche L., Sommerwurzen, Familie: Orobanchaceae (Sommerwurzgewächse).
54 Jurinea mollis (L.) Rchb., Weiche Silberscharte, Familie: Asteraceae (Korbblütler).
55 Linum flavum L., Gelber Lein, Familie: Linaceae (Leingewächse).
56 Linum hirsutum L., Zottel-Lein, Familie: Linaceae (Leingewächse).
57 Prunus brigantina Vill., Syn.: Prunus chamaecerasus Jacq., Alpen-Aprikose, Familie: Rosaceae (Rosengewächse).
58 Ein 425 m hoher Berg im heutigen 19. Wiener Gemeindebezirk Döbling.
59 Nussdorf war bis 1891 eine eigenständige Gemeinde und gehört heute zum 19. Wiener Gemeindebezirk Döbling.

15. Von Carl Gottlob Haeckel, Berlin, 22. Juni 1857,
mit Nachschrift von Charlotte Haeckel

Berlin 22 Juni 57.

Mein lieber Ernst!

Daß Du so lange keinen Brief von uns erhalten, daran bin ich Schuld, da ich mich aus meinen Studien[1] über den Feldzug *von* 1814 in Frankreich gar nicht herausarbeiten konnte und erst jetzt damit ziemlich zu Ende bin.

Ich komme so eben von dem Geh*eimen* Medic*inal* Rath Houselle[2], welcher Präses der Commission ist, vor welcher das Staatsexamen[3] gemacht wird. Dieser hat mir folgendes gesagt: Es sind allerdings 13 Exemplare Deiner Dissertation[4] bei dem Geh*eimen* Rath Wallmüller[5] einzureichen. Ernst Weiss[6] sollte mit Martens sprechen, ob er noch Exemplare übrig habe? Darüber haben wir noch keine Antwort und wir werden sie schon zu beschaffen suchen. Vor dem 1sten Septem*ber* brauchst Du Dich nicht zum Staatsexamen zu melden, es würde Dir früher[a] auch nichts helfen. Dann kommst Du wahrscheinlich zum Novem*ber* daran und kannst dann in Intervallen von 8 Tagen die Stationen durchmachen. An den langen Intervallen, meint er, wären die Examinanden häufig selbst Schuld. Er fragte: ob Du die Geburtshülfe durchgemacht hättest? Ich sagte ja: in Würzburg. Das Würzburger Attest[7] würde genügen. Das Impfungsattest müßte <u>von hier</u> sein und würdest Du Dir das in kurzer Zeit beschaffen können.[8] Die Eingabe zum Examen muß auf einem 5 Thlr. Stempel gemacht werden. Du wartest also damit, bis Du hieher kommst. – Carl[9] kommt wahrscheinlich zum künftigen Sonntag her, da wird noch alles über die Reise, was nöthig ist, besprochen werden. Es wird uns herzlich freuen, wenn Euch die Reise rechte Freude macht. Mein u*nd* Mutters[b] größtes Glük ist das Glük unserer Kinder. Nach dem 15 Juli denke ich mit Mutter nach Warmbrunn zu reisen, dort 4 Wochen zu bleiben und dann über Breslau, was ich gern sehen möchte, zurükzukehren. Wir werden also wohl noch vor oder spätestens in den letzten Tagen des August hier sein. Früher braucht Ihr auch nicht zu kommen.

Deine Briefe[10] über Deine Reisen haben wir mit vielem Vergnügen gelesen. Ungarn ist ganz so, wie ich es mir gedacht habe. Da wird noch viel zu thun sein, ehe es etwas in der Kultur vorrükt. Deine Reise nach dem Sömmering ist ja sehr schön gewesen. Pritzel[11] aß gestern vor 8 Tagen Mittags bei mir. Dem theilte ich Deine Pfingstalpenreise mit, die ihn sehr intereßirte, da er in diesen Gegenden auch gewesen ist. Carl soll Dir das nöthige Reisegeld mitbringen. Wenn Du aber vorher Geld brauchst, da Wien so theuer ist, so schreibe es mir. Dann schike ich Dir von hier das Nöthige. Denn Du sollst mir in Wien keine Noth leiden. Die Natur in Oesterreich ist sehr schön und ladet die Menschen zum Genuß ein, die Natur und Religion im nördlichen Deutschland mehr zur Arbeit in geistiger und körperlicher Hinsicht. Darin liegt der wesentliche Unterschied zwischen Oesterreich und dem nördlichen Deutschland. Ich habe seit 6 Wochen den Feldzug der Verbündeten im Jahr 1814 in Frankreich studirt und darüber vieles nachgelesen. Ein gedrängter Auszug davon soll in meine Lebensbeschreibung[12] kommen. Ich habe durch diese Studien den ganzen

Feldzug, und das, was ich mit eignen Augen gesehn, erst recht verstehen lernen. Diese Studien sind also für mich sehr lehrreich gewesen. Wir haben hier große Dürre. Wenn es überall so ist, so wird die Erndte der Sommerfrüchte sehr schlecht ausfallen. Dabei ein fast ununterbrochener Nord-Ostwind und heller Himmel. Die Sonne sehr heiß. Gestern hörten wir eine schöne Predigt von Sydow, am Freitag sehr gute Bibelerklärung von Jonas[13]. Die Weiss[14] besuchen wir wöchentlich wenigstens einmal. Die Gebrüder Schlagintweit[15] sind aus Ostindien zurük. Alex*ander* v. Humbold[16] ist vorige Woche sehr lebendig und munter in der Sitzung der Akademie[17] gewesen. Von Bardt[18] ist der erste Theil seiner afrikanischen Reise[19] heraus.

– Jetzt fliegen sehr viele aus in schöne Gegenden. Tante Auguste Bleek[20] ist mit Philipp[21] in einem Bade[22] nahe bei Paderborn. Tante Bertha[23] ist jetzt recht wohl. Vetter Sack[24] aus Halle war vorige Woche mit seiner jungen Frau[25] hier, um sie der Familie bekannt zu machen. Passows[26] sind sehr fleißig mit den Ausstattungen beschäftigt. Die Hochzeit beider Töchter[27] soll Ende August kurz auf einander folgen. Tante Gertrud[28] ist in Töplitz[29], bei Julius[30] ist alles wohl. – Mir sind die letzten 6 Wochen bei meinen Studien so schnell vergangen, daß ich nicht weis: wie? Ich bin nun bis zum Einmarsch in Paris. Künftigen Winter denke ich die andre Hälfte meines Lebens zu schreiben. – Die Geschichte dieses Feldzugs hat mich so verfolgt, wie Dich Deine Krebsarbeit[31]. Ich hatte keine Ruh, und war fast für nichts anderes zu gebrauchen. Auch in Freyenwalde hatte ich die Arbeit mit. Ich habe nun aber auch ein vollständiges Bild gewonnen. – Claparède ist mehrmals bei uns gewesen. Mit seiner Gesundheit gieng es erträglich. Ich werde ihn in diesen Tagen wieder aufsuchen. Für heute genug.

Dein Alter Hkl.

[Nachschrift (Fragment) von Charlotte Haeckel]

[…] keine Antwort ob und wieviel er noch hat. –
Nun leb wohl, mein Herzens Sohn, Gott behüte Dich! und denke fleißig an
Deine
alte Mutter.c

1   Vgl. Br. 8, S. 33.
2   Housselle, Karl.
3   Vgl. Br. 7, Anm. 13.
4   Vgl. Br. 8, Anm. 7 und Br. 10, S. 40.
5   Wallmüller, Carl *August*.
6   Weiß, Ernst.
7   Vgl. Akademisches Zeugnis von Prof. Friedrich Wilhelm Scanzoni, dass Ernst Haeckel „im WinterSemester 1855/56 auf der königlichen Universität in Würzburg meine geburtshilfliche Klinik mit ausgezeichnetem Fleisse besucht und mehrere Geburten geleitet" habe, Würzburg, 28.2.1856 (EHA Jena).
8   Vgl. Br. 13, Anm. 3.
9   Haeckel, *Karl* Heinrich Christoph Benjamin.
10 Br. 10 und 14 (Beilagen).
11 Pritzel, *Georg* August.
12 Haeckel, Aus den Jahren 1806 bis 1815 (wie Br. 2, Anm. 21).

13 Jonas, Ludwig.
14 Weiß, Luise, geb. Schmidt.
15 Schlagintweit, Robert und Schlagintweit, Hermann; Adolf Schlagintweit hatte eine separate Reiseroute gewählt, auf der er am 22.8.1857 ums Leben kam; vgl. auch EHAB, Bd. 1, S. 484 (Anm. 25).
16 Humboldt, Friedrich Wilhelm Heinrich *Alexander* von.
17 Vermutlich die Sitzung der Preußischen Akademie der Wissenschaften am 11.6.1857; vgl. Monatsberichte der Königlichen Preußischen Akademie der Wissenschaften zu Berlin. Aus dem Jahre 1857. Berlin 1858, S. 311–331; Berlinische Nachrichten von Staats- und gelehrten Sachen. Nr. 136, 1. Beilage, 14.6.1857.
18 Barth, Johann *Heinrich*.
19 Barth, Heinrich: Reisen und Entdeckungen in Nord- und Central-Afrika in den Jahren 1849 bis 1855. Tagebuch seiner im Auftrag der Brittischen Regierung unternommenen Reise. Bd. 1, Gotha 1857.
20 Bleek, *Auguste* Charlotte Marianne Henriette, geb. Sethe.
21 Bleek, Philipp.
22 Vermutlich Bad Lippspringe.
23 Sethe, Emma Henriette *Bertha* Sophie.
24 Sack, *August* Liebegott.
25 Sack, Wilhelmine Agnes, geb. Pfeil.
26 Passow, *Carl* Friedrich Rudolf; Passow, Sidonie, geb. Seebeck.
27 Passow, Johanne Emilie Luise *Charlotte*; Passow, Luise; Charlottes Hochzeit mit Bruno Gerhard Castendyk war am 8.9.1857, die Luises mit Johannes Lachmann am 22.9.1857.
28 Sethe, Gertrude.
29 Teplitz, Kurort in Böhmen, heute Teplice.
30 Die Familie von Sethe, *Julius* Johann Ludwig Ernst.
31 Ernst Haeckels Dissertation vgl. Br. 8, Anm. 7.

16. An Charlotte Haeckel, Wien, 26. Juni 1857

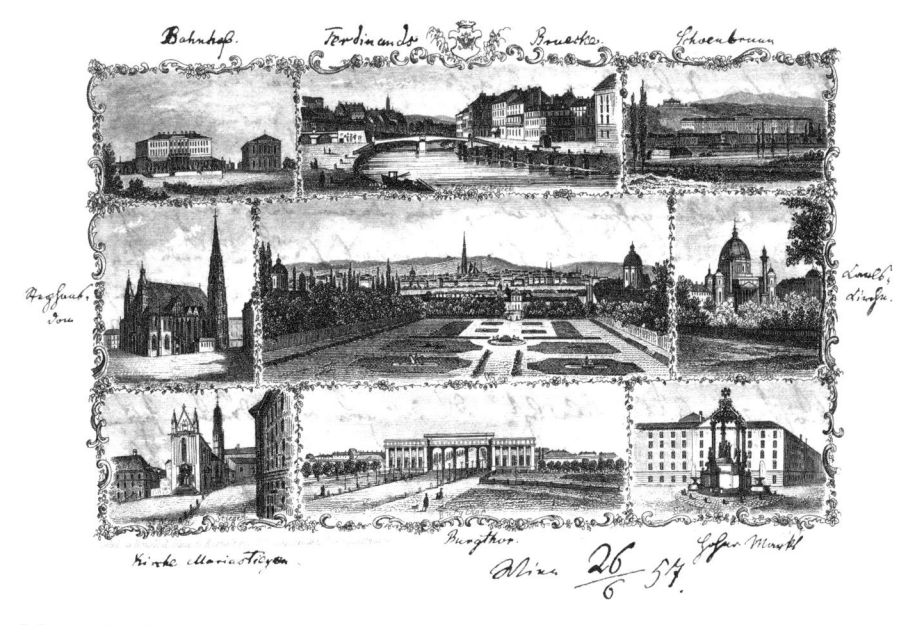

Mein liebes Mutterchen!

Hoffentlich wirst Du nichts dagegen haben, wenn ich Dir diesmal meine innigen kindlichen Glückwünsche zu Deinem Geburtstage[1] ein paar Tage früher darbringe. Es geschieht dies einfach aus dem Grunde, weil ich die nächsten 3 Tage wahrscheinlich wieder im Lande herumschweifen und dann schwerlich Gelegenheit haben werde, zum ordentlichen Schreiben zu kommen. Auch möchte ich, daß Karl[2] dieser Brief noch in Berlin antrifft. Wir beabsichtigen nämlich morgen früh wieder einmal eine kurze Alpenfahrt zu machen, da Montag wieder ein katholischer Feiertag[3] ist und wir also 3 Ferientage hinter einander haben. Wahrscheinlich werden wir die köstliche Raxalpentour[4], die uns das erste mal (am Himmelfahrtssonntag) so viel Genuß und Ausbeute gewährte, ganz in derselben Weise wiederholen. Nur wird jetzt, 5 Wochen später, der Character der Landschaft und insbesondere der Alpenflora ein ganz anderer sein, und ich verspreche mir sehr viel davon, namentlich von der prachtvollen Alpenflora, die ich noch nie zu dieser Jahreszeit sah. ||
    In diesem Jahre kann ich also wieder bei Deinem Geburtsfeste nicht anwesend sein, meine liebe Herzensmutter, und kann Dir nur schriftlich die herzlichsten und besten Glückwünsche für Dein Wohlergehen senden, von denen Du ja auch ohne viele Worte weißt, wie sie gemeint sind und wie sie aus dem Herzen kommen. Gott gebe vor Allem, daß Deine Gesundheit sich wieder ganz zur alten Frische kräftigt und daß Du Deinen Dich so innig liebenden Jungens noch viele Jahre gesund und kräftig erhalten bleibst. Da Du gar nichts davon schreibst,[5] so hoffe ich, daß die bösen Flechten jetzt ganz geschwunden sind. Sonst würde ich die letzten Reste hoffentlich nach meiner Zurückkunft gänzlich vertreiben, da ich jetzt bei Hebra[6], dem berühmtes-

ten und eigentlich einzigen Professor für Hautkrankheiten, ein ganz ausgezeichnetes klinisches Colleg[7] darüber höre und, indem ich dabei immer an Deine vorjährigen Leiden denken mußte, ganz speciell in dies Studium, das mich an u*nd* für sich sehr wenig interessirt, mich[a] eingelassen habe. Auch in[b] die übrige Medicin, die mir, wie am Anfang jedes Semesters jedesmal, so auch in diesem Sommer, sehr widrig und schwer wurde, bin ich jetzt wieder durch Gewohnheit ganz hineingekommen und habe bei dem enormen Material des großen Krankenhauses und der durchaus practischen Behandlungsweise Vieles gelernt, wovon ich aber hoffentlich nie Gelegenheit haben werde, Gebrauch zu machen. Mein Hauptstudium ist jetzt die Physiologie, in deren tiefste Tiefen einzudringen ich jetzt wenigstens allmählich die Methode gelernt habe. Das eigentliche tiefere Studium verspare ich mir auf den Sommer, für den ich mir jetzt schon einen ganz herrlichen Studienplan gemacht habe, der mich alle Leiden des || bösen Staatsexamens[8] vergessen machen soll. Physiologie, Vergleichende Histologie, Geologie, Pflanzenanatomie spielen darin eine Hauptrolle und außerdem möchte ich namentlich noch sehr gern die köstlichen philosophischen Vorlesungen von Trendelenburg[9] hören. Das soll einmal eine Freude werden, wenn die ganze Medicin über den Haufen und in den Winkel geworfen wird, und ich nur der reinen Wissenschaft und der Natur leben werde; und das noch dazu in der schönen Wohnung mit dem Reimerschen Garten[10], und mit euch, liebste Eltern, ganz zusammen. Ich freue mich schon jetzt ganz ungeheuer darauf.

Dann werde ich auch einmal ordentlich anfangen, Mensch zu werden, nachdem ich den Winter ganz verthiert bin. Denn das Examen wird mir noch unmenschliche Arbeit machen. Immerhin habe ich hier jetzt ganz gute Vorbereitung dazu, und so extensiv wir auch alle Sams- u*nd* Sonntage verbummeln u*nd* botanisiren, so intensiv wird an den übrigen 5 Wochentagen gearbeitet, von früh 5 bis Abends 10. Diese Zeiteintheilung hat sehr viel für sich, da man auf den 2 Excursionstagen immer wieder Kraft genug sammelt, um dann angestrengt und continuirlich unter dem lästigen Wiener Atmosphärendruck arbeiten zu können. Vor 14 Tagen machte ich mit Focke 2 Touren, die wir schon kannten, [c] Sonnabend (13/6) nach Hütteldorf[11], von da über die Hohenwand[12], Sophienalp[13], Hameaux[14], Dornbach, Hermannskogel nach Grinzig zurück. Sonntag (14/6) nach Kalksburg[15], dann über Lichtenstein[16] nach Mödling u*nd* die botanische Ausbeute war beidemal reichlich, um vieles reicher aber bei der landschaftlich nicht so lohnenden Tour, welche wir vor 8 Tagen nach Ungarn hinein machten. ||

Wir fuhren mit der Südostbahn (Raab-Szoeniner Bahn)[17] am Samstag (20/6) nach Bruck an der Leitha und Parndorf, von wo wir an den Nordrand des großen Neusiedlersees, nach Neusiedel, Goiss und Winden, herabgingen, wo wir nicht nur auf den ausgedehnten Salzwiesen am flachen Ufer des Salzsees, sondern auch auf dem Haglersberg, dem nördlichsten Ausläufer des Leithagebirgs, eine sehr ausgezeichnete östliche Flora fanden. Auch die aus dem berühmten Leithakalk bestehenden Berge zwischen Winden, Breitenbrunn u*nd* Bruck waren sehr merkwürdig, zum Theil schön bewaldet. Von Bruck gingen wir am Sonntag 21/6 über Grammat[18], Neusiedel, Moosbrunn, Velm[19], Münchendorf nach Laxenburg, eine traurige flache Ebene, aber zum Theil mit sehr interessanter Flora, namentlich in den Sümpfen bei Moosbrunn und auf den Wiesen bei Laxenburg. Auch den berühmten Park[20] des letztern sahen wir bei dieser Gelegenheit an, ein elend langweiliges und todtes, kaum nennenswerthes Werk.

Von Wiens Sammlungen u*nd* andern Merkwürdigkeiten habe ich, die sehr schönen naturhistorischen Sammlungen[21] ausgenommen, noch Nichts gesehen und verspare mir lieber Alles auf die Anwesenheit des Holländer Ehepaars[22] und Karls[23]. –

Gar zu gern hätte ich Dir, liebste Mutter, mit irgend etwas eine Freude zu Deinem Geburtstag gemacht: aber zum Zeichnen konnte ich durchaus nicht kommen; die Pflänzchen habe ich noch nicht ordnen können und das Verschicken macht auch hier auf der Post wegen der Zollgränze immer Schwierigkeiten. Später erhältst Du von mir eine Ansicht von Wien[24], die aber zum Verschicken zu groß ist. Also mußt Du Dich schon diesmal allein mit meiner herzlichsten Liebe begnügen, vor der Du aber auch sicher sein kannst, daß sie aus treuestem und dankbarstem kindlichen Herzen Dir immer u*nd* ewig bleibt.

Nimm zum 1/7 nochmals den herzlichsten Gruß und Kuß von Deinem treuen alten Jungen

Ernst.[d]

1 Charlotte Haeckels Geburtstag war am 1. Juli.
2 Haeckel, *Karl* Heinrich Christoph Benjamin.
3 29.6.: Fest der Apostel Petrus und Paulus.
4 Vgl. Br. 10 (Beilage).
5 Brief nicht überliefert, Schluss als Nachschrift zu Br. 15.
6 Hebra, *Ferdinand* Karl Franz Ritter von.
7 Vgl. Eintrag in Ernst Haeckels Meldebogen über die Teilnahme an der Klinik der Hautkrankheiten mit unterschriftlicher Bestätigung Hebras, Wien, Frühjahr 1857 (EHA Jena).
8 Vgl. Br. 7, Anm. 13.
9 Trendelenburg, Friedrich Adolf.
10 Die Familie Haeckel plante im Herbst 1857 ihren Umzug in das Reimersche Anwesen, Berlin, Wilhelmstraße 73; vgl. Br. 12, S. 59.
11 War bis 1891 eigenständige Gemeinde und ist heute Teil des 14. Wiener Gemeindebezirkes Penzing.
12 Hochplateau von 8 km Länge und 2,5 km Breite in der Nähe von Wien.
13 447 m hohe Alpe im Westen Wiens. Namensgebend ist die Erzherzogin Sophie, Mutter Kaiser Franz Josephs, die häufig den Sommer dort verbrachte.
14 Die 464 m hohe Anhöhe Hameau ist im heutigen 17. Wiener Gemeindebezirk Hernals gelegen.
15 Die bis 1938 selbstständige Gemeinde ist heute Teil des 23. Wiener Gemeindebezirks Liesing.
16 Die Burg Liechtenstein im Bezirk Mödling ist der Stammsitz des Hauses Liechtenstein.
17 Eröffnung der Strecke Raab-Neu-Szöny am 11.8.1856.
18 Gramatneusiedl ist eine Marktgemeinde im heutigen Bezirk Bruck an der Leitha.
19 Heute zur Marktgemeinde Himberg gehörig.
20 Ein kaiserlicher Park mit Lustschloss im Eichenhain an dem Fluss Schwechat, u. a. mit einem Denkmal Franz II. (1768–1835); vgl. Baedeker, Deutschland und das österreichische Ober-Italien (wie Br. 1, Anm. 9), S. 33.
21 Das Naturalienkabinett der Wiener Hofburg, heute Naturhistorisches Museum Wien mit ca. 30 Millionen Sammlungsobjekten.
22 Mulder, Lodewijk; Mulder, Aldegonde, geb. de Villeneuve.
23 Zu der geplanten gemeinsamen Alpenreise vgl. Br. 11, S. 57 f., Br. 13 , S. 61 und Br. 14, S. 63.
24 Nicht ermittelt.

17. Von Karl Haeckel, Berlin, 28. Juni 1857

Berlin 28 Juni 1857

Lieber Ernst!

Auf Deinen heute angekommenen Brief[1] habe ich mir hin u. her überlegt, wie wir die Reise nunmehr, da wir mit L. Mulder's[2] einen Theil der Tour machen wollen, [a] am zweckmäßigsten einrichten. In der Hauptsache können wir unsern alten Plan[3] nicht ändern wenn wir nicht bedeutend weniger sehen u. vieles dran geben[b] wollen. Festhalten müssen wir dabei vor allem an Folgendem.
<u>Vor</u> dem 4<u>ten</u> werde ich in Wien nicht sein können, und bis zum 24<u>sten</u> muß ich wieder dort sein, denn ich rechne:
 4 Tage auf Wien
 1 T*ag* – W*ien* bis Prag
 2 T*age* – Prag
 <u>1 T*ag*</u> – Prag – Berlin
 8 Tage u. dann bin ich den 1 S*ep*t*em*ber in Freienwalde.
Wir behalten also netto 18[c]–20 Tage für die ganze Alpentour u. müssen uns nach dieser Decke strecken. Wollen wir nun auch nur die von Dir vorgeschlagene Tour[4] von Aussee – Mürzzuschlag machen, so brauchen wir dazu doch 8 Tage mindestens; Zell a/S, Gastein u. die Exkursion ins Möllthal gebe ich nicht gern auf, wir müssen also spätestens den 12.–14[t] uns von M*ulde*r's trennen, u. können höchstens || 8–10 Tage mit ihnen zusammen sein. Deinen Vorschlag, diese gemeinschaftl*iche*Tour im Salzkammergut (Ischl, Hallein, Salzb*ur*g, Berchtsgaden pp. Königssee) zu machen, billige ich. Nur das will mir nicht in den Sinn, daß M*ulde*r's die andre Tour allein machen sollen, u. ich auch allein bis Ischl kommen soll. <u>Entweder:</u> Du bleibst nun bis zum 4^tin Wien (<u>vielleicht</u> komme ich doch noch einige Tage früher), u. wir reisen dann <u>alle zusammen</u> von da stromaufwärts ab – <u>oder:</u> ich treffe dort wenigstens[d] M*ulde*r's u. fahre mit ihnen Dir nach. Diese könnten ja vorher eine Exkursion über den Sömmering u. auf dem Wiener Walde machen. Nachdem wir sie verlassen, würden sie ja (von Bad od*er* H*of* Gastein aus) wohl am passendsten noch eine Tour durch den Pinzgau das Ziller Thal u. nach Innsbruck machen u. von <u>dort</u> aus nach München gehen, wenn sie nicht über das Naßfeld ins Pusterthal, von da nach Botzen u. dann erst nach Innsbruck wollen. –

 Ueber den Finanzpunkt beruhige Dich, das wird sich schon machen; allzu strapaziöse T*o*uren mag ich auch nicht unternehmen, u*nd* wenn wir || drei andern einmal etwas mehr fahren, kannst Du's ja auch; es vertheilen sich dann die Kosten auch mehr. Schreibe also an *L*ouis *M*ulder offen[e], wir könnten <u>nur</u> eine 8–10 tägige Tour im Salzkammergute zusammen mit ihm[f] machen u. würden <u>dies sehr gern</u> thun. Ich freue mich in der That darauf <u>ihn</u> kennen zu lernen u. mit beiden einmal einige Zeit zusammen zu sein. Dafür kann man schon einiges opfern. Was M*ulde*r's <u>vor</u> unserem Zusammentreffen thun wollen, besprecht mit ihnen in <u>Wien</u>, wo Du sie thüchtig herumführen u*nd* auch einige Exkursionen mit ihnen machen kannst. Du kannst <u>mir</u> dann in den 4 Tagen die ich für W*ien* bestimmt habe, die Quintessenz zeigen. Denn das sage ich Dir: vorreisen nach Berlin laß ich Dich nicht, Du mußt mit mir in Wien u. Prag sein. ᵍ Quincke⁵, dem ich Deine Ungeduld zeitig herzukommen, beschrieb meinte: „Du seist mal wieder halb verrückt!" – Sei das also lieber nicht u. bleibe mit Deinem Bruder zusammen der sich sehr darauf freut. – Wenn ich keinen von Euch, weder Dich, noch Mulders, in Wien || treffe, so fragt sichs, ob ich nicht lieber über Hof, Regensburg, Linz, nach Ischl komme. Hier rieth man mir dazu weil die Donau oberhalb Linz schöner sei als die Tour von Wien nach Linz, abgesehen davon, daß ich dort Stromab, hier Stromauf fahre. Meine Alpenschuhe habe ich heut bestellt; Regenschirm u. Bücher sind herausgesucht; ein Plessl'sches Fernrohr⁶ sollst Du Dir kaufen, u. für Zuschuß pro Juli soll gesorgt werden. – Die Aeltern sind wirklich zu nett in ihrer Freude darüber daß wir diese Tour zusammen machen werden. Wir können ihnen dafür nicht dankbar genug sein. – Was für Geld bringe ich denn nach Wien mit? –

Mimmi⁷ u. die Kinder⁸ sind wohl, Erstere soll Annchen jetzt entwöhnen, da sie nicht mehr recht Appetit hat. Sie geht mit den Würmern zum August nach Heringsdorf. Tante Bertha⁹ geht es recht gut. Aber die Hitze ist hier, wie in Freienwalde gräßlich; habt ihr es denn nur auch so heiß? – Aus dem Heu u. den Sommerfrüchten wird in der Mark nichts werden u. das Wintergetreide wird auch nur einen Mittelertrag geben. Seit 2 Monaten ist kein ordentlicher Regen gefallen. Die Fr. Weiß die Dich recht herzlich grüßen läßtʰ war heut zu Mittag bei uns, Abends wird sie mit bei Tante Bertha sein. Claparède dem ich heut Deinen Brief¹⁰ brachte, ließ Dich schön grüßen, es geht ihm leidlich, er darf sich aber nicht viel anstrengen u. schreibt daher auch nur wenig Briefe, nur nach Hause.

Ade Dein treuer Bruder

Karl.

1 Br. 14.
2 Mulder, Lodewijk; Mulder, Aldegonde, geb. Villeneuve.
3 Vgl. u. a. Br. 11, S. 57 f.
4 Vgl. Br. 13, S. 61.
5 Quincke, Hermann.
6 Ein Fernrohr nach Plössl, Georg *Simon*, Optiker und Hersteller des ersten dialythischen Fernrohrs, der seine Optikwerkstatt in Wien hatte.
7 Haeckel, Hermine, geb. Sethe.
8 Haeckel, *Carl* Christian Heinrich; Haeckel, Hermann, Haeckel, Anna.
9 Sethe, Emma Henriette *Bertha* Sophie.
10 Nicht überliefert; vgl. jedoch den Antwortbrief von René-Edouard Claparède an Ernst Haeckel, Berlin, 12.7.1857 (EHA Jena, A 5086).

18. Von Carl Gottlob Haeckel, Berlin, 29. Juni 1857,
mit Beischrift von Charlotte Haeckel

Berlin 29 Juni 57.

Mein lieber Ernst!

Dein Brief vom 26[sten][1] kam grade gestern als Carl[2] hier war. Du erhältst nun Carls Antwort[3] darauf und mögt Ihr nun Euern Reiseplan feststellen. Louis Mulder u*nd* Frau[4] dürft Ihr nicht ganz im Stich laßen, wenn sie auch nur einen Theil der Reise mit Euch machen. Auch sollst Du keine Noth leiden. Carl bringt Geld mit. Nun wünschen wir Euch gutes Wetter.

Ich werde mit Mutter nach dem 15ten Juli von hier abreisen, so daß ich noch vor dem 20sten in Warmbrunn eintreffe. Dort bleiben wir 4 Wochen u. machen dann noch auf dem Rükweg, wenn alles geht, wie es gehn soll, eine Tour über Landeshut[5], Salzbrunn[6], Freyberg nach Breslau, von da auf dem Rükweg wünsch ich Vetter Gottschling[7] u*nd* Steinbek[8] bei Striegau[9] u*nd* Liegnitz[10] zu besuchen, in Liegnitz setzen wir uns auf die Eisenbahn und wollen spätestens Ende August wieder hier sein. Im Monat September hat Mutter wegen des Umzugs[11] viel zu thun. Du wirst wohl mit Carl auch erst den [a] 31sten hier eintreffen. Die Hochzeit bei Passows soll in den letzten Tagen des August, die von Lotte Passow einige Tage später sein.[12]

Wir haben hier große Dürre, seit 2 Monat fast gar keinen Regen, das Getreide versengt auf den Feldern und wir werden im nördlichen Deutschland eine schlechte Erndte haben. Nach dem Rhein zu u*nd* in Westphalen wird es beßer, auch im Schlesischen Gebirge sollen sie öfters Regen haben. Adolph Schubert hat eine Reise durch Meklenburg Hannover und den Harz gemacht und ist jetzt wieder in Hirschberg[13].

Ich habe seit 6 Wochen in lauter Kriegsgeschichte gelebt. Nun bin ich mit der Beschreibung der Campagne im Jahr 1814 in Frankreich fertig.[14] Ich habe viel nachlesen und vergleichen müßen, um mir über jede Schlacht und || jedes Treffen einen richtigen Begriff zu machen. Ich habe dadurch alle die Begebenheiten, von denen ich Augenzeuge gewesen bin, erst recht verstehen gelernt. Darum ließ es mir auch keine Ruhe bis ich im Klaren war.

Ich wünsche Dir und Carl schönes Wetter. Das ist doch ein großer Vorzug in Wien: die [b] Alpen so in der Nähe zu haben. Es ist indeß auch hier zum aushalten, so heiß u*nd* troken es ist. Ich gehe alle Morgen gegen 7 Uhr im Thiergarten mit Kühne u*nd* jetzt auch mit dem Geh*eimen* Rath Ritter[15] spatzieren. Die innern Plätze sind noch grün. Aber die äußern Plätze sind zum Theil ganz verdorrt wie z. B. ein Theil des Exerzierplatzes, da man nur einen Theil zu besprengen versucht hat. Ein zwei Monat dauernder Nordostwind hat alle Feuchtigkeit weggetroknet. Dabei waren die Morgen zum Theil sehr kühl. Claparede hat uns manchmal besucht, er befindet sich jetzt ziemlich wohl. Gestern war die Geh*eime* Räthin Weiss[16] den ganzen Mittag u*nd* Nachmittag bei uns. Sie läßt Dich herzlich grüßen. 2 Gebrüder Schlagintweit[17] sind aus Ostindien zurük. Sie haben sich nur wenige Tage hier aufgehalten, wo sie fast nur bei Humbold[18] gewesen, der sehr munter u*nd* lebendig ist. Jetzt machen sie dem König[19] in Marienbad[20] einen Besuch u*nd* von da gehn sie sogleich nach England.

Mutter ist ziemlich munter, sie klagt nur viel über Müdigkeit. Den Geburtstag Abend[21] wollen wir bei Bertha[22] feiern. Für heute genug. Ehe wir abreisen, erhältst Du noch einen Brief.

      Dein Alter

            Hkl ||

[*Beischrift von Charlotte Haeckel*]

Mein lieber Herzens Ernst!

  Den aller schönsten Dank mein lieber Sohn, für Deinen lieben Brief[23] und Deine Wünsche; deren Erfüllung wir Gott überlassen müssen, der möge auch meinen innigsten Wunsch für dieses Leben erfüllen, daß er mir das Glück im Besitz meiner lieben Kinder erhalte, und es beiden gut geht. Er möge Euch auch auf Eurer Reise schirmen und schützen; aber seid auch vorsichtig, genießt es recht, aber vernachlässigt Euere Gesundheit nicht. Ich || glaube Karl muß sich nicht zu viel bücken, auch jetzt hat er wieder einen häßlichen Husten. – Wenn Du ein Fernglas brauchst, und Du glaubst, es in Wien am beßten zu kaufen, so thue es. Von *Louis* Mölder[24] kannst Du Dir wohl Geld vorstrecken lassen, Karl wird Dir welches mitbringen; auch Regenschirm, Socken. Wenn du sonst was noch wünschst, so schreibe es nur beizeiten. –

  H. v. Marthens[25], || der Dich herzlich grüssen läßt, hat mir zwei Defentationen[26] gebracht, die dritte habe er schon verschenkt; Häckel[27] hat mir seine auch gegeben, so habe ich nun 9 schon beisammen, und ich denke wir werden sie wohl noch zusammen bringen. Hast Du etwa auch an Weber[28] noch welche zum Vertheilen gegeben? Oder an sonst jemand, von dem man sie zurück fordern könnte. H. v. *Martens* sagte || mir, er habe gehört man könne vom Pedell der Universität Defentationen kaufen, das finde ich thut man nur im Nothfall, es ist doch eigendlich wunderlich, die Sachen, die man bezahlt hat, wiederzukaufen. Andern Theils muß man beim Zurückfordern vorsichtig sein, daß sich niemand Hoffnung auf die teutsche Arbeit macht, denn davon bekommst Du so wenig Exemplare, daß man recht wählen wird, wer sie erhalten soll. – – ||

  Lotte[29] und Luise Passow waren gestern früh hier, und meinten es wäre noch nicht bestimmt ob die Hochzeit Ende August oder Anfangs September sein würde; aber mit Unterbrechung weniger Tage wird Lottens bald nach Luisens sein.[30] F. *Professor* Weiß[31] sagte mir nun; die alte Seebeck[32] habe ihr gesagt, *Luisens* Hochzeit würde nach dem 28sten August am Geburtstag der Mutter sein. Ich denke über das zu machende Geschenk könnten wir uns noch besprechen. Wenn Du nicht hier bist, brauchst Du keins zu machen, wenn Du es aber doch willst, so ist es auch noch Zeit nachträglich, wenn Du wieder hier bist; denn Du wirst sie doch wohl jedenfalls hier treffen; Beckmann[33] macht mit *Luise* keine Hochzeit Reise weiter, sondern sie gehen direkt nach Bonn, weil Beckmann wünscht eingerichtet zu sein wenn die Naturforscher sich am 16ten versammeln[34]. || Nun leb wohl, lieber Herzens Sohn, Gott sei mit Dir, halte Dich gesund und behalte lieb

            Deine alte

            Mutter.^{c}

1   Br. 16.
2   Haeckel, *Karl* Heinrich Christoph Benjamin.
3   Br. 17.
4   Mulder, Aldegonde, geb. de Villeneuve.
5   Heute Kamienna Góra in Polen.
6   Heute Szczawno-Zdrój ebd.
7   Gottschling, *Carl* Gotthard.
8   Steinbeck, Carl Wilhelm Aemilius (*Emil*).
9   Heute Strzegom in Polen.
10 Heute Legnica in Polen.
11 Vgl. Br. 12, S. 59.
12 Vgl. Br. 15, S. 73.
13 Heute Jelenia Góra in Polen.
14 Haeckel, Aus den Jahren 1806 bis 1815 (wie Br. 2, Anm. 21).
15 Ritter, Carl.
16 Weiß, Luise, geb. Schmidt.
17 Vgl. Br. 15, S. 73.
18 Humboldt, Alexander von.
19 Preußen, Friedrich Wilhelm IV., König von.
20 Heute Mariánské Lázně, Kurort in Tschechien im westböhmischen Bäderdreieck.
21 Der Geburtstag von Charlotte Haeckel am 1.7.1857.
22 Sethe, Emma Henriette *Bertha* Sophie.
23 Br. 16.
24 Mulder, Lodewijk.
25 Martens, Eduard von.
26 Dissertationsexemplare Haeckels, vgl. Br. 8, Anm. 7 und Br. 10, S. 40.
27 Haeckel, Carl Gottlob.
28 Weber, Otto *Victor*.
29 Passow, Charlotte.
30 Vgl. Br. 15, S. 73.
31 Wie Anm. 16.
32 Seebeck, *Juliane* Amalie Ulrike, geb. Boye.
33 Irrtüml. Johannes Lachmann, der 1857 Dozent an der Königlich Höheren Landwirtschaftlichen Lehranstalt in Poppelsdorf bei Bonn wurde.
34 Die 33. Versammlung Deutscher Naturforscher und Ärzte vom 8. bis 24.9.1857 in Bonn.

19. An Charlotte und Carl Gottlob Haeckel, Wien, 5. Juli 1857

Wien 5/7 57.

Liebe Eltern!

Herzlichen Dank für eure lieben Briefe[1], die mich schon am Tag nach meiner Zurückkunft von der Raxalp hier trafen. Hoffentlich habt ihr inzwischen auch das unter Kreuzband geschickte Panorama der Semmeringbahn[2] erhalten, das, wenn ich richtig berechnet habe, Dich, liebste Mutter, grade an Deinem Geburtstag antreffen mußte. Unsere Semmeringtour ging auch diesmal wieder sehr glücklich von Statten und wir haben einen ganzen Schatz der herrlichsten Alpenpflanzen mit heruntergebracht, einen Stoß von mehr als 1' Dicke. Die Gesellschaft war die gewöhnliche, d. h. die

„4 blonden Nordländer"[3], die jeden Samstag und Sonntag dieses schönen Sommers zusammen verbummelt und verbotanisirt haben: Cowan, Krabbe, Focke u. ich. Wir machten die Tour ganz in der alten Weise, doch ohne Führer, was auch bis zum Gipfel der Raxalp sehr gut ging. Das Terrain sah aber jetzt so gänzlich verändert aus, statt der weiten Schneefelder blühende Matten, statt der starrenden Eisklüfte blumenreiche Triften, daß wir uns beim Herabweg, durch die sehr ähnliche Gestaltung der zahlreichen Kuppen und Spitzen des Raxplateaus getäuscht, doch tüchtig verirrten und einen äußerst beschwerlichen Abstieg in das Breinthal hatten, der dem an solche Touren nicht gewöhnten Krabbe und Cowan selbst bedenklich vorkam und Schwindel verursachte. Doch fanden wir dabei wenigstens eine Reihe seltener Alpenpflanzen, die uns reichlich entschädigten: Dianth*us* alpin*us*[4], Draba stellat*a*[5], Rhododendr*on* Chamaecist*us*[6], Ranunc*ulus* hybrid*us*[7], Pedicularis foliosa[8], verticillata[9], recutita[10], incarnata[11] etc. ||

Wir fuhren am Sonntag, 27/6 früh nach Payerbach und gingen wieder über Reichenau durchs Höllenthal ins Naßthal hinein. Das Höllenthal, obwohl immer sehr schön, entbehrte doch schon ganz des unaussprechlich entzückenden Frühlingsreizes, der uns bei unserm ersten Besuch[12] wahrhaft begeisterte. Diese erste Ansicht eines Alpenthals im jungfräulichen, reinen Jugendkleide des ersten Frühlings hat etwas tief Ergreifendes, das ich nie vergessen werde. Jetzt war von alledem schon nichts mehr. Das liebliche erste Hellgrün der kurzberasten Matten, der hervorbrechenden Baumknospen, der jungen Fichten- und Lärchenhaine nicht minder als der schon im lieblichsten Kleid prangenden Buchen und Birken, – dann die klare, braune Wasserfülle des wild über Felsen tosenden, jugendstarken Waldbachs – die reine kühle Frühlingsatmosphäre unter dem tiefblauen Himmel – dies harmonische Entfalten und Auferstehen der neugebornen Natur fehlte jetzt; alles war, wie rasch erstanden, so auch schnell vorübergegangen und erstorben. Die Wiesen gemäht, die Triften beweidet, die damals leer stehenden Holzknechthütten und Almenhütten bewohnt – kurz, überall trat schon der Mensch in die Landschaft hinein und trübte ihren reinen, wilden Character. Wie anders sah es jetzt auch oben auf der Alm aus! Wir übernachteten diesmal im Oberhof im Naßthal (½ Stunde von der Singerin[13] entfernt, übrigens noch theurer und schlechter, als diese: Einfluß v. Wien!). An der steilen Wand, an der wir in 2 Stunden zur ersten Jagdhütte emporkletterten, blühten diesmal herrlich seltene Orchideen, die wir noch nie gefunden: Orchis globosa[14], Cephalanthera ensifolia[15], die ganz reizend feine und zarte Corallorhiza innata[16], über die ich mich ganz besonders freute. ||

Das bei unserm ersten Besuch ganz todte und winterliche Plateau, von der ersten Jagdhütte allmählich bis zum Gipfel ansteigend, prangte jetzt im bunten Glanze der schönsten Alpenfrühlingsflora. Wir wanderten hier Schritt für Schritt dem verflossenen Frühling entgegen. Doronicum austriac*um*[17], Rosa alpina[18], Androsace lactea[19], *verschiedene* Veronicae spec*ies*[20] Atragene alpina[21] etc bildeten im[a] dichten Rasen von Cerastium ovatum[22], Alsine verna[23] etc einen bunten Teppich, auf dem zahlreiche niedliche schwarze Eidechsen[24] sich sonnten und auf dem bunte Käfer umherschwirrten. Die Sennhütten, seit 8 Tagen wieder bezogen, boten uns köstliche Labung in reichem Ueberfluß: dicke, fette, würzige Frühlingsmilch, an der man sich, nachdem man den Milchbegriff in Wien ganz verlernt, ihn wieder klar machen konnte. Um die Almhütte blühten wahre Wälder von Rumex alpin*us*[25], Cineraria crispa[26], Pedicularis recutita. Weiter oben am Nordabhang der Hauptspitzen, wo wir damals nur weite

Schnee- und Eisfelder überschritten, glühte und blühte es jetzt in der herrlichsten Alpenpracht: die blaue Petrocallis[27], rothen Silenen (acaulis)[28] gelben Aronicum[29], weißen Anemonen (alpin. narcissiflor*a*)[30], violetten Veilchen (alpin.)[31] in ganzen Heerden; daneben noch Reste von den damals so prachvollen Primeln (spectabilis[32], Auricula[33]). Mit wahrer Wonne schwelgten wir in diesen Schätzen, unter denen sich eine Menge der seltensten noch nie gesehenen Alpenpflanzen befanden, z. B. die merkwürdige Nigritella suaveolens Koch[34], ein Bastard zwischen N. angustifolia[35] und Gymnadenia conopsea[36]. Ferner die Homogyne discolor[37], Dianth*us* alpin*us*[38] etc. Auch meinen alten Liebling, das Knieholz[39], fand ich zum erstenmal, in großer Masse, blühend. || Nichts thut mir leid, als daß ich euch, liebste Eltern, nicht diese Tiefe und Fülle herrlichsten Genusses kann mitheilen und nachempfinden lassen, die mir die Alpennatur und in specie ihre Flora, in so reichem Maaße gewährt. Diese Naturgenüsse allein können den Aufenthalt in Wien einigermaßen lohnend machen, und einen für die 5 Wochentage entschädigen, in denen man sich mit der schrecklichen Medicin (die köstliche Physiologie natürlich ausgenommen!) abplagen muß! –

In Kapellen schliefen wir in unserer vortrefflichen Steyrischen Kneipe (Hirsch v. Wedl)[40] in der Nacht 28–29/6 auf Stroh sehr fidel, die Betten hatten alle Wallfahrer in Beschlag genommen. Am 29/6 (dem Peter *und* Paul-Tag) wurden wir früh noch im Mürzthal durch den Fund der großen gelben Feuerlilie (Lilium bulbiferum)[41] überrascht, sowie durch Chaerophyllum Villarsii[42]. Den Rückweg über den Semmering wollten wir eigentlich zu Fuß machen. Es war aber so erschrecklich heiß, daß wir froh waren, als wir (bei 28° R im Schatten!) erst im Eisenbahnwaggon saßen, wo wir uns die Existenz durch Ablegen sämmtlicher Kleidungsstücke, exclusive Hemd u*nd* Hose, erträglich machten! –

Deinen Geburtstag, liebste Mutter, habe ich im Kreise unsrs nordischen Quartetts mit Ungarwein gefeiert. Hoffentlich seid auch ihr recht vergnügt gewesen und habt meiner nicht ganz vergessen. Hoffentlich hast Du auch Dein neues Lebensjahr recht munter u*nd* gesund angetreten.

ᵇ Den nächsten Briefᶜ schicke ich wohin?

Herzliche Grüße an T*ante* Bertha[43], T*ante* Weiß etc

Euer Ernst.

1 Br. 18.
2 Das Panorama zeigt den Streckenverlauf vom Haupttunnel (Semmering-Station) bis zum Schwarza-Viadukt bei Payerbach; vgl. Weidmann, F[ranz] C[arl]: Panorama des Semmerings. Nach der Natur gezeichnet von Imre Benkert. 2. Aufl., Wien 1856 (Haeckel-Jugendbibliothek, Nr. 120 (=186)); vgl. auch Br. 9, S. 35.
3 Vgl. dazu auch rückblickend Wilhelm Olbers Focke an Ernst Haeckel, 15.2.1909 und 21.1.1910 (EHA Jena, A 1891 und 1893); s. Abb. 3.
4 Dianthus alpinus L., Alpen-Nelke, Familie: Caryophyllaceae (Nelkengewächse); EHA Jena, E 12, Nr. 15: „Dianthus alpinus Rax." und EHA Jena, E 13a, Nr. 16: „Alpen=Nelke. Dianthus alpinus. Auf der Raxalp, gegen die Prein herab, in Obersteiermark. 6000'. (Silenea)."
5 Draba stellata Jacq., Sternhaar-Felsenblümchen, Familie: Brassicaceae (Kreuzblütler); EHA Jena, E 12, Nr. 11: „Draba stellata Rax."
6 Rhodothamnus chamaecistus (L.) Rchb., Syn.: Rhododendron chamaecistus L., Zwerg-Alpenrose, Familie: Ericaceae (Heidekrautgewächse); EHA Jena, E 4, Ericaceae Nr. 9: „Großblütiges Alpenröschen Rhododendron Chamaecistus Auf der Raxalp (Alp. Austr.)", EHA Jena, E 12, Nr. 29: „Rhododendron Chamaecistus Rax." und EHA Jena, E 13b, Nr. 52: „Großblumige Alpenrose.

Rhododendron Chamaecistus. (Ericea). An den steilsten Abstürzen der Raxalp, gegen die Prein herab. 4500', in Obersteiermark."

7 Ranunculus hybridus Biria, Bastard-Hahnenfuß, Familie: Ranunculaceae (Hahnenfußgewächse); EHA Jena, E 4, Ranunculaceae Nr. 17: „Blätterarme B. [*Butterblume*] R: hybridus. Auf der Raxalp (Alp. Styr.)", EHA Jena, E 12, Nr. 4: „Ranunculus hybridus Rax." und EHA Jena, E 13a, Nr. 3: „Dreiblättrige Butterblume. Ranunculus hybridus. Auf der Raxalp in Steiermark gegen die Prein herab. 5000'. Ranunculacea."

8 Pedicularis foliosa L., Reichblättriges Läusekraut, Familie: Orobanchaceae (Sommerwurzgewächse); EHA Jena, E 12, Nr. 34: „Pedicularis foliosa Rax."

9 Pedicularis verticillata L., Quirlblättriges Läusekraut, Familie: Orobanchaceae (Sommerwurzgewächse); EHA Jena, E 12, Nr. 36: „Pedicularis verticillata Rax." und EHA Jena, E 13b, Nr. 62: „Wirbelblättriger Moorkönig. Pedicularis verticillata. Auf der Heukuppe der Raxalp in Unteröstreich. 5500'. (Rhinanthacea)."

10 Pedicularis recutita L., Gestutztes Läusekraut, Familie: Orobanchaceae (Sommerwurzgewächse); EHA Jena, E 12, Nr. 35: „Pedicularis recutita Rax."

11 Pedicularis rostratospicata Crantz, Syn.: Pedicularis incarnata Jacq., Ähren-Läusekraut, Familie: Orobanchaceae (Sommerwurzgewächse); EHA Jena, E 12, Nr. 33: „Pedicularis incarnata Rax."

12 Vgl. Br. 9, S. 35, Br. 10, S. 46 f.

13 Vgl. Br. 10, S. 47.

14 Traunsteinera globosa (L.) Rchb., Syn.: Orchis globosa L., Rote Kugelorchis, Familie: Orchidaceae (Orchideengewächse); EHA Jena, E 12, Nr. 48: „Orchis globosa Rax."

15 Cephalanthera longifolia (L.) Fritsch, Syn.: Cephalantherea ensifolia Richard., Langblättriges Waldvöglein, Familie: Orchidaceae (Orchideengewächse).

16 Corallorhiza trifida Chatel., Syn.: Corallorhiza innata R. Br., Korallenwurz, Familie: Orchidaceae (Orchideengewächse).

17 Doronicum austriacum Jacq., Österreichische Gämswurz, Familie: Asteraceae (Korbblütler); EHA Jena, E 12, Nr. 25: „Doronicum austriacum Rax."

18 Rosa pendulina L., Syn.: Rosa alpina L., Alpenrose, Familie: Rosaceae (Rosengewächse); EHA Jena, E 4, Rosaceae Nr. 22: „Alpenrose Rosa alpina. An den Abstürzen der Raxalp gegen das Naßthal. (Alp. Austr.)" und EHA Jena, E 12, Nr. 21: „Rosa alpina Rax."

19 Androsace lactea L., Milchweißer Mannsschild, Familie: Primulaceae (Primelgewächse); EHA Jena, E 4, Primulaceae Nr. 7: „ Milchweißer M: A: lactea. Auf der Raxalp. (Alp. Austr.)", EHA Jena, E 12, Nr. 42: „Androsace lactea Rax." und EHA Jena, E 13b, Nr. 68: „Milchweißer Mannschild. Androsace lactea. In den tiefen Schlünden des schroffen, westlichen Absturzes der Raxalp, gegen das Naßthal herab, in Unteröstreich. 4500'. (Primulacea)."

20 Gattung: Veronica L., Ehrenpreis, Familie: Plantaginaceae (Wegerichgewächse), lat.: Arten von Veronica.

21 Clematis alpina (L.) Mill., Syn.: Atragene alpina L., Alpen-Waldrebe, Familie: Ranunculaceae (Hahnenfußgewächse).

22 Cerastium ovatum Hoppe ex Wild., Eiblättriges Hornkraut, Familie: Caryophyllaceae (Nelkengewächse); EHA Jena, E 12, Nr. 19: „Cerastium ovatum Rax."

23 Minuartia verna (L.) Hiern, Syn.: Alsine verna (L.) Wahlenb., Frühlings-Miere, Familie: Caryophyllaceae (Nelkengewächse).

24 Vermutl. Zootoca vivipara (Lichtenstein, 1823), Wald- oder Bergeidechse, Familie: Lacertidae Gray, 1825 (Echte Eidechsen).

25 Rumex alpinus L., Alpen-Ampfer, Familie: Polygonaceae (Knöterichgewächse); EHA Jena, E 12, Nr. 47: „Rumex alpinus".

26 Tephroseris crispa (Jacq.) Rchb., Syn.: Cineraria crispa Jacq., Krauses Aschenkraut, Familie: Asteraceae (Korbblütler); EHA Jena, E 12, Nr. 27: „Cineraria crispa Rax."

27 Petrocallis pyrenaica (L.) R. Br., Pyrenäen-Steinschmückel, Familie: Brassicaceae (Kreuzblütler); EHA Jena, E 12, Nr. 9: „Petrocallis Pyrenaica Rax" und EHA Jena, E 13a, Nr. 8: „ Pyrenäen=Steinmückel. Petrocallis Pyrenaica. Auf dem Gipfel der Raxalp, 6300', in Obersteiermark. (Crucifera.)"

28 Silene acaulis (L.) Jacq., Stängelloses Leimkraut, Familie: Caryophyllaceae (Nelkengewächse).

29 Gattung: Doronicum L., Syn.: Aronicum Neck. ex Rchb., Gämswurzen, Familie: Asteraceae (Korbblütler); EHA Jena, E 12, Nr. 26: „Aronicum Clusii Rax" (Doronicum clusii (All.) Tausch, Clusius-Gämswurz).
30 Anemone narcissiflora L., Narzissenblütiges Windröschen, Familie: Ranunculaceae (Hahnenfußgewächse); EHA Jena, E 4, Ranunculaceae Nr. 9: „Narzissenblütiges Windröschen. Anemone narcissiflora. Auf der Raxalp in Obersteiermark", EHA Jena, E 12, Nr. 2: „Anemone narcissiflora. Rax" und EHA Jena, E 13a, Nr. 2: „Narzissenblättriges Windröschen. Anemone narcissifolia. (Ranunculacea). 5000'. An den felsigen Abhängen der Raxalpe, gegen die Prein herab, in Obersteiermark".
31 Viola alpina Jacq., Alpenveilchen oder Ostalpen-Stiefmütterchen, Familie: Violaceae (Veilchengewächse); vgl. Br. 10, Anm. 75.
32 Primula spectabilis Tratt., Prachtprimel, Familie: Primulaceae (Primelgewächse); vgl. Br. 10, Anm. 52.
33 Primula auricula L., Alpenaurikel, Familie: Primulaceae (Primelgewächse); vgl. Br. 10, Anm. 50.
34 Gymnadenia nigra (L.) Rchb. f., Syn.: Nigritella suaveolens W. D. J. Koch, Schwarzes Kohlröschen, Familie: Orchidaceae (Orchideengewächse); EHA Jena, E 12, Nr. 49: „Nigritella suaveolens Koch Rax"; vgl. Kerner, Anton: Die hybriden Orchideen der österreichischen Flora. Mit 6 Tafeln (Tab. II–VII.). Vorgelegt in der Sitzung vom 1. März 1865. In: Verhandlungen der kaiserlich-königlichen zoologisch-botanischen Gesellschaft in Wien. Jg. 1865, 15. Bd., Wien 1865, S. 203–236; S. 216–221 zu dem Hybrid Nigritella suaveolens Koch (Nigritella angustifolia x Gymnadenia conopsea). Kerner bemerkt zum Vorkommen: „Nigritella suaveolens ist unter allen Orchideenblendlingen unstreitig der häufigste und verbreitetste. Sie ist von den Höhen des Jura und von den Alpen der Dauphinée durch die Schweiz, die tirolischen, bairischen, kärnthnerischen und oberösterreichischen Alpen verbreitet." (ebd., S. 218).
35 Nigritella angustifolia Rich., Kohlröschen, Familie: Orchidaceae (Orchideengewächse).
36 Gymnadenia conopsea (L.) R. Br., Mücken-Händelwurz, Familie: Orchidaceae (Orchideengewächse).
37 Homogyne discolor (Jacq.) Cass., Filziger Alpenlattich, Familie: Asteraceae (Korbblütler); EHA Jena, E 12, Nr. 24: „Homogyne discolor Rax." und EHA Jena, E 13a, Nr. 40: „Weißblättriger Alpenlattig. Homogyne discolor. 6000'. Unter dem Knieholzgesträuch am nördlichen Absturz der Raxalp in Unteröstreich (Composita)".
38 Dianthus alpinus L., Alpen-Nelke, Familie: Caryophyllaceae (Nelkengewächse); vgl. Anm. 4.
39 In Folge von Schneedruck, Wind- und Kälteeinwirkung niedrig und verbogen wachsende (Krummholz) holzige Pflanzen, z. T. Bäume verschiedener Arten, oberhalb der Waldgrenze.
40 Vgl. Br. 10, S. 49 f.
41 Lilium bulbiferum L., Feuerlilie, Familie: Liliaceae (Liliengewächse).
42 Chaerophyllum villarsii W. D. J. Koch, Alpen-Kälberkropf, Familie: Apiaceae (Doldengewächse).
43 Sethe, Emma Henriette *Bertha* Sophie.

20. Von Charlotte Haeckel, Berlin, 2. – 6. Juli [1857]

B*erlin* 2/7.

Mein lieber Ernst!

Wenn Du mir schon täglich fehlst, um wie viel mehr habe ich es entbehrt, Dich gestern nicht bei mir zu haben.

Zwar wußte ich es, daß Du in Gedanken bei uns sein würdest; und ich habe auch Gott vielfach gedankt für das viele Gute, was mir geworden, und vor allem für die Freude, die ich durch die Kinder[1] habe. Gott wolle || mir den Mann[2] und die Kinder erhalten. Das ist ja mein größtes Lebensglück. Gestern hast Du mich noch recht überrascht durch das Panorama[3]; ich danke Dir herzlich dafür, vorzüglich viel Freude hat Häckel[4] daran. –

Viel schöne Blumen habe ich bekommen, die ich Dir gerne gegeben, aber recht leid thut es mir daß ich Dir nicht || mal ein Stückchen Geburtstagskuchen schicken kann, ich hätte es gar zu gerne gethan, finde es aber zu unsinnig, nun wir wollen es nachholen, wenn Du herkommst.

Nach Freienwalde habe ich eben abgeschickt. Gestern Abend waren wir bei T*ante* B*ertha*[5], die es sich nicht wollte nehmen lassen; sie gab eine stattliche Fete. Karl[6] wird außer das Reisegeld Dir noch 50 Th mitbringen. ||

6/7. Nun mein lieber Ernst, muß ich mich noch gegen Dich über eins aussprechen was mir schwer auf dem Herzen liegt, und ich bitte Dich auch dies Blatt gleich zu zerreißen, wenn Du es gelesen hast, damit Karl es nicht sieht; es macht mir nämlich große Sorge, daß unser Karl doch oft was im Halse hat; und so hatte er auch bei seinem letzten Hiersein einen recht häßlichen Husten; ich wollte Dich nun dringend bitten, mein Herzens || Ernst, daß Du Eure Reise so einrichtest, daß er sich nicht dabei übernimmt; nehmt lieber beim Bergsteigen jemand zum Tragen der Sachen, es ist mir ja lieber, die Reise kostet etwas mehr, als daß Ihr Euch schadet. Nur laß Karln nichts von meiner Sorge merken; er ist ja so leicht hypochondrisch, aber Du kannst ja unvermerkt dafür sorgen, daß Ihr nicht zu angreifende || Touren macht. – Nun Gott geleite Euch auf der Reise; genießt es ungetrübt; aber seid auch nicht zu verwegen, das muß ich hauptsächlich Dir sagen. Vater hat vorläufig unsere Reise nach Warmbrunn auf den 18ten fest gesetzt, und wir denken Ende August wieder hier zu sein. || Pauline[7] nehme ich mit, weil ich mich nicht gut allein helfen kann. Marie[8] wird zu Hause gehn, ich schließe also die Butieke[9] zu. T*ante* Bertha geht es jetzt nach ihrer Art mal recht gut; Gott gebe daß sie sich so hält. – Quincke[10] wird übermorgen auf 4 Wochen verreisen. O*nkel* Julius[11] wird mit seiner Frau[12], 4 Töchtern[13] und || Anna Sethe am 12ten eine kleine Harzreise unternehmen. – T*ante* Gertrude[14] ist in Töplitz. –

Nun leb wohl, mein Herzens Junge! Gott sei mit Dir! Behalte lieb

Deine
alte Mutter.

Mölders[15] grüsse recht herzlich von mir.

1 Haeckel, *Karl* Heinrich Christoph Benjamin, und Familie; Haeckel, Ernst.
2 Haeckel, Carl Gottlob.
3 Vgl. Br. 19, S. 82.
4 Wie Anm. 2.
5 Sethe, Emma Henriette *Bertha* Sophie.
6 Wie Anm. 1.
7 Pauline, Dienstmädchen der Familie Haeckel in Berlin.
8 Marie, Dienstmädchen der Familie Haeckel in Berlin.
9 Mittelfrz./frz. boutique: Geschäft, Bude, kleine Werkstatt, (kleines) Haus; das Wort ist dialektal in ganz Deutschland verbreitet; vgl. Kluge, [Friedrich]: Etymologisches Wörterbuch der deutschen Sprache. Bearb. von Elmar Seebold. 25., durchgesehene und erw. Aufl., Berlin; Boston 2011, S. 144.
10 Quincke, Hermann.

11 Sethe, *Julius* Johann Ludwig Ernst.
12 Sethe, Adelheid, geb. Reimer.
13 Sethe, *Bertha* Philippine; Sethe, Marie; Sethe, Gertrud; Sethe, *Adelheid* Elisabeth.
14 Sethe, Gertrude.
15 Mulder, Lodewijk; Mulder, Aldegonde, geb. de Villeneuve.

21. Von Carl Gottlob Haeckel, Berlin, 6. Juli 1857

Berlin 6 Juli 57.

Mein lieber Ernst!

Die Mutter mahnt u*nd* ich muß Dir doch ein Paar Worte schreiben. Ich bin Wochen lang mit dem Feldzug von 1814 beschäftigt gewesen u*nd* nunmehr damit fertig, bis zur Einnahme v. Paris.¹ Nun werde ich, da wir verreisen, eine Pause machen u*nd* gedenke dann den Herbst u*nd* Winter fortzufahren. Wir haben endlich nach 2 monatlicher Dürre, die alles versengt hat, bei anhaltendem Nordostwinde – jetzt andres Wetter bekommen: Nebel, Südostwind und Gewitterregen. Die Natur fängt an, sich wieder zu erfrischen, worüber ich sehr froh bin. Das Wintergetreide hat nicht gelitten, wohl aber die Gerste u*nd* Hafer; Kartoffeln u*nd* Krautgewächse werden sich noch erholen. Auch viel Obst wird es geben. Es war eine so trokene Dürre, wie ich mich seit Jahren nicht erinnere. Ich gehe früh morgens von 7–8½ Uhr fleißig im Thiergarten spatzieren, der doch für Berlin von größtem Werth ist; im Winter Schutz gegen die kalten Winde, im Sommer Schutz gegen die Sonne. Die großen vielen schattigen Bäume sind zugleich ein Schutzª für das Gras gegen die Sonne, so daß der grüne Rasen nicht ausgegangen ist. Die Vorstädte vor dem Brandenburger u*nd* besonders Potsdamer Thore² verschönern sich fortdauernd, besonders wird die Kemperhofstraße² schön. Ich werde die schöne Aussicht unsres jetzigen Quartiers³ sehr vermißen. Indeßen habe ich mich doch von seiner Entlegenheit überzeugt und freue mich, daß wir Dich bei uns behalten können. Ich habe es ja nahe zum Brandenburger Thore u*nd* den Thiergarten. Vorigen Donnerstag waren wir einige Stunden in Potsdam. Wir fuhren mit einem Extrazug um 3 Uhr bis zum Wildpark⁴ à Person 15 Sgr., u*nd* dafür zusammen hin u*nd* zurük, also sehr wohlfeil. Vom Wildpark giengen wir zum großenᵇ Palais, um bei der Invalidenrestauration⁵ Kaffee zu trinken, sodann giengen wir durch Sans-Soucis und besahen uns hauptsächlich den Park bei Charlottenhof,⁶ der als ein großer, neuer hinzugekommener Theil vonᶜ Sans-Soucis zu betrachten ist. Die große Fontaine⁷ sprang sehr schön u*nd* erfrischend. Wir giengen bis zum Jäger Thor⁸, von da zu Bassewitz⁹, wo wir 2 Stunden blieben. Der alte 86jährige Bassewitz ist sehr unwohl gewesen, er war an der Beßerung, er leidet an geschwollnen Beinen, in der Nacht werden sie dünn, am Tage durch das Gehen schwellen sie an. Mutter u*nd* auch mir hat diese Parthie so gefallen, daß wir sie im September mit Dir wiederholen wollen. Nun wünsche ich Dir u*nd* Carl¹⁰ zur Reise Gesundheit u*nd* nicht zu schlechtes Wetter. Ich werde mich wohl im Hirschberger Thal etwas umsehn. Mutter wird baden. Ich habe auch in diesen Tagen viel über den Himalaya gelesen, wo wir Europäer jetzt so einheimisch werden, wie in der Schweitz. Ueber Cairo nach Bombay[11] dauert die Reise nicht zu lange. Die prächtige Dampfkraft, die uns erst die Erde aufschließt! Die Schlagintweits[12] haben sich nur wenige Tage hier aufgehalten. Humbold[13] hat sie in Beschlag genommen, und dann sind [*sie*] zum Könige[14] nach Marienbad, von wo sie nach England gehen. – Philipp Bleek[15] ist mit seiner Mutter[16] bei Paderborn in einem Bade, aber es wird nicht viel aus ihm werden. Wilhelm Bleek[17] ist jetzt in der Kapstadt. –

Wir haben hier allerdings nicht so[d] schöne Gegenden, wie Oesterreich u*nd* Tyrol u*nd* Salzburg. Schlesien u*nd* der Rhein sind auch schön, aber doch nicht[e] in diesem Maße, die Alpen fehlen. Aber wir haben doch viel geistigen Menschenverkehr, das ist auch ein großes Gut. Das [f] nördliche u*nd* ein Theil des westlichen Deutschlands zeichnen sich dadurch aus, und die Oesterreicher, die jetzt vorwärts wollen, werden Mühe haben uns nachzukommen. Auch ist in unsrer Kultur immer noch ein sittlich religiöser Fond, der ihr zur Grundlage dient und ohne welchen sie wenig Werth haben würde. Die Religion sitzt tief im Menschen, er kann ohne sie auf dieser Erde nicht existiren. Das sieht man recht, wenn man die Geschichte der asiatischen Völker studirt. Dort haben sich Brahminenlehre, Buddaismus u*nd* Muhamedanismus bekämpft u*nd* wurzeln tief in den Völkern, das Christenthum hat dort noch wenig Fortschritte gemacht. Im Brahmanendienst u*nd* Buddaismus herrscht noch Götzendienst. Diesen hat der Muhamedanismus allerdings in vielen Gegenden u*nd* Völkern gewaltsam zerstört, er hält sich an den einigen Gott; aber es fehlt ihm die Religion der Liebe, die dem Christenthum eigenthümlich ist, die Achtung des Menschen u*nd* seiner Rechte u*nd* die daraus hervorgehende Civilisation der Maßen. Auch gestattet er der Herrschaft der Sinnlichkeit einen zu großen Spielraum, die innerste Natur der Frauen wird verkannt, u*nd* so zieht der Despotismus in seinem Gefolge, der die freie Entwikelung menschlicher Kräfte nicht zu Stande kommen läßt, welche jetzt unser Lebensprincip geworden ist. ||

Bis zum 18ten dieses bleiben wir hier. Wir werden Abends abfahren und den andern Nachmittag in Hirschberg eintreffen. Wirst Du uns einen Ort angeben können, wohin wir an [g] Euch schreiben? Denn das ist uns doch Bedürfniß und ich werde wohl über meine Exkursionen manches mitzutheilen wißen. In den letzten Tagen des August wollen wir wieder zurük sein. Mimi[18] mit den Kindern[19] wird den August in Heringsdorf zubringen. Tante Bertha[20] geht es jetzt recht gut, Julius[h21] wird mit den Kindern[22] nächstens einen Ausflug über Magdeburg bis an den Harz machen. Aber das muß wahr sein, wir haben doch dieses Jahr einen ordentlichen Sommer, wir wißen wieder, was Sommerhitze heißt. Dennoch ist sie hier in Berlin nicht unerträglich zu nennen. Jetzt geht alles auf Reisen. Täglich fahren eine Menge Droschken nach dem Anhaltschen und Potsdamer Bahnhof, nach Süden und Westen. – Nun laß uns bald etwas von Dir hören

Dein Alter Hkl.

1   Haeckel, Aus den Jahren 1806 bis 1815 (wie Br. 2, Anm. 21).
2   1858 wurde die Potsdamer Straße mit dem Südrand des Tiergartens durch eine Straße verbunden, die quer durch den Vergnügungsgarten „Kemperhof" verlief; vgl.: Goldschmidt, Paul: Berlin in Geschichte und Gegenwart. Berlin; Heidelberg 1910, S. 271.
3   Berlin, Hafenplatz 2. Im September sollte der Umzug in die Wilhelmstraße 73 stattfinden; vgl. Br. 12, S. 59.

4   Im Jahr 1843 ließ Friedrich Wilhelm IV. durch seinen Hofgärtner und späteren General-Gartendirektor, Peter Joseph Lenné (1789–1866), die Anlage eines Wildgartens konzipieren. Ein Teil der nördlich der Chaussee Potsdam-Geltow gelegenen sogen. Pirschheide wurde eingehegt und großzügige Wohnanlagen für die Pfleger errichtet. Zunächst wurden knapp 40, später immer mehr Hirsche aus den Waldungen im Norden Berlins dorthin umgesiedelt. Die Rotwildpopulation war bis zum Jahr 1855 bereits auf ca. 1.200 Tiere angewachsen; vgl. u. a. Frankfurter Ober-Postamts-Zeitung. Nr. 303, 3.11.1843, S. 2579; Häberlin, C[arl] L[udwig], gen. Belani: Sanssouci, Potsdam und Umgegend. Mit besonderer Rücksicht auf die Regierungszeit Seiner Majestät, Friedrich Wilhelm IV. König von Preußen. […] Berlin; Potsdam 1855, S. 229–238.

5   Der „Invalide", eine Lokalität hinter dem Neuen Palais in Potsdam, wo Kaffee, Bier und kleinere Erfrischungen erhältlich waren; vgl. Baedeker, Karl: Deutschland nebst Theilen der angrenzenden Länder bis Strassburg, Luxemburg, Kopenhagen, Krakau, Lemberg, Ofen-Pesth, Pola, Fiume. Handbuch für Reisende. Theil 2: Mittel- und Nord-Deutschland. 10., verb. Aufl., Coblenz 1861, S. 29.

6   Das im Jahr 1825 von Friedrich Wilhelm III. (1770–1840) angekaufte Privatgut Charlottenhof wurde ab 1826 nach Anregungen und Plänen von Peter Joseph Lenné als Erweiterung der Anlagen im Süden von Sanssouci ausgebaut; vgl. Häberlin, Sanssouci, Potsdam und Umgegend (wie Anm. 4), S. 98–101.

7   Die bis zu 40 m hohe Große Fontäne im Hauptbrunnen des Parkes von Sanssouci konnte erst im 19. Jh. mithilfe eines Dampfmaschinenhauses in Gang gesetzt werden und war eine technische Höchstleistung der Zeit.

8   1733 errichtetes Stadttor im Norden, ehem. Teil der Potsdamer Stadtmauer.

9   Bassewitz, Friedrich Magnus von; Bassewitz, Henriette Adelheid von, geb. von Gerlach; wohnhaft Priesterstraße 12 (heute Henning-von-Tresckow-Straße).

10 Haeckel, *Karl* Heinrich Christoph Benjamin.

11 Seit 1996 Mumbai.

12 Vgl. Br. 15, S. 80.

13 Humboldt, Alexander von.

14 Preußen, Friedrich Wilhelm IV., König von.

15 Bleek, Philipp.

16 Bleek, Auguste, geb. Sethe.

17 Bleek, Wilhelm.

18 Haeckel, Hermine, geb. Sethe.

19 Haeckel, *Carl* Christian Heinrich; Haeckel, Hermann; Haeckel, Anna.

20 Sethe, Emma Henriette *Bertha* Sophie.

21 Sethe, *Julius* Johann Ludwig Ernst.

22 Vgl. Br. 20, Anm. 13.

22. An Charlotte und Carl Gottlob Haeckel, [Wien, vor dem 7. Juli 1857]

I.

Endlich wird es wohl einmal Zeit, daß ich euch von meinen Studien etwas Ausführlicheres mittheile. Da Samstag hier ebenso gut wie Sonntag ein Feiertag ist, die wir beide regelmäßig zu botanisch-landschaftlichen Excursionen benutzen, so bleiben für das eigentliche Studium nur 5 Wochentage übrig, welche aber dafür um so gewissenhafter ausgebeutet werden, und, durchschnittlich immer im gleichen Typus, folgendermaßen verlaufen: Um 5. Uhr stehe ich auf u*nd* genieße zur Ermunterung und Ernüchterung ein nur durch Gewohnheit genießbares Decoct[1] verschiedener Rüben und sonstiger Wurzeln, welches mir meine alte Wirthin[2] als Kaffee darreicht. Um 7. gehe ich in die medicinische Klinik von Oppolzer³ (ausnahmsweise auch einmal zu Skoda⁴) bis 9 Uhr.⁵ Von 9–11 arbeite und unterhalte ich mich gewöhnlich bei Brücke⁶, wo ich Verschiedenes microscopire. Zuweilen gehe ich statt dessen in die chirurgische Klinik, häufiger zu Schuh⁷, als zu Dumreicher⁸. Oft werden auch die klinischen Sectionen zu dieser Zeit gemacht. Endlich ist gleichzeitig noch die geburtshilfliche Klinik von Braun⁹, welche ich mich aber, obschon es recht Noth thäte, noch nicht habe entschließen können zu besuchen. Von 11–12 höre ich constant bei Bruecke Physiologie.¹⁰ Dann gehe ich mit den 4 Bekannten, die jetzt meinen beständigen Umgang bilden, (Focke, Krabbe, Cowan, Chamisso) zu einem sehr frugalen Mittagstisch unter dem nahen „Schottenthor"¹¹, wo wir meist auch andere Bekannte, namentlich Brettauer und Steinach, antreffen. Die folgende Nachmittagsstunde ist der Botanik, d. h. der „unvermeidlichen" Heusammelei, gewidmet, in deren Dienst ich trotz der besten Vorsätze durch den unwiderstehlichen Reiz der ganz ausgezeichneten hiesigen Flora wieder ganz verfallen bin. Von ½3–4 höre ich constant Hebras Klinik der Hautkrankheiten¹², von 5–7 Uhr den physiologischen Cursus bei Ludwig¹³. Die Zwischenstunde von 4–5 wird bald durch die Visite der medicinischen¹⁴, bald der syphilitischen Klinik¹⁵ ausgefüllt. Um ½8 Uhr genießen wir wieder gemeinsam unser „niedliches" Abendbrot, wie wir gemeinsam des Tages Last und Hitze trugen, und bringen dann noch etwa 2 Stunden zu Haus mit Repetitorien etc zu. An Spaziergehen, Baden oder andere sonstige schöne Locomotionen ist alltags hier nicht zu denken und diese Freuden werden alle für den Sams- und Sonntag aufgespart. Dies ist das Schema eines gewöhnlichen Wochentages. Der Verlauf meiner Studien in denselben hat sich in vieler Beziehung ganz anders gestaltet, als ich dachte, theils besser, theils schlimmer. Ich kam her in der Idee, hauptsächlich klinische und practische Medicin (von deren enormer Ausbildung hier ich einen etwas starken Begriff hatte), und nebenbei etwas Physiologie zu treiben. Nun kehrte sich aber glücklicherweise das Verhältniß bald in der Art um, daß die letztere zur Hauptsache wurde, weßhalb ich auch von ihr zuerst reden will). Die <u>Physiologie</u> steht gegenwärtig hier in Wien auf einer so hohen Stufe der Vollendung, unzweifelhaft viel höher, als auf den allermeisten andern Universitäten, daß jeder, der dies herrlichste aller Studien in seiner ganzen Tiefe und Ausdehnung erschöpfend kennen lernen will, nirgends besser als hier die richtige Anregung und Anleitung dazu empfangen kann, vorausgesetzt, daß er die nöthigen physikalisch-mathematischen Kenntnisse einerseits, die höheren anatomisch-histologischen andererseits, schon fest und sicher mitbringt. Leider ist nun bei mir nur das letztere der Fall, so daß ich auch nur den halben Nutzen von diesem trefflichen Unterricht habe. Nie habe ich die tiefen Lücken, die in meiner naturwissenschaftlichen Bildung durch Vernachlässigung der mathematisch-abstracten Seite der Physik und Chemie entstanden sind, schmerzlicher gefühlt, als jetzt hier, wo sie mir bei jedem Schritt vorwärts hindernd entgegentreten. Nie bin ich aber auch in gleicher Weise auf diese Lücken aufmerksam und über die Art, sie auszufüllen, besser belehrt worden, so daß ich wenigstens den Trost habe, daß ich, sobald mir nur die nöthige Zeit zu Gebote steht, (nach dem Staatsexamen¹⁶) von vorn an wieder anfangen kann zu arbeiten und daß ich dann sicher den richtigen Weg, die richtige Methode zur Erreichung des Zieles, nicht verfehlen[a] werde. || „Der erste Schritt zur Erkenntniß ist das Bewußtwerden des Nichtwissens"!¹⁷ Dieser alte Philosophenspruch muß mich jetzt immer trösten, wenn ich die Rudimente meiner physiologischen Bildung durchschaue.

Daß übrigens jetzt hier die Physiologie auf einer so hohen Blüthestufe steht, daß fast kein anderer Ort sich damit messen kann, ist nichts weniger als das Verdienst der allgemeinen Ausbildung der hiesigen Universität. Im Gegentheil ist der sonstige Bildungszustand der Östreicher Studenten durchschnittlich ein so niedriger, daß man nur bedauern kann, daß die Perlen da so vor die Säue geworfen werden. Der ganze Schwerpunkt dieser Blüthestufe ruht vielmehr einzig in den vereinten Kräften zweier Männer, die unstreitig zu den ersten Physiologen der Gegenwart (deren es in strengerem Sinne nur wenig giebt) gehören. Da die Physiologie aber[b] (von der die rechte Philosophie nur ein Theil ist) gewiß den höchsten Gipfelpunkt menschlicher Erkenntniß und Wissenschaft bildet, so ist es natürlich, daß die ausgezeichnetsten Physiologen zugleich unter die ersten Geister überhaupt gehören. Wie von Johannes Mueller[18], von Virchow (der eigentlich pathologischer Physiolog und nicht bloß Anatom ist), so gilt dies auch von Bruecke und Ludwig, deren Bekanntschaft allein schon ein paar Monate Aufenthalt in Wien lohnt. Beide Physiologen, durch gleiches Streben und Denken, gleiche Grundsätze und Anschauungsweise innig verbunden, sind dabei doch in anderer Beziehung so sehr verschieden, daß schon bloß das Studium dieser beiden Charactere von hohem Interesse ist. Bruecke ist ein kleiner, schwächlich gebauter Mann mit feinem, blassem, scharf und klar geschnittenem Gesicht, trotz seiner Jugend fast kahlem Schädel und einem höchst bedeutenden, durchbohrend scharfen Blick, der, wie sein leicht ironisch lächelnder Mund die hohe Bedeutung des inne wohnenden Geistes wohl verräth. Im Vortrag strebt er nach der prächtigen Taciteischen Kürze und Prägnanz,[19] die Johannes Muellers Worte so sehr auszeichnet. Kein Wort zu viel und zu wenig, und Alles bezeichnend und treffend. Der Umfang und die Tiefe seines Wissens sind wahrhaft erstaunlich. Während fast alle Physiologen an dem traurigen Fehler menschlicher Unvollkommenheit leiden, daß sie [c] nur eine von den beiden die Physiologie constituirenden Seiten, entweder die mathematisch-physikalisch-chemische (wie Du Bois[20], Fick[21], und zum Theil auch Helmholtz[22] und Ludwig) oder die microscopisch-anatomisch-vergleichende (wie Koelliker[23] und viele Andere) einseitig cultiviren, ist dagegen Bruecke so allseitig hoch ausgebildet, daß er beide, gegenseitig zur Vollendung sich ergänzende, Wissenschaften mit gleichem Erfolg bereichert, wie er ja auch ebenso in der mathematisch-physikalischen, wie in der microscopisch-anatomischen Section der Physiologie berühmt ist und Großes geleistet hat[d], viel gleichmäßiger als Ludwig, bei dem die erstere Seite allein, und zwar auf Kosten der Andern entwickelt ist. Im Zusammenhang damit erregt auch *Brücke*s Vortrag ein viel allgemeineres Interesse[e], als *Ludwig*s, den dafür ein noch subtileres Eingehen auf die letzten physikalischen Elemente auszeichnet. Namentlich geht *Ludwig* auf die Principien der Atomenlehre, auf die so schwierige und verwickelte Atomistik viel tiefer ein, wodurch er einerseits interessanter, andererseits aber auch schwieriger wird. Das höchste Interesse erregt außerdem bei *Ludwig* seine ausgezeichnete Feinheit und Sicherheit im Experimentiren am lebenden Thier, sowie die Reduction dieser physiologischen Versuche auf einfachere physikalische Apparate. Sein Vortrag ist viel rascher und lebendiger, aber auch unklarer und verwickelter, als der von *Brücke*. Schon im Äußeren spricht sich die sonstige Verschiedenheit ihrer Charactere aus. Ludwig ist ein starker langer Mann, mit langen dunkeln Haaren und lebhaft beweglichem Augen- und Mienenspiel, im Umgang sehr offen, gemüthlich und unterhaltend, wie ich ihn mir gar nicht vorgestellt hatte. || Die 40 Unterrichtsstunden, welche ich jetzt in Ludwigs Cursus genossen, und in denen er uns nicht nur eine Reihe ganz ausgezeichneter und fast durchgängig höchst gelungener Experimente vorführte, sondern auch eine Übersicht des ganzen Gebiets der Physiologie mit tiefem Eingehen auf die höchst interessante Atomistik, die Molecularphysik des lebenden Organismus, gab, werden für mich unvergeßlich, Stunden des höchsten Genusses und der edelsten Anregung bleiben und ich hoffe, daß mir die ganz neuen Seiten der Wissenschaft, die mir dadurch erst aufgeschlossen wurden, bei weiterer Verfolgung noch die schönsten Früchte tragen werden. Übrigens habe ich es mir auch tüchtige Mühe kosten lassen, die 15 Leute, die zu dem Privatissimum nothwendig waren (sämmtlich Nordländer, kein Östreicher!) zusammenzubringen. Die regulaere Vorlesung über Physiologie von *Ludwig* ist leider nur für die Zöglinge des Josephinum zugänglich, der Lehranstalt für Militärärzte, an der *Ludwig* angestellt ist.[24] Bruecke hat die Professur an der Universität und in Folge dessen in seinem Colleg fast 200 Zuhörer, von denen ihn aber auch nicht der 10te Theil versteht. Er trug jetzt nach der ganz ausgezeichneten Nervenphysiologie die des Auges[25] höchst ausführlich vor. Noch mehr werth, als dies, sind mir aber die höchst lehrreichen Gespräche, die ich fast täglich bei ihm genieße. Gewöhnlich kommt er, wenn ich Morgens im Laboratorium arbeite, auf ¼–½ Stunde herüber und unterhält sich mit mir aufs freundlichste über die verschiedensten Gegenstände; und die Anregung und Belehrung, die ich diesen höchst interessanten Worten des geistreichen Mannes verdanke, sind ganz unschätzbar. Ich kann Quin*c*ke in der That für seine freundliche Empfehlung nicht dankbar genug sein. Erst später werde ich recht einsehen, welchen Schatz von neuen Gedanken u*nd* Kenntnissen ich hier empfangen habe. –

Das Einzige, was ich sowohl bei B*rücke* als *Ludwig*, insbesondere aber bei letzterm, sehr vermisse, ist die gänzliche Vernachlässigung des vergleichenden (resp. zootomischen) Elements der Physiologie, wodurch grade die classischen Vorlesungen Joh. Muellers ihr großes Interesse erhalten. Namentlich Ludwig geht in der Nichtachtung der vergleichenden Anatomie viel zu weit; da er Nichts davon versteht, hält er nichts davon und erklärt schließlich die ganze Morphologie für werthlos, obwohl doch grade sie das erste u*nd* nothwendigste Fundament, den Angriffspunkt aller weitern physiologischen Forschung liefert. Für mich kann dies zunächst gleichgültig sein, da ich in Berlin u*nd* Würzburg für diese Seite der Forschung Anregung genug empfangen habe; aber es thut einem leid, auch bei sonst so vollendeten, wissenschaftlichen Koryphaeen, wie B*rücke* und *Ludwig*, eine solche Einseitigkeit, wie sie freilich nur zu sehr allen unsern Bestrebungen anklebt, vorzufinden. Und andererseits wird dadurch auch die Ausbildung der ganzen Schule durchaus einseitig, ^{f} insbesondere weil hier überhaupt Niemand eine Idee von vergleichender Anatomie hat, ja (fast unglaublich!) an einer der größten, medici*nischen* Facultäten, von europäischem Rufe, dieses herrliche Fach überhaupt niemals Gegenstand einer Vorlesung ist. Prof. Hyrtl[26] liest trotz seines schönen Museums[27] keine vergleichende Anatomie u*nd* läßt auch keinen andern aufkommen, der dies thäte! – Da ich einmal bei Hyrtl bin, so will ich ihn gleich mit abhandeln! Hyrtl ist als <u>Anatom</u> durch seine Lehrbücher[28] allbekannt, und wohl mehr, als er es verdient. Auch durch ihn wird die a priori von ihm gefaßte hohe Meinung gar sehr herabgestimmt. Allerdings sind seine anatomischen Vorträge sehr angenehm anzuhören.[29] Er sucht auch die langweiligsten Gegenstände durch praktische, namentlich chirurgisch-topographische Bemerkungen interessant, || und durch zahlreiche Witze, Anecdoten und Zoten pikant zu machen. Aber man muß ein Östreicher sein, um an diesen Allotriis Gefallen finden, und jede Äußerung derselben mit lautem Lachen belohnen zu können. Da dieses Verhältniß sich bei allen übrigen Professoren wiederfindet, will ich gleich hier ein paar Worte im Allgemeinen darüber vorausschicken. Das schülerhafte Verhältniß, welches in Wien zwischen Lehrern und Studenten besteht, fällt allen Ausländern gleich anfangs sehr auf und ist gewiß zum Theil schon durch die allgemeine Schulbildung bedingt, mit der die Gymnasiasten hier die Universität beziehen. Diese kommt bei weitem nicht den bei uns gewohnten Anforderungen nach; zwar mögen die Leute in den einzelnen Wissenschaften durchschnittlich ebenso, in einzelnen vielleicht selbst weiter, als unsere Abiturienten, ausgebildet sein; aber es fehlt ihnen durchaus die allgemeine, menschliche Ausbildung, wenn ich so sagen soll. Da sie nie aus ihren beschränkten Verhältnissen herauskommen, und auch auf der Universität nicht herauskommen, so verharren sie in ihrem schülerhaften Zustand und werden nie frei und selbständig. Von einem freien Studentenleben, wie es auf deutschen Universitäten überall zu finden ist, ist hier ohnehin nicht die Rede; von dem poetischen Reize, der ersten freiern Selbstbewegung des in die fremde Welt hinaustretenden Jünglings, hat man hier keine Ahnung. Verbindungen irgend einer Art existiren nirgends.[30] Nicht einmal zur Bildung von Lesegesellschaften (wie z. B. die Würzburger Harmonie[31]) ist es gekommen. Die Collegien werden in derselben Weise wie die Schulstunden auf dem Gymnasium, fortgehört; zum Theil ist selbst noch das Fragen und Antwortgeben gebräuchlich. Da nun der östreichische Student dem Lehrer gegenüber jeder selbständigen Stellung entbehrt, wird er auch vom Professor, den er als Orakel und unfehlbaren Weisen verehrt, demgemäß behandelt, oft in einer Weise, die bei uns die allgemeine Indignation erregen würde, hier aber ganz herkömmlich erscheint. Verhalten sich einmal ein paar Studenten unruhig mit Flüstern, Lächeln etc oder geben sie auf vorgelegte Fragen dumme Antworten, so werden sie nicht einfach zurechtgewiesen, sondern auch gleich mit Witzen oder Grobheiten maltraitirt, oder selbst hinaus gewiesen.[g] Alle Bemerkungen und Witzeleien des Professors werden wie ein Evangelium gläubig aufs Wort nachgebetet und, wenn nöthig, gleich mit schallendem Gelächter begleitet, mögen sie auch noch so trivial und gemein sein. In diesem Punkte besitzen überhaupt die östreichischen Professoren eine seltene Ausbildung (Ich spreche hier natürlich immer von dem Wiener Professoren-Collegium mit Ausnahme von Bruecke und Ludwig, da diese in jeder Beziehung ganz außerhalb desselben, und unendlich über ihm erhaben stehen!). Alle Vorträge und Bemerkungen müssen um sie mundgerecht zu machen, mit schlechten, trivialen Witzeleien und Spaßereien begleitet werden, an denen man wirklich oft Mühe hat, nur irgend etwas Pikantes herauszufinden. Der Herr Professor belacht seinen Einfall zuerst selbst laut und sogleich fällt das gehorsame Auditorium der Östreichischen Studentenschaft mit schallendem Gelächter ein, mag die Bemerkung auch noch so gemein und schmutzig sein. Da die Prof. sich so verehrt und angebetet sehen, ist es auch natürlich, daß sie sich selbst zuletzt für Halbgötter ansehen, und diese ganz ungemessene Selbstüberschätzung ist wohl der allgemeine Hauptfehler aller Wiener Professoren (wieder natürlich mit Ausnahme der ganz auszuschließenden trefflichen Häupter Bruecke und Ludwig). Man kann sich a priori von diesem

Dünkel kaum einen Begriff machen. || Man kann sie alle der Reihe nach hernehmen, Hebra, Skoda, Schuh, Dumreicher, Hyrtl, Siegmund[32] etc alle halten sie sich für ganz einzig in ihrer Art, für unfehlbar u*nd* unersetzlich. Die bescheidensten sind noch Oppolzer und Skoda, obwohl auch sie keine geringe Meinung von ihren Verdiensten haben. Die natürliche Folge ist, daß jeder, da er nur seine Ansichten für unfehlbar richtig hält, da aber in der edlen Medicin eben so viel Ansichten, als Leute, existiren, die aller andern für verfehlt ansieht, woher sich sehr einfach die ewigen, unversöhnlichen Kämpfe innerhalb des Professorencollegiums erklären. Jeder hält alle andern für dumm oder irregeleitet, und sich selbst allein für den wahren Weisen. Am widerlichsten wird dieser ekelhafte Dünkel, wenn er noch, wie es vermuthlich bei den beiden Chirurgen der Fall ist, mit Unwissenheit und Beschränktheit verbunden ist. Aber auch bei den ausgezeichnetsten, wie Hebra, kann er immer nur eine Mißstimmung und das Gegentheil des Bezweckten hervorrufen. Doch um auf Herrn Hyrtl zurückzukehren, so besitzt er von dieser Arroganz eine nicht geringe Portion, und mit welch hohem Grade von Gemeinheit und wirklicher Niederträchtigkeit dieselbe bei ihm verbunden ist, davon hat er in dem lange fortgeführten Streit mit Bruecke (über den Schluß der Coronararterien während der Kammersystole durch die Aortenklappen und über die Selbststeuerung des Herzens)[33] mehr als hinlängliches Zeugniß abgelegt. Auch jetzt führt Hyrtl in womöglich noch erhöhtem Tone gemeinster Schmähungen die Anfeindungen des edlen, hoch über ihm stehenden, Bruecke fort, obwohl durch v. Wittichs[34] schlagende Versuche[35] die Streitfrage längst zu Gunsten Brueckes entschieden ist.[h] Verliert man schon hierdurch alle Achtung vor Hyrtl, die man etwa in Folge seiner schriftstellerischen Leistungen vor ihm hatte, so lernt man ihn noch mehr gering schätzen u*nd* verachten, wenn man die hier allgemein verbreiteten Geschichten von seinem sonstigen gemeinen u*nd* unedlen Lebenswandel hört. Auch über das Einzige, was ihm bleibt, nachdem er moralisch vernichtet ist, über[i] seine wissenschaftlichen Leistungen, wird man beim Besuche seiner Vorlesungen gar sehr enttäuscht. Mir wenigstens kann die Art u*nd* Weise, wie er die Anatomie schmackhaft zu machen sucht, durchaus nicht zusagen.[36] Bewundernswerth bleibt nur sein außerordentliches Darstellungstalent, überhaupt seine ganze anatomische Anlage, um die es nur schade ist, daß er sie nicht edler ausgebildet hat. Der Vortrag selbst erhält übrigens etwas sehr Komisches durch das geheimnißvolle Pathos, mit dem er auch die gewöhnlichsten u*nd* trockensten Dinge abhandelt, die feierliche Wichtigkeit, die er auf Alles legt und die verzwickten Declamations-Gesticulationsbewegungen aller Extremitäten, mit denen er seine Demonstrationen begleitet. Nicht wenig trägt dazu sein eigner barokker Cadaver[37] bei: eine lange, hagere, klapprige Gestalt mit spinnenartig gespreizten Extremitäten, über u*nd* über schmutzig und cynisch-gemein (so daß er selbst einmal in der Anatomie von Polizisten angehalten wurde!) an den Beinen weite schmutzige Leinwandhosen, oben ein vergilbtes Hemd, über das ein weiter anatomischer schwarzer Kittel geworfen ist. Auf den falschen Augen eine Brille; in dem braunen abgelebten Gesicht Ränke und Unzufriedenheit ausgedrückt; kurz eine sehr unangenehme Erscheinung. –

Gehen wir von der normalen auf die pathologische Anatomie über. In diesem Zweige der Wissenschaft, von dem allein eine wissenschaftliche Behandlung der übrigen Medicin ausgehen kann, galt Wien noch vor einigen wenigen Jahrzehnden als einzig maßgebender Hauptsitz, ihr Vertreter Rokitansky[38] als überall herrschende Koryphaee![39] Wie hat sich dies Alles seit wenigen Jahren geändert! Man glaubt zuletzt in der That, daß hier pathologische Anatomie nur dem Namen nach existirt. || Ich hatte allerdings schon vorher so viel von der Wiener pathologischen Anatomie gehört, daß ich nur mit sehr niedrig gespannten Erwartungen herkam. Aber wie weit blieben diese selbst hinter der Wirklichkeit zurück. Man begreift nicht, wie eine solche Wiener Schule es sich noch einfallen lassen kann, einer andern Richtung und noch dazu einer naturentsprechenden empirischen, wie die Virchowsche, überhaupt entgegentreten zu wollen. Was zunächst Rokitansky betrifft, so soll er nach allem, was man hört, ein vortrefflicher, liebenswürdiger Mann sein. Aber für die Wissenschaft scheint er gänzlich abgestorben und muß sich auch wohl selbst so ansehen.[40] Wenigstens betreibt er die pathologische Anatomie mit einem Indifferentismus, der kaum begreiflich ist. Früh Morgens, wo hier täglich immer mehrere (ich glaube durchschnittlich ½ Dutzend) Sectionen zu machen sind, spaziert er langsam, die Hände auf dem Rücken, im Sonnenschein vor der Thüre des Leichenhauses auf und ab, sieht sich den Himmel und die Erde an, macht selbst nur die gerichtlichen Sectionen und schickt nur dann und wann einen passiven Blick in den Sektionssaal, wo sein erster Assistent, Herr Klob[41], indeß mit wahrhaft zunftmäßiger Handwerksfertigkeit die 6–12 Leichen innerhalb weniger Stunden absolvirt. Wenn man an Virchowsche Art und Weise zu arbeiten gewöhnt ist, wenn man die minutiöse Sorgfalt, den unermüdlichen Fleiß, die empirische Methode kennt, mit der von diesem großen Forscher in ächt naturwissenschaftlicher Weise [j] sämmtliche Organe im Zusammenhang und isolirt untersucht, und auf diesem Wege das kostbarste Material für die Kenntniß der pathologischen Physiologie gewonnen wird, so muß man mit förmlichen Ekel vor der Metzelei erfüllt werden, die sich hier pathologische Anatomie nennt. Jedes Organ wird kurzweg, ohne es weiter in situ zu untersuchen, ausgenommen, durchschnitten und dann nach <u>einem</u> flüchtigen Blick beurtheilt; alles so flüchtig und eilig, daß in ¼–½ Stunde fast jede Sektion fertig ist. Ich glaube, daß die Fleischer und Metzger in den Schlachthäusern ihr Geschäft sorgfältiger und reinlicher abmachen. Schon das Local ist geeignet, gleich beim Eintritt einen mit Grausen zu erfüllen. Ein hohes, enges, viereckiges Zimmer, [k] in das von oben Licht einfällt, kaum Raum genug für 50–60 Menschen, die enggedrängt um einen mittleren Tisch herumstehen müssen. Da liegen nun meist 2 Leichen neben einander. Der Hr. Assistent (Klob) verrichtet in möglichster Eile sein, wie es scheint, ihn ziemlich enuyirendes Geschäft, folgendermaßen: Vom Gehirn werden die Hemisphären in situ abgetragen (gemäß dem Kreisschnitt durch tubera frontalis[42] und crista occipitalis[43]), sodann erst der Rest des Hirns (Basis[44] und Cerebellum[45]) ausgenommen, so daß man weder eine Vorstellung vom Gehirn in toto[46], von der Oberflächengestaltung, noch von dem Blutgehalt, dem oedem[47] den meningen[48] und Ventrikel[49] etc in specie[50] erhält. Die Basis sowohl des Hirns als des Schädels wird mit einigen Schnitten abgefertigt, ohne sie einer weitern Untersuchung werth zu halten. Dann wird der Thorax[51] geöffnet, rasch ein Schnitt durch jede Lunge gelegt und das Herz herausgeschnitten. Nie wird die Beschaffenheit der Coagula[52] (trotz der berühmten Krasenlehre[53]!) einer näheren Untersuchung werth gehalten, eben so wenig der Klappenschluß physikalisch geprüft.[54] Nächstdem kommt die Reihe an den Unterleib. Auch hier findet keine sorgfältige Untersuchung in situ[55] statt. Jedes Organ wird möglichst schnell ausgenommen, ohne weiter seine Oberfläche, Hüllenbeschaffenheit, Umgebung etc genauer anzusehen, durch 1, höchstens 2 Schnitte, offengelegt und dann ebenso rasch weggelegt. So bei Leber, Milz etc. Von den Nieren schlitzt überdies noch gewöhnlich der Anatomiediener die eine mit dem einen Flügel einer Scheere auf! – ||

Von den verschiedenen cadaveroesen Flüssigkeiten[56], den verschiedenen Blutarten, Galle, Harn, pleuritischen u*nd* peritonitischen Exsudaten[57] [1] etc wird nur in Ausnahmefällen einmal etwas zur nähern Untersuchung aufgefangen. Gar nicht untersucht werden ferner die verschiedenen Lymphdrüsen, wenn sie nicht grade auffallend groß, und die Gefäße, wenn ihre Thromben nicht gar zu in die Augen springend sind. Das Rückenmark wird von vorn bloßgelegt, indem zuerst die Zwischenwirbelscheiben durchschnitten und dann die Bögen seitlich durchgemeißelt werden. Die dabei fast immer vorkommenden Zerreissungen der Rückenmarkshäute u*nd* Zerrungen des Marks selbst werden nicht weiter sehr beachtet. Und auf solche Sectionen gründet sich dann eine Schule der path*ologischen* Anat*omie*, die anmaßend allen andern Bestrebungen gegenübertritt u*nd* die allein maßgebende sein will!! Die Anschauungen, die der Hr. Klob aus diesen saubern Sektionen gewinnt, dictirt er, wohlgemerkt!, nach der Section rasch in ein großes Buch nieder, wie sie ihm eben einfallen u*nd* wie er sichs ungefähr gemerkt hat! Und das sollen dann Archive für die Wissenschaft sein!! An quantitative Bestimmungen, namentlich Messungen der einzelnen Organe, wären sie auch noch so auffallend vergrößert oder verkleinert, wird natürlich gar nicht gedacht! Was nach der Section weiter aus diesem kostbaren Material wird, das man zu den schönsten und wesentlichsten Bereicherungen der Wissenschaft verwenden könnte, habe ich nicht erfahren; nur so viel, daß [m] gegen 12 U*hr* Mitt*ags* das wichtigste davon in die theoret*ische* Vorlesung des Prof. Rokitansky gebracht wird, der es seinen Zuhörern in ¼ Stunde kurz vordemonstrirt.[58] Übrigens könnte man auch schwerlich mit der größten Sorgfalt nachher noch einige Schlüsse aus diesen Rudimenten von Organen ziehen, nachdem sie auf so unverantwortlich nachlässige Weise ausgenommen und der Cadaver in situ weiter gar nicht beachtet wurde. Übrigens scheint sich auch Niemand sehr darum zu kümmern! Überhaupt scheinen die Leute alle die path*ologische* Anat*omie* als eine fertige abgethane Sache anzusehen, und die Sectionen nur dazu da, um die Richtigkeit der klinischen Diagnose zu verificiren. Wenigstens bemerkt man nirgends auch nur die Spur von weiterem Streben nach Fortschritt! Nirgends von Eifer u*nd* Interesse für die Vervollkommnung der Wissenschaft. Auch [n] im Colleg des Prof. Rokitansky tritt dies deutlich hervor.[59] Er enuyirt sich und die Zuhörer aufs offenbarste! In alther gebrachter Leier wird die „Wiener" Path*ologische* Anat*omie* in abschreckend langweiliger Monotonie vorgetragen, so langsam u*nd* schläfrig, daß ein Theil der Zuhörer einschläft und es selbst hier sprichwörtlich geworden ist. Doppelt wird aber dieser Mangel empfunden, wenn man an die interessante u*nd* geistreiche Weise Virchows gewöhnt ist, den sich überhaupt die berühmte Wiener Schule erst einmal anhören sollte, ehe sie sich es einfallen läßt, ihm gegenüberzutreten. Vergleicht [*man*] schließlich Virchow u*nd* Rokitansky direct, so bleibt für letztern nichts, was ihn auszeichnet, als sein großer früherer Ruf. Von dem unermüdlichen Fleiße, der unpartheiischen Forschung, der kritischen Sorgfalt, die Virchow bei seinen anatomischen Arbeiten zeigt, wie von der geistreichen Combination und der genialen Auffassung, mit der er[o] aus jenem empirischen Detail sich das Krankheitsbild in seinem Entstehen und Vergehen zusammensetzt, ist hier nicht die Spur. Besonders streng zu rügen ist aber endlich noch die ganz gesetzlose Willkühr, die unmethodische Einfallscombination, mit der man hier aus den mangelhaften Sectionen noch mangelhaftere Schlüsse zieht. ||

Als Beispiel seien hier nur kurz 2 Fälle statt vieler erwähnt. Der erste betraf einen Fall von sogen. „acuter gelber Leberatrophie"[60] bei Prof. Skoda, wo im Leben die Diagnose zwischen dieser und Typhus schwankte.[61] Es fand sich eine fast um das Doppelte <u>vergrößerte</u> Leber von intensiv orangegelber Farbe, von der ich gleich bei der Section dachte, daß es nur Fett sein würde, da wir eine ganz gleiche einmal in Würzburg gehabt. Dag*egen* meinte Prof. Skoda, wenn das auch Vergrößerung wäre, so wäre es doch 1 specifische (!) Infiltration, und auch der Assistent[62] behauptete mir dies nachher steif u*nd* fest, obwohl ich ihm zeigte, daß in der That nur die Zellen sehr vergrößert u*nd* fast alle mit großen Fetttropfen erfüllt waren (im Centrum der Läppchen auch viele icterisch[63]). Zugleich wurde mir, als ich sagte, man könnte das doch nicht „Atrophie" nennen, wenn das Organ um das Doppelte vergrößert sei, erwidert, daß die Größe damit Nichts zu thun habe!! N. B. Der Darm und die Mesenterialdrüsen[64] wurden, nachdem man die Leber gesehen, gar nicht weiter untersucht, obwohl es höchstwahrscheinlich ein genuiner Typhusfall war![65] –

Der II. Fall kam bei Prof. Oppolzer vor und betraf gleichfalls eine „acute gelbe Leberatrophie".[66] Bei der Section fand sich eine <u>granulirte Leber</u>, sehr derb u*nd* fest, von der Rok*itansky* sagte, daß trotz der Granulation es doch eine gelbe Atro*phie* sei, da die Leber*zellen* größtentheils zerfallen seien. Nun untersuchte ich aber sogleich nach der Section verschiedne stark degenerirte Parthien derselben bei Prof. Bruecke und überzeugte mich ganz fest, wie auch Bruecke selbst sah, daß die Leber*zellen* innerhalb der Bindegewebszüge prächtig erhalten waren, und zwar im Centrum jedes Läppchens um die Vene mit gelbem Pigment stark infiltrirt, in der Peripherie und Pfortader ganz mit großen Fetttropfen gefüllt, dazwischen 1 breite mittlere Zone ganz normaler Zellen![67] Nirgends aber eine Spur von „Zerfall und körnigem detritus!"[68] Ich zeigte dies sowohl Prof. Bruecke, als mehreren sich dafür interessirenden Studenten. Trotzdem sprach Prof. Oppolzer in 1 zwei Stunden fast langen Epikrise sehr weitläufig über die Bestätigung seiner richtigen Diagnose, indem die Leber*zellen* größtentheils zerfallen gewesen wären! Als ich nun nicht umhin konnte, mehreren anwesenden Collegen den wahren Sachverhalt mitzutheilen, ließ mir der Assistent (zugleich Schwager von Prof. Opp*olzer*)[69] mittheilen, d. h. durch einen Dritten sagen, daß ich von der Klinik würde weggewiesen werden, wenn ich mir noch einmal erlaubte, [p] die Worte des Prof. zu kritisiren oder etwas Entgegengesetztes zu behaupten!! Das ist Freiheit der Wissenschaft!!

– Doch genug von dieser pathologischen Anatomie, die einem wirklich die Galle in Menge zusammenlaufen läßt, so oft man sie auch wiedersieht. Hoffentlich wird bald einmal die Zeit kommen, wo diese Thatsachen dem medicinischen Deutschland bekannter werden, als jetzt. Wenden wir uns jetzt zu den Kliniken Wiens, die ja mit zu den größten Berühmtheiten gehören, und mit Recht dazu gehören könnten, wenn ihr unendlich reiches Material so verwerthet werden würde, wie es verdiente. 3000 Betten in 1 Anstalt! Die Anstalt*en* können in der That nicht großartiger sein u*nd* sind auch nirgends übertroffen. ||

Hebra, den berühmten Professor der Hautkrankheiten, stelle ich wohl mit Recht obenan, da er nicht nur unbestritten der erste Mann seines Faches, der erste Schöpfer einer naturwissenschaftlichen Behandlung desselben, sondern wohl auch überhaupt der erste, mindestens der genialste Kliniker Wiens ist. So uninteressant, ja widerwärtig mir die Beschäftigung mit den Hautkrankheiten früher war, so interessant ist sie mir im Verlauf dieses Curses durch die Persönlichkeit Hebras geworden, der wohl zu den merkwürdigsten Erscheinungen in d*er* Wissenschaft gehört und deßhalb schon 1 besondere Characteristik verdient. Vergleichen läßt sich H*ebra* in seinem Felde mit Keinem, und im Allgemeinen höchstens mit Carl Vogt[70], an den er mich schon im Äußern lebhaft erinnerte: dieselbe dicke, wohlbeleibte, behäbige Gestalt mit dicken rothen Pausbacken und blondem Bart unter der keck aufgesetzten Nase, mit ein paar[q] schlauen, blauen, kleinen Augen unter der hohen Stirn. Mit Vogt theilt H*ebra* das durchaus Originelle und Geniale in Erfassung und Behandlung des Gegenstandes, das Ursprüngliche, Eigene, Selbstschaffende, das sich selbst genug ist und sich an [r] Nichts anderes kehrt, an keine Autorität, keine Bücher, keine Gelehrten. Nirgends war eine solche freie, völlig unabhängige Originalität nothwendiger als auf dem Gebiet der Hautkrankheiten, wo bisher die grausigste Verwirrung herrschte u*nd* das als Wissenschaft gar nicht existirte. H*ebra* ist eigentlich der erste Schöpfer derselben.[71] Das ungeheure Material, das ihm zu Gebote stand (3000 Kranke jährlich (darunter cc 2000 Krätzkranke!)), benutzte er auf die lohnendste Art, indem er Alles von Anfang an in natura studirte, sich nicht an Bücher u*nd* Erfahrungen kehrte, sondern nur das glaubte, wovon er sich selbst durch seine 5 Sinne und eine vorurtheilsfreie Empirie fest überzeugt hatte.[72] So entstand ganz allein aus seinem eigenen Studium sein erstes, natürliches „System der Hautkrankheiten"[73], das er jetzt jährlich mehreremal in 3monatlichen Cursen vorträgt (5mal wöchentlich von 2½–4 Uhr). Den Beginn jeder Stunde macht die Aufnahme und Durchmusterung der neu aufgenommenen Kranken (circa 3–6 täglich). Diese werden völlig nackt auf einen Tisch in der Mitte des Saals gestellt und nun von allen Seiten und an allen Ecken und Enden ihres Körpers aufs genaueste untersucht u*nd* betrachtet. Höchst ergötzlich ist die Art u*nd* Weise, wie H. mit diesen K*ran*ke*n* umgeht, wie er jeden gleich bei seiner Eigenthümlichkeit zu fassen u*nd* demgemäß zu behandeln versteht. Er kennt die verschiedenen Nationen, Stände und Professionen etc aufs genaueste u*nd* diagnosticirt dies allein durch die Betrachtung der Haut. Dabei unterhält er sich mit allen auf das Originellste in ihrer Sprache u*nd* Art, wobei man, abgesehen von dem speciellen Fach, an allgemeiner Menschenkenntniß ganz außerordentlich gewinnt. Man lernt da eine Masse Lebensverhältnisse kennen u*nd* durchschauen, von denen man sonst keine Ahnung hat und schon in dieser Beziehung allein ist es gewiß eine ganz ausgezeichnete lehrreiche Schule. Der dann folgende Vortrag ist auch vorzüglich in seiner Art. Überall tritt das Streben nach naturentsprechender Wahrheit, die keine Blöße, keine Aufdeckung scheut, das Streben, von aller Autoritätsfessel befreit, sich selbst den graden Weg zur richtigen Auffassung durchzubahnen, so überwiegend hervor, daß man immer mit dem größten Interesse folgt und sich selbst die vielen Auswüchse, Unarten u*nd* Übertreibungen gefallen läßt, an denen es auch H. nicht fehlt. || Was seine Fehler anbetrifft, so giebt H. an Hochmuth und Dünkel allerdings allen übrigen nichts nach. Allein bei ihm läßt man sichs schon gefallen, da er in der That der erste und einzige seines Faches ist und wenigstens nicht mit Dingen prahlt, die er nicht hat. Widerwärtig wird er nur zuweilen durch die in wirkliche Rohheit ausartende gemeine Grobheit, mit der er sowohl Kranken als Andern begegnet, wenn er nicht bei guter Laune ist, oder ihm nicht Alles unterthänig entgegenkömmt. Dann wird er ˢ zuweilen so unmenschlich roh, daß man kaum begreift, wie er andererseits wieder gutmüthig und human sein kann. Seine ganz originelle Grobheit will ich ihm gar nicht einmal anrechnen, da sie wesentlich mit in den Complex der gänzlich unabhängigen Selbstständigkeit und der gegen unwissenschaftliche Quacksalbereien gerichteten, kritischen Polemik gehört, die sein Hauptverdienst ist. In letzterer Hinsicht ist H. wirklich klassisch, da er ganz gleichmäßig wild gegen alle Charlatanerie, Unwissenheiten u*nd* Vorurtheile der Ärzte unnachsichtlich zu Felde zieht, mögen sie seine Freunde oder Feinde sein. Alles Alte, alle eingewurzelten Vorurtheile u*nd* Mißdeutungen, von denen es ja in der ganzen Pathologie u*nd* Therapie überall wimmelt, werden glatt abrasirt. Das Gute ist aber, wie bei Carl Vogt, der gleiche Virtuositaet im Schimpfen und Schlechtmachen hat, daß neben der negativen Kritik auch eine positive Basis geboten wird, die sicher u*nd* gut, weil einfach u*nd* naturentsprechend ist. Seine ganze Diagnostik und Symptomatik, Aetiologie u*nd* Therapie lassen sich in der That so einfach u*nd* natürlich an, daß man kaum begreift, daß die Leute nicht schon früher darauf verfallen sind. Übertreibung u*nd* Einseitigkeit giebts freilich auch hier wieder genug; wenn man aber diese cum grano salis zu subtrahiren weiß, bleibt ein gediegener Kern. Unterstützt und veranschaulicht wird der ganze Vortrag noch besonders durch eine große Sammlung der ausgezeichnetsten Abbildungen, die ein hiesiger Dr. med. Anton Elfinger[74] in Wasserfarben nach der Natur entworfen hat, wahre Kunstwerke in feiner u*nd* naturgetreuer Ausführung.[75] –

 H*ebra*'s Klinik dürfte zugleich wohl auch für den praktischsten Arzt die wichtigste sein; wenigstens glaube ich, daß man in keiner andern sich so rasch mit allen Winkelzügen der Praxis vertraut machen würde. Diese hohe praktische Ausbildung ist ja überhaupt der beste Vorzug der hiesigen Kliniken, auf den man um so mehr Gewicht [*legen*] muß, als ihnen der wesentlich wissenschaftliche, d. h. der pathologisch-anatomische Theil so gut wie ganz abgeht. Am vortrefflichsten ausgebildet findet sich dieses praktische Geschick nächst Hebra bei <u>Oppolzer</u>, dem berühmten Therapeuten und beschäftigtsten praktischen Arzte Deutschlands. *Oppolzer*'s Persönlichkeit ist recht einnehmend u*nd* erinnert mich vielfach an unseren verstorbenen Basedow[76], von dem er das humane, Zutrauen erweckende, gemüthlich-offene hat. Kurz u*nd* bündig in der Diagnose und noch schneller mit der Untersuchung fertig, tröstet er die angehenden Ärzte durch die zuversichtliche Sicherheit, mit der er einem jeden Kranken, wäre er auch noch so verzweifelt und hoffnungslos, ein Recept dictirt, das ihm helfen (?) wird! Da man sonst überall nur Skepsis, Zweifel u*nd* Unsicherheit u*nd* Ungewißheit, in Pathologie wie in Therapie findet, so wäre eine solche Schule, wie bei *Oppolzer* für die angehenden Aerzte schon wichtig genug! || Nur Schade, daß schon die nächsten Stunden den vertrauenden Arzt schon wieder Lügen strafen. Freilich stellt *Oppolzer* seine Diagnosen mit bewunderswerther Schärfe u*nd* Genauigkeit, Klarheit u*nd* Sicherheit, verordnet seine Mittel mit dem zuversichtlichsten Zutrauen; aber schon ᵗ am nächsten Tage oft läßt die Sektion beides zu schanden werden, die Diagnose, wie die Therapie. Übrigens ist seine Untersuchungsmethode recht interessant u*nd* man sieht ihm überall den vielerfahrnen Praktiker an. Ganz schrecklich ist dagegen seine pathologische Anatomie u*nd* Physiologie, die so bodenlos u*nd* abgeschmackt ist, daß ich jetzt immer bei diesen Deductionen davon laufe. Von sehr zweifelhaftem Werthe scheint mir auch seine berühmte Harnuntersuchung (nach Heller[77]), für die bei jedem Kranken mindestens 1 Dutzend verschiedene Reagentien in Quantitäten von mehreren ℥[78] verbraucht werden; wenigstens ist die Methode zum Theil nur höhere Manscherei, wenn z. B. nachdem NO5[79] schon einen dicken Eiweiß-Niederschlag gegeben hat, in dasselbe Weinglas noch einige ℥[80] Arg*entum* nit*ricum*[81] geschüttet werden, um die Menge der Chloride zu bestimmen. Auch die sehr minutiose Bestimmung der verschiednen Harnfarbstoffe scheint mir übertrieben. Das Material von O*ppolzers* Klinik ist übrigens vortrefflich u*nd* bietet interessante u*nd* seltene Fälle neben sehr instructiven typischen in großer Auswahl, so z. B. ein mannskopfgroßes Aneurysma der Aorta ascend*ens*[82] – ein faustgroßes dito mit Embolie der Carotis u*nd* gekreuzter Hemiplegie[83] – eine Obliteratio Aort*ae* ascend*ens* congenita mit schön entwickelter Collateralcirculation d*u*rch d*ie* Epigastrica[84] – cc ½ Dutzend Insufficienzen und Stenosen[85] – einen Milztumor (intermitt*ierend*)[86] der in wenigen Tagen durch Dosen von 10–20 gr Chinin[87] täglich von 12" auf 6" D*u*rch*messer* sank – 1 Tetanus[88] – Encephalomeningitis[89] – 3 Diabetesfälle etc. Jeden Morgen werden erst ½ D*u*tzen*d* Ambulante rasch abgefertigt, mit wirklich glänzender Routine. Dann die Visite gemacht u*nd* 1 od*er* 2 Fälle genauer durchgenommen. Der Vortrag ist unterhaltend u*nd* ganz gut. –

Skoda, Oppolzers Rival u*nd* Gegner, ist in jeder Hinsicht gar sehr von ihm verschieden. Die sichere, praktische Routine von jenem fehlt ihm, ebenso das Humane, Leutselige des vielbeschäftigten Arztes. Dafür nimmt er den strengen, hohen Ton des Gelehrten an u*nd* steht auch allerdings in wissenschaftlicher ᵘ Hinsicht weit über O*ppolzer*. Die Untersuchung des Kranken, namentlich die physikalische, deren Gründer er ja zum Theil ist, muß natürlich meisterhaft sein, sehr sorgfältig u*nd* vorsichtig. Ebenso sind auch seine Diagnosen sehr subtil u*nd* genau, aber zugleich viel vorsichtiger u*nd* skeptischer als die von O*ppolzer*. Während O*ppolzer* meist mit glücklichem Griff von den vielen möglichen Fällen einen als wirklich vorliegend herausgreift, läßt Sk*oda* die Wahl immer unentschieden, wenn *nicht* alle äußeren Zeichen zu einem ganz sicheren Schluß berechtigen. Er wird natürlich deßhalb auch nur selten durch die Section Lügen gestraft, viel seltener als O*ppolzer*. Ist Sk*oda* als gewissenhafter Untersucher und ächt wissenschaftlicher Arzt ausgezeichnet, so ist er dagegen als Lehrer lange *nicht* so bedeutend, als ich erwartet. Sein ganzer Vortrag ist äußerst trocken, langweilig und monoton, obwohl Inhalt und Methode meist sehr gediegen u*nd* werthvoll ist. Kann man sich überwinden, mit gespannter Aufmerksamkeit ununterbrochen einem Vortrag zu folgen, der meist wenigstens 1 St*unde* lang über ein u*nd* denselben Fall mit der ausgedehntesten Breite und Weitläufigkeit, mit dem monotonsten, ausdruckslosesten Organ, in der trockensten, mathematisch Schritt für Schritt fortschreitenden Form in infinitum ausgesponnen wird, so wird man diese Selbstüberwindung gewiß durch eine wesentliche Bereicherung mit vielen schönen Erfahrungen belohnt sehen. Aber weder ich, noch irgend ein anderer der vielen ausländischen Ärzte besitzt diese übermenschliche Geduld u*nd* wir gehen deßhalb alle lieber während der Zeit zu Oppolzer, wob*ei* [man] zugleich etwas Therapie lernt. ||

Die Therapie von S*koda* ist natürlich, wie es bei jedem ächt wissenschaftlichen Arzte sein muß, äußerst einfach und dürftig, und wird mit der minutiösesten Sorgfalt u*nd* Skepsis zugelassen. Meist wird nur das einfachste u*nd* nöthigste gegeben. Dagegen lernt m*an* an der Therapie Oppolzers aufs trefflichste alle die Quacksalbereien kennen, mit denen die leidende Menschheit einmal durchaus von den Ärzten betrogen sein will (Populus remedia cupit[90] – mundus vult decipi!)[91]. Nichts ist natürlich den meisten angehenden Ärzten lieber, als solche untrügliche Formeln schwarz auf weiß getrost nach Hause tragen zu können, und dieser Trost, diese Gelegenheit, wird ihnen bei O*ppolzer* vortrefflich. Den ganzen Verkehr, den praktischen Umgang mit den Menschen, lernt man überhaupt bei O*ppolzer* viel besser. Skoda hat schon viel zu viel Gelehrtenstolz, eine gewisse objective Kälte, die ihn gar nicht näher mit dem Patienten umgehen läßt, als eben nöthig. Überhaupt ist der vielfach erwähnte Dünkel auch bei S*koda* hoch ausgebildet, tritt aber mehr zurück, weil er kälter, objectiver, verschlossener ist, als alle übrigen. Da er ihn aber doch gern fühlen läßt, so macht S*koda* im Ganzen einen unangenehmen persönlichen Eindruck (ganz entgegen von O*ppolzer*) wozu noch kömmt, daß er in seiner äußern Person durchaus unansehnlich und unbedeutend erscheint. Sein Organ ist sehr langsam u*nd* einförmig, sein Benehmen durchaus phlegmatisch, oft scheinbar indifferent. Er hat die göttliche, gleichgültige Selbstzufriedenheit, mit der auch Rokitansky alles als fertig u*nd* abgemacht ansieht. Und Nichts macht wohl auf Studirende einen übleren Eindruck, als solche immer auf einem Punkt stehenbleibende, interesselose Trägheit des Lehrers in einer Wissenschaft, die so durchaus erst im Entstehen u*nd* Werden begriffen ist, wie unsere jetzige wissenschaftliche Medicin, wo Alles nur auf Fortschritt u*nd* Entwicklung ankömmt und reges, lebendiges Streben das erste Erforderniß ist. –

Als Curiosum will ich hier beiläufig kurz noch des Vorstandes der syphilitischen Klinik, Prof. Siegmund[92] erwähnen, der an Eitelkeit, Selbstüberschätzung und Einseitigkeit alle andern überbietet. Wie alle anderen Wiener [v] Kliniker, hält er sich in seinem Specialfach für den ersten Arzt u*nd* Lehrer in der Welt. Aber der eitle Dünkel und die glänzenden Renommistereien, die bei den andern oft widerlich und abstoßend auftreten, gestalten sich bei ihm durchaus zum Amüsanten und Lächerlichen, indem sie sich hier mit einer Persönlichkeit verbinden, die durch u*nd* durch hohl u*nd* leer ist, und deren einziges Talent ein Maulwerk ist, das wirklich in Geläufigkeit und Unermüdlichkeit bei allen Schwätzern u*nd* Charlatans seines Gleichen sucht. Bloß um dieser Curiositaet willen, zugleich auch, um von[w] dem außerordentlich reichen Material der Klinik, die allerdings in diesem Fach wohl ihres Gleichen suchen möchte, einen Begriff zu bekommen, besuchte ich den Cursus von Siegmund eine Zeitlang, was wirklich an sich schon lohnt. Mir fiel dabei immer der Herr Serres[93] in Paris ein, wie ihn Carl Vogt so trefflich schildert.[94] Herr Siegmund ist ganz ein solcher Franzose, hohl und aufgeblasen vom [x] Scheitel bis zur Zehe; äußerlich im höchsten Grade fein, glatt, glänzend, zuerst durch scheinbare subtile Eleganz förmlich imponirend: ein Schwätzer und Wortemacher erster Größe, dem unendliche Perioden wie Butter aus dem Schmatzmaule fließen. – Sieht man aber tief darein, was eigentlich dahinter ist, so bleibt alles wie eitler Wind und leeres Geschwätz, und hinter [y] all den schönen Perioden und bezaubernden, glatten Worten bleibt nichts, als eine sehr unwissenschaftliche Quacksalberei, die sich freilich den Anschein hoher Wissenschaftlichkeit giebt, aber schon durch ihre Flüchtig- u*nd* Oberflächlichkeit Bedenken erregen muß. Das einzig Gute ist auch auf dieser Klinik das unendlich reiche Material, das einem zum Lernen u*nd* Denken mehr Stoff als genug bietet, das aber freilich bei gewissenhafter Benutzung für Lehrer u*nd* Schüler unendlich mehr nützen könnte. ||

Die <u>chirurgischen Kliniken</u> sind hier eben auch einzig, und allein durch ihr unerschöpflich reiches Material ausgezeichnet. Es werden deren zu gleicher Zeit 2 abgehalten, von den Prof. Schuh u*nd* Dumreicher, von denen man aber zweifelhaft ist, welches wohl eigentlich die bessere, od*er* vielmehr d*ie* schlechtere sei. Profes*sor* <u>Schuh</u> wurde vor einigen Jahren in einem Aufsatze der Goeschenschen deutschen Klinik[95] hart mitgenommen, der hier überall das größte Aufsehen und den allgemeinsten Unwillen erregte. Ich muß aber sagen, daß ich das dort Ausgesprochene Wort für Wort vollkommen bestätigt gefunden habe u*nd* nur beglaubigend unterschreiben kann. Wenn man Langenbecks Klinik nur ein Semester besucht hat und an die glänzenden Vorträge, die überraschenden Operationsleistungen, die humane Krankenbehandlung, das feine und gebildete Benehmen dieses genialsten Operateurs gewöhnt ist, so kann man wirklich die Barbierstubenpraxis des Herrn Schuh, der sich freilich nicht nur für[z] viel größer als Langenbeck, sondern überhaupt für den ersten Chirurgen hält, kaum mit ansehen. Eine solche Rohheit, Inhumanitaet, Gemeinheit gegen Kranke u*nd* Studierende, wie sie Schuh fast noch mehr als Dumreicher zeigt, sollte man bei keinem gewöhnlichen Arzte vermuthen. Von seinen ungeheuren wissenschaftlichen Mängeln will ich gar nicht reden, da [aa] ja die Grundlage der ganzen Medicin, in specie aber der Chirurgie, die patholog*ische* Anatomie hier so durchaus im Argen liegt. Kaum begreift man aber, wie Herr S*chuh* noch als Lehrer auftreten kann, da er von allen Eigenschaften, die zu einem solchen gehören, weder eine besitzt, noch zu erwerben bemüht ist. Vorträge scheint er überhaupt für überflüssig zu halten und die einzigen Sätze, die er dann u*nd* wann hinwirft, sind schlechte Witze, über die er und sein Auditorium eine laute Lache anschlagen. Das Krankenexamen habe ich bisher noch nirgends schlechter gesehen. Gewöhnlich stellt er die Fragen so verdreht u*nd* verzwickt als möglich u*nd* wundert sich dann über die Dummheit der Menschen, die ihm keine ordentliche Antwort geben können. Die mitfühlende Humanitaet, die grade bei einem Chirurgen bei der Behandlung der Kranken so nöthig ist, kennt er gar nicht u*nd* macht sich wohl gar über die Schmerzensäußerungen empfindlicher Patienten lustig oder schickt sie ohne Weiteres fort. Das einzige Gute, was man ihm nachrühmt, sollen seine glänzenden Operationen sein, die indeß in jeder Hinsicht, sowohl was Kühnheit und Kunstfertigkeit des Eingriffs, als Schnelligkeit und Eleganz der Ausführung betrifft, weit hinter Langenbecks Leistungen zurückbleiben. Seine übrige Therapie ist auch sehr mangelhaft, die äußere nachlässig und ungenau, die innere voll blödsinniger, veralteter Quacksalberei.

Prof. <u>Dumreichers</u> Klinik habe ich freilich noch weniger, als die vorige besucht, kann aber [bb] kaum ein besseres Urtheil darüber fällen. Jedenfalls kommt sie an unwissenschaftlicher Barbierpraxis der Schuhschen gleich, da *Dumreicher* vielleicht noch weniger von path*ologischer* Anatomie als S*chuh* versteht. Aber *Dumreicher* hält doch wenigstens ordentliche, wenngleich sehr trockne u*nd* langweilige Vorträge und operirt sorgfältig. Am ärgerlichsten ist die unverschämte Art u*nd* Weise, wie diese Leute z. B. über Langenbecks Methoden und geniale Kunstgriffe, von deren glänzendem Erfolg ich mich selbst so oft überzeugte, aburtheilen, ohne jemals sie probirt, oder genau studirt zu haben.[96] Auch hier ist es wieder der abscheuliche, eitle Hochmuth, der Alles für unbedeutend und schlecht hält, was nicht aus dem eignen kleinen Hirn gekomen. –

Jedenfalls steht die Chirurgie hier auf einer viel, viel tieferen Stufe, als in Prag unter dem trefflichen Pitha, der sich eng an Langenbeck anschließt und ihn vielleicht in vieler Hinsicht übertrifft. Dasselbe soll auch von der Geburtshilfe gelten, die ich mich jedoch noch nicht habe entschließen können zu besuchen, da mir dieser Zweig der practischen Medicin unter allen der bei weitem ekelhafteste und langweiligste ist.[97] ||
Fasse ich schließlich nach Durchmusterung der einzelnen Größen der Wiener medicin*ischen* Facultät das Urtheil kurz zusammen, das ich über sie durch das Studium dieses Sommers gewonnen habe, so ist es folgendes: die wissenschaftliche Medicin hat für das Fach der Physiologie in Wien so ausgezeichnete Kräfte und Institute, daß jeder, der mit dieser herrlichsten Fundamentalwissenschaft wirklich gründlich sich vertraut machen will, nirgends besser Gelegenheit dazu findet als hier, wo er bei Brücke die feinere Anatomie und Histologie ebenso trefflich als den chemisch physikalischen Theil behandelt findet und sich practisch darin üben kann – während er bei Ludwig die mathematisch physikalische Molecular- und Experimentalphysiologie mit der subtilsten Verfolgung bis in die tiefsten Gründe der Atomistik zu ihren glänzendsten Höhen ausgebildet findet. Die gröbere Anatomie hat in Hyrtl einen sehr practischen, wenngleich sehr einseitigen Lehrer. –

Die pathologische Anatomie, die Grundlage der angewandten Pathologie, wird man kaum irgendwo in einem mangelhafteren, elenderen und mehr vernachlässigtem Zustande finden, als hier. Die Vorlesungen Rokitanskys s*ind* werthvoll, aber durch ihre Form ganz ungenießbar, die Sectionen unter aller Kritik schlecht. Das Ganze wird mit einer unverantwortlichen Liederlichkeit und Nachlässigkeit getrieben. Was die angewandte practische Medicin anlangt, so ist das Material dafür hier so enorm reich, wie wohl auf keiner andern deutschen Universität und man könnte Riesiges damit leisten, wenn es entsprechend verwerthet würde. So aber geht der größte Theil vorüber, ohne den gehörigen Nutzen zu stiften. Die chirurgischen Kliniken sind beide schlecht, mehr Baderstuben,[98] ganz unwissenschaftlich, weit hinter den Prager und Berliner zurückstehend. Die medicinischen Kliniken gehören dagegen zu den besten, vor allem die von Hebra, die wohl ihres Gleichen sucht und nicht nur für die Hautkrankheiten unbedingt die erste der Welt ist, sondern in der man auch für andere, innere und äußere, Praxis, unendlich viel Wesentliches und Wichtiges lernt. Ebenso ist d*ie* Oppolzersche eine treffliche Schule der Praxis für den angehenden Arzt, die von Skoda wissenschaftlicher, aber durch ihre Form ungenießbar. Die Augenkliniken sollen vortrefflich sein.[99] –

Sicher ist, daß die hiesige medicinische Facultät, wenn sie[cc] die ungeheuren ihr zu Gebote stehenden Mittel und Materiale alle ebenso entsprechend verwerthete und ebenso tüchtigen Lehrkräften anvertraute, wie dies in der Physiologie z. B. geschehen ist, unendlich mehr leisten könnte, als sie thut und sicher allen andern den Rang ablaufen würde. So lange aber z. B. die pathologische Anatomie auf dieser elenden Stufe der Schweinerei stehen bleiben wird, ist nicht daran zu denken. Wie es eigentlich mit den vorbereitenden Lehrfächern der Naturwissenschaften hier bestellt ist, habe ich nicht recht erfahren können, da die Institute für dieselben ganz getrennt in der innern Stadt liegen,[100] während die Physiologie u*nd* Anatomie ihren Sitz in der Kais*erlich* Kön*iglichen* Gewehrfabrik (!),[101] nahe dem allgemeinen Krankenhaus, in der Alservorstadt hat. Die Botanik soll sehr gut sein, sowohl der physiologische (Unger[102]) als systematische Theil (Fenzl[103]). Die Zoologie mäßig (Knerr[104] und Kollaer[105]), wenigstens nicht viel schlechter als fast überall in Deutschland. Aber die vergleichende Anatomie fehlt gänzlich!!! Für Mineralogie u*nd* Geologie geschieht ungemein viel und s*ind* sowohl die Anstalten als Lehrkräfte ausgezeichnet. Chemie soll ebenfalls gut sein (Redtenbacher[106]), Physik mäßig (Ettingshausen[107]). – Die naturgeschichtlichen Sammlungen sind außerordentlich schön, nicht nur sehr reich, sondern auch äußerst instructiv aufgestellt u*nd* geordnet.[108] Namentlich hat mich das zoologische Museum in der Hofburg wahrhaft entzückt.[109] Die Insecten habe ich noch nirgends so instructiv u*nd* lehrreich aufgestellt gesehen. Zum Selbststudium ist sowohl dies, als auch das Hofmineralienkabinet ganz besonders geeignet.[110] Jedenfalls kann man hier außerordentlich viel lernen, aber man muß die nöthige Kritik mitbringen!

1 Absud, Abkochung.
2 Mayerhofer, Eva; vgl. auch Br. 9, Anm. 34.
3 Oppolzer, Johann von.
4 Škoda, Josef von.
5 Die spezielle medizinische Pathologie, Therapie und Klinik lasen im SH 1857 von 7.00–9.00 Uhr abwechselnd v. Oppolzer, v. Škoda und Johann Anton Raimann (1810–1857). Fragmentarische egh. Vorlesungsmitschriften zu Škodas Vorlesung finden sich zwischen den Mitschriften zu Ferdinand v. Hebras Klinik für Hautkrankheiten; vgl. Haeckel, Ernst: Fragmente über Hautkrankheiten von Professor Hebra. Wien. Sommer 1857 (EHA Jena, B 393), Bl. 9r–11r; Übersicht der Vorlesungen an der medicinischen Facultät der k. k. Universität zu Wien im Sommer-Semester 1857. In: Wochenblatt der Zeitschrift der K. K. Gesellschaft der Aerzte zu Wien. 3 Bd., Wien 1857, S. 205–207.
6 Offenbar ein Privatissimum bei Brücke, da kein Eintrag im Vorlesungsverzeichnis vorhanden ist.
7 Schuh, Franz.
8 Dumreicher von Österreicher, Johann Heinrich Freiherr; die Chirurgische Klinik mit Vorträgen über spezielle chirurgische Pathologie und Therapie fand im SH 1857 von 9.00–11.00 Uhr statt.
9 Braun Ritter von Fernwald, Carl; dessen Praktischer Kurs der Geburtshilfe erfolgte ebenfalls von 9.00–11.00 Uhr.
10 Vgl. Br. 14, Anm. 8.
11 Vermutlich der Stiftskeller im Mölkerhof (Melker Hof) in der Schottengasse nahe dem Schottentor (Teil der alten Stadtmauer Wiens vor dem Schottenstift) und der Universität.
12 Hebra veranstaltete im SH 1857 von 14.30–16.00 Uhr die Klinik für Hautkrankheiten; vgl. Haeckel, Fragmente über Hautkrankheiten von Professor Hebra (wie Anm. 5), Bl. 23r–62r; vgl. auch Br. 16, S. 75 f.
13 Vgl. Br. 10, S. 40.
14 Vermutlich: Über Percussion und Auscultation bei Eugen Kolisko (1811–1884) von 16.00–17.30 Uhr.
15 Die Klinik für Syphilis, im SH 1857 von 16.00–17.00 Uhr von Carl Ludwig Ritter Sigmund von Ilanor (1810–1883) gelesen.
16 Vgl. Br. 7, Anm. 13.
17 Es ist bezeichnend, dass Haeckel für dieses Zitat keinen bestimmten Autor nennt. Die darin benannte epistemologische Position, nach der das Bewusstsein des Nichtwissens eine bedeutende,

wenn nicht initiierende Funktion für die Erkenntnis habe, ist seit Platons Apologie des Sokrates Gegenstand zahlreicher Erörterungen.
18 Müller, Johannes.
19 In den moralischen Reflexionen des römischen Historikers, Redners und Senators, Publius Cornelius Tacitus (um 58 n. Chr. – um 120), standen Stilistik und Inhalt in einem didaktischen Zusammenhang. Kürze und Anspielung dienten dabei als Mittel, dem Leser tiefere Einsichten in politische und moralische Wahrheiten prägnant zu vermitteln; vgl. Ueding, Gert (Hrsg.): Historisches Wörterbuch der Rhetorik. Bd. 9: St–Z. Tübingen 2009, S. 409–417, hier S. 411 (Tacitismus).
20 Du Bois-Reymond, *Emil* Heinrich.
21 Fick, *Adolf* Eugen.
22 Helmholtz, *Hermann* Ludwig Ferdinand von.
23 Kölliker, Albert.
24 Carl Ludwig gehörte, wie Brücke auch, neben Emil Du Bois-Reymond und Hermann v. Helmholtz zu den ausgewiesenen Vertretern der physikalischen Physiologie. Er war 1855 von Zürich zunächst als Professor für Physiologie und Zoologie an die Medizinisch-Chirurgische Militärakademie (Josephinum) in Wien berufen worden, tauschte aber bald die Zoologie gegen die Physik und betrieb dort nurmehr Physiologie als angewandte Physik; vgl. Lesky, Erna: Die Wiener medizinische Schule im 19. Jahrhundert. Studien zur Geschichte der Universität Wien (Studien zur Geschichte der Universität Wien; 6). 2. Aufl., Graz; Köln 1978, S. 268–273.
25 Vgl. Br. 14, Anm. 8.
26 Hyrtl, Joseph.
27 Das Anatomische Museum Wiens konnte bereits vor Hyrtl auf eine lange Tradition in der Wachspräparation verschiedenster Organteile durch Injektion von zunächst flüssigen, später erstarrenden Harzen und Wachsen zurückblicken. Joseph Hyrtl hatte die Injektionspräparation um die sogen. Korrosionsanatomie ergänzt, bei der zusätzlich die umliegenden Weichteilgewebe weggeätzt und so z. B. Gefäßsysteme frei dargestellt werden. Obwohl viele der Objekte aus dem alten Museum bei einem Brandunfall im Jahre 1853 vernichtet wurden, hatten die Wiener Sammlungen mit ihren Präparaten Weltruf erlangt. Vgl. u. a. Lesky, Die Wiener medizinische Schule im 19. Jahrhundert (wie Anm. 24), S. 239 f.; Buklijas, Tatjana: Eine Kartierung anatomischer Sammlungen im Wien des 19. Jahrhunderts. In: Angetter, Daniela / Nemec, Birgit / Posch, Herbert / Druml, Christiane / Weindling, Paul (Hrsgg.): Strukturen und Netzwerke. Medizin und Wissenschaft in Wien 1848–1955. Göttingen 2018, S. 97–116, hier S. 105.
28 Vgl. u. a. die in mehreren Auflagen erschienenen Lehrbücher von Hyrtl, Joseph: Lehrbuch der Anatomie des Menschen, mit Rücksicht auf physiologische Begründung und praktische Anwendung. 2., sorgfältig verb. Aufl., Wien 1857, s. Haeckel-Jugendbibliothek, Nr. 14 (=24); ders.: Handbuch der topographischen Anatomie, und ihrer praktisch medizinisch-chirurgischen Anwendungen. 2 Bde., Wien 1847.
29 Hyrtl las im SH 1857 zweimal Topographische Anatomie des Beckens etc. (7.30–9.00 Uhr und 13.30–15.00 Uhr), Deskriptive Anatomie, bes. Splanchnologie, Neuro- und Angiologie (9.00–10.00 Uhr).
30 Bereits 1850 gründeten Studierende aus Siebenbürgen in Wien eine erste Studentenverbindung, die Landsmannschaft Saxonia, die allerdings nicht öffentlich hervortrat. 1858 entstand mit dem Akademischen Gesangsverein an der K. K. Universität Wien ein Sänger- und Geselligkeitsverein, der sich später zu einer studentischen Korporation entwickelte. Erst seit 1860 konnte sich das studentische Verbindungswesen an der Universität Wien mit der Bildung mehrerer burschenschaftlicher und landsmannschaftlicher Korporationen (Danubo-Markomannia, Gothia, Libertas Markomannia, Olympia, Silesia) breit entfalten. Die ersten Bestimmungsmensuren wurden 1862 abgehalten. Vgl. Krause, Peter: Studiosus Austriacus. Handbuch des österreichischen Korporationswesens (Tradition und Zukunft; 11). 4., wesentl. erw. Aufl., Wien 2007; Ranzi, Fritz: Corps und Burschenschaft in Österreich im Wandel der Ideen. In: Einst und Jetzt. Jahrbuch des Vereins für corpsstudentische Geschichtsforschung. 6. Bd., Verden a. d. Aller 1961, S. 73–85.
31 Die Würzburger Bürgervereinigung „Harmonie-Gesellschaft", vgl. u. a. EHAB, Bd. 1, S. 159.
32 Sigmund Ritter von Ilanor, Carl Ludwig.

33 Joseph Hyrtl hatte sich ab 1848 zunächst maßgeblich dafür eingesetzt, Ludwig Brücke als Nachfolger für den abgesetzten Julius Czermak (1799–1851) aus Königsberg nach Wien zu berufen. Der Streit zwischen Hyrtl als Vertreter der morphologischen Anatomie, auf die Physiologie ausgreifend, und Brücke als Vertreter der auf Tierversuche gestützten mechanistischen Physiologie, entbrannte schon 1853, dauerte bis 1865 und zog eine zunehmende Isolation und Verbitterung Hyrtls innerhalb der Fakultät nach sich. Hyrtl hatte u. a. an dem störenden Gebell und an den Aushungerungsversuchen Brückes mit Hunden Anstoß genommen und weitete den äußerlich beigelegten Streit bald auch auf Brückes physiologische Ansichten aus. So hatte Brücke in einem Vortrag behauptet, das Herz sei nur während der Diastole durchblutet, da während der Systole der Druck des ausströmenden Blutes die Aortaklappen und damit die Eingänge in die koronaren Arterien verschließen würden. Mit an Bosheit kaum zu übertreffender Polemik dementierte Hyrtl die von Brücke später auch als Selbststeuerung des Herzen bezeichnete Mechanik der Aortenklappen. Vgl. dazu u. a.: Rothschuh, Karl Eduard: Hyrtl contra Brücke. Ein Gelehrtenstreit im 19. Jahrhundert und seine Hintergründe. In: Lesky, Erna (Hrsg.): Wien und die Weltmedizin. 4. Symposium der internationalen Akademie für Geschichte der Medizin. Veranstaltet im Institut für Geschichte der Medizin der Universität Wien. 17.–19. September 1973 (Studien zur Geschichte der Universität Wien; 9). Wien; Köln; Graz 1974, S. 159–169.

34 Wittich, *Wilhelm* Heinrich von.

35 Wilhelm v. Wittich hatte anhand stoßweiser Injektion einer Demonstrationsflüssigkeit von einer Lungenvene aus gezeigt, dass die injizierte Flüssigkeit wechselweise aus der Aorta und den coronaren Arterien floß und damit den experimentellen Beweis für Brückes Theorie des Verschlusses der Coronararterien durch die Aortenklappen erbracht. Vgl. Wundt, Wilhelm: Lehrbuch der Physiologie des Menschen. Erlangen 1865, S. 274.

36 Ein früherer Schüler und Assistent Hyrtls, Carl Langer (1819–1887), charakterisierte den Vortrag seines Lehrers als zwar formvollendet, aber dennoch auf äußeren Erfolg berechnend theatralisch, was bei den Schülern der nüchternen Physiologen (Virchow, Brücke, Ludwig etc.) freilich nicht auf Gegenliebe stieß. Vgl. Lesky, Die Wiener medizinische Schule im 19. Jahrhundert (wie Anm. 24), S. 244.

37 Hyrtl inzenierte sich als barocker Anatom mit schwarzer Robe und gottesdienstähnlichen Vorträgen; vgl. Buklijas, Eine Kartierung anatomischer Sammlungen (wie Anm. 27), S. 101.

38 Rokitansky, *Carl* Joseph Wenzel Prokop Freiherr von.

39 Rokitansky war 1827 zunächst als Praktikant, 1828 als Assistent in die pathologisch-anatomische Prosektur in Wien eingetreten. 1834 war er zum ao. Professor und Kustos des Pathologisch-anatomischen Museums ernannt worden. 1843 erfolgte die Berufung auf den ersten Lehrstuhl für Pathologische Anatomie. In seiner Lehre hatte Rokitansky dem Begriff des Krankheitsprozesses konsequent eine materielle Basis geschaffen, indem er eine chemisch begründete neue Humoralpathologie des Blutes entwickelte, die von Rudolf Virchow kritisiert worden war. Durch seine Lehrtätigkeit erreichte die Wiener Anatomie Weltniveau und wurde zum Magneten für Studenten. Vgl. Lesky, Die Wiener medizinische Schule im 19. Jahrhundert (wie Anm. 24), S. 129–141.

40 Rokitansky hatte eine schwere Jugendzeit gehabt und schon früh schwermütige Wesenszüge entwickelt, deren intellektuelle Verarbeitung und Rechtfertigung er in der pessimistischen Philosophie Arthur Schopenhauers fand; vgl. ebd., S. 130.

41 Klob, Julius.

42 Stirnbeinhöcker, tuber frontale (lat. tuber: Höcker, pl. tubera; frons: Stirn).

43 Crista occipitalis externa, äußerer Hinterhauptkamm (lat. crista: Kamm).

44 Hirnbasis, flache untere Seite des Gehirns.

45 Kleinhirn (lat. cerebellum: kleines Gehirn).

46 Lat.: im Ganzen.

47 Gewebeanschwellung durch Einlagerung von Flüssigkeit aus dem Gefäßsystem (griech. oidema: Schwellung).

48 Hirnhäute (lat. meninx: Hirnhaut).

49 Hohlraum (lat. ventriculus: kleiner Hohlraum), hier: Hirnventrikel, im Gehirn befindliche, mit Hirnwasser (Liquor cerebrospinalis) gefüllte Hohlräume.

50 Lat.: insbesondere.
51 Brustkorb (griech. Thorax).
52 Blutgerinsel (lat. coagulum, pl. coagula, von coagulare: gerinnnen lassen).
53 Krasis (griech.: Mischung); die Krasenlehre versucht die Krankheiten auf die veränderte Mischung der Körpersäfte zurückzuführen. Diese schon seit der Antike durch Galen bekannte Auffassung wurde im 19. Jh. durch Rokitansky in der ersten Auflage seines Handbuchs der pathologischen Anatomie von 1846 als Krasen- oder Blutmischungslehre neu formuliert, indem er pathologische Veränderungen infolge der Zusammensetzung des Blutplasmas zu deuten suchte. Sie fand besonders in Rudolf Virchows Konzept der Zellularpathologie einen scharfen Kritiker. Aufgrund der Kritik zog Rokitansky in der Neuauflage 1855 die Krasenlehre zurück. Vgl. Rokitansky, Ottokar: Carl Freiherr von Rokitansky (1804–1878). Das Lebensbild eines großen Österreichers. In: Rumpler, Helmut / Denk, Helmut (Hrsgg.): Carl Freiherr von Rokitansky 1804–1878. Pathologe – Politiker – Philosoph, Gründer der Wiener Medizinischen Schule des 19. Jahrhunderts. Wien; Köln; Weimar 2005, S. 15–32, hier S. 21 f.
54 Die vier Herzklappen (lat. valva, pl. valvae) haben die Funktion von Ventilen und regeln die Richtung des Blutstroms im Herzen.
55 Lat.: vor Ort.
56 Körperflüssigkeiten (lat. cadaver: Körper) besitzen einen hohen Wert für die Diagnose von Krankheiten (Humoralpathologie).
57 Rokitansky hatte eine Klassifizierung verschiedener Exsudate (Exsudat: entzündlich bedingte Absonderungen, von lat. exsudare: ausschwitzen) als Produkt pathologischer Prozesse innerhalb seiner Krasentheorie vorgenommen; vgl. Lesky, Die Wiener medizinische Schule im 19. Jahrhundert (wie Anm. 24), S. 134 f.
58 Die Vorlesung über spezielle pathologische Anatomie fand von 11.00–12.00 Uhr statt.
59 Gemeint sind offenbar die praktischen pathologisch-anatomischen Übungen von 15.00–16.00 Uhr.
60 Der Begriff „acute gelbe Leberatrophie" (heute akute gelbe Leberdystrophie) geht auf die Erstbeschreibung Rokitanskys von 1842 zurück. Er charakterisierte diese als eine mit Gelbsucht (Ikterus) einhergehende akute Auflösung des Lebergewebes, infolge dessen es zu einer letztlich letalen Sepsis kommt; vgl. Rokitansky, Carl: Handbuch der pathologischen Anatomie. 3. Bd., Wien 1842, S. 313 f.
61 Bei dem hier beschriebenen Fall handelt es sich um eine Frau im Alter von 38 Jahren, die am 5.5.1857 mit starker für Gelbsucht typischer Färbung am ganzen Körper in Škodas Klinik aufgenommen wurde, das Bewußtsein verlor und in diesem Zustand am darauffolgenden Tag verstarb; vgl. Haeckel, Fragmente über Hautkrankheiten von Professor Hebra (wie Anm. 5), Bl. 9r–11r.
62 Richter, Anton.
63 Ikterus (griech. Ikteros: Gelbsucht), hier: intrahepatisch Hepatozellulärer Ikterus. Eine Störung im Bilirubinstoffwechsel aufgrund einer Funktionsstörung der Leber führt zu einer Gelbfärbung durch eine erhöhte Konzentration von Bilirubin.
64 Gekrösdrüsen oder lat. Glandulae mesentericae.
65 Haeckel hielt den geschilderten Fall offenbar aufgrund der körperlichen Konstitution der Patientin (kräftig gebaut, fettleibig) für einen akuten Fall von Fettleber, so notierte er in seinen Mitschriften: „Typhus mit enormer Fettleber. (Acute gelbe, fettige Leberhypertrophie (Atrophie Skoda!!))" (Haeckel, Fragmente über Hautkrankheiten von Professor Hebra (wie Anm. 5), Bl. 9r).
66 Bei diesem Fall handelt es sich um einen männlichen Patienten im Alter von 19 Jahren; vgl. ebd., Bl. 60r–62r.
67 Zum Sektionsbefund und den Ergebnissen der mikroskopischen Untersuchungen Haeckels nebst einer Skizze der Leberzelle vgl. ebd., Bl. 60r–62r.
68 Detritus (lat. detritus: Abfall), durch Zell- und Gewebszerfall entstandene strukturlose und zumeist fetthaltige breiige Masse.
69 Stoffella d'Alterupe, Emil Ritter von; nicht Schwager, sondern Schwiegersohn von Johann Oppolzer.
70 Vogt, August Christoph *Carl*.

71 Der wichtigste Punkt in Hebras Dermatologie ist die erstmals konsequente Anerkennung der Haut als einem Organ, das mit anderen Organen eines Organismus in Interaktion tritt. Damit waren Hauterkrankungen fortan nicht mehr einfach nur Ausschläge, sondern eigenständige Organerkrankungen; vgl. Lesky, Die Wiener medizinische Schule im 19. Jahrhundert (wie Anm. 24), S. 154 f.

72 Hebra hatte sogar Selbstversuche mit Krätzmilben durchgeführt und war dadurch zu einer Parasitenlehre gelangt; vgl. ebd.

73 Vgl. Hebra, Ferdinand: Versuch einer auf pathologische Anatomie gegründeten Eintheilung der Hautkrankheiten. In: Zeitschrift der k. k. Gesellschaft der Aerzte in Wien. 2. Jg., 1. Heft, Wien 1845, S. 34–52, 143–155, 211–231.

74 Elfinger, Anton.

75 Erschienen als lithographierte Farbendrucke von Anton Elfinger in: Atlas der Hautkrankheiten. Text von Prof. Dr. Hebra, Bilder von Dr. Elfinger. Hrsg. durch die Kaiserliche Akademie der Wissenschaften. 1. Lief., Wien 1856.

76 Basedow, *Carl* Adolph von.

77 Heller, Johann Florian; von Heller entwickelter Eiweißnachweis im Harn. Dabei wird die Harnprobe auf 25 % Salpetersäure (HNO_3) geschichtet. An der Grenzschicht der beiden Flüssigkeiten entsteht ein weißer Niederschlag von Eiweißen (Hellerscher Ring), falls Eiweiße im Harn vorhanden sind.

78 1 Unze entspricht ca. 30 g (Apothekergewicht).

79 Eigtl. N_2O_5, veraltet für Salpetersäure, heute HNO_3; vgl. u. a. Otto, Friedrich Julius: Lehrbuch der Chemie. Zum Theil auf Grundlage von Dr. Thomas Grahams ‚Elements of Chemistry' bearbeitet. 2. Bd., 1. Hälfte, 2., umgearb. und verm. Aufl., Braunschweig 1844, S. 103.

80 1 Drachme entspricht 3,75 g (Apothekergewicht).

81 Silbernitrat, $AgNO_3$, Salz der Salpetersäure.

82 Eine durch Bindegewebsschwäche oder Bluthochdruck gebildete Aussackung bzw. Ausdehnung der aufsteigenden Schlagader, die am Ausgang der linken Herzkammer beginnt, das dort ausströmende Blut aufnimmt und in die Gefäße zu den oberen Extremitäten und des Gehirns mündet.

83 Eine Aussackung der Halsschlagader (Arteria carotis) in deren Folge es durch ins Gehirn verschleppte Blutgerinsel (Hirninfarkt) zu einer Schädigung der Pyramidenkreuzung mit den Symptomen der kreuzweisen spastischen Lähmung des Beins auf der Herd-, sowie des Arms auf der Gegenseite (Hemiplegia cruciata) kam.

84 Ein erblich bedingter Verschluss der aufsteigenden Schlagader, bei dem die Oberbaucharterie als kollaterales Ausweichgefäß dient.

85 Krankhafte Durchlässigkeiten (Insuffizienzen) oder Verengungen (Stenosen) der Herzklappen.

86 Nach Pausen wiederkehrender Milztumor.

87 Alkaloid, das aus der Rinde, Cinchonae cortex oder Fieberrinde, einiger Arten der Chinarindenbäume, Gattung: Chinchona L., Familie: Rubiaceae (Rötegewächse), gewonnen wird, schmerzstillend, fiebersenkend und krampflösend wirkt aber auch bedenkliche Nebenwirkungen (Thrombozytopenie) besitzt. Erstmals war das gegen Malaria wirksame Chinin 1820 von den französischen Chemikern Pierre-Joseph Pelletier und Joseph Bienaimé Cavento extrahiert worden.

88 Wundstarrkrampf.

89 Entzündung des Gehirns und Rückenmarks.

90 Lat.: Das Volk verlangt nach Heilmitteln; vielfach kolportiertes Motto der Arzneimittelkunde und Krankheitslehre; vgl. u. a. Richter, Hermann Eberhard: Ludwig Choulant's Lehrbuch der speciellen Pathologie und Therapie des Menschen. 5., nochmals neubearb. Aufl., Leipzig 1853, [S. II, Motto:] „Qui bene Dignoscit, bene medebitur. – Populus remedia cupit."

91 Lat.: Die Welt will betrogen sein; eigtl.: Mundus vult decipi ergo decipiatur! (lat.: Die Welt will betrogen sein, also werde sie betrogen!); oft kolportierter Ausspruch, angeblich von Papst Paul IV. (Gian Pietro Carafa, 1476–1559).

92 Wie Anm. 32.

93 Serres, Antoine *Ètienne* Renaud Augustin.

94 „Wenn Du einmal nach Paris kommst, so besuche ja die Vorlesungen des Herrn Serres […] mit

seiner niedrigen Stirn und dem unbegränzten Querschlitz im Gesichte. […] Er beginnt mit lispelnd hinsterbender Stimme, die sich mehr und mehr erhebt, während die Gestikulationen stets häufiger und lebhafter werden. So geräth er endlich in den Affect des höchsten Prophetenthums. Er springt auf, wirft den Lehnsessel zurück, den Kopf in den Nacken, und indem er endlich gleich Talma beide Arme mit beschwörendem Ausdrucke gen Himmel hebt, klatscht der Präparateur und das ganze Auditorium fällt mit rauschenden Beifallsbezeugungen ein. […] Er selbst ist vollkommen von sich überzeugt, daß er der geistreichste Mensch in Paris und somit auf dem ganzen Erdenrunde sei, und diese Satisfaktion gibt er bei jeder Gelegenheit zu erkennen." (Vogt, Carl: Ocean und Mittelmeer. Reisebriefe. 2. Bd., Frankfurt a. M. 1848, S. 161–163).

95   Göschen, Alexander; er hatte den Artikel eines „ihm persönlich bekannten Korrespondenten" auf mehrfachen Wunsch von verschiedenen Seiten anonym abgedruckt. Verglichen wurde darin die chirurgische Leistung und Klinik Bernhard von Langenbecks in Berlin mit der von Schuh in Wien. In dem Schmähartikel wurde Schuh als „spottschlechter Chirurg" beleidigt, der sowohl im Umgang mit Patienten als auch mit seinen Schülern an Grobheiten nichts auslasse, und dessen Klinik er als eine „reine Karthause" bezeichnete. Die Reaktion Leopold Wittelshöfers auf diese „niedrigste Gemeinheit" und „schamlos zusammemgewürfelten Beschimpfungen" gegen Schuh erfolgte in der „Wiener Medizinischen Wochenschrift". Die Auseinandersetzung erschien in derselben Ausgabe, in der Haeckel als Assistent bei Virchow einen Teil seiner Vorlesungsmitschriften aus dessen pathologisch-anatomischen Kurs veröffentlichte (vgl. Br. 1, S. 3 f.) und davon offenbar auch Kenntnis genommen hatte. Göschen selbst sah sich kurz darauf in einem offenen Brief gegen Wittelshöfer zu einer Replik und Richtigstellung genötigt. Vgl.: [Anonym]: Wien. In: Deutsche Klinik. Zeitung für Beobachtungen aus deutschen Kliniken und Krankenhäusern. Nr. 49, 8.12.1855, S. 548–551; [Wittelshöfer, Leopold]: Erklärung. In: Wiener Medizinische Wochenschrift. 6. Jg., Nr. 1, 5.1.1856, Sp. 15; Göschen, Alexander: An Hrn. Dr. Wittelshöfer, Redacteur der Wiener Medicinischen Wochenschrift. In: Deutsche Klinik. Zeitung für Beobachtungen aus deutschen Kliniken und Krankenhäusern. Nr. 2, 12.1.1856, S. 24.
96   Haeckel hatte während seines Berliner Studienaufenthaltes im WH 1856/57 die Kliniken bei Langenbeck besucht, aber nur wenige Mitschriften angefertigt; vgl. Haeckel, Ernst: Gewebe des Flusskrebses. Berlin. Winter 1856/57. Medicinische Kliniken (egh. Vorlesungsmitschrift, EHA Jena, B 302, unpag.), [Bl. 12r–14r].
97   Vertreten durch Eduard Lumpe (1813–1876), der den Untersuchungsmethoden Rokitanskys und Škodas als auch der Ätiologie des Kindbettfiebers von Ignaz Peter Semmelweis (1818–1865) skeptisch gegenüberstand; vgl. Lesky, Die Wiener medizinische Schule im 19. Jahrhundert (wie Anm. 24), S. 209 f.
98   Abfällige Abgrenzung der Tätigkeit von Badern von der wissenschaftlichen Medizin, da erstere in den sogen. Baderstuben nach mündlich überlieferten Methoden neben Rasieren auch Zähneziehen, Aderlaß, Schröpfen und andere Wundarznei praktizierten. Zum Begriff „Bader" vgl. https://fwb-online.de/go/bader.s.0m_1544079649 (letzter Zugriff: 14.6.2019).
99   Vertreten durch Ferdinand Arlt (1812–1887), der vor allem durch Vermittlung seiner Schüler im regen Austausch mit seinem Freund Albrecht von Graefe (1828–1870) in Berlin stand; vgl. Lesky, Die Wiener medizinische Schule im 19. Jahrhundert (wie Anm. 24), S. 220 f.
100 Vgl. Br. 4, S. 21.
101 Nach der Revolution 1848/49 war die Medizin zunächst in das zuvor aufgelöste Josephinum in der Nähe des Allgemeinen Krankenhauses verlegt worden. Nachdem das Josephinum 1854 aber wiedereröffnet worden war, zog die Medizin in das nahegelegene Gebäude der verlassenen K. K. Gewehrfabrik, wo Hyrtl und Brücke aufgrund der räumlichen Enge aneinandergerieten (wie Anm. 37); vgl. Buklijas, Eine Kartierung anatomischer Sammlungen (wie Anm. 27), S. 105.
102 Unger, *Franz* Joseph Andreas Nicolaus.
103 Fenzl, Eduard.
104 Kner, Rudolf.
105 Kollar, Vincenz.
106 Redtenbacher, Josef.
107 Ettingshausen, Andreas Freiherr von.

108 Die u. a. von Johann Natterer (1787–1843) zusammengetragenen enormen Sammlungen des Naturalienkabinetts in der Wiener Hofburg beherbergten, auf 20 Säle und Zimmer verteilt, Objekte aus aller Welt; vgl. Baedeker, Deutschland und das österreichische Ober-Italien (wie Br. 1, Anm. 9), S. 16.

109 Die Sammlungen der Kabinette in der Hofburg wurden 1851 systematisch unterteilt. Neben dem Botanischen und dem Mineralogischen Hofkabinett bildete das Zoologische Hofkabinett eines der neuen Teilkabinette.

110 Das Mineralienkabinett, in 3 Sälen und 69 Glasschränken nach dem System ihres ehemaligen Kustoden, Carl Friedrich Christian Mohs (1773–1839), sortiert, präsentierte vorwiegend Mineralien und weniger Petrefakten; vgl. Baedeker, Deutschland und das österreichische Ober-Italien (wie Br. 1, Anm. 9), S. 16.

23. An Charlotte und Carl Gottlob Haeckel, Wien, 7. Juli 1857

Wien 7/7 57.

Liebe Eltern!

Ich kann euch heut nur ganz kurz schreiben, weil ich möchte, daß der Brief heut noch abgeht und Ihr ihn rechtzeitig bekommt. Auch habe ich euch heut nicht viel zu schreiben, möchte aber gern, daß ihr dies wenige recht nachdrücklich bedenkt. Mir geht nämlich schon sehr lange, eigentlich seitdem ihr mir zuerst von unserer Herbstreise schriebt,[1] der Gedanke im Kopfe herum, ob [a] es sich nicht machen ließe, daß auch ihr, liebste Eltern, wenigstens einen Theil alle der Naturherrlichkeiten seht *und* genießt, durch deren Genuß ihr uns beide Jungens erfreuen wollt. Doch wollte mir anfangs kein Plan recht einfallen und ich selbst hoffte damals früher von hier wegzukommen, noch ehe ihr abreisen könntet. Nun sich aber dies geändert hat *und* ich bis Anfang August hier bleiben muß, besonders auch die Mulders beide kommen, und ich durch deren Umgang ohnehin nicht viel Arbeitszeit übrig behalten werde, ginge es wirklich recht schön, daß ihr von Schlesien aus einen Abstecher über Prag hierher machtet, euch Wien etwas anseht, und dann wenigstens noch den Semmering *und* einen Theil von dem Salzkammergut. Es ist da überall so bequem zu reisen, Dampfschiff und Wagen, daß auch Du, liebstes Mutterchen, ganz prächtig fortzuschaffen wärest. Aber selbst wenn Du nicht mitkämst, (was doch sehr schön wäre, nur fürchte ich sehr Deine Immobilität, und reiselustig bist Du ja auch nicht sehr!) könntest doch vielleicht wenigstens Du, liebster Vater, allein einen kleinen Abstecher nach Wien machen. || Du kennst ja Wien noch nicht; es würde Dich gewiß sehr interessiren *und* Du hast jetzt die beste Gelegenheit, da Du von Schlesien aus sehr rasch *und* bequem herkommst. In Breslau hast du ja schon die Hälfte des Wegs von Berlin nach Wien. Auch die Kosten sind sehr gering, wenn Du III. Klasse reist (wie es jetzt bei der Hitze am besten ist) und namentlich wenn Du noch recht wenig Gepäck mitnimmst (da man hier kein Freigewicht hat). In 12–16 Stunden bist Du von Breslau aus bequem hier. Am besten wäre es natürlich, wenn Du dann möglichst bald kämest, damit [b] ich Dir noch recht viel von Wien zeigen könnte. Etwa zwischen dem 27sten *und* 29sten Juli könntest Du dann mit Mulders eine Parthie über den Semmering machen und am 30 od*er* 31^(sten) Juli könnten wir zusammen per Dampfschiff nach Linz fahren. Hier könnte ich euch ein paar Tage in Aussee und Hallstadt herumführen und am 4^(ten) August würden wir mit Karl² in Ischl zusammentreffen und von da nach Salzburg u*nd* Berchtesgaden gehen. Von hier kannst Du sehr bequem nach Linz u*nd* Wien zurück. Je nachdem Du 14–18 Tage oder ein paar mehr oder weniger daran wendest, würde sich es so vertheilen: 1. Breslau Wien. 2–5. Wien. 6–7 Semmering. Höllenthal. 8. Linz. 9–11. Ischl. Hallstatt 12–14. Salzburg Berchtesgaden. 15. Linz. 16. Wien 17. Breslau. – Du kannst aber auch in 8 Tagen schon viel schönes sehen: 1. Breslau Wien. 2–4. Wien. 5–6 Semmering. Baden. 7. Breslau. – Kurz, Pläne werden schon genug da sein u*nd* ich bürge Dir dafür, daß Du ᶜ Interessantes u*nd* Schönes genug in der kurzen Zeit sehen wirst. ||

Was die Tour besonders empfiehlt, ist, daß sie sich so sehr bequem u*nd* billig ausführen läßt! Im Salzkammergut reist man so per Dampfschiff über die Seeen u*nd* per Stellwagen auf den Poststraßen sehr bequem u*nd* billig. Hier in Wien würde d*er* Aufenthalt euch nicht viel kosten, da Du in meinem Bette schlafen kannst, u*nd* ich noch Raum genug für eine Streu in der Bude habe. Die neuen Österreichischen Eisenbahnen, Wien u*nd* Umgebungen, die Semmeringbahn, das Höllenthal, die Donau, Linz, Ischl, Salzburg – dies Alles würde Dich gewiß im höchsten Grad interessiren. Und wenn Du die liebe Alte auch noch mitbringst, ist es natürlich doppelt schön. Jedenfalls wird ihr die herrliche Gebirgsluft der Alpen besser sein, als der Schwefelgestank in Warmbrunn. Kurz es wäre herrlich, wenn ᵈ die ganze Haeckelei hier in Wien zusammenträfe. Einen Paß kannst Du ja gewiß noch rasch in Berlin besorgen. Hinsichtlich des Geldes thut ihr vielleicht besser, fl. Scheine in Berlin zu kaufen, da man hier jetzt nur 1 fl. 31 xr für 1 preuß*ischen* Thaler-Schein bekommt. Dies letztere vergeßt nicht, auch Karl mitzutheilen. Es sollte mich wirklich ungeheuer freuen, wenn ich euch hier all die Herrlichkeiten zeigen könnte. Das wär prächtig. Du, liebster Vater, könntest am Ende gar einen kleinen Abstecher nach Triest herunter machen, da jetzt d*ie* letzte Strecke der Eisenbahn, zwischen Triest u*nd* Laibach³, eröffnet wird. Sie ist höchst merkwürdig, da sie schwimmt! – nämlich über lange Strecken Holzbohlen geht, die auf den ungeheuren Sümpfen u*nd* Mooren beweglich aufliegen!!⁴ ||

Mir selbst wird hier der Aufenthalt in Wien jetzt höchst ungemüthlich, da meine Bekannten alle in diesen Tagen fortgehen. Vorgestern war Abschiedsfest des vierblättrigen botanischen, nordischen Kleeblatts; die 3 Freunde⁵, an denen ich wirk*lich* vortrefflichen Gefallen den ganzen Sommer gehabt habe, sind in die Alpen, und ich muß noch 14 Tage in der Hitze hier aushalten! Die ersten 8 Tage werde ich noch tüchtig arbeiten; die letzten 8 Tage, wenn Mulders erst da sind, wirds nicht viel werden. Meine flüchtigen Gedanken stecken natürlich größtentheils schon in den Alpen, zum Theil aber auch in dem schrecklichen Staatsexamen⁶, das mir schon, wie ein Gespenst, Tag u*nd* Nacht vorschwebt, und zum großen Theil d*ie* Reisefreude verleidet. Rationeller und vernünftiger wäre es freilich, ich ginge jetzt nach Haus u*nd* präparirte mich für Chirurgie, Medicin u*nd* Geburtshilfe. Wenn nicht Karl sich so sehr auf die Reise freute, thäte ich dies sicher. Euren letzten, lieben Brief,⁷ worin ihr mir von Mutters Geburtstag⁸ u*nd* eurer Reise nach Potsdam⁹ schreibt, habe ich richtig erhalten. Wohin schicke ich denn meinen nächsten? Nur um eins bitte ich Dich, liebste Mutter, laß die ganz unnöthige Angst wegen etwaigen Reisegefahren. Bei <u>dieser</u> Reise ist wirklich nicht daran zu denken, da ich, schon um Karls, des Familienvaters, willen, von vornherein alle kühnen und wilden Pläne und Hoffnungen aufgegeben habe. Es wird eine höchst zahme und gesittete Fußtour werden. Auch werde ich gewiß dafür sorgen, daß Karl sich nicht zu sehr anstrengt. Ich will ihm sogar sein Gepäck stellenweis mit tragen. Übrigens ist der ganze Plan schon so angelegt, daß von Gefahr nicht die Rede ist.

Tante Bertha[10] und die Weiß herzliche Grüße. – Überlegt euch ja meinen Vorschlag und antwortet bald eurem Ernst.

N. B. Habt ihr denn von Wuerzburg (durch Beckmann) meinen Brief von 3½ Bogen[11] erhalten?[e]

1 Vgl. Br. 12, S. 59.
2 Haeckel, *Karl* Heinrich Christoph Benjamin.
3 Ljubljana, Hauptstadt von Slowenien.
4 Als letzte Streckenabschnitte der Österreichischen Südbahn wurden am 20.11.1856 die Strecke Laibach-Adelsberg (Ljubljana-Postojna) und am 27.7.1857 die Strecke Adelsberg-Triest eröffnet. Dabei musste das Laibacher Moor auf einem 2,4 km langen und bis zu 15 m hohen Damm überwunden werden.
5 Cowan, Alexander; Krabbe, Harald; Focke, Wilhelm Olbers.
6 Vgl. Br. 7, Anm. 13.
7 Br. 20 und 21.
8 Vgl. Br. 20, S. 86 f.
9 Vgl. Br. 21, S. 88.
10 Sethe, Emma Henriette *Bertha* Sophie.
11 Br. 22; vgl. Otto Beckmann an Ernst Haeckel, Würzburg, 17.7.1857 (EHA Jena, A 7822): „Ich habe sogleich Montag den netten Bericht an Deinen verehrten Vater gesandt, für den die Sache aber wol etwas zu gelehrt. Deine göttlichen Spitzen haben mir das Herz ganz gross gemacht, trotzdem meine jetzige Lage wenig geeignet zu weitern Bestrebungen ist."

24. Von Charlotte Haeckel, [Berlin], 14. – 16. Juli 1857

Den 14$^{\underline{\text{ten}}}$ July 57.

Lieber Ernst!

Gestern bekamen wir von Freienwalde Deinen so sehnlichst erwarteten Brief[1]. Ich freue mich immer, wenn ich höre, daß es Dir gut geht und Du solchen Genuß in der Natur hast. So geniesse auch mit Karl[2] die schöne Reise[3], die Ihr vor Euch habt, das soll ein Genuß sein, an den Ihr immer gerne zurückdenkt, Karl freut sich auch sehr dazu; wie er gestern schreibt hofft er, daß Grieben früher zurückkommt und er dann auch eher reisen kann. – ||

Inzwischen werde ich sorgen, daß Karl hier bei seiner Durchreise alles vorfindet; Reisegeld 300 Gulden[a], für Dich noch Geld 50 Thaler[b], 1 paar Socken und Dein Regenschirm stehen auch bereit. Als Du Deinen letzten Brief[d] schriebst mußt Du unsern[5] auch noch nicht gehabt haben, worin ich Dir gedankt für den Geburtstag Brief und für das Panorama[6].

Ich freue mich schon || jetzt sehr, wenn wir wieder beisammen sein werden. Gott gebe uns ein frohes Wiedersehn. Wir denken künftigen Sonnabend abzureisen. Vorgestern ist O*nkel* Julius mit Frau,[7] 4 Töchtern[8] und Anna Sethe in den Harz gereist. –

Von Tante[9] aus Aurich hatte ich gestern einen Brief[10] worin sie auch meine Kinder[11] grüßt. Als sie schrieb war der Onkel[12] nicht ganz wohl, ich denke nur es ist von der Hitze; auch sagte sie mir, der Onkel sei um seinen Abschied eingekommen.[13] ||

Tante Bertha[14] geht es jetzt mal recht gut, und ich wünsche nur, daß sie sich fortwährend so halten möge; besonders in der Zeit, wo wir alle weg sind. –

<u>Donnerstag</u>. Gestern, mein lieber Herzens Ernst, kam Dein Bericht[15] aus Würzburg, hab herzlichen Dank für die Freude, die Du mir dadurch gemacht, wie auch für Deinen lieben Brief, der heute kam[16]. So schön auch Dein Plan ist, daß wir beide Alten die Reise mitmachen sollten, so geht es doch dies mal nicht, die Kasse sagt entschieden <u>nein</u>. || Deshalb, mein lieber Junge, wollen wir die Hoffnung nicht ganz aufgeben, daß Du uns später noch einiges von dem Herrlichen zeigst, was Ihr dies Jahr geniesset; merkt Euch nur die Plätzchen, die Ihr glaubt, daß sie für uns erreichbar sind; dann reisen wir mal zusammen hin. – –

Karl schick ich heute seine Alpenschuh. –

Deinen nächsten || Brief schreibe nur nach Warmbrunn, wenn ich Dir auch noch keine Wohnung angeben kann, da wir noch keine haben, so wird er uns doch treffen. Eben ist Häckel[17] nach Potsdam gereist, um Bassewitz[18] zu besuchen. Nun, leb wohl, mein Herzens Sohn. Behalte lieb

Deine
alte Mutter. ||

Vorigen Sonntag hatten wir zu Mittag Klapparet[19] und E*rnst* Weiß hier. Kl. sah besser aus; er wollte uns noch einmal besuchen.[20] –

1   Br. 19.
2   Haeckel, *Karl* Heinrich Christoph Benjamin.
3   Zu der geplanten gemeinsamen Alpenreise vgl. bes. Br. 11, S. 57 f., Br. 13, S. 61 f. und Br. 14, S. 63.
4   Br. 23.
5   Die zusammen verschickten Br. 20 und 21.
6   Vgl. Br. 20, S. 87.
7   Sethe, *Julius* Johann Ludwig Ernst; Sethe, Adelheid, geb. Reimer.
8   Sethe, *Bertha* Philippine; Sethe, Marie; Sethe, Gertrud; Sethe, *Adelheid* Elisabeth.
9   Sethe, Charlotte, geb. Heßlingh.
10   Nicht überliefert.
11   Haeckel, Ernst; Haeckel, *Karl* Heinrich Christoph Benjamin, und Familie.
12   Sethe, *Christian* Diederich Henrich.
13   Nach 55jähriger Dienstzeit schied *Christian* Diederich Henrich Sethe 79jährig Ende September 1857 als Geheimer Regierungsrat aus der Landdrostei in Aurich aus; vgl. Deeters, Walter: Christian Sethe. In: Biographisches Lexikon für Ostfriesland. Hrsg. von Martin Tielke. 1. Bd., Aurich 1993, S. 317 f.
14   Sethe, Emma Henriette *Bertha* Sophie.
15   Br. 22.
16   Br. 23.
17   Haeckel, Carl Gottlob.
18   Bassewitz, Friedrich Magnus von.

19 Claparède, René-Edouard.
20 Zur Erkrankung von Claparède vgl. Br. 9, Anm. 4.

25. Von Carl Gottlob Haeckel, Berlin, 15./16. Juli 1857

Berlin 15 Juli 57.

Mein lieber Ernst!

Wir haben in diesen Tagen 2 Sendungen von Dir erhalten, vorgestern Deine Beschreibung der letzten Reise über den Sömmering,[1] heute (über Würzburg) die ausführliche Darstellung Deiner Ansichten über die dortige medicinische Universität.[2] Wenn wir 14 Tage lange nichts von Dir hören dann wird die Sehnsucht danach ungemein stark. Carl[3] hatte Deinen Brief über die letzte Reise nach dem Sömmering einige Tage zurükbehalten, da er jetzt sehr beschäftigt ist. Du hast ja wirklich schöne Naturgenüße durch die wiederholte Besuchung des Sömmerings gehabt und es freut mich, daß Dein Pflanzeninterße nicht ganz erloschen ist. – Deine Beschreibung der dortigen Universitätsverhältniße[4] hat uns ungemein intereßirt. Die Regierung scheint wirklich viel gethan zu haben, um recht tüchtige Leute dahin zu ziehen. Aber das wißenschaftliche Intereße im Volk, das doch mehr dem Genuß zugethan ist, fehlt und die Pfaffen thun ihr möglichstes um es niederzuhalten. Oesterreich muß sich schon mit den größern materiellen Genüßen begnügen. Der Protestantismus hat das nördliche u*nd* südwestliche Deutschland weiter gefördert. – Das Streben nach wißenschaftlicher Klarheit scheint in unsrer Familie einheimisch zu sein, auch Carl hat Sinn dafür. Was mich betrifft, so laßen mir selbst im Alter die Ideen keine Ruh. Bei mir ist es Geschichte, Politik, Staatswirthschaft, und religiöse Entwikelung, was meine Beschäftigung fortdauernd in Anspruch nimmt. Ich habe nun 2 Monat mit dem größten Eifer von früh bis Abend über dem Studium der Schlachten der Freiheits-Kriege geseßen[5] und daraus viel gelernt. Ich würde mich, wenn noch die wirkliche Ausformung eines Kriegstheaters dazu käme, leicht in das Verständniß der strategischen und taktischen Operationen zu finden wißen. Ich habe nun die Schlachten, denen ich in den Freiheitskriegen beigewohnt, erst verstehen können. Die Armee ist das Material, mit dem man operirt. Es muß aber Geist in den Truppen wohnen, sonst sind die Operationen nicht durchzuführen. Das jedesmalige Terrain, auf welchem die Streitenden zusammen treffen, entscheidet dann über die zu treffende Disposition und die Einübung, der Muth und die Ausdauer der Truppen gehört dazu, um sie auszuführen. Vorzüglich intereßant ist es mir gewesen, aus den Schlachtberichten zu sehen, wann sich die Landwehr doch schnell in das Kriegsleben gefunden und zum Kampfe ausgebildet. Freilich kam der große Zwek des Krieges und das Gefühl der erlittenen Tyrannei dazu, um den Geist der Truppen zu beleben und so wird der Zwek des Krieges immer auf Kriegslust u*nd* den Geist der Truppen einen großen Einfluß haben. Ein großer Feldherr (Friedrich II[6], Napoleon[7]) weis zwar die Truppen schon an für sich, abgesehn von dem Zwek des Krieges, zu begeistern, daß sie mit Lust das Kriegshandwerk treiben und muthig in den Tod gehen. In frühern Jahrhunderten war der ritterliche Kampf an und für sich Zwek, das sieht man an den Söldnern und Miethtruppen. Auch laßen sich ruhmsüchtige Völker (z. B. Franzosen) leichter in den Krieg treiben. Aber die Deutschen insbesondre sind jetzt mehr defensiver Natur, sie wollen wißen, wofür sie sich schlagen. Gilt es den Feind von den Grenzen abzuhalten und den Feind aus dem Lande zu schlagen, so werden sie auch wieder da sein. Ich habe mich nach den Schlachtberichten auch gefreut, wie gut sich meine Schlesier geschlagen haben, ich gehöre doch zu ihrem Stamm, bin von ihrem Fleisch und Blut, und es ist ein wohlthuendes Gefühl zu sehn, daß es doch etwas taugt. Ich bin nun 5 Jahr nicht in Schlesien gewesen und es ist meine Absicht, mich auf der bevorstehenden Reise wieder einmal zu orientiren, wie es dort aussieht. Ich werde daher kleinere Exkursionen machen u*nd* will mit der Mutter über Breslau zurükreisen, so daß wir wohl erst in den letzten Tagen des August wieder hier eintreffen werden. ||

Du scheinst doch immer tiefer in die Naturwißenschaften hineinzugerathen und der Wiener Aufenthalt für Dich von bedeutendem Vortheil gewesen zu sein. Das freut mich sehr. Hast Du erst Dein Staatsexamen[8] hinter Dir, dann magst Du ganz der Wißenschaft leben. Aber das Studium der Medicin hat Dich, ohne daß Du es erwartet hast, erst recht in diesen Theil der Wißenschaften hineingebracht. Was mir ungemein wohlthuend ist, ist dieses, daß ich Dir so lange die Mittel zu Deiner Entwikelung habe gewähren können. Dies wird Dich in den Stand setzen, Dir darnach selbst fortzuhelfen. An reinem Streben fehlt es Dir nicht. Und die Befriedigung dieses Strebens macht Dein Lebensglük aus. Auch wirst Du wohl Dich meist in Berlin aufhalten, bist Du ein Unterkommen gefunden hast und solange ich lebe, werde ich es auch einzurichten suchen, daß Du bei mir wohnst.

Die große Hitze dauert hier fort, wir haben hin und wieder etwas Regen gehabt, aber nicht bedeutend, die Flüße troknen sehr ein und wir werden wohl einen troknen Sommer behalten. Wir haben nun schon Mitte Juli. Ende des Monats wird wohl Carl seine Reise antreten. Aber Ihr müßt uns von Zeit zu Zeit schreiben, wir können nicht leben, ohne von unsern Kindern zu wißen, und wenn alles geht, wie es gehen soll, so werdet hoffentlich Carl u*nd* Du einen rechten Genuß von der Reise haben.[9] –

Ich bin nun mit meiner Lebensbeschreibung[10] bis zum Ende des Krieges 1814. vorgerükt. Ich habe von jedem Gefecht u*nd* jeder Schlacht ein kurzes, aber charakteristisches Bild zu geben versucht, und zu diesem Behuf die Schlachtberichte mit großer Sorgfalt studirt. Zum Winter werde ich nun meinen 2ten großen Lebensabschnitt vom Jahr 1816 ab bis jetzt ausarbeiten. Ich habe gar nicht geglaubt, daß mich die Sache so intereßiren würde. Aber ich werde die Anschauung meiner ganzen Lebensverhältniße u*nd* der Zeit, in der ich gelebt, darin verweben; das giebt ein weites Feld und ich lebe so, indem ich diese Dinge niederschreibe, in der Zeit fort. Die Menschen wandeln jetzt erst im Schlaf, daß sie gar nicht wißen, was Gott mit der Zeit vor hat. Sie werden aber in den nächsten 20 Jahren gewaltig aus ihrem Schlaf aufgerüttelt werden. Das Menschengeschlecht entwikelt sich nach Gottes Willen und es giebt wahrhaftig Erscheinungen genug, um uns zu zeigen, daß wir in einer großen Zeit leben: der Verkehr der Völker durch die Eisenbahnen u*nd* Dampfschiffahrt, das Streben der Völker nach Theilnahme an der Regierung, das Wiedererwachen des Christenthums in einer reinen, dem Fortschritt der Zeit mehr zusagenden Gestalt, die nähere Verbindung mit dem Orient, die menschlichere Ausbildung der slavischen europäischen Völkerschaften etc. Das giebt für den, der Augen hat, zu sehen, viel zu denken, und ich bin so voll auf mit Meditationen und Studien darüber beschäftigt, daß ich mir wohl noch einige Jahre frische Lebenskraft wünsche, um sie fortzuführen. –

Nun mein lieber Ernst, unsern nächsten Brief, so Gott will aus Warmbrunn. Wir werden ihn wohl an Carl schiken, daß er ihn Dir mitbringt.

Dein Alter Hkl

16. Juli.

Ich danke Dir für Deinen heute eingegangenen Brief[1] auf das herzlichste. Deine Vorschläge[12] sind ungemein wohl gemeint, aber ich kann darauf nicht eingehn, weil es mir am Gelde fehlt, indem ich in diesem Jahr schon sehr bedeutende Ausgaben gehabt habe. Vielleicht wird es möglich, daß Du uns in den nächsten Jahren diese schönen Gegenden zeigst.

1   Br. 19.
2   Br. 22.
3   Haeckel, *Karl* Heinrich Christoph Benjamin.
4   Vgl. Br. 22, S. 90–105.
5   Vgl. bes. Br. 1, S. 15 und Br. 8, S. 33.
6   Preußen, Friedrich II., König von.
7   Napoleon I., Kaiser der Franzosen.
8   Vgl. Br. 7, Anm. 13.
9   Zu der geplanten gemeinsamen Alpenreise vgl. bes. Br. 11, S. 57 f., Br. 13, S. 61 f. und Br. 14, S. 63.
10 Haeckel, Aus den Jahren 1806 bis 1815 (wie Br. 2, Anm. 21).
11 Br. 23.
12 Haeckel hatte seinen Eltern vorgeschlagen, wenigstens einen Teil der Alpenreise mitzumachen; vgl. Br. 23, S. 111 f.

26. An Charlotte und Carl Gottlob Haeckel, Wien, 4. August 1857

Wien Dienstag 4/8 57.

Liebe Eltern!

Ihr denkt vielleicht, daß ich schon auf dem Gipfel des Dachsteins oder Gosaugebirgs[1] umherklettre, und derweil sitze ich noch ruhig hier in Wien, um endlich einmal wieder ein Lebenszeichen an Euch zu senden. Die Schuld meines guten Willens ist dies allerdings zunächst nicht; denn bereits Samstag den 1/8 früh war ich im Begriff von hier nach Nußdorf abzusegeln und weiter nach Linz. Aber just als ich in den Stellwagen einsteigen wollte, fing es an, dicht und sanft vom Himmel herabzutröpfeln, der seit Monaten zum ersten mal sich in einem dichten grauen Wolkenmantel ganz eingehüllt hatte, und es sah aus, als sollte ein so recht gründlicher, ununterbrochener Landregen daraus werden. Das wurde es nun zwar nicht, und am folgenden Tage lachte die Sonne wieder so klar, wie alle zuvor. Aber es war doch gut, daß ich meinen schon zum Einsteigen erhobenen Fuß wieder zurückzog und mich entschloß, noch ein paar Tage hier zu bleiben. Denn || erstens gewann ich dadurch Zeit, einen Tags zuvor erworbenen frischen Katarrh, der sich ziemlich unartig aufführte, mit Brechmitteln, Schwitzkuren u*nd* Senfteigen² mir gründlich vom Halse zu schaffen, (was vor einer Fußreise immer angenehm ist); zweitens konnte ich einen eben als Examenpraeparation begonnenen Extract der gesammten Materia medica durch 3tägiges ununterbrochenes Sitzen u*nd* Büffeln glücklich zu Ende bringen,³ (wodurch mir die Freude u*nd* Sehnsucht auf die Alpenreise nicht wenig erhöht wird, durch den grellen Kontrast nämlich!); endlich drittens wurde mir dadurch die Freude, meinen lieben Bruder⁴ gestern Abend bei seiner Ankunft hier zu überraschen und ihn heute noch mit Wien etwas bekannt zu machen, so daß wir morgen früh alle 4⁵ zusammen gemeinschaftlich nach Linz abfahren werden. Durch Karl erfuhr ich auch zuerst wieder etwas von euch, und daß es euch in Warmbrunn recht gut geht, was mich sehr freut. Den Brief selbst hat aber der Schlingel in Berlin bei Tante Bertha⁶ gelassen, so daß ich doch nicht viel erfahren habe. || Es würde mich also sehr freuen, wenn ihr mir bald eine etwas ausführlichere Nachricht über euer Warmbrunner Badeleben sendetet. Empfangt ihr diese Zeilen bald u*nd* könnt ihr gleich antworten, so würde uns euer Brief ᵃ noch in <u>Salzburg</u> antreffen, wo wir bis zum 9ᵗᵉⁿ *August* mindestens bleiben. Sonst werdet ihr ihn wohlᵇ sicherer nach Gastein senden, wo wir vermuthlich erst am 14ᵗᵉⁿ eintreffen werden. Dann müßt ihr adressiren: ᶜ „<u>Hof-Gastein</u> im Salzburgischen", <u>poste restante</u>. Schreibt mir ja meine Adresse recht deutlich Dr. med. Ernst H. auf das Kouvert setzt: „<u>Absender</u>: O. R. R. Häckel aus Berlin", damit im Falle des Nichterhaltens der Brief wenigstens nicht verloren geht. –

Von meinem Leben in den letzten 14 Tagen, seitdem ich euch schrieb, ist wenig Bemerkenswerthes mitzutheilen u*nd* das medicinisch-klinische und wissenschaftliche Alltagsleben, verlor sich, ebenso wie das botanisch-landschaftliche Sonntagsbummeln, ganz allmählich im Sande u*nd* löste sich unmerklich auf. || Die Vorlesungen fingen bereits vor 14 Tagen an allmählich aufzuhören u*nd* in dem Maße auch meinen Bekannten sämmtlich an, abzureisen, so daß ich schon am 20/7 ganz allein nur noch übrig war, und mich bei der tropischen Hitze (die hier mehrere Tage nacheinander auf 36° R (+ 45° C!)!! stieg,) mich ganz in meinem kleinen, kühlen Kämmerchen abkapselte und auf die Bücher warf. Auch hätte ich noch was Tüchtiges zusammenarbeiten können, wenn nicht am Dienstag 21/7 bereits Mulders⁷ hier angekommen wären, mit denen ich die letzten 14 Tage hier zugebracht habe und wodurch ich denn endlich auch einmal dazu gelangt bin, mir die historischen, alterthümlichen u*nd* Kunstschätze von Wien etwas genauer anzusehen. Obwohl mir so viel Zeit abhanden kam, die ich jetzt für Examenpraeparation besser hätte brauchen können, so habe ich andererseits durch die Bekanntschaft mit dem Inneren Wiens u*nd* den in ihm verborgenen Schätzen doch auch wieder viel allgemeine Anschauungen gewonnen und meine ethnograph*ischen* Kenntniße vermehrt. || Auch war das Zusammenleben mit den äußerst liebenswürdigen Mulders wirklich recht angenehm und nett. Mit Louis⁸ hatte ich gleich die alte traute Freundschaft wieder angeknüpft, nur daß ich seine hübschen Talente, sein vielfaches Interesse u*nd* seine schönen Ideen jetzt natürlich besser, als damals, zu würdigen verstehe. Wir haben über allerlei Fundamentalsachen recht nette Gespräche gehabt. Gonne⁹, die ich hier zum erstenmal sah, gefällt mir auch recht gut, und auch das glückliche Zusammenstimmen des netten Ehepaares ist sehr hübsch. Ich freue mich recht, auch noch ein Stückchen der Reise mit ihnen zusammenzumachen. –

Von den Merkwürdigkeiten Wiens erzähle ich euch aber lieber mündlich, da ich jetzt bei der sehr beschränkten Zeit ^{d} doch nur eine sehr flüchtige Skizze davon geben könnte. Nur so viel, daß sie mich sehr befriedigt und mit einer Fülle ganz neuer Anschauungen bereichert haben, die meine Lebensansichten u*nd* meinen Ideenkreis wesentlich erweitert haben! ||

– Leider habe ich in den letzten Wochen noch eine sehr betrübende Trauerbotschaft erhalten. Mein lieber Beckmann, der edelste, reinste, beste Mensch, der ideenreichste, vom schönsten Wissenschaftsfeuer glühende Naturforscher, der liebevollste, hingebendste Freund, den ich noch je kennen gelernt, ist sehr schwer erkrankt und ich fürchte für seinen zarten, schwachen Körper das Schlimmste! Er bekam in Mitte des Sommers eine 6 Wochen andauernde Lungenfell- und Herzbeutel-Entzündung[10], welche ihn ganz niederwarf und die dem ohnehin so zarten Stamm wohl einen bedenklichen Stoß verursacht haben wird! Ist es nicht ein schwerer Fluch des Menschengeschlechts, daß die edelsten, besten Geister grade in ihrer schönsten Lebensblüthe, die mit dem höchsten Ideenfluge, der besten Arbeitsausbeute verknüpft ist, gehemmt und unterdrückt werden durch die elenden Schwächen des jämmerlichen Körpers, der uns immer u*nd* überall Mängel u*nd* Fehler bereitet! Seit langer Zeit hat mich kein Unglück so tief berührt u*nd* mich so an dem Eingreifen einer allgütigen, allweisen Vorsehung zweifeln lassen! || Die elendesten, schuftigsten, gemeinsten Kerle laufen zu Hunderten gesund u*nd* munter herum, und freuen sich in Lust u*nd* Üppigkeit ihres Lebens, während die reinsten, edelsten Menschen nicht nur durch äußere Lebensverhältnisse in jeder Weise in ihrem freien, tüchtigen Streben unterdrückt werden, sondern noch obenein in ihrem eignen Körper Hindernisse u*nd* Hemmungen von solchem Gewicht nachschleppen, daß die ganze Maschine ueber ihrer Last zusammen zu brechen droht! Und das ist nun in diesem Sommer schon der zweite von meinen besten Freunden, der diesem Unglück zu unterliegen droht! Armer Claparède[11], armer Beckmann! – Da B. sich noch dazu in einer jämmerlichen äußern Lage durchquälen muß, so sandte ich ihm wenigstens zur vorläufigen Aushülfe die 30 fl, die ihr mir zum Ankauf eines Ploessl'schen Fernrohrs[12] gütigst geschenkt hattet, und gab ^{e} den Wunsch nach letzterem vorläufig auf, mich auf bessere Zeiten vertröstend. –

Sonderbarerweise gelangte ich aber vor einigen Tagen dennoch in den Besitz eines solchen: || Ich fand nämlich beim Umdrehen meiner sonst gänzlich geleerten^f Brieftasche in einem Winkel derselben ganz unvermuthet 30 fl, welche ich völlig vergessen hatte. Ich hatte sie Anfang des Semesters zurückgelegt, in der Idee, sie am Ende vielleicht zu einem besonderen Zweck brauchen zu können, seitdem aber nie wieder daran gedacht. Da ich nämlich für mein einfenstriges Kämmerchen mindestens 10 fl monatlich weniger zahle (nämlich nur 8), als <u>jeder</u> andere meiner Bekannten, so dachte ich diese Ersparniß (für die 3 Sommermonate 30 fl. grade) mir zurücklegen^g zu können. Und so ist es denn auch gekommen, daß ich sie trefflich brauchen kann, und ich habe mir dafür zu dieser Reise noch ein sehr schönes Ploessl'sches Fernrohr zu 32 fl angeschafft, welches mir hoffentlich auf meinen spätern größern Reisen noch wesentlich Dienste leisten wird! –

Morgen (5) gehen wir nach Linz, den 6ten nach Ischl, den 7 auf den Schafberg, den 8ten nach Salzburg, den 9ten in Salzburg, von da wahrscheinlich über Reichenhall, Berchtesgaden nach Zell am See.[13] Bald von da Näheres! – Karl u*nd* Mulders lassen herzlichst grüßen. In inniger Liebe euer treuer

Ernst. ||

Dir, liebste Mutter, füge ich noch besonders zur Specialberuhigung bei, daß wir uns auf der Reise sehr schonen u*nd* in Acht nehmen werden.[14] Ich werde auf Karl möglichste Rücksicht nehmen und zusehen, daß er sich gar nicht übernimmt. Ich habe diesmal, da ich ohnehin nicht viel Neues sehen werde, alle Strapazen u*nd* Parforce-Touren, die ich sonst allerdings sehr liebe, || von vornherein ganz aufgegeben u*nd* werde die Alpenreise mehr in der gemüthlichen Form gewöhnlicher Menschen machen. Sei also ganz außer Sorgen. Übrigens sind wir beide ganz munter u*nd* wohlauf. Karl hat seinen Katarrh ebenso, wie ich den meinigen, verloren, und mit Tragen werden wir uns auch nicht übernehmen. – Hoffentlich geht es euch in Warmbrunn auch so gut fort. Laßt uns bald etwas von euch hören.

1   Der Gosaukamm ist ein Gebirgsstock im Dachsteingebirge.
2   Pulverförmiger schwarzer Senf wurde mit lauwarmem Wasser vermengt und äußerlich aufgetragen. Die durch die ätherischen Öle des Senfes hervorgerufenen Hautreizungen sollten als Ausleitungsverfahren dienen; vgl. [Vidal, Auguste Théodore]: Aug. Vidal's Lehrbuch der Chirurgie und Operationslehre. Nach der dritten Auflage, mit besonderer Rücksicht auf das Bedürfniss der Studirenden, deutsch bearbeitet von Dr. Adolf Bardeleben. 1. Bd., Berlin 1852, S. 145 f. (s. Haeckel-Jugendbibliothek, Nr. 79 (=123)).
3   Vgl. Haeckel, Ernst: Arzneimittellehre. Materia Medica. Vorgetragen von Mitscherlich Berlin [Winter 1854/55] (EHA Jena, B 293); der von Haeckel 1857 angefertigte Extrakt „Materia Medica nach C. G. Mitscherlich" umfasst 91 S. (EHA Jena, B 296); vgl. dazu auch Haeckels Exzerpthefte zur Arzneimittellehre [1857/58] (EHA Jena, B 307a (1) und B 307b (2)).
4   Haeckel, *Karl* Heinrich Christoph Benjamin.
5   Gemeinsam mit Mulder, Lodewijk, und Mulder, Aldegonde, geb. de Villeneuve.
6   Sethe, Emma Henriette *Bertha* Sophie.
7   Wie Anm. 5.
8   Mulder, Lodewijk.
9   Mulder, Aldegonde, geb. de Villeneuve.
10 Vgl. den ausführlichen Krankenbericht von Otto Beckmann in seinem Brief an Ernst Haeckel, Würzburg, 17.7.1857 (EHA Jena, A 7822).
11 Zum Vorgang vgl. Br. 9, Anm. 4.
12 Vgl. Br. 17, Anm. 6.
13 Zum Verlauf der Reise vgl. Haeckel, Alpenreise mit Karl Haeckel und Mulders (wie Br. 11, Anm. 1).
14 Vgl. die diesbezüglichen Ermahnungen Charlotte Haeckels in Br. 20, S. 87.

27. Von Lodewijk Mulder, Breda, 29. September 1857

Lieber Ernst!

Mit diesem Briefe übersende ich Dir einen meiner Freunde, Herrn Hauptmann Kempees[1], der in dem Welttheile zu Hause ist, wo Du einmal hinzugehen gedenkst,[2] nämlich Ost Indie. Ich weiß, daß ich es Dir auftragen darf Ihn in dem schönen Berlin Preußens Hauptstadt *Pro Forma* (wie die Wiener sagen)[3] ein bischen den Weg zu zeigen. Wenn Du einmal in Surabaja[4] kommst wird er es Dir ganz gewiß mit Gleichem vergelten. –

Ich schreibe Dir nichts mehr hierbey, da ich ehe Du diesen bekommst gewiß einen andern Brief[5] von mir hast bekommen, denn dieser wird dann ungefähr 3 Monate alt seyn.

Grüßt allen herzlich von uns

Dein treuer Lodewyk Mulder

Breda | 29 Sept.ᵉ 1857.

1 Kempees, Jean-George Alexander.
2 Zu Haeckels Plänen einer Tropenreise vgl. Br. 55, Anm. 20.
3 Mit der Errichtung des Residenzschlosses der Markgrafen und Kurfürsten von Brandenburg auf der Berliner Spreeinsel 1442, im Barockstil umgebaut und erweitert im 18. Jh., wurde Berlin zur Hauptstadt Preußens. Da König Friedrich II. jedoch seit 1840 nur noch in Potsdam residierte, wo er mit Sanssouci und anderen Schlossbauten eine glanzvolle, von seinen Nachfolgern weiter genutzte und ausgebaute Residenzlandschaft schuf, nahm Potsdam, obwohl lediglich Sitz des Oberpräsidenten der Provinz Brandenburg und Präsidenten des Regierungsbezirks Potsdam, den Rang eines faktischen Herrschaftssitzes ein. Zugleich verkörperte die Stadt als zentraler Militärstandort mit der Garnisonkirche, die auch Hofkirche und seit König Friedrich Wilhelm I. Grablege der preußischen Könige war, mit ihrem 90 m hohen Turm und dem bekannten Glockenspiel („Üb immer Treu und Redlichkeit") den Inbegriff der traditionellen preußischen Moraltugenden.
4 Surabaya, Hauptstadt der Provinz Jawa Timur (Ostjava), Indonesien.
5 Br. 28.

28. Von Lodewijk Mulder, Breda, 25. Oktober 1857

Breda, 25 October 1857.

Mein lieber Ernst!

Wenn ich blos einen Silbergroschen bekäme für jeden Buchstabe, die ich nicht geschrieben habe, dann wäre ich bald reich. Etwas gehört aber noch zu diese Erklärung, nämlich ich meine, Buchstaben, die ich hätte schreiben sollen und habe es nicht gethan. Und dann gehört dazu einen langen Brief an Dir, der mir bis jetzt noch immer in die Feder ist hangen geblieben. Nun aber wird wenigstens etwas davon heraus kommen, und anfangs hatte ich die Absicht Dir auf einen Bogen mit schwarzen Ränder zu schreiben, um damit die Schwere meiner Beschämung, meiner Reue usw. auszudrücken, daß ich

Dich solange habe warten lassen, Dich mit dem ich mich so herzlich gern unterhalte, Dich, der so viel Papier, Federn und Dinte werth bist, Dich, dem ich die Erhaltung der Erhaltung der Kräfte[1] danke, Dich der u. s. w. das weitere füge selbst hinzu.

Wie Du siehst habe ich unsren Freund Helmholz[2] richtig bekommen und danke Dir sehr für Deine Besorgung. Ich habe es wieder gelesen und auch mehreres in derselben Sinn über welches ich recht gern mit Dir ein || Bisken[3] plaudern möchte. Vor vierzehn [a] Tage habe ich hier in der Naturwissenschaftlichen Gesellschaft eine Vorlesung gehalten, wo ich mich über ein sehr zahlreiches P T[4] Publikum zu erfreuen gehabt habe, die mit offenen Mäule meine Gelahrtheit anhörten. Anfangs meinte ich Helmholz's Thema à faire zu nehmen[5], aber davon habe ich abgesehn, auch blos die Kleinigkeit bewiesen, daß alle Naturkräfte nur Aeußerungen einer selben Grundkraft sind. Wenn Du Holländisch lesen könntest würde ich Dir ein Abschrift von dieser merkwürdigen Vorlesung schicken. –

Und wie gehts mit Deinen Krebse?[6] Mit Sehnsucht erwarte ich Dein Buch. Ist es Dir angenehm, dann werde ich versuchen, es in das beste unsrer naturwissenschaftlichen Zeitschriften analysiren und empfehlen zu lassen, damit Dein Ruhm hier in Holland schon etwas verbreitet wird ehe Du selbst hierhin kommst. In diesem Falle bitte ich Dir mir statt eins, zwei Exemplare zu schicken, damit ich den besten Brauch davon machen kann um diesen Zweck zu erreichen.

Ehe ich es vergesse. Schreib mir || einmal, welche Wasserpflanze das ist, die ich im Zellersee gefunden habe. – Es sind kugelformige dunkelgrüne Moose, welche blos da, und vielleicht noch in einem See irgendwo in Böhmen oder in Sachsen an den böhmischen Grenzen wachsen, sonst nirgends in der ganzen Welt.[7] Ich habe ein Dutzend davon im Koffer mitgenommen; leider kann ich sie Dir nicht genauer beschreiben sie wachsen in großer Menge auf den Boden des Meeres. Der Schiffer nannte sie Seekigele oder wenigstens eine Name, welche ungefähr so lautete. Du wirst es wohl wissen.

Was haben wir uns in München ergötzt an allen Kunstschätzen! Das ist ein Museum, diese Stadt! Die Sammlung Versteinerungen ist sehr reich. Welch eine Menge Pterodaktylen[8], Plesiosauren[9] und Ichtyosauren[10], oder wie die Kerle alle heißen! Der Aufseher sah mich bald für ein tiefsinniger Naturforscher an, was mir sehr angenehm war, da er uns endlich selbst in sein Sanctum Sanctorum einführte, wo er die Versteinerungen ausarbeitete und mir einen vollständiger Plesiosaurus anbot für 32 Thaler – Spottpreis.

Bist Du in Bonn gewesen, beim || naturwissenschaftlichen Verein[11]? Wie hast Du denn Philipp Bleek gefunden? Mir schien er sehr, sehr krank, und ich fürchtete das schlimmste. Sehr verlange ich etwas von ihm zu hören.

Was anbelangt unser verfehltes Zusammentreffen in Bad Gastein[12], das freilich sehr leid gethan aber schon am ersten Tage fürchteten wir, das Ihr nicht zeitig genug würdet da sein können, weil wir hörten, daß die Wege im Gebirge so sehr schlecht geworden waren vom Regen. Euer Brief[13] haben wir in München richtig bekommen das war uns eine große Ueberraschung, denn zufällig ging ich am letzten Abend vor unsrer Abreise noch nach der Post um zu sehn ob vielleicht Briefe aus Holland da waren. Von Carl's[14] gräßlich-abscheulichen Buchstaben (das heißt für mich Holländer) habe ich aber leider nur die Hälfte damals entziffern können. Später ging es etwas besser, aber die Route, die Ihr gefolgt, konnte ich unmöglich ausfindig machen, denn obgleich ich das übrige so ziemlich errathen konnte, blieben mir die Eigennahmen der Orte u. s. w. total hieroglyphisch – und das sind sie jetzt noch, wenn ich sie auch mit || einem Mikroskope untersuchen wollte. – Vorigen Woche ist von hier abgereist ein meiner Freunde ein Hauptmann Kempees, der eine wissenschaftliche Reise (militärisch) durch Deutschland machen will, da er militär Werkstätten in Soera baja auf dem Insel Java errichten muß. Er wird – wahrscheinlich erst nach einigen Monaten auch Berlin besuchen. Ich habe ihm einen Brief mitgegeben für den Obersten v. Fransecky[15] und auch ein Schreiben für Dich[16]. Wenn Du Zeit hast ihn einen Tag in Berlin herumzuführen, so thue es – wenn Du keine Zeit oder Lust dazu hast, bist Du nun gewarnt und kannst Deine Maßregel danach nehmen. Er wird Dir aber wohl gefallen, und kann Dir gewiß vieles von Ost Indien erzählen wo er schon 10 *oder* 12 Jahre gewesen ist – ich war drei Jahr Kadet mit ihm – er ist zwei Jahr jünger wie ich und beinah Major. Da in Indien geht es rascher als bei uns! – Nun muß ich schließen. Schreib uns bald wie es Dir und allen geht. Grüßt Carl und Deine Aeltern recht herzlich von uns beiden. Wie steht's mit dem Examen?[17]

Dein treuer Vetter
L Mulder.

Zweimalhunderttausend Grüße von Gonne[18].[b]

1 Helmholtz, Hermann: Über die Erhaltung der Kraft, eine physikalische Abhandlung, vorgetragen in der Sitzung der physikalischen Gesellschaft zu Berlin am 23. Juli 1847. Berlin 1847.
2 Wie Anm. 1.
3 Berliner Dialekt: bißchen.
4 Lat. pleno titulo: mit vollem Titel; bei der Anrede von Personen mit unbekanntem Titel dessen Nennung ersetzend sowie zur Kürzung der Anrede.
5 Frz. à faire: zu tun; hier: etwas „à faire zu nehmen" im Sinne von: sich der Ausführung (einer Sache) verpflichtet fühlen.
6 Ernst Haeckels Dissertationsschrift; vgl. Br. 8, Anm. 7 und Br. 10, S. 40.
7 Die „Zeller Seeknödel" waren bis in die zweite Hälfte des 19. Jh. eine bekannte Erscheinung im Zellersee. Auch Haeckel konnte sie dort auf seiner Alpenreise am 27.8.1855 beobachten: „Zuletzt fuhren wir noch nach dem südlichen Gestade hin, wo auf flachem Grunde Millionen von der höchst merkwürdigen Alge wachsen, die diesen See, den einzigen Fundort derselben, für den kryptogamen Botaniker so berühmt macht. Es ist dies die Aegagrophila Sauteri, deren Conferoenfäden in ein bis über handgroßes, länglerundliches [!], bis 3" dickes, hohles, dunkelgrünes Kissenlager verwebt sind. Nachdem ich mehr als 1 Schock von dieser Wunderpflanze gesammelt fuhren wir nach Zell zurück." (Haeckel, Tagebuch der Alpenreise 1855 (EHA Jena, B 408), S. 23). Die fadenförmige Grünalge Aegagropila linnaei Kützing (Familie: Pithophoraceae) nimmt die kugelförmige Wuchsform nur unter bestimmten ökologischen Bedingungen an. Ansonsten wächst sie auf Steinen (epilithische Wuchsform) oder als freischwimmende Matte; vgl. Lorenz, Joseph Roman: Die Stratonomie von Aegagropila Sauteri. Mit 5 Tafeln. Vorgelegt in der Sitzung der Mathematisch-Naturwissenschaftlichen Classe am 12. Juli 1855. In: Denkschriften der Kaiserlichen Akademie der Wissenschaften. Mathematisch-Naturwissenschaftliche Classe. 10. Bd., Wien 1855, S. 147–172; ders.: Ergänzungen zur Bildungsgeschichte der sogenannten „Seeknödel" (Aegagropila Sauteri Kg.). (Eingelaufen am 20. März 1901.). In: Verhandlungen der kaiserlich-königlichen zoologisch-botanischen Gesellschaft in Wien. 51. Bd., Wien 1901, S. 363–368. Das Verschwinden der „Seeknödel" im Zellersee ist vermutlich auf anthropogene Umweltveränderungen zurückzuführen.
8 Gattung: Pterodactylus (Cuvier, 1809); ausgestorbene Kurzschwanzflugsaurier (Pterodactyloidea), die vom Unteren Jura bis zum Ausgang des Mesozooikums fossil nachgewiesen wurden. Ptero-

124 BRIEFE 28–29

  dactylus hatte ein Flügelspannweite von etwa 50 bis 75 cm. Gut erhaltene Pterodactylen wurden besonders im Solnhofener Plattenkalk bei Eichstätt, einer Formation aus dem Jura, gefunden.
9 Plesiosauria (De Blainville, 1835); ausgestorbene Gruppe von Meeresreptilien, die vom Obertrias bis zum Ausgang des Mesozooikums fossil nachgewiesen wurden. Die Plesiosaurier zeichnen sich durch eine stark verlängerte Halswirbelsäule und zu „Flossen" umgebildeten Extremitäten aus. Sie erreichten eine Länge von 3 bis 15 m.
10 Gattung: Ichthyosaurus (De la Beche & Conybeare, 1821); ausgestorbene Gattung von Meeresreptilien aus der Gruppe der Ichthyopterygia (Ichtyosauier). Die Ichtysaurier starben am Beginn der Oberen Kreidezeit vor etwa 93 Millionen Jahren aus. Aufgrund ihres stark an den Lebensraum Meer angepassten Körperbaus werden sie auch „Fischsaurier" genannt. Sie erreichten eine Länge von etwa 2 m.
11 Die 33. Versammlung Deutscher Naturforscher und Ärzte, 18.–24.9.1857 in Bonn; Haeckel war nicht anwesend.
12 Der Vorgang bei Haeckel, Alpenreise mit Karl Haeckel und Mulders (wie Br. 11, Anm. 1), nicht nachweisbar, da das Reisetagebuchfragment vorher abbricht.
13 Nicht überliefert.
14 Haeckel, *Karl* Heinrich Christoph Benjamin.
15 Fransecky, *Eduard* Friedrich Karl von.
16 Br. 27 (Empfehlungsschreiben).
17 Zu Haeckels Staatsexamen vgl. Br. 7, Anm. 13.
18 Mulder, Aldegonde, geb. de Villeneuve.

29. Von Hermine Haeckel, Freienwalde, 14. Februar 1858, mit Nachschrift von Karl Haeckel

Freienwalde 14 Februar | 1858

Mein lieber Ernst!

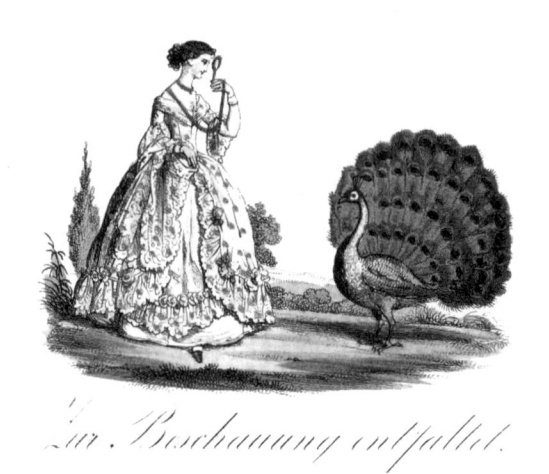

Zur Beschauung entfaltet.

Warte Du, haben meine Vorstellungen so wenig genutzt, Herr Doktor, daß Du Dich nicht hast überwinden können, das[a] Vorurtheil gegen das schöne Geschlecht mit Stumpf und Styl auszurotten, so bist Du es auch gar nicht werth, daß ich Dir einen Gratulationsbrief[1] schreibe. Ist aber so etwas wohl schon dagewesen, seinen Neffen[2] schreibt er eigenhändig einen Brief[3] und seine[b] kleine[c] Nichte[4] ignorirt er gänzlich, nicht mal ein Gruß bestellt er; von einem Kuß kann wohl von vorn herein keine Rede || sein. Was wird aber das holde Wesen hier dazu sagen? Denke Dir, wie wunderlich; ich will Papier nehmen und stoße auf dies Blatt[5]; das muß Ernst bekommen weil mir dabei gleich Folgendes einfiel: Du willst doch mit großer Sehnsucht ausländische Reisen machen,[6] dieser [d] Strauß [e] nun ist ein ausländischer Vogel, ebenso diese zarte Jungfrau, der Du, sobald Du ihr begegnest nicht wiederstehen kannst.

Ich hielt es daher für sehr angemessen Dir dieses Bildchen zu Deinem Wiegenfeste vorzuführen. Werde nicht ärgerlich, lieber Schwager, sieh mal herauswerfen darfst Du mich nicht, zerreißen auch nicht den Brief, denn Du mußt ihn zu Ende lesen, weil am Ende noch sehr et-||was Nettes kommt.

Nun aber will ich Dir schönstens gratuliren, als einem Glückskind dem es gewiß gut gehen muß, aller guten Dinge sind 3 und ich kann Dir heute zu 3malen Glückwünschen. 1. für glücklich überstandene Pocken. 2. für beendete 3te Station[7] und endlich 3. zum Geburtstag, der Dir ein recht befriedigendes Jahr bringen möge.

Den Leuchter[8], den Dir Anna[9] von mir geben wird, bitte ich in Deiner Stube zu gebrauchen. Du siehst Deine Lieblings Thiere[10] darauf vielfach vertreten, es sind aber absonderliche Dinger, die Du mikroskopisch untersuchen mußt, weil sie einmal hie und da Auswüchse haben, die gewöhnliche Krebse nicht haben; dann pflegen Letztere immer rückwärts zu gehen, meine aber nicht; betrachte sie genau, da wirst Du || finden, daß sie durch ihr rückwärts Kriechen sich gegenseitig vermöge natürlichen Anstoßes doch [f] zum Vorwärtsbewegen nöthigen[g]. Also Vorwärts, untersuche wo in den Biestern diese neue Kraft sitzt, und wenn Du eine gekrönte Preisschrift darüber geschrieben hast, will ich Dir die Hälfte des Krönungspreises großmüthig überlassen, die andere Hälfte schenke ich Dir zum nächsten Geburtstag, davon kannst eine Reisekasse anlegen.

Unser Annchen[11] ist sehr fidel heute gewesen, ebenso wir Andern; ich würde es noch mehr sein wenn Karl[12] wohler wäre. Der ist nämlich mit einer ganz tüchtigen Erkältung wiedergekommen. Seit vorgestern hat er Hausarrest, weil er ganz krampfhaften Husten hat und sehr heiser dabei ist. Gebe Gott, daß er es bald los wird! Er selbst ist ganz munter dabei. – Grüße die Eltern bestens; der Mutter danke ich für den lieben Brief von heute und schicke Butter mit. Beifolgende Wurst laßt Euch gut schmecken, muß aber gleich gegessen werden, weil es frische Wurst ist. Die Bratwurst muß lange braten[h], weil es – das Fleisch[i] – leider etwas ältlich ist. (Das ist das versprochene Nette!)

Ade, alter Junge, behalte mich lieb. Von Herzen Deine Schwägerin
Hermine.

[*Nachschrift von Karl Haeckel*]

Blühender Unsinn! Versteh's wer's kann!!!

1 Ernst Haeckels Geburtstag war der 16. Februar.
2 Haeckel, *Carl* Christian Heinrich; Haeckel, Hermann.
3 Nicht überliefert.
4 Haeckel, Anna.
5 Das vorliegende Briefblatt mit der obigen kolorierten Lithographie.
6 Vgl. Br. 55, Anm. 20.
7 Ernst Haeckel hatte am 27.1.1858 die dritte Prüfungsstation seines medizinischen Staatsexamens, die medizinisch klinische (innere) Prüfung, begonnen. Bereits im Verlauf der Prüfung verspürte er erste Krankheitssymptome wie etwa Kopfschmerzen und Übelkeit, die im Verlauf der weiteren Prüfungstage derart zunahmen, dass er am Schluss des Prüfungstages vom 29.1. ohnmächtig wurde und den Prüfungszyklus unterbrechen musste. Nach eigenen Angaben war er an einer Varioloides-Infektion erkrankt; vgl. Haeckel, Tagebuch 1855–1858 (wie Br. 7, Anm. 13), S. 55–57.
8 Nicht ermittelt.
9 Sethe, Anna.
10 Anspielung auf Haeckels Dissertationsschrift „Ueber die Gewebe des Flußkrebses", Abdruck in: Archiv für Anatomie, Physiologie und wissenschaftliche Medicin. Jg. 1857, Berlin, S. 469–568; vgl. Br. 8, Anm. 7 (lat. Originalfassung).
11 Wie Anm. 4.
12 Haeckel, *Karl* Heinrich Christoph Benjamin.

30. Von Karl Haeckel, Freienwalde, 14. Februar 1858

Freienwalde 14 Febr 58.

Alter Junge!

Diesmal kann ich Dir aus voller Seele zu Deinem Geburtstage gratuliren, daß Du so recht von der fatalen Krankheit genesen bist u. die dritte Station glücklich hinter Dir hast.[1] Gott gebe seinen Segen bei den „Würmern"[2] u. zum Schluß! – Demnächst aber wünsche ich Dir, – noch nicht das Emblem des Briefes[3] von Mimmi[4], wohl aber, daß Du in dem neuen Lebensjahre zu Deinem wahren Heil den rechten Weg für Deinen zukünftigen Beruf einschlagen mögest. Das ist auch so ein Kasus, worin der Mensch Glück u. Pech haben kann, wie bei der Wahl einer Frau. Ein jeder muß dem Himmel recht dankbar sein, wenn er auf seiner Laufbahn wirklich an die rechte[a] Stelle kommt, wohin er nach seinen Kräften u*nd* Fähigkeiten in der Welt gehört; das wünsche ich Dir von ganzem Herzen. Endlich noch, daß zwischen uns das alte Verhältniß bleibe. Die nöthigen Vorkehrungen, die das in der nächsten Zeit ermöglichen sollen, haben wir bereits hier getroffen u. ein ganzes Schwein geschlachtet, die Speisekammer ist voll von frischen Würsten, Schmalz || Griepsen[5], Pannhaas[6], Salzfleisch usw. u*nd* für anderweite gute Verköstigung des Moose suchenden Bruders soll dadurch[b] bestens gesorgt werden. Also – mache u. komme, damit sich das Band brüderlicher Liebe durch diese porcinischen Substanzen (Schweinefleisch klänge doch zu gewöhnlich!) immer fester um uns beide schlinge! –

Heute haben wir Annas *Geburts*Tag[7] gefeiert. Das kleine Ding ist sehr lieb u. nett. – Sein Papa hat wegen Krampfhusten u*nd* Heiserkeit einige Tage Stubenarrest ist aber trotzdem kreuzfidel u. bereut es durchaus nicht, am 8$^{t.}$ dort gewesen zu sein, sagt vielmehr den lieben Alten u. Schwiegermuttern nochmals den besten Dank.

Dumm, daß Du den Waldau⁸ nicht bekommen hast. – Wirf nur Ende der Woche wieder einen Zettel darnach in den Kasten. Dabei fällt mir ein: sollte nicht im Ersch-Gruber, der bei O*nkel* Julius⁹ steht, ein Artikel „Protestanten in Österreich" oder ein dem ähnlicher sich befinden?¹⁰ Sieh doch mal nach! –

Ade sei recht vergnügt zu 16ᵗ u. denke, wenn Du mit dem neuen Leuchter zu Bette gehst, an Deinen treuen Bruder Karl, der nicht mitgekonnt hat, aber zuweilen an den Tisch gestoßen hat beim Kratzen –ᶜ Wann kannst Du mit allem Examenzeug¹¹ fertig sein?ᵈ

1 Vgl. Br. 29, Anm. 7.
2 Anspielung auf die zum medizinischen Staatsexamen gehörende Geburtshilfeprüfung.
3 Vgl. Br. 29, Vignette im Briefkopf.
4 Haeckel, Hermine, geb. Sethe.
5 Schmalz mit Grieben, kleine Stücke des Rückstandes von ausgebratenem Schweinefett.
6 Grützwurst, auch Pfannenhase genannt, traditionelles Gericht zur Schlachtzeit.
7 Haeckel, Anna; ihr Geburtstag war der 14.2.1857.
8 Waldau, Max [Ps.]: Nach der Natur. Lebende Bilder aus der Zeit. 3 Theile. 2., gänzl. umgearb. Aufl., Hamburg 1851.
9 Sethe, *Julius* Johann Ludwig Ernst.
10 Ersch, Johann Samuel / Gruber, Johann Gottfried (Hrsgg.): Allgemeine Encyclopädie der Wissenschaften und Künste. 3. Section: O–Z. Hrsg. von M. H. E. Meier und L. F. Kämtz. 2. Theil: Odysseis-Olba. Leipzig 1832, S. 236.
11 Vgl. Br. 7, Anm. 13.

31. An Karl Haeckel, Berlin, 21. Februar 1858

Seine, heute, Sonntag, den 21sten Februar 1858, Mittags 12 Uhr, unter Gottes gnädigem Beistande und unter freundschaftlicher Assistenz der K*öniglich* Pr*eußischen* Hebamme, Frau Grauel¹, stattgehabte, leichte und glückliche, aber langwielige und uninteressante, Entbindung² von einem gesunden, kräftigen, blauen, 19½" langen, 7 ℔ schweren, Mädchen zeigt hierdurch seinem geliebten Bruder mit der Bitte um stilles Beileid an Berlin. 21.II.58

Ernst Haeckel

Königlich Preußischer geprüfter u*nd* approbirter Staatsanatom, Wundarzt I. Classe, practischer Arzt, Geburtshelfer (?) etc. etc. Mitglied mehrerer gelehrter Gesellschaften etc.

1 Graul, *Wilhelmine* Friederike Marie, geb. Martick, Hebamme an der Berliner Charité.
2 Vgl. Haeckel, Ernst: Bericht über die Entbindung der Marie Freund, Berlin, 20.2.1858 (egh. Konzept, EHA Jena); s. Abb. 4.

32. An Bertha Sethe, Berlin, 18. März 1858

Berlin am Morgen des achtzehnten März 1858[1]

Liebe Tante Bertha!

Durch dies Blättchen stellt sich Dir
heute nun Dein Neffe für:
Arzt Chirurgus und für Kinder
auch Viehdoctor und Entbinder.
Zwar der Praxis möglichst fern,
doch in Theorie ein Kern,
Wenn ein Kern auch ohne Schaalen
wie ein Stern ohn' alle Strahlen. –
Wirklicher Geheimerath
in der Fisch und Krebse Staat,
Ritter des Gentianenordens,
Wildes Kind des rauhen Nordens,
Wurzelgräber, Moosesucher,
feiner Microscopeluger,
Kräutersammler, Fröschefänger,
Meeresschwimmer, Gletschergänger,
Alpensteiger, Felsenspringer,
Waldeswandrer, Wellenringer, ||
Pflanzen und der Thiere Freund,
aller Hypercultur Feind;
Unverdorbene Natur,
doch von Bildung keine Spur,
wenigstens von sogenannter. –
Dafür aber anerkannter
urwäldlicher Wildheit voll,
und zuweilen etwas toll,
täppisch, tolpatsch, derb und dreist,
unruhvoll, maaßloser Geist.
Von den sogenannten „Sitten"
hat er wenig noch gelitten. –
Stamm von Eisen unpolirt,
nicht mit Eleganz geziert. –
„Seedüvel" in Helgoland.
An des Mittelmeeres Strand
„Natatore grande bianco"[2] –
Auch „Tedesco Vagabondo"[3]
ebenso in Mailands Mauern,
Wie ein „Gaisbub" auf den Tauern.
„Lazzaroni"[4] unter Palmen,

„Fescher Bua" auf den Almen. ||
Nach halbjährger Zuchthaushaft
überwallt ihn heut die Kraft
und begeistert so den Schluß
von den Examinibus,
daß selbst Prosa keine Schranken
setzt dem freien Luftgedanken.
Mögst Du so ihn lieb behalten
Und ihn so nur umgestalten,
daß zum Wahren, Guten, Schönen,
ganz sein Sinn sich mag gewöhnen,
daß zuletzt denn doch der Ganze
selbst nur bleibe eine Pflanze,
die aus Blüthen Früchte bringt
und zur Wahrheit durch sich ringt.
Wahrheit, Freiheit und Natur
mögen ihn auf ihrer Spur
leiten; Kunst und Wissenschaft
mögen üben seine Kraft.
Echter Freundschaft Liebessinn
führe ihn zum Rechten hin,
daß er streb mit aller Stärke,
nach dem neu begonnenen Werke
Neuen Lebens frischem Spiel,
neuen Strebens ernstem Ziel.

1 Vgl. Urkunde über die Erteilung der Approbation als Arzt, Wundarzt und Geburtshelfer für Ernst Haeckel, Berlin, 17.3.1858 (EHA Jena); s. Abb. 5.
2 Ital.: großer weißer Schwimmer.
3 Ital.: deutscher Vagabund.
4 Bevölkerungsteil der Unterschicht Neapels ohne Arbeit und Obdach.

33. Von Bertha Sethe, Berlin, 13./14. April 1858

Berlin, 13/4 58.

Mein lieber Ernst!

Es treibt mich Dir noch heute Abend ein Wort zu sagen, denn ich habe [mich] den ganzen Abend mit Dir beschäftigt, und Deinen Seelenzustand tief im Herzen bewegt. Glaube nicht, weil ich manchmal heute scherzhaft Dieses und Jenes auffaßte, oder gab, als habe ich nur Dir den vollen und tiefen sittlichen Ernst angefühlt, und habe ich nicht denselben in mir gehabt, ich kann Dir versichern, es war mir ein heiliger Ernst mit alle dem, || was ich für Dich auf dem Herzen hatte, aber oft vermögen wir uns besser in scherzenden Worten ᵃ auszudrücken, als wenn wir in tiefen Grübeleien uns verirren.

Noch dazu bin ich mir wohl bewußt, daß die Erörterung, dessen, was Dir heute auf der Seele lag, in ein Gebiet hinein begreift, wohin ich Dir nicht mit der vollen Schärfe des Verstandes folgen noch viel weniger Dir Schutz bieten kann; und doch lebt in mir die Überzeugung so fest, daß Du auch von diesen Irrwegen zurückkommen wirstᵇ, wo-||hin Dich die Tiefe u*nd* Schärfe oder soll ich es die Flachheit der Wissenschaft nennen, geführt hat, oder eigentlich schon auf dem Wege bist. Dein ganzes Inneres Leben, Sein und Wesen, sträubt sich gegen diese streng materialistische Richtung, weil ein höheres Bewußtsein, nenn es Glaube an Gott, nenn es Geist aus Gott oder wie Du es nun bezeichnen willst, sich nicht von dem rein Materiellen und dem Trieb alles erklären und begreifen zu wollen, verdrängen lassen will. Wie Du, trotz aller Sophismen, trotz allemᶜ ᵈ Wissen doch schließlich || die einige ewig unwandelbare Urkraft, das eine geistige Element, von dem Alles ausgeht und Alles wieder zurückkehrt, anerkennen, und als unbegriffen glauben oder vor ihr Dich beugen mußt, so ist es durch eben dieses Bewusstsein in Deiner Seele, dem Du nicht entgehn kann*st*, dem Du Dein ganzes Leben und Sein unterordnen mußt und wirst, dessen bin ich so gewiß, wie ich mirᵉ der Liebe gewiß bin, des inneren Verständnisses grade im Höchsten und Tiefsten was Deine Seele bewegt.

Paulus sagt: nicht daß ich es schon ergriffen hätte, ich jage ihm nach; so ist auch in Dir eben dieses || Nachjagen die treibende und bewegende, und zugleich jetzt, wo du umkämpft bist, die bewegende und drückende Kraft, aus der aber eben die beselende Alles durchdringende wird, wenn Du nur einfach wartest, was der Geist aus Dir macht und in Dir wirkt.[1] –

den 14ten.

Heute nur noch einen Gruß, ich hätte Dir noch viel zu sagen; Heute früh las ich mit Anna in Neanders Gesch*ichte des* Augustalischen Zeitalters, da war mir als sei die eine Stelle für Dich; hier ist sie: Aber wohl mochte er (Paulus), je ernster sein Trachten nach Heiligkeit war, je mehr er mit den widerspenstigen Trieben einer feurigen und kräftigen Natur, || welche sich durch den Zaum des Gesetzes nicht beschränken lassen wollte, zu kämpfen hatte, desto mehr Gelegenheit haben, aus eigner Erfahrung den unseligen Zwiespalt in der menschlichen Natur zu lernen, der da entsteht, wo das sittliche Bewußtsein als gebietendes ᶠ Gesetz seine Macht geltend macht, während der Mensch gegen sein besseres Sehnen und Wollen von der Macht unsittlicher Triebe sich immer von Neuem wieder fortgerissen fühlt.[2] – –

Mir ist immer als müßtest Du Dich jetzt in Deiner Gemüths- oder Seelenverfas-||sung an die eine Grund- und Urkraft halten, die führt Dich am gewissesten auf den Begriff Gott zurück, wie Du das Geistige in Dir, das aber Gottes ist, ja immer bewußt bist, wenn Du nur willst. So arbeite denn nur mit Muth an Dir, und gib Dich nicht starren Begriffen und Sophistereien hin, laß nur das, was an Gott in Dir lebt, ruhig in Dir wirken und sich gestalten, ich bin dessen fest und gewiß, du wirst zur Klarheit hindurch kommen. Bis auf || Wiedersehn und zwar baldiges, und recht offene ehrliche Besprechung. Ich habe dich sehr lieb trotz allem

Deine Bertha.

1 Philipper 3,12: „Nicht, daß ich's schon ergriffen habe oder schon vollkommen sei; ich jage ihm aber nach, ob ich's auch ergreifen möchte, nachdem ich von Christo Jesu ergriffen bin."
2 Neander, August: Geschichte der Pflanzung und Leitung der christlichen Kirche durch die Apostel, als selbstständiger Nachtrag zu der allgemeinen Geschichte der christlichen Religion und Kirche. 1. Bd., 4., verb. und verm. Aufl., Hamburg 1847, S. 140.

34. Von Anna Sethe, Berlin, 7. – 9. Mai 1858

Freitag Abend 9 Uhr

Ein ganzer Tag geht bald zu Ende, daß ich Dich nicht gesehen habe, mein liebster Ernst, frage mich nicht, wie ich's getragen habe, ich werde lernen Dich zu entbehren und muß es auch. Mutter[1] ist seit 4 Uhr aus, und so sitze ich jetzt bei der Lampe am Balkon; bei jedem Geräusch glaube ich Deine Tritte zu hören, jeder schwarze Hut ist Dein Hut; es jauchzt mein Herz in dem Gedanken Deiner Nähe, um desto tiefer in seinen Schmerz zu versinken. Den ganzen Tag will mir die Loreley[2] nicht aus dem Kopf und so summe ich sie auch jetzt vor mich hin, setze nur andere Namen für den Ritter und die Loreley. Ich war von 5–8 Uhr bei T*ante* Bertha[3], die ich drei Tage nicht gesehen hatte, worüber sie sich schon beklagt hat; selbst sie, die ich so lieb habe, tritt ganz vor Dir zurück, mein Herzensschatz, allein ihr sowohl wie Mutter unser Geheimniß nicht zu vertrauen, halte ich nicht mehr lange aus. Die Brust war mir wie zugeschnürt bei T*ante* Bertha; sie hat ein heftiges Zahngeschwür und starke Schmerzen, ich konnte sie nicht bedauern, weil ich mir in dem Augenblicke die größten körperlichen Schmerzen herbeiwünschte, könnten sie mich von dem geistigen Druck befreien, der auf mir lastet. Sie bat im || Neander[4] zu lesen, der mich bisher so sehr inteßirt hat, ich that es, mein Lesen war aber so aufgeregt, da ich mit Gewalt die Thränen zurückdrängte, daß ich wiederholt T*ante* Bertha's erstaunten fragenden Blick auf mir ruhen fühlte. Es waren herrliche tiefe Wahrheiten darin ausgesprochen, die gerade für Dich so sehr paßten, dennoch wagte ich nicht einzustimmen, als T*ante* Bertha nach der Seitenzahl fragte, um sie Dir mitzutheilen, ich hatte eine wahre Scheu Deinen Namen auszusprechen, den ich doch jedem Windhauch, jedem Blatt am Baum zurufe. O Ernst wie liebe ich Dich! – Dein Vater kam, den ich so gern habe, allein es war mir peinlich mit ihm zusammen zu sein, er sprach mit T*ante* Bertha über den Sydowschen Vortrag[5], ich konnte nicht mitsprechen, weil ich nichts davon wußte. Allmählich wurde ich ruhiger, ich konnte fest und sicher von Dir sprechen und auch über andere Sachen. Es wurde dunkel, ich ging um 8 Uhr herüber und erwarte jetzt Mutter. Auch Bertha[6] und Marie[7] werden bald aus dem Concert[8] kommen, in das ich Gott sei Dank nicht hin konnte. Ich hätte die Musik in meiner Stimmung nicht ertragen können. Gute Nacht denn, im Schlaf, der mich ja fast nie verschont, werde ich Ruhe finden; Du bist mein letzter und erster Gedanke. Schlaf sanft und laß nicht nach am Arbeiten, wir müßen uns überwinden. ||

Sonntag Mittag 2 Uhr.

Heute Morgen, als ich um 6½ Uhr auf den Balkon in das frische Grün hinaussah, packte mich die Sehnsucht nach Dir wieder gewaltig; Fausts Spaziergang[9] schwebte mir vor, ich dachte hinaus mit Dir zu müßen in Gottes schöne Natur. Um 11 Uhr ging ich mit Mutter zu Jonas in die Kirche[10]; das war eine förmliche Sünde. Die Predigt war über den Text: Seid aber nicht Hörer allein, sondern auch Thäter des Werks.[11] Ich war nicht einmal ein Hörer; meine Gedanken waren bei Dir; bald nahm ich mir vor T*ante* Bertha Alles zu sagen und sie um Hülfe zu bitten, bald konnte ich mich doch nicht dazu entschließen, mein süßes Geheimniß loszulaßen. Doch ich will Dich nicht quälen, Liebster mit meinen verworrenen Gedanken, unter denen mich der am meisten quält, vielleicht Schuld an Deiner unvollständigen Entwickelung zu sein, das will und darf ich nicht; darum verspreche mir lieber, guter Ernst, Dich durch mich von keinem Deiner Pläne abbringen zu laßen, ich werde stark sein in Deiner Entbehrung, Du magst so fern sein wie Du willst, meine Seele ist immer bei Dir. Nach der Kirche war ich bei Euch um zu fragen, ob Du auch bestellt hast, daß die Eltern morgen Abend nachkommen??? sonst weiter nichts –

Heute Abend wird Capuletti und Montechi gegeben; es ist schon lange mein Wunsch, die Wagner || als Mann zu hören[12], dagegen kommt Bleek[13] mit Frau Jacobi und Lucie[14] her. Meine Gedanken sind doch bei meinem Manne; o wie freue ich mich auf morgen; vielleicht sehe ich Dich noch vorher –.

1 Sethe, Wilhelmine, geb. Bölling.
2 Gemeint ist offenbar die bekannte Bearbeitung des Loreley-Stoffes durch Heine, Heinrich: Drei und dreißig Gedichte. In: Der Gesellschafter oder Blätter für Geist und Herz. Berlin 1824, S. 242–258, hier S. 242 f.: [Das Lied von der Loreley]; Musik von Friedrich Silcher (1837). – Anna Sethes Vater, *Christian* Carl Ludwig Theodor, war ein enger Jugendfreund Heines.
3 Sethe, Emma Henriette *Bertha* Sophie.
4 Neander, Geschichte der Pflanzung (wie Br. 33, Anm. 2).
5 Wie Br. 33, S. 130.
6 Sethe, *Bertha* Philippine.
7 Sethe, Marie.
8 Am Samstag, dem 8.5.1858, fand am Abend das vierte Abonnementskonzert des Frauen-Vereins der Gustav-Adolf-Stiftung statt; vgl. Königlich privilegirte Berlinische Zeitung von Staats- und gelehrten Sachen. Nr. 105, 1. Beilage, 7.5.1858, S. 4.
9 Goethe, Johann Wolfgang: Faust. Eine Tragödie. Tübingen 1808 (s. Haeckel-Jugendbibliothek, Nr. 127 (=221)), S. 63–65.
10 Jonas predigte als dritter Diakon in der Berliner Kirche St. Nikolai.
11 Jakobus 1, 22.
12 I Capuleti e i Montecchi, dt.: Die Capulets und die Montagues. Eine am 11.3.1830 in Venedig uraufgeführte Opera Seria von Vincenzo Bellini (1801–1835), in der die Rolle des Romeo als Mezzosopran besetzt ist. Hier: Königliches Schauspiel im Opernhause (93. Vorstellung), Sonntag, den 9.5.1858: „Die Capuleti und Montechi, Oper in 4 Abth., aus dem Italienischen übersetzt von J. C. Grünbaum. Musik von Bellini.", mit der Sopransängerin und Nichte Richard Wagners (1813–1883), Johanna Wagner, als Romeo. Vgl. Königlich privilegirte Berlinische Zeitung von Staats- und gelehrten Sachen. Nr. 107, 2. Beilage, 9.5.1858, S. 2.
13 Bleek, Theodor.
14 Jacobi, Charlotte *Agnes*, geb. Eichmann; Jacobi, *Lucie* Johanna Marie Elisabeth.

35. Von Karl Haeckel, [Freienwalde, vor dem 20. Mai 1858]

Lieber Ernst!

In der Voraussetzung, daß die Communikation zwischen No. 4 Hafenplatz[1] u. No. 73 Wilh*elm* Str.[2] wieder vollständig im Gange ist, erhältst Du diese Zeilen über [a] ersteren Ort. Ich bitte Dich Quincke[3] recht bald zu fragen ob an dem Beschluß „nach Ems" nichts zu ändern sei, oder ob ich wie ich Dir mündlich sagte eine Kaltwasser-Kur „mit Vernunft" nicht statt jener gebrauchen kann.[4] An ein drittes Auskunftsmittel, Trinken des verschickten Emser Brunnens[5] oder des künstlichen, habe ich heut erst gedacht. Auch dies kannst Du ihm vorschlagen. In jedem Falle bitte ich um recht baldige Antwort, da ich mit Grieben wegen des Urlaubs mich arrangiren muss.

Nun wie war's in Potsdam?[6] – Recht vergnügt? – Und wie viel Freikouverts[7] hast Du für die Tour: Wilh. Str. – Hafenpl. || schon verbraucht?[8] Mimi[9] brummte auf Entscheidung als ich kam. Ich hatte ihr doch noch zu räthselhaft geschrieben.

– Bist Du nun vereidigt?[10] – Was macht der Patient? der Gärtner?[11] – Was machst Du? Wie befindet sich der gewaschene Kopf? – Ist alles dumme Zeug heraus? – Sonst brauche doch ja noch einige Douche-Bäder![12] –

Grüß die Aeltern u*nd* sag' ihnen sie möchten recht bald, wo möglich Donnerstag den 20$^{st.}$ kommen, denn ich habe grade v. 20–27$^{st.}$ keine Termine.

Sag' Mutter das ℔ der überbrachten Butter koste [b] sgr also im Ganzen [c] rℓ [d] sgr – Eine fröhliche Pfingsttour[13] wünsch' ich. –

Ade herzl. Gruß von Deinem treuen Bruder.

C. Haeckel ||

Schönen Gruß
an
Doppel-
Schwägerin Anna.
von CHaeckel

1   Hafenplatz Nr. 4, Wohnung der Familie des verstorbenen *Christian* Carl Theodor Ludwig Sethe; hier gemeint *Anna* Auguste Friederike Sethe.
2   Seit Herbst 1857 wohnte die Familie Carl Gottlob Haeckels in der Wilhelmstraße 73; vgl. Br. 12, S. 59; hier gemeint Ernst Haeckel.
3   Quincke, Hermann.
4   Haeckels Bruder Karl litt häufig an Husten und Heiserkeit; vgl. u. a. Br. 30, S. 126.
5   Das Wasser der Brunnen aus Bad Ems wurde innerlich gegen katarrhalische Symptome eingesetzt; vgl. Spengler, Ludwig: Brunnenärztliche Mittheilungen über die Thermen zu Ems. 2. Aufl., Bad Ems 1854, bes. S. 7.
6   Vorgang nicht ermittelt.
7   Frankierter Briefumschlag, der mitgesendet wird, um dem Empfänger die Kosten für das Antwortschreiben zu ersparen.
8   Verweis auf Ernst Haeckels Korrespondenz mit Anna Sethe; vgl. Anm. 1 und 2.
9   Haeckel, Hermine, geb. Sethe.
10 Die Vereidigung Haeckels als praktischer Arzt, Wundarzt und Geburtshelfer im Königreich Preußen erfolgte am 19.3.1858 durch Dr. Eduard Heinrich Müller (1809–1875), Regierungs- und

Medizinalrat im Berliner Polizeipräsidium; vgl. Haeckels Vereidigungsattest und das entsprechende Anschreiben (EHA Jena); s. Abb. 6.
11 Nicht ermittelt, vermutlich einer der wenigen Patienten aus Haeckels Arztpraxis.
12 Anspielung auf die starken Zweifel Ernst Haeckels über die Vereinbarkeit seiner wissenschaftlichen Zukunftspläne mit den Pflichten und der Verantwortung hinsichtlich seines Verhältnisses zu Anna Sethe.
13 Ernst Haeckel unternahm zu Pfingsten eine mehrtägige Fahrt nach Thüringen, u. a. nach Jena sowie nach Weimar zur 10. Generalversammlung des Naturwissenschaftlichen Vereins für Sachsen und Thüringen (25./26.5.1858).

36. Von Anna Sethe, Berlin, 21./22. Mai 1858

Berlin d. 21. 5. 58

Einen schönen guten Abend, mein süßer Schatz, ich kann nicht zu Bett gehen, ohne noch etwas mit Dir geplaudert zu haben, hab' Dich den ganzen Tag nicht gesehen, bin aber mit meinen Gedanken gar oft bei Dir gewesen. Hast Du den Mond heute Abend angeschaut, hat er Dir gewiß Grüße von der verlaßenen Anna bestellt, er hat mir eben so freundlich zugewinkt, als ich sie ihm aufgetragen, ebenso freundlich wie gestern Abend, als ich ihm gut Wetter für heute bestellte; und er hat treulich Wort gehalten, die Sonne schien so hell beim Erwachen, daß ich innerlich aufjauchzte. Von 6½–7 Uhr stand ich auf dem Balkon, mein Taschentuch in der Hand; ich hoffte, Dich vielleicht noch im Vorübergehen zu sehen, widrigenfalls Dir noch ein Lebewohl zuzuwinken, doch daran verhinderte mich Euer Mädchen,[1] das dem vergeßenen Mädel die Sachen brachte.[2] Als ich zurück-||kam, verschwand der letzte Wagen vor mir am Horizont, an unserem trauten, durch Berliner Sicherheitsmaßregeln so unsicher gewordenen Plätzchen vorüber, woraus der Mond so fröhlich in die Zukunft leuchtete. O, Erny, ich liebe Dich so sehr, Du hast mein ganzes, volles Vertrauen, ich fühle mich so reich in Deinem Besitz, daß ich übermüthig werden könnte und mich solch hohen Glückes nicht werth halte. O Schatz die Demuth, die schönste der weiblichen Tugenden, die mir fehlt, lerne ich durch Dich, denn ich beuge mich vor Dir, der mir wie ein heller Stern durch die finstere Nacht scheint. Ja, ich glaube, je klarer mir meine tiefe langgehegte Neigung zu Dir wird, die bis dahin schlummerte, ich wäre in Nacht versunken, hättest Du mir nicht Deine Liebe gestanden. Ach Erny, habe Geduld mit mir und meinen Fehlern; Du bringst mir so viel geistige Anregung, Wißen im Gefühls- und Verstandesleben, und ich habe nichts als ein Herz voll Liebe, die Du aber auch ganz und ungetheilt haben || sollst. Denke ich an Dich, erwachen immer gute Vorsätze in mir, so werde ich vielleicht noch ein guter Mensch, je mehr mein Herz Quartier bei Dir macht. Bis Halle habe ich Dich Station für Station verfolgt, dann verlor ich Deine Spur, auf die Dein Brief[3] mich zurückführen soll, und warst mir doch fortwährend nahe. Ich hatte den ganzen Morgen viel im Hause zu kramen und wirthschaften, habe meinen Epheu an mein Gitter gepflanzt, das späterhin auch Dein Zimmer schmücken soll; er ist aus Heidelberg und Neckarsteinach;[4] es war mir nicht möglich die Bilder, die er mir in der Erinnerung hervorzauberte, festzuhalten, denn Du spieltest dabei keine Rolle, die jüngsten Tage lagen dem Gedächtniß und dem

Herzen näher. Siehst Du, selbst solche Erinnerungen, die bisher so schön für mich waren, verscheuchst Du, ich will ja auch nur in der Gegenwart leben; nur diese acht Tage, erlaube mir, der Vergangenheit und Zukunft mich hinzugeben, denn sie ist so arm. Beim Abreiben des || Epheus brach mir dies Blättchen, ein frischer Trieb ab und [ich] schicke es Dir mit. Mein Gundermann[5] und das andere weiße Zeug stehen vor mir und duften und erzählen mir von dem letzten Spaziergang. Heute Nachmittag war ich bei Tante Bertha[6], um ihr an einer Arbeit zu helfen; Frau Quinke[7] besuchte T*ante* Bertha, sie war lieb und gut, mir aber dennoch nicht willkommen; sie bat mich morgen die große Parade[8] bei ihrer Schwester[9] mitanzusehen, allein ich muß Kuchen backen, von dem mein Schatz nicht einmal etwas abbekommt, oder doch vielleicht noch, wenn er nicht gar zu lange ausbleibt. Nachher schüttete ich der guten T*ante* Bertha noch einmal mein Herz so recht tüchtig aus, allein ich kann meinem Glücke kaum Worte geben, in einem Kuße kann ich Dir es viel beßer ausdrücken. Ich gebe Dir in Gedanken einen innigen zur guten Nacht, denn ich werde abbrechen müßen, weil meine müden Augen nicht mehr wollen; es ist bald 12 Uhr; da schläfst Du gewiß schon nach einem so || anstrengenden Tage, den Du hoffentlich mit einer hübschen Tour in Halle's Umgegend beschloßen hast. Deine Eltern habe ich heute Abend noch flüchtig gesehen und ihnen einen kleinen Brief an Hermine[10] mitgegeben, die ja mein Glück durchaus Schwarz auf Weiß haben wollte. Als mir heute der Reineke Fuchs in die Hände gerieth und ich las: „Pfingsten, das Fest der Freude war gekommen",[11] wurde mir ganz wehmüthig ob meiner Freude, ich dachte aber gleich an Dich und freute mich, daß Du die Pfingsttage hoffentlich sehr schön in Gottes herrlicher Natur feiern würdest, hatte auch gleich für uns Beide einen Ersatz für Deine Abwesenheit in Bereithschaft, ein paar Tage in Freienwalde, wo wir ungestört und ungenirt unserem Glücke leben können. Morgen Nachmittag werde ich Bertha[12] auf dem Bahnhof erwarten, die voller Seligkeit heute ihre Ankunft meldete. Du siehst ich kann mich nicht von Dir trennen und doch muß ich; komme ich morgen ganz früh zum Schreiben, erhältst Du Sonntag meinen Brief, sonst Dienstag. Gute Nacht, mein Schatz, noch einen Blick hinaus zum Mond und den feenhaften Feuern[13], und dann Thüre und Augen geschloßen. ||

Sonnabend 22.

Ich habe herrlich nach meiner Nachtwache geschlafen, und war sehr froh, als ich schon um 5 Uhr wach wurde und aufstand. Ich habe den ganzen Morgen nicht eine Minute geseßen, ebenso wanderten meine Gedanken immer nach Halle, wo Du, Herzensschatz mit dem langweiligen Steinsack[14] zusammen warst. Meine Kuchen scheinen zu gerathen; ich hebe Dir ein Stück auf, damit Du mich loben kannst. Ach nein, thu das lieber nicht, denn das verdirbt den Charakter und außerdem bist Du in einer Verfaßung, wo Du auch ohne Ursache loben könntest. Ich habe eben Mittag gegeßen und benutze schnell den einzig freien Moment (ich muß gleich nach dem Bahnhof, um Bertha abzuholen) dem gestrigen Geschreibsel noch einen frischen Gruß mitzugeben; ich möchte Dich gar zu gern zum Sonntag mit meinem Brief überraschen; ich darf erst Mon*tag* auf einen hoffen. Aber nicht wahr, mein Herz, dann schreibst Du mir noch einmal, was Du noch unternimmst und wohin ich noch einmal an den Doctor Ernst schreiben darf? Heute ist es sehr || windig, desto schöner wird morgen das Wetter sein! es muß doch auch sein Festkleid anziehen; sei recht vergnügt zu dem schönen Sommerfest, grüße mir alle Bäume und Blumen, die ich vielleicht auch noch einmal zu sehen bekomme. Mein Herz jauchzt bei diesem Gedanken und doch muß ich ihn unterdrücken – die Zukunft führt mich jetzt oft in Versuchung.

In der Nationalzeitung las ich heute Morgen beim Kaffee einen sehr guten Leitartikel über Preußens große Aufgaben[15], wonach wirklich noch einmal etwas aus dem schlaffen Vaterland werden kann; der Schluß hat mich sehr amüsirt: „Damit eine künftige Gelegenheit andere Folgen habe, ist nur nöthig, daß Preußen wieder anfange, Politik statt Polizei zu treiben." Das unterschreiben wir Beide, nicht wahr? Mutter[16] wachte heute mit heftigen Kopfschmerzen auf, und hat den ganzen Morgen auf dem Sopha gelegen; hoffentlich wird sie nicht krank, das wäre sonst eine Festfreude ganz besonderer Art. Sie läßt Dich herzlich grüßen. ||

Wir haben etwas Hübsches bekommen, mein Herz. T*ante* Bertha schenkte mir gestern aus einer früher von ihr gehaltenen Pianofortebibliothek sehr hübsche Stahlstiche von Beethoven[17], Mozart[18], Kalkbrenner[19], Czerny[20], Weber[21] etc. mit kurzen Biographien dazu.[22] Zum Lesen bin ich noch gar nicht gekommen, obgleich der Schleiden[23] auf meinem Schreibtisch mir immer zuwinkt. Deine Eltern werden jetzt in Freienwalde ankommen, da wird unserer viel gedacht werden. Ach Schatzchen – wie freue ich mich, wenn Du wieder kommst; aber laß Dich darum nicht in Deiner Reise stören und genieße das Schöne rein und ungetrübt. Sonnabend und Sonntag Abend werde ich die Ohren spitzen. Hermine wird dann wohl auch bei uns sein. Noch eins, vergiß nicht Deinen Hut und packe Deine Sachen wieder hübsch ein. In Zukunft werde ich Dir wohl öfter das Ränzel schnüren müßen, und wie gern werde ich das thun. Lieber Herzens-Erny leb wohl, bleib' recht gesund und laß Dir in Gedanken einen Kuß geben von Deiner

treuen Anna.

(ich sollte ja eigentlich keinen Namen schreiben, das habe ich vergeßen).

1 Pauline oder Marie, Dienstmädchen der Familie Haeckel in Berlin.
2 Anspielung auf die eigene Vergesslichkeit; Anna Sethe hatte offenbar Sachen bei Haeckels liegenlassen.
3 Br. 37.
4 Vgl. das Herbarblatt mit Epheu aus Heidelberg und Neckarsteinach in: Album Anna Sethe (EHA Jena, B 422), S. 53.
5 Glechoma hederacea L., Gewöhnlicher Gundermann, Familie: Lamiaceae (Lippenblütler).
6 Sethe, Emma Henriette *Bertha* Sophie.
7 Quincke, Louise Jeanne *Marie*, geb. Gabain.
8 Am 22.5.1858 fand am Vormittag auf beiden Seiten der Straße Unter den Linden und am Pariser Platz in Anwesenheit des preußischen Königs Wilhelm I. die große Frühjahrsparade der stehenden Garnisontruppen statt; vgl. Königlich privilegirte Berlinische Zeitung von Staats- und gelehrten Sachen. Nr. 118, 23.5.1858, S. 2.
9 Kerll, Marie Augustine Wilhelmine, geb. Gabain, wohnte Unter den Linden 4a.
10 Haeckel, Hermine, geb. Sethe.
11 „Pfingsten, das liebliche Fest war gekommen"; vgl. möglicherweise die folgende Ausgabe: Goethe, Wolfgang von: Reineke Fuchs mit Zeichnungen von Wilhelm von Kaulbach. München 1846. Erster Gesang, S. 1.
12 Petersen, *Bertha* Emilie Maria Anna Sophie, geb. Sethe.
13 Gemeint sind die offenen Feuer der Kokskörbe, mit denen die am Schöneberger Hafen zum Be- und Entladen eingesetzten Dampflokomotiven vorgeheizt wurden.

14 Sack, August.
15 Vgl. Preußens große Aufgaben I: „[...] Damit eine künftige Gelegenheit andere Folgen habe, ist nur nöthig, daß Preußen wieder anfange, Politik statt Polizei zu treiben." (National-Zeitung. Morgen-Ausgabe. Nr. 233, 11. Jg., 22.5.1858); Fortsetzung: Preußens große Aufgaben II (National-Zeitung. Morgen-Ausgabe. Nr. 235. 11. Jg., 23.5.1858).
16 Sethe, Wilhelmine, geb. Bölling.
17 Beethoven, Ludwig van.
18 Mozart, Wolfgang Amadeus.
19 Kalkbrenner, *Friedrich* Wilhelm Michael.
20 Czerny, Carl.
21 Weber, Carl Maria von.
22 Bibliothek für Pianoforte-Spieler. Mustersammlung aus den Werken der berühmten Tonsetzer: Beethoven, C. Czerny, Gelineck, Hummel, W. A. Mozart, Aloys Schmitt. Hamburg; Itzehoe [1830]; Neue Bibliothek für Pianoforte-Spieler. Mustersammlung aus den Werken der berühmtesten Tonsetzer älterer und neuerer Zeit, verherrlicht mit Portraits und Lebensbeschreibungen. 2. Jg., H. 1–6, Hamburg; Itzehoe [1831].
23 Schleiden, Matthias Jacob: Studien. Populäre Vorträge. 2., umgearb. und verm. Aufl., Leipzig 1857.

37. An Anna Sethe, Jena, 23. Mai 1858

Himmelhoch jauchzend, mein süßes Liebchen, rufe ich Dir in der ersten Frühe des Pfingstsonntags meinen innigsten Gruß aus unserm allerliebsten Jena zu! O wärest Du hier! Wie solltest Du mit mir jubeln und jauchzen und Dich freuen. Ich habe Dir's schon oft gesagt, daß ich in meiner herrlichen, freien Gottesnatur draußen ein ganz anderer und besserer Mensch bin, als in dem dumpfen Dunste der Städte, wo ich mich, oft selbst trotz der Nähe der nächsten Lieben, so beengt gedrückt, gefangen fühle, wo mir das Zusammenleben mit den verschrobenen Kulturmenschen die schönsten Stunden und freiesten Gedanken verdirbt. Kaum habe ich aber diesen Gegensatz jemals so lebhaft empfunden, wie diesmal, wo mich der Vollgenuß freiesten, hingebendsten Naturlebens in kurzer Zeit ganz mir selbst wiedergegeben hat, wo ich aus verworrenem Zweifel und trostlosem Scepticismus mich selbst wiedergefunden habe; aber nicht den alten, isolirten Egoisten, der am Liebsten mit seiner Wissenschaft ganz allein in irgend einen entlegensten Erdenwinkel sich zurückgezogen hätte; sondern einen neuen besseren, vollkommeneren Menschen, der in Deiner reichen Liebe, mein herziger Schatz, eine Quelle neuen, frischen, liebevollen Lebens u*nd* Strebens gefunden hat, einen Weg zu neuer, edlerer Freiheit, ein vermittelndes Band zum Verkehr mit den andern Menschen, die ihm ohne Dich so leer, todt, trostlos erschienen. Wenn Du Dich in den letzten beiden Wochen gewiß oft über mein wunderliches Wesen und Denken, über das unsichere und zweifelvolle Schwanken und Zurückhalten gewundert hast, vielleicht gar betrübt über die scheinbare Kälte oder Unsicherheit, mit der ich die reiche Gabe Deiner reinen, hingebenden Liebe nicht so ganz aufnahm und erwiderte, wie es mein ganzes, übervolles Herz so gern gethan hätte, so schiebe es auf die Verstimmung und Verbitterung || die dieser Gegensatz zwischen der idealen Welt meines Innern u*nd* der realen, die mich umgibt, immer hervorruft. Wie anders würde ich Dir jetzt erscheinen, wo unter dem belebenden, erquickenden Einfluß des grünen Waldes, der blühenden Bäume, der warmen, hellen Maisonne, des lieben, gemüthvollen Thüringer

Waldvolkes ein neuer, frischer Geist des Glaubens, der Liebe und Hoffnung mich beseelt, wo die trostlosen Zweifel alle überwunden sind und ich getrost und muthvoll in eine reiche, schöne Zukunft schaue. Wie hat Dein liebes, theures Bild mich in dieser schönen Stunde beständig umgeben und mir Alles das Schöne u*nd* Gute, das ich gesehen u*nd* empfunden, in mich aufgenommen u*nd* beschlossen, noch so unendlich viel lieber u*nd* werther gemacht. Wir müssen beide durchaus bald einmal zusammen in die göttliche freie Natur hinauswandern; da erst werden wir uns so ganz hingeben u*nd* durchdringen, unser an das Wahre, Schöne u*nd* Gute[1] in der Natur gebundenes Gemüth so ganz gegenseitig in uns aufnehmen u*nd* aneignen. Wie freue ich mich in dieser Beziehung auf Freienwalde! Wie gar zu gern möchte ich Dir aber auch jetzt hier mein ganzes volles Herz mit aller seiner einfachen und wahren Naturliebe hingeben und ausschütten. So etwas läßt sich aber nur zusammen fühlen und die Feder ist eine gar zu unvollkommene Brücke, um den Gedankenaustausch von Mund zu Mund nur einigermaßen ersetzen zu können. Hoffentlich bleibt von [*der*] köstlichen poetischen Thüringer Waldluft noch genug in mir haften um nach der Rückkehr auch Dich noch damit begeistern zu können. Doch statt jetzt vergeblich diesen Hauch herrlichster Naturgefühle durch das todte Papier Dir zu übermitteln zu versuchen, will ich Dir lieber kurz meine bisherigen Erlebnisse erzählen. ||

Die Fahrt am Freitag Morgen auf der Anhaltischen Eisenbahn hat natürlich nicht so viel objective Naturschönheiten, um meine Sinne u*nd* Gedanken zu fesseln. Um so freier u*nd* lieber weilten sie ganz bei Dir, und suchten sich die Ereignisse der letzten beiden Wochen, die mir noch jetzt immer wie ein Traum erscheinen, zu begreifen und dem vorher so entgegengesetzten Gedankengange anzupassen. Das unwillig widerstrebende Freiheitsgefühl des gefesselten Prometheus, dem der Geyer des Egoismus an der Leber nagt,[2] dieses disharmonische Ringen nach der eingebildeten Freiheit des abstracten Verstandesmenschen, welches bisher noch keinen Morgen beim Aufwachen, wenn ich des so ganz neuen, fremden Verhältnisses bewußt wurde, mich verschont hatte, es war diesen Morgen nur andeutungsweise, u*nd* hoffentlich zum letzten Male, vorhanden und machte bald dem herrlichen Gefühle Platz, sich im Besitze und als Eigenthum eines geliebten Wesens zu wissen, das die nach dem Wahren, Guten u*nd* Schönen strebende Seele ganz versteht und trotz aller ihrer großen Mängel liebt und festhalten will, für immer! Tauchten dann über dem klaren Spiegel des sicheren, inneren Verständnisses, der bewußten Einheit, immer noch einzelne düstere und trübe Gedanken des Zweifels oder gar der Verzweiflung hervor, so gedachte ich der trüben, schäumenden Gasblasen, die beim Zusammentreffen mancher wahlverwandter Elemente sich entwickeln und die klare Lösung des Salzes trüben, aus der dann doch nachher die schönsten Krystalle rein und ebenmäßig anschießen. Lange dachte ich über dies chemische Gleichniß nach, über das Wogen und Wallen, Zischen u*nd* Brausen, das beim Zusammentreffen zweier so entgegengesetzter, und doch so innig verwandter und sich gegenseitig anziehender [a] Körper, wie Säure und Base, entsteht, zweier Gegensätze, die sich wie männliches und weibliches Princip verhalten, an sich unfähig, allein in Krystallform zu erscheinen, und erst durch ihre innige Vereinigung || zu der bestimmten, reinen Form des klaren Krystalls sich gestaltend. (Da es gar zu nett auf uns beide paßt, muß ich Dir es zu Hause an einem Experimente klar machen, z. B. an der Schwefelsäure und dem kohlensauren Kalke, oder wäre es auch nur am Brausepulver!) Weiterhin dachte ich dann auch über den Dualismus der beiden Naturen im Menschen nach und verhalf dem „lieben Menschen", d. h. dem Gemüthsmenschen mit seiner warmen Seele voll Liebe, Hingebung, Gefühl und Poesie, zu seinem Rechte, gegenüber dem „Naturforscher", dem Verstandesmenschen voll Sinn für Wissenschaft und Erkenntniß, der bisher allein hatte herrschen wollen. Freilich kams dabei zuletzt so auf eine Art „doppelte Buchführung" hinaus (analog der berüchtigten R. Wagnerschen)[3], indeß weiß ich mir vorläufig doch nicht anders zu helfen, als daß ich beide entgegengesetzte Naturen neben einander bestehen lasse. Sie müssen sehen, wie sich vertragen und auskommen. Nur wünsche ich nicht, daß „der liebe Mensch" durch Deine mächtige Unterstützung zur absoluten Herrschaft gelangt. Je mehr ich aber auch dieser, von der Wissenschaft nicht anerkannten Seite menschlichen Geisteslebens ihr Recht ließ, je mehr mir Dein liebes Bild den nackten Mechanismus der Lebensmaschine mit der blühenden Farbenpracht des selbstbewußten Geistes überkleidete, desto wohler und herzlicher wurde mir zu Muthe, und als nun vollends, nachdem wir die Elbe bei Roßlau überschritten, der dürre, heiße Sand, und die düstern Kiefernwälder der Mark, dem paradiesischen Gartenlande des fruchtbaren Sachsens Platz machten, das mit seiner Fülle in vollster Blüthenpracht stehender Obstbäume wirklich entzückend aussah, als knospende Wälder und schwellende Felder die weiten Fluren rings mit dem frischesten Frühlingsgrün schmückten, da ging mir vollends das in Berlin so verschlossene u*nd* gedrückte Herz ganz auf und ich meinte Dich immer neben mir zu haben und Dir die Wonne des klaren herrlichen Maientages mittheilen zu müssen. ||

II.

Noch nie war mir die Zeit auf dieser langweiligen anhaltischen Bahnstrecke so rasch vergangen. Freilich sauste auch der Schnellzug so rapid dahin, daß wir bis Halle noch nicht einmal 4 Stunden brauchten. Um 7 Uhr waren wir aus Berlin gefahren und 10 Min*uten* vor 11 U*hr* bereits in Halle. Meine Reisegesellschaft wurde ich erst hinter Dessau[4] gewahr, wo mich ein Berliner Tischler mit Familie durch die naiven Ausbrüche ihres, wenn auch verkümmerten, doch sehr anerkennenswerthen Naturgefühles, wahrhaft erfreuten: „Das ist doch hier janz anders, als in Berlin, wo Alles nur Kunst is; hier is ja wirklich Natur, un jar keene Constabler[5] un Sand un Haide, wie im Thierjarten! Un des Wasser! Des macht doch alleene des Leben!!" – Wie sehr mich namentlich diese letzte Flüssigungsidee vom Wasser entzückte, kannst Du Dir denken. In Halle ging ich gleich zu Onkel Stein*sack*[6], wo ich mit rührender Familienfreundschaft einquartiert wurde. Nachmittag ging ich [b] zu Max Schultze[7], dem dortigen Prof. der vergleichenden Anatomie, jedenfalls einem der bedeutendsten jetzt lebenden Anatomen, dem Joh*annes* Muellers[8] Lehrstuhl nur aus dem Grunde nicht eingeräumt wird[c], weil er das, in Preußen grauenhafte, Verbrechen begangen hat und noch begeht, jung zu sein und noch nicht die 40er Jahre passirt zu haben. Er nahm mich äußerst freundlich auf, zeigte mir viele sehr schöne Sachen, namentlich seine neusten sehr interessanten Entdeckungen über die Sinnesorgane[9] und wir schüttelten unser wissenschaftliches Fachherz (oder Herzfach) einmal recht ordentlich aus. Über 3 Stunden saß ich bei ihm. Nachher besuchte ich auch noch seine allerliebste kleine Frau[10] und freute mich über das glückliche Familienleben eines deutschen Anatomen u*nd* Zoologen, nicht ohne egoistische Nebengedanken! Ein ganzes Paket schöner

Arbeitspläne, wissenschaftlicher Ansichten und frischer, schöner Lebensbestrebungen, nahm ich von ihm mit nach Hause und nahm mir vor, dem Edlen so nachzustreben. ||

Um 6 Ab*ends* ging ich nach Bad Wittekind[11] hinaus, wo ich meinen alten Schulfreund Hetzer[12], jetzt Lehrer der Math*ematik* und Phys*ik* an d*er* Realschule, traf und mit ihm und dem Dr. Neumann[13] (Sohn des Königsberger Professors[14]) der sich jetzt in Halle für Physik habilitirt, ein paar sehr nette Stunden verplauderte. Sehr vergnügt und mit vielen hübschen andern Gedanken bereichert, ging ich dann nach Hause, um Dir, liebster Schatz, mein volles Herz auszuschütten, und Dich am Pfingstsonntag durch einen Brief zu überraschen. Leider wurde ich aber durch 2 traurige Stunden langweiliger, trivialer Abendunterhaltung mit Onkel Stein*sack* und einem ihrer Verwandten, einem Apotheker Splittgerber[15], so verstimmt und ernüchtert, daß ich lieber erst den gesunden Schlaf dem Brief wollte voraus gehen lassen. Leider wurde aber auch am andern Morgen Nichts daraus, da Onkel Stein*sack* mich den ganzen Vormittag in seiner sehr reichen und schönen Conchyliensammlung[16] orientirte, auch manche hübsche Sachen schenkte. Sehr schön waren namentlich die neuerlichst von ihm aus den Bernburger (bunten) Sandsteinbrüchen[17] erworbenen Reste von Sauriern, prächtig erhaltene Schädel von Capitosaurus[18] und Mastodonsaurus[19], was eine große Seltenheit ist, etc. U. a. erhielt ich von ihm mehrere sehr schöne Korallen, Hyalea[20] etc.[21]

Nach glänzendem Spargeldiner mit Maitrank[22] (!) fuhr ich um 2 U*hr* Mittags nach Apolda. In Merseburg traf ich die Frau Conrector Osterwald[23] auf dem Bahnhof. Die ganze Fahrt durch die so wohlbekannten, früher so oft besuchten, lieben, treuen Thüringer Lande, erfreute mich sehr und frischte eine ganze Reihe alter Jugenderinnerungen auf.[24] Die schöne Gegend that aber auch durch schönen Blüthenschmuck das Möglichste, um mich recht reizend und hold an die vielen, dort im süßesten Naturgenuß u*nd* reichen botanischen Freuden erlebten Stunden zu erinnern – eine verschwundene Zeit. || Weißenfels, Naumburg, Kösen[25], Sulza etc sind mir mit allen kleinen Winkeln und Ecken des Saalthals durch vielfache Besuche so liebe Heimathsorte geworden, daß mir fast jeder Fels eine kleine Geschichte erzählt und jeder Bauer einen freundlichen Gruß zunickt. Und dann das herrliche Wasser dazu! das Wasser!! Ich machte mit 2 recht netten Studenten im Coupée Bekanntschaft einem stud. phys. August[26] (Sohn des Gymn*asial* Direct*ors* August[27] in Berlin) und einem stud. theol. [*Textlücke*] aus [*Textlücke*], die beide eine Thüringer Waldfahrt machten. Ersteren hatte ich schon gestern bei Max Schultze gesehen. Von Apolda gingen wir zu Fuß nach Jena in 3 Stunden. Da hättest Du mich sehen sollen, mein herziges Liebchen – schwerlich hättest Du den kürzlich vereidigten praktischen Arzt[28] (?) erkannt, eher einen übermüthigen Studentenfuchs[29] vermuthet, dem vor Jugendmuth und Freiheitslust, Natursinn und Kraftgefühl die ganze weite Welt als Heimath erscheint und ihre weiten Grenzen noch zu eng sind. Wie habe ich Dich da in Gedanken geherzt und bin mit Dir durch Wald und Feld gesprungen. Die Landschaft ist an sich nicht besonders schön, wenigstens sehr einfach. Weites offenes Hügelland mit fruchtbarem Wellenboden. Aber die unaussprechliche Frühlingslust in der ganzen Natur, die mir heute erst recht aufzugehen schien, der muntere Gesang der Vögel, das frische Grün der üppigen Saaten, die allerliebsten Thüringer Dörfer mit ihren reinlichen Häuschen mitten in den blühenden Obstgärten, dann der interessante Muschelkalk mit seinem regulären Schichten und vielen Versteinerungen, die knospenden und aufblühenden Wälder mit dem reizenden Gemisch frischgrüner Buchen u*nd* Birken und dunkler Fichten u*nd* Tannen, dazu der üppige Waldboden, mit graugrüner Walderbse (Orobus vernus)[30] und liebem blauen Immergrün[31] ganz dicht bedeckt - dazu der herrliche blaue Himmel, der frische muntere Sinn, es war alles zu prächtig, und nur Du fehltest in dem Paradies. ||

Das einliegende Immergrün wird Dir hoffentlich die Frühlingswonne des Waldes bei Iserstädt besser verständlich machen und die Gedanken, die ich dabei für Dich hatte, als eine lange Schilderung. Die letzte Stunde vor Jena wird die Gegend sehr nett. Mit welchen reichen hoffnungsvollen Gefühle für uns Beide ich in unser geliebtes, herziges Jena einzog, kannst Du denken. Mir wurde bei all dem Herzensjubel ordentlich weich. „*Ernst* H*aeckel* ordentlicher öffentlicher Professor der Zoologie u*nd* verg*leichenden* Anat*omie*" summte mir immer die trügerische Hoffnung in die Ohren. Wenn sie nur Wort hält! Und was da immer für ein sonderbarer feiner, kleiner Schatten an meiner rechten Seite schwebte!!

- Nachdem wir zusammen im Löwen[32] (im Bären[33], dem ersten Zoolog*ischen* Gasthof, war nicht mehr unterzukommen) zu Abend gegessen, ging ich gleich zu Prof*essor* C*arl* Gegenbaur, der mich sehr herzlich empfing und mir eine außerordentliche Überraschung vorbereitet hatte. Er eröffnete mir nämlich sehr bald, daß er im October nach Messina gehe, selbst den ganzen Winter dort bleiben und mich selbst als Gefährten sehr gern mitnehmen wolle. Was für ein unschätzbares Glück das für mich ist, von rein unberechenbarem Nutzen und Genuß, kann ich Dir erst mündlich klar machen. Ich bin jetzt noch ganz wie benebelt davon und glaube zu träumen. Vorläufig darfst Du es nur den Eltern mittheilen, an die Du wohl die einliegenden Zeilen[34] bald behändigst. Wie viel hätte ich Dir noch zu sagen. Aber die Zeit drängt. Ich muß jetzt (10 U*hr* Morg*ens*) zu Gegenbaur u*nd* möchte den Brief noch heut früh auf die Post geben, damit Du ihn zum 2ten Feiertagsfrühstück hast. Hoffentlich bekomme ich auch heut von Dir einen Festtagsgruß. Deinen nächsten Brief schicke unter d*er* Adresse: „Herrn D*r.* med. Ernst [Häckel]. Merseburg pos*te* res*tante*^d" ^e wohin ich Ende der Woche kommen werde. Wie ich die Woche sonst zubringe, ist noch nicht ganz sicher. Heute ist leider perpetuirlicher Landregen. Hoffentlich wird's besser. Tausend herzinnige Grüße von Deinem treuen sehr glücklichen^f Ernst.

1   Die von der Ideenlehre Platons inspirierte Trias des Wahren, Schönen und Guten war vom Ende des 18. bis zum Ende des 19. Jh. ein leitender Wertekanon, der in unterschiedlichen Kontexten aufkam. Diese reichten von der Diskussion um einen neuen Geschmack, der Platon-Rezeption, der neuen Ästhetik bis zum deutschen Idealismus. Als Lebensziel für ein „höheres Dasein" wurde die Trias besonders für das aufkommende Bürgertum maßgebend; vgl. Kleeberg, Bernhard: Theophysis. Ernst Haeckels Philosophie des Naturganzen. Köln; Weimar; Wien 2005, bes. S. 209–238, 266; Kurz, Gerhard: Das Wahre, Schöne, Gute. Aufstieg, Fall und Fortbestehen einer Trias. Paderborn 2015.

2   Prometheus („der Vorausdenkende"), Gestalt aus der griechischen Mythologie, Urheber und Wohltäter der Menschen, für die er den Göttern das Feuer raubt, woraufhin er auf Befehl des Zeus im Kaukasusgebirge festgeschmiedet wird und ein Geier (oder Adler) täglich von seiner Leber frisst. Je nach Sichtweise steht Prometheus als Symbolfigur für die zunehmende Emanzipation der Menschen und deren Herrschaft über die Natur einerseits, andererseits für die Kritik an ihrem problematischen, egoistischen Drang zu grenzenloser Macht.

3   Zum Verhältnis von Natur, Mensch und Kunst sowie Leben, Wissenschaft und Kunst bei Richard Wagner vgl. ders.: Das Kunstwerk der Zukunft. Leipzig 1850, S. 1–8.

4   Dessau und das zuvor genannte Roßlau bilden zusammen seit 2007 die Stadt Dessau-Roßlau.
5   Vermutlich berittene Wachleute.
6   Sack, August; vgl. auch Anm. 21.
7   Schultze, Maximilian (Max) Johann Sigismund; er war von 1854 bis zu seiner Berufung nach Bonn im Jahr 1859 ao. Prof. an der Universität Halle.
8   Müller, Johannes.
9   Vgl. u. a. Schultze, Max: Zur Kenntniss der electrischen Organe der Fische. Erste Abtheilung: Malapterurus. Gymnotus. In: Abhandlungen der Naturforschenden Gesellschaft zu Halle. 4. Bd., Halle 1858, S. 296–331.
10 Schultze, Christine, geb. Bellermann.
11 Die 1846 errichtete Kuranlage Solbad Wittekind befindet sich in Giebichenstein, dem ehemals selbstständigen Ort und heutigen Ortsteil im Norden von Halle a. d. Saale.
12 Hetzer, Friedrich August *Wilhelm*.
13 Neumann, *Carl* Gottfried.
14 Neumann, *Franz* Ernst.
15 Splittgerber, N. N.
16 Lat. conchylium: Schalentier; eine Sammlung von Muschelschalen und Schneckengehäusen.
17 Berühmter Fundort seltener Fossilien aus der ältesten Triasperiode; vgl. dazu auch die detaillierten Fundberichte des befreundeten Steinbruchbesitzers und Steinmetzmeisters Otto Merkel aus Bernburg an Ernst Haeckel, 31.10.1871, 24.1.1872 und 21.10.1872 (EHA Jena, A 25254, A 25253 und A 25252). – Auch die Paläontologische Sammlung im Museum Schloss Bernburg enthält zahlreiche im „Merkelschen Steinbruch" gefundene Versteinerungen aus der Buntsandsteinzeit.
18 Gattung: Capitosauria (Schoch & Milner, 2000), Familie: Capitosauridae; ausgestorbene Gruppe von Labyrinthodonten, Panzerlurche; vgl. Burmeister, Hermann: Die Labyrinthodonten aus dem bunten Sandstein von Bernburg, zoologisch geschildert. 1. Abth.: Trematosaurus. Berlin 1849, S. 1–3.
19 Gattung: Mastodonsaurus (Jäger, 1828), ein Vertreter der Capitosauria aus der mittleren und oberen Trias.
20 Gattung: Cavolinia (Abildgaard, 1791), Hyalea [*!*] recte Hyalaea (Lamarck, 1799), Meeresschnecken aus der Familie: Cavoliniidae Gray, 1850.
21 August Sack unterhielt in Halle neben der Universität ein Privatmuseum, wo er seine bekannte, über 40.000 Mineralien, Petrefakten u. Ä. enthaltende Sammlung untergebracht hatte. Verschiedene Teile der Sackschen Sammlung erwarben die Polytechnische Universität Aachen (Mineralien), das Museum für Mineralogie und Geologie in Dresden (Fossilien) und die Universität Halle (Mineralien, 1876 durch Schenkung von A. L. Sack, heute in der Mineralogisch-Petrologisch-Lagerstättenkundlichen Sammlung); andere, in Halle verbliebene Teile, bes. Versteinerungen und ausländische Stücke, wurden im Zweiten Weltkrieg zerstört. Zum Ankauf der Fossiliensammlung vgl. Kühne, Ellen / Lange, Jan-Michael / Erler, Daniela: 1849 bis 1857. Zerstörung und Wiederaufbau – I. In: Lange, Jan-Michael / Kühne, Ellen (Hrsgg.): Das Museum für Mineralogie und Geologie. Von der kurfürstlichen Kunstkammer zum staatlichen Forschungsmuseum in den Staatlichen Naturhistorischen Sammlungen Dresden. Dresden 2006, S. 36–39, hier S. 39.
22 Vgl. Br. 6, Anm. 13.
23 Osterwald, Marie Auguste, geb. Schröder.
24 Haeckel war in seiner Jugend mehrfach in Thüringen; vgl. dazu u. a. die Thüringer Reise in: Haeckel, Tagebuch 1849–1851 (wie Br. 7, Anm. 1), S. 6–9.
25 Bad Kösen wurde 2010 in die Stadt Naumburg eingemeindet.
26 August, Friedrich Wilhelm Oskar.
27 August, Ernst Ferdinand.
28 Ernst Haeckel hatte am 17.3.1858 das Staatsexamen als praktischer Arzt und Geburtshelfer abgeschlossen; vgl. Br. 7, Anm. 13.
29 Novize in einer Studentenverbindung.
30 Lathyrus vernus (L.) Bernh., Syn.: Orobus vernus L., Frühlingsplatterbse, Familie: Fabaceae (Schmetterlingsblütler).

31 Vermutlich: Vinca minor L., Kleines Immergrün, Familie: Apocynaceae (Hundsgiftgewächse).
32 Gasthof „Zum Löwen", ehem. Bezirk D, Bachgasse 438, außerhalb der alten Stadtmauer hinter dem Johannistor gelegen, heute Johannisplatz 14; vgl. Schreiber, Carl / Färber, Alexander: Jena von seinem Ursprunge bis zur neuesten Zeit, nach Adrian Beier, Wiedeburg, Spangenberg, Faselius, Zenker u. A. Jena 1850, S. 171.
33 Gasthof „Zum Schwarzen Bären", im 15. Jh. gegründeter Gasthof im Zentrum Jenas, heute 4-Sterne-Hotel „Schwarzer Bär".
34 Br. 38.

38. An Charlotte und Carl Gottlob Haeckel, Jena, 23. Mai 1858

Jena Pfingstsonntag 1858

Liebe Eltern!

Ich bin doch ein wahrer Glückspilz. Jetzt fang ichs wirklich selbst zu glauben an. Kaum hat der eine der beiden Menschen, aus denen ich bestehe, nämlich der deutsche, häusliche Gemüthsmensch, der in der herrlichen Anna seinen besten Schatz für die ganze Zukunft gefunden, so geht auch dem anderen, nämlich dem wissenschaftlichen Naturforscher, ein Glücksstern auf, den er sich nicht im Entferntesten hat träumen lassen.

Denkt nur, Prof. Gegenbaur geht selbst nächsten Winter nach Messina und hat mich aufs herzlichste und freundlichste eingeladen, ihn zu begleiten.[1] Was für ein außergewöhnliches Glück von unberechenbarer Tragweite das für mich ist, kann ich euch erst mündlich weiter aus einander setzen.

Ich bin [a] in diesem Gedanken ganz selig. ||

Übrigens geht mirs herrlich. Der prachtvolle Thüringer Wald mit seiner herrlichen Maienluft hat mir den verdrehten Kopf ganz auf den rechten Fleck gesetzt. Es ist hier gar zu paradiesisch und es fehlt nur die Kleine[2] und auch ihr Lieben, um mich alles Naturglück in schönster Fülle genießen zu lassen. Dienstag und Mittwoch bin ich in Weimar zum Jahresfest des naturwissenschaftlichen Vereins für Sachsen und Thüringen[3]. Donnerstag wahrscheinlich in Eisenach. Wird das Wetter schön, so lege ich mich dann noch ein paar Tage in den Wald, um mir mein verschiedenes Glück etwas zurecht zu legen. Habt ihr mir was zu schreiben, so schickt es an Anna, die mir poste restante nach Merseburg schreibt. Daß Gegenbaur mit mir nach Messina geht, darf vorläufig außer Anna, euch, Karl[4] und Mimmi[5] Niemand wissen. Vielleicht komme ich erst Mitte nächster Woche wieder.

Mit herzlichstem Gruß euer sehr glücklicher Ernst.

1 Vgl. Br. 37, S. 141.
2 Sethe, Anna.
3 Vgl. Zehnte General-Versammlung. In: Zeitschrift für die Gesammten Naturwissenschaften. 11. Bd., Jg. 1858, Berlin 1858, S. 577–584.
4 Haeckel, *Karl* Heinrich Christoph Benjamin.
5 Haeckel, Hermine, geb. Sethe.

39. An Anna Sethe, [Jena, 25. Mai 1858]

I.

Himmelhoch jauchzend, liebes Herz, hatte ich meinen letzten Brief[1] begonnen und abgesandt – leider sollte das „zum Tode betrübt"[2], nur zu bald darauf folgen. Höre nur, was mir passirte. Nachdem ich meinen Brief an Dich aufgegeben, erhielt ich bald darauf auch Deinen lieben Herzensbrief[3], der meine Pfingstsonntagfreude auf den höchsten Gipfel hob. Nachdem ich mich[a] an ihm und Dir so sehr recht herzlich erquickt, ging ich zunächst zu dem Staatsrath Seebeck[4], dem Großherzogl*ich* Herzogl*ich* Sächs*ischen* Kurator der Gesammtuniversität Jena, an dessen Bekanntschaft mir sehr viel lag und an den mir Frau Prof. Passow, seine Schwester[5], Grüße mitgegeben hatte. Es ist ein sehr liebenswürdiger u*nd* netter, sehr vielseitig gebildeter u*nd* geistreicher Mann, der mich äußerst freundlich empfing und die verschiedensten Verhältnisse, namentlich in Betreff des jetzigen Zustands der deutschen Universitäten u*nd* ihrer Professoren, mit mir durchsprach. Ich freute mich sehr, in so vielen, namentlich subtileren Punkten, eine solche Übereinstimmung meiner Ansichten mit denen eines so trefflichen u*nd* tüchtigen Mannes zu finden. Zuletzt kamen wir auch auf Lachmann zu sprechen, den er (als Onkel seiner Frau[6]) sehr gut kannte und äußerte sich in kurzem etwa folgendermaßen über ihn: „Wie schade, daß ein so talentvoller, tüchtiger Naturforscher sich durch zu frühes Hingeben an ein weibliches Herz so ganz hat von seiner wissenschaftlichen Laufbahn, die er so glänzend begann, ablenken lassen. Das kann nun einmal beides nicht zusammen bestehen. Der Flug des Genius erlahmt unter der Sorge für Weib u. Kind. Das Interesse für die Wissenschaft erlischt unter dem Gedanken an Bett u. Wiege. Ich liebe sowohl *Lachmann* als seine Frau sehr, allein um der Wissenschaft willen wäre es schon besser gewesen, wenn sich ihre Herzen ein Jahrzehend später zusammengefunden[b] hätten.[7] Ich kann Sie nicht genug warnen (setzte er lächelnd hinzu, ohne meine Folterqualen gewahr zu werden) sich noch nicht so bald zu verlieben. Es ist zu gefährlich. Haben Sie erst Ihr Herz vergeben, dann ist es auch bald mit der Wissenschaft vorbei." || Ich saß natürlich wie auf Kohlen. Jedes Wort fiel mir wie ein glühender Tropfen schmelzenden Bleies oder siedenden Öles auf das blutende Herz, dessen Zweifel ich so eben erst nur mit der größten Mühe endlich ganz beseitigt zu haben, und so im Besitze des geliebten Herzens recht glücklich zu sein glaubte. Aber es sollte noch schlimmer kommen. Ich empfahl mich möglichst bald u*nd* ging zu Prof. Gegenbaur. Da mir der ganze Kopf nur von dem angeregten Thema schwindelte, fing ich dasselbe auch bei ihm bald an aufs Tapet zu bringen. Scherzweis fragte ich ihn „ob er sich denn bei seiner schönen Stellung für seine große, geräumige Wohnung noch keine Gebieterin ausgesucht habe?" – „Das sollte noch fehlen, war die Antwort, jetzt, in meinen besten Jahren, wo ich der Wissenschaft allein angehöre, für sie lebe u*nd* arbeite, alle meine Zeit u*nd* Kräfte für sie allein verwende, mich unter die Herrschaft einer Frau begeben, die Sorge für Weib u*nd* Kind übernehmen, die dann alles Interesse für sich absorbirt?! Nein, ist es erst so weit, dann ist es mit dem Arbeiten in der energischen Ausdauer, mit dem wissenschaftlichen Feuereifer, mit dem Reisen für immer vorbei. Sitzt das schwimmende Strahlenthierchen erst einmal fest, dann ist es mit Freiheit und Selbstständigkeit für immer vorbei." – Das fehlte nur noch, um mein entzweites Herz völlig zu zerreissen und ich war nicht weit davon, mich der Verzweiflung ganz hinzugeben, nachdem ich noch kurz zuvor im herrlichsten Sonnenschein des schönsten Glückes zu schwelgen geglaubt hatte. Was ich mir nach mehrwöchentlichem Zwiespalt, zweifelvoller Überlegung jetzt endlich so recht lieblich und schön zurecht gelegt hatte, war nun mit einem Schlage vernichtet und ich fühlte die Wahrheit der angeregten Ansichten, das Überwältigende dieser indirecten Vorwürfe nur zu sehr, um mich ihnen irgendwie entziehen zu können. Im tiefsten Schmerz über diesen unseligen Zwiespalt zwischen dem lieblichsten, holdesten Wollen, der zartesten, süßesten Neigung, und andererseits den objectiven Forderungen der kalten, harten, und doch so hochverehrten, so allein überwältigenden Wissenschaft meinte ich fast verzweifeln zu müssen und verwünschte die Stunde, wo ich Dich zuerst gesehen, den Tag, wo ich mich ᶜ Dir zuerst ganz hingegeben hatte, – Du liebes, holdes Herz, das ich doch nicht lassen kann. || Wer weiß, was ich in meiner Verzweiflung, in deren sturmbewegter wilder Fluth ich vergebens nach einem festen, rettenden Fels rang, angefangen hätte, wenn ich nicht in der Nothwendigkeit mich befunden hätte bei Prof. G*egenbaur* bleiben, und mich zusammennehmen zu <u>müssen</u>. So ging es denn den ersten Pfingstfeiertag noch so ziemlich und ich erschien objectiv ruhig, obwohl das Innere von den wildesten Stürmen zerrissen und gemartert ward. Da erschien mir wieder die große, hehre Wissenschaft in ihrer ganzen Majestät und Größe, der ich so oft mein ganzes Ich, mein Wesen und Wirken allein versprochen und angelobt hatte, und forderte es mit eiserner Strenge. Und Dein liebes, holdes Bild, mein Schatz, trat dabei so in den Hintergrund, daß ich es gar nicht wirklich lieb zu haben glaubte, obwohl es mich noch vor wenig*en* Stunden so ganz beherrscht hatte. Wie oft verwünschte ich meine Schwachheit, daß ich mich meiner bloßen Neigung so ganz u*nd* gar hingegeben habe, wo es doch Pflicht gewesen wäre, dem reinen, kalten Ernste der hehren Wissenschaft allein alle Sinne und Gedanken zu widmen. Und dann erschienst Du mir mit Deinem liebevollen Gemüth, Deinem reinen Wahrheitssinn, Deinem offenen Naturgefühl, wieder so liebenswerth u*nd* herrlich, daß ich trotz Alledem Dich doch nicht meinte, lassen zu können. Kurz es war eine Kollision der Gedanken, die mich fast zur Verzweiflung brachte. Glücklicherweise war bei Tisch (im Bären⁸) sehr muntre Gesellschaft (unter anderem der Nachbar von mir, ein Freund von Karl⁹, Prof. Rösler Philosoph)¹⁰ und Nachmittags machten wir trotz fortdauernden Regenwetters mit mehreren Professoren einen Spaziergang nach dem reizend gelegenen Dorf Winzerla, so daß ich wenig bemerkt wurde. Ich war aber auch kaum fähig, was ordentliches zu denken. Wie sehr ich auch bemüht war, mich durch Reisegedanken zu zerstreuen, so schwebte mir doch Dein liebes, süßes Bild beständig vor Augen, und ich konnte es doch nicht über das Herz bringen, den Gedanken zu fassen, Dich vielleicht ganz lassen zu müssen. Gegen solche Gedanken vermochten freilich selbst die Reize unseres lieben Jenaer Saalthals gar nichts; ich sah u*nd* fühlte sie nicht – ich ging wie im Traum. Meine einzige Freude war, als wir auf dem Rückweg nach einem tollen Gewitter mit Platzregen ganz durch u*nd* durch geweicht wurden. ||

Den Pfingstsonntag Abend war ich zu Seebecks¹¹ eingeladen. Obgleich ich natürlich nichts weniger, als dazu in der Stimmung war, und lieber in einen Kampf auf Tod u*nd* Leben, in eine wilde, sturmbewegte See, wo das schwache Lebensfünkchen mit seinen verschwindenden Griesschein bald verloschen wäre, mich gestürzt hätte, so mußte ich doch hin. Auch ging es besser als ich gedacht. Außer der sehr netten

Frau und den Töchtern[12] von Staatsrath Seebeck lernte ich auch zwei ausgezeichnete Professoren, den Philosophen Kuno Fischer (früher in Heidelberg)[13] einen geistreichen, munter unterhaltenden Mann, und den medicin*ischen* Kliniker Leubuscher[14] (Pathologen), einen gescheuten, sehr wissenschaftlichen Arzt, kennen. Letzterer ging beim Nachhausegehen noch 1 Stunde im Mondschein mit mir spazieren. So kam ich erst um 12 nach Hause, in den „Löwen"[15], wo mir meine netten, lieben Wirthsleute[16] statt des schlechten Quartiers in der vorigen Nacht ein sehr niedliches Zimmer, mit der vollen Aussicht auf die Berge, eingeräumt hatten. Aber schlafen konnte ich noch lange nicht. Ich lag noch 1 Stunde im Fenster und klagte unserm alten Freunde, dem stillen, vollen Monde, unser Leid, dessen lieber Schein nur stellenweis von schweren Wolkenschatten verdunkelt wurde. Wie anders erschien mir heute die ganze Welt, als gestern! Gestern Nichts als die schönsten Reisehoffnungen u*nd* kühnsten Zukunftspläne; heute Nichts als die nackte Verzweiflung und die unversöhnlichste Gedankenentzweiung. Wie soll ich das vereinen? Ich finde keinen Ausweg oder glaube es wenigstens nicht. Ich muß erst Dein liebes Gesicht, mein holder Schatz, selbst wieder sehen, um mich von dem Allen ganz zu befreien. Wie soll das aber werden, wenn diese Kollisionen, diese Konflicte der innersten Strebungen u*nd* Gefühle immer u*nd* immer wiederkehren? Wie hold erscheint es mir einerseits, wenn ich an die innige harmonische Übereinstimmung unserer idealen Strebungen u*nd* Gedanken, unserer Weltansichten u*nd* Naturfreuden, gedenke – und wie unmöglich fast, erscheint es mir andererseits, jetzt mich an Dich zu binden, Du geliebtes, herziges Wesen, wenn ich an die bevorstehenden langen, sehr langen, jahrelangen Trennungen denke, an eine unreife, unklare Jugend u*nd* an das ungewisse, düstere Dunkel, in das meine ganze Zukunft noch so dicht eingehüllt erscheint. –

1   Br. 37.
2   Goethe, Johann Wolfgang von: Egmont. In: Johann Wolfgang Goethe. Sämtliche Werke. Briefe, Tagebücher und Gespräche. Abt. 1: Sämtliche Werke, Bd. 5: Dramen 1776–1790. Unter Mitarbeit von Peter Huber hrsg. von Dieter Borchmeyer. Frankfurt a. M. 1988, S. 459–551, hier S. 505: „Freudvoll | und leidvoll, | gedankenvoll sein. | Langen | und Bangen | in schwebender Pein, | Himmelhoch jauchzend | zum Tode betrübt | glücklich allein | ist die Seele die liebt." (3. Akt, Klärchens Lied); vgl. auch EHAB, Bd. 1, S. 411.
3   Br. 36.
4   Seebeck, Karl Julius *Moritz*. – Ernst Haeckels Eltern waren über die Familie Passow mit Seebecks bekannt.
5   Passow, Sidonie, geb. Seebeck.
6   Lachmann, Luise, geb. Passow.
7   Johannes Lachmann und Luise Passow hatten am 22.9.1857 in Berlin geheiratet.
8   Vgl. Br. 37, S. 141.
9   Haeckel, *Karl* Heinrich Christoph Benjamin.
10 Rößler, Karl *Constantin*; gemeinsam mit Karl Haeckel hatte er das Domgymnasium in Merseburg besucht.
11 Seebeck, Moritz; Seebeck, *Ida* Albertine, geb. von Krauseneck.
12 Seebeck, Julie; Irrtum Haeckels, denn sie war die einzige Tochter von Moritz und Ida Seebeck; vgl. Deutsches Familienarchiv. Hrsg. von Gerhard Geßner. Bd. 45, Neustadt a. d. Aisch 1971, S. 165–168, bes. S. 166.
13 Fischer, Ernst *Kuno* Berthold; bevor dieser 1856 seinem Ruf nach Jena folgte, hatte er von 1850 an in Heidelberg gelehrt, bis ihm 1853 unter dem Vorwurf des Pantheismus die Venia Legendi

entzogen worden war; vgl. Bauch, Bruno: Kuno Fischer. Eine Rede gehalten zur Feier von Kuno Fischers 100. Geburtstage in der Aula der Universität Jena. Jena [1924], bes. S. 4–6.
14 Leubuscher, Rudolf.
15 Vgl. Br. 37, Anm. 32.
16 Creuznacher, Ernst; Creuznacher, N. N.

40. Von Anna Sethe, Berlin, 26. Mai 1858

Berlin d. 26.5.58.

Erst heute komme ich dazu, mein lieber, lieber Ernst Deinen Brief[1] zu beantworten, und Dir eine Freude durch den meinigen zu bereiten, wonach ich mich schon so lange sehne. Den ersten und zweiten Feiertag hatte ich vergeblich auf einen Brief gewartet, desto größer war meine Wonne, als er gestern kam und mit welchem Inhalt! Du stehst ganz vor mir oder sitzt vielmehr neben mir auf meinem kleinen Sopha, Herzensschatz, und öffnest mir das große Buch Deiner Seele, in dem ich immer mehr schöne und tiefe Seiten herausfinde; ach Erny, ich bin Deiner wirklich nicht werth, mache nicht zu hohe Ansprüche auf mich, verkenne nicht meine vielen Fehler, die Dir gegenüber zu wahren Riesen anwachsen; aber lieb habe ich Dich und will mich beßern, streben wie Du immer mehr nach dem Edeln, Wahren und Guten und neben dem Realen auch dem Idealen fort und fort sein Recht laßen; warum nicht etwas Fata Morgana mit der Welt treiben; das ist aber auch nicht nöthig, denn sie ist so schön durch Dich, daß ich nichts anderes haben mag. Wir werden auch glücklich werden, lieber Schatz, das sagt mein Ahnungsgefühl. ||

Wie herrliche Genüße hast Du in der schönen Natur gefunden; ich habe sie nach Deinem lieben, ausführlichen Brief, der meine Erwartungen weit übertroffen hat, schon ganz mit durchlebt, doch wie schön wird das erst sein, kannst Du mir mündlich davon erzählen. Über jeden Sonnenstrahl habe ich mich in den Tagen gefreut, der leider, leider lange nicht oft genug kam. Du wirst aber durch den häufigen Regen, der ja auch sein Gutes und Wohlthuendes für die Natur hat, nicht die Lust und Freudigkeit am Wandern verloren haben und Frühlingsduft und Frühlingsluft in vollen Zügen eingesogen haben, und daß dabei Dein wißenschaftlicher und lieber Mensch zur vollen Klarheit und Geltung gekommen sind, macht mich unbeschreiblich glücklich. Ich dachte wohl, wie bald Deine vielen Zweifel schwinden würden; hat sich Deine prächtige Natur wieder herausgerappelt, und kommen sie auch noch vor, so wollen wir sie wirklich nach Deinem schönen Gleichniß wie kleine Gasblasen betrachten, die allmählich sich absondern werden, je inniger unsere Vereinigung wird und je tiefer Du || die Geheimniße der Natur erforschst und derselben näher und näher trittst, und ich dann mit Dir, denn meine Liebe zur Natur, denke ich, wird durch Dich immer mehr wachsen. Was ich in den letzten Tagen von ihr zu sehen bekommen habe, sind die grünen Bäume auf dem Hafenplatz und Umgegend und der Kreuzberg, bei dem so süße Erinnerungen in mir wach werden. Diese Deine Blumen liebe ich so sehr, beim Betrachten derselben bin ich bald mit Dir auf den schönen Bergen und Thälern, wo Du sie mühsam gesucht hast, bald in Deinem Zimmer, wo Du sie sauber und zierlich für mich zurecht gemacht hast; kurz ich verfolge ihren ganzen Lauf, bis sie in meine Hände gelangten und die sie nicht los laßen werden.[2] Ich bin eine komische Natur, denn ich lege ungemeinen Werth auf die kleinsten Liebesbeweise, geschehen sie auf die rechte Weise. Das hübsche Immergrün,[3] das Dich in seiner ganzen Lust und Übermuth gesehen hat, habe ich vielmal geküßt und es dann in mein Tagebuch[4] am 25 gelegt, der durch Deinen Brief ein schöner Tag für mich war; sonst könnte ich das nicht von ihm behaupten, denn den ganzen Vormittag bin ich mit Marie || Bleek[5] in der Stadt umhergelaufen, Besorgungen machen, Nachmittag mußte ich T*ante* Adelheid[6] allerlei Eingekauftes auf den Bahnhof tragen; aber dann saß ich, während Mutter[7] und Bertha[8] Verwandtenbesuche machten, mit Deinem Briefe auf dem Balkon und freute mich noch einmal über jede einzelne Zeile Deines mit Liebe erfüllten Briefes. Bertha kam später zu Haus als sie wollte, und so wusch ich um 7 Uhr das kleine herzige Klärchen[9], das Dir gewiß auch gefallen wird. Sie ließ sich's prächtig gefallen, ich machte es aber auch so gut wie möglich und plauderte ihm alles Mögliche vor, so daß die kleine stets vergnügte Seele ordentlich aufjauchzte. Kindesaugen haben einen eigenthümlichen Zauber. Heute Morgen war ich bei T*ante* Bertha[10], die mir aus den Rückertschen Frühlingsliedern[11] mehrere sehr schöne vorlas; von denen eines mir ganz besonders zu paßen schien, weshalb ich Dir es nachher schreiben werde. Ich traf Quincke[12], den ich lange nicht gesehen hatte, dort, der mich wie immer sehr neckte. Er behauptete, meine Kügelchen im Gehirn wären in viel zu starker Schwingung begriffen, was ich abändern müßte; T*ante* Bertha war außer sich || darüber, daß die Stimmungen der Seele auch körperlichen Verhältnißen unterworfen sein könnten, die sie in diesem Falle als starke Entschuldigungen für leidenschaftliche Ausbrüche jeder Art ansehen können; ich glaube sie kann sich zu keiner Spur Materialismus entschließen, was Quincke sehr tadelte; und ich muß gestehen, [*ich*] kann darin nicht übereinstimmen, sondern kann mir nur Seele und Körper untereinander bedingt vorstellen. Habe ich Dir Unsinn geschrieben, bitte belehre mich mündlich. Nach Mittag las ich im Schleiden über Fremdenpolizei in der Natur[13], die mich sehr intereßirte. Auch in der Natur gibt es keine unbedingte Freiheit, ein Thierchen stellt dem andern nach und eine Pflanze wird von tausend und abertausend Thierchen tyrannisirt; Schleiden glaubt übrigens nicht an eine Unsterblichkeit der Pflanzen und Thiere, sondern nur der Menschen, und hierin erhebt er Letzteren zur Majestät über die übrigen Körper; ich habe viel aus diesem Abschnitt gelernt, wie alle Fortpflanzung von Osten nach Westen sowohl der Pflanzen, Thiere, sogar Gesteine und Menschen vor sich gegangen ist, von Sonnenaufgang bis Sonnenuntergang; es herrscht eine innige Harmonie || in der Natur. Du glaubst nicht, wie ich mich freue, wenn ich sie ein klein Bischen beßer verstehen habe lernen; sie steht mir nach Dir am nächsten, und hat Freud' und Leid immer mit mir theilen müßen. Denke ich nur an den lieben Mond, meinen Freund von Kindheit auf, der, während ich schreibe, voll und klar in's Fenster schaut und der meinen Gruß bringt. Ich habe Dich heute in Kloster Banz[14] oder auf irgend einer andern schönen Tour von Weimar aus vermuthet. Morgen begleite ich Dich in's Annathal[15]; dann weiß ich nicht weiter; Sonnabend Abend, Sonntag Abend, wer weiß wie viele noch, werde ich vergeblich auf einen gewissen Pfiff[16] horchen, aber einen Brief bekomme ich noch von Dir, mein Schatzchen nicht wahr? Willst Du noch einen haben, kannst Du auch noch einen bekommen, dann reis't es sich noch etwas beßer. Sonnabend Nachmittag, nachdem ich diesen Brief an Dich auf den Bahnhof getragen hatte, fuhr ich nach dem Frankfurter Bahnhof und holte mir Bertha und ihr kleines Wurm,[17] die beide gesund und munter sind. Noch auf dem Bahnhof mußte ich ihr mein[a] Geheimniß ausplaudern; sie schien || wie alle meine Geschwister[18] nicht überrascht zu sein und freut sich sehr Dich, der Du schon früher Deine Rechte als Schwager hättest geltend machen wollen, als wirklichen begreifen zu können. Von Helene[19] hatte ich auch einen sehr lieben Brief, die darauf brennt uns glückliches Paar zusammen zu sehen und Bertha darum beneidet. Von Ihnen beiden sowie Heinrich[20] die herzlichsten Grüße und Glückwünsche; letzterer ist auch sehr erfreut über unsere Verlobung[21] die er sicher vorausgesehen hätte. Ist das nicht schändlich? Sein Pferd hat anfangs Fieber gehabt, doch muß es jetzt tüchtig mit seinem Reiter zusammen exerciren. Ich bin begierig, wann Deine Eltern und Hermine[22] kommen werden; ich denke fast, Du wirst Deinen Vater in Eisenach[23] treffen, da Onkel Julius[24] nicht hingeht. Sonntag Morgen hörte ich von Sydow eine sehr schöne Predigt des Inhalts, daß das Pfingstgefühl, das Bewußtwerden des Geistes Gottes im Menschen und in der Natur, einen starken Hauch des Sommers in sich trage, der mit Blüthen und frischem Grün wieder auf der Erde einzieht. Wie viel ich da an Dich gedacht habe! Ich war nur betrübt über das schlechte Wetter, || das jedoch gegen Abend herrlich wurde, den wir bei T*ante* Bertha zubrachten. Mittag traf mich das größte Unglück, das mich treffen konnte, – bei T*ante* Gertrud[25] eßen. Montag Morgen kam ich mit Mutter und Bertha unter den Linden vorbei, die wirklich prächtig nach dem Regen waren. Ich sah nach dem bekannten Eckfenster der Universität herauf und schickte meine Grüße zu Deinem dortigen Empfang hinein. Mittags aßen Untzers[26], Eduard Petersen[27], Marie Bleek hier, deren Geburtstag Nachmittag bei Tante Bertha gefeiert wurde. Ich war viel abwesend mit meinen Gedanken, noch mehr heute Nachmittag auf einen schrecklichen Kaffee bei Brunnemanns[28], wo ich ein Glas Maitrank[29] heimlich auf Dein Wohl ausgeleert habe. Ich kann wieder nicht aufhören zu plaudern, obgleich es 12½ Uhr ist. Die Grüße von Mutter und T*ante* Bertha muß ich doch noch bestellen. Denke Dir, zu meinem großen Schrecken, gehen Sacks[30] morgen auf 6 Wochen nach Freienwalde; Mutter meint zwar, das könnte uns nicht stören, namentlich, wenn sie mit zu Hermine ginge; darüber müßen wir mündlich sprechen. Leb wohl, Du lieber Schatz, bleib' gesund und frisch Deiner

lieben Anna.

Mir ist als hätte ich tausenderlei vergeßen, doch weiß ich es nicht. Doch ja das Gedicht von Rückert![31]

1   Br. 37
2   Geschenkherbarium von Ernst Haeckel für Anna Sethe: 100 Deutsche Alpenpflanzen A. S. (EHA Jena, E 13a–b); vgl dazu auch Haeckel, Ernst: Medicinal-Kalender für den Preussischen Staat auf das Jahr 1858 (EHA Jena, B 336), Eintrag v. 19.4.1858: „Die letzten Reste des Herbariums eingepackt und das Ganze geordnet. Für Anna eine sehr niedliche Sammlung von 100 der auserlesensten Alpen-Pflänzchen in 16° format, in 2 Heften, vollendet. Nachmittags mit Anna auf den Kreuzberg gestiegen. Herrliche Beleuchtung und schönster Sonnenuntergang. Sandlager. Ich übergab ihr das kleine Alpenherbar, worüber sie sehr entzückt war."; s. Abb. 7 und 8.
3   Vgl. Br. 37, S. 141.

4   Nicht überliefert.
5   Bleek, *Marie* Charlotte Helene.
6   Sethe, Adelheid, geb. Reimer.
7   Sethe, Wilhelmine, geb. Bölling.
8   Petersen, Bertha, geb. Sethe.
9   Petersen, Bertha Wilhelmine *Clara*, geboren am 14.10.1857.
10 Sethe, Emma Henriette *Bertha* Sophie.
11 Rückert, Friedrich: Gedichte. Frankfurt a. M. 1841, S. 481–531 („Liebesfrühling"), S. 692–739 („Jüngste Mailieder").
12 Quincke, Hermann.
13 Schleiden, Matthias Jacob: Erste Vorlesung. Ueber Fremdenpolizei in der Natur oder über die Wanderungen in der organischen und unorganischen Welt. In: ders.: Studien. Populäre Vorträge. 2., umgearb. und verm. Aufl., Leipzig 1857, S. 7–48.
14 Benediktinerkloster bei Staffelstein, nördlich von Bamberg, erbaut um 1799. Das 1803 säkularisierte Kloster war seit 1813 Wohnsitz einer Nebenlinie des bayerischen Königshauses; vgl. auch EHAB, Bd. 1, S. 138.
15 Das südlich von Eisenach gelegene und an das Marientaal anschließende Annatal bildet eine schmale, etwa 3 km lange Klamm, die heute als Drachenschlucht bekannt ist. 1832 wurde das Tal der Öffentlichkeit zugänglich gemacht. Zuvor hatten sich Maria Pawlowna und ihre Schwester Anna Pawlowna, die spätere Königin der Niederlande, an der Finanzierung der Arbeiten beteiligt und verliehen ihre Namen den Tälern, woran ein großes „A" im Felsen erinnert.
16 Haeckels Pfiff vor Anna Sethes Fenster am Hafenplatz 4, vgl. Br. 55, Anm. 16.
17 Wie Anm. 8 und 9.
18 Wie Anm. 8, 18, 19 sowie Sethe, Robert Julius *Carl* und Haeckel, Hermine, geb. Sethe.
19 Jacobi, Helene, geb. Sethe.
20 Sethe, *Heinrich* Christoph Moritz Hermann.
21 Ernst Haeckel und Anna Sethe hatten ihre Verlobung am 14.9.1858 offiziell bekanntgegeben.
22 Haeckel, Hermine, geb. Sethe.
23 Verwechslung von Anna Sethe; die Versammlung der Sächsisch-Thüringischen Kupfer-Bergbau- und Hütten-Gesellschaft in Eisenach, an der Carl Gottlob Haeckel teilnahm, fand bereits am 11.5.1858 statt; vgl. Br. 2, S. 15.
24 Sethe, *Julius* Johann Ludwig Ernst.
25 Sethe, Gertrude.
26 Untzer, Gustav Friedrich von; Untzer, Juliane von, geb. Bölling.
27 Petersen, Ernst *Eduard*.
28 Brunnemann, Wilhelm Eduard; Brunnemann, *Auguste* Marie Charlotte Henriette, geb. Sack.
29 Vgl. Br. 6, Anm. 13.
30 Sack, August; Sack, Wilhelmine Agnes, geb. Pfeil.
31 Wie Anm. 11.

41. An Anna Sethe, Merseburg, 27. Mai 1858

Hoffentlich hast Du meinen ersten Brief[1] zum Pfingstsonntag ebenso richtig erhalten, mein liebes Herz, wie ich den Deinigen[2] Tags zuvor. Ich wurde durch letzteren schon ein paar Stunden nach Aufgabe des ersteren erfreut und hätte diesem gern noch den besten Dank für die große Freude hinzugefügt, die Du mir dadurch gemacht. Was mir am Pfingstsonntag nach dieser Freude noch weiter begegnete, wird Dir nach meiner Zurückkunft der erste Bogen dieses zweiten Briefes[3] sagen, den ich [a] heute nicht gern mitschicken möchte, weil einige recht dumme

Gedanken darin sind. Ich fange daher lieber gleich mit dem zweiten Pfingstfeiertag an. Er begann, wie der erste, mit einem tüchtigen Landregen, der sich auch in stetem Zusammenhang bis zum Abend wieder fortsetzte. Ich ging schon früh zu Prof. Gegenbaur, um mit ihm alle Angelegenheiten für die Zurüstungen zu unserer gemeinsamen Messina-Expedition[4] ausführlich zu besprechen. Was für ein außerordentliches Glück es gerade jetzt für mich ist, an einem so ausgezeichneten Zoologen einen wohlwollenden Mentor zu treffen, und welche seltsame Fügung, daß er auch schon lange grade für nächsten Winter sein Auge auf Messina gerichtet hat, kannst Du kaum denken und mir selbst kommt die schöne Hoffnung oft noch nur wie ein Traum vor. Nachdem wir unsern Plan, so weit jetzt thunlich, verabredet, führte mich Gegenbaur in sein zoologisches Museum, welches zwar durch seine Bemühungen sehr nett eingerichtet, aber den außerordentlich kümmerlichen Mitteln der Universität entsprechend im Ganzen nur sehr dürftig ist.[5] Diesen Mangel einer tüchtigen Sammlung und andrerseits der nicht minder fühlbare einer reichen Bibliothek sind die beiden größten, und allerdings sehr düstern Schattenseiten des sonst so reizenden und lockenden Jenenser Universitätslebens, in specie für den Professor der Zoologie. Die übrigen Verhältnisse sind dafür aber um so netter, und Du kannst denken, mein bester Schatz, mit welchen egoistischen Nebengedanken und hoffnungsreichen Träumen für uns Beide ich mir das Alles genau ansah. Am Nachmittag machte ich bei Seebecks[6] meinen Abschiedsbesuch. Der treffliche Staatsrath war wieder zutiefst liebenswürdig und ich unterhielt mich noch einmal sehr lange mit ihm. Er entließ mich vielversprechend mit den Worten „Nun, wir werden uns gewiß im Leben noch öfter begegnen!" Wie mir da das Herz hüpfte! O sollte wirklich einmal dieser schöne Traum in Erfüllung gehen und der Prof. der Zoologie E… seine kleine Herzens-Anna in der lieben Thüringer Universitätsstadt als würdige Frau Prof. einführen? Doch wie können sich meine Gedanken jetzt so kühn empor schwingen, wo ich ernstlich auf ganz andere Sachen sie richten sollte.

– Während ich bei Seebecks war, hatte Gegenbaur einen feierlichen Zeugenakt vollbracht. Er war als Ehrenzeuge [b] zu der Eröffnung der Wahl[7] des alten Professors Kieser[8] zum Nachfolger von Nees v. Esenbeck[9], als Präsident der Leopoldinisch-Karolinischen Akademie der Naturforscher, gewählt worden und erzählte mir sehr viel lustige Geschichten von dem bunten Hocus-pocus, mit dem dieser mittelalterliche Schwindel vor sich gegangen. Am Abend, als der Regen aufgehört, machten wir noch einen recht netten Spaziergang nach dem Dörfchen Lobda,[10] im Saalthal nach Dornburg zu gelegen. Das frische, prächtige Frühlingsgrün, das nach dem reichen Regen in der üppigsten Fülle überall hervor sprießte, machte auch unser beider Herz so recht weit, offen und glücklich und wir sprachen uns recht herzlich über die verschiedensten Angelegenheiten aus. Je näher ich den trefflichen Gegenbaur kennen lerne, desto glücklicher schätze ich mich, jetzt in eine so nahe und dauernde Berührung mit ihm treten zu können, und ist es nicht wirklich eine sonderbare Fügung, daß grade jetzt, wo ich durch Müllers[11] Verlust so schwer getroffen bin, einerseits ein so ausgezeichneter wissenschaftlicher Freund und Lehrer, anderseits eine solche Quelle reichsten Gemüthslebens, wie ich in Dir, mein bestes Herz, finde, zusammen kommen, um mir die schon fast aufgegebene Zukunft mit neuen schönen Hoffnungen zu schmücken. ||

Dienstag, 25/5, früh hatte ich eigentlich mit G*egenbaur* nach Weimar herüberfahren sollen, um die Versammlung des Naturforscher-Vereins in Sachsen u*nd* Thüringen[12] durch meine Gegenwart zu verherrlichen. Es war mir recht lieb, daß sich dies grade so mit meiner Jenenser Anwesenheit zusammentraf. Doch blieb ich Dienstag früh auf G.'s Wunsch noch in Jena u*nd* wir besprachen noch Vieles über die Reise. Sodann suchte ich den Schwiegersohn von Kieser[c], Krukenberg[13], auf, einen alten Freund von Karl[14], der mir sehr zuredete, mich in Jena später einmal zu habilitiren. (Viel Zureden war allerdings überflüssig). Bei Schleiden war ich zweimal vergeblich. Dagegen traf ich Prof. Leubuscher, den ich am ersten Feiertag Abends bei Seebecks [*kennen*] gelernt,[15] und er war so freundlich, selbst mich in seiner ganzen Klinik umherzuführen, u*nd* mir alle Einrichtungen derselben zu zeigen. Nachmittag hatten wir eine Parthie auf den schönen Hausberg[16] verabredet. Allein leider fing es grade, als wir weggehen wollten, wieder energisch zu regnen an u*nd* ich entschloß mich daher rasch, einen so eben nach Weimar abgehenden Stellwagen zu benutzen. Der Weg ist größtentheils sehr einförmig u*nd* langweilig. Doch merkte ich dies kaum, da meine Gedanken aufs lebhafteste mit der kleinen Frau Professorin zu Jena (in spe!) beschäftigt waren. Nach der Ankunft in Weimar ging ich sogleich vom Hôtel (Adler)[17] in die „Armbrust"[18], das große Local, wo die Festlichkeiten der Naturforscherversammlung stattfanden. Ich traf noch manche alte Freunde, namentlich Prof. Max Schultze und Oberlehrer Hetzer, Prof. Giebel[19] aus Halle und machte viele neue Bekanntschaften, namentlich von dem Secretär des Vereins, Dr. Johannes Wislicenus[20], Chemiker, Sohn des bekannten Rationalisten[21] – eine sehr liebenswürdige, offene, natürliche u*nd* dabei so freie u*nd* sinnige Persönlichkeit, daß ich mich sehr freute, hier näher mit ihm bekannt zu werden. Er würde Dir auch recht gefallen haben; ein kräftiger, schöner, großer Jüngling mit herrlichen dunklen Augen u*nd* langen schwarzen Locken. Ein anderer sehr lieber u*nd* tüchtiger Mann, den ich kennen lernte, war der Oberlehrer Richter[22] aus Weimar (ebenfalls Chemiker u*nd* Physiker) in seiner derben Gradheit u*nd* Offenheit, seinem gemüthlichen zuvorkommenden Wesen eine ganz süddeutsche Natur, ein wahrer Athlet des Thüringer Waldes. Nicht minder gefiel mir sehr der Prof. der Physik aus Jena, [d] Schaefer[23], ein sehr muntrer u*nd* lebhafter kleiner Kerl, der sehr viel von Ägidi[24] in seinem Wesen hat. Mit diesen u*nd* andern saßen wir noch spät bis in die Nacht zusammen, so daß ich nicht dazu kam, mit Dir, liebste Änni, noch ein trautes Abendstündchen zu verplaudern, wie ich so gern gethan hätte. Am andern Morgen

Mittwoch 26/5, wanderte ich schon bei Zeiten in der Stadt herum, um mir das kleine IlmAthen ordentlich anzusehen, namentlich die neuen Statuen von Wieland[25], Schiller[26], Goethe[27], die ältere von Herder[28], das Schiller Haus[29] etc. Um 9 Uhr Morgens begann die zweite und letzte Sitzung der sächsisch-thüringischen Naturforscher-Versammlung[30] u*nd* dauerte bis 2 Uhr. Von 9–12 Uhr wurden die speciellen wissenschaftlichen Fachvorträge gehalten – über Spitzmäuse (!),[31] Sperlinge,[32] Flechten der Jenenser Flora,[33] Lettenformation in Thüringen,[34] über die physikalische Atomenlehre,[35] die Zuckersäuren[36] etc, wobei Prof. Giebel, Heintz[37], Dr. Richter, Pastor Gansler[38] etc als Redner auftraten. Dazwischen wurden die ausgestellten Sammlungen, Werke, einzelne naturwissenschaftliche Merkwürdigkeiten etc betrachtet, worunter zum Theil sehr interessante Sachen waren, namentlich eine schöne Flechtensammlung. || Den

Beschluß machte ein ganz ausgezeichneter Vortrag des Prof. Schaefer aus Jena über Dampfmaschinen, der bis 2 Uhr dauerte.[39] Dann begann das feierliche Zweckessen, ohne das nun einmal der Deutsche nichts thun kann, das aber diesmal wirklich sehr nett und gemüthlich war. Ich saß mit Hetzer, Giebel, Wislicenus[40], Taschenberg[41], Leidenfrost[42] zusammen in einem sehr netten Cirkel. Der erste Toast wurde auf uns Gäste von dem ersten Schriftführer, Prof. Truetsch[43] aus Weimar ausgebracht, der zweite auf das Bestehen der Gesellschaft von Prof. Giebel dem Präsidenten,[e] der dritte von mir auf die Präsidenten und sonstigen Komitémitglieder, die uns Gäste so freundlich aufgenommen. Dann fiel es dem Geschäftsführer Richter ein, mich als Vertreter der Metropole der Intelligenz, besonders leben zu lassen, worauf ich dann mit einem zweiten Toast auf „das vereinigte Sachsen und Thüringen als das Herz des hoffentlich bald wirklich einmal einigen Deutschlands" antwortete, indem ich zugleich die für mich etwas unpassende Ehre, als Vertreter Berlins zu fungiren, möglichst abwies. So folgten noch viele einzelne Toaste, Sinnsprüche und Witze und die Unterhaltung war recht nett und lebhaft, dabei in ganz süddeutscher Weise offen und ungezwungen. Um 6 Uhr fuhren die meisten Hallenser ab. Ich machte mit Dr. Wislicenus und seinem Vetter[44] (einem Maler, der 4 Jahr in Rom gewesen) einen sehr hübschen Spaziergang durch den Park nach dem Belvedere, eine ganz reizende Parthie, bei der nichts fehlte, als nur Du, mein lieber Schatz, um sie recht genußreich zu machen. Die Fülle und Pracht der verschiedensten blühenden und knospenden Bäume, die in größter Mannigfaltigkeit die schönsten Gruppen bilden, das prachtvolle Freudiggrün der schwellenden Wiesen, das durch den vielen Regen[f] ungemein lebhaften Glanz erhalten, die Farbenpracht der vielen schönen Blumen, dazu die sehr geschmackvolle Anordnung des Ganzen, die Abwechslung von Berg und Thal, gefielen mir so sehr, wie ich es mir kaum noch von einem andern Park zu erinnern wüßte. Und doch wurde ich durch alle diese Naturpracht, die mich sonst so sehr entzückte, im Ganzen nur mäßig erfreut, da das Gefühl, Dir, mein Herz, den Genuß nicht mittheilen zu können, mir die schönere Hälfte desselben raubte. Überall schwebte Dein lieber Schatten in den dunklen Laubengängen und die schöne Gartenbank kam mir recht frostig und langweilig vor, da ich so allein darauf saß. So hatte ich nur über einen Komplex von sehr gemischten Gefühlen für die Aufnahme dieser Schönheiten zu gebieten.

Den Abend brachte ich wieder mit den neu erworbenen Freunden zu, von denen ich erst spät Abschied nahm. Dann packte ich [g] Alles so ein, daß ich bei schönem Wetter allenfalls noch nach Eisenach hätte fahren können, wie ich ja anfangs vorhatte. Doch dauerte auch heute früh noch <u>Donnerstag</u>, der Regen in derselben Ausdauer fort, so daß ich mich rasch entschloß, sogleich zurückzureisen, um so lieber, als ich ja mehrere Tage eher wieder bei Dir zu sein hoffen konnte. Um 6 früh war ich bereits in Kösen, wo ich ausstieg, um von den lieben Stätten meiner botanischen Freuden, die ich früher so oft besuchte, auf lange Zeit, vielleicht für immer, Abschied zu nehmen.[45] Ich sammelte einen sehr schönen Orchideenstrauß, der sich hoffentlich bis Sonntag frisch halten wird. Ich stieg zunächst in das Himmelreich[46] hinein, das mir aber bei dem schneidenden Nordwestwinde und || kaltem Regengusse recht irdisch vorkam. Über Saaleck[47] stieg ich dann noch die Rudelsburg[48] hinauf, wo sich, innerhalb einer Stunde, das vorher so trostlose Wetter so herrlich aufklärte, daß ich noch den übrigen Tag hier zu verwandern beschloß. Zu Mittag war ich bereits auf dem Geiersberg drüben im Mordthale,⁴⁹ und hier nahm sich das bunte, so mannichfach gemischte Grün der aus Buchen, Birken, Eichen, Fichten, Tannen zusammengesetzten, ausgedehnten Laubwälder ganz reizend aus. Sonst hätte ich tagelang in solchem herrlichen Frühlingswetter im grünen Walde liegen mögen. Heute aber hatte ich nicht Sinn u*nd* Geduld dazu. Ich „sah den Wald vor lauter – Anna nicht!" und fuhr bereits um 4 U*hr* nach Merseburg herüber, in der festen Hoffnung hier von meinem Schatz einen Brief zu finden. Leider ist dem aber nicht u*nd* wenn ich nicht hoffte morgen noch einen zu bekommen, so könnte ich fast fürchten, daß mein erster sei verloren worden. Sonnabend früh werde ich nach Halle gehen und also wahrscheinlich schon Sonnabend Abend – vielleicht auch erst Sonntag Abend – in Berlin eintreffen. Es ist sonderbar, welcher Magnet mich jetzt so mächtig nach diesem Orte hinzieht, von dem ich sonst oft möglichst lange fernblieb. Sic tempora mutantur!⁵⁰ –

– Hast Du Dirs denn nun auch ruhig, kalt u*nd* vernünftig überlegt, was Du mit dem E*rnst* anfangen willst? Wenn ich nun zurückkomme, mußt Du mir das wohl erzählen – dann will ich Dir auch was erzählen! – Wie räthselhaft u*nd* unverständlich ich mir selbst aber jetzt oft vorkomme, kann ich Dir kaum sagen. –

Die beiden einliegenden Maiblümchen sind von meinem frühern Beete in Merkels Garten.⁵¹ Von Frau Merkel⁵², bei der ich wohne, bin ich sehr herzlich aufgenommen worden. Von sonstigen Freunden sind nur noch Osterwalds⁵³ u*nd* Karos hier. – Grüß die Eltern⁵⁴ u*nd* Deine Geschwister⁵⁵ herzlich.

– Nächste Woche muß ich übrigens energisch für Messina zu arbeiten anfangen u*nd* ich wünsche daß mein Verstand nicht ganz vor meinem Herzen davon läuft. Nun gut Nacht, mein Lieb. Nach dem dreistündigen Schlaf der vorigen Nacht (um 3½ U*hr* war ich schon auf) sind meine Augen heut nicht mehr sehr zum Offenbleiben aufgelegt. Schlaf süß u*nd* noch einen Herzenskuß von

Deinem treuen E*rnst*.

Merseburg „auf der Hütte". 27/5 58 11½ U*hr* Nachts.

1 Br. 37.
2 Br. 36.
3 Br. 39.
4 Vgl. u. a. Br. 37, S. 141.
5 Nach der Übernahme der Direktion des Anatomisch-Zootomischen und Osteologisch-Zoologischen Kabinetts durch Gegenbaur waren die Sammlungsobjekte aus dem Jenaer Schloss in das Gebäude des alten Collegiums Jenense überführt worden, das noch heute die Anatomischen Institute und Sammlungen der Friedrich-Schiller-Universität Jena beherbergt. Vgl. Fröber, Rosemarie: Museum Anatomicum Jenense. Die anatomische Sammlung in Jena und die Rolle Goethes bei ihrer Entstehung. 3., verb. Aufl., [Jena] 2003, S. 59 f.
6 Seebeck, Moritz; Seebeck, Ida, geb. von Krauseneck.
7 Die Zusammenkunft zur Auszählung der von den Adjunkten der Kaiserlich Leopoldinisch-Carolinischen Akademie der Naturforscher eingesandten Wahlzettel zur Wahl des neuen Präsidenten wurde am 24.5.1858, 4 Uhr Nachmittags, in der Wohnung (Jena, Paradiesgasse 542) des Jenaer Mediziners Dietrich Georg Kieser, der nach dem Tod des Präsidenten Christian Gottfried Daniel Nees von Esenbeck als Director Ephemeridum der Akademie fungierte, abgehalten. Die Durchführung dieses Aktes erfolgte genau nach den Bestimmungen der Statuten der Akademie gemäß dem Majoritätsprinzip (vgl. Kieser, Dietrich Georg: Die Wahl, die Functionen und die Prärogative etc. des Präsidenten betr. In: Bonplandia. Zeitschrift für die gesammte Botanik. Hannover. 6. Jg., Nr. 8/9, 15.5.1858, S. 170–172) ohne Zeremoniell oder Solennitäten. Anwesend waren außer

Kieser die Jenaer Akademiemitglieder Emil Huschke, Hermann Schaeffer und Carl Gegenbaur als Zeugen sowie der Amtsaktuar Johann Theophilus Bayer als Protokollführer. Bei der Auszählung wurden die von den 17 Adjunkten der Akademie eingesandten Wahlzettel zunächst geprüft und anschließend das Wahlergebnis festgestellt. Auf Kieser entfielen 13 Stimmen, die restlichen 4 verteilten sich auf drei weitere Akademiemitglieder. Nachdem Kieser erklärt hatte, die Wahl anzunehmen, wurde die Sitzung geschlossen. Das Protokoll wurde archiviert, metallographisch vervielfältigt und an die Adjunkten der Akademie versandt. Vgl. Kieser, Dietrich Georg: Protocoll der Sitzung zur Eröffnung der Wahlzettel bei der Wahl des neuen Präsidenten der Kaiserlichen Leopoldino-Carolinischen Akademie der Naturforscher durch die Adjunkten derselben. In: Bonplandia. Zeitschrift für die gesammte Botanik. Hannover. 6. Jg., Nr. 10, 1.6.1858, S. 198–200.

8   Kieser, Dietrich Georg.
9   Nees von Esenbeck, Christian Gottfried Daniel.
10 Verwechslung, gemeint ist Löbstedt, ein Dorf nördlich von Jena, heute Ortsteil von Jena.
11 Müller, Johannes; er war am 28.4.1858 verstorben.
12 Vgl. Br. 38, S. 143.
13 Krukenberg, Gustav.
14 Haeckel, *Karl* Heinrich Christoph Benjamin.
15 Vgl. Br. 39, S. 145.
16 391 m hoher Muschelkalk-Bergsporn über Jena, im Mittelalter Standort der Burgen Windberg, Greifberg und Kirchberg, von denen heute noch der Bergfried der Burg Kirchberg („Fuchsturm") erhalten ist.
17 Im 17. Jh. erbauter Gasthof in der Marktstr. 14/16, erst „Gelber", seit 1830 „Schwarzer Adler", Mitte des 19. Jh. Weinstube für gehobene Ansprüche mit prominenten Gästen und umbenannt in „Goldener Adler", 1945 durch Bombenangriff zerstört.
18 Armbrustschieß- und Gesellschaftshaus in der Schützengasse 14 in Weimar (heute Haus Stadt Weimar, Kino), 1838 von Clemens Wenzeslaus Coudray (1774–1845) im klassizistischen Stil erbaut.
19 Giebel, *Christian* Gottfried Andreas.
20 Wislicenus, *Johannes* Adolf.
21 Wislicenus, Gustav Adolf.
22 Richter, Julius.
23 Schaeffer, *Hermann* Karl Julius Traugott.
24 Aegidi, *Ludwig* Karl James.
25 Wieland, Christoph Martin; sein Denkmal, ein Bronzestandbild von Hanns Gasser (1817–1868), wurde am 4.9.1857 anlässlich des 100. Geburtstags von Großherzog Carl August am Platz vor dem Frauentor (seither Wielandplatz) in Weimar aufgestellt.
26 Schiller, Johann Christoph *Friedrich* von; das Doppelstandbild von Goethe und Schiller von Ernst Rietschel (1804–1861) auf dem Weimarer Theaterplatz wurde ebenso wie das Wielanddenkmal am 4.9.1857 eingeweiht.
27 Zum Denkmal vgl. ebd.
28 Herder, Johann Gottfried von; die überlebensgroße Bronzefigur Herders von Ludwig Schaller (1804–1865) das älteste der Weimarer Dichterdenkmäler, wurde am 25.8.1850 vor der Stadtkirche St. Peter und Paul im Rahmen der Feiern zu Herders 106. Geburtstag enthüllt.
29 Schillers Wohnhaus an der Esplanade (heute Schillerstraße) in Weimar, 1847 von der Stadt Weimar erworben und als Erinnerungsort an den Dichter eingerichtet, 1988 nach umfassender Rekonstruktion und Neugestaltung gemeinsam mit dem Schillermuseum als Memorialstätte wieder eröffnet.
30 Die 10. Generalversammlung des Naturwissenschaftlichen Vereins für Sachsen und Thüringen fand am 25. und 26.5.1858 im großen Saal der Armbrustschützengesellschaft zu Weimar statt; vgl. Zeitschrift für die Gesammten Naturwissenschaften. 11. Bd., Jg. 1858, Berlin 1858, S. 577.
31 Eine Anspielung auf Anna Sethe. – Zum Vortrag und zu den Ergebnissen von Untersuchungen über die einheimischen Spitzmäuse und deren Artenvarianz von Christian Gottfried Giebel vgl. Zehnte General-Versammlung (wie Br. 38, Anm. 3), S. 584.
32 Giebel sprach Dankworte über die Versendung einer Sammlung von Sperlingspräparaten von Christian Ludwig Brehm (1787–1864) aus; ebd., S. 583.

33 Julius Richter sprach „über einige interessante Flechten aus der Gegend von Jena und legte dieselben in getrockneten Exemplaren vor", ebd., S. 584.
34 Ludwig Möller (1820–1877) hielt einen Vortrag über die Lettenkohle Thüringens, insbesondere in der Umgebung von Mühlhausen; ebd., S. 583.
35 Friedrich Gensler sprach über einen mathematisch begründeten Beweis der Existenz von Atomen; ebd., S. 584.
36 Heinrich *Wilhelm* Heintz sprach über eine Methode der Reingewinnung von Zuckersäure; ebd., S. 583.
37 Heintz, Wilhelm.
38 Gensler, *Friedrich* Wilhelm Karl.
39 Der Demonstrationsvortrag über die Geschichte und Entwicklung der Dampfmaschinen von Hermann Schaeffer fand enormen Zuspruch der Gäste; vgl. Zehnte General-Versammlung (wie Br. 38, Anm. 3), S. 584.
40 Wie Anm. 20.
41 Taschenberg, Ernst Ludwig.
42 Leidenfrost, *Theodor* Ernst August.
43 Tröbst, Christian Gottlob.
44 Wislicenus, Hermann.
45 Haeckel unternahm während seiner Schulzeit häufig botanische Exkursionen und Wanderungen in die Umgebung von Bad Kösen; vgl. dazu u. a. Haeckel, Ernst: Tagebuch 1849–1851 (egh. Mskr., EHA Jena, B 405), Bl. 2v–3r, Einträge v. 30./31.5. und 1.6.1849.
46 Himmelreich bei Bad Kösen, Ausflugspunkt auf einem Felsen über der Saale, botanisch interessanter Ort mit Felsfluren (Muschelkalkaufschluss) und Laubwald.
47 Mittelalterliche Höhenburganlage über der Saale bei Bad Kösen, erbaut vor dem 12. Jh. vermutlich von den Markgrafen von Meißen.
48 Mittelalterliche bischöfliche Höhenburg (heute Ruine) aus dem 12. Jh. über der Saale bei Bad Kösen.
49 Botanisch interessantes Waldgebiet östlich von Bad Kösen, das Mordtal ist heute im Naturschutzgebiet Saale-Ilm-Platten.
50 Lat.: So ändern sich die Zeiten!
51 Garten der Merkelschen „Hütte", dem früheren Wohnhaus der Familie Haeckel in Merseburg. Hier hatte Ernst Haeckel unter Anleitung seiner Mutter, bereits als Vierjähriger ein Beet angelegt und bepflanzt; vgl. ders.: Lebenswege (egh. Mskr., EHA Jena, B 312), Bl. 11r–v, 12r; s. dazu auch EHAB, Bd. 1, S. 4 (Anm. 6).
52 Merkel, Johanne *Christiane* Marie, geb. Leißring.
53 Osterwald, Karl *Wilhelm*; Osterwald, Marie Auguste, geb. Schröder.
54 Haeckel, Carl Gottlob; Haeckel, *Charlotte* Auguste Henriette, geb. Sethe; Sethe, Wilhelmine, geb. Bölling.
55 Sethe, *Heinrich* Christoph Moritz Hermann; Sethe, Carl; Haeckel, Hermine, geb. Sethe; Jacobi, Helene, geb. Sethe; Petersen, Bertha, geb. Sethe.

42. Von Anna Sethe, Berlin, 27./28. Mai 1858

Berlin d. 27.5.58.

Heute gegen Abend erhielt ich einen Brief[1] von Deiner Mutter, lieber Schatz, und wenn er auch nicht drängt, so kann ich die herrliche Gelegenheit doch nicht vorübergehen laßen, ohne wieder etwas mit Dir zu plaudern, denn meinen Brief[2] habe ich heute Morgen in aller Frühe nach dem Bahnhof getragen. Bald werde ich Dich ja wiederhaben; Du glaubst nicht, wie verlaßen ich mir vorkomme, trotzdem unser

Hausstand sich vermehrt hat. Außer Bertha[3], dem Kindermädchen[4] und dem kleinen Kinde[5] selbst, mit der ich mich viel beschäftige, ist heute Morgen auch Bernhard[6] unerwartet angekommen auf ein paar Tage, in Folge deßen sein Bruder Eduard[7] fast den ganzen Tag auch hier ist. Bernhard ist natürlich von Bertha gleich in unser Geheimniß eingeweiht worden und hat mir seine große Freude über unsere beiderseitige Wahl zu verstehen gegeben. Ach ich muß Dir immer wiederholen, wie unbeschreiblich glücklich ich mich in Deinem Besitze fühle, je ruhiger ich in meinem Glücke werde. Der Gundermann[8] vom letzten Spaziergange hat sich noch ganz frisch erhalten, und erzählt mir von schönen Stunden, von Deinen lieben || Augen, die so treu mich anblicken, mir kommen alle unsere jüngst so schön verlebten Stunden wie Blumen vor unsere Frühlingsgemüther, die aber Sommer und Herbst erleben sollen und nie welken dürfen. Heute bin ich gar nicht zum Lesen gekommen, nur ein Rückertsches Gedichtchen habe ich bei der Arbeit gelernt und das mir eben wieder in den Sinn kommt:

> Du meine Seele, Du mein Herz,
> Du meine Wonn', o Du mein Schmerz
> Du meine Welt, in der ich lebe,
> Du Himmel mein, darein ich schwebe,
> O Du mein Grab, in das hinab
> Ich ewig meinen Kummer gab!
> Du bist die Ruh', Du bist der Frieden,
> Du bist der Himmel mir beschieden.
> <u>Daß Du mich liebst, macht mich mir werth,</u>
> Dein Blick hat mich vor mir verklärt,
> Du hebst mich liebend über mich,
> Mein guter Geist, mein bestes Ich![9]

Habe ich Dir denn schon geschrieben, daß ich mit Deiner Erlaubniß, Anna Triest meinen wichtigen Schritt mitgetheilt habe. Ich bin sehr begierig, was sie zu sagen wird, ebenso Dein Freund Beckmann. Letzterer ist nicht schuld, daß ich wiederholt gähnen muß, sondern meine große Müdigkeit, drum gute Nacht, schlaf gut. ||
                                                                                            Morgens 6 Uhr
Die Sonne ist wieder nicht da, mein Herz, Dir einen recht schönen Tag zu verkündigen, wo Du ihn zubringen willst, weiß ich nicht, gutes Wetter kann man aber immer gebrauchen. Bertha hatte große Lust heute nach Borsig heraus in die Treibhäuser[10]; es wird mir recht schwer werden, ohne Dich, lieben Führer dort umherzuirren, allein es hilft nichts, und ich fühle mich, gerade wie Du, auch wohler und glücklicher, den Kleinlichkeiten des Lebens überhoben, bin ich umringt von Blumen und Pflanzen, namentlich so ausgesucht schönen. Deine Eltern kommen mit Hermine[11] und den beiden Jungen[12] morgen Nachmittag zurück und werden Letztere natürlich nicht bei uns wohnen wegen Klärchen[13], wo aber hierbei überhaupt die Theorie bleibt, da vermuthlich der Keuchhusten hier eben so ansteckt wie in Freienwalde, wird die Praxis lehren. Jedenfalls freue ich mich sehr darauf, wegen allerlei Aufträge*n* an Euere Mädchen[14], die mir Deine Mutter schreibt, heute Deine Zimmer wiederzusehen, was ich ohne allen Grund doch nicht durfte, um die Mädchen in ihrem Verdacht noch zu

bestärken, und Deine Schnecken und || Muscheln zu besorgen. Heute vor acht Tagen sahen wir uns zum letzten Mal; mir kommt die Zeit viel länger vor, sei mir nicht böse, lieber Erny, daß ich Dir nicht schreiben kann, wie gut ich mich darin gefunden habe, Dir fern zu sein. Mit Italien wird es beßer sein, ich lebe mich jetzt schon ganz in den traurigen Gedanken hinein und freue mich so sehr mit Dir über die vortreffliche Reisegesellschaft, und daß Du überhaupt zur Klarheit und Gewißheit gekommen bist; einen kleinen egoistischen Nebengedanken habe ich hierbei doppelter Art, doch davon mündlich. Zu nothwendigen Besuchen, die ich während Deiner Abwesenheit machen wollte, bin ich noch nicht gekommen; mir fehlt jeder Trieb, bist Du mir fern, Du guter Geist, mein beßeres Ich.

Du wirst Mühe haben mein Gekritzel zu lesen, ich schreibe aber sehr eilig, weil Schwager Bernhard, der gleich fortgeht, um Berliner Weitläufigkeit kennen zu lernen, mir den Brief mit nehmen will. Erny von allen Seiten höre ich, der Bellevuegarten[15] sei zur Fliederblüthe so wunderschön; hast Du nicht Lust, Montag vielleicht ihn mit mir anzusehen? Bei gutem Wetter werden wir Sonntag wohl nach Potsdam gehen; kommst Du Sonnabend gehst Du mit. Einen Kuß und Gruß, herzlieber Schatz

von Deinem Annelly.

[*Beilage*]

Deine Liebe hat mich beschlichen,
Wie der Frühling die Erde,
Wann der Winter nun ist entwichen,
Kaum merkt sie, daß warm es werde.
Aber der Sinne herrliche Kraft
Hat schon das Herz ihr gerühret,
In der Wurzel regt sich der Saft,
Noch ehe der Zweig es spüret.
Der Schnee zerschmilzt, die Wolken zergehn,
Die erste Blüth' ist entglommen ||
Dann sieht sie in voller Glut sich stehn,
Und weiß nicht wie es gekommen.[16]

(weißt Du es?)

Beinahe hätte ich vergessen, Dir zu gratuliren, Glückspilzchen zu Deiner prächtigen Reisegesellschaft[17] nach dem schönen Italien; es freut mich sehr für Dich. Winter über's Jahr haben wir uns wieder. Ade, ade!

1   Nicht überliefert.
2   Br. 40.
3   Petersen, Bertha, geb. Sethe.
4   Karoline, Nachname nicht ermittelt.
5   Petersen, Bertha Wilhelmine *Clara*.
6   Petersen, *Bernhard* Hans Eduard.
7   Petersen, Ernst *Eduard*.

8   Glechoma hederacea L., Gewöhnlicher Gundermann, Familie: Lamiaceae (Lippenblütler).
9   Rückert, Friedrich: Gedichte. Frankfurt a. M. 1841, S. 483 f.: Liebesfrühling; Erster Strauß, hier S. 484 die Schlusszeile: „Mein guter Geist, mein bessres Ich!"
10   Das „Borsigsche Etablissement" an der Stromstraße zwischen Alt-Moabit und dem Spreeufer im Berliner Norden beinhaltete neben dem Eisenwerk einen weitläufigen Landschaftspark, in dem sich Borsigs Wohnhaus und mehrere Gewächshäuser befanden. Die von Peter Joseph Lenné gestaltete Anlage war in der Mitte des 19. Jh. ein beliebtes Ausflugsziel.
11   Haeckel, Hermine, geb. Sethe.
12   Haeckel, *Carl* Christian Heinrich; Haeckel, Hermann.
13   Wie Anm. 5.
14   Pauline und Marie, Dienstmädchen der Familie Haeckel in Berlin.
15   Garten von Schloss Bellevue im westlichen Teil des Berliner Tiergartens.
16   Rückert, Friedrich: Gedichte. Frankfurt a. M. 1841. Liebesfrühling; Erster Strauß, Nr. 6, S. 484.
17   Zunächst war die Reise zusammmen mit Carl Gegenbaur geplant; vgl. Br. 41, S. 151.

43. Von Charlotte Haeckel, [Freienwalde], 27. [Mai 1858], mit Nachschrift von Carl Gottlob Haeckel

Donnerstag | d. 27ˢᵗ

Lieber Ernst!

In den Tagen hier haben wir soviel von Dir und Anna[1] gesprochen und Karl[2] hat recht den Wunsch bei allem Schönen, wenn Doch die Beiden hier wären; daß ich rechte Sehnsucht hatte von Dir zu hören. Gestern erhalte ich nun von Anna Dein Zettelchen[3] und freue mich, daß es Dir so ganz nach Wunsch geht, und wie Du sagst Dein Kopf nicht mehr verdreht ist; nun rathe ich aber auch, daß Du ihn nicht gleich wieder verdreht werden läßt, wenn Dir etwas nicht nach Wunsch geht. – ||

Heute wirst Du also von der Warttburg in das Annathal sehn;[4] und wir wollen da das Wetter so schön wird diesen Nachmittag nach Korin zu Meiers[5] fahren. – Wir werden nicht wie früher unser Plan war heute, sondern erst Sonnabend zurückreisen. Hermine[6] wird mit den beiden Jungen[7] mit kommen und 8 Tage bei uns sein. Hermine hustet, sonst sieht sie sehr wohl aus, die Kinder husten auch noch immer; und ich denke den Jungen || wird die Luftveränderung gut sein. Karl finde ich sehr gewachsen und kräftig; Hermann hat sich sehr erholt ist aber sehr mager, Annachen[8] sieht wohl aus, aber ist noch sehr zurück im Laufen und sprechen. –

Wir haben hier viel Regen gehabt; vorgestern aber bei sehr schönem Wetter haben wir eine Spazierfahrt durch den Pittgrund nach dem Haselbergenwege und über den Brunnen[9] zurück, und haben uns sehr gefreut über die ungemein herrlichen Laub-||partien.

Nun mein lieber Ernst, leb wohl halte Dich frisch und gesund, und geniesse Gottes herrliche Natur. In Merseburg grüsse mir alle Bekannte besonders Karos und die Merkel[10].

Wie immer

Deine
alte Mutter

[*Nachschrift von Carl Gottlob Haeckel*]

Ich grüße und küße Dich aufs herzlichste und freue mich, daß es Dir wohl geht.

Dein alter Hkl.

1 Sethe, Anna.
2 Haeckel, *Karl* Heinrich Christoph Benjamin.
3 Br. 38.
4 Ernst Haeckel plante auf seiner Reise nach Thüringen ursprünglich auch eine Tagesfahrt nach Eisenach, die aufgrund schlechten Wetters nicht zustande kam; vgl. Br. 41, S. 153.
5 Meyer, Peter Hinrich; Meyer, *Julie* Caroline Friederike Emilie, geb. Karbe.
6 Haeckel, Hermine, geb. Sethe.
7 Haeckel, *Carl* Christian Heinrich; Haeckel, Hermann.
8 Haeckel, Anna.
9 Die Spazierfahrt führte in das südwestlich von Freienwalde gelegende Umland in Richtung Haselberg bei Wriezen. Mit dem Brunnen ist möglicherweise der Freienwalder Gesundbrunnen gemeint.
10 Merkel, Christiane, geb. Leißring.

44. Von Karl Haeckel, Freienwalde, 10. Juni 1858

Freienwalde 10 Juni 58.

Lieber Ernst!

Mimmi's[1] Mittheilung über die Strömung, in die Du einmal wieder verfallen bist, nachdem Du bei Virchow von einem in Kurland jung verheirateten Arzt[2] gehört hast, drängt mich, Dich inständig zu bitten: Dahinten zu lassen, was rückwärts liegt und Deine Anna[3] u. Dich nicht mit Gedanken zu quälen, die nur lähmend u. abmartend aber nicht fruchtbringend auf Deine Entwicklung wirken. Du hast Dich einmal ausgesprochen, Du hast es nicht lassen können bei Deiner Eigenthümlichkeit; das muß Dir genug sein; mit dem Individuum Ernst Haeckel, mit dem Du es nun einmal zeitlebens zu thun hast, mußt Du fertig zu werden suchen, auch mit dem verliebten.[4] Und ich bin der vollständigen Überzeugung; daß diesem Individuum das Verliebtsein recht sehr zuträglich ist, || sobald sich dasselbe überhaupt nur zusammen nimmt u. auf sein Ziel mit Festigkeit u. Ausdauer losgeht. Das eingegangene Verhältniß wird Dich hoffentlich von manchem thörichten waghalsigen u. unüberlegten Schritt abhalten, und Dich in der Ferne[a] erinnern, daß noch eine liebende Seele mehr an Dir hängt; es wird Dich anspornen, eine bestimmte, feste Stellung [b] für Deine Thätigkeit zu erlangen, u. Dich wieder nicht abhalten, eine sich darbietende besonders günstige Gelegenheit zu einer[c] größeren Exkursion auszuschlagen. Dafür bürgt mir der ernste, Deine Zukunft mit voller Hingebung an Dich übersehende Sinn unsrer Anna.

Sei also vernünftig u. unterdrücke mit männlichem Ernste Gedanken, die den Entschluß eines Mannes nicht wankend machen dürfen.

Noch Eines: Du schreibst binnen 14 Tagen an Beckmann u. meldest es mir, sonst schreibe ich an ihn. *Beckmann* muß es wissen; das wird Dir selbst gut sein, wenn Du

Dich darüber gegen ihn aussprichst. Auf Dein u. Annas Kommen freue ich mich recht. Zögert nur nicht zu lange u*nd* komm auch Du ordentlich.

1   Haeckel, Hermine, geb. Sethe.
2   Nicht ermittelt.
3   Sethe, Anna.
4   Zu Karl Haeckels Kritik vgl. auch Br. 35, S. 133.

45. Von Lodewijk Mulder, Breda, 10. Juni 1858

Mein lieber Ernst!

Bis fünf und neunzig Grad Hitze[1]! Da ist es wahrhaftig Mordbegier, daß man von einem verlangen soll, daß er einem einen Brief schreibe. Nach diesen Vorraussetzungen kommen zwei Schlüsse
   1stens, daß dieser Brief sehr kurz sein wird, und
   2tens, daß Du, wenn's in Berlin eben so abscheulich heiß ist nur wenigen Zeile zu antworten brauchst. – Aber die sollen dann auch gut sein, oder vielmehr sind.
   Ich habe Dir nämlich eine Bitte zu thun, die Du nicht abschlagen darfst. – Erinnerst Du Dich unsre Reise im Thüringer Walde vor neun Jahren?[2] Nun, diese wollen wir in der folgenden Monat wiederholen. Ungefähr mitten Juli, (den Tag später zu bestimmen) gehen wir – Gonne[3] und ich – von hier aus mit der Eisenbahn über Luttich, Coeln, Hamm, Cassel, Eisenach, usw. bis Neudietendorf[4]. || Hier – um mit unserm Freunde Edwin Müller zu reden – verlassen wir bald nach unserer Ankunft den Bahnhof; wir wenden uns rechts vom Restorationsgebäude und überschreiten die Bahn wo eine aufgestellte Tafel uns mit dem Namen des nächsten Dorfes, Apfelstädt[5], bekannt macht.[6] Ins freie gekommen halten wir mehr links und gelangen so bald auf einen Fahrweg u.s.w. Kurz wir trinken noch einmal Lichtenhainer Bier[7], halten am Trippstein[8] die Augen links um auf einmal die ganze Aussicht ins Häuschen[9] zu genießen; besuchen die hübsche Mädchen in Ruhla und den <u>alten, biederen Jägersmann</u> auf die Schmücke[10] – wie hieß er auch? Joël oder Juel[11] – hören die Aeolsharfe[12] in Altenstein und bewundern den Dintenkleks auf der Wartburg, der nicht mehr da ist[13] – Zeichnen auch noch einmal Paulinzelle[14] usw. etc.
   Um nun aber die wahre Freude der Reise zu vervollkommnen (ist das Deutsch?) bist Du am näher || zu bestimmenden Tage in Neudietendorf mit gepackten Ranzen und „Edwin Muller in der Brusttasche"[15] in der Brusttasche.
   In 14 Tage wie Du weißt sind wir ausgegangen und zurückgekommen. Da werden wir die ganze Reise hinüber entsetzlich viel zu plaudern und zu besprechen haben, und wenn Du es nicht thust, bin ich nicht mehr, wie bis jetzt
Dein treuer Freund
L. Mulder

Ich habe in der vorigen Woche nach Bonn geschrieben, und Hedwig[16] oder Auta[17] eingeladen, diese Tour mit uns zu machen; habe aber noch keinen Antwort bekommen.

Wenn Du mir antwortest so schreibe mir auch wie es Deinen lieben Eltern und Geschwister und der Tante Bertha[18], und allen andern geht.

Gonne grüß*t* Euch allen mit mir herzlich. Auf baldigen Wiedersehn!

Mu

Ich weiß Deine Adresse nicht; schicke also diesen Brief an Bertha's Adresse. Sage ihr, daß wir nächstens schreiben werden Nun geht's in der Eile und in der Hitze. – 95 Grad!!! –[a]

Schicke mir Deine Adresse. – Geht Carl[19] vielleicht auch mit?[b]

1 95° Fahrenheit, etwa 35° Celsius.
2 Vgl. die Schilderung der Thüringer Reise vom 13.–21. Juli 1849 in Haeckel, Tagebuch 1849–1851 (wie Br. 7, Anm. 1), S. 6–9.
3 Mulder, Aldegonde, geb. de Villeneuve.
4 Seit 2009 ein Ortsteil der Landgemeinde Nesse-Apfelstädt.
5 Seit 2009 ein Ortsteil der Landgemeinde Nesse-Apfelstädt.
6 Frei nach: Müller, Edwin: Der Thüringerwald in der Brusttasche. Der sichere und kundige Führer zu einer Lustreise in das Thüringerwaldgebirge. Mit einem Panorama vom Inselberge. Leipzig 1849, S. 11.
7 Biersorte, die in dem studentischen „Bierdorf" Lichtenhain bei Jena hergestellt wurde, beliebt wegen seiner etwas rauchigen Geschmacksnote.
8 Über 500 m hoher Aussichtspunkt auf einem Tonschieferfelsen bei Schwarzburg/Sitzendorf mit berühmtem Ausblick ins Schwarzatal.
9 Wahrscheinlich die auf einem hohen Bergsporn gelegene barocke Schlossanlage der Schwarzburg mit Zeughaus und Kaisersaal; Stammsitz und Sommerresidenz der Grafen und Fürsten von Schwarzburg-Rudolstadt.
10 Die am höchsten gelegene Ansiedlung am Rennsteig im Thüringer Wald mit traditionellem Gasthaus.
11 Joel, Johann Friedrich; der berühmte Wirt des Schmücke-Gasthofs am Rennsteig, Humorist und Thüringer Original war bereits 1852 verstorben; vgl. dazu ausführlich Keßler, Julius: Der Alte von der Schmücke. Thüringer Berg- und Waldbild. In: Die Gartenlaube. Nr. 35, Jg. 1874, Leipzig, S. 566–569.
12 Windharfe im Felsen unterhalb des sogen. Chinesischen Häuschens im Schloss- und Landschaftspark Altenstein.
13 Anspielung auf die 1847 von Großherzog Carl Alexander in Auftrag gegebene Restaurierung der Wartburg durch den Gießener Architekten Hugo von Ritgen (1811–1889); der berühmte Tintenkleks Luthers blieb original erhalten; zum Bauvorgang vgl. u. a.: Ritgen, Hugo von: Der Führer auf der Wartburg. Ein Wegweiser für Fremde und ein Beitrag zur Kunde der Vorzeit. 2. Aufl., Leipzig 1868, S. 51–56.
14 Vgl. Br. 7, S. 30.
15 Das populäre, in vielen Auflagen erschienene Werk von Müller, Der Thüringerwald in der Brusttasche (wie Anm. 6).
16 Bleek, Hedwig.
17 Post, *Auguste* Gertrude von, geb. Bleek; sie war seit 1852 mit dem Gutsbesitzer Laurenz Heinrich von Post verheiratet, mit dem sie nach Argentinien auswanderte.
18 Sethe, Emma Henriette *Bertha* Sophie.
19 Haeckel, *Karl* Heinrich Christoph Benjamin.

46. Von Anna Sethe, Heringsdorf, 11. August 1858

Heringsdorf 11.8.58.

Angesichts der schönen bewegten See, mein herziges Liebchen, sende ich Dir meinen ersten Gruß, den ich Dir eigentlich schon gestern Abend zugedacht hatte, allein übergroße Müdigkeit vom Reisen und Auskramen regten so sehr meine Vernunft an, daß ich um 10½ Uhr schlafen ging, aber denke nicht etwa schon schlief. Fast eine Stunde hatten Helene Brauchitsch[1], die mir recht gut gefällt, und ich noch zu plaudern, um dann Morpheus[2] in die Arme zu fallen[3] und so fest, daß ich nicht einmal von Dir geträumt habe. Dafür waren gestern meine Gedanken den ganzen Tag bei Dir und haben Dir vermuthlich auch nicht viel Ruhe gelaßen. Gegen 6 Uhr fuhren wir bei schönstem Wetter von Haus fort und dann in einem ganz besetzten Coupé nach Stettin. Außer uns dreien wurde es von einem sehr netten Ehepaar aus Swinemünde[4], vermuthlich ein Kapitän mit seiner Frau, der Sprache nach Norweger, die mich ihrer Natürlichkeit und Einfachheit wegen sehr ansprachen.[5] Auf dem Dampfschiff fanden wir uns auch wieder; außerdem von drei sehr wenig netten, im Gegentheil durch ihr abgeschmacktes Auftakeln und eingebildetes Wesen sehr unangenehmen Leuten, die ich denn auch wenig beachtet habe. Ich war bei Dir, mein Schatz und habe Dich in Dein Eckzimmer begleitet in der Universität; manchmal dachte ich auch, Dich bei Biermann zu finden (ich glaube I[6] und II[7]). Nein, wie traurig ist aber doch die liebe Mark, das bischen Wald in der Nähe von Neustadt[8] abgerechnet, geht der Weg durch die || trostloseste Ebene, deren Einförmigkeit nur durch gute Unterhaltung oder noch beßer durch liebe Gedanken verscheucht werden kann. In Neustadt traf Hermine[9] mit den Kindern[10] zu mir; leider mußten sie in einem anderen Wagen sitzen, weil wir in Berlin kein Coupé für uns allein bekommen konnten. Dort sprang mir mit einem Male Olga Schlözer[11] freudig erstaunt entgegen, die mit ihrer Familie[12] aus Schlangenbad zurückkam und Stettin, der Heimath zueilte. Auf größeren Stationen besuchten wir uns gegenseitig und freuten uns, uns wiederzusehen. Zu Deiner Beruhigung kann ich Dir erzählen, daß sie nicht nach Heringsdorf gehen, wie Fama sagte.[13] Recht wehmüthig wurde mir, lieber Schatz, wie wir in Stettin einfuhren, alle bekannten Straßen und Plätze paßirten, die ich so oft mit dem lieben Vater[14] durchwandert bin, auch das Haus wiedersah, wo er zuletzt unter uns war und da drin ich glückliche Zeiten verlebt habe.[15] Da warst Du es wieder, Du liebes, treues Herz, der mir in Gedanken die Thränen weg küßte, und mich so ganz beschäftigtest, daß ich der Vergangenheit vergaß, wenigstens der ferneren und nun in der jüngsten lebte, die mir das größte Glück gebracht hatte. Ach, Erny, was haben wir schon für schöne Stunden verlebt und wie innig und fest ist unser Verhältniß geworden, so daß ich mich nicht ohne Dich, Geliebter, denken kann, der mir eine so reiche und tiefe Gemüthswelt eröffnet hat, aus der ich mein || ganzes Leben schöpfen kann. Wie schön, daß wir uns so gut kennen, so kann ich bei Allem, was ich sehe und höre, denken, was mein Schatz dazu sagen würde und geistig mit ihm fortleben, wenn es mir körperlich zeitweise nicht gestattet ist. Nun wieder zur Reise. In Stettin besuchte ich eine frühere Bekannte von uns, die Regierungsräthin Schrader[16], die mir viel von meinen Stettiner Freunden erzählen mußte und mich auf den „Neptun"[17] zu den Uebrigen begleitete.

Derselbe Flußgott wird Dich gewiß gestern über zwei Wochen zu mir bringen; er fährt sehr gut; um 11½ Uhr geht er in Stettin ab und ist um 3 Uhr in Swinemünde. Zu meiner Freude war das Schiff nicht sehr stark besetzt, die beiden Jungen[18] ausgelassen munter; Ännchen[19], die sehr wohl aussieht, ist aber noch so unfreundlich zu Jedem, selbst ihrer Tante Anna, daß ich sie nur ansehen brauchte, um sofort ihre Thränendrüsen in Thätigkeit zu setzen. Anfangs plauderten wir viel zusammen, namentlich ich mit Hermine, Du kannst Dir denken, wovon –. Um 1 Uhr [a] verzehrten wir unser Mittagbrod in Gestalt eines Beefsteaks oben auf dem Verdeck sehr gemüthlich; wir waren schon auf dem kleinen Haff, das prächtig bewegt war, und doch sind die Menschen wirklich alle so stark gewesen nicht seekrank zu werden; das mußt Du gelegentlich Quincke[20] erzählen. Schatzchen, hätte ich dich nur bei mir haben || können auf dem leicht bewegten blauen Waßer von freundlichen, bewaldeten Ufern begrenzt, sehr belebt durch hin- und herfahrende Segel- und Dampfschiffe, den lichten blauen Himmel über mir, von hellgrauen Windwolken durchzogen. Herr Blasius[21] pustete ganz ordentlich, wie ich es so gern habe; mit dem Tuch über dem Kopf bot ich ihm Trotz; die Cour ist mir auch vortrefflich bekommen. Der Schnupfen ist viel beßer, und der Husten, denke ich, wird sich auch bald verlieren. Ich war sehr müde geworden, ich beschloß daher Siesta zu halten, wie entbehrte ich mein liebes Plätzchen, meine Stütze war eine eherne Stange, an denen die Bote hängen, von Wind und Wellen eingewiegt, schlief ich ¼ Stündchen prächtig; dann nahm ich die Alhambra[22] zur Hand, die ich mir mit unterwegs genommen hatte, und während Mutter, Hermine und Helene in der Kajüte lagen, in deren heißer Atmosphäre ich erstickt wäre, las ich maurische Sagen und Beschreibungen der Alhambra und rief mir dabei die Stereoskopenerinnerungen[23] in's Gedächtniß zurück. In Swinemünde fanden wir Mayers[24] vor, und nachdem die Sachen aufgepackt waren, fuhren wir unserem Ziele zu. Von Neuem überraschte mich bei der Ausfahrt der Anblick der dunkelblaugrünen See mit ihren weißen Spitzen, die || weite große Fläche, an beiden Seiten von den bergigen Küsten begrenzt, gibt einen Begriff von der Unendlichkeit des Weltalls, in dem man als Atom herumschwebt. Die See mußte am Tage vorher sehr hoch gestanden haben, der Strand war sehr fest und ein wahrer Wald von Seetang angespült, in dem ich gern nach Schätzen für Dich herumgekrabbelt hätte, allein ich mußte im Wagen bleiben und es beim Wunsche laßen. Gegen 5 Uhr kamen wir hier an; trotz Sonnenschein lachten mich die bekannten Häuschen und Bäume nicht an; mir fehlte das Beste so sehr, daß ich gar nicht zur Freude kam. Allmählich stellt sie sich aber ein; der Blick aus der Halle[25] ist gar zu hübsch, dazu braus't die See, und ich kann nicht hinein, das wird mir sehr schwer; kann ich nicht bei Wellen mit der Erkältung baden, Erny, schreibe mir darüber; und dann denke ich noch vier Wochen weiter und ich jauchze vor Freude. Gestern beim Kaffeetrinken, das erst um 6 Uhr vor sich ging, besuchte uns T*ante* Adelheid mit sämtlichen Kindern[26]. Erstere klagt sehr über Zahnschmerzen und wagt sich daher noch nicht in's kalte Waßer. Dann wurde tüchtig ausgepackt und gekramt und sehr spät Abendbrod gegeßen, dann trat ich noch einmal heraus und war ganz entzückt über den hellen, leuchtenden Sternenhimmel, wo mir aus jedem Stern Dein liebes Auge entgegenleuchtete; ich habe es freundlich wieder angesehen || und ich denke, sie haben Dir es auch bestellt. Dazu braus'te die See sehr heftig, was heute Morgen nachgelaßen hat. Nun will ich aber auch zum Schluß eilen, damit

Du nicht zu spät von mir hörst. Ich hoffe auch recht, recht bald von Dir zu hören; ob Dein Bild fertig geworden und gelungen ist,[27] ob Du Herrn Heyne[28] wieder versöhnt, Virchow getroffen hast, wie es gestern Abend in Moritzhof[29] war und in der naturforschenden[30]; kurz und gut, wie mein lieber Schatz sich in die Einsamkeit findet und wie er seine Zeit eintheilt, damit ich auch örtlich in Gedanken bei ihm sein kann? Kommt Heinrich[31], sage ihm, er möchte den kleinen Blasebalg mitbringen, der in unserem Schlafzimmer in der Ofenröhre liegt und einen recht langen Brief vom Dr. Haeckel. Deinen Alten, T*ante* Bertha[32] und sollte Beckmann da sein, tausend Grüße von Deiner Änne und Dir einen Kuß von ihr.

Ich werde Deinen Brief immer an Deine Mutter adreßiren, ich hoffe sie läßt ihn Dir aber uneröffnet zukommen.

An Ernst.

1   Brauchitsch, *Helene* Karoline Adolfine von.
2   In der griechischen Mythologie der Gott der Träume, Sohn des eigentlichen Schlafgottes Hyphos.
3   Idiomatische Wendung für: ruhig und fest einschlafen.
4   Hafenstadt auf Usedom, heute Świnoujście in Polen.
5   Nicht ermittelt.
6   Biermann, Gottlieb.
7   Biermann, Karl Eduard.
8   Bis zur offiziellen Umbenennung in Eberswalde 1877 synonym gebrauchte Ortsbezeichnung.
9   Haeckel, Hermine, geb. Sethe.
10 Haeckel, *Carl* Christian Heinrich; Haeckel, Hermann; Haeckel, Anna.
11 Schlözer, *Olga* Friederike von.
12 Schlözer, August Ludwig *Nestor* von; Schlözer, Charlotte Georgine *Luise* von, geb. Freiin von Meyern-Hohenberg; Schlözer, *Karl* Nestor von; Schlözer, N. N. von; Schlözer, *Karl* Friedrich Eberhard von.
13 Im Sinne von: wie das Gerücht umging.
14 Sethe, *Christian* Carl Theodor Ludwig.
15 Die Familie bewohnte bis zum Tod des Vaters am 31.3.1857 das Haus Große Lastadie 55 in der Stettiner Altstadt gegenüber der Oderinsel (ab 1908 Königliches Hauptzollamt).
16 Schrader, Hulda, geb. Schmidt.
17 Dampfschiff der Fährlinie Stettin-Swinemünde über das Oderhaff.
18 Wie Anm. 10.
19 Wie Anm. 10.
20 Quincke, Hermann.
21 Scherzhafte Personifizierung des Windes; volkstümlich-etymologische Namensdeutung nach dem Hl. Blasius von Sebaste († 316), frühchristlicher Märtyrerbischof, u. a. Patron der Blasmusikanten und der Windmüller.
22 Offenbar eine der vielen Übersetzungen von Irving, Washington: The Alhambra. By Geoffrey Crayon, Author of „The Sketch Book", „Bracebridge Hall", „Tales of a Traveller" etc. In two Volumes, London 1832 (Erstausgabe); vgl. u. a. ders.: Die Alhambra. Aus dem Englischen des Washington Irving, von Johann Sporschil. 2 Theile, Braunschweig 1832; ders.: Die Alhambra, oder das neue Skizzenbuch. Aus dem Englischen. Frankfurt a. M. 1832.
23 Haeckel hatte am 5. Mai mit Anna Sethe eine Stereoskopenausstellung auf dem Hausvogteiplatz besucht. Gezeigt wurden dort u. a. Ansichten von Spanien und Frankreich; vgl. Haeckel, Medicinal-Kalender 1858 (wie Br. 40, Anm. 2), Eintrag v. 5.5.1858.
24 Wahrscheinlich Meyer, Peter Hinrich; Meyer, *Julie* Caroline Friederike Emilie, geb. Karbe.

25 Die Eingangshalle der Villa der Familie von Anna Sethe in Heringsdorf.
26 Sethe, Adelheid, geb. Reimer; Sethe, *Heinrich* Georg Christoph; Sethe, *Julius* Carl; Sethe, *Bertha* Philippine; Sethe, Marie; Sethe, Gertrud.
27 Haeckel malte unter Anleitung von Eduard Biermann ein Landschaftsbild.
28 Hein, Reinhold.
29 Bekanntes Berliner Vergnügungslokal in der Von-der-Heydt-Straße am Landwehrkanal.
30 Christian Gottfried Ehrenberg sprach über die Beobachtung des Herrn Eugene O'Meaza [?] in Dublin, Hermann Schacht über den Bau der Pollenkörper und Hermann Karsten zeigte Präparate von Spiralfasern aus dem Pflanzengewebe; vgl. den Sitzungsbericht vom 10.8.1858. In: Sitzungsberichte der Gesellschaft Naturforschender Freunde zu Berlin. 1839–1859. Berlin 1912, S. 161 f.; Beilage zu den Berlinischen Nachrichten von Staats- und gelehrten Sachen. Nr. 192, 19.8.1858.
31 Sethe, *Heinrich* Christoph Moritz Hermann.
32 Sethe, Emma Henriette *Bertha* Sophie.

47. An Anna Sethe, Berlin, 12. August 1858

Berlin 12/8 58

Meine liebste Änni!

Da ein kleiner Brief immer besser ist, als keiner, so lege ich Karls Reisebericht[1] und dem Geburtstagsgruß[2] an Deine Mutter[3] dies kleine Blättchen an Dich bei, welches Dich in Deinem lieben, so lange entbehrten Naturparadies aufs beste bewillkommnen und Dir den herzlichsten Gruß von Deinem Schatz bringen soll. Gewiß haben „Wald und See"[4] ihr festlichstes Feierkleid angezogen, um ihre liebe, kleine Gebieterin und Besitzerin (denn das ist ja in der Natur nur derjenige, der sie innig liebt und ihre Sprache versteht) im vollstem Glanze mit allem Pomp der grünen Bäume und der blauen Wellen zu erfreuen und ihr so den fröhlichsten Willkomm zu zurufen. Und der Himmel macht auch seit Deiner Abreise ein so heiteres, blaues Gesicht, daß sich || Alles vereint, um den Contrast, den die herrliche Häringsdorfer Natur mit dem schrecklichen Berlin (besonders so traurig und leer, wie es jetzt ist) bildet, Dich so angenehm als möglich empfinden zu lassen. Oder sollte Dir doch noch etwas fehlen? Wie?? Fast scheint es mir, als würde es Dir doch im September noch besser gefallen! Sonderbares Räthsel! Ob ichs löse?

– Den bösen Katarrh bist Du jetzt jedenfalls ganz los, da Du ihn hier zurückgelassen hast. Wenigstens wachte ich Dienstag früh mit einer so deutlichen Heiserkeit, Schnupfen und Husten auf, als Du nur irgend an einem der letzten Tage zeigtest und heute thut mir jedes Wort so weh, daß ich lieber ganz schweige. Übrigens hat das gar Nichts zu sagen und wird rasch vorüber sein, da ich mir nicht einfallen lasse, den Herrn Katarrh durch unnütze Quacksalberei zu stören; und wirkliche Freude macht mir diese sonst nicht sehr angenehme Erbschaft, wenn ich denke, daß Du sie dadurch los geworden bist. Wenn Du nun in Deiner schönen Natur dort recht frisch u*nd* munter bist, will ich hier in der öden Einsamkeit bei der sauren Arbeit[5] gern etwas „verstimmt" sein. || Schreibe mir nur recht bald und ausführlich, wie es Dir geht und wie euer Seeleben begonnen hat. Ich sehne mich schon so nach Nachricht von Dir, als ob Du wochenlang fortwärest und habe Dich die ganze Zeit über auf Schritt u*nd*

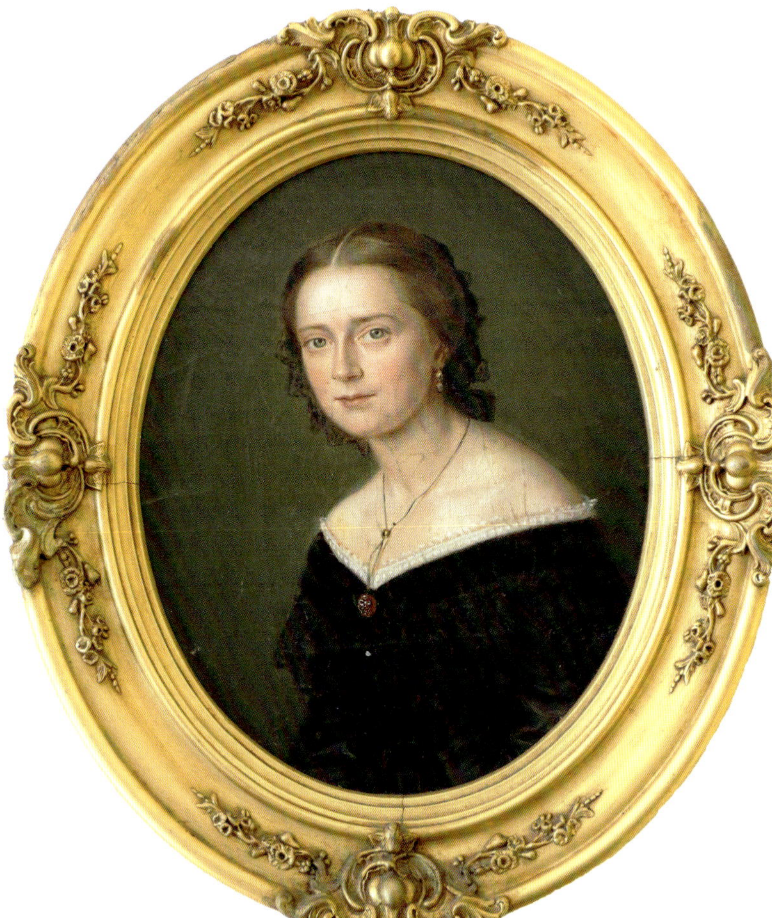

Abb. 19: Porträt von Anna Sethe, Ölbild von Adolf Henning, 1849 (Br. 67)

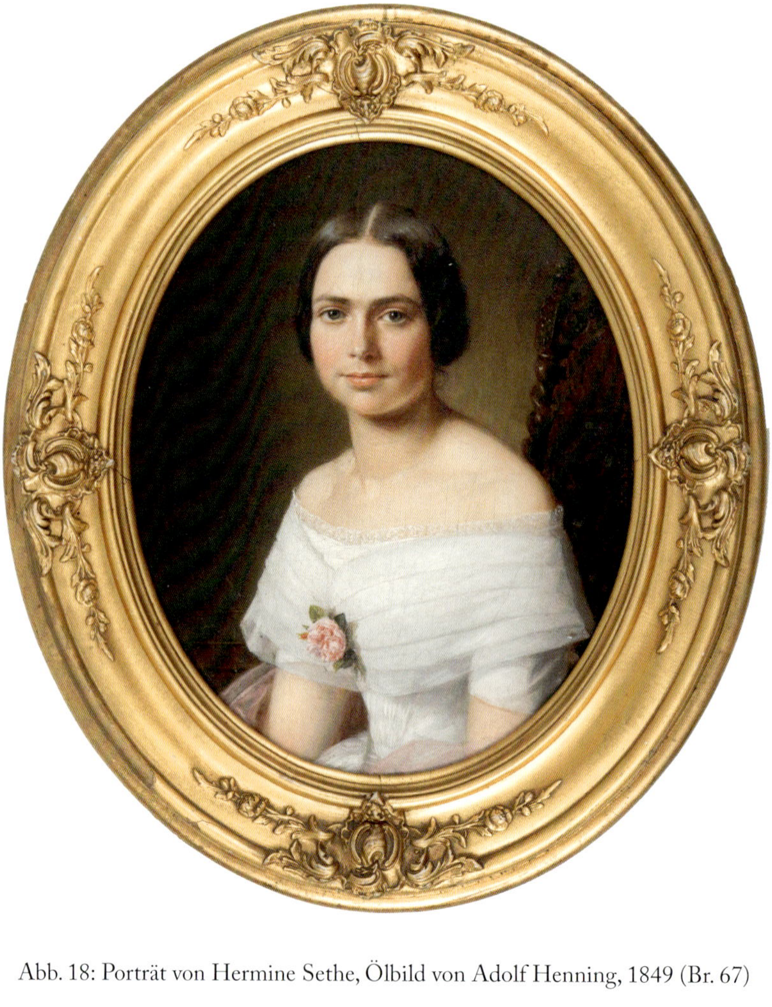

TAFELTEIL I

Abb. 18: Porträt von Hermine Sethe, Ölbild von Adolf Henning, 1849 (Br. 67)

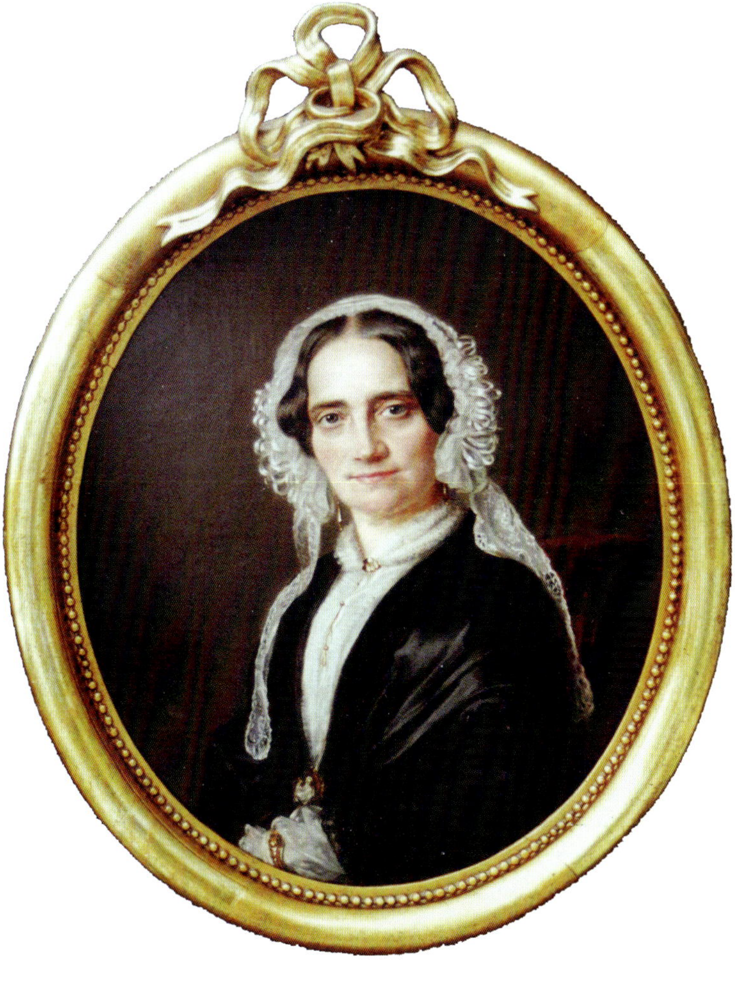

TAFELTEIL I

Abb. 17: Porträt von Wilhelmine Sethe, Ölbild von Adolf Henning, 1849 (Br. 67)

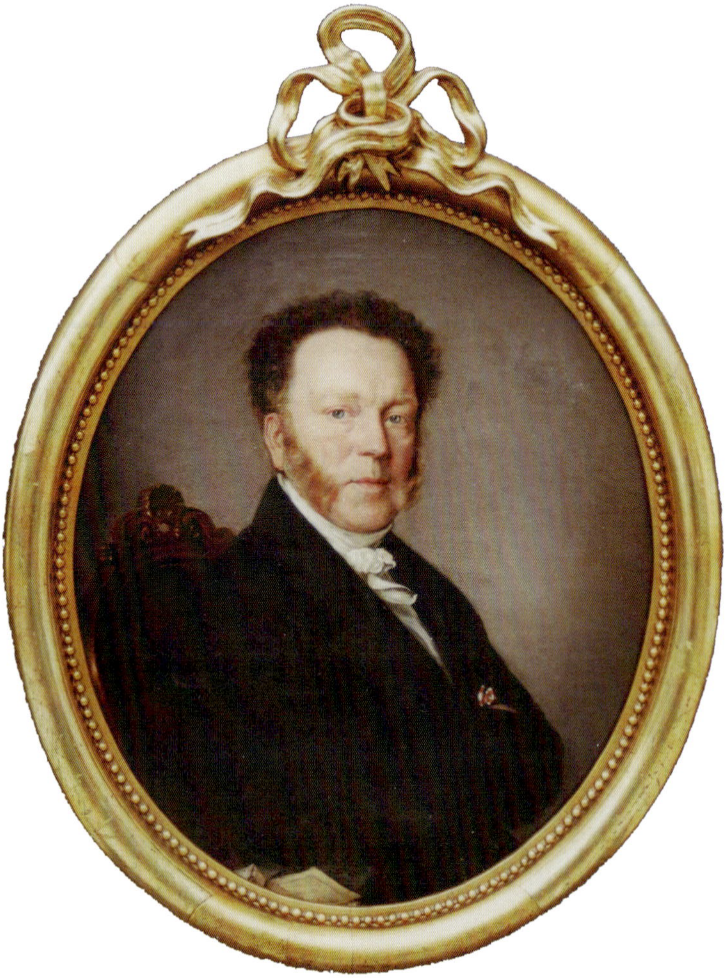

TAFELTEIL I

Abb. 16: Porträt von Christian Sethe, Ölbild von Adolf Henning, 1849 (Br. 67)

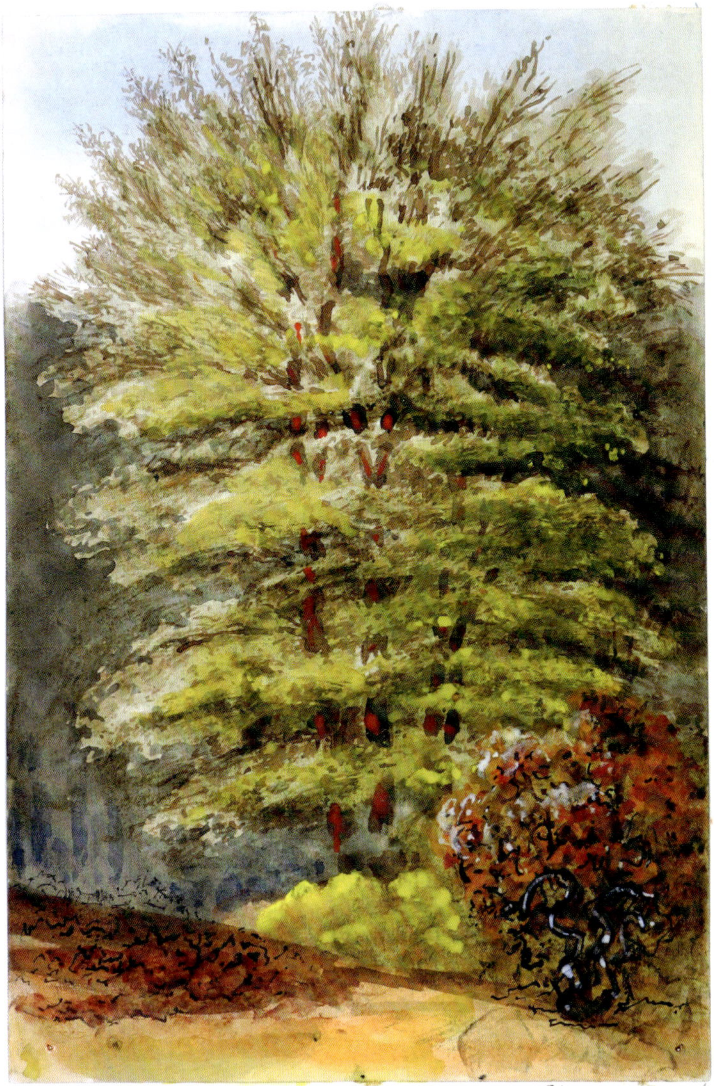

TAFELTEIL I

Abb. 15: Buche bei Heringsdorf, Aquarell von Ernst Haeckel,
September 1858 (Br. 66)

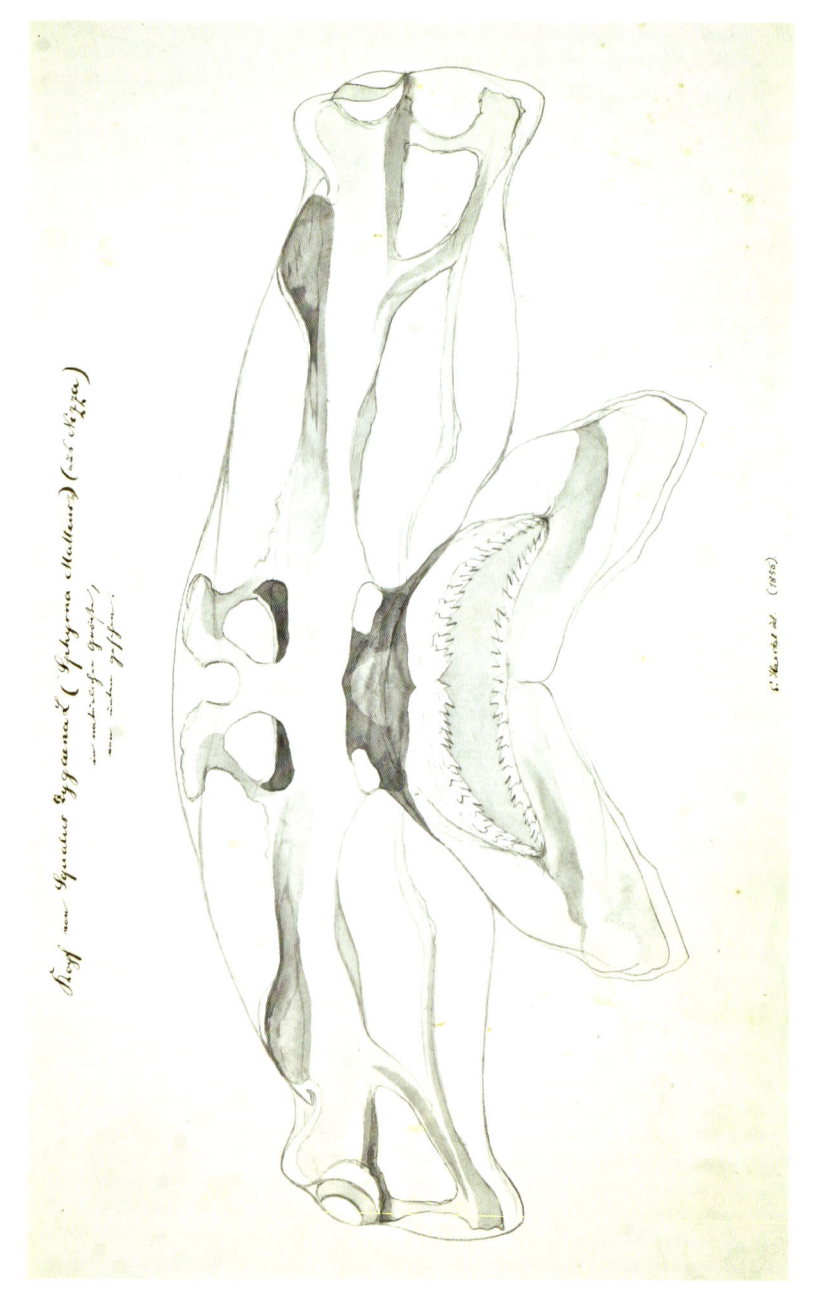

Abb. 14: Kopf von Squalus Zygaena L. (Sphyrna Malleus) in natürlicher Größe, von unten gesehen, Zeichnung von Ernst Haeckel, 76,4 x 36,2 cm, Nizza, Herbst 1856 (Br. 59)

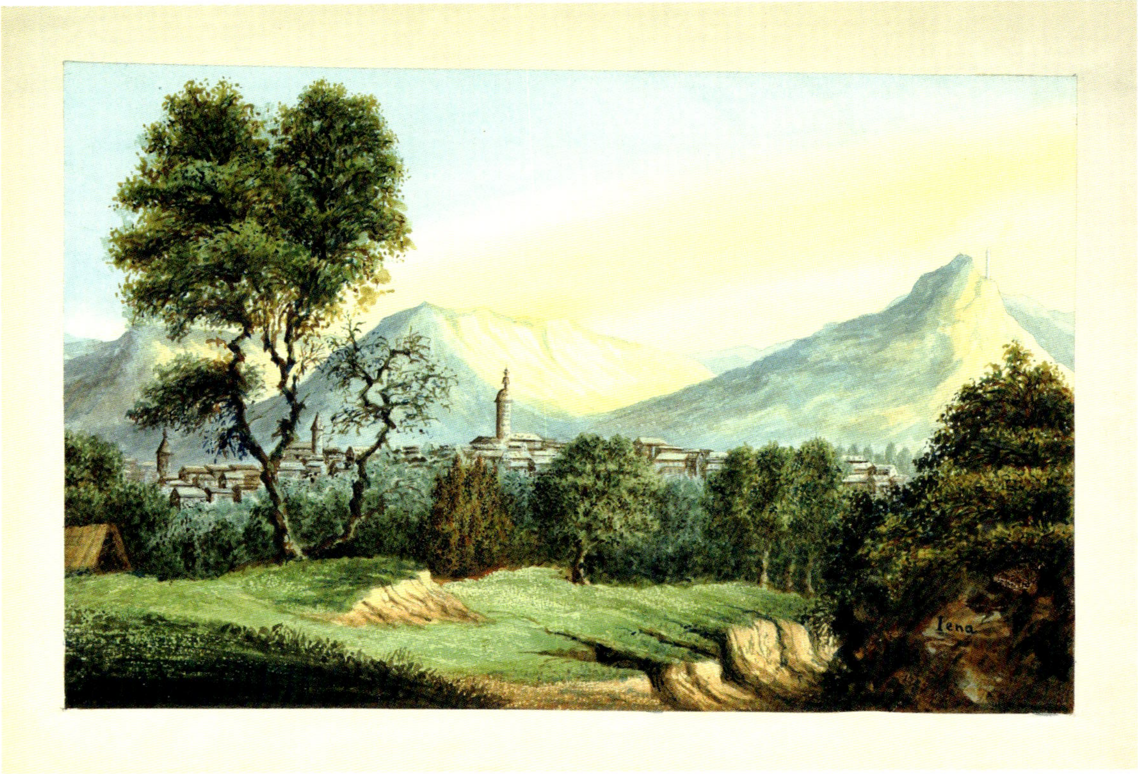

TAFELTEIL I

Abb. 13: Jena mit Blick auf die Stadt und den Fuchsturm, Aquarell von Ernst Haeckel, vermutlich 15.8.1858 (Br. 53)

TAFELTEIL I

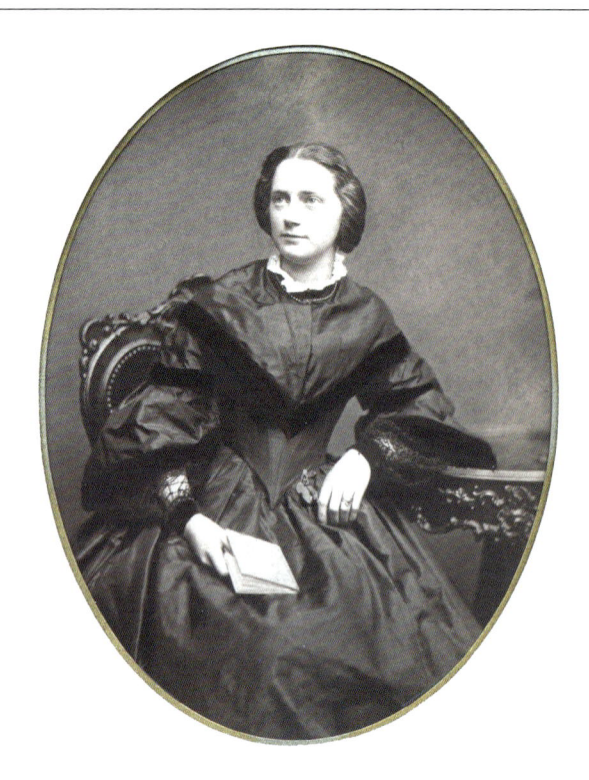

Abb. 11: Porträt von Anna Sethe, Daguerrotypie, 1858 (Br. 53)

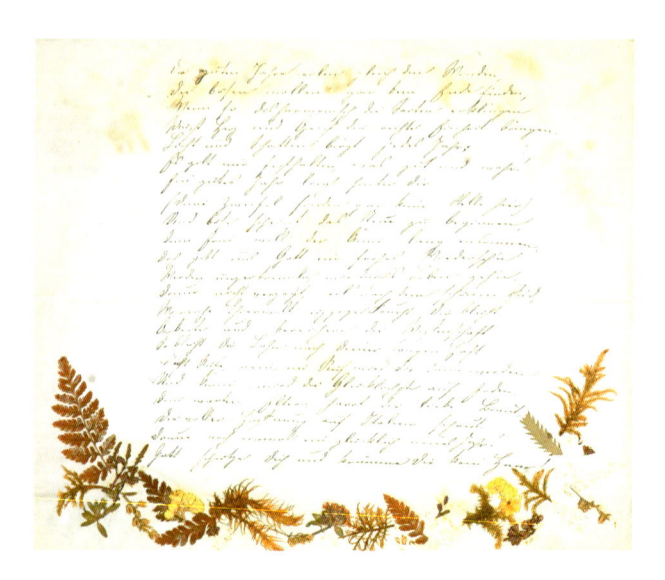

Abb. 12: Neujahrs- und Abschiedsgedicht von Anna Sethe für Ernst Haeckel,
Berlin, 1. Januar 1859 (Br. 78)

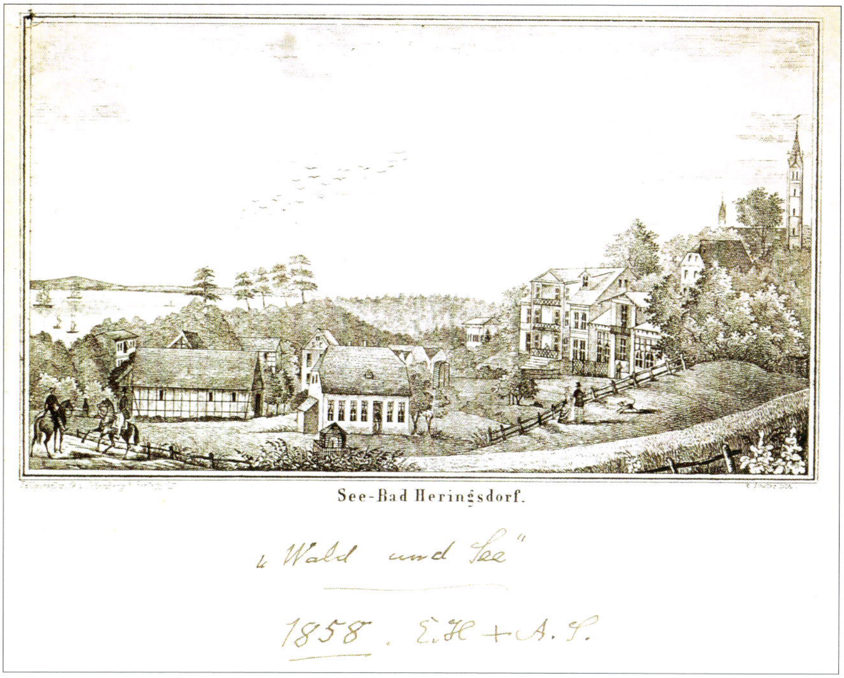

TAFELTEIL I

Abb. 9: Seebad Heringsdorf mit der Villa „Wald und See", Lithographie
(gedruckter Briefkopf aus dem Besitz von Anna Sethe), um 1850 (Br. 47)

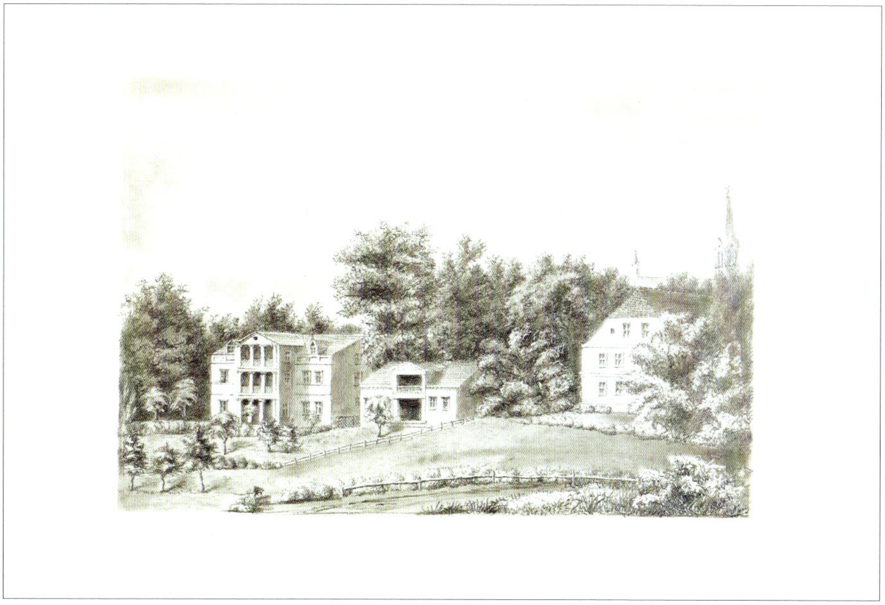

Abb. 10: Villa „Wald und See" in Heringsdorf, Lithographie, um 1850 (Br. 47)

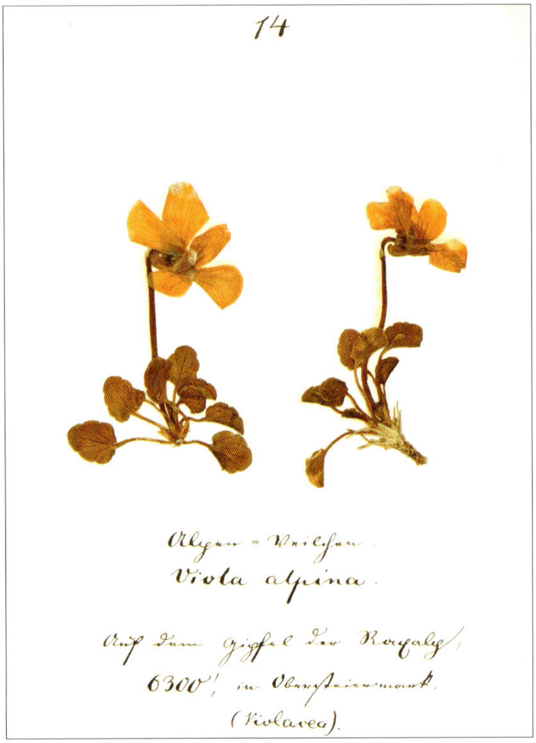

TAFELTEIL I

Abb. 7: Alpenveilchen aus dem Geschenkherbarium von Ernst Haeckel für Anna Sethe: 100 Deutsche Alpenpflanzen A. S., Nr. 14 (Br. 40)

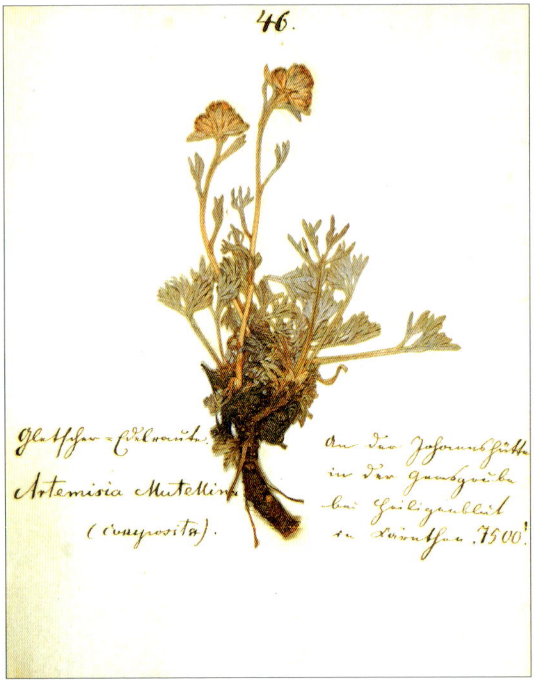

Abb. 8: Gletscher-Edelraute aus dem Geschenkherbarium von Ernst Haeckel für Anna Sethe: 100 Deutsche Alpenpflanzen A. S., Nr. 46 (Br. 40)

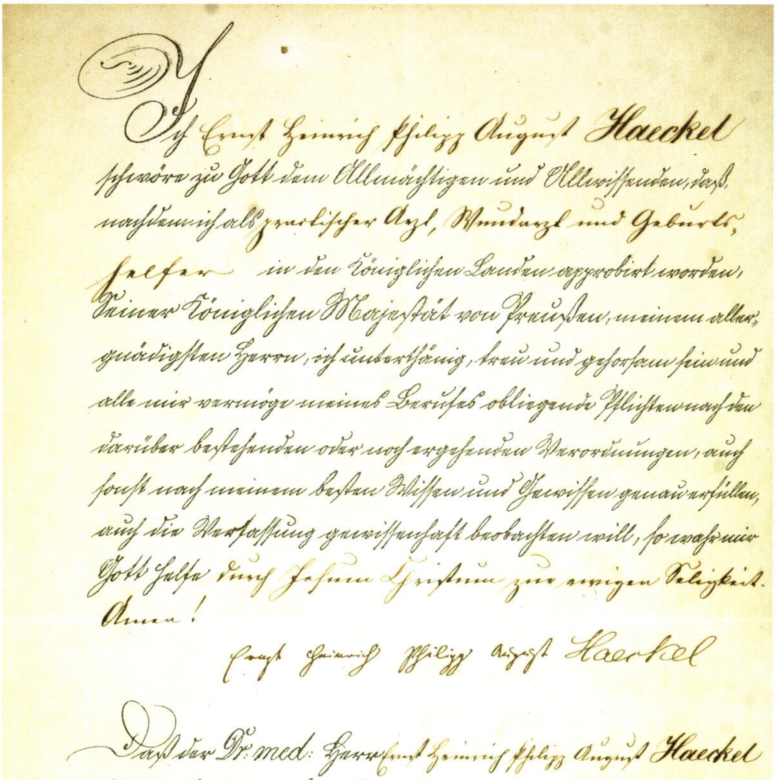
Ich Ernst Heinrich Philipp August Haeckel
schwöre zu Gott dem Allmächtigen und Allwissenden, daß,
nachdem ich als practischer Arzt, Wundarzt und Geburtshelfer in den Königlichen Landen approbirt worden,
Seiner Königlichen Majestät von Preußen, meinem aller-
gnädigsten Herrn, ich unterthänig, treu und gehorsam sein und
alle mir vermöge meines Berufes obliegende Pflichten nach den
darüber bestehenden oder noch ergehenden Verordnungen, auch
sonst nach meinem besten Wissen und Gewissen genau erfüllen,
auch die Verfassung gewissenhaft beobachten will, so wahr mir
Gott helfe durch Jesum Christum zur ewigen Seligkeit.
Amen!

Ernst Heinrich Philipp August Haeckel

Daß der Dr. med. Herr Ernst Heinrich Philipp August Haeckel
den vorstehenden Eid heute abgeleistet hat, wird hierdurch amtlich
bescheinigt.

Berlin, den 19ten Mai 1858.

Dr Müller
Regierungs- und Medicinal-Rath.

Abb. 6: Attest über die Vereidigung Haeckels als praktischer Arzt in Preußen,
Berlin, Anschreiben, 19.5.1858 (Br. 35)

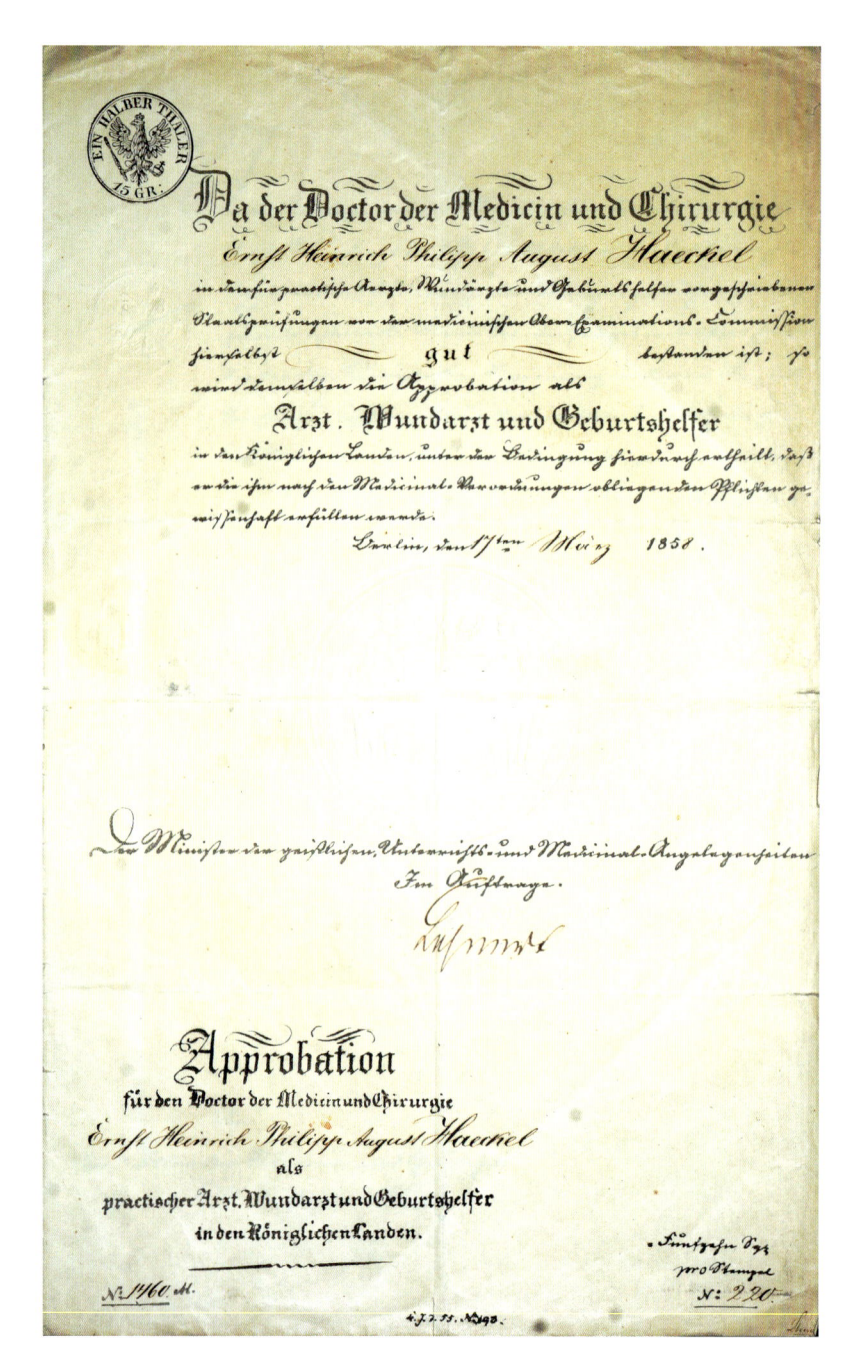

Abb. 5: Urkunde über die Erteilung der Approbation als Arzt, Wundarzt und Geburtshelfer für Ernst Haeckel, Berlin, 17.3.1858 (Br. 32)

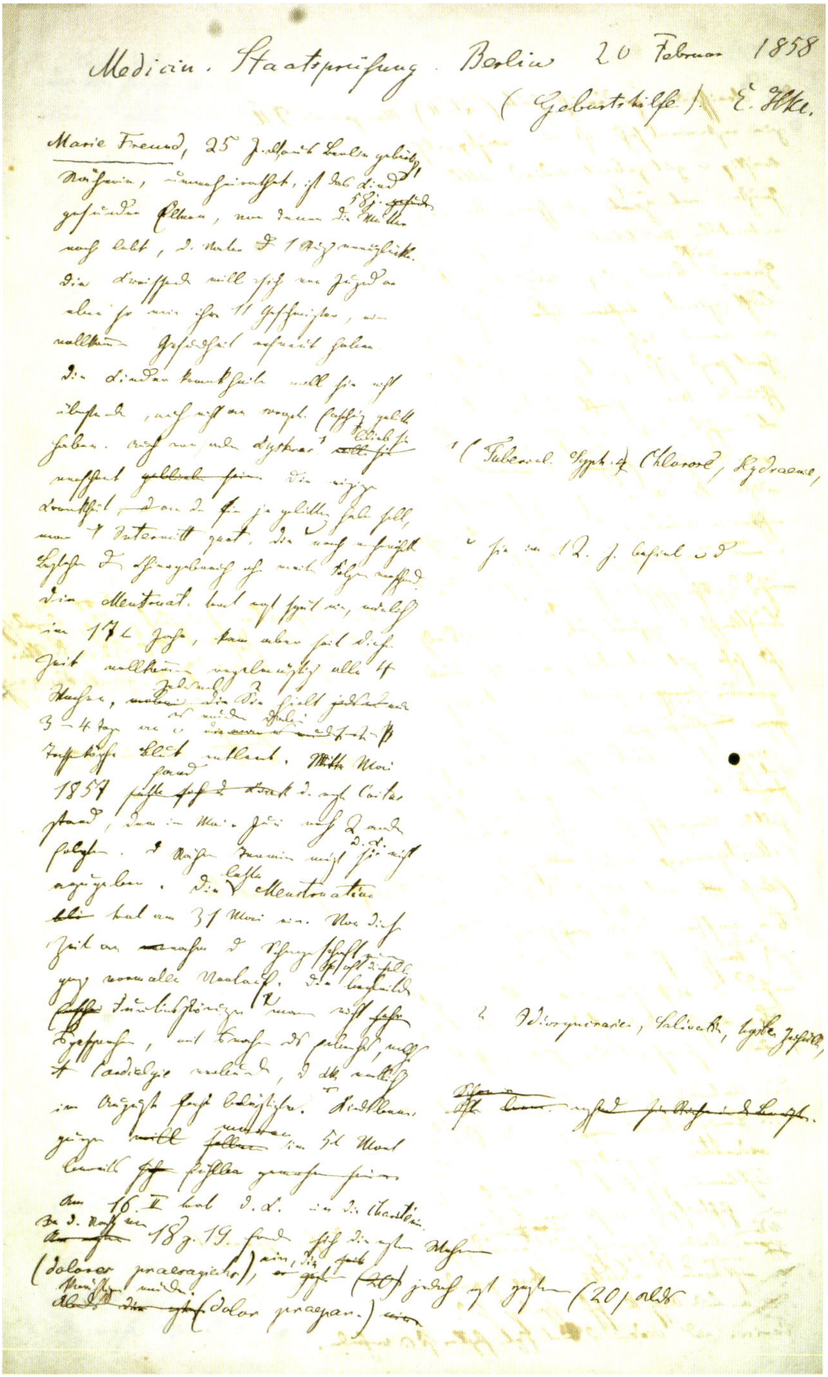

Abb. 4: Bericht Ernst Haeckels über die von ihm geleitete Entbindung der Marie Freund, Berlin, 20.2.1858, erste Seite (Br. 31)

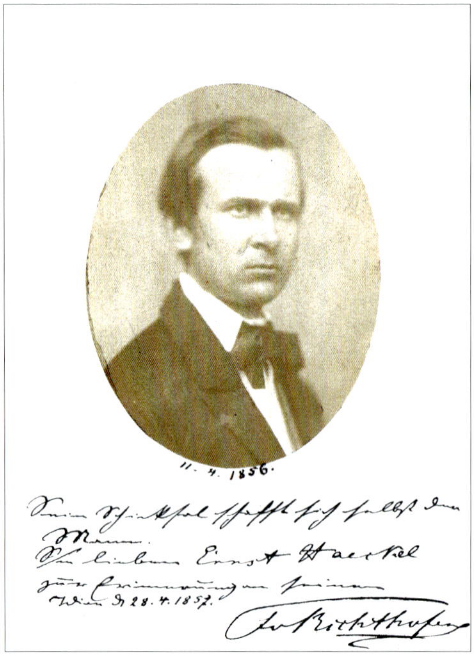

Abb. 2: Ferdinand Freiherr von Richthofen, Daguerrotypie, 1856 (Br. 11)

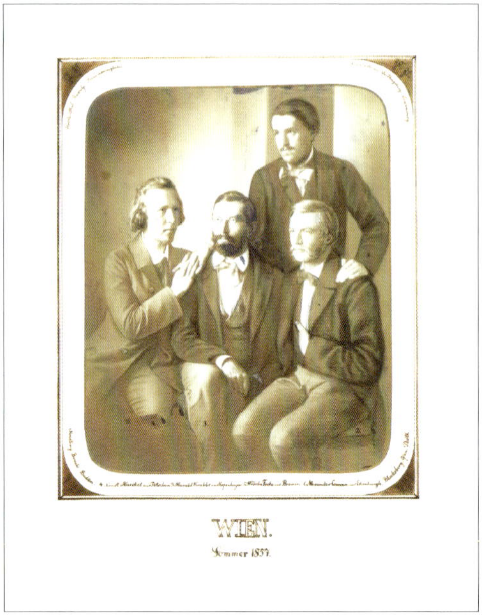

Abb. 3: Die „vier Nordländer": (von links) Ernst Haeckel, Harald Krabbe, Alexander Cowan, Wilhelm Focke, Daguerrotypie, Wien, Sommer 1857 (Br. 19)

QVOD FELIX FAVSTVMQVE SIT

AVSPICIIS LAETISSIMIS ET SALVBERRIMIS

SERENISSIMI AC POTENTISSIMI PRINCIPIS

FRIDERICI GVILELMI IV.

BORVSSORVM REGIS CET. CET.

REGIS AC DOMINI NOSTRI SAPIENTISSIMI IVSTISSIMI CLEMENTISSIMI

EIVSQVE AVCTORITATE REGIA

VNIVERSITATIS LITTERARIAE FRIDERICAE GVILELMAE

RECTORE MAGNIFICO

FRIDERICO ADOLPHO TRENDELENBVRG

THEOLOGIAE ET PHILOSOPHIAE DOCTORE PHILOSOPHIAE PROFESSORE P. O. ACADEMIAE SCIENT. REG. BORVSSICAE SECRETARIO ORDINIS AQVILAE RVBRAE IN CLASSE TERTIA C. L. EQVITE

EX DECRETO GRATIOSI MEDICORVM ORDINIS

PROMOTOR LEGITIME CONSTITVTVS

CHRISTIANVS GODOFREDVS EHRENBERG

MEDICINAE ET CHIRVRGIAE DOCTOR ARTIVM MAGISTER CANTABRIGIENSIS IN ANGLIA HONORARIVS MEDICINAE IN HAC LITTERARVM VNIVERSITATE PROFESSOR PVBLICVS ORDINARIVS ET HOC ANNO PRORECTOR BORVSSIAE REGII BENE MERITORVM CIVILIS ORDINIS ET AQVILAE RVBRAE IN CLASSE SECVNDA CVM QVERNA FRONDE EQVES FRANCOGALLORVM LEGIONIS HONORVM DECVRIO ROSSIAE ORDINIS ST. ANNAE IN CLASSE SECVNDA ET BAVARIAE MAXIMILIANEI SCIENTIARVM ET ARTIVM ORDINIS EQVES ACAD. SCIENT. REG. BORVSSICAE SODALIS ET SECRETARIVS PERPETVVS IMPERIALIS ACAD. SCIENT. PETROPOLITANAE SOCIVS HONORARIVS EXTERNVS REGIAE ACAD. SCIENT. BAVARICAE MONACENSIS REGIAE ACAD. HOLMIENSIS REGIAE HAVNIENSIS ACAD. CAESAREO LEOPOLDINAE SOCIVS EXTERNVS ET ORDINARIVS ACAD. SCIENT. PARISIENSIS LONDINENSIS VIENNENSIS HAARLEMIENSIS ET MVLTARVM NOBILIVM LITTERARIARVM MEDICARVM BOTANICARVM ZOOLOGICARVM MINERALOGICARVM GEOGRAPHICARVM ET GEOLOGICARVM ANTIQVI ET NOVI ORBIS SOCIETATVM SODALIS

FACVLTATIS MEDICAE H. T. DECANVS

VIRO CLARISSIMO ATQVE DOCTISSIMO

ERNESTO HENR. PHIL. AVG. HAECKEL

POSTAMPIENSI

MEDICINAE CANDIDATO DIGNISSIMO

POSTQVAM TENTAMEN ET EXAMEN RIGOROSVM CVM LAVDE SVSTINVERAT

ET

DISSERTATIONEM

DE

TELIS QVIBVSDAM ASTACI FLVVIATILIS

PVBLICE DEFENDERAT

DOCTORIS MEDICINAE ET CHIRVRGIAE

IMMVNITATES ET PRIVILEGIA ORNAMENTA ET HONORES

DIE VII. M. MARTII A. MDCCCLVII.

RITE CONTVLIT

COLLATAQVE

PVBLICO HOC DIPLOMATE

MEDICORVM ORDINIS OBSIGNATIONE COMPROBATO

DECLARAVIT.

LS

BEROLINI

TYPIS GVSTAVI SCHADE.

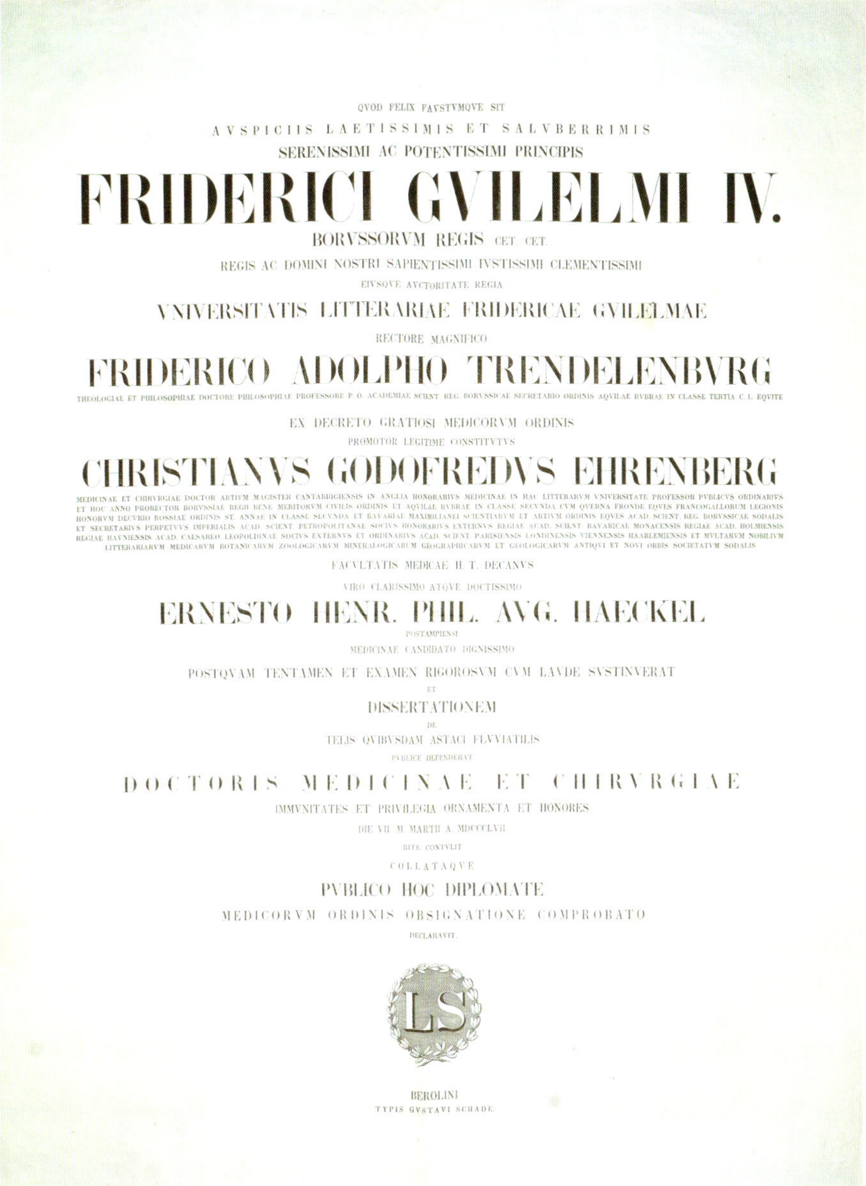

Abb. 1: Promotionsurkunde von Ernst Haeckel vom 7. März 1857 (Br. 8)

Tafelteil I

Tritt begleitet. Gestern und vorgestern konnte ich das auch noch recht gut, da ich den ganzen Tag über bei Biermann II[6] saß und den „Biermann I"[7] (den falschen) in Alles, was ich malte, hinein dachte. Heut ist nun auch das zu Ende und ich muß nun nolens, volens einmal energisch in die Arbeit hineingehen, deren Unangenehmes mir durch den Gedanken, daß es für Dich geschieht, süß wird. Was ich weiter noch in diesen Tagen angefangen, sollst Du in im nächsten Brief erfahren. Für heute, mein süßes Herz, nimm noch den herzlichsten Gruß und Kuß von Deinem treuen Schatz. Und schreib nur recht bald. Dann sollst Du auch, dem Princip zuwider, in [a] weniger, als 8 Tagen, noch Antwort haben. Prof. Max Schultze, der mich gestern besuchte, erwartet mich. Ich muß eilig fort, sei recht vergnügt u. munter.

Ade!

1   Nicht überliefert; vielleicht ein Bericht über die Reise nach Bad Ems zur Kur; vgl. Br. 35, S. 133.
2   Nicht überliefert.
3   Sethe, Wilhelmine, geb. Bölling; ihr Geburtstag war am 13. August.
4   „Wald und See", Villa der Familie Sethe in Heringsdorf; vgl. Müller, Edwin: Swinemünde, Heringsdorf, Misdroy. Führer für Badegäste und Touristen durch die Haupt-Seebäder der Inseln Usedom und Wollin. Berlin; Stettin 1869, S. 56; s. Abb. 9 und 10.
5   Haeckels Vorbereitungen für die geplante Reise nach Messina mit Carl Gegenbaur; vgl. Br. 41, S. 154.
6   Biermann, Eduard.
7   Biermann, Gottlieb.

48. An Anna Sethe, Berlin, 12./13. August 1858

Berlin 12/8 58 Abends 11 Uhr

Zwar ist es zum Briefschreiben schon ein wenig spät, mein liebster Schatz, die Luft drückend gewitterschwül und mein Cadaver vom Laufen und Besorgen ziemlich caput; mein Sinn aber noch so munter, noch so bedürftig, mit meinem Herzen zu plaudern, und überdies noch durch Deinen eben erhaltenen ersten Brief[1] so mächtig erregt, daß ich nicht umhin kann, Auge und Hand noch für Deinen Dienst, mein Eins und Alles, in Anspruch zu nehmen. Das Wichtigste, das ich Dir mittheilen kann, ist, daß ich übermorgen, Samstag, früh, mit Max Schultze nach Jena zu der großen Secularfeier der Universität[2] reise, wozu mich Ersterer heute in Kurzem ohne Mühe überredet hat. Außer der großartigen und interessanten Feierlichkeit der mir so besonders lieben Universität hoffe ich viele Fachgenossen kennen zu lernen. Insbesondere liegt mir[a] aber daran, Prof. Carus[3] aus Leipzig kennen zu lernen und mit ihm über die italienische Reise[4] zu sprechen. Da es jetzt fast sicher ist, daß Gegenbaur nicht mitgeht, so redete mir Max Schultze (der sehr verständig und umsichtig und gegen mich sehr lieb ist) sehr zu, die Reise im October anzutreten und mit Prof. Carus gemeinschaftlich zu machen, da dieser sehr viele theoretische Kenntnisse besitzt, die mir ganz mangeln; außerdem grade ein solcher Gesellschafter für mich ebenso nützlich als angenehm sein würde. Auch rechne Carus schon stark auf meine Reisegesellschaft. || Die Gründe, mit denen mir Max Schultze zuredete, ließen sich in der That hören und so ist es wahrscheinlich, daß mir diese Jenenser Reise endlich definitiven Entschluß über das „Wann" und „Wie" der Reise nach Messina bringen wird. Gewiß wirst Du Dich auch freuen, endlich einmal darüber sicher zu werden, mein lieber, herziger Schatz.

– Nun will ich noch Einiges über die letzten Tage nachholen, wie ich Dir heut früh versprochen. Die Nacht nach dem letzten Abend bei Dir war recht jämmerlich; ich schlief fast nicht und dachte immer und immer wieder, ich müßte noch einmal zu Dir hinaus, um noch Dies und Jenes zu sagen und zu hören. Am Morgen stand ich schon früh auf dem Balkon und begleitete Dich auf den Bahnhof und dann, als ich um 8 Uhr zu Biermann[5] ging, von da weiter, bis ich Dich Abends glücklich in Heringsdorf wußte. Wie fest sitzt Du schon in allen meinen Gedanken, mein herzlieber Schatz! Ich könnt Dich nicht mehr herausreißen, wenn ichs auch nur ¼ Stunde wollte! Ich malte eifrig bis 3 Uhr dann aß Hein bei uns, den ich zum Ersatz und zur Sühne für die schmähliche Behandlung[6] am Sonntag Abend, früh zu Tisch gebeten hatte. Nach Tisch kritisirte er meine Bilder[7], was mir recht interessant war, da er viel von Kunst versteht. Um 5 Uhr ging ich zu Virchow, der mir erst eine Strafrede hielt, daß ich ihn so lange nicht besucht, dann aber freundlich 1 Stunde mit mir plauderte. Um 6 Uhr ging ich in die (für diesen Sommer letzte) Versammlung naturforschender Freunde[8], wo botanische Vorträge von Dr. Schacht[9] und Dr. Karsten[10] den Hauptgegenstand bildeten, an den sich auch eine längere Debatte schloß. ||

Dann besuchte ich die Gebrüder Schlagintweit[11], denen ich die gewünschte Auskunft über einen Chemiker gab, der ihre mitgebrachten 200 Flußwasserproben analysiren sollte.[12] So wurde es 9 Uhr, ehe ich nach Moritzhof[13] hinaus kam, wo meine Freunde[14] da es sehr kühl war, schon wieder weggegangen waren. Ich schlenderte langsam im tiefsten Waldesdunkel, das nur die flimmernden Sterne (die mir alle Grüße von meiner Änni brachten) unterbrachen, durch unsere dichtesten und wildesten Lieblingsparthien des Thiergartens[15] nach Haus, wobei ich recht lebhaft an alle die lieben hier mit Dir verlebten Augenblicke gedachte. Da mein Katarrh inzwischen recht lebhaft geworden war und der rauhe Hals mich schmerzte, meine Gedanken aber noch unruhiger zu Dir hinstrebten, so schlief ich noch schlechter als die vorige Nacht. Doch saß ich trotzdem früh um 8 schon wieder bei Biermann und zeichnete und malte hartnäckig, ohne aufzustehen und aufzusehen, bis es Abends um 8 Uhr schon recht dunkel wurde; nur eine Stunde lag dazwischen, von 2–3, wo ich rasch nach Haus lief und etwas Mittag aß. So wurde das Bild glücklicherweise fertig, nachdem Wolken und Felsen mehr als 6 mal wieder ganz weggewaschen waren.[16] Biermann war diesen letzten Tag noch sehr lieb und nett. Er saß fast beständig bei mir und plauderte, warnte mich vor meinen Fehlern, Alles in nächtiges Dunkel zu kleiden und die Extreme zu suchen, zu wild und zu unruhig zu sein, und lehrte mich Licht und Klarheit zu sehen und zu suchen. Es ist ein gar zu lieber, prächtiger Naturmensch, an dem ich nicht genug mich freuen kann, so einfach, kindlich, natürlich, und dabei so freisinnig, grade, wahr, liberal in jeder Beziehung. ||

Mittwoch Abend waren wir alle 3 bei der Prof. Weiß, wo wir mit Proff. Beyrich's[17], Braun's[18] und dem Prof. der Botanik, Naegeli[19], aus Muenchen (früher in Zuerich, wo ich ihn auf der Rückreise aus Nizza besucht hatte)[20] einen sehr netten, vergnügten Abend verlebten; nur daß ich periodisch so geistesabwesend war, daß ich die verkehrtesten Antworten gab. Räthselhaft, woher wohl diese sonderbare Zerstreutheit kömmt? –

Heute früh ging ich zunächst Max Schultze, der gestern Nachm*itt*ag leider vergebens bei mir gewesen war, bei seinem Bruder[21] aufsuchen. Er war schon ausgegangen; doch forderte mich letzterer auf, abends mit ihm nach dem Gesundbrunnen (eine gute Stunde vor der Stadt) hinauszugehen wo Max S*chultze* bei seinem Schwiegervater (und zugleich Onkel!) dem Pred*iger* Bellermann[22] wohnt.[23] Dies that ich denn auch um 5 U*hr* und habe da in der lieben Familie einen sehr netten Abend verlebt. Max Schultze ist ein gar zu lieber prächtiger Mensch, so einfach u*nd* natürlich, wie ein Kind, dabei einer unserer tüchtigsten Anatomen, von ebenso bedeutenden Fähigkeiten, als energischer Thatkraft u*nd* Fleiß. Wie ich sah, wie glücklich und selig er mit seinem lieben, netten Weibe (seiner Cousine)[24] zusammenlebte, wie er mit seinen allerliebsten beiden kleinen Jungen[25] spielte, und wie harmonisch u*nd* schön er das alles zu vereinen wußte, ohne seinen wissenschaftlichen Pflichten u*nd* Strebungen etwas zu vergeben (natürlich die unersetzlichen großen Reisen, für die auch er schwärmt, abgerechnet!), so mußte ich recht lebhaft u*nd* mit dem süßen Gefühl seligster Hoffnung auch an ein anderes analoges Päärchen denken! O Du bester Schatz! –

B*erlin* 13/8 Ab*ends* 11½ U*hr*
Obgleich es heut Abend noch später, als wie gestern bei Anfang des Briefes u*nd* obwohl ich heute fast noch müder bin, so muß ich doch noch einiges hinzufügen, damit der Brief gleich morgen früh fortkann (zugleich mit mir). Den gestrigen Vormittag brachte ich wieder auf dem Museum[26] zu; Guido Wagner[27] war nach meinem 3tägigen Schwänzen so herzlich u*nd* nett, daß ich wirklich ganz gerührt war. Er unterwies mich in feineren Figurenzeichnen und schwärmte außerdem für den „ächten, teutonischen Racentypus, dessen Normalscelett noch nach Jahrhunderten späteren Geschlechtern Kunde von der Kraftfülle germanischer Jünglinge des 19ten geben würde!" Nächste Woche gehen Wagner, Lieberkuehn[28] u*nd* Schultze zusammen nach Venedig u*nd* Triest.[29] Gestern Nachmittag, ehe ich zu Schultze ging, bekam ich Besuch von einem früheren Leidensgefährten einem Cursisten, der sich sehr über den unausstehlichen Militärdienst beklagte.[30] Beatus ille qui procul[31] – wir plauderten eine Menge Cursusreminiscenzen durch, und neben den schlechten Stunden mußte ich auch an eine Menge lieber Augenblicke denken, von denen jener freilich Nichts wußte. – Heute früh mußte ich viel Besorgungen in der Stadt u*nd* auf der K*öniglichen* Bibliothek machen.
– Den Nachmittag hatte der junge Berliner Zoologencongreß, nämlich: G. Wagner, Lieberkühn, Hartmann[32], Martens u*nd* ich, schon lange verabredet eine gemeinsame Fahrt nach Stralau[33] zu machen, um in den dortigen Gewässern, namentlich dem Rummelsburger See, Versuche mit einem neu erfundenen Instrument „Saugsonde", zu machen, welches Schlamm (und mit diesem eine Menge der interessantesten Thierchen) aus dem Boden der Seen heraufholt.[34] || Die Versuche befriedigten uns vollkommen und die ganze Fahrt war recht. Wir nahmen um 2 U*hr* einen Kahn an der Waisenhausbrücke, in dem wir uns selbst in 2 St*unden* nach Stralau hinaufruderten, eine ziemlich heiße Arbeit unter der Glut der durch keine Wolken gelinderten Augustsonne. Dort fischten wir lange in dem See und zwischen den Flößen herum u*nd* ich nahm vom Kahn aus ein sehr erquickendes prächtiges Bad, bei dem ich recht lebhaft an die herrlichen Ostseebäder dachte. Hoffentlich ist Dein Katarrh schon so weit wieder weg, daß Du bei Wellenschlag baden kannst. Wenn nur

der Hals besser ist. Der Schnupfen wird dadurch nicht schlimmer. Mein Hals war heut auch viel besser u*nd* das Bad ist ihm vortrefflich bekommen. Ist diese Sympathie unsrer Kehlen nicht rührend? – Die Rückfahrt machten wir in 1 Stunde. Das angestrengte Rudern machte mir viel Freude, hat mich aber auch so müde gemacht, daß mir die Augen zufallen und ich kaum noch eben packen konnte. Darum schlaf heut wohl, mein süßes Lieb u*nd* denk an mich. Morgen (Samstag) werde ich schon früh draußen sein und um 7 U*hr* mit Max Schultze abfahren nach Jena. Dort finde ich dann wohl einen poste restante Brief „Herrn Dr. med. Ernst Haeckel aus Berlin – Jena poste restante" – vor. Doch muß er bis zum Mittwoch dort sein, da ich Donnerstag schon wieder her reise. Hoffentlich finde ich ihn schon Dienstag. Ob ich Dir von Jena aus werde antworten können, weiß ich noch nicht, da die Zeit gewiß sehr besetzt sein wird. Sei 1000mal gegrüßt u*nd* geküßt, mein herzlieber Schatz. Gewiß hat Dir heut Abend der liebe Mond, der als dünne rothe Sichel um 9 U*hr* unterging, schon meinen Gruß gebracht. Es war ein kostbarer Abend mit prächtigen Gewitterwolken u*nd* grandioser Beleuchtung. Überhaupt war die ganze Wasserparthie sehr nett. Ich hatte Dich stets an meiner Seite und wenn die Arme vom Rudern ermattet sinken wollten, trieb ein Hauch von Dir sie wieder an.

 Beckmann kömmt wahrscheinlich nicht. – Virchow ist gestern auf vier Wochen nach Misdroy[35] gereist. –[b]

1 Br. 46.
2 Die Gründung der Universität Jena war mit der Verleihung der Universitätsprivilegien durch Kaiser Ferdinand am 15.8.1557, die Aufnahme des Lehrbetriebs am 2.2.1558 erfolgt. Vom 14.–17.8.1858 feierte sie ihr 300jähriges Bestehen mit einem großen Fest. Die gesamte Stadt und Umgebung waren geschmückt und aus allen Teilen Deutschlands und darüber hinaus kamen Besucher und Burschenschaften zusammen. Der Großherzog Carl Alexander von Sachsen-Weimar-Eisenach (1818–1901) wurde am Nachmittag durch die Ehrenpforte des Johannestors und einem langen Spalier von Studenten geleitet und von den hiesigen Professoren feierlich empfangen. Vgl. u. a. Königlich privilegirte Berlinische Zeitung von Staats- und gelehrten Sachen. Nr. 190, 17.8.1858, S. 3.
3 Carus, Julius *Victor*.
4 Vgl. Br. 41, S. 151 und 154.
5 Biermann, Eduard.
6 Nicht ermittelt; Andeutung vgl. Br. 46, S. 165.
7 Bilder (Aquarelle) von Ernst Haeckel sind aus diesem Zeitraum im EHA Jena nicht überliefert.
8 Die letzte Sitzung war am 10.8.1858, die große Sommerpause währte bis zum 16.11.1858; vgl. Br. 46, S. 165.
9 Schacht, Hermann: Über den Bau der Pollenkörper; vgl. Br. 46, S. 165 (Anm. 30).
10 Karsten, Hermann: Präparate von Spiralfasern aus dem Pflanzengewebe; vgl. Br. 46, S. 165 (Anm. 30).
11 Schlagintweit, Hermann; Schlagintweit, Robert.
12 Der Pharmakologe und Lebensmittelchemiker Albert Hilger aus Würzburg analysierte die in 400 Gläsern enthaltenen Wasserproben der Gebrüder Schlagintweit; vgl. Schlagintweit-Sakünlünski, Hermann: Untersuchungen über die Salzseen im westlichen Tibet und in Turkistán. 1. Theil: Rúpchu und Pangkóng; das Gebiet der Salzseen im westlichen Tibet. In: Abhandlungen der Mathematisch-Physikalischen Classe der Königlich Bayerischen Akademie der Wissenschaften. 11. Bd., München 1874, S. 101–174, hier S. 106.
13 Vgl. Br. 46, S. 165.

14 Zu Haeckels Freunden in Berlin zählten seinerzeit u. a. Hermann von Chamisso, Karl Eduard *Robert* Hartmann und Eduard von Martens.
15 Das Gebiet am südlichen Ende der Hofjägerallee; vgl. dazu Haeckel, Medicinal-Kalender 1858 (wie Br. 40, Anm. 2), Eintrag v. 7.5.1858: „Nachher mit Anna noch 1 Stunde im Thiergarten an den wilden Stellen (beim Hofjäger) spatzieren gegangen […]."
16 Bild nicht ermittelt; vgl. Br. 46, S. 165.
17 Beyrich, Heinrich *Ernst*; Beyrich, Clementine, geb. Helm.
18 Braun, Alexander; Braun, Adele, geb. Meßmer.
19 Nägeli, *Carl* Wilhelm von.
20 Haeckel beendete seinen Forschungsaufenthalt in Nizza am 16.10.1856 und trat seine Rückreise über Genua an. Er traf am 22.10. in Zürich ein und verweilte dort mehrere Tage; vgl. EHAB, Bd. 2, S. 502. – Zu dem genannten Treffen mit Carl Nägeli liegen keine weiteren Informationen vor.
21 Schultze, Bernhard Sigmund, wohnhaft in Berlin, Dorotheenstraße 5.
22 Bellermann, Christian Friedrich. – Max Schultzes Mutter, Friederike Schultze, geb. Bellermann, war seine Schwester.
23 Bellermann wohnte in der Parkstraße 30, Berlin-Gesundbrunnen.
24 Schultze, Christine, geb. Bellermann.
25 Die beiden Söhne Schultzes aus erster Ehe starben bald nach dem Tod ihrer Mutter im Jahre 1865; vgl. Bardeleben, Karl: [Rezension von] Archiv für mikroskopische Anatomie, hrsg. von Max Schultze. 10. Bd., Bonn 1874. In: Jenaer Literaturzeitung. 2. Jg., Nr. 5, Jena, 30.1.1875, S. 70 f., hier S. 71.
26 Die Anatomische Sammlung der Universität Berlin im Universitätsgebäude Unter den Linden.
27 Wagener, *Guido* Richard.
28 Lieberkühn, Samuel *Nathanael*.
29 Schultze hatte 1858 zu den elektrischen Organen bei Fischen geforscht. Bei Malapterurus war Theodor Bilharz (1825–1862) die Beschreibung aufgrund der Dicke der Nervenenden anhand eines Präparates aus Kairo gelungen. Bei den Exemplaren Gymnotus und Torpedo jedoch gelang die Darstellung der um vieles feineren Nervenenden an konservierten Präparaten offenbar schlecht, weshalb Schultze eine Forschungsreise nach Triest unternahm, um diese in situ an frischen Exemplaren zu untersuchen. Vgl. ders.: Zur Kenntniss der elektrischen Organe der Fische (wie Br. 37, Anm. 9); ders.: Zur Kenntniss der elektrischen Organe der Fische. Zweite Abtheilung: Torpedo. In: Abhandlungen der Naturforschenden Gesellschaft zu Halle. 5. Bd., Halle 1860, S. 13–60, hier S. 15 f.
30 Vermutlich einer der Kursteilnehmer am Repetitorium vor dem Staatsexamen (Eilert, Dr. Wallmueller, Borsdorf, Rothe, Ewald, Kirchgaesner, Kunz, Varges); vgl. Haeckel, Tagebuch 1855–1858 (wie Br. 7, Anm. 13), S. 49 (Eintrag v. 14.12.1857).
31 Lat. Beatus ille qui procul (Horaz, Epodi II,1): Glücklich ist, wer fern ist.
32 Hartmann, Robert.
33 Im 19. Jh. hauptsächlich von Fischern bewohnte Halbinsel in der Spree, heute Ortslage im Berliner Ortsteil Friedrichshain.
34 Johannes Müller hatte 1858 vorgeschlagen, mit Hilfe einer von Carl Graff, dem Wärter der Anatomischen Sammlung in Berlin, entwickelten Saugsonde auf dem Meeresgrund nach lebenden Polycystinen und Acanthometren zu fischen. Die komplizierte Apparatur bestand aus einem an einem metallischen Saugrohr befestigten Glaszylinder, in den, am Grund angekommen, durch Ansaugen mit dem Mund Grundschlamm und Wasser geschöpft werden sollte. Vgl. Müller, Johannes: Über die Thalassicollen, Polycystinen und Acanthometren des Mittelmeeres. In: Abhandlungen der Königlichen Akademie der Wissenschaften zu Berlin. Aus dem Jahre 1858. Berlin 1859, S. 1–62, hier S. 27 f. – Haeckel setzte die Graffsche Saugsonde später erfolgreich in Messina ein und beschrieb sie ausführlich; vgl. Haeckel, Ernst: Die Radiolarien. (Rhizopoda Radiaria.). Eine Monographie. Berlin 1862, S. 187 f.
35 Heute Międzyzdroje, einer der bekanntesten Badeorte der polnischen Ostseeküste.

49. Von Anna Sethe, Heringsdorf, 13. – 15. August 1858

Heringsdorf 13.8.58

Mein Herzensschatzchen, ich kann die herrliche Zeit, wo ich allein mit Dir und der tiefblauen See und ihren weißen Köpfchen bin, nicht verstreichen laßen, ohne ein wenig zu plaudern. Die Ursache meines Hierseins ist freilich eine traurige. Mutter[1] ist seit gestern Nachmittag erkältet und heute, gerade an ihrem Geburtstage so stark, daß sie sich zu Bett gelegt hat. Es ist 3 Uhr, Hermine[2] und Helene Brauchitzsch[3] haben sich an den Strand begeben, wo die Kinder[4] auch sind; ich wäre gern mitgegangen, allein ich wollte bei Mutter bleiben und was für eine vortreffliche Entschuldigung habe ich mir ausgedacht. Je lauter die See braus't, desto größer wird mein Verlangen mit ihren Wellen herumzuspielen, allein der häßliche feste Husten will sich immer noch nicht lösen, ich trinke seit gestern Selterwasser mit Milch, so viel mir irgend möglich und hoffe ihn auf diese Weise zu vertreiben. Ich muß Dich leider aus dem Wahn reißen, wenn Du glaubst, mir die Erkältung abgenommen zu haben. Aber wie leid ist mir's, daß Du Dich wirklich angesteckt habe [.!]; Du, der Du so angestrengt arbeiten mußt, muß auch gesund sein; schicke mir nur Husten, Schnupfen und Halsschmerzen, ich mache es mit meinem zugleich ab. Tausend Dank, herziger Schatz für Deine lieben Zeilen, die eben in meine Hände gelangt sind.[5] Ich glaubte, es sei eine Antwort || auf meinen Brief vom 11ten[6] und nun ist mir's recht, daß mir die Freude noch bevorsteht. Wie geht es nun Dir; mit den Abenden weiß ich gar nicht mehr was zu machen, dann ist meine sonst schon sehr knappe Ruh ganz hin, ich kann nicht arbeiten und nur denken, denken an meinen lieben Blondkopf, an deßen Herzen ich ausruhen, ich selige Stunden verleben durfte. Kaum habe ich das letzte Wort ausgeschrieben, so kommt der Prediger Richter[7] auf mich zu und hat über eine Stunde bei mir geseßen, so gut wir uns auch unterhalten haben, mußte ich unaufhörlich an Dich denken und war durch meine Zerstreutheit so ungeschickt, daß ich ein Blumenglas umwarf und den ganzen Tisch unter Waßer setzte, meine Arbeit abwechselnd auf die Erde fallen ließ, so daß der gute Richter unaufhörlich in Thätigkeit blieb. Nun plaudere ich weiter mit Dir, also von den Abenden; gestern nach dem Abendbrod, nachdem wir den ganzen Nachmittag bei T*ante* Adelheid[8] Kränze zum heutigen Feste[9] gewunden hatten, bin ich bis 10½ Uhr in der Nähe des Hauses herumgewandert, ich konnte mich nicht satt sehen an dem herrlichen Sternenhimmel und glaubte immer wieder einen neuen Stern zu entdecken, dem ich noch keine Grüße für meinen Schatz aufgetragen hatte; die Milchstraße und Alles war so klar, daß ich wirklich glaube, er ist hier anders, als in Berlin. Eben fährt das vierte große Dampfschiff während meines Schreibens vorüber, ich kann es beneiden, auf den Wellen dahinzufliegen und || ich darf nicht hinein. Lieber Erny sage einmal, ist es nicht wirklich beßer, wenn ich bade, um den dummen Husten los zu werden?

– Vorgestern Abend haben wir angefangen Arndt[10] zu lesen; Hermine wurde se*hr* bald müde und Alles ging zu Bett, zu meiner Freude, denn nun konnte ich ungestört in Deiner Reise[11] lesen, die mich ungemein feßelt, ja stundenweis in die Alpenwelt und seine Reize hineinzaubert. Denke Dir, wie merkwürdig. Mittwoch nach dem Eßen nahm ich im Walde die Reise zur Hand und bin ganz frappirt, daß Du sie auch am 11 August angetreten hast. Heute habe ich Dich bis Salzburg begleitet, zu deßen

Detailschilderung ich morgen übergehen werde.[12] Wie reizend muß der Traunstein sein, wie großartig die beiden Gosauseen und wie wunderschön die Aussicht von der Zwieslalp. Mit Intereße habe ich verfolgt, wie Du die ersten Alpenpflänzchen gefunden hast und bedauere täglich, meine lieben Pflänzchen nicht mitgenommen zu haben, da ich mich auf einzelne wohl noch recht gut besinnen kann, andere weiß ich nicht unterzubringen oder ich habe sie vielleicht nicht in meinem prächtigen Herbarium.[13] In solchen Stunden bin ich ganz und gar bei Dir. Vormittags, nachdem ich mich angezogen habe[a], während ich Dich an der Universität weiß, sitze ich mit meiner Arbeit (bin ich allein, mit meiner Reise) auf den Stufen der Kirche, die frischen grünen Buchen vor mir, rechts in der Ferne die See und habe nur Einen Gedanken. – || Wie oft ich See und Wald vom September vorplaudere, kannst Du Dir denken; ich sehe jetzt wirklich nur halb. Ich bin sehr begierig auf – worauf ich gestern Abend begierig war, bei welchen Worten ich abbrechen mußte, weiß ich heute d. 14. Abends 10½ Uhr nicht; ein halbes Stündchen darf ich noch bei Dir sein, dann schlägt die verhängnißvolle Stunde, die uns so oft trennte. Es war ein sehr heißer Tag, und doch fühlt man hier in der klaren kühlenden Seeluft nicht so die Hitze, wie sie Dich gewiß gequält. Dazu kommen hier noch die quälenden Mücken, die mich ganz und gar zerstochen haben und jetzt spät Abends mir nicht einmal eine ruhige Stunde mit meinem Liebchen gönnen. Vormittag, Mittag und Abend, wo hier Briefe ankommen, habe ich sehnsüchtig, aber vergeblich Deinen Brief erwartet, so hoffe ich auf morgen, und dann sollst Du gewiß nicht so lange warten. Könntest Du auch kränker geworden sein? Lieber Erny, mir wird ganz angst in diesem Gedanken. Schone und pflege Dich recht, daß Du recht frisch bei der Arbeit bist und später desto herrlicher von ihr im lieben Heringsdorf ausruhen kannst. Es ist merkwürdig; ich habe gar keine Lust spazieren zu gehen, sondern schiebe Alles für den September auf. Heute Nachmittag gingen wir mit Sethens[14] zusammen zum Förster[15], tranken unter schönen frischgrünen Buchen Kaffee und wanderten nach 6 Uhr nach der Wolfsschlucht[16], worunter Du Dir nur ja keine Schlucht vorstellen mußt, sondern einen kleinen Sand-||hügel mitten im Kiefernwalde, der aber eine herrliche Aussicht auf die See und die Swinemünder Moolen mit dem Leuchtthurm, Ahlbeck im Vordergrunde bietet; das Bild hat für mich immer etwas Italienisches. Ein Stückchen tiefer in den Wald hinein sahen wir die Sonne blutroth zwischen den Bäumen untergehen; ihr Scheidegruß hat immer etwas Melancholisches, welches Gefühl sich bei mir steigerte, als wir uns nach der andern Seite umwandten und ein neues lachendes Bild sich vor unseren Augen aufrollte. Ich sah im Geiste Dich mit dem Zeichenbrette dort sitzen und Deine Änny neben Dir, die sich heute vergeblich nach dem lieben Menschen umsah. Im Vordergrund einzelne schöne malerische Kiefern, dann die prächtige saftige [b] Ahlbecker Wiese[17], ringsherum vom Wald besäumt, rechts nur sehr dünn, so daß er den Gothener See[18] hell und deutlich durchblicken läßt, dahinter sogar das Achterwasser. Über dem ganzen breitete sich ein klarer, hellblauer Himmel aus, während unserer Anwesenheit mit den malerischsten, von der untergehenden Sonne golden beränderten Wolken bedeckt, die Dir schon zu schaffen machen würden. Doch es ist schon 11 Uhr durch, mein lieber Schatz, gute Nacht, morgen mehr von Deiner lieben, lieben Anna.

Nach 5 Stunden hast Du mich wieder, Herzensschatz, die Nacht war durchaus nicht erfrischend, desto mehr dieser herrliche Morgen; es ist 5 Uhr; ich sitze mit Dir ganz allein im sonnenhellen Walde, ach Erny, wie herrlich wird das || sein, bist Du wirklich bei mir. Die See ist heute ganz ruhig; in mir auch, fühle ich mich geistig Dir so nahe, und dies thue ich besonders in der herrlichen Natur, da flüstert mir jedes Blättchen Deinen Namen zu, da finde ich in der Bläue des Himmels Deine lieben treuen Augen wieder und ich bin selig in solchen Momenten. Trotzdem muß ich mich jetzt von ihnen losreißen, um endlich an Triest's[19] nach Kreuth zu schreiben, was ich schon seit 3 Wochen vorhabe; Du siehst, ich will die Woche gut anfangen.

Ohne zu wollen muß ich Triest's Brief wieder liegen laßen und Deinen vollenden, da Mutter ihn der Aufträge an Heinrich[20] wegen heute noch abgeschickt wünscht. Weißt Du böser Mensch, daß Du mich ordentlich aengstigst durch Dein Schweigen. Das von Dir abgeschickte Zettelchen vom 12[21] haben wir richtig am 13 erhalten; dennoch muß mein Brief vom 11[22] doch spätestens den 13 angekommen sein, und doch habe ich noch keine Antwort. Ängstigen will ich mich aber nicht, wenn ich mir auch allerlei Gedanken über deine Erkältung mache. Ich hoffe Deine gute Natur schüttelt sie bald ab. Schicke Du nur Deine Briefe direkt an mich; ich wollte es Eurer Mädchen[23] willen nicht thun. Wünschst Du es aber, so schreibe mir darüber. Ich muß etwas eilen, lieber Schatz, ich muß mich noch anziehen, um um 12 Uhr Richter in meiner netten kleinen Kirche[24] predigen || zu hören, worauf ich recht begierig bin; ich habe ihn noch nie auf der Kanzel gesehen. Er erzählte mir neulich, er beschäftige sich jetzt sehr viel mit Naturwißenschaften, er hat auch den Kosmos[25] mit hier, aber noch nicht ausgepackt, weil er hier nicht denken wollte; stelle Dir vor, was aus mir werden sollte, wollte ich nicht an Dich denken, das ist ja meine Hauptbeschäftigung hier; recht anfangen zu leben, werde ich erst, bist Du bei mir; sonst fühlte ich mich so frei und mittheilend; jetzt weiß ich oft gar nicht, was soll ich mit der Helene Brauchitzsch reden, so gern ich sie auch mag; von meinem liebsten Thema darf ich ja nicht mit ihr sprechen. Sie hat ein tiefes Gemüth und durchaus keine Vorurtheile, wie man sie in ihrem Stande so häufig findet. Sehr viel Schweres lastet auf ihr zu Haus, sie hat ganz kleine Geschwister[26] und entbehrt die Mutter ungemein;[27] mit ihrem Vater[28] hat sie ein ähnliches Verhältniß wie ich zur Mutter; da können wir uns gegenseitig das Herz ausschütten und das thut gar wohl. Ach Erny, ich begreife nicht, wie ich bisher habe leben können ohne einen solchen Seelenverkehr zu haben, wie wir ihn jetzt führen; Mutter versteht mich nicht, und ich kann ihr auch nicht näher treten, so gern ich es oft möchte. Mein Herz, mein Alles, habe mich immer so lieb wie jetzt, so machst Du mich unermeßlich glücklich. Du hast ein treues Herz in mir gefunden, das Dich versteht und immer mehr verstehen wird. Schreibe bald Deiner

Änni. ||

Fast hättest Du keinen Brief nach dem lieben Jena bekommen, das ich 1000 mal zu grüßen bitte, da dieser Brief mit einem an Deine Mutter[29] nach Berlin schon im Briefkasten war; als ich Deinen lieben, lieben lang ersehnten Brief[30], nach dem ich mich schon so sehr gebangt hatte, heute Mittag bekam. Nun habe ich ihn mir wieder vom Briefboten zurückgebettelt und ich hoffe, er soll direkt Dir noch meinen Gruß nach Jena bringen; ich wollte ich könnte Dir ein weißes Schaumköpfchen mitschicken von der lieben See, die wieder anfängt sehr wild zu werden. Denke Dir trotz Deiner Erlaubniß erlaubt mir Mutter nicht zu baden, bis ich den Husten los bin, so werde ich wohl bis zum 7 warten können, wo ich Dich bestimmt erwarte. Es freut mich, daß Du nach Jena gegangen bist und nun Gewißheit über Deine Reise erhältst. Mir wäre es viel lieber, Du reis'test im Herbst, statt im Januar; desto eher sehen wir uns wieder. c

Daß Max Schultze auch eine Cousine zur Frau[31] hat, hat mich sehr frappirt; herziger Schatz mir wurde bei Deiner Beschreibung dieser kleinen Familie ganz selig zu Muthe. Schreibe mir ein paar Zeilen aus Jena, ich höre sonst so lange nichts von meinem lieben, lieben Schatz. Prächtiges Wetter hast Du Dir mit nach Jena genommen, laß Dir's dort nicht nehmen und genieße recht die Dir dort zugezählten Tage. Einen innigen Gruß und Kuß von

Deiner glücklichen Änni.

1 Sethe, Wilhelmine, geb. Bölling.
2 Haeckel, Hermine, geb. Sethe.
3 Brauchitsch, Helene von.
4 Haeckel, *Carl* Christian Heinrich; Haeckel, Hermann; Haeckel, Anna.
5 Br. 47.
6 Br. 46.
7 Richter, August *Ferdinand*.
8 Sethe, Adelheid, geb. Reimer.
9 Der 58. Geburtstag von Wilhelmine Sethe, geb. Bölling.
10 Arndt, Ernst Moritz: Meine Wanderungen und Wandelungen mit dem Reichsfreiherrn Heinrich Karl Friedrich von Stein. 2., unveränd. Abdr., Berlin 1858.
11 Vgl. Haeckel, Ernst: Reise in die deutschen Alpen (Salzburg, Baiern, Kärnthen, Tyrol etc.) (Linz, Salzkammergut, Salzburg, Berchtesgaden, Gastein, Heiligenblut, Pusterthal, Ötzthal, Etschthal, Sarkathal, Gardasee, Comersee, Engadin, Wormser Joch, Oberinnthal, Innsbruck, Achensee, Tegernsee, München) und nach Ober-Italien (Venedig, Verona, Mailand) im Herbst 1855 in neun Wochen (vom 12ten August bis 14ten Oktober 1855) (egh. Mskr., EHA Jena, B 408); vgl. dazu auch die Reisebriefe in: EHAB, Bd. 2, Br. 46, 49, 50, 53, 56, 60, 61, 63, 67.
12 Vgl. ebd., S. 1–4.
13 Das Geschenkherbarium mit 100 Alpenpflanzen für Anna Sethe; vgl. Br. 40, Anm. 2.
14 Sethe, *Julius* Johann Ludwig Ernst; Sethe, Adelheid, geb. Reimer.
15 Vermutlich die „Försterei", ein am Weg nach Ahlbeck liegendes Lokal mit Getränken und kalten Speisen; vgl. Müller, Swinemünde (wie Br. 47, Anm. 4), S. 48.
16 Dabei handelt es sich vermutlich um die Störtebekerkuhle oder -höhle genannte Vertiefung zwischen Heringsdorf und Ahlbeck, an deren Eingang sich die Försterei (wie Anm. 15) befindet; vgl. ebd., S. 44.
17 Nach Westen breitete sich eine größere Wiesenfläche aus, wohingegen nach Süden und Südosten der Ort von Wäldern begrenzt war; vgl. ebd., S. 43.
18 Der südwestlich von Heringsdorf gelegene Gothensee ist ca. 5 km lang und über 1 km breit und gehört zu den größten Seen von Vorpommern. Er entwässert über den 1819 erbauten Sackkanal und die Beek in die Ostsee.
19 Triest, Anna.
20 Sethe, *Heinrich* Christoph Moritz Hermann.
21 Br. 47.
22 Br. 46.
23 Pauline und Marie, Dienstmädchen der Familie Haeckel in Berlin.
24 Evangelische Kirche im Wald auf dem Kulm, 1848 im historistischen Stil nach den Plänen des Schinkel-Schülers und Hofbaurates Ludwig Persius errichtet und von König Friedrich Wilhelm IV. von Preußen finanziell maßgeblich unterstützt.
25 Die vier bis dahin erschienenen Bände von: Humboldt, Alexander von: Kosmos. Entwurf einer physischen Weltbeschreibung. 5 Bde., Stuttgart; Tübingen 1845–1862; auch Haeckel war im Besitz des Werkes; s. Haeckel-Jugendbibliothek, Nr. 1 (=1–4).

26 Brauchitsch, *Anna* Hedwig von; Brauchitsch, *Georg* Emil von.
27 Brauchitsch, *Marie* Louise Adelheide von, geb. von Braunschweig; sie war am 25.12.1856 verstorben.
28 Brauchitsch, Karl *Emil* von.
29 Brief von Anna Sethe an Charlotte Haeckel nicht überliefert.
30 Br. 48.
31 Schultze, Christine, geb. Bellermann; vgl. auch Br. 48, S. 169.

50. An Anna Sethe sowie Charlotte und Carl Gottlob Haeckel, Jena, 15. – 18. August 1858

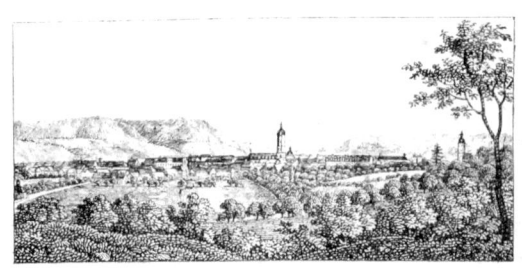

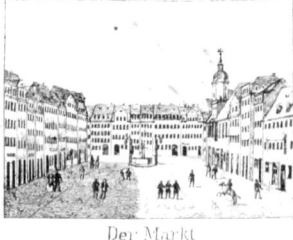

Der Markt

Jena am 15ten August 1858.

Daß die lieben, schönen Jenenser Berge mit ihren weißen Kalkfelsen, blumigen Abhängen, den freundlichen Dörfern an ihrem sanft aufsteigenden Fuß und der vielgeschlängelten Saale in ihren grünen Auen, mit all dem Reiz, den die liebliche Natur und die akademische Geschichte im Verein dieser alten deutschen Universitätsstadt verleihen, mich schon so bald, nach kaum 3 Monaten wieder erfreuen würden, hatte ich bei meiner letzten Anwesenheit in Jena zu Pfingsten nicht gedacht.[1] Und wenn damals die Gastfreundschaft des Prof. Gegenbaur und die Anmuth der hiesigen Verhältnisse, mit denen er mich bekannt machte, den angenehmsten Eindruck von der so lange nicht gesehnen Stadt zurückließen, so kamen diesmal noch die ganz außerordentlichen Eindrücke dazu, die durch die 300jährige Jubelfeier der Universität[2] sogleich in festlichster Weise hervorgerufen wurden, und das Zusammensein mit einigen anderen jungen Professoren, die auch bei Gegenbaur waren. Unter diesen der liebenswürdigste und älteste Max Schultze, Prof. der Ana*tomie* u*nd* vergl*eichenden* Anatomie in Halle, einer der liebsten Menschen, die ich habe kennen lernen. Ihm verdanke ich auch die Anregung zu dieser Reise, die mir ohne seine Anregung am 12/8 nicht in den Sinn gekommen wäre. Wir fuhren verabredetermaßen zusammen am Samstag, 14/8 früh 7 U*hr* von Berlin fort und verplauderten die 4 S*tunden* lange Fahrt durch die langweilige Mark so nett, daß wir unversehens in Halle waren. Dort aßen wir zusammen zu Mittag und fuhren um 2 U*hr* mit der Thüringer Bahn weiter. Der Zug war, wie auch früh der Berliner, außerordentlich groß und mit Jenenser Festgästen überfüllt. Unter der sehr bunten Reisegesellschaft, zum Theil ganz alte, grau- od*er* weißhaarige Männer mit ihren frühern Studentenverbindungsabzeichen,[3] befanden sich 3 sehr nette und freisinnige Magyaren,[4] aus weit entlegenen Orten

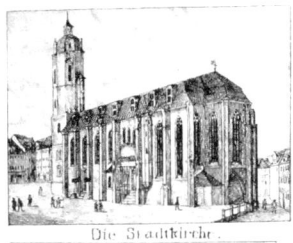

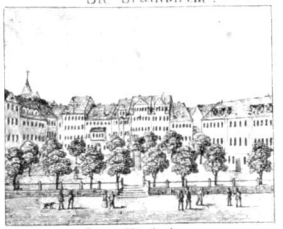

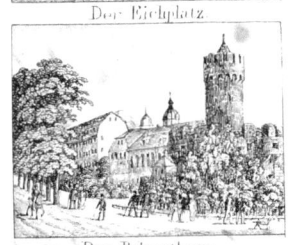

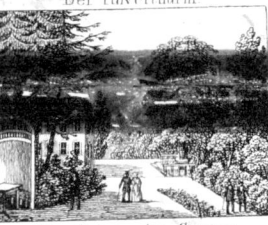

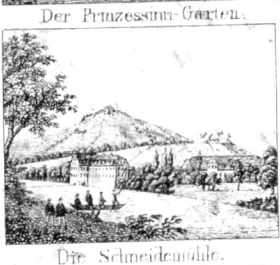

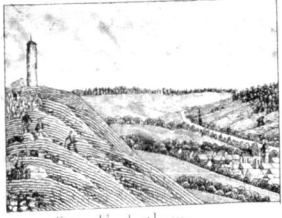

Siebenbürgens und Ungarns, der eine von ihnen ein wunderschöner Mann mit mächtiger Adlernase und Bart, schwarz funkelnden Augen und langen Haaren. Sie waren, wie auch die übrigen alten Studenten (namentlich ein Dr. Meyer[5] aus Luebek, Vorsteher einer Mädchenschule), urfidel und vergnügt und fingen allen möglichen Unsinn an, trotz der drückenden Augusthitze, die in den überpackten Coupées wirklich in Schweiß uns badete. Die reizende Naumburger Gegend wurde allgemein bewundert. || Der Troubel und die tosende Verwirrung bei der Ankunft in Apolda waren unbeschreiblich, da von den vielen 100 Festgästen nur wenige, wie ich, gesonnen waren zu Fuß gehen. Post und Omnibus waren natürlich gleich überfüllt und so hoffte ich schon, mein Plan, zu Fuß zu gehen, auch bei meinen Reisegefährten durchzusetzen. Doch hatte Max Schultze dazu wenig Lust und so begaben wir uns in die Stadt, wo wir einem Leiterwagen begegneten, der von mehreren alten Jenenser Burschen mit Gewalt gestürmt wurde. Wir unterstützten sie kräftigst und zwangen den Kutscher, uns nolens volens nach Jena zu fahren. Das war nun eine der komischsten Touren. Der Leiterwagen wurde querüber und der Länge nach mit Brettern belegt, auf denen wir über einen Haufen von Kisten, Koffern und Reisesäcken es uns so bequem als möglich machten.[a] Max Schultze und ich saßen dem Kutscher am Nächsten, mir gegenüber der Dr. R. Heim[6] aus Halle, früher Redacteur der Constitutionellen *Zeitung*, jetzt Herausgeber d*er* preuß*ischen* Jahrbücher, ein sehr angenehmer Mann, ruhig u*nd* fest, mit einer feinen, sehr an Schiller erinnernden Physiognomie. Auf dem übrigen Theil des Leiterwagens saßen, lagen und standen noch 11 Menschen durcheinander, so daß wir mit dem Kutscher zusammen 15 Stück waren. Von ähnlichen, in buntester Weise bepackten Wagen war die ganze Chaussée bis Jena bedeckt und wir hatten vielen Spaß mit den Begegnenden und Wettfahrenden. Die Fahrt selbst war bei dem klaren Wetter prächtig und wir litten wenig von dem dicken Staub auf unsern erhöhten Sitzen. Schon vor unserer Ankunft sahen wir aus der Ferne die Thürme und Dächer reich mit Fahnen geschmückt. Vor dem Thor fuhren wir durch einen reizend mit Moos bekleideten Triumphbogen.

Höchst überraschend aber war der Anblick im Innern der lieblichen Stadt selbst, wo jedes einzelne Haus auf das Allerginalischste [!] und Geschmacksvollste mit frischen, grünen, blumenreichen Guirlanden, Kränzen, Bouquets und Fahnen geschmückt. Nicht ein Stockwerk irgend eines Hauses, das ich sah, war schmucklos und selbst die ärmste Hütte war wenigstens mit Eichenlaub reichlich staffirt. Dazu flatterten von allen Thürmen u*nd* Dächern viel bunte Wimpel u*nd* Fahnen, meist in den Landesfarben der 4 sächsischen Herzogthümer[7], viele aber auch in den deutschen Farben. Die Straßen überall von Triumphbogen geschmückt. Als wir um 3 U*hr* Nachm*ittags* ankamen, wimmelte es in allen Straßen dergestalt von zahllosen fremden Gästen u*nd* einheimischen Festfeiernden, daß wir absteigen u*nd* uns zu Fuß durch die Menge hindurch arbeiten mußten. Wir gingen sogleich zu unserem alten Gastfreund, Prof. C*arl* Gegenbaur, auf den Fichteplatz[8], der uns aufs freundlichste aufnahm, trotzdem Prof. V*ictor* Carus aus Leipzig und Prof. N*icolaus* Friedreich aus Heidelberg schon mehrere Zimmer besetzt hatten. Ich wurde mit Carus in die Rumpelkammer gelegt, wo ich auf einem Strohsack, in meinen Plaid gewickelt, ganz vortrefflich geschlafen und mich überhaupt sehr wohl befunden habe. In einem Gasthof unterzukommen wäre absolut unmöglich gewesen. Wir hatten uns kaum etwas eingerichtet und bewillkommet, als sich schon der Anfang der Festfeier durch das Läuten aller Glocken am Vorabend bemerkbar machte. Wir gingen auf die Brücke hinaus u*nd* dort auf u*nd* nieder. Kaum war es dunkel geworden, als ein überaus schönes Schauspiel begann. Auf allen den vielen Bergkuppen rings umher fingen nämlich gleichzeitig prächtige große Freudenfeuer an zu lodern und außerdem wurden am Abhange vieler Berge durch viele Hunderte mit Fackeln bewaffneter Bauern, die künstlich in Linien reihenweis gruppirt waren, sehr schöne bunte Feuerlinien und Figuren gebildet, die sich zum Theil schlangengleich den Abhang hinab entwickelten. Aus den Wiesen und vom Flusse stiegen bunte Leuchtkugeln u*nd* flammende Raketen in hohem Bogen empor u*nd* der Wasserspiegel reflektirte die vielen Lichter prächtig. Nachdem wir [b] dies herrliche Flammenspiel hinreichend bewundert, gingen wir noch [c] kurz in die „Festhalle",[9] ein colossales, bloß für dieses Fest eingerichtetes und 3000 u*nd* mehr Menschen fassendes Gebäude, offen, bloß mit Holzdach, welches in dem sog. „Paradies", einer wiesen- und waldreichen Aue vor der Stadt, zur ersten Aufnahme u*nd* Begrüßung der Gäste bestimmt war. Da jedoch unter der großen Menschenmasse keine weiteren Bekannten herauszufinden waren, gingen wir noch in unsere alte Kneipe „zum schwarzen Bären"[10] u*nd* schliefen bald darauf trefflich in unserer neuen Behausung ein. ||

Jena 18/8 58 | Mittwoch Abend

Liebe Eltern!

Dieser Brief soll Euch zunächst benachrichtigen, daß ich nicht morgen, sondern erst Sonntag, oder vielleicht schon [d] Samstag, Abend, zurückkomme. Gegenbaur hat mich nämlich aufgefordert, mit ihm eine kleine Fußtour ins Schwarzathal zu machen, u*nd* da es das allerherrlichste Wetter ist, konnte ich der Versuchung nicht wiederstehen. Wir werden Morgen (Donnerst*ag*) früh weggehen (über Kahla u*nd* Rudolstadt) und

2–3 Tage unterwegs sein. Schickt diesen ganzen Brief sogleich an Anna[11] weiter (auch dies Blatt). Das große mit den Bildern könnt ihr lesen, das kleine an Anna aber nicht. Besorgt es aber gleich. Mir ist es hier außerordentlich gut ergangen, Alles viel schöner und besser als ich gedacht hatte. Die ausführliche Beschreibung des überaus herrlichen Festes werdet ihr schon in den Zeitungen gelesen haben. Es war von schönstem Wetter begünstigt. Ich habe viel Bekannte getroffen, u. a. Karo, Sydow, Gneist[12] und Heim[13] ebenfalls gesehen. Wir 4 (3 Professoren und ich)[14] waren hier bei unsrem äußerst freundlichen Wirth (C. Gegenbaur) sehr vergnügt beisammen. Ich bin sehr munter und frisch, nur heut Abend vom Bergklettern sehr müde, weshalb ich kurz schließe. Beckmann wird ja wohl, Virchows Äußerungen nach, nicht gekommen sein. Andernfalls grüßt ihn herzlich und bittet ihn dringendst, auf meine Zurückkunft zu warten.

Mit herzlichstem Gruß an euch, Karl[15] und Tante Bertha[16]

Euer treuer Ernst.||

Jena 18/8 58

An Anna allein.

Gar zu gern hätte ich schon längst einen Brief an Dich abgeschickt, mein Herzensschatzchen, damit Du erfährst, wie es hier in dieser hohen Festzeit in unserm lieben Jena aussieht. Auch habe ich gleich am Sonntag zu diesem Zweck mich hingesetzt, bin aber nicht über die beiden ersten Seiten, die ich Dir mitsende, hinausgekommen, da meine 4 Hausgenossen, die Professoren Gegenbaur, Schultze, Carus[17] und Friedreich, mir kaum einen Augenblick Ruhe und Muße lassen, so daß ich seit Sonntag keinen Augenblick frei hatte, wo ich an Dich, liebstes Herz, hätte schreiben können. Nun Du mich aber gestern Abend durch einen so lieben langen Brief[18] erfreut hast, sollst Du heut auch gleich Antwort haben, wenn sie auch noch so kurz und unvollständig ist, da mir die Augen vor Müdigkeit zusinken. Vor allem wünsche ich, daß der böse Katarrh Dich nun endlich verlassen haben möge. Das ist ja recht schlimm, daß der so hartnäckig ist. Nimm Dich nur recht in Acht. Halt Dich lieber ein paar Tage ganz zu Hause, schwitze ein paar mal tüchtig und halte namentlich den Hals recht warm. Auch kannst Du noch einmal ein Senfpflaster[19] legen. So lange aber der Husten noch nicht nachgelassen hat, darfst Du nicht in der See baden. Sorge nur recht für Dich, fein liebes Herzchen und denke, daß Du mein Eins und Alles bist und Dich recht munter und gesund für den September halten mußt. Mein Hals, der bei der Abreise von Berlin noch recht schlimm war, ist hier in dem lieben Jena gleich ganz gut geworden. Überhaupt geht es mir hier sehr gut und ich vermisse nur Eins, das aber auch sehr, an all dem Schönen, Lieben und Guten, das mir hier zu Theil wird. Kannst Du Dir wohl denken, was das Eine ist? || Was nun das Wichtigste betrifft, nämlich die Reise nach Messina, so ist mein Entschluß jetzt endlich so ziemlich reif und bedarf nur noch Deiner allerhöchsten Bestätigung. Victor Carus geht nämlich bereits Mitte September fort und weßhalb ich da nicht mit kann, weißt Du wohl noch besser als ich. Also werde ich erst gegen Weihnachten oder gleich nach Neujahr gehen und die Zeit bis dahin tüchtig zu Vorbereitungsstudien benutzen. Freilich wird es Dir wohl hart vorkommen, daß Du dann noch 2–3 Monate in Berlin mit dem Stricke[20] zusammen sein mußt?! – Die weiteren Gründe, weshalb ich das Alleinreisen vorziehe, mündlich. Auch die nähere Beschreibung des Festes muß ich Dir auf Nächstes aufsparen, da ich heut Abend zu müde bin, um noch vernünftige Gedanken zusammenzubringen. Auch wirst Du das Ausführliche schon in den Zeitungen gelesen haben. Heute nur soviel über den nächsten Plan. Heute früh sind Schul*tz*e u*nd* Carus abgereist. Morgen früh um 7 U*hr* geht auch Friedreich ab und gleichzeitig wollen Gegenbaur u*nd* ich uns auf die Beine machen, um eine kleine Fußtour ins Schwarzathal von 2–3 Tagen zu machen, nach welcher ich dann direct nach Berlin zurückkehre, wo ich also Samstag oder Sonntag Abend eintreffen werde. Da werde ich dann gewiß gleich bei der Ankunft durch einen Brief von meinem lieben, süßen Schatz überrascht werden und sie soll dann zur Belehrung auch gleich eine recht lange u*nd* ausführliche Antwort haben. Sei mir 1000 mal gegrüßt u*nd* geküßt mein liebes Herz, und mache vor Allem, daß Du wieder bald ganz munter u*nd* gesund bist. Hier in dem lieben Jena hast Du mich überall auf Schritt und Tritt begleitet. Und morgen mußt Du mir das schöne Schwarzathal verherrlichen.

Grüße Mutter[21] Hermine[22] u*nd* die Kleinen[23] bestens.[e]

1   Zu Haeckels Pfingstaufenthalt in Jena vgl. Br. 37, 39, 41.
2   Vgl. Br. 48, Anm. 2.
3   Zum 300jährigen Universitätsjubiläum waren zahlreiche Vertreter alter Burschenschaften angereist und hielten am Festtag eine Versammlung ab. Unter ihnen war auch der Mitbegründer Prof. Dr. jur. Reinhold Schmid (1800–1873), der die Wartburgfahne von 1817 aus Bern mitgebracht hatte, um sie der hiesigen Burschenschaft zurückzugeben. Der Großherzog Carl Alexander von Sachsen-Weimar-Eisenach (1818–1901) untersagte jedoch die Rückgabe unter Verweis auf das Verbot dieses revolutionären Symbols und vertagte die Klärung der Angelegenheit auf einen späteren Zeitpunkt mit dem Ergebnis, dass die Fahne letztlich seitdem als verschollen gilt; vgl. u. a.: Königlich privilegirte Berlinische Zeitung von Staats- und gelehrten Sachen. Nr. 190, 17.8.1858, S. 3; ebd., Nr. 194, 21.8.1858, S. 4.
4   Vielleicht die im Besucherbuch verzeichneten Haberern, Jonathán; Ferenczy, J.; Müller, Johann *Gottfried*; die Universität Jena war traditionell ein bevorzugter Studienort protestantischer Studenten aus den deutschsprachigen Gebieten in Siebenbürgen und anderen Teilen Österreich-Ungarns.
5   Meier, Karl Heinrich *Adolf*.
6   Haym, Rudolf.
7   Großherzogtum Sachsen-Weimar-Eisenach, Herzogtum Sachsen-Coburg und Gotha, Herzogtum Sachsen-Meiningen, Herzogtum Sachsen-Altenburg.
8   Gegenbaurs Haus auf dem Sitzenplan, später Fichtegasse/Fichteplatz Bezirk C, Nr. 263 und 264 (heute zwischen Unterlauengasse und Löbdergraben).
9   Vgl. Geiling, Friedrich Wilhelm: Die Festhalle im Paradiese zu Jena während den drei Jubiläumstagen 15., 16. u. 17. August 1858, getönte Lithographie, 1858. In: Bilder von Jena aus der Zeit des 300jährigen Universitätsjubiläums. Zusammengestellt, hrsg. und mit einer Einleitung versehen von Birgitt Hellmann. Jena 2008, S. 31.
10   Vgl. Br. 37, S. 141.
11   Sethe, Anna.
12   Gneist, Rudolf von.
13   Wie Anm. 6.
14   Schultze, Max; Carus, Victor; Friedreich, Nicolaus und Haeckel, Ernst.
15   Haeckel, *Karl* Heinrich Christoph Benjamin.
16   Sethe, Emma Henriette *Bertha* Sophie.

17 Carus, Victor.
18 Br. 49.
19 Vgl. Br. 26, Anm. 2.
20 Im Sinne von: Frechdachs, Lausbube, Schelm; scherzhafte Eigenbezeichnung von Ernst Haeckel.
21 Sethe, Wilhelmine, geb. Bölling.
22 Haeckel, Hermine, geb. Sethe.
23 Haeckel, *Carl* Christian Heinrich; Haeckel, Hermann; Haeckel, Anna.

51. Von Anna Sethe, Heringsdorf, 20. August 1858

Heringsdorf 20.8.58.

Der Brief an T*ante* Bertha[1] ist gestern nicht abgegangen, weil Mutter[2] heute noch Flunder*n* mitschicken will, da kann ich es doch nicht laßen, lieber Schatz Dir einen Gruß mitzuschicken; ich vermuthe Dich wenigstens wieder in Berlin. Ich bin recht begierig auf die Resultate Deiner Jenaer Reise, über die ich mich sehr gefreut habe. Ich war ganz melancholisch in den Tagen, weil ich immer noch nicht baden konnte; aber nun habe ich eben (es ist 8 Uhr) zum ersten Mal mich tüchtig mit den Wellen herumgejagt und [*bin*] ganz glücklich in unserem lieben bedeutungsvollen Element.[3] Gestern war die See sehr wild, ich habe köstliche Stunden an ihr zugebracht, allein heute hat sie sich schon wieder etwas beruhigt; ich war nach 9 Uhr mit Heinrich[4] noch einmal am Strande, um ein beabsichtigtes Feuerwerk zu sehen, das aber entweder schon vorbei [*war*] oder des Sturmes wegen nicht stattgefunden hatte. Die See war tobend wild, ein schauriges Dunkel, nur von dem hellen Leuchtthurm von Swinemünde erleuchtet. Das schönste Feuerwerk sahen wir aber auf dem Rückweg; zwischen den Bäumen brach aus dunkelblauen Wolken der milde Mond hervor, der nun bald seine ganze Scheibe || präsentiren wird. Ich lebte an dem Augenblick nicht in der Gegenwart, sondern dachte so mancher Stunde, die wir zusammen mit dem Mond verlebt haben und unwillkührlich tauchte mir der Abend[5] wieder in der Erinnerung auf, da ich Dich ja gestern auch schon in der Nähe Berlins wußte, wo Du von Merseburg zurückkamst; ich war so selig Dich wieder zu haben und hatte den Abend gar nicht erwarten können; dann träumte ich mich drei Wochen älter und ein unendlich glückliches Gefühl durchdrang mich, mein liebes, liebes Herz wiederzusehen. Willkommen denn in Berlin, wo gewiß viel Arbeit Deiner wartet, namentlich wenn die Reise noch im October vor sich geht, aber dann sollst du auch 14 Tage ausruhen bei Deiner Änni, das wird Dir die Arbeit versüßen. Jeden freien Moment, d. h. wenn Helene Brauchitzsch[6] nicht bei mir ist und das ist leider nicht oft, benutze ich für Deine Reise,[7] die mich nur zu sehr in die herrliche Alpenwelt versetzt; gar oft frage ich mich bei argen Strapatzen, würdest Du das aushalten können und dann jubelt es immer ja in mir in der Aussicht auf all das Schöne, was ich zu sehen bekomme und das gemeinsam mit dem besten Menschen auf der Welt, einem Stückchen Natur, die ich so unbeschreiblich lieb habe. Gestern Abend || spät, als Alles schlief, war ich auch auf dem Naßfelde und habe die herrliche Gasteiner Ache um ihren schönen Lebenslauf beneidet, das ist auch ein wildes, ungezügeltes Naturkind, hat aber doch auch ruhige Momente, wo sie frische Matten bewäßert und die Leidenschaften schweigen läßt.[8] Dahin strebe ich ja auch, mein lieber Erny, möchte Dich auch so gern ein zartes Blümchen finden laßen in meinem unruhvollen, starren, aufbrausenden Wesen. Suche nur, gewiß Du sollst noch welche finden, außer einer Rose, dem Sinnbild der Liebe, die voll und kräftig in mir Dir entgegenschlägt und nie, nie verwelken soll. Ich fühle mich schon ganz halb ohne Dich; ich leide an völliger Gedankenarmuth bis auf einen einzigen Gedanken mit dem ich mir die Entbehrung versüßen kann. Ich habe manches tiefe, ernste Gespräch mit der Helene Brauchitzsch geführt, aber sie versteht mich doch nicht wie Du. Ich habe keine Lust meine Lieblingspunkte aufzusuchen, mir fehlt immer etwas. Ich lese noch immer an den Mährchen der Alhambra[9], Abends mit den Anderen zusammen den Arndt[10], wenn Helene und ich nicht zusammenspielen, wodurch auch wehmütige Gefühle in mir wach gerufen werden. Die Stunden werden auch wieder kommen. ||

Vorgestern Abend habe ich großen Genuß nach langer Zeit gehabt; ich hörte in einem Concert[11] den Violinisten Keller[12] aus Berlin und den Pianisten Kortmann[13] aus Stettin, die beide vorzüglich und mit tiefem Verständniß der Sachen, die sie vortrugen, spielten. Namentlich die Mendelssohnsche d Dur Symphonie[14] enthielt reizende Melodien; ein Klavierstück: le réveil du lion,[15] in dem bald das wilde Brüllen des Löwen in den tiefen Baßtönen, bald in[a] zart lockenden Tönen die zärtliche Natur des Thieres nachgeahmt wurde. Ich dachte der Löwenscenen aus dem Sommernachtstraum[16], der kostbaren im zoologischen Garten, wo Du spielend mit dem Waldkönig verkehrtest.[17] Die Erinnerung ist doch eine herrliche Mitgabe der göttlichen Natur. Sie zieht sich wie ein Silberbach durch's Leben, die erdigen häßlichen Theilchen in den Abgrund der Vergangenheit begrabend,[b] nur mit freundlichen lichtvollen Wellchen den Grund des Herzens bespülen*d*. Ich, zum Vergleichen sehr geneigt, knüpfe an alle Erlebniße schon Erlebtes an und bemühe mich, wenn auch Manches fehlt, mir den Genuß nicht stören zu laßen. Auf diese Weise werde ich nie die Lust zum Leben verlieren, das für mich trotz seiner || Unvollkommenheiten so viel Reize hat, daß ich täglich mit Dank gegen Gott erwache, der mich in's Leben gerufen hat und nun mich ein treues Herz hat finden laßen, das auch Seine göttliche Natur in sich trägt, in dem Streben nach Gutem und immer Höherem, nach Wahrheit und Klarheit. Lieber Erny, ich fühle mich so gering Dir gegenüber, bin aber darum nicht traurig, es ist gewiß das Rechte und ist uns da nicht auch ein schönes Ziel gesteckt, dem nachzustreben mir nie Lust und Muth fehlen wird. Lieb Schatzchen laß Dir einen innigen Kuß geben, ich liebe Dich unaussprechlich und muß doch immer wieder davon sprechen. Sei mir nicht bös darum, Du mußt mich nehmen wie ich bin, Du magst aber auch daraus machen, was Du willst. Natur hat uns zusammengebracht und soll uns auch zusammenhalten. Heute möchte ich Dich gar gern bei mir haben. Eben ist mit Sethens[18] eine schöne Partie verabredet; um drei Uhr nach dem Fangel, einem niedlichen Forsthause an einem prächtigen See, dem Schmollensee[19] gelegen mit schönen Ufern, von da durch prächtigen Buchwald nach dem Langenberg[20], von dem || ich Dir schon viel vorerzählt habe, da sind wir hoch über dem Meere, an deßen Ufer wir den Rückweg nach dem freundlichen Dörfchen antreten. Meine Zeit ist zu Ende, die Kiste wartet auf mich, und mein Schatz gewiß auch auf einen Brief von seiner Änni. Tausend Grüße Deinen lieben Eltern.

1 Sethe, Emma Henriette *Bertha* Sophie.
2 Sethe, Wilhelmine, geb. Bölling.
3 Anspielung an die gemeinsame Lektüre von Roßmäßler, Emil Adolf: Das Wasser. Eine Darstellung für gebildete Leser und Leserinnen (Leipzig 1858) und die darauffolgende Liebeserklärung und heimliche Verlobung; vgl. Haeckel, Medicinal-Kalender 1858 (wie Br. 40, Anm. 2), Eintrag v. 3.5.1858: „Schauderhaftes Regenwetter. Früh auf dem Zoologischen Museum. Mittag mit den Eltern und Schellers (dem Vater und Emilie) bei Tante Minchen. Nachher alleine mit Anna den Abschnitt ‚Meer' in Roßmäßlers ‚Wasser' zu lesen angefangen. ‚Die schwungvoll schönen, schnellen, die leichten und lichten Wellen!' Kampf entgegengesetzter Stimmungen und Bestrebungen. Niederlage. Erklärung. Wonnevolle Ueberzeugung."
4 Sethe, *Heinrich* Christoph Moritz Hermann.
5 28.5.1858; vgl. Br. 41, S. 154.
6 Brauchitsch, Helene von.
7 Die Lektüre von Haeckels Tagebuch der ersten Alpenreise 1855; vgl. Br. 49, S. 149.
8 Ebd., bes. S. 20–29.
9 Vgl. Br. 46, S. 164.
10 Arndt, Meine Wanderungen (wie Br. 49, Anm. 10).
11 Vor dem Hotel in Heringsdorf fanden regelmäßig öffentliche Konzerte statt; vgl. Müller, Swinemünde (wie Br. 47, Anm. 4), S. 52.
12 Keller, Robert.
13 Kortmann, Louis; Vorgang nicht ermittelt, vermutlich im Konzertgarten „Italien" in Heringsdorf; vgl. Spalink, Fritz: Heringsdorfer Geschichten. Geschichten und Geschichte rund um das Seebad Heringsdorf auf der Insel Usedom. Hrsg. von Dr. Werner Molik. Seebad Heringsdorf 2011, S. 27.
14 Wahrscheinlich eine der frühen Sinfonien für Streicher von Felix Mendelssohn Bartholdy (1809–1847), die Sinfonie (Sinfonia II) D-Dur MWV N 2 (1821) oder die Sinfonie (Sinfonia VIII) D-Dur MWV N 8 (1822).
15 Reveil du Lion. Op. 115. Caprice heroique aus dem Jahr 1848 von Antoine de Kontski (1817–1899).
16 Ein Sommernachtstraum (frühneuengl. „A Midsommer nights dreame"), Komödie von William Shakespeare, Erstaufführung vor 1598.
17 Vorgang nicht ermittelt.
18 Sethe, Adelheid, geb. Reimer; Sethe, *Julius* Johann Ludwig Ernst.
19 Forsthaus auf der Landenge zwischen Schmollensee und Großem Krebssee auf der Insel Usedom, heute Ausflugslokal „Forsthaus Fangel".
20 Waldgebiet oberhalb des Steilufers bei Bansin auf der Insel Usedom.

52. An Anna Sethe, Berlin, 22. August 1858

Berlin 22/8 58.

So eben habe ich in der schönen Sonntagsfrühe ausgepackt und auch in meiner Studirstube (die jetzt endlich einmal wirklich dieser ihrer Bestimmung gewidmet werden soll) wieder häuslich eingerichtet. Ich dachte so recht innig an das liebe süße Wesen, das dem Allen eigentlich erst seine rechte Weihe giebt, und jetzt schon ganz zu dem unzertrennlichen und unendlichen rothen Faden geworden ist, der durch alle Gedanken, alle meine Vorstellungen sich hindurchzieht. Da kommt grade zur rechten Zeit von Tante Bertha[1] Dein Brief[2], mein herzliebster Schatz, und nun kann ich nicht anders, als Dir gleich frisch antworten, obgleich ein paar schöne gelbgefleckte Erdsalamander[3] und schwarze Waldschnecken[4], die ich aus Schwarzburg mitgebracht,[5] zum Beginn meiner anatomisch-zoologischen Arbeiten,[6] gleichsam als Eröffnungsfeier, heut früh secirt und microscopirt werden sollten. Nun ein Glück für sie, daß Dein lieber, lieber Brief mir Messer u*nd* Pincette aus der Hand genommen u*nd* d*ie* Feder hineingesteckt hat. Wenn nur die dumme Feder nicht ein gar so ärmliches u*nd* unzureichendes Instrument wäre. Wie wenige und kleine Trümmer nur, mein Herz, kann ich Dir immer auf dieser schmalen Brücke hinübersenden von der großen, überwältigenden Gedankenmasse, die ich stets für Dich im Herzen trage und Dir, in allen ihren Wandlungen, so gern ganz mittheilen möchte. Wie sind doch unsere Seelen schon so innig u*nd* fest zusammen gewachsen, daß sie durch Nichts, Nichts mehr zu trennen sind, und daß alle Gedanken, alle Ahndungen immer nur mit und und in dem „other I"[7] können zu Stande kommen. Und wie freue ich mich unendlich auf die herrliche Zeit (nun ja kaum mehr 14 Tage) wo ich Dir wieder „Herz an Herz und Lipp' auf Lippe"[8] mein ganzes Ich so werde geben und das liebe Deine dagegen in Empfang nehmen, so ganz wie es ist, und wie es die ausführlichsten Briefe immer nur stückweis liefern können. || Wie oft sind wohl unsere Gedanken in den letzten 8 Tagen sich begegnet, meine Änni! Je bunter u*nd* mannichfaltiger die lebenvolle Bewegung in Jena sich gestaltete und [a] in ihren schönen Taumel mich hineinzog, desto lieber, heimlicher u*nd* stiller kehrte immer wieder mein Sinn an das entfernte liebe Herz zurück, wo es allein nur wahre Ruhe u*nd* Frieden findet. Mir ist so immer, als ob Du all die schönen u*nd* guten Augenblicke der verflossenen Jenenser Jubelwoche[9] mit erlebt hättest; so unablässig hat Dein Bild mich überall hin begleitet. Es waren prächtige, reiche, fruchtbringende 8 Tage für mich, mein liebes Herz, u*nd* ich kann Max *Schultze* nicht genug dankbar sein, daß er mich bewogen hat, mitzukommen. Während einerseits das prächtige, freie, ungekünstelte Jenenser Studentenleben, das frische, jugendliche, fortschreitende Streben der Jenenser Wissenschaft, das nette freundschaftliche, collegialischste Zusammenleben der Jenenser Professoren, das ich immer mit[b] solcher Vorliebe verfolgte, sich bei dieser Feier in schönster Weise kund gaben, und die an sich schon so [c] prächtige Festfeier für mich noch ganz besonders werthvoll u*nd* interessant machten, so hat andrerseits das zufällig damit zusammentreffende, innige Zusammenleben mit den 4 jungen Professoren[10], die in *Gegenbaur*s Hause[11] als Gäste sich zusammenfanden, und der Verkehr mit manchen andern akademischen Größen, die uns eben da besuchten, mir ebenso viel Nutzen als Vergnügen gebracht, u*nd* meinen akademischen Ideenkreis ganz bedeutend erweitert. Während es mir anfangs fast etwas ängstlich u*nd* beklemmend war, daß ich, als kaum flügge gewordener Nestvogel, mich in diesen Kreis von so ausgezeichneten Männern der Wissenschaften, die schon mit kräftigem Flügel zu ihren höchsten Höhen sich emporgeschwungen hatten, etwas kühn hineindrängte, so wich dies Minoritätsgefühl doch bald dem liebevollen freundschaftlichen, ungezwungenen Ton, der unter dieser Gesellschaft herrschte, und dem freundlichen, entgegenkommenden Zutrauen, mit dem mich die 4 Professoren in ihren Kreis hineinzogen u*nd* gleichsam auch als ein Stückchen künftigen Prof. ansahen. || Namentlich bin ich mit *Gegenbaur* und *Schultze* in diesen Tagen um vieles vertrauter u*nd* bekannter geworden. *Friedreich* der übrigens ein sehr netter u*nd* tüchtiger Mensch ist, obwohl nicht besonders vorragend, stand uns durch seine specielle Fachrichtung als Kliniker ferner, und in *Carus*[12], den ich vorher noch nicht kannte, habe ich mich nicht sehr hineinleben können. Zwar ist er ein sehr gelehrtes Haus u*nd* um unsre Wissenschaft im engeren u*nd* weiteren Kreis sehr verdient; aber unsre ganze Art zu denken und zu handeln, ist zu verschieden (er ist auch über 10 Jahre älter), als daß ich mich ihm so, wie andern Freunden, hingeben könnte. Dieser Grund hat nicht wenig zu dem Entschlusse beigetragen, meine große Reise allein zu machen, obwohl sowohl *Schultze* als *Gegenbaur* mir sehr zu redeten, sie mit *Carus* gemeinsam anzutreten, der dieses selbst sehr wünschte. Allein grade wie mir Alle so zuredeten, wurde es mir im Innersten erst recht klar, daß ich den vollen Nutzen, den ich von dieser großen Unternehmung im reichsten Maaße hoffe, die Umgestaltung und Wiedergeburt meiner ganzen Lebensanschauungen, die ich davon bestimmt erwarte, in ihrem ganzen Umfang nur erlangen werde, wenn ich mich selbst auf ein Jahr in die Verbannung schicke und mich zwinge, mit mir allein seelig zu werden. Entweder – oder – Alles oder Nichts, die Erfüllung oder die Vernichtung aller meiner Hoffnungen und Pläne muß mir diese schwere Arbeit, an die ich alle meine Kräfte setzen werde, mit entscheidender Gewißheit bringen, und das kann sie nur, wenn ich mit mir selbst allein, durch keinen fremden, disharmonischen Eindruck gestört bin! Daß endlich auch der Gedanke, wenn ich mit *Carus* reisen wollte, schon Mitte September fort zu müssen, mir ganz unerträglich war und das Seinige zu meinem Entschluß beitrug, weißt Du selbst, mein bestes Herz, zu gut, als daß ich dies verschweigen könnte. Der Entschluß ist also jetzt endlich definitiv gefaßt. Alea jacta est![13] Mögen die Götter gnädig die Erfüllung aller Wünsche und Hoffnungen, die ich davon hege, herbeiführen. Ich gehe Ende Dec*ember* od*er* Anfang nächsten Jahres ab und werde die 4 Monate bis dahin noch bestens zur Arbeit benutzen! Und wozu noch? ||

Ganz besonders hat es mich gefreut, daß ich dem lieben, prächtigen Menschen Max *Schultze* durch dieses mehrtägige Zusammenleben noch um vieles näher gekommen bin. Ich wollte nur Du kenntest ihn auch, um ihn mit mir zu lieben und zu bewundern. Er ist jetzt, nach *Johannes* Müllers Tode,[14] das Ideal eines Naturforschers, auf das ich meine ganze strebende Kraft hingerichtet habe. Alles was ich bis jetzt von Max *Schultze* kenne, von seinen ausgezeichneten wissenschaftl*ichen* Leistungen, wie von seinen liebenswürdigen, menschlichen Eigenschaften, von seinem kindlichen, unbefangenen Natursinn, seinem Benehmen als Lehrer und Freund, seinem allerliebsten Familienleben, nimmt mich so unbedingt für ihn ein[d], daß ich mir nur vorgenommen habe, in jeder Beziehung ihm nachzustreben (Weißt Du auch, meine Cousine, in welcher Beziehung ich das schon gethan habe?)[15] Und am meisten hat es mich gefreut, daß Max *Schultze* mich auch gern hat und meine Neigungen und Strebungen versteht. Wenigstens bilde ich mir das fest ein! –

Auch mit *G*egenbaur, unserm gastfreien, liebenswürdigen Wirthe, bin ich in diesen 8 Tagen noch recht bekannt geworden und habe manche neue liebe Seite an ihm entdeckt. Wir scherzten und neckten ihn viel mit der Frau Ordinaria, die er nun, als ordentlicher Prof.,[16] sich nothwendig zulegen müßte. Der Glückliche, nun schon so weit zu sein!! Denke Dir, wenn ich nicht nach Italien ginge, könnte ich jetzt bei *Gegenbaur* Prosector werden, mit 250 r*ℓ* Gehalt und freier Wohnung! Wäre das nicht reizend? Der Gedanke stieg mir anfangs, mit 1000 andern herrlichen Träumen wie ein Lichterbaum aufsprießend, so zu Kopf, daß ich fast an meiner Reise irre geworden wäre und auf einmal ein ganz anderes Gebiet betreten hätte. Doch besitze ich glücklicherweise neben meiner idealisch träumerischen

Einbildungskraft noch Besonnenheit genug, um über dem so nah liegenden Guten nicht zu vergessen, nach dem entfernten Bessern zu streben. Übrigens darfst Du dies niemand mittheilen. Es soll geheim bleiben.

Sonntag Nachmittag

So eben komme ich von Tante Bertha, wo wir mit Clara v. Brauchitsch[17], deren Bruder[18] und Mutter[19], und mit Onkel Julius[20] zusammen gegessen haben. Es war ganz nett. Nur gerieth ich in nicht geringe Verlegenheit, als Frl. v. B*rauchitsch* plötzlich ganz ex abrupto mich fragte: „Haben Sie viel mit Anna diesen Winter getrieben?" – Der nächste Effect war, daß ich über u*nd* über heiß u*nd* roth wurde, u*nd* was ich eigentlich antwortete, weiß ich nicht. Gescheut mags aber grade nicht gewesen sein, da sie gleich darauf dem Gespräch eine andere Wendung gab. Woher nur dieser electrische Funke?

– Von Jena ging ich mit G*egenbaur* am Donnerstag früh ins Schwarzathal, wo wir uns [*bis*] Freitag herumtrieben. Gestern hielt ich mich noch einige Zeit in Kösen u*nd* Halle auf u*nd* kam dann Ab*end*s 10 U*hr* hier an. Das Genauere über die Reise u*nd* das Fest nächstens, mein lieber Schatz, da ich gleich abbrechen und den Brief an Onkel Julius mitgeben will, der heut Abend noch nach Stettin reist. Hab herzl*ichen* Dank für Deinen lieben letzten Brief u*nd* schreib mir recht bald wieder einen. Hoffentlich bringt er mir Nachricht, daß es mit Deinem Husten ganz vorbei ist und daß Du wieder in [*der*] See baden kannst. So lange Du noch hustest, darfst Du aber nicht baden. Pflege Dich nur recht, mein liebes Herz, daß Du recht munter bleibst. Herzl*ichen* Gruß u*nd* Kuß von Deinem

Erni

Morgen früh geht nun das restliche Arbeiten los. Das soll mal schmecken, namentlich wenn ich an die Ferien in 14 Tagen denke. || Die Alten lassen ebenso wie ich alle bestens grüßen. Von Karl[21] haben wir gestern einen etwas hypochondrischen Brief[22] gehabt. Ich werde versuchen, ihm seinen Kopf medicinisch zurecht zu setzen. Mutter kann an Hermine[23] nicht mitschreiben, da sie wieder einmal ihre Finger mit Schulzenpflaster[24] umwickelt hat. Quinke[25] ist mit Sohn[26] nach Thüringen gereist.

1 Sethe, Emma Henriette *Bertha* Sophie.
2 Br. 51.
3 Salamandra salamandra (L., 1758), Erd- oder Feuersalamander, Familie: Salamandridae Goldfuss, 1820 (Echte Salamander).
4 Arion ater (L., 1758), Schwarze Wegschnecke, Familie: Arionidae Gray, 1840 (Wegschnecken).
5 Ernst Haeckel hatte am 20.8.1858 gemeinsam mit Carl Gegenbaur eine Exkursion ins Schwarzatal unternommen; für Reisebericht vgl. Br. 57.
6 Zur Vorbereitung auf die Forschungsfahrt nach Italien; vgl. Br. 50, S. 179.
7 Engl.: anderes Ich.
8 Siehe u. a. Schultheis, Wilhelm: Probe aus einem größern Gedichte. In: Morgenblatt für gebildete Stände. Nr. 301, 17.12.1819, S. 1201 f.; Werthes, Friedrich August Clemens: Die Klause. Stuttgart 1801, S. 21.
9 Zur 300jährigen Universitätsfeier vgl. Br. 48, S. 170, Br. 50, S. 176–179.
10 Gegenbaur, Carl; Schultze, Max; Carus, Victor; Friedreich, Nicolaus; vgl. Br. 50, S. 179.
11 Vgl. ebd., S. 178.
12 Carus, Victor.
13 Lat. Alea iacta est: Der Würfel ist gefallen. Sprichwort für nicht wieder rückgängig zu machende Entscheidungen, das auf einen Ausspruch Julius Caesars (100–44 v. Chr.) beim Überschreiten des Rubikons verweist, den kein römischer Feldherr mit seinem Heer überqueren durfte.

14 Ernst Haeckel hatte Johannes Müller im Sommer 1854 in Berlin kennengelernt und traf ihn auf seinen Forschungsreisen nach Helgoland und Nizza wieder; vgl. dazu EHAB, Bd. 2, bes. S. 23, 325, 340 f., 350, 449, 455, 474, 486 f., 492. – Beeindruckt von Müller als Mensch und Forscherautorität plante Haeckel, sich bei ihm zu habilitieren, was durch Müllers plötzlichen Tod am 28.4.1858 vereitelt wurde; s. auch Einleitung, S. XVII.
15 Max Schultze hatte seine Cousine, Christine Bellermann, geheiratet; vgl. Br. 48, S. 169.
16 Carl Gegenbaur hatte am 30.8.1855 auf Empfehlung von Oscar Schmidt dessen Nachfolge in Jena zunächst als ao. Prof. angetreten. Nachdem Emil Huschke (1797–1858) am 19.6.1858 verstorben und damit das Ordinariat für Anatomie und Physiologie vakant geworden war, fiel die Entscheidung sogleich auf Carl Gegenbaur. Dieser stellte jedoch die Bedingung, fortan die Physiologie von der Anatomie getrennt zu besetzen, der die Fakultät in ihrem Denominationsbericht vom 2.7. folgte. Am 8.9.1858 erging schließlich das offizielle Dekret zur Ernennung Gegenbaurs als Ordinarius für Anatomie und vergleichende Anatomie; vgl. EHAB, Bd. 2, S. 219; Karliczek, André: Emil Huschke (1797–1858). Jenaer Anatom und Physiologe. Jena 2008, bes. S. 70–72; Uschmann, Georg: Geschichte der Zoologie und der zoologischen Anstalten in Jena 1779–1919. Jena 1959, S. 31 f.
17 Brauchitsch, *Klara* Karoline Hedwig von.
18 Brauchitsch, *Alfred* Karl Adolf von.
19 Brauchitsch, *Emilie* Helene von, geb. von Braunschweig.
20 Sethe, *Julius* Johann Ludwig Ernst.
21 Haeckel, *Karl* Heinrich Christoph Benjamin.
22 Nicht überliefert.
23 Haeckel, Hermine, geb. Sethe.
24 Emplastrum miraculosum Schulzii, nach dem Mediziner Johann Heinrich Schulze (1687–1744) benanntes „Wunderpflaster", das neben Kampferöl auch Seife enthielt; vgl. EHAB, Bd. 1, S. 165.
25 Quincke, Hermann.
26 Quincke, *Georg* Hermann.

53. An Anna Sethe, [Berlin, 24. August 1858], mit Beilage (Bericht über die Reise zum Jenaer Universitätsjubiläum vom 15. bis 19. August 1858)

Zwar ist unsere gewöhnliche Trennungsstunde, die böse 11 Uhr, schon vorüber und ich dürfte nach einem Tag voll vieler und schwerer Leistung von Rechtswegen recht müd sein; aber dennoch kann ich es nicht lassen, mein süßestes Herzliebchen, noch ein bischen mit Dir zu plaudern. Der wundervolle, silberhelle Vollmond schaut aus dem tiefblauen Äther so magisch hell leuchtend in mein Stübchen hinein, daß er das trübe Lampenlicht fast besiegt, und ich fühle, wie er mir die liebsten Grüße und Küsse von meinem besten Schatzchen bringt, das gewiß auch noch in die klare Silberscheibe hineinschaut und ihrer fernen, lieben Heimath denkt (denn so darf ich doch wohl stolz Deine Piazetta della Siesta[1] nennen!). So aber sind meine jetzt hier noch[a] anwesenden Freunde: Martens, Hartmann[2], v. Bezold[3], Chamisso, Gusserow[4], die ich nach langer Zeit endlich einmal wieder in so veränderten Räumen versammelt hatte, nach Haus gegangen, und Dir muß ich nun wenigstens einen schwachen Hauch von der unendlichen Liebessehnsucht, mit der ich den ganzen Tag nach Dir hingestrebt, aufs Papier werfen. Meine Liebe, einzige Anna! Was hast Du doch aus mir gemacht? Ich kenne mich wirklich nicht mehr! Meine Freunde haben freilich heut oft bedenklich den Kopf geschüttelt. Obwohl ich im Ganzen sehr vergnügt, ja stellenweis ausgelassen war, indem ich meinen Freunden mit Begeisterung die schönen Jenenser Festtage schilderte, so kamen doch dazwischen eine Menge Augenblicke, in denen mich die heiße Sehnsucht an das ferne Lieb so übermannte, daß mir das Wort im Munde erstarb, u*nd* ich mitten in der Erzählung in meinen süßen Liebestraum versunken weder sah, noch hörte. „Jetzt geht er wieder ganz in seiner Jenaschwärmerei auf" rief Martens. „Ja da muß noch etwas ganz anders dahinter stecken, als das bloße Fest" sagte Grolmann[5]. „Es ist klar" meinte Bezold, „daß er sein Herz in Jena gelassen hat. Zweimal in 3 Monaten von Berlin nach Jena zu reisen, das ist doch für einen nicht Verliebten || zu viel. Nun schildere uns doch Deine schöne Jenenser Braut?!" Das war mir dann doch zu toll; ich stimmte in den wildesten Jubel, als sie die künftige Frau Professorin leben ließen, ganz laut ein u*nd* begann sofort eine begeisterte Schilderung all Deiner lieben u*nd* werthen Naturseiten, mein bestes Herz, zu malen[b], wobei ich zuletzt so in Eifer geriet, daß die anderen es am Ende doch für Ernst gehalten hätten, wenn ich nicht durch einen Scherz schließlich das ganze Liebesmährchen nur als blaues Phantasiespiel hingestellt hätte. Doch bleiben meine Freunde jetzt dabei, daß ich in Jena eine Braut habe, u*nd* da ich in der That in meinem ganzen Leben u*nd* Wesen zu verändert bin, um die gründliche Verliebtheit gänzlich ableugnen zu können, so lasse ich sie auf dieser falschen Fährte, indem ich über die Persönlichkeit des geliebten Wesens einen mystischen Nebelschleier ausbreite. Und doch kann ich meine Gefühle u*nd* Gedanken jetzt so wenig verbergen, daß ich fast von Jedem meine, er läse mir die Liebe aus den Augen heraus. Mit den Alten spreche ich schon von Nichts Anderem mehr. Heut habe ich sie wohl 20 mal darauf aufmerksam gemacht, daß wir heut über 14 Tage in H*eringsdorf* ankämen. Nur noch 14 Tage, dann habe ich mich wieder! Denn jetzt ist nur mein Körper bei mir. Und doch noch wie lang! Die schönen Tage in Jena verkürzten mir die schwere Trennungszeit recht. Nun ich aber wieder festgebannt in dem traurigen Berlin sitze, scheinen mir die Tage wie Schnecken, die eine hohe Alm hinaufkriechen. O mein Schatz, was wird das für eine Seligkeit sein, wenn ich Dich wieder in meine Arme drücke! Du liebstes, Du einziges Herz! Jetzt nach der Trennung, die mir so unendlich lang vorkömmt, jetzt fühle ich erst recht tief u*nd* heiß in meinem Innersten, wie unendlich, wie unermeßlich ich Dich liebe. Ja, Du hast es eher gewußt als ich selbst, meine Änni, daß ich Dir ganz, ganz angehöre! u*nd* lange schon! || Wie ihr Frauen überhaupt in Sachen des Gefühls u*nd* Gemüths einen viel feineren, klareren Blick, ein viel zarteres, richtigeres Empfinden besitzt, so hast auch Du, mein einziges, liebstes Mädchen, das einzige, das ich je geliebt habe u*nd* je lieben kann u*nd* werde, schon lange, ehe es mir selbst klar u*nd* bewußt war, gewußt u*nd* erkannt, was wir beide für einander sein könnten u*nd* wie wir es schon waren, wie ich in der That schon längst Dir Herz u*nd* Sinn ganz zugewandt hatte. Du wußtest schon lange, was mir jetzt erst klar geworden ist u*nd* mit jedem Tage noch klarer wird. Ich wollte die Liebe läugnen, mir selbst nicht gestehen, von der ich doch schon ganz beherrscht war; ich wollte mit dem Verstande begreifen und als nichtig hinstellen, was nur durch die Tiefe des Gemüths erfaßt werden kann. Wenn ich noch einmal ganz wieder aus der Nacht des naturalistischen Materialismus, in der mich mein naturforschendes Streben, das nur durch sinnliche, empirische Anschauung die Wahrheit erfassen wollte, hinabgeführt, wenn ich aus diesem düsteren, hoffnungslosen Verstandesreich, je noch einmal zum Licht der Hoffnung u*nd* des Glaubens, der mir jetzt noch ein Räthsel ist, hindurchdringe, dann ist es nur durch

Deine Liebe, meine beste, einzige Anna! Oh was hast Du mir schon jetzt dadurch für ein neues reiches Leben erschlossen. Die Liebe, die ich so lange verachtet, verstoßen, verbannt, geläugnet hatte, wie selig macht sie mich. O wenn ich Dir mein ganzes Herz nur so ganz jetzt erschließen u*nd* seine innersten u*nd* geheimsten Strebungen u*nd* Bewegungen so ganz in das Deine hinein fortpflanzen könnte – ich glaube Du würdest fühlen, daß Du kein unwerthes Herz liebst u*nd* besitzest, daß Du Dir einen Lebensgefährten gewählt hast, der einst Dich vielleicht noch recht glücklich machen kann, wenn er auch jetzt noch in Nacht, Dunkel u*nd* Irrthum umhertappt. || Alle Tage ist es mir jetzt, als müßte ich Dich jeden neuen Tag noch viel, viel mehr lieben, u*nd* doch liebe ich Dich schon so unendlich, daß ich meine, es müßte jetzt nichts mehr Weiteres möglich sein. Wenn ich es Dir nur so aussprechen könnte, als ich denke u*nd* fühle. Aber ein Kuß in 14 Tagen wird das viel besser u*nd* inniger können. Wie oft habe ich heute u*nd* in den letzten Tagen Dein liebes Bild[6] angesehen! Obwohl ich Zug für Zug so kenne, daß ichs gleich hinmalen kann, so meine ich doch immer u*nd* immer wieder aus dem treuen, blauen Auge, aus dem lieben süßen Munde neue Liebe u*nd* neues Leben für mich heraus zu lesen.

Wie schwer mir auch jetzt die Trennung wird, so segne ich sie doch, da mir durch sie erst recht klar u*nd* bewußt geworden wie innig u*nd* unauflöslich unser ewiges Seelenband geschlungen ist. Wie traurig, daß wir immer erst beim Entbehren des Guten u*nd* Schönen, den vollen Werth aller seiner einzelnen Seiten erkennen. O meine beste, einzige Änni, vergib mir, wenn ich Dir so oft in diesem Sommer durch bösen, kleinmüthigen Zweifel, durch unsicheres, haltloses Schwanken die schönen Stunden, die für uns beide die seligsten hätten sein können, in Stunden der Trauer u*nd* des Schmerzes umgewandelt habe.[7] Aber ich mußte mich Dir von Anfang unseres Zusammentreffens an so geben, wie ich bin; nie konnte ich dies anders. Und ich mußte selbst dieses Stadium erst durchkämpfen, um jetzt in voller Gewißheit, in siegendem Selbstbewußtsein mit neuer, unendlicher Liebe und voller, freudiger Hoffnung an Deine Brust zu sinken. O beste Anna, jetzt wird mir erst allmählich klar u*nd* gewiß, was ich für mein ganzes Leben an Dir lieben herrlichen Naturmenschen gewonnen habe! O behalte auch Du Deinen treuen Ernst, der sich Dir so ganz u*nd* ohne allen Rückhalt hingiebt u*nd* aufschließt, so lieb im treuen festen Herzen u*nd* bleibe mein guter, rettender Schutzengel, wenn ich an der ganzen übrigen Welt verzweifeln will!

[Beilage: Bericht über die Reise zum Jenaer Universitätsjubiläum vom 15. bis 19. August 1858]

Am 15ten August 1858, dem ersten Feiertage u*nd* Sonntage des 300jährigen Jenenser Universitätsjubiläums, wurden wir schon früh um 6 U*hr* durch Musik u*nd* Gesang („eine feste Burg"[8]) geweckt u*nd* versammelten uns alsbald bei unserem gastfreundlichen Wirth, Prof. Gegenbaur, in dessen großer, 3fenstrigen Studirstube zum Kaffee. Prof. Friedreich aus Heidelberg hatte in dessen eigentlicher Schlafstube *Prof.* Max Schultze aus Halle in seiner eleganten Gallastube, Pro*f.* Victor Carus aus Leipzig in der eigentlichen Speisekammer, und meine Doktorwenigkeit in der davor befindlichen Rumpelkammer, übernachtet. Doch können die erstern Herren in ihren theils wohleingerichteten, theils improvisirten Betten, kaum so wohl geschlafen haben, als ich, in meinem treuen alten Plaid eingehüllt, auf der Bodenstreu, die mir bequeme Ausdehnung nach allen Seiten gestattete. Während des muntern Frühstücks erhielten wir Besuch von mehreren andern Festgästen, namentlich dem Prof. Koeppen[9] aus Marburg, einem derben, treuherzigen Friesen, Prof. Eduard Weber[10], dem berühmten komischen Physiker aus Leipzig, *Prof.* Bergmann[11] aus Rostock, *Prof.* Oskar Schmidt[12] (Gegenbaurs Vorfahr) aus Gratz, u*nd* m*anche* a*ndere.*

Nach 9 U*hr* machten wir uns auf den Weg, um an dem großen Festzuge Theil zu nehmen, der von der neuen Bibliothek[13] aus (in welcher die verschiedenen Festdeputationen früh empfangen u*nd* begrüßt worden waren) den Fürstengraben hinauf durch die Johannisstra*ße* in die Stadtkirche zog. Obwohl ein heftiges Gewitter mit strömendem Platzregen die Ordnung u*nd* allgemeine Theilnahme etwas störte, so nahm sich der Zug, in welchem viele 1000 fremde u*nd* einheimische Festgäste, festlich geputzt, zu je vieren gestellt, einherschritten, sehr imposant u*nd* malerisch aus und hatte eine so imposante Länge, daß die ersten schon in der Kirche waren, als die letzten noch still standen. || Voran zogen, wie auch zu Ende des Zuges, und zwischen allen einzelnen Abtheilungen desselben, von Musik begleitet, studentische Festmarschälle, die sich in schwarzen Sammtröcken mit Schärpen und Barrets mit Straußfedern, in langen Kanonenstiefeln u*nd* mit blanken Schlägern, recht stattlich, mittelalterlich ausnahmen. Den eigentlichen Zug eröffneten die Büchsenschützen; dann folgten: die buntgeputzten Schulen u*nd* Institute, die evangel*ische* Geistlichkeit, der Magistrat, die Gewerke u*nd* Zünfte mit ihren mannichfachen Abzeichen, Insignien u*nd* Fahnen, das studentische Präsidialcomité mit der großen Universitätsfahne dann das große bunte Heer der fremden u*nd* einheimischen Festgäste, die uniformirten Staatsbeamten, die zahlreichen Deputationen der verschiedenen Universitäten, Akademien etc, dann die Ministerien u*nd* endlich das Corpus academicum mit den auswärtigen Universitätsdocenten, einer Auswahl ausgezeichneter u*nd* berühmter Männer von allen deutschen Universitäten. Den Schluß bildeten die alten und jungen Jenenser Studenten aus den verschiedensten Jahrgängen, vom J*ahre* 1792–1858, gewiß der interessanteste Jubelzug, den man sich denken konnte.[14]

Einen netten Gegensatz zu der hochfeierlich geputzten und mit Fahnen, Standarten, Federn u*nd* Festornaten reichlich ausstaffirten männlichen Genossenschaft des langen Festzuges bildete die aufs bunteste u*nd* mannichfachste mit Bändern, Blumen u*nd* Kränzen geschmückte, größtentheils weibliche Bevölkerung, die beiderseits des Zuges dichtes Spalier bildete und in der Stadt alle Fenster, vom Souterrain bis zum Dach hinauf besetzt hatte. Das Erstaunen über die nie gesehene Pracht war namentlich auf den Gesichtern der zahlreichen Landbevölkerung, sehr amusant. Gegen 12 U*hr* war die Festpredigt des Ob*er*Kirchenraths Dr. Schwarz[15] zu Ende, die sowohl durch den begeisterten, spannenden Vortrag, als die hohe Liberalität u*nd* den frischen Gedankenschwung allgemein gefiel und durch die Schilderung der vielen schweren Kämpfe, die die Universität durchgemacht, die beständige Theilnahme frisch erhielt.[16] ||

Mit dem Festgottesdienst hatte auch der strömende Regen aufgehört, der nun als die größte Wohlthat erschien, da er die vorher unerträglich drückende Schwüle ganz beseitigt, und den dichten feinen Kalkstaub ganz niedergeschlagen hatte. Auch wurde das ganze Fest von diesem Augenblick an durch das allerschönste, heiterste u*nd* doch nicht übermäßig heiße, Wetter sehr begünstigt. Beim Heraustreten aus der Kirche war ich nolens volens mit in das Corpus academicum gedrängt worden, so daß ich nun auf dem Markte, wo die feierliche Enthüllung des Johann-Friedrichs-Denkmals stattfand,[17] einen der allerbesten Plätze bekam, nämlich mitten innen zwischen dem Festredner, Staatsrath Seebeck[18], einerseits, und dem großherzoglichen Hofe, der mit den Deputationen etc auf einer erhöhten Tribüne Platz genommen hatte, andererseits. So verstand ich jedes Wort von der schönen Rede Seebecks, der die Verdienste Johann Friedrichs[19] um die Reformation durch die Gründung der Universität und d*ie* Beschützung des Liberalismus, in schönster Form verherrlichte.[20] Auch konnte ich die Enthüllungsfeierlichkeiten der schönen, von Prof. Drake[21] gearbeiteten, Statue, sowie die darauf folgende große Vorstellung auf der großherzogl*ichen* Tribüne, trefflich beobachten u*nd* hatte den besten Überblick über den großen Markt, dessen bunter Fahnen-, Kranz- u*nd* Kleiderschmuck über u*nd* zwischen den wogenden buntgeputzten Menschenmassen sich ganz prächtig ausnahm. Nachdem sich diese nach Beendigung der Feier zerstreut, fanden wir uns wieder bei Gegenbaur zusammen u*nd* steuerten in unsere treffliche Stammkneipe, den schwarzen Bären, wo wir von dem dicken, dienstbeflissenen Wirth, Herrn Helbig[22], dem Feste gemäß aufs trefflichste bewirthet wurden, doch unter den vielen 100 dort versammelten Gästen und ihrem tollen Trubel nicht lange aushielten, sondern uns in das Paradies[23] u*nd* die große Festhalle[24] begaben. || Dort begrüßten und begegneten wir unter der Masse der auf den grünen Wiesen, unter den Bäumen u*nd* in dem großen Festzelt auf- u*nd* abwogenden Menschen noch manchen alten Bekannten, wie Prof. Osann[25] aus Würzburg, Dr. Heim[26] aus Halle, Pred*iger* Sydow aus Berlin, R*egierungs*Rat Karo *au*s Merseburg etc.

Um 8 Uhr zogen wir wieder in die Stadt u*nd* ich trennte mich von den übrigen, welche in einer Elyten-Soirée in den akademischen Rosensäälen sich dem Curator Seebeck u*nd* durch diesen dem Großherzog[27] vorstellen ließen.[28] Ich zog dagegen mit dem großen Fackelzug der Studenten, der die ganze Stadt mehrmals in Schlangenwindungen durchzog u*nd* in dem bunten Schmuck derselben ganz prächtig sich ausnahm. Nachdem zum Schluß desselben das „Gaudeamus igitur" gesungen und ich noch lange dem feurigen Glanze der zuletzt auf einen Haufen zusammengeschleuderten Fackelreste zugesehen, auch noch ein anderes prächtiges Feuerwerk auf den Paradieswiesen mit angesehen, wanderte ich über die letzten wohl noch eine Stunde entlang an dem schönen Saalufer aufwärts und suchte die zahlreichen mächtigen u*nd* schönen Eindrücke zu bewältigen, die dieser herrliche Festtag in mir [c] hervorgerufen.[29] Der frische Naturgeist des Liberalismus, das kräftige Streben nach frischer, freier, naturgemäßer Entwicklung, das in allen einzelnen Momenten so deutlich, schön u*nd* harmonisch hervorgetreten, hatte mir diese liebe, deutsche Centraluniversität, für die ich schon jeher so viel Vorliebe gehabt hatte, jetzt ganz besonders werth u*nd* lieb gemacht u*nd* ich konnte mich lange nicht über den wilden Sturm begeisterter Freiheitsstrebungen u*nd* Entwicklungsideen beruhigen, den diese kraftvollen, glühenden, echt deutschen, Momente wohl in der Brust eines jeden braven Jünglings hervorrufen mußte. Doch kam endlich auch über mich süßer Friede, als ich an die ferne Ostsee dachte. ||

Am Montag 16/8 durchstrich ich schon um 6 früh, während meine Gefährten noch schliefen, die Straßen u*nd* Gäßchen der lieben Stadt, die die heiterste Morgensonne beglänzte, und las die Gedenktafeln der berühmten Männer an den festlich geschmückten Häusern. Fast jedes dritte Haus, in gewissen Straßen alle Häuser, hatten deren ein oder mehrere aufzuweisen, auf denen Name, Geburts- u*nd* Todestag des ausgezeichneten Gelehrten, der darin gewohnt hatte, verzeichnet war. Man mußte in der That erstaunen über die außerordentliche Zahl großer deutscher Geister, die Jena, theils als Lehrende, teils als Lernende, seit 300 Jahren in seinen Mauern beherbergt hatte. Auf der Aula, wo ich mich in das große Festalbum einschrieb,[30] wurde ich von einem der begeistertsten Jubelgäste, einem sehr muntern u*nd* unterhaltenden Prof. Meyer[31] aus Lübeck (mit dem wir schon von Halle hergefahren waren) aufgegriffen u*nd* nolens volens mit auf die Bürgerschule[32] geschleppt, in deren Klassen sich die alten Jenenser Studenten nach den Jahrgängen zusammen fanden. Die dort stattfindenden Wiedererkennungsscenen der alten, seit Jahrzehnten nicht zusammen gewesenen Studiengenossen u*nd* die dabei gehaltenen Reden waren wirklich rührend, namentlich die Bewillkommnung eines 80jährigen Prof. Neumanns[33] aus Prag, der im J*ahr* 1794 hier studirt u*nd* noch eine eigene Schrift zur Jubelfeier[34] verfaßt hatte. Von hier wurde ich mit in den großen Saal der neuen Bibliothek geschleppt, wo die zahlreichen Festgeschenke ausgestellt waren. Ein ganzer langer Tisch war allein mit Büchern, Flugschriften, Geschichten, Gedichten u*nd* Bildern bedeckt, die allein diesem Festtag gewidmet waren; alle sehr prachtvoll gebunden u*nd* stattlich aussehend. Unter den andern Geschenken stachen besonders hervor: ein prächtiger silberner Pokal[35], mit Alpenrosenlaub umwunden, von der Stadt Zürich, mit dem Schweizer Kreuz in der Mitte; die 3 Erzbüsten von Fichte[36], Schelling[37], Hegel[38], von dem P*rinzen* u*nd* der Prinzessin v. Preußen[39] durch ein eigenes Handschreiben geschenkt;[40] ferner eine Photographie von alten Jenenser Studenten, die jetzt in Amerika leben, meist Ärzte in Neu York und Philadelphia, dann eine neue Prachtausgabe von Schillers Werken, in überaus prachtvollem Einband[41] etc. Aus allen Weltgegenden waren reiche Geschenke zusammengeströmt. ||

An dem feierlichen Festzuge, der heute in derselben Weise wie am vorhergehenden und am folgenden Tage, von der neuen Bibliothek aus, die Stadt durchzog, nahmen wir heute nicht Theil, sondern ließen ᵈ ihn an uns vorüberziehen, um seine bunte Pracht u*nd* imposante Größe in ihrer ganzen Ausdehnung kennen zu lernen. Auch an der heutigen Festfeier in der Collegienkirche (wo der Professor eloquentiae Goettling[42] in einer langen lateinischen Rede[43] die Geschichte der Universität schilderte) nahmen wir nicht Theil, ebenso nicht an der nachher folgenden Einweihung des Stoyschen Seminars[44]. Wir besuchten vielmehr (alle 4 Gäste Gegenbaurs (*S*c*hultze* *C*arus *F*riedreich *H*aeckel) unter seiner Leitung) die zoologische Sammlung[45], die zwar nicht sehr reich ist, in die aber *Gegenbaur* recht hübsche Ordnung gebracht hat, und stiegen dann beim herrlichsten Wetter auf einen der höchsten, südöstlich von *J*ena gelegenen Berge, von dem wir mit einem Blick die ganze liebliche Gegend überschauten, die reizende bunt geschmückte Stadt im Kreuzpunkte von 4 Thälern liegend, indem das Saalthal, nördlich nach Dornburg, südlich nach Kahla sich verlängernd, in ostwestlicher Richtung von 2 andern Thälern geschnitten wird, in denen von West die Straße von Weimar, von Ost die von Roda sich in den grünen Kessel hinabsenkt. Die großartigen weißgelben, scharf vorspringenden Kalkmassen contrastiren lieblich mit dem frischen Grün, das die Thäler, namentlich längs der Saale erfüllt und die zahlreichen netten kleinen Dörfer geben der sonst schon so freundlichen Landschaft noch mehr Leben. Glücklich, wer hier einen Lebensabschnitt zubringen darf![46]

Wir lagen auf dem Gipfel des Bergs wohl über 1 Stunde im Grase u*nd* priesen *G*egenbaur glücklich, der in einer so reizenden Natur unter so lieben Leuten, in einer Berufsthätigkeit, die ihm nur Freude u*nd* Genuß bringt, das glücklichste Leben führe. (Wenn ihm nur nicht Eins fehlte, u*nd* gerade das Wesentlichste, der Wunderspiegel, in dessen Bild die Natur erst ihren besten Glanz erhält!?) Bevor wir in die Stadt zurückkehrten, sahen wir uns in der Klinik[47] die neu aufgestellte Büste von Prof. Ried[48] an. Dann schlenderten wir über die Festhalle in unsern „schwarzen Bären", wo ein äußerst vergnügter Mittag unserer wartete. ||

Es hatte sich nämlich an der festlich geschmückten, langen table d'hôte in der Kegelbahn zufällig eine Menge alter Studiengenossen zusammengefunden, die, von Begeisterung u*nd* Festfreude überströmend, in Erzählung u*nd* Schilderung der alten Zeiten die interessanteste Unterhaltung boten, die wir wünschen konnten u*nd* als erst der Wein ihre Zunge gelöst hatte, an ausgelassener Lustigkeit, tollen Einfällen u*nd* sprudelndem Humor es den besten jungen Burschen gleich thaten. Ein witziger u*nd* treffender Trinkspruch, eine begeisterte u*nd* frohe Jubelrede folgte der andern, so daß wir bis 5 U*hr* äußerst vergnügt beisammen saßen. Der Hauptredner war ein greiser Pfarrer Loholm[49] aus Meklenburg, mit dem eisernen Kreuz geziert, eine kräftige ritterliche Gestalt. Nach den Freiheitskriegen, wo er einmal 3 französische Officiere als Gefangene eingebracht, hatte er noch in Jena unter dem Namen „der Husar" studirt. Nachdem der alte Diakon*us* Klopffleisch[50] einen begeisterten Toast auf ihn ausgebracht, erwiederte er diesen in einer wirklich classischen, Blücherschen[51] Standrede, die folgendermaßen anfing: „Als unser Vater Blücher uns vor der Schlacht an der Katzbach anredete, sagte er: ‚Kinder wer heute Abend nicht siegestrunken oder todt ist, der ist ein Hundsfott!' Todt bin ich nicht, wie figura zeigt, ein Hundsfott hat mich auch noch keiner genannt – also muß ich mahl siegestrunken gewesen sein, – und das war ich, u*nd* bin ich auch heute noch etc. etc." Wahrhaft ergreifend war die Standrede eines alten Schleswig-Holsteiner Pastors[52], der mit Weib[53] u*nd* Kind[54] von Haus u*nd* Hof vertrieben, in Sachsen ein neues Vaterland gefunden hatte und seine Schicksale seit seiner Jenenser Studienzeit (er hieß „die lange Latte", war von den Dänen in effigie gehängt u*nd* verbrannt worden[55] u*nd* hatte sich nur durch ein halbes Wunder gerettet)[56] mit so rührender Wahrheit u*nd* Einfachheit erzählte, daß der weibliche Theil der Tischgesellschaft in lautes Weinen u*nd* Schluchzen ausbrach. Übrigens trafen wir diese prächtigen Leute auch an diesem u*nd* den folgenden Abenden im Bären wieder, wo sie eine unerschöpfliche Quelle der besten Unterhaltung waren.

– Da Carus und Friedreich den Abend auf dem Balle zubringen wollten, so ging ich mit Max S*c*hultze u*nd G*egenbaur allein hinaus ins Grüne u*nd* machte von 5–9 U*hr* einen der allerschönsten Spaziergänge. || Bei der Festhalle setzten wir über die Saale u*nd* gingen dann durch die Aue, über frische, saftige, mit vielen zerstreuten Bäumen u*nd* Gebüschgruppen besetzte Wiesen, in 1 St*unde* nach dem Dorf Winzerla[57] (wo ich auch am 2 Pfingsttag war). Von da stiegen wir in die Triesnitz[58] hinauf, eine reizende kühle, wasser- u*nd* waldreiche Bergschlucht, zwischen deren moosigen Felstrümmern und alten Bäumen zahlreiche frische Quellen hervorsprudeln. Auf einen der hübschesten Punkte, von wo man über die Bäume weg ins Saalthal hinübersieht, tranken wir Kaffee u*nd* stiegen dann noch bis zu dem höchsten Punkte des Berges hinauf, von wo wir eine herrliche Aussicht das Saalthal hinauf bis Kahla, das

von der Leuchtenburg überragt wurde, hatten u*nd* nach ¼ St*unde* auch noch einen
prächtigen Sonnenuntergang genoßen, der die blaßgelben Kalkkuppen und die weiter
hinauf vortretenden rothen Sandsteingehänge mit den schönsten, wärmsten, rothen
u*nd* gelben Farbtönen übergoß. Wiederherabgeklettert wurden wir von Gegenbaur
mit Champagner überrascht, den er heimlich hatte hinaufbringen lassen. Wir ließen
die schaumgefüllten Gläser zu Ehren unsers freundlichen Wirthes, des lieben Jena
klingen u*nd* plauderten noch munter fort bis die Nacht hereinbrach. Dazu wurden
wir noch mit[e] dem delicaten „Kunitzer Eierkuchen" tractirt, dessen Verfertigung
Geheimniß der Triesnitzwirthin ist.[59] Als wir ins Saalthal hinab gekommen, war es
schon dunkel geworden. Bald trat aber der liebe Mond im schönsten Silberglanz
hinter den Bergen hervor u*nd* leuchtete uns auf dem hübschen Heimweg. Viele innige
Grüße sandte ich durch ihn nach dem lieben fernen Heringsdorf hinüber. Der Abend
war köstlich. Blaue Nebel stiegen aus den feuchten Gründen des Saalthals empor.
Aus dem Innern glänzten die Lichter des Städtchens. Rings aus den Dörfern schallte
Musik u*nd* Freudengeschrei der überall zerstreuten Jubelgäste u*nd* Studenten. Das
Rauschen des Flusses mischte sich mit diesen fremden Tönen u*nd* dem Gerassel der
zahlreichen Fuhrwerke, die die zum Fest gekommenen Bauern nach Hause führten.
Wir gingen noch in die Festhalle, wo musicirt u*nd* gezecht wurde. Dann noch Abends
in den Bären, um unsere Festgesellschaft zu begrüßen. || Am Dienstag 17/8 hatten
wir früh wieder viele Besuche von auswärtigen Festgästen. Um 10 U*hr* zogen wir
im üblichen Festzug in die Collegienkirche, wo in Gegenwart des Großherzogs die
Ehrenpromotionen stattfanden. Die 5 langen lateinischen Reden der 4 Decane u*nd*
des Rectors[60] waren sehr langweilig, dafür die Musik zu Anfang u*nd* Schluß recht
hübsch. Zu Ehrendoctoren wurden, ganz im Sinne des Festes, in allen 4 Facultäten
nur treffliche, liberale Männer erwählt.[61] Mich interessirte besonders:
I) in der theologischen *Fakultät*: Schwarz[62] in Gotha, Eltester[63] in Potsdam
II) in der juristischen Fakultät: Graf Reventlow[64] (der Statthalter v. Schleswig-Holstein, „fortissimus in jure defendendo patrio", W. Grimm[65].
III) in der medicinischen *Fakultät*: Haidinger in Wien, Brewster[66] in Edinburgh, Pringsheim[67] in Berlin, Sir R. Schomburgk[68] in Hayti, Barth[69] in Hamburg.
IV) in der philosophischen *Fakultät*: Prinz Max von Neuwied[70], Seebeck in Jena, Virchow, Beitzke[71], Drake, Eduard Devrient[72], Engelmann[73] u*nd* Brockhaus[74].
 – Nach Tisch gingen wir nach dem ¾ St*unden* entfernten Dorfe Lobstedt[75],
wo man gewöhnlich Kaffee trinkt. Um 5 U*hr* waren wir wieder in der Festhalle, wo
schon der große, um 4 U*hr* begonnene, Commers, alles mit Lust u*nd* Leben erfüllt
hatte.[76] Ein so großartiger u*nd* dabei so ungestört heiterer Commers mag wohl selten
dagewesen sein u*nd* das Hineinmischen der bunten Stadt- u*nd* Landbevölkerung,
namentlich des schönen Theils derselben, gab ihm ein eigenthümlich glanzvolles
Leben, obwohl der studentische Charakter des Fests dadurch etwas in ein Volksfest
umgesetzt wurde. Doch erinnerten die Studentenlieder, die mit Barett, Schärpe und
Schläger festlich geschmückten Chargirten[77], die nach den Jahrgängen geordneten
alten und jungen Studenten mit ihren bunten Burschenschafts- und Corps-Bändern,
Mützen und Fahnen überall an den eigentlichen Zweck. Wir setzten uns unter die
alte Burschenschaft des Burgkellers[78] mit dem schwarzrothgoldenen Panier, wo wir

auch bald mehrere Bekannte (ich namentlich einen Dr. Berger[79] aus Coburg) zusammengefunden hatten und äußerst vergnügt mit ihnen sangen und tranken. ||

Getrunken wurde übrigens sehr mäßig, trotzdem die Stadt zum „Freibier" das sie gab, 300 Eimer hatte brauen lassen (es wurden nur 160 getrunken). Der feierlichste Moment des Festes war der Gesang des „Landesvaters",[80] der um 9 Uhr begann, erst nach 10 Uhr zu Ende war. Der Chor von 1100 alten und jungen Studentenstimmen, (570 Burschenschaften, 230 Corps, 300 keiner Verbindung angehörende) machte sich höchst großartig und die alten grauen und weißen Häupter, die alle Ceremonien mitmachten und sich den Hut selbst auf den Hieber spießten, verliehen dem Ganzen etwas sehr Feierliches und Ehrwürdiges. Durch ein sehr gelungenes weißes electrisches Licht erschien die bunte Scene in der herrlichsten Beleuchtung. Nach 10 Uhr wurde das Getümmel etwas zu bunt, es ging nun Alles drunter und drüber und wir gingen schließlich in den Bären, um den neuen und alten Freunden, die wir hier getroffen hatten, Lebewohl zu sagen.

Am Mittwoch 18/8 reisten Schultze und Carus früh ab. Ich hatte schon früh um 3 Uhr fortgehen wollen, um bei guter Zeit in Rudolstadt zu sein und ins Schwarzathal zu kommen. Da aber Gegenbaur gern mit wollte und erst einen Tag später weg konnte, benutzte ich diesen Tag, um mir noch die Umgebung von Jena anzusehen. Nach einem erquickenden Wellenbad in der Saale erstieg ich den unmittelbar über der Stadt aufsteigenden Hausberg und den Fuchsthurm[81], von dem man die ganze Umgegend weithin überschaut. Nachmittags ging ich mit *Gegenbaur* und *Friedreich* über die Auen nach Woellnitz[82], einem Winzerla grad gegenüber gelegenen Dorf des oberen Saalthals, von wo man eine schöne Aussicht nach der Leuchtenburg und in verschiedene Seitenthäler hinein hat. In eines der letzteren, das gerade nach Osten vom Saalthal sich abzweigt,[83] gingen wir eine halbe Stunde weit hinein bis zum „Fürstenbrunnen", einer klaren starken, unten aus dem Fuß eines Kalkfelsens hervorsprudelnden Quelle.[84] Die Abwechslung der nackten gelbweißen Kalkfelsen mit dem frischen grünen Buschwerk längs der zahlreichen Bäche und dem dichten Laubwald war reizend und sehr mannichfaltig. ||

Der Rückweg, den wir mehr auf der Höhe, am Rande der östlichen Saalberge hin, machten, war nicht minder schön. Zur Rechten den steilen nackten Fels, zur Linken das weite dunkle Saalthal mit seinen mondbeglänzten Wiesenflächen, auf die die Baumgruppen dunkle Schatten zeichneten und von denen duftiger Nebel aufstieg, besonders den Lauf der geschlängelten Saale bezeichnend. Aus der Stadt tönte uns schon von fern Gesang entgegen und als wir hineintraten, fanden wir die Burschenschaften durch die Straßen ziehend und den besonders beliebten liberalen Persönlichkeiten vor ihrer Wohnung Liederständchen bringend. Das „Freiheit die ich meine"[85] – und „Wir hatten gebauet"[86] – sangen sie durch die stille Nacht mit ihrem starken Chor ganz prächtig. Während *Friedreich* und *Gegenbaur* noch in den Bär[87] wanderten, folgte ich den Studenten noch eine Zeit. Dann beantwortete ich zu Hause den lieben Brief[88], den ich Tags zuvor vom Ostseestrand erhalten.

Am Donnerstag früh, nachdem Friedreich um 7 Uhr abgereist, wanderte ich mit Gegenbaur das Saalthal hinauf nach Kahla (ohne Aufenthalt, in 2½ Stunden). Bis dahin behält es ziemlich den Jenenser Charakter bei, obwohl der bunte Sandstein bald an die Stelle des Muschelkalks tritt und mit dem ersteren die Bäche und die Wälder häufiger werden. Hinter Kahla [f] werden diese letztern ganz vorwiegend, so daß der Fels nur selten ᵍ noch nackt zu Tage tritt u*nd* d*ie* Berge meist von oben bis unten mit dem dichtesten, schönsten Waldgrün bekleidet sind. Der Boden des Thals, von der Saale in vielen Windungen durchfurcht u*nd* bewässert, ist mit frischen grünen Matten und reichen Obstgärten bedeckt, in denen die niedlichen Dörfer versteckt liegen. Bis 1 U*hr* wanderten wir rüstig in unserem Alpenschritt fort. G*egenbaur* ist auch ein sehr kräftiger und langbeiniger Fußgänger, und ich war froh, noch nach so langer Zeit einmal wieder ein Gefährten zu finden, der es mir in Ausdauer u*nd* Schnelligkeit beim Marschiren und Bergsteigen gleich that. Bis Echterstedt[89], etwa 6 St*unden* von Jena, waren wir so tüchtig in einem fort wegmarschirt u*nd* hatten nur in Kahla ein Stündchen geruht u*nd* gefrühstückt. || Dabei hatte die hellste Augustsonne beständig ihre glühenden Strahlen auf unsere Brust und Stirn herabgesendet, so daß uns der Schweiß in Strömen bedeckte. Und da kein Lüftchen ging und die Straße sehr staubig war, so klebte bald die Zunge am Gaumen. Ich war ʰ meinestheils zu sehr an solche Strapazen gewöhnt u*nd* entschlossen trotz der glühenden Hitze bis Rudolstadt durchzumarschiren. Als jedoch G*egenbaur* es ⁱ für gerathener fand, die heißesten Mittagsstunden zur Siesta in Echterstädt zu benutzen, so ließ ich mirs auch gefallen und streckte mich mit G*egenbaur* behaglich aus ins Grüne, wo eine Schüssel saure Milch uns trefflich erquickte.

Um 4 U*hr* gings weiter nach Rudolstadt, wo wir uns nur kurz auf der Terrasse des Schlosses[90], mit sehr schöner Aussicht ins Saalthal u*nd* über die Residenz, umsahen und dann gleich ins Schwarzathal weiter gingen. In der Stadt sahen wir noch etwas sehr Komisches. Wir erblickten gleich hinter dem sogen. Anger einen weiten öden Bauplatz, mit großen Quadersandsteinen, mächtigen Fundamenten, Säulen, Bogengängen etc. bedeckt *zum* The*il* schon mit Gras u*nd* Moos bewachsen, so daß wir anfangs die Ruinen irgend eines alten Römischen Tempels oder so etwas zu sehen glaubten. Als wir uns bei einer alten Frau nach ihrem Ursprung erkundigten, sagte sie: „Ja das ist unser neues Theater![91] Es ist nur leider seit 20 Jahren nicht fertig geworden. Unser Durchlauchtigster (nämlich: Fürst!)[92] ist ein ganz armer Bursch, und hat nur grad so viel Geld in der Tasche, um einen Bau anfangen zu können; aber vollenden nimmermehr!" –

Auch die andern Zustände des glücklichen Ländchens schienen dementsprechend in raschem Fortschritt zu sein: In der Saale ging ein Mühlrad, das alle 7½ Minuten eine ganze Umdrehung machte und in dem Dorfe Zeigerhain[93], das wir demnächst, über den Berg steigend, passirten, schlug die Uhr volle 10 Minuten lang Sieben Uhr, so daß auf je 1 3/10 Minute ein Glockenschlag kam. Dem entsprechend war auch die Bedienung, die wir in dem Wirthshaus Chrysopras[94], am Eingang des Schwarzathals, unserm Nachtquartier, antrafen.

1 Ital. Piazetta della Siesta: Mittagsruheplätzchen; gemeint ist offenbar das Sofa in Haeckels Berliner Zimmer; vgl. Br. 57, S. 214.
2 Hartmann, Robert.
3 Bezold, Albert von.
4 Gusserow, *Adolf* Ludwig Sigismund.
5 Grolmann, *Ernst* Wilhelm *Karl* von.
6 Porträt (Daguerrotypie) von Anna Sethe, 1858; s. Abb. 11.
7 Vgl. u. a. Br. 39.
8 „Eine feste Burg ist unser Gott", Kirchenlied aus dem 16. Jh., Text (und vermutlich auch Melodie) von Martin Luther in Anlehnung an den 46. Psalm „Gott ist unsre Zuversicht und Stärke", avan-

cierte vom evangelischen Bekenntnislied zu Zeiten der Reformation zur national-protestantischen Hymne im 19./20. Jh.
9   Koeppen, Carl Christian Friedrich *Albert*.
10   Weber, *Eduard* Friedrich.
11   Bergmann, *Carl* Georg Lucas Christian.
12   Schmidt, Eduard *Oscar*.
13   Von 1855 bis 1858 nach dem Entwurf von Carl Heinrich Ferdinand Streichhan (1814–1884) gegenüber dem Botanischen Garten am Fürstengraben erbaut, wurde die Bibliothek vor dem Universitätsjubiläum vollendet und für das Festessen und die Empfänge genutzt; vgl. Vogel, Kerstin: Carl Heinrich Ferdinand Streichhan. Architekt und Oberbaudirektor in Sachsen-Weimar-Eisenach 1848–1884 (Veröffentlichungen der Historischen Kommission für Thüringen, Kleine Reihe; 36). Köln; Weimar; Wien 2013, S. 112–115.
14   Vgl. dazu ausführlich Festordnung des Jubiläums der Universität Jena am 15., 16. und 17. August 1858 (ThULB Jena, Abt. Handschriften und Sondersammlungen, 2 Hist.lit. VI, 39/15 (1–55), hier Nr. 2).
15   Schwarz, Johann Carl *Eduard*.
16   Kirchenrat Schwarz hatte bei großer Hitze in der dicht gefüllten Kollegienkirche eine Festpredigt gehalten, die über Jena hinaus große Resonanz erhielt; vgl. Schwarz, Johann Karl Eduard: Predigt zur dritten Säkularfeier der Universität Jena am 11. Sonntage nach Trinitatis, 15. August. 3. Abdr., Jena 1858; Anzeige der Predigt in: Königlich privilegirte Berlinische Zeitung von Staats- und gelehrten Sachen. Nr. 193, 19.8.1858, S. 2. – Vgl. dazu auch die bedeutende historische Arbeit von Schwarz: Das erste Jahrzehnd der Universität Jena. Denkschrift zu ihrer dritten Säkular-Feier. Jena 1858.
17   Am 15.8.1858 wurde das von Friedrich Drake entworfene Denkmal („Hanfried") zu Ehren des Begründers der Universität, Kurfürst Johann Friedrich I. von Sachsen, auf dem Jenaer Markt feierlich enthüllt; vgl. u. a. Königlich privilegirte Berlinische Zeitung von Staats- und gelehrten Sachen. Nr. 190, 17.8.1858, S. 3; ebd. Nr. 193, 19.8.1858, S. 2.
18   Seebeck, Moritz.
19   Sachsen, Johann Friedrich I., Kurfürst von.
20   Seebeck, Moritz: Rede bei der Enthüllung des Denkmals für Kurfürst Johann Friedrich den Großmüthigen in Jena am 15. August 1858. Jena 1858. – Weiterführend dazu: Bauer, Joachim / Blaha, Dagmar / Walther, Helmut G. (Hrsgg.): Dokumente zur Frühgeschichte der Universität Jena 1548 bis 1558 (Quellen und Beiträge zur Geschichte der Universität Jena; 3, I). Weimar; Jena 2003; Aufbrüche – 450 Jahre Hohe Schule Jena. Katalog zur gleichnamigen Ausstellung vom 18. Oktober bis 8. November 1998 im Senatssaal der Friedrich-Schiller-Universität. Hrsg. von der Friedrich-Schiller-Universität. [Jena 1998]; Leppin, Volker / Schmidt, Georg / Wefers, Sabine (Hrsgg.): Johann Friedrich I. – der lutherische Kurfürst (Schriften des Vereins für Reformationsgeschichte; 204). Gütersloh 2006.
21   Drake, Heinrich Johann *Friedrich*.
22   Helbig, Friedrich; vgl. Br. 37, S. 141.
23   Vgl. Br. 50, S. 178.
24   Vgl. ebd.
25   Osann, *Gottfried* Wilhelm.
26   Haym, Rudolf.
27   Sachsen-Weimar-Eisenach, Carl Alexander Großherzog von.
28   Am Abend des 15.8. hatten der Rektor, Heinrich Luden, und der Universitätskurator, Moritz Seebeck, unter Teilnahme des Großherzogs Carl Alexander in den Rosensälen eine Soiree veranstaltet; vgl. Königlich privilegirte Berlinische Zeitung von Staats- und gelehrten Sachen. Nr. 193, 19.8.1858, S. 3.
29   Die Soiree wurde von einem Fackelzug der Studenten flankiert, der auf den Kornmarkt zog, wo dann die Fackeln im Anschluss verbrannt wurden und man gemeinsam das traditionelle Studentenlied „Gaudeamus igitur" (Text von Hans Ferdinand Massmann) sang; zum Liedtext vgl. Massmann, Hans Ferdinand: Gaudeamus. (Jena, 15. Aug. 1858). In: Günther, Johannes (Hrsg.): Erinnerungsblätter an die dreihundertjährige Jubelfeier der Universität Jena 15., 16. und 17.

August 1858. Nr. 4, Jena, 1858, S. 39 f.; Königlich privilegirte Berlinische Zeitung von Staats- und gelehrten Sachen. Nr. 193, 19.8.1858, S. 3.

30 Vgl. Eintrag Haeckels im Festalbum zur 300jährigen Säkularfeier der Universität Jena (UAJ, Best. B. A., Nr. 1320), Bl. 124v: „Ernst Haeckel, Dr. med. Berlin, 1852–1856."

31 Meier, Adolf; vgl. Br. 50, S. 177.

32 Im 19. Jh. gab es nur eine Volksschule in Jena, die Stadtschule Hinter der Kirche 8, die eine Bürgerschule und eine Armen- bzw. Freischule in sich vereinte. Rektor beider Schulen (Bürgerschule I und II) war von 1842 bis 1876 Dr. Eduard Zeiß; vgl. Günther, Johannes: Adreß-Buch der Residenz- und Universitätsstadt Jena auf das Jahr 1862. Ein Handbuch für Einheimische und Fremde auf Grund der Zählungslisten verfaßt. Jena [1861], S. 62.

33 Neumann, Carl August.

34 [Neumann, Carl August:] Betrachtungen der chemischen Elemente, ihre Qualitäten, Aequivalente und Verbreitung weihet den Manen seiner Lehrer, A. J. G. Carl Batsch, – J. G. Fichte, – J. Carl Fischer, – J. L. L. v. Gerstenbergk, – J. F. Aug. Göttling, – Gottlieb Hufeland, – L. J. Daniel Suckow, aus Anlass der dritten Secularfeier der Universität zu Jena, ein Veteran derselben. Prag 1858.

35 Der Pokal war nebst anderen Geschenken von ehemals in Jena studierenden Schweizern gestiftet worden. Wegen der vermeintlich durch den Rektor Heinrich Luden verhinderten Einweihung des Pokals durch die Schweizer Gesandten war es fast zum Eklat gekommen; vgl. Nachtrag zum Jubiläum in Jena. In: Eidgenössische Zeitung. 14. Jg., Nr. 338, Zürich, 7.12.1858, S. 1353.

36 Fichte, Johann Gottlieb.

37 Schelling, *Friedrich Wilhelm* Joseph Ritter von.

38 Hegel, Georg Wilhelm Friedrich; zum Vorgang vgl. Weimarische Zeitung. Nr. 192, 18.8.1858, S. 765.

39 Preußen, Wilhelm Friedrich Ludwig Prinz von; Preußen, *Augusta* Marie Luise Katharina Prinzessin von, geb. Prinzessin von Sachsen-Weimar-Eisenach.

40 Zum Wortlaut des Dankschreibens: „In Gedanken an die hervorragende Bedeutung, welche die Universität Jena als treue Pflegerin deutschen Geistes und deutscher Wissenschaft sich seit ihrer Gründung stets erhalten hat, und in Erinnerung an den geistigen Verkehr, welcher besonders seit dem Ende des vorigen Jahrhunderts zwischen ihr und den preußischen Hochschulen stattgefunden hat, fühlen Wir uns veranlaßt, auch unsrerseits an der Feier des 300jährigen Bestehens unsere innige Theilnahme zu bezeugen und dieselbe mit unseren besten Wünschen für eine fortdauernd segensreiche Zukunft Jena's zu begleiten. Zugleich übersenden Wir der Universität die Büsten ihrer drei bedeutendsten Vertreter, die durch ihre spätere Wirksamkeit in Preußen auch hier die Hauptbeförderer des wissenschaftlichen Lebens geworden sind." Vgl. Deutschland. Allgemeine politische Zeitung mit Tage- und Gemeindeblatt. Nr. 193, Weimar, 20.8.1858 (unpag.).

41 Schiller, Friedrich: Sämmtliche Werke. Vollständige Ausgabe in zwei Bänden. Stuttgart 1858.

42 Göttling, Karl Wilhelm.

43 Göttling, Karl Wilhelm: Oratio saecularis in templo Paullino ipsis sacris saecularibus tertiis Universitatis die XII. M. Augusti a MDCCCLVIII habitas. Ienae 1858; zum Vorgang vgl. auch Deutschland. Allgemeine politische Zeitung mit Tage- und Gemeinde-Blatt. Nr. 193, Weimar, 20.8.1858, S. 3.

44 Am 16.8.1858 hatte *Karl* Volkmar Stoy anlässlich des Universitätsjubiläums sein neu gebautes Schulhaus eingeweiht. Die Schule diente als Seminarschule für den praktischen Teil der Ausbildung an dem von Stoy 1844 gegründeten Pädagogischen Seminar und war von ihm zu Ehren des Kurfürsten und Universitätsgründers „Johann-Friedrichs-Schule" benannt; zur Einweihung vgl. Festordnung bei der Einweihung der Johann-Friedrichs-Schule, 16. August 1858 (Konvolut, ThULB Jena, Abt. Handschriften und Sondersammlungen, 2 Hist.lit. VI, 39/15 (1–55), hier Nr. 11).

45 Zur zoologisch-anatomischen Sammlung vgl. Br. 41, S. 151.

46 Die Stadt Jena und ihr Umland inspirierten Haeckel vielfach zur Anfertigung von Aquarellen; vgl. dazu ausführlich Taszus, Claudia: Jena und Umgebung im künstlerischen Werk Ernst Haeckels. In: Weimar-Jena. Die große Stadt. Das kulturhistorische Archiv. 8. Jg., H. 3. Jena 2015, S. 238–253. – Haeckels Aquarell von Jena mit Blick auf die Stadt und den Fuchsturm entstand vermutlich bei seinem Besuch des Universitätsjubiläums am 15.8.1858 und wurde später noch überarbeitet; s. Abb. 13.

47 Das Landkrankenhaus gehörte zu den städtischen Heilanstalten und war 1822 mit ca. 14 Zimmern auf Anordnung des Großherzogs Carl August von Sachsen-Weimar-Eisenach (1757–1828) vor dem Johannistor am westlichen Ende der Bachstraße auf dem Areal der anderen Anstalten (Irrenhaus und Entbindungshaus) erbaut worden; vgl. Schreiber, Carl / Färber, Alexander: Jena von seinem Ursprunge bis zur neuesten Zeit, nach Adrian Beier, Wiedeburg, Spangenberg, Faselius, Zenker u. A. Jena 1850, S. 169.
48 Ried, Franz Jordan von; die im Auftrag von Rieds Studenten von Adolf von Donndorf (1835–1916) angefertigte Büste wurde am 16.8.1858 im Operationssaal des 1822 am westlichen Ende der Bachstraße erbauten Landkrankenhauses in Jena feierlich eingeweiht und später im Gartengelände der Chirurgischen Klinik aufgestellt (aktueller Standort: Depot der Kustodie der FSU Jena); zum Einweihungsakt vgl. Allgemeine Zeitung. Nr. 240, Augsburg, 28.8.1858, S. 3883 f.
49 Loholm, Karl Ludwig Christoph.
50 Klopfleisch, Johann Christian Adam.
51 Blücher, Gebhard Leberecht von, Fürst von Wahlstatt.
52 Edlefsen, Joachim Jacob.
53 Edlefsen, Friederika Augusta, geb. Lind.
54 Die aus erster Ehe mit Carolina Lucia Friederike geb. Gregorius stammenden sechs Söhne und vier Töchter, geboren zwischen 1799 und 1819.
55 Jemanden in effigie (lat.: im Bildnis) hinrichten: eine Hinrichtung symbolisch an einer bildlichen Darstellung vollziehen.
56 Von 1848 bis 1851 fand der Erste Schleswig-Holsteinische Krieg statt, der mit der Niederschlagung der deutschen Nationalbewegung und einem Sieg der Dänen sowie dem Verbleib von Schleswig und Holstein in Personalunion bei Dänemark endete. Joachim Jacob Edlefsen wurde wegen seines Festhaltens am Deutschtum 1850 aus seinem Amt entlassen und musste in die Verbannung gehen; vgl. Das Jubelfest in Jena. In: Die Gartenlaube. Illustrirtes Familienblatt. Nr. 36, Jg. 1858, Leipzig, S. 513–516, hier S. 515.
57 Seit der Eingemeindung 1922 ein im Südwesten Jenas gelegener Stadtteil.
58 Trießnitz, Quellgrund südlich von Winzerla (heute Ortsteil von Jena), beliebtes Ausflugsziel mit Festplatz.
59 Das Gasthaus an der Trießnitz wurde 1858 von dem ehem. Kunitzer Wirt A. Töppner betrieben, der dort auch seine berühmten „Kunitzer Eierkuchen" feilbot; vgl. Blätter von der Saale. Nebst privilegirten Jenaischen Wochenblättern. Nr. 96, 17.8.1858, S. 436 (Anzeige Nr. 503).
60 Luden, Heinrich, Rektor; Guyet, Karl Julius, Dekan der Juristischen Fakultät; Ried, Franz Jordan von, Dekan der Medizinischen Fakultät; Hoffmann, Andreas Gottlieb, Dekan der Theologischen Fakultät; Apelt, Ernst Friedrich, Dekan der Philosophischen Fakultät.
61 Insgesamt wurden 35 Ehrenpromotionen in den Geisteswissenschaften und 15 Ehrenpromotionen in den Bereichen Naturwissenschaften und Medizin verliehen; vgl. Günther, Erinnerungsblätter (wie Anm. 29). Nr. 10, Jena 1858, S. 76; ausführlich dazu Bauer, Joachim / Hartung, Joachim: Die Ehrendoktoren der Friedrich-Schiller-Universität in den Geisteswissenschaften 1800 bis 2005. Hrsg. von Klaus Dicke. Weimar; Jena 2007, S. 242–277; Hartung, Joachim / Wipf, Andreas (Hrsgg.): Die Ehrendoktoren der Friedrich-Schiller-Universität in den Bereichen Naturwissenschaften und Medizin. Eine Bildergalerie. Weimar; Jena 2004, S. 45–58.
62 Schwarz, Heinrich Wilhelm Karl.
63 Eltester, Heinrich.
64 Reventlow, Friedrich Graf von.
65 Grimm, *Wilhelm* Karl.
66 Brewster, Sir David.
67 Pringsheim, Nathanael.
68 Schomburgk, Robert Hermann von.
69 Barth, Heinrich.
70 Wied zu Neuwied, *Maximilian* Alexander Philipp Prinz von.
71 Beitzke, *Heinrich* Ludwig.
72 Devrient, Philipp *Eduard*.

73 Engelmann, Wilhelm.
74 Brockhaus, Heinrich.
75 Das Dorf Löbstedt, etwa drei Kilometer nördlich des Stadtzentrums von Jena gelegen, wurde 1922 in die Stadt Jena eingemeindet.
76 Am Nachmittag des 17.8.1858 hatte die Stadt Jena erneut zum allgemeinen Kommers eingeladen, bei dem abermals der Großherzog Carl Alexander erschienen war; vgl. Deutschland. Allgemeine politische Zeitung, Tage- u. Gemeinde-Blatt. Nr. 193, Weimar, 20.8.1858, S. 3.
77 Chargierte, Inhaber einer Charge, d. h. einer Führungsfunktion innerhalb einer studentischen Verbindung.
78 „Burschenschaft auf dem Burgkeller" (das im Zweiten Weltkrieg zerstörte Gasthaus „Burgkeller" wurde als Korporationshaus genutzt), hervorgegangen aus der 1815 gegründeten Jenaer Urburschenschaft, heute „Burschenschaft Arminia auf dem Burgkeller".
79 Berger, Heinrich Anton *Carl*.
80 Studentischer Brauch, bei dem während des feierlichen Gesangs eines Liedes zu Ehren des Landesfürsten die Hüte auf den Degen, Hieber oder Schläger gespießt wurden; vgl. Bauer, Joachim: Student und Nation im Spiegel des „Landesvater"-Liedes. In: Langewiesche, Dieter / Schmidt, Georg (Hrsgg.): Föderative Nation. Deutschlandkonzepte von der Reformation bis zum Ersten Weltkrieg. München 2000, S. 135–156.
81 Bergsporn am rechten Saaleufer bei Jena, auf dem sich im Mittelalter ein im Jahr 937 erstmals erwähnter Königshof befand. Um 1100 errichteten die Grafen von Kirchberg hier oberhalb des Dorfes Ziegenhain drei Burgen, von denen nur noch der Bergfried der mittleren Burg, Kirchberg, erhalten geblieben ist und im Studentenjargon „Fuchsturm" genannt wurde.
82 Wöllnitz, seit der Eingemeindung 1946 Stadtteil von Jena.
83 Pennickental.
84 Kleines Quellgebiet des Pennickenbaches am Fuß des Johannisberges; der Name Fürstenbrunnen geht zurück auf den Kurfürsten und Universitätsgründer Johann Friedrich I., der hier 1552 nach seiner Entlassung aus kaiserlicher Gefangenschaft von zahlreichen Jenaer Bürgern und Studenten begrüßt worden war.
85 Lied aus der Zeit der deutschen Freiheitskriege 1813–1815 von Max v. Schenkendorf nach einer Melodie von Karl August Groos (1789–1861), erstmals veröffentlicht in: [Groos, Carl / Klein, Bernhard (Hrsgg.)]: Deutsche Lieder für Jung und Alt. Berlin 1818.
86 Studentenlied von August Daniel von Binzer, 1819 aus Anlass der durch die Karlsbader Beschlüsse von 1819 erzwungenen Auflösung der Jenaer Burschenschaft gedichtet.
87 Vgl. Br. 37, S. 141.
88 Br. 51.
89 Wahrscheinlich ist Uhlstädt gemeint, ein ca. 28 km südwestlich von Jena gelegenes Flößerdorf an der an der Saale entlangführenden Hauptstraße, der alten Handelsroute von Eisenberg über Lobeda, Kahla nach Saalfeld.
90 Das Barockschloss Heidecksburg, ehem. Residenz der Fürsten von Schwarzburg-Rudolstadt, heute Thüringer Landesmuseum und Staatsarchiv.
91 Das Theater zu Rudolstadt auf dem Anger wurde 1793 eröffnet. Der damals errichtete Fachwerkbau bot 500 Sitz- und Stehplätze. 1844 wurde der Bau eines repräsentativen Steingebäudes begonnen, aber 1848 eingestellt, weil der Fürst nach der durch die Revolution erzwungenen Einführung einer demokratischen Verfassung den Bau eines öffentlichen Theaters nicht mehr als Aufgabe des Fürstenhauses ansah und die weitere Finanzierung verweigerte. Erst 1867 konnte der Bau vollendet werden.
92 Schwarzburg-Rudolstadt, Friedrich Günther Fürst von.
93 Zeigerheim ist heute ein Ortsteil der Stadt Bad Blankenburg.
94 Der Gasthof „Zum Schwarzburger Hofe" am Eingang des Schwarzatales mit dem Chrysopras-Wehr wurde auch „Chrysopras" genannt; vgl. [Fritze, Franz]: Der Nordwesten des Thüringer Waldes oder Zehn Tage in Ruhla. Gemälde aus dem Badeorte Ruhla und seiner Umgebung Eisenach, Wilhelmsthal, Altenstein, Liebenstein, Inselsberg und Reinhardsbrunn. Ein Reisehandbuch und Wegweiser. Berlin 1854, S. 208 f.

54. Von Anna Sethe, Heringsdorf, 24. August 1858

Heringsdorf 24.8.58.

Gestern war in jeder Beziehung ein schöner Tag für mich, mein lieber Ernst, laß ihn Dir kurz erzählen, damit Du Theil nehmen kannst an Allem, was um mich her und in mir vorgeht. Überhaupt weißt Du noch gar nicht recht, wie ich den Tag eingetheilt habe. Um 5 Uhr stehe ich auf, sehe noch etwas Morgenroth und dann rüste ich mich zum Spaziergang an die See, an der [ich] um 6 Uhr meine Badestunde habe. Bis jetzt habe ich noch immer schöne Wellen gehabt, in die ich mich mit einer wahren Lust hineinstürze, und die mir auch vortrefflich bekommen; etwas Husten habe ich noch ab und zu; allein den wird die See wohl fortspülen. All um den andern Tag baden die beiden kleineren Burchels[1] mit mir, anfangs unter entsetzlichem Zethergeschrei, heute aber schon ganz vergnügt. Helene Brauchitzsch[2], die sehr an Magen und Brustschmerzen leidet, darf nicht mehr kalt baden, sondern nimmt warme Seebäder. Dann schmeckt das Frühstück vortrefflich. Dann bleibe ich mit den Kindern zusammen in der Halle sitzen und werfe von der Arbeit manchen Blick auf die See, oder ich sitze wie jetzt auf den Kirchenstufen und plaudere mit meinem lieben Schatz. Um 9½ oder 10 Uhr ziehe ich mich an, und dann bringe ich den übrigen Morgen entweder im Wald oder in der Halle zu. Um 1 Uhr wird Mittag gegeßen und dann lese ich, schlafe immer kurze Zeit dabei ein, woran wohl das Herumtummeln in der frischen Luft || den ganzen Tag schuld ist. Um 4 Uhr wird Kaffee getrunken und dann ein weiterer Spaziergang gemacht oder erst später an die See gegangen, die ich immer nicht genug ansehen kann. Nach dem Abendbrod (8 Uhr) lesen wir Arndt[3], oder spielen oder treiben uns noch im Freien herum, und wenn Alles zu Bett ist, greife ich zur Reise[4] und verfolge nur gar zu gern meinen kühnen Alpensteiger in die herrliche Gottesnatur; leider kann ich nur nicht ordentlich hintereinander drin lesen wegen Helene Brauchitzsch. Jetzt an den köstlichen Mondscheinabenden, an denen ich mich ganz besonders nach Dir sehne, bin ich mit Heinrich[5] noch bis 10½ Uhr am Strande gewesen.

Gestern nach dem Frühstück, während wir Preißelbeeren zum Einmachen aussuchten, erschien der Prediger Richter[6], Hermine[7] und mich im Namen seines Patrons, des Gutsbesitzers Kiepert[8] zu bitten, deßen Geburtstag[9] Mittags oben am Gesellschaftshaus[10] und Nachmittag in Corswant feiern zu helfen was wir annahmen. Wir nahmen denn auch unter vielen netten Leuten um 2 Uhr ein vortreffliches Diner mit köstlicher Ananasbowle und Eis unter herrlichen grünen Buchen bei guter Musik ein, die Frau Kiepert[11] zur Überraschung aus Swinemünde bestellt hatte. Doch ich habe meinem Tagesbericht vorgegriffen. Um 11½ Uhr war ich an den Strand gewandert, um Onkel Julius[12] dort zu erwarten. Nachdem [ich] 1 Stunde in Gluthitze geschmort hatte, || wanderte ich durch die Dünen wieder zurück und erfuhr zu Haus, das Onkel Julius, der schon um 11 Uhr angekommen war, schon da gewesen sei und verschiedene Briefe da gelaßen hatte, außer einem an mich von Tante Bertha[13], den ich mir selbst holen mußte. Meine Erwartung war groß, und trotzdem ich wie gekocht war, unternahm ich noch den heißen Weg durch die Sonne und erhielt dann zur Belohnung noch einen zweiten lieben, lieben Brief[14], der mich so sehr erfreute. Leider war die Zeit schon vorgerückt und ich konnte zu Haus nur Deinen Brief halb lesen, steckte ihn aber ein und konnte ihn vor dem Gesellschaftshaus, das dicht bei unseren liegt, fertig lesen, da die Gesellschaft noch nicht ganz zusammen war. Sie bestand aus Herrn und Frau Kiepert, sehr netten, offenen, natürlichen Menschen und ihren beiden Knaben[15] von 8 und 9 Jahren, einem Referendarius Keibel mit Frau[16] aus Berlin, welche letztere sehr musikalisch ist, und einer wenig angenehmen Cousine[17], Krinoline und gedrechseltes, zieriges Wesen machten sie für mich unnahbar; ferner dem Prediger Richter, dem Bruder der Frau Kiepert und Frau[18], die zu dem Tage hergekommen waren, auch sehr netten Leuten. Wir waren in der schönen Natur sehr vergnügt. Sehr nette Toaste wurden ausgebracht von Richter auf Kiepert, das Leben mit dem Meere vergleichend, von Kiepert auf seine Frau, die er allen || jungen Mädchen als Musterfrau empfahl; dann wieder von Richter auf die Abwesenden, wobei ich, wie Du denken kannst mein Glas ganz besonders klingen ließ, Du herziger Schatz. Um 4½ Uhr wurde nach dem lieblichen Corswant aufgebrochen, einer Försterei[19] unter prächtigen Buchen an dem schönen, rings bewachsenen Wolgastsee gelegen. Die Damen fuhren Alle; ich konnte meiner Lust zum Gehen nicht widerstehen und schloß mich den Fußgängern an, der Weg ist reizend durch die schönsten Buchen- und Eichenpartien mal der saftig grünen Ahlbecker Wiese nahe, und konnte mich nicht genug über die herrliche Natur freuen; fand auch prächtige Orchedäen, die das Zimmer schmücken. Ab und zu sangen Kiepert und Richter zweistimmig, was unter hohen Bäumen sehr gut klang. Wir kamen gleich nach dem Wagen an und noch ehe der Kaffee da war, wurde schon Quartett gesungen; nach dem Kaffee folgte eins dem andern, ich setzte mich in einiger Entfernung hin und während sie: stille Nacht, heilige Nacht[20] u*nd* andere schöne Sachen sangen, las ich in aller Ruhe Deinen Brief und wünschte nichts mehr, als Dich an meiner Seite zu haben und den schönen Gesang mit anzuhören. Dann ging es an den See herunter und bei Sonnenuntergang stimmte das Quartett weiter an: Seht, wie die Sonne schon sinket[21] und währen*d*dem trat der Mond allmählich hinter Wolken hervor und stand bei || unserer Abfahrt voll und klar über dem schönen See. Tausend, tausend Grüße habe ich ihm aufgetragen; er beleuchtete uns auf der ganzen Strecke zwischen Bäumen hervorsehend, leider mußten wir ihm den Rücken kehren, wozu ich mich nicht recht entschließen konnte, und das Gesicht ihm beständig zuwandte. Weißt Du, daß gestern in 4 Wochen der 20 ist und da können wir leicht zusammen diesen herrlichen Genuß haben. Ich bin sehr, sehr glücklich, mein lieber Schatz in diesem Gedanken, der mich auch Nachts im Traum vielfach beschäftigt. Sonntag hatten wir zu Mittag Besuch von dem Frankfurter Adolf Bennecke, der unter den Greifswalder Jägern steht und als solcher in Swinemünde auf dem Durchmarsch zum Manoeuvre nach Stettin ist. Wir gingen nach 5 Uhr nach der Wolfsschlucht, da sich das Meer trotz einiger Unklarheit schön presentirte; auf dem Rückweg begegnete uns Familie Kiepert und musikalische Freunde, von denen wir wieder mit um nach der Wolfsschlucht genöthigt wurden, wohin sie den Weg gar nicht kannten. Wir willigten ein und hörten an einem Abhang, vor uns die Ahlbecker Wiese bei Sonnenuntergang zum ersten Mal das Quartett musiciren, was mir ein großer Genuß war. Ich hatte so lange nicht singen hören und nun in meiner lieben Natur, wo es noch || viel beßer klingt. Den größten Theil des Rückwegs legten wir nicht durch den Wald zurück, sondern gingen quer durch die Dünen nach dem Strande, wo ein neuer Genuß unserer warte*te*. Der Mond stand über dem Meer und färbte mit seinem rosigen Lichte (es war noch nicht dunkel und der Mond noch nicht silbern) wunderbar schön die an's Ufer anschlagenden Wellen. Lange stand ich auf dem Herrensteg[22] und verfolgte Welle um Welle bei so schöner Beleuchtung. Das war noch nicht genug, und nach dem Abendbrod trat Heinrich noch eine Wanderung mit mir an den Strand an; der Mond stand in vollster Pracht nicht mehr über dem Meere, theilte aber Allem sein magisches Licht mit. Das sind kostbare Genüße für mich, die ich so gern mit Dir theilte. Ich bin in Gedanken viel bei Dir gewesen im lieben Jena, deßen Fest merkwürdiger Weise ein ganz besonderes Intereße für mich hatte. Mit einer wahren Gier habe ich alle Artikel darüber in der Zeitung[23] verschlungen und mich herzlich gefreut, über die frische Thatkraft und Freiheitssinn, der noch in der deutschen Jugend wohnt, besonders aber über den Aufschwung in allen Zweigen der Wißenschaft, die im lieben Jena so besonders liebevoll und erfolgreich gepflegt wird. Ach Liebchen, mir schlug das Herz, machte ich || mir klar, dort vielleicht mit Dir zu leben. Ich kann mir denken, welchen Genuß Du dort gehabt hast, möchte aber gern noch näher über Deine Erlebniße dort wißen. Und wie hübsch, daß Du Dich noch im Schwarzathal herumgetummelt hast; ich glaubte Du hättest Dich länger dort aufgehalten, und vermuthete schon Dich eine Seitentour nach dem schönen Ziegenrück machen, da habe ich geirrt. Ich habe mich sehr gefreut, daß Du das größte Jenaer Fest mitgemacht hast, allein ich bin ganz glücklich, daß meine Gedanken Dich nun wieder an bestimmten Plätzchen suchen können, bald an Deinem Schreibtisch, bald auf der Universität, nur nicht in N<u>o.</u> 4[24]. Grüße T*ante* Bertha herzlich und danke ihr für den Brief und erzähle ihr von uns. Mutter[25] ist immer noch erkältet und sehr matt; Hermine und die Kinder frisch und munter. Letztere hatte lange vergeblich auf einen Brief von Karl[26] erwartet, bis der Eure aus Berlin mit dem lieben Bericht[27] von Dir zusammen ankamen. Seitdem hat sie wieder Briefe[28] gehabt, die aber durchaus nicht hypochrondisch [!] sind. Was macht denn die Alte[29] wieder mit ihrem Finger; da wirst Du armer Schatz Dich gewiß über Schulzenpflaster[30] ärgern; tröste Dich, mir geht es ebenso mit Mutter, die spät Abends, ohne etwas umzuhängen herausläuft, und natürlich die Erkältung [*nie*] los wird. Grüße Deine Eltern herzlich von mir, von Mutter und Hermine. Dir einen innigen Kuß von Deiner *Aenni*.[a] ||

Onkel Julius hat viel Schmerzen und ist gar nicht recht. Heute hat er ein warmes Seebad genommen. Könnte er nur ordentlich länger in der See baden, ich glaube, das würde ihn curiren; allein er denkt nur sehr kurz hier zu sein.[b]
    Einliegenden Brief bittet Mutter an T*ante* Julchen[31] zu besorgen.

1   Haeckel, *Carl* Christian Heinrich; Haeckel, Hermann.
2   Brauchitsch, Helene von.
3   Arndt, Meine Wanderungen (wie Br. 49, Anm. 10).
4   Haeckel, Tagebuch der Alpenreise 1855 (wie Br. 49, Anm. 11).
5   Sethe, *Heinrich* Christoph Moritz Hermann.
6   Richter, Ferdinand.
7   Haeckel, Hermine, geb. Sethe.
8   Kiepert, Carl Gotthilf *Adolf*.
9   Kieperts Geburtstag war am 23. August.
10 Auf einer Anhöhe in Strandnähe gelegener zentraler Sammelpunkt der Heringsdorfer Badegäste mit Restaurantbetrieb (Table d'hôte), erbaut von dem Gründer Heringsdorfs, dem Rittergutsbesitzer und preußischen Oberforstmeister Georg Bernhard v. Bülow (1768–1854).

11 Kiepert, *Emilie* Henriette, geb. Beer.
12 Sethe, *Julius* Johann Ludwig Ernst.
13 Sethe, Emma Henriette *Bertha* Sophie.
14 Br. 52.
15 Kiepert, Otto; Mannigel, Johannes Conradin *Hugo*.
16 Keibel, *Ludwig* Wilhelm Siegfried; Keibel, Emilie, geb. Büttemann.
17 Nicht ermittelt.
18 Beer, Louis; Beer, Marie, geb. Jaerschky.
19 Die Försterei von Korswandt lag ca. 30 Gehminuten südlich von Heringsdorf entfernt in der Nähe des Wolgastsees; vgl. Müller, Swinemünde (wie Br. 47, Anm. 4), S. 58.
20 Weit verbreitetes Weihnachtslied, Text von Joseph Mohr (1792–1848), Melodie von Franz Xaver Gruber (1787–1863), erstmals aufgeführt 1818.
21 „Seht, wie die Sonne dort sinket", Text um 1847 entstanden, vermutlich von Karl Kummerel (1822–1857), Melodie anonym, Volkslied aus dem 18. Jh.
22 Der Herrensteg bzw. das Herrenbad in Heringsdorf befand sich in der Nähe von „Lindemann's Hotels"; vgl. Müller, Swinemünde (wie Anm. 19), S. 48.
23 Vgl. Br. 55, Anm. 24.
24 Hafenplatz 4, Berliner Wohung von Wilhelmine Sethe, geb. Bölling, wo auch ihre Kinder, Anna Sethe und ihr Bruder *Heinrich* Christoph Moritz Hermann, wohnten.
25 Sethe, Wilhelmine, geb. Bölling.
26 Haeckel, *Karl* Heinrich Christoph Benjamin.
27 Br. 53, Beilage.
28 Nicht überliefert.
29 Haeckel, Charlotte, geb. Sethe.
30 Vgl. Br. 52, S. 186.
31 Untzer, Juliane von, geb. Bölling.

55. An Anna Sethe, Berlin, 26. August 1858

*B*erlin 26/8 58 früh

Gestern Abend erst spät kam Dein lieber Brief[1], mein bestes Herz, auf den ich den [a] ganzen Tag sehnlichst gehofft hatte. Ich wußte aber ganz sicher, daß einer kommen würde. Hab einen herzigen Kuß zum Dank dafür. Das ist ja recht nett, daß Du auch so hübsche Tage dort froh verlebt hast. Vor allem habe ich mich aber gefreut, daß Du wieder gesund bist u*nd* in der herrlichen See baden kannst. Aber schone Dich noch etwas, damit Du auch den Rest des bösen Hustens bald los wirst. Ich wollte Dir gleich gestern Abend auf Deine lieben, lieben Zeilen antworten, als A. Merkel[2] kam und mein Sinnen störte. Nun soll der Brief aber auch noch heut früh fort, damit ich recht bald wieder eine liebe Antwort bekomme. Die weitere Beschreibung meiner Jenenser Fahrt sollst Du nächstens haben u*nd* ich will Dir dafür heut lieber etwas von meinem jetzigen Leben hier in Berlin sagen. Freilich ist da im ganzen herzlich wenig Abwechslung u*nd* die Hauptsache ist stete, fleißige Arbeit, zu der ich diese 14 Tage hindurch meine besten Kräfte aufbiete, damit ich dann nachher im lieben Heringsdorf mit desto mehr Recht mich dem Jolie far niente[3] hingeben kann. Den ganzen Vormittag arbeite ich jetzt auf dem zootomischen Museum[4], dessen Directorium jetzt ich und Hartmann[5] repraesentiren. Die Vice-Direction nämlich, Guido Wagner[6] und Lieberkühn, sind mit Max Schultze auf 4 Wochen nach Triest und Venedig[7] und haben mir und Hartmann die Schlüssel und die Obhut des ganzen Museums für diese Zeit anvertraut. Wir sind natürlich auf unser hohes Amt nicht wenig stolz und empfangen mit (mir sehr lächerlicher) würdevoller Haltung die fremden Gäste, welche das Museum sehen wollen und die wir darin herumführen. Das Beste dabei aber ist daß wir nun die allerbeste Gelegenheit und freieste Macht haben, uns alle die herrlichen Schätze dieser unvergleichlichen Müllerschen Sammlung[8] gründlich anzusehen und dieses Glück benutzen wir denn auch aufs beste. Ich meinestheils bin besonders mit den ausgezeichneten Präparaten der Echinodermen[9], Polypen[10] und Gliederthiere[11] beschäftigt, da ich die Mollusken[12] bereits im Sommer durchgenommen habe. Doch sehe ich mir neben bei auch die histologische Sammlung[13] an, soviel als es die knappe Zeit nur immer gestatten will. || Den Nachmittag mache ich Auszüge aus Müllers Archiv[14] und andern zoologischen und anatomischen Schriften, für die Reise. Am traurigsten ist der Abend, wo ich meist gar nicht weiß, wie ich den Gedanken an meine liebe Kleine nur auf Minuten verbannen soll. Alles was ich da vornehme, ist nur halb gethan.

Dazu ist noch jetzt der wundervolle Vollmondschein so verführerisch, daß meine Gedanken immer alle mit ihm auf und davon, nach der Ostsee (die mir doch sonst so gleichgültig war) eilen. Vorgestern, als ich noch bis ½1 an Dich geschrieben, ließ er mir dann nicht einmal im Bett Ruhe und schien mir so blinkend und freundlich ins Schlafzimmer, daß ich wohl noch über 1 Stunde wach lag und beinah aufgestanden und nach dem Hafenplatz hinausgelaufen wäre, um mir die unvergeßliche Nacht des 4ten Mai wieder hinzuzaubern, wo der liebe Freund, im Kanal sich wunderbar spiegelnd und mit den rothen glühenden Koaksfeuern[15] den schönsten Kontrast bildend, beim Nachtigallenschlag zum ersten mal mein lautes Gelübde gehört hatte, Dir allein ewig, ewig anzugehören.[16] Wenn ich mir diese, wie so viele andere schöne Stunden dieses Sommers wieder vor Augen rufe, so fällt mir jetzt immer das schöne Bild ein, in dem Du die Erinnerung mit einem klaren Waldbach vergleichst, der alle die dunkeln, häßlichen Erdentheilchen zu Boden fallen läßt oder fortspült, und uns nur die schönen Silberwellchen des Erlebten vor Augen zaubert.[17] Das macht auch allein die Erinnerung an die Reisen, die ja die reichsten und fruchtbarsten Lebensmomente sind, so werthvoll, daß einem diese Erinnerung lieber, als die Reise selbst ist. Man denkt dann immer nur des Schönen und Guten und vergißt gern alles Dunkle, Böse und Häßliche. O, liebste Änni, vergiß auch Du alle die trüben, düstern Stunden, die Dir mein zweifelnder, im Dunkeln irrender Sinn diesen Sommer bereitet, und behalte nur die schönen, hellen Augenblicke, wo er durch Deine Liebe zum Glauben und zur Hoffnung erhoben wurde und im süßesten Hingeben die in der Wissenschaft umsonst ersehnte und gesuchte Friedensruhe fand. Du sollst ja künftig auch nur den bessern, den lieben Menschen, sehen, das will ich mit allen Kräften erstreben! ||
Am Sonntag Mittag waren wir, wie ich Dir schon schrieb, bei Tante Bertha[18]. Montag (23/8) Abends bei Frau Prof. Weiß, wo jetzt die berühmte Reisende Ida Pfeiffer[19] ist. Es war mir sehr interessant, sie kennen zu lernen. Leider ist sie in einem körperlich höchst elenden Zustande, da sie seit 15 Monaten an einer der schlimmsten Formen des Tropenfiebers leidet, das sie von Madagaskar mitgebracht. Sie ist so elend, daß sie vom Hamburger Hospital aus kaum hergefördert werden konnte und man nicht weiß, wie sie weiter in ihre Heimath (Wien) gefördert werden soll. Trotzdem war sie als wir

sie sahen, geistig höchst munter und lebhaft und freute sich, in mir einen „künftigen Tropenreisenden" kennen zu lernen (so stellte nämlich die Prof. Weiß mich, ihren „lieben, jungen Freund" ihr vor!).[20] Sie meinte, daß sie noch heute dieselben Reisen wieder augenblicks antreten würde, wenn sie auch wüßte, daß sie noch 10 mal elender zurückkommen würde. Solchen Wissensdurst, durch solche energische Thatkraft gestützt, sind bei einer Frau in der That etwas außerordentliches, und mein einer innerer Mensch (der wissenschaftliche nämlich, nicht der liebe!) schämte sich dabei nicht wenig, als er dachte, daß er auch solche Tropenpläne so lange und innig gehegt, und sie nun so rasch und leicht um eines gewissen kleinen Wesens willen aufgegeben habe. Und trotz ihrer Gelehrsamkeit, trotz ihres umfassenden Wissens, einer Welt- und Menschen-Kenntniß, die sie z. B. die Dogmen ihrer katholischen Konfession als blauen Dunst ansehen und verachten läßt, hat sich diese Frau dennoch eine so liebenswürdige Weiblichkeit, eine so anziehende, naive, kindliche Natürlichkeit bewahrt, daß ich nur ungern nach kurzer Unterhaltung von ihr schied. Übrigens verschlimmert sich ihr Zustand doch immer mehr, so daß die Ärmste vielleicht nicht einmal in ihrer Heimath, derer sie mit rührender Anhänglichkeit in dem gemüthlichen Wiener Dialecte gedachte, sterben wird.[21] Der ganze Besuch hat mich sehr angegriffen. Das war das einzige Außertägliche, was ich in diesen Tagen jetzt hier hatte. Sonst haspelt sich das Alltags-Arbeitsleben sehr gleichmäßig ab, da grade jetzt die Zeit ist, wo Berlin || wie ausgestorben ist. Alle Bekannten und Freunde (mit Ausnahme der genannten Wenigen), auch die meisten Professoren, sind fort. Die Bibliothek, mein „nutrimentum spiritus"[22] ist geschlossen. Um so besser kann ich da immer alle arbeitsfreien Augenblicke meinem lieben, süßen Schatzchen widmen, das mir immer vor Augen und im Sinn ist. Jetzt sinds ja nur noch 12 Tage! O wie herrlich wird das Wiedersehn sein! Inliegend schicke ich Dir auch ein paar hübsche Lieder von alten Jenenser Studenten[23] mit, die, wie auch viele andere, am Feste gesungen wurden. Wenn Du Dir die Nationalzeitung vom 14ten bis 21ten August verschaffen kannst, so wirst Du darin die beste Beschreibung des Jenenser Festes und ein paar recht gute Leitartikel finden.[24] Übrigens ist es nicht nur meine specielle, sondern allgemeine Ansicht aller Liberalen, daß das Fest in jeder Beziehung über alle Erwartung schön und gut abgelaufen ist. Der frische jugendliche deutsche Geist, der voll Freiheitsliebe und Einheitsstreben Alles durchdrang, und wie ein Nachwehen der großen reformatorischen Zeit, in der vor 300 Jahren Johann Friedrich[25] die Universität gründete, die verschiedensten Alters- und Fach-Genossen vereinte, wurde auch nicht durch den leisesten Misklang gestört. Alle [b] Männer des Dunkels und des Rückschritts waren in instinktartiger Vorahnung weggeblieben[c] und von Junkern war ebenso wenig als von Pietisten etwas zu sehen. Auch die Corps[26] (die überhaupt in Jena sehr schwach sind) als die Vertreter des aristokratischen, hohlen, aufgeblasenen, renommistischen Junkerwesens, machten sich kaum bemerkbar und traten ganz in den Hintergrund gegen die Burschenschaften, die auf demokratischer, mindestens sehr liberaler Basis nach Gleichheit der Rechte, Freiheit in Wort und That streben und eben wegen dieser Bestrebungen schon seit Jahrzehnten hier die heftigsten Anfechtungen zu erdulden hatten. Auch in der Art, wie die Studenten sich gegen die Professoren, und diese unter einander stellten, lag soviel Nettes, daß der Wunsch, später einmal in dem lieben Jena zu dociren, dadurch nur noch viel lebhafter geworden ist.

Tante Bertha geht es gut, ebenso den Alten. Sie lassen euch alle bestens grüßen. Dir, liebster Schatz 1000 herzinnige Grüße u*nd* Küsse von Deinem treuen Erni. Schreib mir nur recht bald wieder, bitte.[d]

Tante Julchen[27] war gestern schon abgereist. Wir haben den Brief[28] nachgeschickt.[e]

1 Br. 54.
2 Merkel, Carl *August*.
3 Eigtl. ital. dolce far niente: süßes Nichtstun.
4 Vgl. Br. 48, S. 169.
5 Hartmann, Robert.
6 Wagener, Guido.
7 Vgl. Br. 48, S. 169.
8 Johannes Müller hatte die seinerzeit noch recht junge anatomische Sammlung der Universität Berlin von Karl Asmund Rudolphi (1771–1832) im Jahr 1833 mit 7.197 Präparaten übernommen und bereits bis zum Jahr 1835 inklusive seiner von ihm eingegliederten Privatsammlung auf 11.000 Objekte vergrößert. In den 25 Jahren seines Schaffens bis zu seinem Tod am 28.4.1858 vermehrte er die ursprüngliche Sammlung Rudolphis auf 19.577 Objekte; vgl. Du Bois-Reymond, Emil: Gedächtnissrede auf Johannes Müller. Aus den Abhandlungen der Königl. Akademie der Wissenschaften zu Berlin 1859. Berlin 1860, S. 25–190, hier S. 149–151.
9 Stamm: Echinodermata Bruguière, 1791 [ex Klein, 1734] (Stachelhäuter), zu dem u. a. die Klassen der Seeigel (Echinoidea), Seelilien (Crinoidea), die Seesterne (Asteroidea) und die Seegurken (Holothuroidea) zählen.
10 Als Polypen werden die meist festsitzenden Entwicklungsstadien der Nesseltiere (Cnidaria) bezeichnet.
11 Gliedertiere (Articulata) sind nach Cuvier wirbellose Tiere mit innerer und äußerer Segmentierung des Körpers. Sie umfassen die Ringelwürmer (Annelida) und Gliederfüßer (Arthropoda).
12 Stamm: Mollusca Cuvier, 1797 (Weichtiere).
13 In der Sammlung Johannes Müllers befanden sich u. a. sechs Kästen mit insgesamt 118 histologischen Präparaten von Müller, sowie drei Kästen mit insgesamt 64 Präparaten von Joseph Hyrtl.
14 Archiv für Anatomie, Physiologie und wissenschaftliche Medicin, in Verbindung mit mehreren Gelehrten hrsg. von Johannes Müller. Berlin 1834–1858.
15 Vgl. Br. 36, S. 135; Br. 56, S. 205.
16 Am 3.5.1858 hatten sich Ernst Haeckel und Anna Sethe heimlich verlobt; zum nächtlichen Spaziergang vgl. Haeckel, Medicinal-Kalender 1858 (wie Br. 40, Anm. 2), Eintrag v. 4.5.1858: „Um 1 Uhr Promotionen. Adolph Beyer. Abends Doctorschmauß desselben im „Jerusalemer Keller". Anwesende: Hartmann, Chamisso, Weingarten, Ribbeck. Bis 2 Uhr ziemlich stark und toll gekneipt. Um 2 Uhr Nachts ging ich, statt nach Hause, nach dem Hafenplatz (N. 2, 3, 4). Erst stockfinstere Nacht, Todtenstille in allen Straßen. Dann herrlicher Mondaufgang vor dem Anhalter Thor. Prächtiger Widerschein der rothen Coaksfeuer im Kanal, von der Schoeneberger Brücke aus gesehen. Pfiff! Nachtigallenschlag, Gesang. Als ich gegen 4 Uhr nach Haus ging, begegnete ich vor dem Potsdamer Thore dem neuen Dr. Adolph Beyer, mit dem ich noch nach Schoeneberg ging."
17 Vgl. Br. 51, S. 182.
18 Sethe, Emma Henriette *Bertha* Sophie.
19 Pfeiffer, *Ida* Laura, geb. Reyer.
20 Haeckel war der Witwe des 1856 in Eger verstorbenen Christian Samuel Weiß, Luise Weiß, lebenslang sehr verbunden und teilte ihr brieflich viele seiner Erlebnisse und Pläne mit; auch seinen 1854 geäußerten Wunsch, als Schiffsarzt eine ausgedehnte Tropenreise z. B. nach Brasilien, Madagaskar oder Borneo zu unternehmen und in selbstgenügsamer Einsamkeit die tropische Flora und Fauna zu erkunden. Diesen Wunsch hatte er in Anlehnung an Daniel Defoes berühmten Abenteuerroman sein „Robinsonsches Project" genannt (vgl. EHAB, Bd. 1, S. 475, Bd. 2, S. X f., XIV, 69, 72, 291). – Anfang März 1858 meldet er sich auf Empfehlung Rudolf Virchows bei dem

Dezernenten der Admiralität, Dr. Steinberg, und informierte sich über die Möglichkeiten einer Übungsfahrt auf einem preußischen Kriegsschiff als Schiffsarzt. Die Bedingungen einer solchen waren jedoch für Haeckel nicht annehmbar und der Grund dafür, dass er alle derartigen Pläne aufgab (vgl. Haeckel, Tagebuch 1855–1858 (wie Br. 7, Anm. 13), S. 87 f.).

21 Ida Pfeiffer hatte von April bis September 1857 Madagaskar bereist. Sie verstarb in ihrer Heimatstadt Wien am 27.10.1858 an den Spätfolgen ihrer Malariaerkrankung und wurde auf dem dortigen Zentralfriedhof beigesetzt.

22 Lat.: geistige Nahrung; Inschrift über dem Portal der alten Königlichen Bibliothek in Berlin.

23 Vgl. u. a. [Demelius, Wilhelm:] Jena'sche Luft. Ein Sammlung wildgewachsener Studentenlieder als Beitrag zur akademischen Sittengeschichte dargebracht von der Alten Latte. Weimar 1858.

24 Vgl. die Artikelfolge „Zur Jenaer Jubelfeier" in: National-Zeitung (Morgen-Ausgabe). Nr. 376, 11. Jg., 14.8.1858; ebd. (Morgen-Ausgabe). Nr. 377, 11. Jg., 15.8.1858; ebd. (Morgen-Ausgabe). Nr. 379, 11. Jg., 17.8.1858; ebd. (Morgen-Ausgabe). Nr. 381, 11. Jg., 18.8.1858.

25 Sachsen, Johann Friedrich I., Kurfürst von.

26 Pflichtschlagende Studentenverbindungen.

27 Untzer, Juliane von, geb. Bölling.

28 Vgl. Br. 54, S. 203.

56. Von Anna Sethe, Heringsdorf, 27. August 1858

Heringsdorf 27.8.58. | Abends 10 Uhr.

Eben gehen Sethens[1] Alle fort, liebster Ernst, so daß ich nicht eher zum Plaudern mit Dir kommen konnte, aber nun hoffe ich auch noch ein ganz*es* Weilchen mit Dir und dem Mond zusammen zu sein, der sein silbernes Licht auf mein Papier wirft und mir Kuß und Gruß vom Liebchen schickt. Tausend, tausend Dank für Deine lieben Zeilen[2], die ich heute lange in der Tasche herumtragen mußte, da ich sie in dem Augenblick erhielt, wo wir uns, d. h. Heinrich[3] u*nd* ich, ferner Heinrich[4], Marie[5] und die beiden Adelheids[6] zum Langenberg[7] rüsteten. Am Strande schien mir die Sonne gerade in die Augen und war die Nähe der Kinder zu gefährlich, weshalb ich rüstig vorwärts schritt an der schön beleuchteten See und dann durch den prachtvollen Buchenwald, den ich mit Wonne zum ersten Mal in diesem Jahr betrat; könnte ich Dir nur so leicht schreiben, wie wohl und glücklich, Dir immer am nächsten [*ich mich*] in der freien Natur fühle; dummer Weise kann ich nicht jedes Ach und O bei mir behalten, weßwegen ich mir sammt den Mondscheinbegeisterungen immerwährende Neckerei zuziehe. Heinrich machte mich heut besonders schlecht wegen meines Sturmschrittes, der aber gar nicht so arg war; wenigstens dachte ich mich an Deiner Seite in einem viel beßern || Tempo, ein Gedanke, der mich ganz selig macht; mochte auch sein, daß Dein Brief in meiner Tasche die Füße schneller hob, kurz ich kam etwas eher oben an und nach einem flüchtigen Blick auf das großartig vor mir ausgebreitete Meer konnte ich ein Stückchen von Deinem Brief lesen, ehe die Nachzügler zu mir stießen. Dann ging es weiter nach dem Gerüst[8], von wo eine prächtige Aussicht Dich gewiß auch entzücken wird. Auf dem Wege dorthin las ich die reizenden Gedichte, die mir ganz wie der Herzenserguß meines lieben Erni klingen, drum schreibe ich sie auch seiner Feder zu; nur ist mit dem Eichbaum und Epheu eine kleine Verwechselung vorgegangen, die ihrer eigenen Natur widersprechen. Wie hübsch, daß Du mir so ausführlich über die Jenaertage schreibst,[9] in die [*ich*] mich nach der Nationalzeitung schon ganz hineingelebt hatte; nach Deinem Rath[10] in diesem Punkt muß ich schließen, daß ich Dir darüber im letzten Brief zu schreiben vergaß; die Berichte waren recht gut geschrieben, aber führten mich doch lange nicht wie die Deinen in den Festzirkel ein. Ich kann mir denken, wie das frische freie, ungezwungene Leben und die von Innen herauskommende Begeisterung Dich lieben Naturmenschen angesprochen haben, dank Max Schultze, der Dich zu dieser Reise nach dem lieben Jena vermocht hat! – Diese Reise zu Deiner Braut, wie Deine || Freunde sagen, die bittere Ironie dieses Passus hat mich sehr amüsirt; Du hast sie auf einen guten Irrweg geführt, trotzdem sie Dich durchschaut haben. Lieber Erni, geht es mir doch jetzt ebenso; immer meine ich von den Leuten auf meine Liebe angesehen zu werden und sie ihnen durch meine Reden und Worte merken zu laßen; ich glaube etwas Egoismus ist dabei auch im Spiele, ist er aber nicht verzeihlich, wenn das ganze Wesen von Liebe durchdrungen ist, von Liebe zum besten Menschen auf der Welt. Schatzchen, wie kannst Du mich nur um Verzeihung bitten wegen der trüben Stunden, die wir schon zusammen verlebt haben, ich möchte sie nicht mißen und habe Dich nur noch lieber dadurch gewonnen, weil sie mir klar Dein Herz mit den unvermeidlichen Kämpfen zeigten, die Wißenschaft und Liebeskraft, nothwendig in Dir hervorrufen mußten. Ich konnte mich ganz in Deine Seele hineindenken und wußte ja nur zu gut, daß das wild bewegte Waßer seinen klaren, glatten Spiegel wieder erlangen würde. Und sollen wir nicht auch trübe Stunden durchleben; gedeiht die Blume nicht bei Sonnenschein und Regen? Ich habe es selbst schon empfunden, wie schwere Zeiten der Trauer und Herzensarmuth den Menschen reifen laßen, wozu ich freilich Sonnenschein auch sehr nothwendig gebrauche. Bitte mir es || nicht mehr ab, sondern laße mich immer tiefen Blick in Dein Herz thun, in dem Dunkel und Klarheit, Zweifel und Gewißheit, Egoismus und hingebende Liebe wie in jeder menschlichen Brust eng bei einander wohnen. Mein Herz, ich liebe Dich so innig, daß ich meine, Dir dies Alles gar nicht erst sagen zu brauchen, und doch fließt die Lippe über, die Dir bald, bald wieder einen Kuß geben wird. Ich zähle schon Tage und Stunden, die ich Dich noch entbehren muß. Schönes Wetter bestelle ich alle Tage dem Himmel für diese Septemberzeit und darauf sieht er mich seit einigen Tagen so blau an, daß ich meine in meines Erni Augen zu sehen und ich bin der Erfüllung meines Wunsches gewiß. Einen so klaren Tag wie heute, haben wir noch nicht gehabt; mit bloßen Augen konnte ich nicht allein Rügen, sondern auch das Schloß in Puttbus auf der anderen Seite jedes Haus in Misdroy unterscheiden. Blumen habe ich mir auch viele mitgebracht, wage sie aber nicht Onkel Julius[11] mitzugeben, der derartige Reiseutensilien nicht liebt, Du sollst sie bald mit mir zusammenpflücken. Vor ein paar Tagen habe ich eine Menge gerippter Muscheln mit nach Hause gebracht, die alle bewohnt waren. Ich versuchte aus einigen die Thierchen herauszunehmen, allein nach einigen Versuchen || konnte ich es nicht fernerhin über's Herz bringen, die kleinen niedlichen Thierchen, die ich durch Dich ordentlich lieb gewonnen habe, zu tödten, und nahm die Muscheln wieder mit in die See; da reißt mich heute der Dr. Wilde[12], der jetzt in Stargard praktischer Arzt ist, ein Bekannter von Dir und auch von meinem Bruder Heinrich[13], aus meinem Wahn und sagt mir, daß die Thierchen schon todt seien, wenn man die Muscheln findet. Wir trafen ihn auf dem langen Berg, von wo er den Rückweg mit uns zusammen machte; da haben wir viel über Dich geplaudert, eine seltene Wonne für mich. Er fragte mich, ob ich Dich kennte, worüber ich beinahe hell auf gelacht hätte; Hermine[14] und Bertha[15] kannte er und wunderte sich, daß ich Blondine eine Schwester dieser beiden Brünetten sein sollte. Er ist ja gewißer Maßen an Deinem Cursus schuld, den er Deinem Vater als dringend nothwendig eingeredet hat.[16] Er ist acht Tage hier gewesen, um, wie er sagt, seine Hyppochondrie hier zu laßen, was ihm auch gelungen sei; die Welt sagt, er sei der verehrten Dame seines Herzens nachgereis't. Im Ganzen hat er mir einen etwas verschrobenen jedenfalls unklaren Eindruck gemacht, ich weiß ich, ob ich irre. – ||

Nun etwas von meinen Tagesbegebenheiten. Dienstag Nachmittag hatte ich zuletzt mit Dir geplaudert; als ich gegen Abend den Brief auf die Post trug, begegnete mir der Kreisrichter Böhmer[17] aus Stettin, aber so verändert durch die Pocken, die er sehr heftig gehabt hat, daß ich ordentlich erschrak, und in meinem Herzen dachte, es ist doch recht gut, daß sie Dir keine Spuren hinterlaßen haben, obgleich Du mir darum kein Gränchen weniger lieb wärest; warum hätte ich sonst wohl an dem Sonntag mit Dir gespielt, Du lieber, lieber Herzensschatz? Mittwoch machten wir mit Sethens zusammen eine höchst verunglückte Partie nach Corswant. Um 10 Uhr fuhren die Übrigen (Heinrich Sethe, Marie[18] und ich gingen) beim schönsten Wetter aus. Bei der Ahlbecker Wiese lagerten wir Drei uns und frühstückten und als wir gestärkt den Weitermarsch antreten wollten, bricht ein Regen los, der stärker und stärker wurde, so daß wir ganz ohne Schirme sehr durchnäßt im Forsthause[19] ankamen und darin leider bis Nachmittag 3 Uhr die meiste Zeit des Regens wegen zubringen [*mußten*]. Die Rückfahrt war herrlich und Abends brachte mir der Mond aus Wolken hervor tausend, tausend Grüße von Dir. || Gestern war ein gänzlicher Regentag, den ich theils mit nothwendigen Briefen, die seit Monaten meiner warteten, theils mit Flicken und Lesen zugebracht habe. Um 6 Uhr ging ich an den Strand und wanderte dort bis 7½ Uhr umher, mich nicht satt sehen könnend an der in jeder Minute wechselnden Beleuchtung, die starken italienischen Charakter hatte. In solchen Momenten verliere ich mich ganz in meine Liebe und bin für die übrigen Menschen nur halb da, denen ich gewiß einen wunderbaren Eindruck mache. Etwas zusammen nehmen kann ich mich [ ] doch, als die vor Clara Brauchitzsch[20] [ ] ganz unbefangen sagt, [ ] Ernst Haeckel gefallen oder Derartiges. Den Abend lasen wir uns Arndt[21] vor. Heute Morgen habe ich ein köstliches Bad gehabt, sehr starke Wellen, die mit solcher Gewalt kamen, daß sie mich um und umwarfen, und das Wasser eisig kalt. Der übrige Morgen verging mit Haartrocknen und Wäsche legen. Den übrigen Tag kennst Du und wenn ich Dir nicht noch vom morgenden erzählen soll, sage ich Dir gute Nacht, da es bereits 11½ Uhr geworden ist, und ich um 6 Uhr schon wieder im Waßer sein muß. Deinen Eltern von uns Allen die herzlichsten Grüße. Dir einen innigen Kuß von Deiner Änni

felicissima notte![22] ||

An Ernst

1   Sethe, *Julius* Johann Ludwig Ernst, und Familie.
2   Br. 55.
3   Sethe, *Heinrich* Christoph Moritz Hermann.
4   Sethe, *Heinrich* Georg Christoph.
5   Sethe, Marie.
6   Sethe, Adelheid, geb. Reimer; Sethe, *Adelheid* Elisabeth.

7   Der Lange Berg, bis 54 m hohe bewaldete Erhebung und Steilküste nordwestlich von Bansin, beliebter Aussichtspunkt.
8   Möglicherweise handelt es sich um den auf der sogen. Neuen Welt, einem Aussichtspunkt nahe Heringsdorf, errichteten Pavillon, von dem man sowohl ins Landesinnere als auch auf das Meer blicken konnte; vgl. Müller, Swinemünde (wie Br. 47, Anm. 4), S. 61 f.
9   Vgl. Br. 53 und 55.
10 Vgl. Br. 55, S. 206.
11 Sethe, *Julius* Johann Ludwig Ernst.
12 Wilde, Wilhelm *Arthur*. – Haeckel hatte während seines ersten Studiensemesters im Sommer 1852 in Berlin den 1851 von Wilde, dem Famulus Johannes Müllers, initiierten Freundeskreis naturwissenschaftlich interessierter Studierender angehört; vgl. EHAB, Bd. 1, S. 135 (Anm. 3).
13 Sethe, *Heinrich* Christoph Moritz Hermann.
14 Haeckel, Hermine, geb. Sethe.
15 Petersen, Bertha, geb. Sethe.
16 Als Ernst Haeckel während seiner ersten Studiensemester in Würzburg über die Durchführbarkeit des medizinischen Curriculums (der Kursus zum praktischen Arzt) ins Schwanken geriet, hatte ihm sein Vater wiederholt aufmunternd zugesprochen und sich dabei auch auf die Einschätzung von Haeckels Freunden in Berlin berufen. Unter diesen war auch der noch junge Dr. med. Arthur Wilde (Diss. 1853), der regelmäßig Besuche im Hause der Haeckels gemacht hatte; vgl. dazu EHAB, Bd. 1, S. 163.
17 Böhmer, Ludwig Wilhelm *Ferdinand*.
18 Sethe, Marie.
19 Ausflugslokal auf dem Langen Berg bei Bansin.
20 Brauchitsch, Klara von.
21 Arndt, Meine Wanderungen (wie Br. 49, Anm. 10).
22 Ital.: Glücklichste Nacht!

57. Von Anna Sethe, Heringsdorf, 30./31. August 1858

Heringsdorf d. 30.8.58.

So prächtige Brieftauben, lieber Schatz, kann ich doch nicht wegfliegen sehen, ohne einen Gruß an mein liebes, liebes Herz, das ich bald wieder ganz haben werde. Gestern Mittag, als wir bei Tisch saßen, kam Dein Brief[1] an; Hermine[2] holte einen Brief nach dem andern für sich heraus; Du kannst denken wie ich sehnsüchtig herüber schaute, und doch meine Unruhe vor Helene Brauchitsch verbergen mußte; da schob mir Hermine das Couvert herüber und ich hatte ja ein paar liebe Zeilen, die ich den ganzen Nachmittag mit mir herumgetragen habe. Du scheinst sehr ungehalten darüber zu sein, vielleicht nicht den Dienstag kommen zu können, und ich nicht minder. Der Dienstag schwebte mir immer wie solch schöner hoher Berg mit der herrlichsten Aussicht vor, deßen Höhe ich schon halb erstiegen hatte und nun wieder zurück zu fallen, ist bitter. Ich denke aber einen Tag später kommen, müßt Ihr auch einen Tag länger bleiben; ja, da Du erst im Januar reis't, lege ich im Stillen noch ein paar Tage zu, und dann meine ich, wäre es anderseits auch grausam, Karl[3], der hoffentlich nicht so bald wieder in die Gegend kommt, auf seiner Rückreise zu stören. || Einen niedlichen Plan von mir kann ich Dir auch nicht verheimlichen, trotzdem es eigentlich Überraschung für Euch sein sollte. Hermine und ich werden Euch in Swinemünde erwarten [a] und dann werden Erni und Änni <u>aus Mangel an Platz im Wagen</u> den ersten Spaziergang nach langer Zeit nach Heringsdorf machen. Liebchen dafür bekomme ich einen Kuß, nicht wahr? Du schreibst, ich hätte gar nicht bemerkt, daß ich den Jenaerbericht[4] bekommen hätte, und begreife dies nicht. Sei nicht bös deßhalb; mit großem Intereße habe ich ihn erst allein und dann vorgelesen und Viel, Viel zwischen den Zeilen gelesen, die über so schön verlebte Tage berichteten. Ausführlicher habe ich darüber im letzten Brief[5] [b] gehört, der so sehr lieb und nett war. Du glaubst nicht, wie oft ich einen solchen in ruhigen Momenten lese, so daß ich dadurch fast zu keinem andern Lesen komme. Die lieben Liederchen kann ich schon theilweis und habe sie schon oft dem Walde vorerzählt; namentlich: es stand ein junger Eichbaum[6], gefällt mir sehr; ich denke dabei immer an meinen frischen, grünen Eichbaum, an dem ich mich heraufranken darf; ach Erni könnte ich Dir nur sagen, wie glücklich ich mich in Deinem Besitz fühle, Dir würden alle Zweifel weichen. || Der Mond ist in seiner letzten Hälfte selbst so schön, daß Du von ihm gewiß Grüße hingenommen hast. Doch nun zu meinen wenigen Erlebnißen. Seit Freitag Abend habe ich nicht mehr mit Dir geplaudert; ich freute mich gestern sehr, daß wir Beide am Sonntag ein Briefchen hatten.

Sonnabend Morgen brachte ich Deinen [*Brief*] nach einem eisig kalten Bade bei 10 Grad zu Onkel Julius, der um 7 Uhr von hier fortfuhr. Nach dem Frühstück machte ich mit Helene Brauchitsch einen weiten Waldspaziergang, suchten Heidekraut und Preißelbeerblättchen, von denen ich Dir schon längst gern geschickt hätte, allein sie verloren zu sehr durch's Trocknen, weßhalb ich mich nicht dazu entschließen kann; ich wollte Du sähest den neben mir stehenden Teller voll der reizendsten Feldblümchen, die ich mir gestern vom Langenberg mitgebracht habe. Doch ich will nicht vorgreifen. Sonnabend gegen Abend wanderten wir nach der Wolfsschlucht, wo sich [c] der Golf von Venedig (so nenne ich die Bucht des Meeres) im herrlichsten Abendroth vor uns ausbreitete; jeder Baum, jedes Haus war mit solcher Klarheit gezeichnet, daß ich ganz stumm an Entzücken war; auch muß ich doch jetzt immer stumm sein, denn der mich und meine Lieb-||haberei am besten versteht, weilt nicht hier. Zu Haus angekommen spielten Helene und ich noch Quatre main[7], dann Helene allein sehr schöne Sachen; bearbeitete bekannte Lieder, wobei ich aus den am Morgen gesuchten Blumen einen Kranz für Marie Sethe[8], das gestrige Geburtstagskind wand. Nachher plauderten wir Beide noch sehr eifrig zusammen über religiöse Sachen, in denen Helene noch sehr umherschwankt; ich spreche ihr ganz offen meine freien, nicht angelernten, sondern selbst erfahrenen Ansichten aus, die ich nicht allein aus der Bibel, was sie für unumgänglich nothwendig zu halten scheint, sondern hauptsächlich aus der lieben, wahren, sich nie widersprechenden Natur geschöpft habe, die mir meinen Gott täglich und stündlich predigen. Ich schlief sehr unruhig, dank dem Freund Mond und träumte von lauter ärgerlichen Sachen, über die ich mich ganz heiß geärgert hatte; wärst Du noch der Gegenstand gewesen, aber solche unnütze Zeitverschwendung! Sonntag Morgen gratulirten wir d. h. Hermine mit Karlchen[9] und mir Marie nach dem Bade. Später las ich in Deiner Reise[10], wurde aber durch allerlei Besuch unterbrochen. Um 12½ Uhr wurde schon Mittag gegeßen, wobei denn Deine lieben Zeilen || mich erfreuten und Karl's Reisebericht[11] vorgelesen wurde, dann Kaffee getrunken und um 3 Uhr nach dem Langenberg gefahren; Mutter[12], Hermine mit den Kindern[13], T*ante* Adelheid[14] und Helene Brauchitsch im Wagen, wir Übrigen auf der „Ostsee", einem kleinen netten Boot, auf der See. Leider hatten wir nur schwache Wellen, konnten aber doch die schöne grüne Farbe des Waßers bewundern und die schöne Aussicht auf Swinemünde und die blauen Misdroyerberge im Rücken, das zwischen Bäumen versteckte Heringsdorf zur Seite und vor uns auf den Langenberg und den Strecklenberg[15] genießen. Sehr vergnügt stiegen wir aus, den Langenberg hinan, lagerten uns unter den Buchen, spielten ein paar Partien Boccia, die ich alle verlor, weil ich zu zerstreut war und hatten dann vom Gerüst eine sehr klare Aussicht. Von da zurückgekehrt, ließen wir uns Butterbrod und Apfelkuchen vortrefflich schmecken, stießen auf Marie's Wohl an; ich leerte mein Glas auf mein fernes Lieb aus und um 7½ Uhr waren wir wieder auf dem Meere. Es war spiegelglatt, wir[d] hatten aber günstigen Wind und segelten ganz still über die vom Abendroth geröthete Fläche hin, wobei meine Gedanken desto unruhiger um-||herwanderten. Felicissima notte[16] mein liebes Herz, die Augen fallen mir zu, trotzdem der Mond mit seinem silbernen Licht hineinleuchtet; ich werde morgen früh meine Badestunde zum Schreiben benutzen, da bekommst Du noch einen frischeren Gruß von Deiner Änni.

Da bin ich wieder, lieber, bester Schatz, habe prächtig geschlafen, was ich von Dir auch hoffe; einen guten Morgen brauche ich nicht zu wünschen, dafür hat Natur schon gesorgt; die tausend, tausend Thautröpfchen glitzern im hellen Sonnenschein, bei dem Alles ganz festlich aussieht; solch Kleid muß sich Heringsdorf über acht Tage auch anziehen, sonst hat es mich wirklich nicht lieb. Mich erfüllt jetzt täglich beim Erwachen ein unendlich dankbares Gefühl, dem Leben wieder anzugehören, das doch eine Fülle von Seligkeiten und Glück enthält für den Menschen, der sich so einlebt mit einem anderen Menschen, so daß das Andere ganz aufhört, deßen innerste Gefühle er versteht und von dem er verstanden wird; es ist eine Gedankenbrücke, auf der der Verkehr gar nicht aufhört, und sollte einmal einer an den anderen stoßen, so gehen sie nicht mit harten Worten sondern sanft auseinander und vereinen sich in Liebe; ja der eine kleine winzige Gedanke, || der gar zu oft groß sein möchte, schweigt[e] und unterwirft sich dem großen, seinem Herrn, nicht wahr, lieber Ernst? Fast täglich amüsire ich mich über Deine hübsche Geschichte mit Deinen Freunden, laß Dich nur tüchtig mit Deiner Jenenser Braut necken, ich muß mich auch gar oft necken laßen. Es freut mich sehr, daß nicht alle Freunde fort sind, da bist Du doch nicht blos auf die Bücher beschränkt, die Dich gewiß sehr gut und feßelnd beschäftigen, allein ganz allein taugen sie Dir nichts. Du mußt auch zwischendurch Frisches haben aus dem vollen Leben. Was macht denn T*ante* Lottens Finger[17]; Du schreibst gar nichts darüber, grüße sie und den Alten[18] 1000 mal. Bist Du oft bei T*ante* Bertha[19] gewesen, N° 4[20] gegenüber; grüße sie herzlich, ich freue mich sehr für sie, daß der Poltergeist aus N° III[21] fort ist. Wie sehen meine Blumen vom Fenster aus aus, die Du am letzten Abend mit mir zurecht gerückt hast? Die Zeit seit dem Abend kommt mir wie eine Ewigkeit und nicht wie 4 Wochen vor, die letzten acht Tage werden schleichen, bis der ersehnte Augenblick gekommen ist. Also Ida Pfeiffer hast Du gesehen; ich lernte auch gern einmal die intereßante Persönlichkeit || kennen, die wirklich Muth und Ausdauer bewiesen hat, mehr als sie dem Weibe wohl geziemt. Daß die Arme jetzt so leiden muß, ist recht jämmerlich; in der Zeitung stand neulich, sie sei hoffnungslos krank; die gute Weiß wird einmal sehr aus ihren Himmeln fallen; wenn sie hört was ihr junger Freund Tropenreisender[22] für Streiche macht. Glückspilz bist Du aber doch, in Jena bei der Denkmalenthüllung wieder den besten Platz zu bekommen, Natur und Verhältniße sorgen immer dafür, daß Dir's gut geht und Deine Änni trägt auch ein wenig dazu bei. Was macht der Thiergarten, grüße unsere einsamen Wege, ehe Du fortgehst, von mir und besonders Dein liebes Zimmer, und das liebe Plätzchen auf dem Sopha an Deiner Seite. Ich freue mich doch sehr, dies im Winter auch noch manchmal zu haben und besonders, das Weihnachtsfest mit Dir zusammen zu feiern, freilich wird dann der Trennungsschmerz auch bald erwachen; ach erwachen braucht er nicht; er dämmert nur so hin, schlafen thut er nicht. Nun wird es die höchste Zeit zum Schluß, denn ich muß Frühstück besorgen; Heinrich[23] muß fort, und Hermine begleitet ihn Besorgungen in Swinemünde wegen. Bleib frisch und wohl, und laß Dir die Zeit recht schnell verstreichen; noch einen Kuß und Gruß von Deiner glücklichen Anna.

1   Nicht überliefert.
2   Haeckel, Hermine, geb. Sethe.
3   Haeckel, *Karl* Heinrich Christoph Benjamin.
4   Vgl. Br. 53, Beilage.
5   Br. 55.
6   Vielleicht das Lied „Eine Eiche" (Incipit: Es steht eine junge Eiche grün) von Langenschwarz, Maximilian: Die europäischen Lieder. Leipzig 1839, S. 143–146.
7   Frz.: zu vier Händen.
8   Sethe, Marie; sie war am 29.8.1843 geboren.
9   Haeckel, *Carl* Christian Heinrich.
10 Vgl. Haeckel, Tagebuch der Alpenreise 1855 (wie Br. 49, Anm. 11).
11 Nicht überliefert; vermutlich Karl Haeckels Bericht über seinen Kuraufenthalt in Bad Ems.
12 Sethe, Wilhelmine, geb. Bölling.
13 Haeckel, *Carl* Christian Heinrich; Haeckel, Hermann; Haeckel, Anna.
14 Sethe, Adelheid, geb. Reimer.
15 Streckelsberg, 58 m hohe Erhebung an der Steilküste bei Koserow (Usedom).
16 Vgl. Br. 56, S. 210.
17 Zum Fingerleiden Charlotte Haeckels vgl. Br. 52, S. 186.
18 Haeckel, Carl Gottlob.
19 Sethe, Emma Henriette *Bertha* Sophie.
20 Anna Sethes Mutter Wilhelmine geb. Bölling hatte ihren Wohnsitz nach dem Tod ihres Ehemannes 1857 nach Berlin verlegt und wohnte im Haus Hafenplatz 4, dem damals gerade neu erbauten sogen. Maurischen oder Alhambra-Haus, das an der Ecke Hafenplatz/Dessauer Straße gelegen war und auch unter Dessauer Straße 21 geführt wurde; vgl. Br. 57, Anm. 20. Daneben befand sich das Haus Hafenplatz 2, in dem Tante Gertrude Sethe wohnte und bis Herbst 1857 auch die Familie Haeckel gewohnt hatte.
21 Tante Bertha Sethe wohnte im Haus Hafenplatz 3, das dem Maurischen Haus gegenüber lag. Ob mit dem „Poltergeist" einer ihrer Nachbarn gemeint war, muss offen bleiben.
22 Vgl. Br. 55, S. 205 f.
23 Sethe, *Heinrich* Christoph Moritz Hermann.

58. An Anna Sethe, [Berlin], 31. August 1858, mit Beilage (Bericht über der Reise ins Schwarzatal mit Carl Gegenbaur am 20. August 1858)

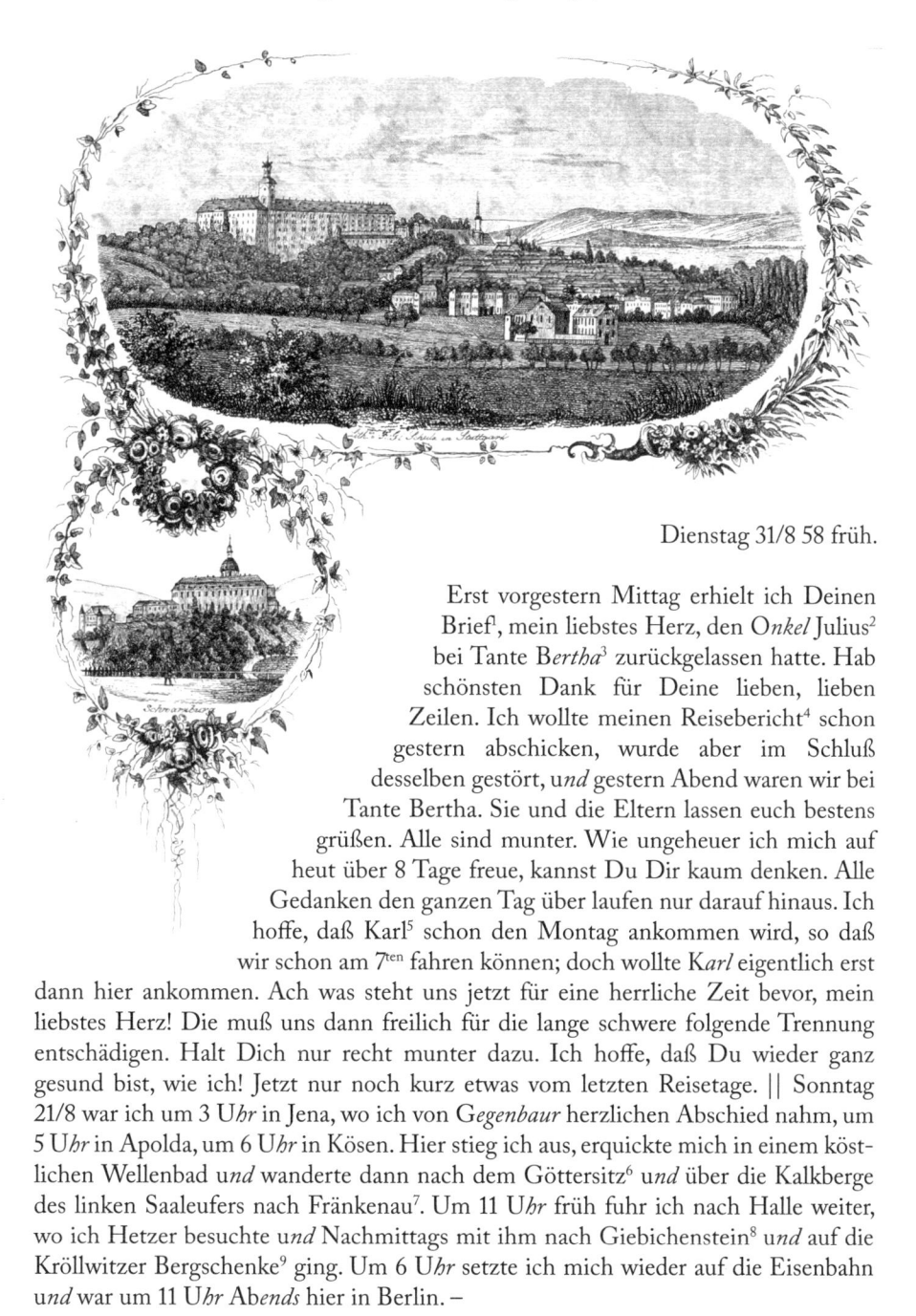

Dienstag 31/8 58 früh.

Erst vorgestern Mittag erhielt ich Deinen Brief[1], mein liebstes Herz, den O*nkel* Julius[2] bei Tante B*ertha*[3] zurückgelassen hatte. Hab schönsten Dank für Deine lieben, lieben Zeilen. Ich wollte meinen Reisebericht[4] schon gestern abschicken, wurde aber im Schluß desselben gestört, u*nd* gestern Abend waren wir bei Tante Bertha. Sie und die Eltern lassen euch bestens grüßen. Alle sind munter. Wie ungeheuer ich mich auf heut über 8 Tage freue, kannst Du Dir kaum denken. Alle Gedanken den ganzen Tag über laufen nur darauf hinaus. Ich hoffe, daß Karl[5] schon den Montag ankommen wird, so daß wir schon am 7ten fahren können; doch wollte *Karl* eigentlich erst dann hier ankommen. Ach was steht uns jetzt für eine herrliche Zeit bevor, mein liebstes Herz! Die muß uns dann freilich für die lange schwere folgende Trennung entschädigen. Halt Dich nur recht munter dazu. Ich hoffe, daß Du wieder ganz gesund bist, wie ich! Jetzt nur noch kurz etwas vom letzten Reisetage. || Sonntag 21/8 war ich um 3 U*hr* in Jena, wo ich von G*egenbaur* herzlichen Abschied nahm, um 5 U*hr* in Apolda, um 6 U*hr* in Kösen. Hier stieg ich aus, erquickte mich in einem köstlichen Wellenbad u*nd* wanderte dann nach dem Göttersitz[6] u*nd* über die Kalkberge des linken Saaleufers nach Fränkenau[7]. Um 11 U*hr* früh fuhr ich nach Halle weiter, wo ich Hetzer besuchte u*nd* Nachmittags mit ihm nach Giebichenstein[8] u*nd* auf die Kröllwitzer Bergschenke[9] ging. Um 6 U*hr* setzte ich mich wieder auf die Eisenbahn u*nd* war um 11 U*hr* Ab*ends* hier in Berlin. –

Von meinem hiesigen Leben ist Nichts Neues zu berichten, da Alles immer nur ein u*nd* dasselbe Lied ist, welches Du ja kennst, mein Liebchen. Der Gedanke an Heringsdorf verscheucht jetzt alle andern u*nd* ich zähle schon die Stunden, in denen ich Berlin wieder den Rücken wende. Ach was wird das für eine köstliche Zeit sein! –

T*ante* Gertrud[10] ist gestern Abend nach Aurich gereist u*nd* wird erst Mitte Oktober wieder kommen. Also hat T*ante* Bertha jetzt auch eine gute Zeit vor sich! Die besten Grüße u*nd* Küsse an Dich, mein herzliebstes Schatzchen!ᵃ

[*Beilage: Bericht über die Reise ins Schwarzatal mit Carl Gegenbaur am 20. August 1858*]

Rudolstadt 20/8 58

Am Freitag wurden wir beim Erwachen sehr unangenehm überrascht, indem das herrliche Wetter der letzten 8 Tage einem dichten Landregen Platz gemacht hatte, der die ganze Landschaft in einen dichten, grauen Schleier hüllte. Ganz gleichförmig ließen sich die Wolken ruhig in den Thälern nieder u*nd* der ganze Himmel war so einförmig grau in grau gemalt, als ob er noch 8 Tage so fortregnen wollte. Das Einzige was wir da thun konnten, war Abwarten. Wir unterhielten uns über das Jenenser Fest mit mehreren andern Gästen, meist Thüringer Pastoren, die mit uns in gleicher Lage waren. G*egenbaur* schimpfte über die abscheuliche Nacht, die er in den heißen weichen Federbetten mehr verschwitzt als verschlafen hatte. Einzelne gesprungene Federn der Matratze hatten ihn beständig wach gestochen und bei den Versuchen, ihnen zu entgehen, war der Bettkasten durchgebrochen. Auch stechende Insecten hatten nicht gefehlt. Ich war allein diesen Übeln durch tiefen Schlaf entgangen.

Gegen 10 U*hr* hellte sich der Himmel etwas auf, der Regen ließ nach u*nd* wir nahmen ein Anerbieten der anderen Reisenden an, sie in ihrem Wagen bis Schwarzburg zu begleiten, um dann zu Fuß zurückzugehen. Die Fahrt war sehr angenehm, wie der ganze übrige Tag. Die gestrige Glühhitze war durch den Regen fortgespült u*nd* die Luft prächtig kühl u*nd* angenehm rein. Alles Grün erschien doppelt frisch, u*nd* wir konnten die Reize des lieblichen Schwarzathals nun noch in aller Muße genießen. Die Chaussee zieht sich auf dieser schönsten (weil engsten) Strecke des Schwarzathals, vom Chrysopras bis Schwarzburg (2 Stunden lang) immer im Grunde des Thals unmittelbar am linken Rand des brausenden, über Felsblöcke sprudelnden, wilden Bergstroms hin, mit dem sie die Thalsohle vollkommen ausfüllt. Beiderseits steigen steil hohe, meist dicht bewaldete Schieferberge auf, die beständig scharfe Ausläufer coulissenartig in einander hineinschieben, so daß bei jeder Biegung des Weges eine neue Ansicht überrascht. Anfangs traten auch viele groteske Felsgruppen aus dem dichten Grün hervor, mächtige, vielgestaltige, schwarze Schieferblöcke, in blättrigen, glatten Geschieben. Weiterhin fesselt der Wald allein durch die reizende Mannichfaltigkeit seiner Composition das Auge. In buntem Gemisch wechseln da beständig die schönsten Gruppen der verschiedensten Waldbäume mit einander ab. Vorwiegend bleibt aber immer das Nadelholz, namentlich die herrliche Edel- oder Weiß-Tanne (Pinus Picea)[11] die, oben gegen Schwarzburg, allein für sich mächtige Bestände bildet, mit eben so schlanken als starken, glatten, graden, über 100' hohen Stämmen, und frisch grünen, edel gebauten, zierlich verzweigten Kronen. Kaum kann man sie anderswo schöner sehen. || Ein Stückchen vor Schwarzburg stiegen wir aus und bestiegen den Trippstein, einen herrlichen, hochgelegenen Aussichtspunkt auf der linken Thalwand, von dem man einen reizenden Blick das Schwarzathal hinauf u*nd* hinunter, und in die kesselförmige Erweiterung desselben hat, in der Schloß Schwarzburg auf einem vorspringenden Hügel liegt u*nd* von der Schwarza umflossen wird. An seinem Abhang lehnt sich das aus etwa 70 Häusern bestehende Dörfchen, zum Theil sehr niedlich in dichtes Grün versteckt, an. Der ganze Charakter der Waldlandschaft stimmte mit dem Ziegenrücker, z. B. in der Gegend der Linkenmühle[12], sehr überein. Speciell wurde ich an diese noch durch die vielen schönen schwarzgelben Erdmolche[13] und schwarzen Waldschnecken[14] erinnert, die aus den Felsritzen hervorkrochen. Unten in Schwarzburg, wo wir Mittag aßen, traf ich den Dr. Schacht aus Berlin. Um 2 U*hr* machten wir uns wieder auf den Weg, schlenderten recht gemüthlich den herrlichen Weg, den wir vorher zu rasch durchfahren waren, wieder zurück u*nd* genossen im ruhigen Anschauen nach Herzenslust alle die herrlichen Naturschönheiten dieses reizenden Thals. Die Sonne hatte sich jetzt auch durch den dichten Wolkenschleier wieder Bahn gebrochen u*nd* beleuchtete prächtig die schroffen Schieferfelsen u*nd* die mannichfaltigen schönen Baumgruppen.

Wir begegneten vielen von Jena kommenden, singenden Studentengesellschaften. Zuletzt kam uns auch ein nettes junges Ehepaar entgegen, offenbar auf einer Fußwanderung begriffen (der Mann war mit einem großen Tornister, die Frau mit 2 Plaids bepackt). Ich dachte an Louis Mulder (auch noch an etwas Anderes!) u*nd* konnte nicht umhin, *Gegenbaur* diese Art zu reisen sehr zu empfehlen u*nd* ihn mit seiner künftigen Frau Ordinaria zu necken. Im Chrysopras tranken wir Kaffee. Um 5 U*hr* gingen wir von da in 1½ Stunden nach Rudolstadt zurück, diesmal nicht über den Berg, den geraden Weg, den wir gestern gemacht hatten (mit schönen Blicken in das Saalthal auf die Ruine Greifenstein u*nd* das Städtchen Blankenburg) sondern den weiteren, in rechtem Winkel gebogenen Weg durch das Thal, erst der Schwarza, dann der Saale entlang. Er hat auch seine Reize. Zwar wird das Thal hier viel weiter u*nd* flacher, aber der fruchtbare, bebaute u*nd* mit Dörfern bedeckte Boden desselben, die Abwechselung der gelben Kornfelder u*nd* grünen Wiesen, die mannichfaltige Gestaltung der Bergabhänge u*nd* der weite Blick in das Saalthal hinauf geben dem Bilde viel Leben. Aus der Ferne glänzten rechts das Schloß von Saalfeld und weiterhin die eigenthümlich vorweltlichen Korallenbänke, welche sich bis Poeßneck hinziehen u*nd* mich recht lebhaft an das liebe Ziegenrück erinnerten, das hier so nah lag u*nd* das ich so gerne wiedergesehen hätte. Überhaupt zogen mich die alten lieben Berge so mächtig an, daß ich, hätte ich Zeit gehabt, gewiß noch längere Zeit in dem schönen Thüringen herumgestrichen wäre. Doch tröstete mich die noch weit schönere Aussicht auf die bevorstehende Ostseereise. Vor Rudolstadt kamen wir durch Volkstedt[15], das Dorf, worin Schiller lange gewohnt hatte.[16] Während *Gegenbaur* in *Rudolstadt* sich ausruhte, bestieg ich noch den Berg, welcher über dem Rudolstädter Schlosse sich weit gegen Zeigerhain hin, erstreckte u*nd* wurde noch durch viele prächtige Blicke auf das Thalkreuz u*nd* die gegenüber liegenden Berge belohnt. Es war ein herrlicher Abend. Beim Rückweg traf ich noch auf eine Stelle, die ein schönes Aquarell gegeben hätte. Mitten in dichtem tiefen Kiefernwalde war eine nackte Felsengruppe, über der alte, hohe Föhrenstämme, mehrfach durch Sturm oder Blitz geknickt, wild übereinander geworfen waren. Die fliegenden Wolken an dem violetten Abendhimmel, eine rohe, moosbedeckte Ruine, der klagende Schrei eines aufgescheuchten Raubvogels, der die Stille der Nacht durchtönte u*nd* den silbernen Mondschein, der die wilde Scene, öfter verdunkelt, mit ungewissem Lichte beschien, gaben dem ganzen Bild etwas tief ergreifendes, einsam Wildes. Erst um 9 U*hr* war ich wieder in der Stadt. Um 9½ U*hr* fuhren wir mit der Post von Rudolstadt nach Jena, ich allein von da weiter nach Apolda.

1   Br. 56.
2   Sethe, *Julius* Johann Ludwig Ernst.
3   Sethe, Emma Henriette *Bertha* Sophie.
4   Siehe Beilage, Bericht der Reise mit Carl Gegenbaur ins Schwarzatal.
5   Haeckel, *Karl* Heinrich Christoph Benjamin.
6   Steiler Muschelkalkhang über der Saale nördlich von Bad Kösen, heute Naturschutzgebiet.
7   Ortsteil von Bad Kösen und Stadtteil der Stadt Naumburg.
8   Heute Stadtteil im Norden der Stadt Halle a. d. Saale; Burg Giebichenstein, zu Haeckels Zeit schon eine Ruine mit Gartenanlage, erlangte Berühmtheit durch den Sprung des 1102 dort gefangenen Ludwig des Springers (1042–1123) in die darunterliegende Saale; vgl. Baedeker, Karl: Handbuch für Reisende durch Deutschland und den Oesterreichischen Kaiserstaat. Nach eigener Anschauung und den besten Hülfsquellen. Coblenz 1842, S. 415.
9   Die Bergschänke nahe Kröllwitz bei Halle, gegenüber dem Giebichenstein.
10 Sethe, Gertrude.
11 Abies alba Mill., Syn.: Pinus picea L., Weißtanne, Familie: Pinaceae (Kieferngewächse).
12 Eine ehem. Getreidemühle bei Paska, westlich von Ziegenrück, heute Gasthaus. Haeckel hatte die Gegend während früherer Aufenthalte bei seinem Bruder Karl, seinerzeit Kreisrichter in Ziegenrück, besucht; vgl. EHAB, Bd. 1, S. 363.
13 Vgl. Br. 52, Anm. 3.
14 Vgl. ebd., Anm. 4.
15 Einer der elf Ortsteile der Stadt Rudolstadt, 1921 eingemeindet.
16 Zu Schillers Rudolstädter Aufenthalt im Sommer 1788 vgl. bes. Unbehaun, Lutz: Schillers heimliche Liebe. Der Dichter in Rudolstadt. Köln; Weimar; Wien 2009.

59. An Anna Sethe, Berlin, 2. September 1858

B*erlin* Donnerstag 2/9 58

Obgleich ich eben erst, nach 10½ U*hr*, nach Hause gekomen, u*nd* von einer tüchtigen Excursion rechtschaffen ermüdet bin, so muß ich doch noch ein wenig mit Dir plaudern, mein bestes Herzensschatzchen, u*nd* Dir erzählen, was ich heut für einen netten Tag verlebt habe. Zwar wäre das eigentlich sehr kurz abgemacht. Denn im Grunde war es doch der beständige Gedanke an Dich, liebes Herz, das sichere Gefühl innigster geistiger Gemeinschaft und die freudige Hoffnung, Dich nun so bald auch wieder zu sehen, was alles mich so froh u*nd* munter machte. Doch sollst Du auch noch etwas Näheres hören; da Du vielleicht, u*nd* hoffentlich, heut auch einen recht frohen Tag hattest. Meine Freunde, namentlich Hartmann[1], hatten mich schon lange gequält, einmal wieder eine Excursion mit ihnen zu machen. Ich hatte aber gar keine rechte Lust (vielleicht räthst Du die Gründe?) u*nd* schob es immer weiter hinaus. Endlich konnte ich es aber doch nicht weiter abschlagen, zumal sie immer mir vorhielten, daß dies wohl die letzte Excursion sein würde, die ich mit ihnen gemeinsam, wenigstens in diesem Jahre, machte. Und da heute nach vielen kalten und regnichten Tagen zum erstenmal eine schöne Herbstsonne vom klaren Himmel schien, so machten wir uns auf den Weg, und in der That konnten wir es nicht bereuen, so belohnt durch guten Erfolg und erfreut durch muntere, liebe Geselligkeit wurden wir.

Um 1 Uhr Mittags rückten wir, sechs Mann hoch vom Museum[2] aus: Martens, Hartmann, v. Bezold, Chamisso, ich und Graff[3], der Diener und Gehülfe in unserm anatomischen Museum, ein sehr lieber netter Mensch, sehr gebildet und ein echter leidenschaftlicher Natur-Freund und Forscher. Wir fuhren zuerst bis Charlottenburg, und gingen von da, theils durch Sandhaide und Kiefernwald, theils über hübsche, feuchte Wiesengründe und grünes, frisches Laubgehölz, nach Tegel. Die Parallele mit unserer ersten (und bisher einzigen) Excursion dieses Sommers, nach Tegel (am Himmelfahrtstag) beschäftigte uns lebhaft[a] und lag insbesondre mir beständig im Sinn, und mit gutem Recht! || Erinnerst Du Dich vielleicht noch, mein liebes Herz, was das für ein schwerer, trauriger Tag für mich war? Wie da Alles zusammen kam, um mir den eben erst geschlossenen Bund unserer Herzen[b], der doch so ganz natürlich und ohne unser und anderer Zuthun herbeigeführt war, als unglücklich, ja als unmöglich erscheinen zu lassen. Noch jetzt erschrecke ich, wenn ich an die Qualen denke, mit denen mein kleinmüthiger Zweifelsinn mich damals folterte, so unerträglich, daß ein rascher Tod mir als die größte Wohlthat erschienen wäre! Und wie ist das seitdem Alles anders geworden! Wie haben sich meine Zweifel in Hoffnung, meine Furcht in Freude verkehrt! Der sichere, vollkommene Besitz Deines lieben treuen Gemüthes, dessen ich damals nicht würdig, nicht fähig sein zu können glaubte, macht mich jetzt so glücklich, daß durch ihn allein das Leben, an dem ich schon ganz verzweifeln zu müssen glaubte, mir wieder lieb, werth, hoffnungsreich wird! Ach meine herzige Änni, wie muß ich Dir Deine Liebe danken, daß Du meine Schwachheit so mit Geduld getragen hast und Du mir den schweren Kampf hast durchkämpfen und siegreich bestehen helfen, indem ich schon unterzugehen meinte. Könnte ich Dir nur mein ganzes Herz öffnen, und es so zeigen, wie es heute Deiner ganzen vollen Liebe mit stolzer Freude und stiller Seeligkeit sich bewußt war, wie es bei jedem Blättchen der Erinnerung an den ersten dies Jahr in Tegel verlebten Tag (und auch an den zweiten, kaum weniger trüben, als wir mit Bertha[4] draußen waren) froh aufjauchzte, daß jetzt Alles so viel anders, besser und schöner geworden, daß die Befürchtungen in Nichts zerflossen und die Hoffnungen aufs schönste in Erfüllung gegangen. Ach mein liebster Schatz, laß uns an dieser Hoffnung treu festhalten, und habe Geduld und Nachsicht mit mir, wenn noch zuweilen der skeptische Sinn und das im Ungewissen schwankende Selbstbewußtsein nicht so lieb und werth mich Dir erscheinen lassen, als Du es wünschst. Gewiß, diese dunklen Stunden werden immer seltener und am Ende reift gewiß auch jene Erfüllungsstunde der schönsten Hoffnung heran, die uns auf ewig vereint! ||

In Saatwinkel traten wir an den Tegeler See, auf den man nach beiden Seiten hin, längs der wald- und gebüsch-bekränzten Ufer einen sehr hübschen Blick hat. Nachdem wir unter vielen Scherzen Kaffee getrunken, nahmen wir einen Kahn, und fuhren damit allein ein paar Stunden auf dem See herum, um microscopische

Thierchen u*nd* Pflänzchen zu fischen. Wir fanden eine Menge herrlicher Alcyonellen[5], der kleinen reizenden Federbuschpolypen (Bryozoen)[6] die ich auch von Rüdersdorf mitgebracht hatte.[7] Sie saßen mit wunderschönen Räderthierchen[8], Schneckenembryonen etc an der Unterseite der großen Seerosenblätter, in prächtigen, sternförmigen Kolonien. Auch allerliebste Anneliden[9], kleine reizende Röhrenwürmchen[10], Naiden[11], muntere, bewegliche, liebe Thierchen, schlängelten sich in Mengen durch das Wasser. Sonderbar daß ich jetzt diese mir früher gleichgültige Klasse so bevorzuge.

Bezold u*nd* ich erquickten uns durch ein prächtiges Schwimmbad vom Kahn aus, wobei ich schon die Freuden des Seebads im Vorgefühl genoß. Den Rest des Abends saßen wir noch sehr fröhlich u*nd* munter am Ufer des Sees, bei schöner Abendbeleuchtung mannichfaltig gestalteter Wolkengruppen, die sich in der klaren Wasserfläche wiederspiegelten. Ebenso war auch der Rückweg durch den Wald, über Moabit, bei prächtigem Sternenhimmel über uns (der liebe Mond kömmt jetzt leider so spät) ganz allerliebst u*nd* ich war den ganzen Nachmittag so ausgelassen lustig, daß meine Freunde es gar nicht begriffen, bis sie es zuletzt alles der Jenenser Braut, die jetzt schon stereotyp wird, in die Schuhe schoben. Da mir der Mund doch immer von Dir Liebsten, die mein ganzes Herz füllt, überfloß, so ging ich darauf ein u*nd* wurde nur immer lustiger. Fast die Hälfte des Heimwegs wurden beständig Studenten- u*nd* Volkslieder gesungen, wobei ich meist zuerst anstimmte. Als ich bei dem Liede: „Stoßt an, Jena soll leben"[12] – den Vers „Stoßt an, Frauenlieb lebe, hurrah hoch! Wer des Weibes weiblichen Sinn nicht ehrt, der ist wohl des Namens Mann nie werth" – ganz allein sang, und || mit so begeisterter jubelnder Stimme, daß es den ganzen Wald durchklang, da brach auch Hartmann heraus: „Na da haben wirs, nun bin ich aber wirklich überzeugt, daß er gänzlich verliebt ist!" –

Ach, Schatzchen, mir ists immer als müßt ichs allen Leuten sagen, damit sie Dich mit lieb haben! Als Martens, mit dem ich jetzt La Locandiera di Goldoni[13] und Il conte di Carmagnola, di Manzoni[14] Abends lese, gestern plötzlich ganz von selbst über Dich zu sprechen anfing, Deinen Natursinn so lobte u*nd* bat, ich möchte nur bald mit Dir wieder hinaufkommen aufs Museum, da wäre ich ihm beinah vor Freuden um den Hals gefallen u*nd* hätte ihm Alles gesagt. Ich denke es auch zu thun, wenn ich von H*er*ingsdorf zurückkomme. Wir plauderten dann noch lange von Dir. Martens ist ein gar zu lieber, prächtiger Mensch, ein so tiefes inniges Gemüth, ein so kindlicher, reiner Natursinn, daß ich ihn alle Tage lieber gewinne. Vielleicht wird er mich mit A*lexander* Braun in H*er*ingsdorf besuchen. –

Heute habe ich auch einmal etwas verdient mein Schatzchen! Ich habe nämlich einem Prof. Bruehl[15] aus Krakau[16], der jetzt das Museum unter unserer Aufsicht (!) benutzt und ein größeres Werk über Fische[17] schreibt, meinen großen Haifischkopf aus Nizza[18], an dem ihm sehr viel lag, für 2 r℔ verkauft u*nd* für 1 r℔ noch ein paar andere kleine Haifische. Von diesem Erwerb habe ich nun meiner Herzallerliebsten etwas gekauft, von dem ich hoffe, daß es ihr Freude machen wird. Das ist doch die beste Anwendung, die ich davon machen konnte. Das Museum benutze ich jetzt so fleißig als möglich. Nur sind leider die Gedanken nicht so da wie die Augen. Ja die dummen Dinger werden mit jeden Tag unnützer. Sie wollen gar nicht mehr Stand halten u*nd* fliegen mir alle Augenblicke nach der Ostsee! [*Text bricht ab.*]

1   Hartmann, Robert.
2   Vgl. Br. 48, S. 169.
3   Graff, Carl.
4   Petersen, Bertha, geb. Sethe.
5   Z. B. Plumatella fungosa (Pallas, 1768), Syn.: Alcyonella fungosa (van Beneden, 1848), meist in stehenden Gewässern als Überzug auf Steinen und Wasserpflanzen lebende Tiere aus der Klasse der Phylactolaemata Allman, 1856 (Süßwassermoostierchen).
6   Stamm: Bryozoa Ehrenberg, 1831 (Moostierchen).
7   In Rüdersdorf bei Berlin befindet sich ein bedeutender Muschelkalkaufschluss mit zahlreichen Fossilien. Haeckels Jugendfreund, Ernst Weiß, hatte im Sommer 1856 eine Exkursion dorthin gemacht und Haeckel davon berichtet; vgl. Weiß an Haeckel, Berlin, 1. August 1856 (EHA Jena, A 16645). – Details zu Haeckels eigener Exkursion sind nicht überliefert, offenbar hatte er dort auch Fossilien gesammelt.
8   Stamm: Rotifera Cuvier, 1817 (Rädertierchen).
9   Stamm: Annelida Lamarck, 1809 (Ringelwürmer).
10 Vertreter der auch in stehenden Gewässern vorkommenden Unterfamilie: Tubificinae Vejdovský, 1876 (Schlammröhrenwürmer), z. B. die Gattung: Tubifex (Lamarck, 1816), Bachröhrenwurm.
11 Ringelwürmer (Annelida) aus der Familie: Naididae Ehrenberg, 1828.
12 Jenaer Studentenlied, Text und Musik von August Binzer, 1817.
13 Goldoni, Carlo: La Locandiera. Commedia. Monaco 1843 (Uraufführung Venedig 1753).
14 Manzoni, Alessandro: Il Conte di Carmagnola. Tragedia. Milano 1820.
15 Brühl, *Carl* Bernhard.
16 Heute Kraków, Hauptstadt der Woiwodschaft Kleinpolen.
17 Brühls Spezialgebiet war die vergleichende Anatomie und hier bes. die Skelettlehre der Fische. 1856 hatte er zur Anatomie der Knochenfische publiziert und wollte später neuere Untersuchungen zur Osteologie der Fische anknüpfen; vgl. ders.: Osteologisches aus dem Pariser Pflanzengarten. Wien 1856; weiterhin Ankündigung im Prospekt: ders.: Osteologica aus der Fischwelt. Neuere kleinere Befunde. In: Mittheilungen aus dem K. K. Zoologischen Institute der Universität in Pest. Nr. I. Lernaeocera Gasterostei, ein Schmarotzerkrebs aus der Familie der Penellina, mit zwölf Ruderfüssen, zwei Stummelfüssen, und Schwanzfurea. Wien 1860; hier ist vielleicht folgendes Hauptwerk gemeint: ders.: Zootomie aller Thierklassen für Lernende, nach Autopsien, skizziert. Illustrirt durch zweihundert Tafeln, mit nahe 4000, vom Verfasser meist nach der Natur gezeichneten und sämmtlich von ihm mit dem Diamant in Stein radirten Figuren. Atlas in 50 Lief. zu 4 Tafeln. Wien 1874–1880.
18 Haeckel hatte den Haifischkopf am vorletzten Tag seines Aufenthaltes in Nizza (14.10.1856) erhalten; vgl. EHAB, Bd. 2, S. 500; s. Abb. 14.

60. Von Anna Sethe, Heringsdorf, 3. September 1858

Heringsdorf 3.9.58.

Vorgestern erfreute mich Dein lieber Brief[1], mein Herzensschatz, der um so erwünschter kam, da ich sehr heruntergestimmt war. Ich fürchte ein Gleiches von Dir, wenn Du die unangenehme Nachricht erfährst, freue mich aber, daß ich mich nach langen Kämpfen drin gefunden habe und die Sache nun nicht mehr so schlimm ansehe, als anfangs ganz in den schwarzen Farbentönen, in denen Deine Phantasie so gern malt. Helene Brauchitsch, die sehr viel krank gewesen ist und erst 7 kalte Bäder genommen hat, soll nach Anordnung des Arztes noch länger bleiben und da nun morgen das ganze obere Quartier frei wird, konnte Mutter[2] nicht anders, als ihr dort noch ein Zimmer anzubieten, das sie sehr freudig angenommen hat. Finde Dich nun auch hinein, lieber Erny, wir werden doch viel Zeit für uns haben; sie schreibt viel Briefe, badet zwischen 10 und 11 Uhr; wodurch ihr der ganze Vormittag zerrißen wird und kann weitere Touren gar nicht mitmachen. Nun fragt es sich aber, sollen wir ihr nicht unser Geheimniß mittheilen, um ganz ungenirt zu leben. Besprich es mit Deinen Eltern; ich bin sehr dafür, denn Mutter und ich meinen beide, daß es gut bei ihr aufgehoben ist; sie ist sehr verschloßen und wird mir zu Liebe gewiß nicht plaudern; merken wird sie ohnehin, wie wir uns lieb haben. Mir ist ein || Stein vom Herzen und ich kann nun wieder vergnügt und fröhlich sein. Ach ich bin es ja so sehr in dem Gedanken an den Dienstag oder Mittwoch und vergeße ganz diesen kleinen Schatten, der anfangs mein liebes, lichtes Bild ganz verdecken wollte. Nun zur Reise; die Schiffe haben ihren Cours verändert, und Neptun[3] und Expreß[4] fahren beide um 2 Uhr von Stettin ab, ob noch eines früher mit dem Anschluß an den Berliner Zug abgeht, habe ich bis jetzt noch nicht erfahren können, ich bitte Dich, mir genau zu schreiben an welchem Tage und mit welchem Schiffe Ihr fahren wollt, damit wir zur rechten Zeit in Swinemünde sind. Ich rathe mit dem Neptun zu fahren, der nur 3½ Stunde fährt, so daß Ihr zwischen 5 und 6 Uhr in Swinemünde seid; Herzchen ich kann den Moment kaum erwarten. Gestern machte ich eine prächtige Partie mit Sethens[5] nach Corswant, hin und zurück zu Fuß und danach eine kleine Tour nach dem Krebssee[6], den ich Dir auch zeigen werde, hoffentlich bei so brillanter Beleuchtung wie wir sie gestern auf die schönen Buchen und Eichen hatten, die den ganzen See einschließen. Den Rückweg machten Heinrich[7] und ich größtentheils am Strande von Ahlbeck[8] an, einem Fischerdorf zwischen Swinemünde und hier. Ich war für ihn und seine Fragen gänzlich abwesend. Ich || malte mir aus, wie ich an Deiner Seite, in Deinem Arm den Weg in einigen Tagen zurücklegen würde und war mit meinen Gedanken ganz bei Dir, dem Liebsten, das ich auf der Erde habe. Manchmal denke ich, es kommt noch etwas zwischen unser Glück und seine Erfüllung, so groß, so hoch es ist für mich. Deine Tage in Jena habe ich nun gründlich mitdurchlebt, und mir entzückend ausgemalt die Tour mit Dir zusammen in's Schwarzathal, in das ich von Ziegenrück aus nicht gekommen bin. Deine Partien und Aussichtspunkte von Jena aus, klingen mir alle so bekannt, daß die ganze Gegend, die ich damals an dem herrlichsten Morgen durchfuhr, mir wieder klar vor Augen liegt. Den Fuchsthurm sieht man schon vor Pößneck, ebenso die Leuchtenburg, ziemlich der höchste Punkt wohl in der Gegend, die ich damals gar gern erklettert hätte. – Doch später vielleicht – das Leben in Jena denke ich mir sehr nett und kann mir vorstellen, wie Du dort nicht allein der Gegenwart, die bei dem bunten Getriebe und den netten Leuten aus allen Gegenden Deutschlands, die Du dort kennen gelernt hast, gewiß sehr ihren Reiz hatte, sondern auch der Zukunft etwas gelebt hast, worauf ich mich jetzt auch sehr häufig ertappe. Bist Du erst bei mir, lebe ich ganz der Gegenwart, die wir uns Beide auf keine || Weise trüben laßen wollen, nicht wahr? Du hast ganz Recht, die Erinnerung an diese und so manche andere schönen Tage wird manche trübe Stunde der nächsten Zukunft erhellen. Mittwoch Abend waren Kieperts[9] und Richters[10] bei uns, nachdem wir auf der Sallenthiner Mühle[11] die Sonne herrlich hatten untergehen sehen. Nach dem Thee sangen Kieperts und Herr Richter ein paar Terzetts, unter anderem ein Abschiedslied, in dem immer vom Wiedersehen nach einem Jahr die

Rede ist; da wurde ich ganz weich und eine verstohlene Thräne fiel mir in den Schoos, die Dir galt, mein Liebchen. Richters sind heute Morgen wieder abgereist und Kieperts Dienstag. Die See ist jetzt immer prächtig blau gefärbt, das ist, sie sieht mich immer mit Deinen Augen an, die ich überall und überall sehe. Das Wetter ist prächtig, wenn es sich nur die nächsten drei Wochen so hält, da wollen wir die Natur gehörig auskosten. Deinen Alten wollte ich es auch wünschen, denn der Onkel[12] wird die Gegend gewiß tüchtig durchstreifen, und Deiner Mutter winkt auch ein sehr schönes Plätzchen in der Halle zum Spazirensitzen, worin sie an Mutter und Hermine[13] eine treue Gefährtin findet. Uns geht es Allen gut und hoffen von Euch ein Gleiches. Jetzt ist aber das Plauderstündchen vorbei; ich muß mich schnell || anziehen und dann meinem Versprechen gemäß T*ante* Adelheid[14] packen helfen, die Dir diesen Brief und vielleicht einen Blumengruß mitbringen wird, wenn ich nicht fürchte, daß sie von den Kindern[15] unterwegs zu unsanft behandelt werden werden. Einen Kuß zum Abschied.

<u>Nachmittag.</u> Ich habe gepackt, lieber Erni, Mittag gegeßen und dann Siesta allein, nicht an meinem Plätzchen gehalten, um recht frisch meinen lieben Schatz zu begrüßen. Könnte ich nur ein Viertelstündchen mit Dir plaudern, es ging viel beßer das Plaudern, als auf diesem Wege. Ich habe Dich noch einmal so lieb, seit ich Dich glücklich aus der Gletscherspalte heraus weiß[16], Du kühner Wagehals und dem Tode so nahe warst, der Dir so lockend scheint. Ja es muß ein schöner Tod sein für einen Naturforscher, mitten in seinem Beruf, während er die höchsten Eisgipfel erklettert, um die Natur auszuforschen; und gerade da dem Tod anheim fällt, wo wirklich scheinbar alles Leben aufhört. Aber mein Schatz, ist es nicht noch schöner, immer tiefere Blicke in die unergründliche Natur zu thun und ein kleines Stückchen; wenn auch nur ein kleines Stückchen, näher zu kommen der Wahrheit, nach der die Sehnsucht in des Menschen Brust gelegt ist und die er nie ganz erreicht? Ist es nicht schön, seine Sehnsucht stillen zu können, wenn sie auch nicht ganz befriedigt wird, und gehst Du nicht einem || Beruf entgegen, in dem Dir solche Nahrung des Geistes geboten wird, wie in keinem anderen? Du weißt was ich meine, wenn die Feder auch unvollkommen berichtet von dem, was ich in dieser Beziehung für Dich denke. O Erni, Du mußt mir mehr erzählen von der herrlichen Gletscherwelt, von der ich in Deiner Reisebeschreibung noch lange nicht genug lese; wie großartig schön müßen diese Eisberge in der herrlichsten Farbenspiegelung sein; ich stand bei Dir auf dem Hochjochferner, versunken in die Wunder der Natur und habe die ganze Nacht von Mittwoch auf den Donnerstag davon geträumt. Wie erfreut war ich beim Lesen auf die primula glutinosa[17] zu stoßen, die Du auf dem Hinter Eise gefunden hast; das muß gewiß die herrliche blaue Primel sein, mein Liebling aus meinem kleinen Herbarium.[18] Ich komme leider zu wenig zum grünen Buch[19], weil ich mich ungern von Helene Brauchitsch dabei überraschen laße. York[20] und Arndt[21], deren Inhalt beide sehr ineinander greift, intereßirt mich sehr; doch komme ich überhaupt wenig zum Lesen und spare mir diese Stunden alle für die nächste Zeit auf, wo mir ein gewißes liebes, liebes Wesen an meiner Seite sitzt. Von Herrn Kiepert habe ich die verschiedensten sehr niedlichen [a] Ansichten von Heringsdorf gesehen, der sehr viel Talent || zum Zeichnen hat; da habe ich viel an Dich und Deine Aquarelle gedacht; die Du hier wieder üben kannst. Ich bin sehr neugierig auf das letzte bei Biermann[22] gearbeitete.[23] Sage mal, bist Du Dienstags nicht mehr [b] in Moritzhof[24], Du schreibst gar nicht davon.

Doch nun etwas von meinem Leben. Bis Dienstag Morgen kennst Du es. Um 12 Uhr machte ich mit vielem Widerstreben mit Mutter einige Besuche, war aber so glücklich, überall Karten los zu werden. Nachmittags gingen wir mit Tante Adelheid nach dem Forsthause mitten im Walde, um dort Kaffee zu trinken und dann einen hübschen Spaziergang zu machen; erst noch im Walde zur sogenannten Störtebeckhöhle[25], einer tiefen Schlucht, ganz mit jungen Buchen bewachsen, in der nur ein Sonnenblick fehlte; ich habe sie vor mehreren Jahren auf dem Rückweg von Corswant bei Vollmondbeleuchtung gesehen und glaubte mich in ein Feenmährchen versetzt, überall zwischen den glitzernden Buchenblättchen sah ich Elfen herumtanzen, ein niedliches Zauberbild, das sich doch meiner Seele eingeprägt haben muß, denn ich sah es in dem Moment deutlich vor mir; dann ging es über die Dünen, wo ich sehr schöne duftende Orchideen fand, an den Strand, wo wieder neues Leben für die Phantasie sich regte. Die See war || ganz ruhig, sie sowohl wie die Berge prächtig beleuchtet. Mittwoch Morgen blühten mir wieder Besuche, die ebenso glücklich, wie am Tage vorher abgeschüttelt worden sind. Dabei hatte ich einen sehr schönen Blick vom Kulm[26] aus, den ich noch ᶜ gar nicht besucht hatte; auf die See, die in wundervoller blauer Farbe prangte; 4 Dampfschiffe und viele große Segelschiffe fuhren hin und her. Nachmittag nach dem Kaffee wanderten wir nach der Sallenthiner Mühle[27], auch ein sehr schöner Punkt für's Auge; man sieht 7 Landseen zwischen Wald und Dörfern und die See liegen; der herrlichste Sonnenuntergang verfehlte nicht, dem Ganzen den richtigen Farbenton zu geben. Zu Haus fanden wir schon Kieperts und Richters vor, mit denen wir einen gemüthlichen Abend verplauderten. Gestern aß ich früh Mittag und wanderte schon um 1 Uhr mit Heinrich[28] und Marie[29] nach Corswant, wo ich einen sehr schönen, vom Wetter äußerst begünstigten Tag verlebte. Trotz großer Hitze ging es frisch vorwärts durch den schönen Wald, wo ich immer laut aufjauchzen möchte; ¼ Stunde vor dem Ziel blieb Heinrich vor Müdigkeit liegen; Marie und ich gingen weiter und freuten uns in Corswant über den schön beleuchte-||ten Wolgastsee. Dann unternahmen wir nach einer Rast die Tour nach dem Krebssee, von der Du gehört hast, und um 9 Uhr kam ich in stockfinsterer Nacht, die nur von einzelnen Sternen, namentlich dem bläulichen, magischen Licht des Sirius erhellt war, wohlbehalten hier an. Trotzdem war ich wieder die Wachste und Munterste von Allen, die drei gingen schon vor 10 Uhr zu Bett; ich las noch in Deiner Reise[30]; wollte eigentlich noch schreiben, fürchtete aber doch so in's Plaudern mit Dir zu kommen, daß ich die häßliche 11 Uhrstunde vergessen hätte, worüber ein Gewißer doch sehr gescholten haben würde. Wir haben bis jetzt Karl[31] vergeblich erwartet, dem von Scherz halb und halb die Herreise versprochen war. Heinrich[32] hat Euch gewiß von uns berichtet und hoffentlich recht bald meinen Brief[33] abgegeben. Es hat sich jetzt öfter getroffen, daß wir zu gleicher Zeit einen Brief bekommen haben. Dieser wird mein letzter Gruß von der See sein, ehe Du sie selbst siehst; ich hoffe sie macht zu Deinem Empfange kein heiteres Gesicht, sondern runzelt die Stirn und braus't Dir entgegen, mir gefällt sie so beßer; dafür wird Deine Kleine aber ein desto freundlicheres Gesicht machen, denn sie lacht jetzt schon manchmal still für sich hin in dem Gedanken an das baldige || Wiedersehen; laut darf sie ja die Freude nicht äußern wegen Helene Brauchitsch. Nicht wahr, Du schreibst mir darüber, ob ich ihr beichten soll, denn, wenn Du auch der Meinung bist, denke ich mir es angenehmer für Dich, sie weiß es vorher. Der Brief ist etwas confuse; ich bin aber zu oft dabei unterbrochen worden. Heute Nachmittag waren Sethens[34] hier und kamen früher, als ich dachte, wir haben noch mit großem Eifer Boccia gespielt und sind dann noch zusammen am Strand gewesen, wo es unnatürlich heiß war; die Natur hat sich aber gerechtfertigt, denn es regnet sehr schön. Nun setze ich mich nach Tisch hin, um zu vollenden, da kommen Fritsches[35] von oben, um Adieu zu sagen aus Breslau, eine Mutter mit drei sehr munteren Mädchen[36], von denen eine ihrem Bruder[37] Naturforscher in Berlin heute einen Seeraben[38] geschickt hat, der hier vom Förster geschoßen ist. Das, dachte ich, würde Dir gewiß auch willkommen gewesen sein. Nun will ich aber wirklich gute Nacht sagen, sonst muß ich wieder ungehorsam werden. Bald können wir uns eine felicissima notte[39] wünschen. Wie ist's denn, hast Du noch Italienisch getrieben, oder nimmt Müllers Archiv[40] alle Zeit in Anspruch. 1000 Grüße Deinen Alten und T*ante* Bertha[41] die Euch gewiß vermißen wird. Dir, lieber Erni einen,

innigen Kuß von Deiner Anna ||

Ich schicke Dir doch keine Blumen mit, denn Hermine meint auch, Du würdest sie schlecht bekommen; nur die kleinen Nelken, die ich mir in Unmaße vom Krebsberg mitgebracht habe kann ich nicht zurücklaßen.

1   Br. 58.
2   Sethe, Wilhelmine, geb. Bölling.
3   Vgl. Br. 46, S. 163.
4   Dampfschiff der Fährlinie Stettin-Swinemünde.
5   Sethe, *Julius* Johann Ludwig Ernst; Sethe, Adelheid, geb. Reimer; Sethe, *Bertha* Philippine; Sethe, Marie; Sethe, *Adelheid* Elisabeth.
6   Kleiner und Großer Krebssee in der Nähe von Bansin gelegen.
7   Sethe, *Heinrich* Georg Christoph.
8   Das Seeheilbad Ahlbeck bildet zusammen mit Heringsdorf und Bansin das Ostseebad Heringsdorf und liegt unmittelbar an der Grenze zum polnischen Swinemünde.
9   Kiepert, Adolf; Kiepert, Emilie, geb. Beer.
10 Richter, Ferdinand; Richter, Bianca, geb. Maywald.
11 Holländerwindmühle in Benz bei Altsallenthin auf Usedom, 1830 erbaut.
12 Haeckel, Carl Gottlob.
13 Haeckel, Hermine, geb. Sethe.
14 Sethe, Adelheid, geb. Reimer.
15 Sethe, *Bertha* Philippine; Sethe, Marie; Sethe, *Adelheid* Elisabeth.
16 Haeckel war in eine Gletscherspalte gerutscht, aus der er sich nur mit Hilfe seines Alpenstockes befreien konnte; s. Haeckel, Tagebuch der Alpenreise 1855 (wie Br. 49, Anm. 11), S. 49.
17 Primula glutinosa Wulfen, Klebrige Primel, Familie: Primelgewächse (Primulaceae).
18 Das Geschenkherbarium von Ernst Haeckel für Anna Sethe (vgl. Br. 40, Anm. 2), enthält drei Primeln: Primula auricula L. (E 13b, Nr. 69), Primula spectabilis Tratt. (E 13b, Nr. 70) und Primula minima L. (E 13b, Nr. 71). Vermutlich meint Anna Sethe den Beleg Nr. 71.
19 Haeckels Reisetagebuch (wie Anm. 16) hat einen grün marmorierten Einband.
20 Droysen, Yorck von Wartenburg (wie Br. 8, Anm. 23).
21 Arndt, Meine Wanderungen (wie Br. 49, Anm. 10).
22 Biermann, Eduard.
23 Vgl. Br. 48, S. 168.
24 Vgl. Br. 46, S. 165.

25 Störtebekerhöhle, ein Taleinschnitt im Wald zwischen dem früheren Bahnhof und der Ortslage von Heringsdorf, die dem Seeräuber Klaus Störtebeker als Versteck gedient haben soll. Das Gelände wurde später eingeebnet und bebaut.
26 Zwischen Heringsdorf und dem heute zu Heringsdorf gehörenden Neukrug gelegene und weithin sichtbare Anhöhe mit Blick auf die Ostsee sowie nach Swinemünde und Misdroy, auf der sich ein Pavillon und mehrere Bänke befanden; vgl. Müller, Swinemünde (wie Br. 47, Anm. 4), S. 57.
27 1826 in Neu-Sallenthin (Usedom) errichtete Holländerwindmühle, deren Flügel mit der Kappe in den Wind gedreht werden können.
28 Sethe, *Heinrich* Georg Christoph.
29 Sethe, Marie.
30 Haeckel, Tagebuch der Alpenreise 1855 (wie Anm. 16).
31 Haeckel, *Karl* Heinrich Christoph Benjamin.
32 Sethe, *Heinrich* Christoph Moritz Hermann.
33 Br. 57.
34 Wie Anm. 5.
35 Fritsch, *Sophie* Emilie, geb. Kramsta.
36 Fritsch, Elisabeth; Fritsch, Hermine; Fritsch, *Marie* Juliane.
37 Fritsch, *Gustav* Theodor.
38 Phalacrocorax aristotelis (L., 1758), Krähenscharbe, Familie: Phalacrocoracidae Reichenbach, 1849 (Kormorane).
39 Vgl. Br. 56, S. 210.
40 Vgl. Br. 55, S. 205.
41 Sethe, Emma Henriette *Bertha* Sophie.

61. An Anna Sethe, Berlin, 4. September 1858

Berlin 4/9 58

Heut Abend um 6 U*hr* erhielt ich Deinen lieben Brief[1], mein Herzensschatzchen, auf den ich mich schon den ganzen Tag über sehnsüchtiglichst gefreut hatte. Daß mich zu Anfang die Trauerbotschaft von dem längeren Bleiben der Frl. v. Brauchitsch[2] etwas niederschlug und einen gelinden Sturm von unwilligen Verwünschungen hervorrief, kannst Du Dir denken; doch scheine ich diesmal fast etwas vernünftiger gewesen zu sein, als Du (nach Mimmis[3] Schilderung). Ich fand mich wenigstens nach mehrstündigem Zurechtlegen ganz gut darein, u*nd* habe mir fest vorgenommen, die herrliche uns jetzt bevorstehende Zeit uns dadurch um kein Häärchen trüben zu lassen. Ach meine beste Änni, die unbeschreibliche Liebe u*nd* Sehnsucht, mit der ich an Dich unlösbar gebunden bin, u*nd* mit der ich mich jetzt jede Stunde, nein, jede Minute, freue, Dich nun so bald wieder zu haben, ist so groß u*nd* überwindet so alle Schattenseiten des Lebens, daß dieser eine, einzige Gedanke alle andern überwindet u*nd* mir den Schatten der Frl. v. *Brauchitsch*, der in die Sonnentage unseres nächsten Beisammenseins hineinschreitet, kaum merklich erscheinen läßt. Wenn ich an das süße Glück denke, Dich einziges, liebstes Besitzthum nun in so kurzer Zeit (in 66 Stunden! ich zähle nämlich schon seit Freitag die Stunden! u*nd* rechne gewiß darauf, daß wir Dienstag kommen) wieder zu sehen, so jauchze ich vor Wonne u*nd* finde Alles Andere gleichgültig u*nd* unbedeutend. Schon kann ich die Zeit kaum mehr erwarten. Die Tage wollen mir jetzt so lang vorkommen, wie noch nie! ||

Gewiß wirst auch Du, süßes Liebchen, Dir die herrlichen Tage, die uns jetzt bevorstehen, nicht durch Frl. v. B*rauchitsch* trüben lassen! Unterdrückt nicht auch bei Dir die unbeschreibliche Freude des Wiedersehens alle andern Nebenrücksichten? Was übrigens die Mittheilung unsers Geheimnisses an H*elene* v. B*rauchitsch* betrifft, so sind die Eltern u*nd* ich ganz mit Euch darin einverstanden, daß Du es ihr gleich jetzt sagst, so daß sie schon vor meiner Ankunft über meine Person u*nd* deren Bedeutung orientirt ist. Wir sind dann gewiß viel weniger genirt u*nd* sie wird uns mehr in Ruhe lassen. Ich habe endlich heut Abend auch unserm lieben Martens unsere Verlobung[4] mitgetheilt, was mir schon lange sehr am Herzen lag. Ich mußte durchaus mit einem meiner Freunde darüber sprechen, und M*artens* hat mich so sehr lieb, ist ein so edler lieber, prächtiger Mensch, eine so reine, kindliche Naturseele, daß er dies Vertrauen vor Allen verdient. Du kannst Dir denken, was er für Augen machte! Zwar hatte er Manches schon errathen; doch hatte er sich immer nicht zu dem Gedanken verstehen können, daß Du meine Braut seiest, weil er mir nicht den Leichtsinn zutraute, bei den so sehr ungewissen, zweifelhaften u*nd* düstern Aussichten, die meine Zukunft in Bezug auf eine gesicherte Stellung bietet, sowie bei meinen bekannten tropischen Reiseplänen, ein so verantwortungs- u*nd* verpflichtungsvolles Verhältniß einzugehen. Im Ganzen freute er sich aber sehr darüber, pries mich sehr glücklich, u*nd* ist nun sehr gespannt, Dich näher kennenzulernen. || Martens fährt Mittwoch nach Misdroy, wo Prof. Braun[5] und Virchow schon seit mehreren Wochen sind. M*artens* und B*raun* wollen mich von da aus auch einmal in H*eringsdorf* besuchen. –

Deinen vorletzten Brief[6], durch den Du, ebenso wie durch den heutigen, mich sehr, sehr erfreut hast, mein liebstes Herz, holte ich mir Mittwoch früh von Heinrich[7], von dem ich durch T*ante* B*ertha*[8] erfuhr, daß er am Dienstag Abend kommen würde. Er war ein paar mal bei uns zu Mittag u*nd* mußte mir natürlich sehr viel erzählen. H*einrich* läßt Dich, Mutter[9] u*nd* Hermine schön grüßen u*nd* sagen, daß die Bestellungen alle besorgt seien. Er ist munter. Daß Du dort die herrliche Natur so genießt, freut mich sehr. Wie viel schöner wird das noch sein, wenn wir zusammen sind! Wie gewinne ich doch Alles so ganz anders lieb, was ich durch Dich, in und mit Dir, sehe u*nd* erlebe! Du einziges, bestes Mädchen! Wie eigen kam es mir vor, als ich am Mittwoch früh Dein liebes, reizendes Stübchen mit seinen Blumen u*nd* Bildern, und dem lieben trauten Plätzchen in der Sophaecke, nach so langer Trennung wieder sah! Ach und wenn ich nun erst das liebe, einzige Wesen wieder habe, was all diese Schönheiten erst belebt, ihnen Reiz u*nd* Seele einhaucht! Das ist doch das größte Glück! Oft kann ich mirs noch gar nicht denken, daß ich dessen wirklich werth bin, so ganz in einem andern Menschenherzen aufzugehen, es über Alles, Alles zu lieben, und von ihm geliebt zu werden. Meine Anna, was bist Du mir Alles! „Nenns Glück, Herz, Liebe, Gott, Natur! Ich habe keinen Namen dafür! Gefühl ist Alles! Name Schall u*nd* Rauch, umnebelnd Himmelsgluth!"[10] Du bist mir Eins u*nd* Alles! Und bald werden wir es wieder zusammenfühlen, meine Änni!! ||

Daß Du meine Alpenreise[11] liest, u*nd* mit Vergnügen, freut mich sehr. Es war eine der glücklichsten Zeiten meines Lebens, u*nd* die Briefe sind der getreue Abdruck der großen, edlen u*nd* tiefen Empfindungen, die die herrliche Alpennatur, mit dem Meere das Großartigste, was es giebt, in der Brust eines jeden empfänglichen Menschen hervorrufen muß. Man fühlt sich in diesen eisigen, mit den reizendsten Alpenblümchen geschmückten, Gletscherhöhen, so hoch erhaben über allem kleinlichen Städte- u*nd* Menschen-Staub, selbst so gereinigt, veredelt, groß u*nd* gut, daß man dem Ideale der Gottheit ein ganz*es* Stück sich näher gerückt glaubt. Was werden das für selige Augenblicke sein, in denen ich mein bestes, liebstes Menschenherz (gegen das mein eignes Ich gar nicht in Betracht kommt, oder in dem es vielmehr ganz aufgeht) in dies Heiligthum einführe u*nd* ihm die edelsten, reinsten, größten Genüsse mittheile, deren der Mensch fähig ist?

– Vorige Woche hatte ich einmal ein paar recht schwache Stunden, die ich Dir aber doch nicht verschweigen kann, mein bestes Herz; Du mußt mich ja ganz kennen u*nd* hinnehmen. Der Gedanke an die lange bevorstehende Trennung, das schwere, schwere Jahr in Italien (das doch so nothwendig ist!), der mich jetzt die meiste Zeit beunruhigt u*nd* mir schon alle Reise<u>freude</u> u*nd* Lust genommen hat, war neulich, verstärkt durch das bittere Gefühl schwerer Entbehrung, das mir schon diese kaum einmonatliche Trennung bereitet hat, so stark geworden, daß ich nahe daran war, die ganze Reise aufzugeben, oder wenigstens bedeutend abzukürzen u*nd* zu beschränken. Ich sprach mit Vater darüber, u*nd* daß dieser meinen Wankelmuth nicht sehr gelinde aufnahm u*nd* mir tüchtig den Kopf wusch, kannst Du denken. Zu allem innern Schmerz wurde ich noch tüchtig ausgescholten, u*nd* zuletzt half mir ein reicher, heimlicher Guß heißer Thränen am Abend im Garten, allein, das schwere, bedrängte Herz erleichtern.

Daß Du Herrn Wilde gesehen hast, hat mich amusirt! Im Ganzen ein verworrener, blasirter, eitler Narr![a]

Die schönen Nelken[12] vom Krebssee habe ich statt Deiner recht gehegt u*nd* geküsst![b]

1   Br. 60.
2   Brauchitsch, Helene von.
3   Haeckel, Hermine, geb. Sethe.
4   Vgl. Br. 40, S. 149.
5   Braun, Alexander.
6   Br. 57.
7   Sethe, *Heinrich* Christoph Moritz Hermann.
8   Sethe, Emma Henriette *Bertha* Sophie.
9   Sethe, Wilhelmine, geb. Bölling.
10 Goethe, Faust (wie Br. 34, Anm. 9), S. 229 (Faust zu Margarethe).
11 Haeckel, Tagebuch der Alpenreise 1855 (wie Br. 49, Anm. 11).
12 Vgl. Br. 60, S. 225.

62. An Anna Sethe, Berlin, 5. September 1858

B*erlin* Sonntag 5/9 58.

<u>früh</u> 10 Uhr. So eben läuft der sehnlich erwartete Brief[1] von Karl[2] ein, worin er uns meldet, daß er heute (Sonntag) Abend von Bonn hier ankommen u*nd* morgen noch mit <u>Quinke</u>[3] sprechen wird. Wir werden also <u>Dienstag</u> 7/9 früh von hier abfahren, um 2 Uhr mit dem <u>Neptun</u>[4] von Stettin abfahren, und <u>zwischen 5 und 6 Uhr</u> werde ich in Swinemünde in die Arme meiner Anna stürzen! Schatzchen, hüpft Dir nicht das Herz

vor Freude? Noch 55½ Stunden! Bestes Herz, ich weiß mich vor Freude, Sehnsucht, Ungeduld, Unruhe etc nicht mehr zu fassen! O Du allerliebster Schatz, was werden wir glücklich sein! Die Feder will nicht mehr fort! Der Geist der ungeduldigen Liebesfreude hat auch sie ganz ergriffen. Darum Alles Andere mündlich! 55½ Stunden! Wie lange noch! Nein wie kurz! Die Alten grüßen Euch alle herzlich. Sie freuen sich alle auch sehr auf H*eringsdorf* obgleich nicht 1/1 000 000 so viel als ich. ||

Ich freue mich ungeheuer, wenn Du uns mit einem Wagen in Swinemünde erwartest! Finden wir keinen, so nehmen die Eltern einen. Ich komme dann zu Fuß. Denn welche Wagen sollen so rasch als meine geflügelten Schritte sein! Also auf Wiedersehn, süßestes Herz! A reveder ci, dolcissimo cuore!!⁵ Schatzchen, ich sprudele so über von Freude u*nd* Hoffnung, daß ich die 2 Tage über wohl nichts als dummes Zeug machen werde.

Noch 1000 Grüße u*nd* Küsse

Dein glücklicher
Erni.

1   Nicht überliefert.
2   Haeckel, *Karl* Heinrich Christoph Benjamin.
3   Quincke, Hermann.
4   Vgl. Br. 46, S. 163.
5   Ital. A rivederci, dolcissimo cuore!: Auf Wiedersehen, süßes Herz!

63. Von Adolph Schubert, Hirschberg, 21. September 1858

Mein lieber, guter Vetter!

Nachdem ich durch die in diesen Tagen bei mir eingegangenen Briefe[1] Deines Vaters und Bruders Deine im Laufe dieses Monats vollzogene feierliche Verlobung[2] mit Deiner Cousine, Fräulein Anna Sethe, erfahren habe, beeile ich mich, zu diesem für Dich so hochwichtigen, frohen Ereignisse Dir von Herzen Glück und Segen zu wünschen. – Bei dem warmen Antheile, den ich von jeher an Allem genommen, was Dich und Deine Familie betraf, bedarf es wohl nicht erst der Versicherung von meiner Seite, daß ich mich innig freue und Dich sehr glücklich schätze, durch die von Dir getroffene Wahl Dein Lebensglück auf die Dauer begründet und verbürgt zu wissen. Bleibe auch mir fernerhin freundlich gesinnt, wie bisher! ||

Gleichzeitig wollest Du mir erlauben, zu der von Dir erlangten Würde eines Doctor's der Medizin und praktischen Arztes die meine Gratulation zu wiederholen. Wie ich aus Deines Vaters Briefe ersehe, gedenkst Du den bevorstehenden Winter und das Frühjahr des nächstfolgenden Jahres zu einer größeren wissenschaftlichen Reise nach dem auch mir wohlbekannten paradiesischen Italien zu benutzen und wirst Du mir nicht verwehren, wenn ich um den Dich erwartenden Genuß Dich ein wenig beneide.

Die beigelegten Anzeigen[3] sind richtig besorgt. Die anliegenden beiden Brochüren[4], deren Durchlesung mich lebhaft interessirt hat, bitte ich Dich, mit meinem besten Danke Deinem verehrten Vater wieder zustellen und Deiner guten Mama und verehrten Familie mich empfehlen zu wollen.

Dein

Dir aufrichtig ergebener
Vetter Ad. Schubert.

Hirschberg
21 September 1858.

1 Nicht überliefert.
2 Vgl. Br. 40, S. 149.
3 Exemplare der gedruckten Verlobungsanzeige: „Anna Sethe, Ernst Häckel, Dr. med. und prakt. Arzt. Verlobte. Heringsdorf und Berlin, den 14. September 1858." (EHA Jena).
4 Nicht ermittelt.

64. An Anna Sethe, Berlin, 23. September 1858

Berlin 23/9 58.

Einen recht schönen guten Morgen, mein lieber Schatz! Hoffentlich scheint Dir die prächtige Morgensonne vom wolkenlosen Himmel recht ins Herz hinein und verscheucht den trüben Schatten, der sich über das Glück unserer letzten 14 Tage gelegt hat. Bei mir will ihr das zwar nicht recht gelingen, das traurige Ende unserer so schön begonnenen Freuden hat mich recht gründlich verstimmt, und da ich nicht sprechen kann, habe ich gestern den ganzen Reisetag über den Grimm und Ärger recht tief in mich hineinfressen lassen. Freilich waren die ersten 8 Tage wunderschön, aber ich hatte doch von den zweiten noch viel mehr gehofft, da ja nun mit der Publikation am 14^{ten1} auch die letzte und einzige Schranke und Differenz gefallen war, welche unsere beiden, sonst so vollkommen verschmolzenen Seelen, noch trennte. Dazu hatte ich immer im Geheimen noch gehofft, Vater zu bewegen, mich ein paar Tage länger hier zu lassen. Das hat nun leider Alles nicht sein sollen und wir müssen uns mit den allgemeinen Redensarten trösten, deren ja die Menschen für solche Fälle eine Menge erfunden haben.

Von der gestrigen Herfahrt ist wenig zu erzählen. Das Wetter war, wie auch heute, prachtvoll, (und grade dies macht mich so ingrimmig!) || Viel lieber säh ich Regen, Sturm und Hagel, als diesen köstlichen blauen Himmel. Höchst unangenehm wurde die ganze Reise durch das Zusammensein mit Mutter, deren übertriebene Ängstlichkeit und Sorge gestern alle Grenzen überstieg und ganz unerträglich war. Ich konnte mir zuletzt nur dadurch helfen, daß ich gar nicht mehr darauf hörte und antwortete, sondern alle Predigten ruhig über mich ergehen ließ. In ihrer unruhigen Angst machte sie lauter Confusion, bezahlte z. B. der Droschke in Stettin das Doppelte und löste, statt 3, 4 Billets nach Berlin. Dann mußten wir noch 1 Stunde auf dem Bahnhof warten. Nachdem ich Dein weiß wehendes Tuch aus dem Gesicht verloren, blieb ich noch eine geraume Weile auf dem Verdeck, wurde dann zwar in die Kajüte eingesperrt, konnte es aber da nicht lange aushalten. In Stettin mußte ich die Glückwünsche v. Frl. Klara v. Brauchitsch[2] und ihrem Bruder (Lieutenant)[3] aushalten. Bis Neustadt hatten wir ein

Coupee II Cl*asse* für uns zusammen u*nd* brieten auf den heißen Polstern unter der brennenden Sonne, in 3fache Röcke eingewickelt, recht artig. In Neustadt, wo die lieben Freienwalder (die Kinder waren auf der Fahrt sehr munter, namentlich Annechen)[4] uns verließen, stieg Graf Haacke[5] zu uns ein. Er hielt einen prächtigen Veilchenstrauß u*nd* schien zu seiner Braut[6] zu fahren (?) || Hier in Berlin langten wir um 6 U*hr* an u*nd* fanden Gratulationsbriefe von Kathen[7] (der uns nächster Tage besucht), Bassewitz[8], A. Schubert[9], Gottschling[10], und (was mich ebenso überraschte, als erfreute) R. Hein[11]. Das wird nun wieder eine Fluth von Antworten geben! Wie es mir jetzt hier gefällt, kannst Du Dir denken; lieber wär ich auf den Gletschern u*nd* klagte mein Leid dem Eise – oder nur irgendwo anders! Es kommt mir alles so todt, matt, trocken, ledern vor. Die liebliche Sonne, die in meinen Räumen erst Leben erweckt hatte, scheint ja noch am Ostseestrand u*nd* da muß ich schon warten mit dem Wiederaufleben, bis sie erst wieder hier ist. Vorläufig habe ich noch zu nichts Lust u*nd* Alles ist mir zuwider. Ich bin aber auch durch die herrlichen Tage, die wir inmitten der schönsten Natur zusammen durchträumt haben, zu sehr verwöhnt. Es war doch gar zu prächtig. Hab nochmals tausend Dank, mcin liebstes Herz, für alle Deine Liebe u*nd* Güte. Sag auch Deiner Mutter[12] für die außerordentlich freundliche Aufnahme u*nd* Pflege nochmals unsern besten Dank. Hoffentlich kehren diese schönen Tage noch öfter wieder, zunächst vielleicht über 2 Jahr, worauf ich mich schon jetzt in voller Hoffnung freuen möchte! ||
    1 U*hr* Mitt*ags.*
So eben war Quinke[13] hier u*nd* hat mir noch cc 8 Tage Arrest prophezeit, ehe die Geschichte ganz vorüber ist. Die Diagnose: „Stomatitis catarrhalis" d. h. catarrhalische Entzündung der Mundhöhle, war übrigens richtig u*nd* in der Behandlung hat er auch nichts Wesentliches geändert. Sie bleibt bei Boraxgurgelwasser, dabei möglichst wenig essen u*nd* sprechen. Also noch eine angenehme Aussicht für die nächste Woche! Gut wenigstens insofern, als ich nun von Besuchen u*nd* Gratulationen verschont bleibe so lange, und inzwischen wirklich einmal tüchtig in die Arbeit gehen kann, womit ich noch heute beginnen will. *Quincke* läßt Dich grüßen u*nd* Dir sagen, daß er vollkommen überzeugt sei, daß Du mich schon ordentlich unter dem Pantoffel habest. Übrigens verbietet er Dir das Seebaden definitiv. Vorhin waren auch die 3 Mädchen[14] v. O*nkel* Julius[15] hier, die jetzt hier wohnen. Von T*ante* Bertha[16] werden wir erst heut Nachmittag etwas hören. Es geht ihr gut.
    Nun ade, mein süßes Liebchen! Ängstige Dich nicht unnöthig, da das Kranksein gar nichts bedeutet. Denke vielmehr immer munter u*nd* guten Muths an Deinen treuen Erni (der sich übrigens heut in der That schon besser fühlt). Die Eltern grüßen auch beide bestens. Schreib mir recht bald!

1   Verlobungsanzeige, vgl. Br. 63, Anm. 3.
2   Brauchitsch, Klara von.
3   Brauchitsch, Alfred von.
4   Haeckel, Hermine, geb. Sethe, mit ihren Kindern: Haeckel, *Carl* Christian Heinrich; Haeckel, Hermann; Haeckel, Anna.
5   Hacke, *Edwin* Karl Wilhelm Graf von.
6   Flemming, Veronika Franziska von.
7   Kathen, Eduard Karl Heinrich Theodor von; Brief nicht überliefert.
8   Bassewitz, Wilhelm von; Brief nicht überliefert.

9 Br. 63.
10 Brief nicht überliefert.
11 Vgl. Reinhold Hein an Ernst Haeckel, 21.9.1858 (EHA Jena, A 23504).
12 Sethe, Wilhelmine, geb. Bölling.
13 Quincke, Hermann.
14 Sethe, *Bertha* Philippine; Sethe, Marie; Sethe, *Adelheid* Elisabeth.
15 Sethe, *Julius* Johann Ludwig Ernst.
16 Sethe, Emma Henriette *Bertha* Sophie.

65. Von Anna Sethe, Heringsdorf, 23./24. September 1858

Heringsdorf 23.9.58.

Guten Abend, mein lieber Herzensschatz; ich muß nothwendig ein wenig mit Dir plaudern, obgleich es schon recht spät ist. Gestern Abend wollte ich Dir schon mein Herz ausschütten, das ganz erfüllt war von Allem Schönen, das ich den Tag über genoßen hatte; allein rasende Kopfschmerzen und nothwendige Flickereien zur Wäsche, in der wir uns mitten drin befinden, (eine entsetzliche Prosa nach der Mondscheinpartie) ließen mich nicht dazu kommen. So lange ich noch einen Punkt vom Neptun[1] sehen konnte, der Dich davon in die Ferne trug, stand ich noch in Swinemünde am Bollwerk; dann bestieg ich meinen kleinen Einspänner. Ich hatte eine herrliche Fahrt, d. h. windig war es, aber so wunderbar schöne Beleuchtung, daß ich mit Gewalt aus meinem traurigen Grübeln herausgerißen wurde und mich völlig der schönen Natur hingab, freilich jeden Schritt bedauernd, Dich nicht an meiner Seite zu haben, um Dich an dem schönen Farbenspiel ergötzen zu können. Der See[2] sehr schön blau, die Misdroyerberge[3] ganz dunkelblau, Streckelberg[4] und Lange*n*berg ganz golden von der Sonne beschienen und Heringsdorf aus den bräunlich gefärbten Bäumen so klar hervortretend, daß ich wirklich ganz entzückt war. Vater Grimm[5], mein Kutscher war dazu so redselig, daß ich nicht Zeit hatte, traurig zu sein. Die offene, biedere Natur des Mannes amüsirte mich sehr. Er frug nach allen Personen aus, die abgefahren war*en* und freute sich neue Glieder unserer Familie gesehen zu haben; daß Du mein Bräutigam bist, wußte er schon und bemerkte dabei: „Na da haben Sie sich einen netten Jungen ausgesucht, der hat's in den Augen." Das war mir freilich nichts Neues, allein es gefiel mir von ihm. Zu Hause angekommen beim herrlichsten Wetter, kramte ich meine Sachen wieder in mein Zimmerchen ein, dann setzte ich mich mit der Arbeit || nach dem Wald heraus und ertappte mich dabei auf ein paar verstohlene Thränen, die ich aber rasch unterdrückte und mir die schönen Tage in's Gedächtniß zurück rief, wo wir Natur und uns so herrlich genoßen hatten. Dann war ich wieder bei Dir auf dem Schiff, bis Du in Stettin warst. Groß war meine Freude über das schöne Wetter, das noch hoffen ließ, daß Dir die Reise nicht geschadet hat. Ich sehe mit großer Sehnsucht dem morgenden Tag entgegen, der mir Nachricht von Dir bringen soll. Folge nur dem guten Beispiel Deiner Änni, deren Lippe fast ganz wieder gut ist und der Husten dito; natürlicher Weise bin ich in folge deßen sehr unglücklich, nicht baden zu können. Nach Tisch suchte ich unser liebes Siestaplätzchen auf, das mir schöner als je vorkam, aber mir war so einsam und traurig, daß ich mich kaum darüber freuen konnte; sehr ermüdet schlief ich ein und las nachher noch im York[6] die Schlacht bei Möckern[7]. Deine Reise verdiente ich nicht in solch schlechter Stimmung; ich werde den York nun erst beenden und dann in die Alpen reisen, was ich übrigens mit meinen Gedanken jetzt alle Augenblicke thue und Gletscher, Felsen und wilde Bäche deutlich vor mir sehe. Nach dem Kaffee beglückten uns Wallenstedts[8] mit einer sehr langen Visite, um mir feierlichst Glück zu wünschen, obgleich ich doch schon einmal mit ihm zusammen war, fast hätte ich losgelacht. Um 6½ Uhr gerade, als ich Dich glücklich zu Haus wußte, ging ich an den Strand, der vom Mond zauberhaft beleuchtet war. Je dunkler es wurde, desto mehr wirkte der Mondschein auf meine ohnehin schon sehr erregte Phantasie. Ich fand mich treu regirt in dieser Naturferne, die See stark bewegt, wie mein Inneres auch; darüber der klare lichte Mond, aus dem mir Deine lichten Augen entgegenstrahlten, die ebenso wie über dem Meere ein sanftes Silberlicht über mein Leben ergoßen haben; ach Erni, Du machst mich ruhig, Du machst || mich gut, drum liebe ich Dich auch so innig; ach ich fühlte eine so unnennbare Sehnsucht nach Dir, daß mir der Kopf schwindelte; ich glaubte Dich mit meinen naßen Blicken vom Mond herunter ziehen zu müßen, manchmal griff ich neben mir nach Deinem Arm, allein faßte nur die Luft, und doch warst Du mir ja so nahe, und ich Dir, begrüßte mit Dir Dein liebes Zimmer, in dem wir schon manche glückliche Stunde zusammen verlebt haben. Sei nicht bös, daß ich mich so aufgeregt habe, ich will es gewiß nicht wieder thun; daß ich Dir auch alles unnützes Zeug schreibe, was ich anfange, mir ist aber immer, als müßte ich Dir Rechenschaft von meinen Gedanken und Handlungen geben; sie fließen unwillkührlich in die Feder. Mutter[9] kam mir nach und wir gingen zusammen den Strand auf und nieder. Im Rücken des Mondes konnten wir den Kometen[10] bewundern, der auch sehr klar am Himmel stand, und die schöne matte rothe Färbung am Himmel, das letzte Überbleibsel vom Abendroth. Zum Schluß gingen wir noch auf den Herrensteg, wo Mutter mich gewaltsam fort treiben mußte, so lieb sah der Mond mich an und erhielt dafür auch 1000, 1000 Grüße für meinen Schatz. Ich kann mich kaum einer so klaren Mondnacht erinnern. Um 11 Uhr ging ich noch einmal um das Haus herum; die Bäume waren magisch beleuchtet und so hell, daß ich die Jenaer Gedichte[11], die ich zufällig in der Tasche hatte, ganz deutlich lesen konnte. Dabei fällt mir ein, daß es 11 Uhr lange durch ist und ich in's Bett muß. Dein Bildchen[12] war das letzte, was ich gestern vor dem Einschlafen sah und herzte und küßte; Du glaubst nicht, was Du mir dadurch für eine Freude gemacht hast. Alle Augenblicke sehe ich es an und freue mich über den lieben freundlichen Ausdruck. Gute Nacht, schlaf süß, morgen hörst Du von heute. ||

Freitag Mittag 12 Uhr. Je näher die Zeit heranrückt, lieber Ernst, wo ich Deinen Brief bekommen kann, desto unruhiger werde [ich], und da glaube ich die Zwischenzeit nicht beßer anwenden zu können, als mit Dir zu plaudern, damit mein Brief gleich abgehen kann, bekomme ich Deinen. Gestern Morgen hatte ich mit der Wäsche zu thun; dann bei der Arbeit nahm ich Uhland's Gedichte vor und lernte des Sängers Fluch[13]. Es war wieder ein herrlicher Tag; bei dem schönen Wetter werdet Ihr gewiß Sehnsucht nach Wald und See[14] bekommen; es ist gar zu reizend hier; das ewige Blau des Himmels tagtäglich erinnert sehr an Italien. Gestern lief wieder ein Gratulationsbrief[15] ein von Olga Schlözer und ihrer Mutter[16] [ein], die uns beide sehr lieb haben und auf's Herzlichste schreiben. Die kindliche Naivität Olgas amüsirt mich; sie glaubt eine Braut bewege sich nur in lauter Poesie (was sie wohl möchte, aber −) und sehr verstohlen fragt sie, ob man in einem Briefe an die Braut auch von prosaischen Dingen reden dürfe. Nach Tisch wurde wieder etwas geruht und gelesen und nach dem Kaffee trat ich mit Taschen gerüstet eine längere Wanderung an. Ich ging erst ein Stückchen in den lieben Buchenwald hinein, dann in die Dünen, um Disteln für meinen Schatz zu suchen, der mir in Gedanken auf Schritt und Tritt folgte. Ich kam an wundervollen Exemplaren vorbei, aber alle braun und vertrocknet; ich war sehr mißgestimmt darüber, doch wurde mir auf der anderen Seite Freude zu Theil; der Mond stieg als feuerrothe Scheibe über dem Meere auf und ging allmählich zu seinem silbernen Licht über. Nach langem beharrlichen Suchen habe ich dann ein paar kleine frische Exemplare gefunden und eingelegt; im nächsten Jahr sollst Du beßere haben. Den Rückweg legte ich am Strand zurück, wo ich große Muscheln für Dich suchen wollte, doch waren sie alle beschädigt, also nichts für Dich. Ich lagerte mich noch ein ¼ Stündchen auf dem Herrensteg und ließ mich vom Vollmond bescheinen und lebte ganz auf in Dir, mein süßes Herz. Es war ein köstlicher Abend. Bis 9 Uhr saßen wir noch in der Halle, den Mond gerade vor uns, dann wurde es kühler und die <u>vernünftige</u> Anna ging hinein, spielte etwas Klavier, arbeitete und schrieb dann noch an ihren Schatz. Ich muß abbrechen, es geht zu Tisch. ||

So eben kommen Deine lieben Zeilen[17], mein herziger Schatz, und ich eile die meinen noch heute auf die Post zu bekommen, damit Du zum Sonntag eine kleine Freude in Deiner Trübseligkeit hast; doch bin ich schon froh, daß Du Dich etwas beßer fühlst, da wird das schöne Wetter hoffentlich den stomatitis catarrhalis[18] bald gänzlich verscheuchen, verliere nur nicht den Muth und denk an Dein Lieb, die freilich auch allein [ist], aber in so schöner Natur, die unwillkührlich fröhlich stimmt. Ich sehe überall mit doppelten Augen und werde Dir frische Bilder mit nach Berlin bringen, wo ich vielleicht eher bin, als wir Beide denken. – Das muß ja eine entsetzliche Fahrt gewesen sein, nicht geeignet einen traurig gestimmten Kranken zu erheitern, desto mehr freute ich mich immer über den hellen erfrischenden Sonnenschein. Deine Mutter hat sich hoffentlich für ewige Zeiten ausgeängstigt; es ist doppelt schlimm, wenn die Angst aus so gutem Herzen kommt; grüße die beiden Alten herzlich und sage ihnen, wie dankbar ich bin für die große Freude Eures Hierseins. Die Schatten deßelben treten bei mir schon stark in den Hintergrund; die schönen Stunden, deren es an Deinem Bette doch auch manche gab, sind ein heller Lichtpunkt in der Erinnerung für lange Zeiten und wir wollen sie uns nicht durch die Kehrseiten des Lebens rauben laßen. Auf Dich scheinen ja die Gratulationsbriefe ebenso wie auf mich zu regnen; ich wollte sie wären alle beantwortet, hab Dank für die beiden Anzeigen[19], die ich nun auch mit einem Briefe abgehen laßen muß. An Beschäftigung fehlt mir es nicht, nur an <u>Einem</u>, der mir ja ganz angehört. Herzchen wie freue ich mich, Dich bald wieder zu haben, und dann sind wir Beide ganz frisch! Wie kommt denn Quincke[20] zu der Äußerung, daß ich Dich unter dem Pantoffel hätte, ist das wahr Schatzchen? Nein, laß Dir das nicht gefallen und behalte Du die Herrschaft über mich, das ist viel beßer für mich. ᵃ Bin ich zu Haus nicht nothwendig, wandere ich heute nach der Wolfschlucht, um Sonnen-||untergang und Mondaufgang dort zu sehen; Sonntag weißt Du, wo Du mich bei schönem Wetter zu suchen hast; da werde ich den Sonntag vor vierzehn Tagen in der Erinnerung noch einmal durchleben und nicht einsam in der deutschen „Waldeinsamkeit"[21] sein. Was schreibt denn Hein und was sagen Deine

Berliner Freunde zu Deiner Verlobung? Sind Deine Befürchtungen gerecht gewesen, oder freuen sie sich Deines Glückes? Du schreibst nichts davon. Ich eile zum Schluß, damit der Brief fortkommt. Mutter grüßt mit mir Euch Alle herzlich.
                    Dir einen Kuß von Deiner treuen Änni. Schreib recht bald.

1   Vgl. Br. 46, Anm. 17.
2   Wolgastsee.
3   Bewaldete Hügelkette auf der Insel Wollin, an der die Stadt Misdroy (poln. Międzyzdroje) gelegen ist. Die höchste Erhebung beträgt 166 m.
4   Streckelsberg, ca. 58 m hohe Erhebung an der Steilküste Usedoms nahe Koserow.
5   Grimm, N. N.
6   Droysen, Yorck von Wartenburg (wie Br. 8, Anm. 23).
7   Ebd., Bd. 2, Berlin 1852, S. 167–193. – Im Gefecht bei Möckern am 16.10.1813 auf dem nördlichen Schlachtfeld der Leipziger Völkerschlacht hatte General Yorck einen entscheidenden Anteil am Sieg der Preußen über die französischen Truppen unter Marschall Marmont.
8   Wallenstedt, Adolph Christian *Heinrich* Armin von; Wallenstedt, Anna von, geb. Sametzki.
9   Sethe, Wilhelmine, geb. Bölling.
10 Der Komet C/1858 L 1 („Donati"), Größenklasse 0.0 Magnitude, eine der hellsten Kometenerscheinungen des 19. Jh., stand am Abend des 5.10.1858 eng südöstlich von Arcturus am nördlichen Sternhimmel. Er konnte von Mitte August bis Mitte November freiäugig beobachtet werden und erreichte Anfang Oktober seine kleinste Distanz zur Erde. Er zeigte einen hellen Kopf und zwei ausgeprägte Schweife, einen schmalen, geraden Ionenschweif und einen breiten, gekrümmten Staubschweif. Die Schweife erreichten am Himmel eine Länge von bis zu 60°, und der Staubschweif war bis zu 10° breit. Festgehalten wurde der Komet auf zahlreichen Gemälden, z. B. William Turner (1789–1862) „Donati's Comet" (1858/59), sowie erstmals auch auf einem fotografischen Medium (Daguerrotypie); vgl. Seargent, David: The Greatest Comets in History. Broom Stars and Celestial Scimitars. New York 2009, S. 131–136.
11 [Demelius], Jena'sche Luft (wie Br. 55, Anm. 23).
12 Porträtfoto (Daguerrotypie) von Ernst Haeckel; s. Frontispiz.
13 Uhland, Ludwig: Des Sängers Fluch. In: ders.: Gedichte. Wohlfeile Ausgabe. 5. Aufl., Stuttgart; Augsburg 1857, S. 388–390.
14 Villa der Familie Sethe in Heringsdorf; vgl. Br. 47, Anm. 4.
15 Nicht überliefert.
16 Schlözer, Luise von, geb. Freiin von Meyern-Hohenberg (Stiefmutter).
17 Br. 64.
18 Entzündung der Mundschleimhaut.
19 Verlobungsanzeige, vgl. Br. 63, Anm. 3.
20 Quincke, Hermann.
21 Auf dem Weg von Heringsdorf nach Bansin im Wald gelegener freier Platz, auf dem mittig eine alte Eiche stand; vgl. Müller, Swinemünde (wie Br. 47, Anm. 4), S. 61.

66. An Anna Sethe, Berlin, 26./27. September 1858

                            Berlin Sonntag Morgen 26/9 58.

So eben erhalte ich Deine lieben, sehnlich erwarteten Zeilen[1], mein lieber Herzensschatz, und da darf ich mir denn wohl die besondere Sonntagsfreude erlauben, Müllers Archiv[2] (aus dem ich jetzt fleißig excerpire) wegzulegen, und ein bischen mit Dir zu plaudern. Ist es ja doch schon so weit mit mir gekommen, daß ich eigentlich gar keine

Freude mehr habe, die nicht mit Dir in irgend einer Art zusammenhängt. Was mir früher am meisten reizend und erwünscht schien, das ist mir jetzt gleichgültig, wenn es nicht auf Dich Bezug hat. Und Dinge, denen ich früher nicht die geringste Aufmerksamkeit schenkte, werden mir jetzt, weil Du Dich dafür interessirst, lieb und werth. Es ist wirklich ein wunderbares Ding um die Liebe, wie sie den Menschen umwandelt. Ich kenne mich wirklich selbst nicht mehr. Kaum bin ich jetzt von Dir fort, und denke nun schöne Muße zu fortlaufender Arbeit zu haben, so ist mir diese schon wieder ganz zerstückt; denn dazwischen tritt gleich wieder immerfort der Gedanke: Wann werde ich sie wiedersehen? Nur nach diesem Ziele wird die Zeit berechnet, nur nach ihm streben alle Gedanken sehnend hin. „Mein armer Kopf ist mir verrückt, mein armer Sinn ist mir zerstückt!"[3] Anna, meine Anna, was hast Du nur aus mir gemacht? Und wie soll das im nächsten Jahr werden? Mir schaudert bei dem Gedanken und ich wage ihn mit allen seinen schrecklichen Consequenzen gar nicht auszudenken. Wie soll ich Dich, mein ganzes, einziges Leben, ein ganzes Jahr entbehren können, Dich, von der mir jeder Trennungstag schon jetzt aus dem Leben gestrichen erscheint. O wenn Du wüßtest, wie bleischwer mich dieser Gedanke jetzt oft packt und niederdrückt, fast bis zum Ersticken! || Und doch muß es, muß es geschieden sein! Ich fühle nur zu sehr, wie nothwendig es ist, daß ich durch neue, große Kunst- und Natur-Eindrücke aus dem süßen Gefühlsleben, aus der schwärmerischen Traumwelt gerissen werde, in der ich jetzt ganz aufzugehen und zu zerfließen drohe. Was sollte wohl aus uns werden, wenn ich so, wie in den letzten Monaten fortlebte? Mir wird jetzt in der That zuweilen sehr bedenklich zu Muthe, wenn ich sehe, wie ich eigentlich in dem ganzen Sommer nur negative Fortschritte gemacht habe. Vergessen und verlernt die Masse! Und was das schlimmste ist, auch das alles andere in den Hintergrund drängende Interesse an der Wissenschaft, das mich sonst über alle rauhen Klippen leicht hinweghob, hat nun einem gewissen andern Interesse entschieden weichen müssen und steht erst hinter diesem in zweiter Linie. Und je mehr ich mich bemühe, den alten Studien ihren lieben Reiz wieder abzugewinnen, desto klarer fühle ich, daß ein weit mächtigeres Agens jetzt alle Sinne und Gedanken gefesselt hält! Indeß noch ist nicht Alles verloren und vielleicht gelingt es auch meinen schwachen Kräften, diese beiden mächtigen, jetzt um mich kämpfenden Principien, Liebe und Wissenschaft, wieder zu versöhnen und zu ihrer beiderseitigen Verherrlichung zu vereinen. Die Liebe soll mir Kraft und Ausdauer verleihen, im Dienst der Wissenschaft tapfer nach dem vorgesteckten Ziele zu ringen, und diese soll mir anderseits die Mittel in die Hand geben, jene zu belohnen und zu krönen. So, mein bestes Herz, wollen wir von der Italischen Reise Alles hoffen und auch das viele Schwere und Bittere, das sie mit sich bringt, gern und freudig ertragen im Hinblick auf die zu hoffenden Früchte. || Jetzt begleite ich Dich[a] mit in unsere reizende Solitude[4], wo wir heut vor 14 Tagen einen so wonnevollen Sonntag Morgen genossen, wie ich mir keinen zweiten zu erinnern weiß.[5] Mein munteres, frisches Reh hüpft an meiner rechten Seite lustig und frei über Stein und Wurzel, schlüpft leicht durch Dornen und Dickicht. Da gehen wir bald über die frischbethaute Waldwiese, bald über die rothe, blumige Haide. Hier erfreuen alte graue Buchen und rothe Kiefernstämme mit malerischem grünen Dach unser Auge, dort jubeln wir über die hellen Sonnenstrahlen, die in der dichten, jungen Buchenschonung an den tausend weißen Stämmchen und den Millionen frischgrünen Blättchen sich brechen und zersplittern und überall hierhin und dorthin die herrlichsten Blicklichterchen und Schlagschatten ausstreuen, die bei jedem leisen Säuseln des Windes beweglich und fast lebendig hin und her tanzen und Leben und Licht in die dichten Waldmassen bringen. Jetzt setzen wir uns auf die grüne Moosbank, Du auf meinen Schoß und Dein wehender Athem, Deine warme Wange an der meinen verkünden mir in jeder wonnevollen Secunde das süße, unaussprechliche Glück, das ich in meinen Armen halte, fest und sicher, als könnte ich es nie, nie verlieren. Dann lagern wir uns auf meinen treuen, alten Plaid, in das natürliche Waldbett, mit trockenem Buchenlaub gepolstert, das seitlich am Abhang, am Fuß der beiden alten Stämme, für uns ausgehöhlt ist, und blicken durch die tausend kleinen und großen Lücken zwischen den runden grünen Blättern in den tiefblauen, wolkenlosen Himmel hinein, dessen helle Sonne das glücklichste Paar so wonnevoll bescheint, als freute sie sich mit ihm. || O Anna, das waren Augenblicke, die ich nie, nie vergessen werde, Augenblicke des höchsten, menschlichen Glücks, die glücklichsten darum, weil sich das Individuum selbst dabei ganz vergißt, sich rein und ganz ablöst von der schmutzigen befleckten Hülle der elenden Persönlichkeit, in die es gebannt ist, sich über sich selbst erhebt und ganz aufgeht in dem vollen und reinen Anschauen des Andern, im Genuß der absoluten Hingabe an das Andere. Man vergißt Himmel und Erde, Vergangenheit und Zukunft, man lebt rein und vollkommen in der Gegenwart; hier könnte selbst Faust rufen: „Verweile doch, Du bist so schön!"[6], den Augenblick zu fesseln suchen, der leider nur zu rasch entflieht. Ich kannte auch schon früher wohl solche Momente und Du wirst vielleicht in meiner Reise zuweilen daran erinnert werden. Wenn ich nach mehrtägigem, mühevollem Steigen und Klettern über Berg und Thal endlich einem höchsten Tauernpunkt mich genähert hatte, wenn ich durch Bäche und Waldsümpfe, über Stein und Fels, auf Gletschern und Schneefeldern schweißbedeckt und schwer bepackt hinaufgeklommen war, und nun, da der Kräftevorrath fast verbraucht war, da die Schenkel zitterten, die Knie einknicken wollten, den Schultern die Last unerträglich war, wenn dann auf einmal der höchste Punkt erreicht war, wenn das befreite Auge, 8–9000 Fuß über dem Meer, weit über alles Menschengetriebe erhaben, mit einem einzigen, seligen Blick die Wunderwelt umfaßte, welche rings um in magischer, wunderbarer Größe, Schönheit und Mannigfaltigkeit das kleine Erdenrund bedeckte, wenn der Horizont von einem ganzen Lager von spitzen Eiszelten, der Mittelgrund von einem vollen Gewimmel von Bergkuppen, und die bunte Tiefe zu den Füßen mit Seen, Wäldern und Matten bunt durcheinander bedeckt war, || da, wo das kleine Selbstbewußtsein, von der Größe der Natur vernichtet, vollkommen in ihr aufging, da in solchen Momenten unmittelbarsten, großartigsten Naturgenusses war auch Alles, Alles Andere vergessen. Da war ich rein und vollkommen glücklich, weil ich mich rein und vollkommen dieser Größe hingab. Da war mit einem Schlag Müdigkeit, Schmerz und all das kleine und große Ungemach vergessen, ohne das sich solche Genüsse nicht erkämpfen lassen. Ich konnte nur jubeln und jauchzen und mein Entzücken in die Schluchten der Berge und die Schrunden der Gletscher hineinrufen. Und das Glück konnte da nur so vollkommen sein, weil ich mit meiner großen, einzigen Natur allein war, weil kein anderes menschliches Wesen durch seine störende Gegenwart, durch prosaische Einsprachen oder triviale Philistereien, die wundervolle Harmonie[b] störte und mich daran erinnerte, daß ich selbst zu dieser traurigen Race gehöre. Dieser letztere Zustand ist wesentlich. Ein einziger Mensch, selbst wenn er nicht spricht, kann mir schon bloß durch seine Erscheinung einen Genuß derart vollkommen stören u*nd* Disharmonie in das Bild bringen, die sich nicht wieder ausgleichen läßt. So ging es mir in Helgoland,[7] in Nizza[8] oft mit dem Meere. Wenn ich Abends ganze Stunden oben auf den zackigen, rothen Klippen verträumte, bald dem ewig neuen unveränderlichen Spiel der nie ermüdenden, brandenden Wellen an dem zerrissenen Ufer, bald dem wundervollen Farbenspiel der sinkenden Sonne auf der weiten unermeßlichen Fläche die mit den schönsten grünen, blauen, violetten Farbenringen geziert war, zuschaute, wenn dann eine unendliche, seelige Ruhe alles wilde Wogen der unruhigen Gedanken zu einem glatten Spiegel besänftigt hatte, dann konnten oft auch solche Momente seeligsten Selbstvergessens eintreten, in dem der Geist gleichsam nur ein Bild der ganzen Natur ist; – || Dann dauerte es aber leider gewöhnlich nicht lange, so kamen ein oder ein paar Menschen dazu (meist noch die schreckliche Abart, welche man Badegäste nennt) u*nd* störten die ganze Illusion, u*nd* man war mit einmal mitten auf den Boden der nüchternsten Wirklichkeit versetzt, zum traurigen Bewußtsein der eignen Persönlichkeit. Nicht minder schön u*nd* erhebend hat oft, wenn auch in anderer Art, die unmittelbare, volle Anschauung der Natur im kleinstem Raum auf meine Sinne gewirkt u*nd* mich über mich selbst erhoben, als ich nämlich zuerst durch mein großes Microscop in die zahllosen unendlich mannichfaltigen Wunder eingeführt wurde, die die Struktur der Pflanzen u*nd* Thiere in ihrem elementaren Zellenleben verbirgt. Auch da verliert sich oft der Geist vollkommen in der unbegreiflichen Größe und Vollendung der Natur u*nd* das bewußte Ich geht absolut auf in dem Versuche, diese Wunder zu begreifen, oder mindestens sie möglichst rein zu genießen. Nur mit diesen wonnevollen Augenblicken glücklichster Selbstvergessenheit, wie sie mir die Alpen, das Meer, die microscopische Wunderwelt, also die Natur in allen ihren reinsten u*nd* größten Offenbarungsformen, so oft u*nd* so selig gewährt hat, nur mit diesen kann ich auch die[c] unnennbare Wonne, das seelige Entzücken vergleichen, das mir Dein Besitz, Dein Genuß bereitet hat, mein bester, einziger Schatz. In Dir, in Deinem reinen, treuen, liebevollen Sinne gehe ich ja auch so ganz auf, mein Herz, daß alle anderen Gedanken, Gefühle, Regungen dabei schweigen u*nd* vergehen; wenn ich in Dein treues blaues Gedankenauge sehe, Deine warmen weichen Lippen fühle, Deine feste sichere Hand halte, dann weiß ich nichts von mir selbst mehr, ich bin ganz der Deine, u*nd* als solcher glücklich. Wie oft haben die wonnigen, herrlichen Glückstage in der Prachtnatur unseres Heringsdorfs dies mir so recht in die Seele gedrückt! ||

Montag 27/9.

Ich habe mit der Vollendung dieses Briefes bis heute gewartet, um Dir noch etwas von dem Eindruck mit schreiben zu können, den die Veröffentlichung unserer Verlobung auf meine Freunde hervorgebracht hat. Ich durfte nämlich erst heute früh zum ersten Mal ausgehen u*nd* da war denn mein erster Gang zu Hartmann[9]. Dieser war, wie die meisten andern, sehr überrascht gewesen. Zwar hatten sie mich zuweilen, wenn ich im Sommer so zerstreut u*nd* verdreht war, mit Verliebtheit geneckt, aber doch nie ernstlich daran gedacht. Ihr erstes Gefühl, als sie nun die wirkliche species facti[10] schwarz auf weiß sahen, scheint (wie ich richtig befürchtete) mehr Bedauern, als Überraschung gewesen zu sein. Wagener hat bloß geseufzt, u*nd* kopfschüttelnd gesagt: „Schade um den netten Jungen!" – Lieberkühn hat stillgeschwiegen, Chamisso triumphirt, daß ich mich nun doch zum prakt*ischen* Arzt bequemt habe. Dieser letztere, nämlich der „prakt*ische* Arzt" auf der Anzeige[11] scheint allenthalben zu Nichts als Mißverständnissen Veranlassung gegeben zu haben, wie ich gleich anfangs fürchtete. Ich werde eine ganze Reihe Briefe zu schreiben haben, bloß um den Leuten begreiflich zu machen, daß ich nicht daran denke, mich durch die Verlobung zum med. prakt. degradiren zu lassen. Auch Hartmann hatte geglaubt, daß nun meine ganze akademische Carriére auf dem Spiele stünde, u*nd* daß ich zunächst die italische Reise ganz aufgeben würde. Erst als ich ihm Alles weitläufig auseinandergesetzt hatte, beruhigte er sich etwas, doch konnte er ein gewisses mißmuthiges Bedauern, das sich hinter seinem Glückwunsch versteckte, u*nd* das ich zwar sehr wohl begreiflich finde, das mich aber doch recht ärgerte, nur schlecht verbergen. Von Bezold wollte er mir gar Nichts sagen. Dieser scheint ganz betrübt darüber zu sein. Kurz, der allgemeine Eindruck bei meinen nächsten Freunden ist ganz so, wie ich von Anfang an erwartet u*nd* weßhalb ich die Publikation so gern hinausgeschoben hätte, bis ich, auf einer soliden Basis stehend, mit einem tüchtigen Werke in der Hand, oder nach der Reise als Privatdocent, mit sichererem Blick in die Zukunft, ihren Befürchtungen hätte entgegentreten können. || Alle meinen, daß es nun mit dem Hauptzwecke meines Lebens so gut wie vorbei sei, daß ich nun so zerstreut u*nd* abgezogen werden würde, daß ich für die Wissenschaft nicht die Hälfte von dem leisten würde, was ich sonst ohne Braut wohl zu Stande gebracht hätte. Namentlich diejenigen, welche für das Project der großen Tropenreise[12] mit mir schwärmten, sind natürlich sehr enttäuscht. Daß es „der dümmste Streich sei, den ich grade jetzt hätte thun können, wo mir die ganze Welt offen stand," scheint die Ansicht der Mehrzahl zu sein. Das fühlte ich auch durch die Gratulation der guten Tante Weiß wohl durch, obwohl sie in ihrer speciellen Vorliebe für ihren ungetreuen Liebling doch nicht es übers Herz bringen konnte, ihn gradezu auszuschelten, sondern wirklich so lieb, wie immer, war. Zufällig war sie grade den Nachmittag, bevor Tante Bertha[13] die Anzeige erhielt, sehr lange bei ihr gewesen u*nd* hatte viel mit ihr über mich gesprochen, namentlich über ihre Lieblingsidee, daß ich zu einer glänzenden, großen Tropenreise ausersehen sei, und daß ihre ganze Sorge darauf gerichtet sei, daß mir nicht so ein Hinderniß, wie ein Liebchen, in den Weg käme u*nd* ihren Plan zu Schanden mache. [d] Tante B*ertha* hat dazu geschwiegen, u*nd* kein Wort gesagt, obwohl ihrs auf den Lippen gebrannt hat. Was mag nun die gute Tante W*eiß* gesagt u*nd* für Augen gemacht haben, als sie unmittelbar darauf die Anzeige erhielt, die doch alle diese Hoffnungen zerstörte? Wenn ich [e] noch so wär, wie vor ½ Jahr, so könnte mich jetzt dieser Sturm von Vorwürfen, grade von den Freunden, die mir am nächsten stehen, u*nd* am meisten wohl wollen, wirklich zur Verzweiflung bringen. Aber sei ruhig, mein liebster Schatz, so viel hast Du mich schon gebessert (oder, wie meine Freunde sagen würden, heruntergebracht), daß ich das Alles mit leidlich ruhiger Miene u*nd* gutem Muthe ertragen u*nd* anhören kann u*nd* ihnen nur erwidere, daß die Liebe das Alles trägt u*nd* überwindet. Hätte ich Dich nicht wirklich so unbeschreiblich lieb, du beste, herzigste Änni, daß Deine Liebe mir eben Alles Andere, auch was mir sonst das Wertheste war, aufwiegt, mir Alles ersetzt, so könnte ich mit meinem Verstand allein das nimmermehr ertragen. ||

Von meinem lieben Focke erhielt ich heute früh einen sehr netten Brief,[14] der folgendermaßen anfängt: „Ernst H. verlobt – das ist ein völlig neuer Gedanke, der nicht in meine bisherige Weltanschauung hineinpaßt, der, um mit allen seinen Consequenzen durchgedacht zu werden, gewiß einen ebenso großen Aufwand von Scharfsinn erfordert, wie das schwierigste, philosophische Dogma!" Nachher freut er sich aber doch recht herzlich darüber u. verlangt recht bald: „eine genaue Schilderung der Braut in optischer, akustischer, sensitiver u*nd* intellectueller Hinsicht." So denke ich, werden sich unter den vielen Trauernden gewiß auch noch manche Fröhliche finden, die nicht der Ansicht sind, daß ich mein Lebensglück verscherzt habe, wenn ich es gleich vielleicht zu kühn auf eine etwas unsichere Bahn hinaus, anders, als vorher gedacht, gewendet habe. Ach, wenn die Zweifler nur Dich alle kennten, mein liebes Schatzchen, wenn sie wüßten, was ich an Dir für ein liebevolles, treues, tiefes Gemüth, was für ein theilnehmendes, klares, reiches Naturgefühl besitze u*nd* genieße. Sie würden gewiß, wenn sie es wirklich recht gut mit mir meinten, ihre Trauer in Freude verkehren u*nd* würden mir nicht das arme Herz mit Vorwürfen u*nd* zweifelnden Sorgen belasten, die es alle selbst schon vorher durchgekostet u*nd* zuletzt doch glücklich überwunden hat. Ja, meine Anna, jetzt mußt Du mich ja allein aufrecht erhalten; Deine Liebe, Deine volle, reine Liebe ist ja die einzige, die letzte Waffe, mit der ich mich gegen diese bösen Angriffe des grübelnden Verstandes noch vertheidigen kann. Ich kann ihnen immer nur sagen: „Wartet doch nur erst ab, was daraus wird. Wartet, bis ihr sie gesehen u*nd* kennengelernt habt. Wartet, bis ich gezeigt habe, ob sich nicht beides vereinen läßt, u*nd* ob nicht die Wissenschaft doch neben der Liebe noch ihren Platz behaupten kann." || Darauf ist jetzt mein ganzes Streben u*nd* Ringen gerichtet. Hoffentlich ist die letzte u*nd* äußerste Anstrengung der Kraft nicht vergebens u*nd* ich mache Dich u*nd* mich noch ganz glücklich, unendlich viel glücklicher, als alle die kleingläubigen Zweifler jetzt sich träumen lassen. Darum laß Dichs nicht anfechten, mein treues, festes Lieb, halt Du fest u*nd* gut an Deinem Erni, u*nd* er wird auf Deine Liebe, auf Deine Hingebung gestützt, auch noch das Schwerste überwinden. Verlier nur Du den Muth nicht, so behalt ich ihn auch! –

Die netteste Gratulation, die ich bis jetzt zu empfangen hatte, war von Richter[15], der Donnerstag Nachmittag eigens dazu hereingekommen war, wirklich sehr überrascht u*nd* aufrichtig erfreut war. Er war sehr nett u*nd* erzählte mir viel von Dir, wie mobil u*nd* munter Du mit ihm in der schönen Natur herumgestrichen seiest.[16] –

Von Hartmann ging ich heut früh zu Tante Bertha. Sie hat es sehr übel genommen, daß wir beide ihr gar nicht geschrieben haben, besonders aber, daß Du ihr überhaupt noch gar nicht von H*eringsdorf* geschrieben hättest. Thu das also bald, liebes Schatzchen. Aus Aurich[17] sind heut auch Briefe[18] angekommen; T*ante Gertrude*[19] schreibt sehr rührend u*nd* übernimmt sich in zarten u*nd* verbindlichen Glückwünschen „für das liebe Brautpaar" (?)[20]. Die Visiten, die jetzt täglich hier zur Gratulation kommen, halte ich mir möglichst vom Hals. Daß ich nicht sprechen soll, ist ein trefflicher Vorwand. Übrigens geht es mir viel besser. Seit gestern kann ich wieder ordentlich schlucken u*nd* essen. Nur die Zähne sind noch sehr dumm, so daß ich noch nicht ᶠ beißen u*nd* kauen kann. Aber in wenigen Tagen wird alles wieder gut sein. – Fast hätt ich Dich vergessen zu ᵍ loben, daß Du im letzten Brief so nett, fein u*nd* eng geschrieben hast, als Vorbereitung für Italien! Auch sonst hat er mich sehr erfreut; schreib nur recht bald wieder u*nd* ausführlich! Grüß mir den lieben, lieben Wald 1000 mal. Und unser Lieblingsplätzchen. Mutter[21] nochmals herz*lichen* Gruß u*nd* Dank.

In treuer Liebe Dein E.

1 Br. 65.
2 Vgl. Br. 55, S. 205.
3 Goethe, Faust (wie Br. 34, Anm. 9), S. 224 (In Gretchens Stube, Gretchen am Spinnrade allein).
4 Von lat. solitudo: Abgeschiedenheit, (gewollte) Einsamkeit; gemeint ist die „Waldeinsamkeit"; vgl. Br. 65, S. 234.
5 Vgl. Haeckel, Medicinal-Kalender 1858 (wie Br. 40, Anm. 2), letzter Eintrag v. 8.9.1858, einen Tag nach seiner Ankunft in Heringsdorf: „Wie alle folgenden Tage, früh um 6 U*hr* gebadet. Wellen fast gar nicht. Meist 20 Min. geschwommen. Köstlicher Sonnenaufgang über dem Misdroyer Meer. Nach dem Bad gefrühstückt. Dann mit A*nn*a in den Wald gegangen, gelesen u*nd* aquarellirt. ‚Herrmann u*nd* Dorothea' unter 1 köstlichen Buche." (EHA Jena, B 336); s. Abb. 15.
6 Wie Anm. 3, S. 106.
7 Haeckel hatte mit Adolph Freiherr v. La Valette von August bis September 1854 seine erste wissenschaftliche Forschungsreise nach Helgoland unternommen, auf der sie auch auf Johannes Müller trafen; vgl. EHAB, Bd. 2, S. 1–31.
8 Gemeinsam mit Albert Kölliker, Heinrich Müller und Karl Wilhelm Ritter von Kupffer (1829–1902) war Haeckel von September bis Oktober 1856 auf Forschungsreise in Nizza gewesen; vgl. EHAB, Bd. 2, S. 457–505.
9 Hartmann, Robert.
10 Lat. Species facti: Tatbericht (juristische Terminologie); vgl. Krünitz, Johann Georg: Oekonomische Encyklopädie oder allgemeines System der Staats- Stadt- Haus- u. Landwirthschaft, in alphabetischer Ordnung […]. Bd. 156, Berlin 1832, S. 721.
11 Verlobungsanzeige, vgl. Br. 63, Anm. 3.
12 Vgl. Br. 55, S. 206.
13 Sethe, Emma Henriette *Bertha* Sophie.
14 Wilhelm Olbers Focke an Ernst Haeckel, 21.8.1858 (EHA Jena, A 1830).
15 Richter, Ferdinand.
16 Richter war mit seiner Frau Bianca von August bis Mitte September in Heringsdorf gewesen; zu den gemeinsamen Unternehmungen vgl. Br. 49, S. 172, Br. 54, S. 201, Br. 60, S. 222 f.
17 Sethe, *Christian* Diederich Henrich.
18 Nicht überliefert.
19 Sethe, Gertrude.
20 Nicht überliefert.
21 Sethe, Wilhelmine, geb. Bölling.

67. Von Anna Sethe, Heringsdorf, 28./29. September 1858

Heringsdorf 28.9.58.

Vor einer Stunde bekam ich Deinen herzlieben Brief[1], mein bester Schatz, der mich ganz glücklich gemacht hat, so daß Mutter[2] und Onkel und Tante[3] sich über mein strahlendes Gesicht amüsirten. Ich hatte von früh Morgen an bestimmt einen Brief erwartet, war zweimal vergeblich auf der Post und gegen 1 Uhr, als ich mit meiner Arbeit und dem Uhland[4] nach dem Wald heraus saß und den Postboten kommen sah, steige ich ihm entgegen und bekomme auch richtig einen Brief[5], aber nicht von Dir, sondern von Auguste Jungnickel, aus Breslau, einer Stettinerin, die ich recht lieb habe; daß dennoch ihr Brief nicht so aufgenommen wurde, wie er es verdiente, kannst Du denken. Vorgestern bekam ich auch zwei herzliche Briefe[6], einen von der Regierungsräthin Schrader aus Stettin, die sich einbildet, ich habe mich schon auf Annchens Taufe[7] verlobt, und einen von Magdalene Dieckhoff[8], die merkwürdiger Weise sehr glücklich über Deine italienische Reise schreibt aus Egoismus, weil sie in diesem Falle mich in Berlin, wohin sie Anfang October kommt, ordentlich genießen könne. Täglich muß ich mich, wie Du nach jedem Briefe über den prac. Arzt in der Anzeige[9] ärgern, denn Jedermann hält Dich wirklich für einen solchen Schwindler, und das kommt mir entehrend für Dich vor. Du armer Schatz, wirst so bedauert von Deinen Freunden, die Deiner wißenschaftlichen Carriere wirklich den Hals brechen wollen, und das hast Du doch gar nicht vor. Ich kann ihnen beim besten Willen nicht beistimmen und Dir ein Ach und O zurufen, wenn ich bedenke, wie ich unendlich reich, glücklich und zufrieden in Deinem Besitze bin, machte ich Dich auch nicht einmal das Zehntel so glücklich, bedauern könnte ich Dich nicht. Wer die Liebe, dieses zarte und doch feste Band zweier gleicher Seelen nicht kennt, kann nicht darüber urtheilen. Ich habe nichts Schöneres, Edleres und Höheres auf der Erde kennen gelernt, als das Gefühl des Einssein in unseren beiden Personen und dies Ineinanderleben zweier Seelen, die wie für einander geschaffen sind. So wird meine Liebe Dir die religiöse geistige Bestimmung der menschlichen Existenz, den Gott immer klarer machen, wie ich durch Deine Einsicht in die Natur und ihre Geheimniße, der Wahrheit || immer näher kommen werde, selbst das Geringste werde achten lernen und aus dem Alltagsleben des Verstandes hinaus dem Geiste, dem unruhigen Gesellen an unserer Brust immer neue Nahrung bieten kann, wovon ich bei Dir immer Vorrath finde. In diesem gegenseitigen Austausch werden wir glücklich werden und Keins dem Anderen ein Hemmniß sein. Wie Du durch mich jetzt vielfach gebunden bist und manche frühe gefaßte[a] Paßion und Lust aufgeben mußt, so werde ich späterhin stark werden, Dich entbehren zu können, wozu ich ja bald die besten Vorstudien mache, sollte sich Dir noch einmal die Gelegenheit nach den Tropen bieten, dem sehr natürlichen Ziel aller Naturforscher. Ich kann mehr aushalten als Du denkst, und werde ich jetzt auch manchmal weich und wehmüthig in dem Gedanken an das Trennungsjahr, Du wirst erfahren, daß ich die Trennung leicht trage, daß ich mir wie immer, auch das Gute, das diese Zeit bietet, heraussuchen und sie nutzen werde. Erni hab'einen Kuß für Deinen Brief, der mich Dir wieder um Vieles näher gebracht hat, wie schön, daß diese Gedankenbrücke besteht. Ich muß dabei an ein Gespräch denken, das ich Sonntag Vormittag mit der Professorin Klenze[10] hatte, der ich in Deinem Namen mit meinen Besuch machte. Sie fragte, ob wir uns auch ordentliche Briefe schrieben; ihr Sohn[11] und seine Frau Braut[12] hätten das in fünf Jahren noch nicht gelernt; sie schrieben sich nur äußere Begebenheiten, eine Gefühlsseite würde nie berührt. Ich wußte nicht recht, was ich darauf antworten sollte, ohne dem Brautpaar, das sich gewiß ebenso lieb hat, wehe zu thun. Denn dabei hört meiner Ansicht nach Alles auf. Wie Vieles bewegt Einen nicht, was man dem Andern mittheilen muß, wie entwickelt man sich nicht immer mehr aus dem gegenseitigen Gedankenaustausch, der, kann er nicht mündlich sein, doch im Briefe statt finden kann? Erni, ich kann mich nicht in eine Seele hineindenken, die nur fühlt, ohne den Gefühlen Worte zu geben, und wenn das auch nicht allen Menschen gegenüber, so doch dem, mit dem sie ein ganzes Leben zusammen leben und denken will. Ich sage Dir Alles, was ich denke, mag es noch so dumm und unüberlegt sein, ich weiß, Du hast Geduld mit mir und hast ebenso Deine Fehler, wie ich und alle Menschen, hast aber auch ein so liebes, warmes und reiches Herz, das man darauf || wie auf einen Fels bauen kann. Ich bin sehr glücklich, Dich ganz zu durchschauen, Dich zu verstehen, sonst könnte ich

Dich nicht glücklich machen; wäre Deiner unwerth. Ich plauderte gern noch lange mit Dir, allein die böse 11 Uhr kommt immer viel zu schnell und gehorchen muß ich doch. T*ante* Julchen[13] will sich sogar täglich überschlagen, wie ungesund das sei, Abends zu schreiben, allein wollte ich alle ihre ängstlichen, unnöthigen Vorsichtsmaßregeln und Warnungen befolgen, ich wäre fast so schlecht bestellt, wie der arme Onkel Gustav[14], der keinen Schritt, Nichts, Nichts thun darf ohne ihre Erlaubniß. Wie Quinke[15] als Arzt mit ihnen fertig wird, soll mich wundern. Ich schaffte in seiner Stelle zunächst das Stirnbändchen und viele anderen Pingeleien ab, von denen Du Dir gar keinen Begriff machen kannst. Nun gute Nacht, lieber Schatz, schlaf süß, Dich ganz wieder gesund und sei bei mir im Traum; im Wachen bist Du es ja immer. Ich habe nur Einen Gedanken, das ist der Gedanke an Dich. –

<u>Mittwoch früh.</u> Guten Morgen mein lieber Erni, mein Erstes soll wieder der Brief an Dich sein, damit er womöglich noch Morgen in Deinen Händen ist. Das Meer rauscht heute wundervoll, die Wellen haben immer nur einen Klang und das Erni, Erni klingt mir immer in die Ohren, die unnützen Dinger bilden sich wohl gar ein, ich könnte den Namen vergeßen, weßhalb sie ihn mir fortwährend zurufen oder beßer gedacht, sie wollen mir etwas Liebes anthun und plaudern mir da stets von meinem Schatz. Hätte ich Dich nur hier, das denke ich, stündlich, namentlich an den vorigen Tagen, wo wir weitere Touren machten, auch nach dem lieben Corswant, konnte ich diesen Gedanken nur schwer unterdrücken. Mutter schlug ernsthaft vor, ob Du uns nicht abholen könntest und dann noch ein paar Tage hierbleiben; doch ich weiß, daß daraus nichts wird, drum quäle ich erst gar nicht, bis jetzt weiß ich noch nichts über unsere Abreise, Mutter hat es nicht gern, wenn ich sie danach frage, also abwarten; die nächste Woche sind wir gewiß noch ganz hier. Höre mal, T*ante* Bertha[16] verstehe ich nicht, daß Du ihr denn den Brief[17] von mir nicht gegeben und meines Wißens habe ich außer diesem letzten drei Briefe[18] an sie geschrieben, die doch hoffentlich nicht verloren gegangen sind; daß wir bei Deinem Hiersein nicht an sie schrieben, wird sie wohl verzeihen, denn da war die Zeit edel. Ich freue mich sehr, daß es ihr so gut geht und sie wohl und munter wiederzusehen; grüße sie herzlich von mir. Meine Briefschulden wachsen täglich dermaßen, daß ich ungerechte unmöglich auf mir sitzen lassen kann. || Nun werde ich die Tage einzeln mit Dir durchgehen:

<u>Freitag</u> Nachmittag nach Absendung Deines Briefes war ich wirklich noch in der Wolfschlucht, wo ich freilich keinen Sonnenuntergang hatte, von einem Baumstumpf oberhalb der Ahlbecker Wiese, dem Punkte hinter der Wolfschlucht aber einen großen Genuß. Die wunderbarsten Wolkengebilde vom Mattviolett bis zum tiefen Schwarzgrau zogen über die friedliche grüne Wiese hin und ferner Donner rollte in den Lüften; ich saß dort ¼ Stunde festgebannt und ließ mich von der einbrechenden Dunkelheit erst aus der Nähe des Plätzchens treiben, wo wir einen Vormittag in der Sonne zugebracht haben, entsinnst Du Dich deßen? Wegen der Dunkelheit wollte ich direkt zu Hause, allein plötzlich sah ich durch die Bäume den freundlichen Mond blinken, der mich an den Strand lockte; er stand prächtig am Himmel und ich se*tz*te mich ihm gerade gegenüber am Ufer auf ein Boot und ruderte mit meinem Erni zusammen durch's Leben. Ich, die ich sonst nur in der Gegenwart lebe, ertappe mich jetzt meist in der Vergangenheit oder Zukunft; mehr noch in ersterer, wo die schönen mit Dir hier verlebten Zeiten unauslöschlich im Gedächtniß bleiben. Fast jeder Baum

und Weg erinnert mich an Dich. Zu Hause saßen wir noch lange in der Halle, dem lieben Mond recht nahe. Sonnabend Vormittag, als wir beim besten Wäschetrocknen waren und ich mit Plätten feiner Wäsche beschäftigt, fahren Untzers uns überraschend vor; daß ich mich sehr gefreut hätte, kann ich nicht sagen, allein sie sind so gut und glücklich über ihren Aufenthalt, der besonders Onkel Gustav gut zu thun scheint, daß man sich freuen muß, sie hier zu haben. Das Beste ist, daß sie sehr mobile sind; so wanderte ich denn gleich Sonnabend Nachmittag mit Onkel nach dem Präsidentenberg[19], nach der Wolfschlucht, wo gute Beleuchtung war und dann durch die Dünen an den Strand, wo wir noch lange auf- und abgingen und den Mond prächtig aufgehen sahen; wir standen auf dem Damensteg[20], wo ich lebhaft des Abends am 15 dachte, wo wir dort den Mond zuerst zusammen an der See sahen. Unterhalten ist schwer mit Onkel Gustav, denn mich beschäftigt doch so vieles Andere, als blos das Religiöse, was bei ihm noch dazu so verschroben ist, daß ich darauf gewiß nicht das Gespräch bringe[b]. Sie wohnen über uns nach der See hinaus, frühstücken allein; bringen überhaupt den Vormittag allein zu, was mir ganz recht ist. Mittags eßen wir zusammen, dann werden entweder gleich Partien gemacht, oder geruht, d. h. ich gelesen [!], dann zusammen Kaffee getrunken und ein Spaziergang gemacht. Vor Tisch muß ich dann vorlesen; täglich bringt Tante Julchen ein anderes Heftchen mit herunter, die mir gleich das verdächtige Aussehen von Tractätchen hatten. Eins aus dem rauhen Hause[21], „Die Heimath des alten Mannes"[22] || ist sehr spannend geschrieben, aber so voller Bibelsprüche und religiöser Tendenzen, was mich nicht anspricht; ich liebe nicht eine so mit den Haaren herbeigezogene Religion, wenn sie nicht aus dem innersten Herzen kommt, ohne viel Reden davon zu machen, hat sie für mich keinen Werth. „Drei Tage aus Gellerts' Leben"[23], auch eine rührende Geschichte hat mir beßer gefallen. Dazwischen lese ich den kräftigen York, den ich gestern zu Tode begleitet habe.[24] Die siegreichen Schlachten habe ich mit wahrer Begeisterung gelesen; bei diesen glorreichen Thaten der Vorzeit erwacht wirklich Patriotismus, der mir sonst eigentlich gänzlich fehlt. Das ist ein edler, strenger, hochherziger, durchaus sittlicher Charakter in dem finsteren York[25], der das Schicksal fast aller großen Männer getheilt hat. Undank ist der Welt Lohn, hat er in reichem Maße vom König[26] erfahren, der uneingedenk der furchtbaren Strapazen; Entbehrungen, aber großen Thaten, die York mit seiner Armee bestanden hat, den echt preußischen Krieger mehrfach zurückgesetzt hat.[27] Nun beginne ich die Ilias[28] und begebe mich mit Eifer in die Alpen zu meinem Erni[29]. Bald nach dem Abendbrod um 9 Uhr begeben sich Untzers zur Ruhe, da habe ich noch zwei schöne Stunden vor mir, in denen gelesen oder geschrieben wird. Der Leitartikel in der Sonntag-Nationalzeitung: „Gemüthlichkeit und Gewißen", hat mir seiner Wahrheit und trefflichen Seitenhiebe auf Minister und Königin wegen sehr gefallen; dafür ist die Nummer auch mit Beschlag belegt.[30] Gestern las ich auch, daß Virchow in Karlsruhe von der naturforschenden Versammlung einen Orden bekommen hat;[31] bei der Gelegenheit wird sehr begeistert des Großherzogs[32] erwähnt, der sich Aller Herzen, auch die der fremden anwesenden Gelehrten gewonnen hätte; das ist mir neu, denn bei seinem Volk soll er wenig beliebt, desto mehr seine Gemahlin[33] es sein.

Sonntag war ein nebeliger, trauriger Tag; kalt und Regenverkündend; ich gab daher die Solitüde[34] wieder auf und war sehr tugendhaft, der Klenze einen Besuch zu machen und von da auf den Kulm[35] zu spazieren. Bei der Gelegenheit habe ich meinen niedlichen Regenschirm eingeweiht, der prächtig leicht und so bequem zu faßen ist; Deine lieben Eltern haben mir eine große Freude damit gemacht und mein Erni einen sehr guten Geschmack gehabt. Da es bei Tisch etwas heller wurde und man nicht wußte, wie das Wetter in den nächsten Tagen sein würde, wurde gleich nach Tisch nach dem Fangel[36] gefahren, dort, wo es sehr zugig war, Kaffee getrunken und weiter nach dem Langen-||berg gefahren, wo wir wieder Erwarten klaren Sonnenuntergang hatten. Ich wäre gar zu gern gegangen, aber allein wollte Mutter es nicht zugeben und mein Begleiter fehlte leider. Zu Hause fand ich Briefe vor, auch von Helene Brauchitsch[37], die Dich grüßen läßt.

<u>Montag</u> wurde Vormittags sehr eifrig Wäsche gelegt, wobei meine Gedanken statt bei Handtüchern und Servietten zu sein, stets in dem Zimmerchen spazierten und viel mit Dir plauderten; so legte es sich viel beßer Wäsche. Nachmittags wurde nach Corswant gefahren, auch wieder gefahren, was mir sehr sauer wurde. Wo Fahrweg und Fußweg sich trennen, am Fuße des Wurzelberges stiegen Onkel Gustav und ich glücklicher Weise aus und legten den übrigen reizenden Weg zu Fuß zurück. Ach Erni, wie gern hätte ich Dich an meiner Seite gehabt; die Eichen und Buchen waren noch so frisch und grün, wogegen überall anders die gelbe Farbe entschieden ihr Recht geltend macht; und die Sonne hatte sich mit solchem Wohlgefallen über und zwischen ihnen gelagert, daß ein Ach des Entzückens nach dem Andern über die Lippen kam und Onkel Gustav sehr viel von Dir mit anhören mußte. Dort saßen wir unten am See und spazierten dann rechts am Ufer des prächtig beleuchteten Sees entlang, wo ich sehr schöne Brombeeren für den Schnabel und niedliche Farrenkräuter für meinen Erni fand. Deine entzückenden Farrenkräuter vom Geburtstag[38] sehe ich fast täglich mit neuer Wonne an und freue mich über jedes einzelne Blättchen. Der ganze Rückweg wurde zu meiner Freude zu Fuß gemacht; durch ein Mißverständniß ging T*ante* Julchen auch mit, so daß Mutter allein fuhr. Dabei bemerkte ich, wie schwer es mir wird langsam zu gehen, da ich rascher gewohnt bin. Einmal war ich ein Stückchen vor, kehrte dann wieder zu ihnen zurück, kam aber immer wieder unwillkührlich in einen schnelleren Schritt hinein. Im Heringsdorfer Walde sahen wir in einer Oeffnung, durch die Bäume den Kometen[39] merkwürdig klar unter dem großen Bären[40] und zu Haus überraschte uns der Mond, der eine schöne Wolke unter sich gerade der Halle gegenüberstand, so daß der Silberstrahl auf dem Meere das ganze Zimmer magisch beleuchtete und eine unwiderstehliche Anziehungskraft hatte. Dennoch mußte ich widerstehen weil ich nicht allein an den Strand sollte, und schaute ihn mir also von der Halle aus an. || Gestern sah das Wetter wieder sehr bedrohlich aus; die trübe Beleuchtung paßte wohl zu Untzer's Stimmung, die an diesem Tage vor einem Jahre Julius[41] verloren hatten. Am Tage vorher sprach ich viel mit Onkel Gustav über ihn, gestern aber wagte ich es nicht recht; es ergriff mich sehr, als ich gestern auch gerade im York den Tod seines ältesten Sohnes Heinrich[42] bei dem Überfall von Versailles las, den die Mutter[43] nur[c] wenige Tage überlebt hat; den alten York hat dieser doppelte Fall ganz mürbe gemacht und doch hatte er noch einen Sohn[44] und Tochter[45], welche letztere[d] freilich nach wenigen Jahren auch starb; das Schicksal von Untzers, ihr einziges Kind so in der Blüthe der Jahre zu verlieren, ist wirklich sehr hart. Ich machte Vormittags zwei Besorgungen und sah mir die etwas bewegte See vom Kulm aus an. Nach dem Kaffeetrinken wanderte ich mit Untzer's

an den Strand, blieb dort aber nur ½ Stunde, weil T*ante* Julchen vor dem heraufziehenden Regen nach Haus floh. Ich mußte mit, trotzdem ich sehr gern noch geblieben wäre, denn die dunkele Beleuchtung mit einzelnen kleinen hellrosa Lichtwölkchen dazwischen gefiel mir sehr, und es war so warm und milde, daß ich Alles ablegen mußte. Am Abend, als ich nicht mehr zur Arbeit sehen konnte, wanderte ich noch etwas in den Wald und vergeblich auf die Post, die mir aber eine Stunde später Deinen lieben, lieben Brief zustellte. Lieber Schatz, laß Dich nicht von Deinen Freunden ärgern, verfolge Deine wißenschaftliche Carriere mit allem Eifer und gib es nicht zu, daß sie mir, als einem Hemmniß auf Deiner Laufbahn grollen. ich will Dich gewiß nicht stören, aber lieb haben muß ich Dich nun einmal, ich kann nicht von Dir laßen; Deine ganze Persönlichkeit, Deine liebe, tiefe und wahre Seele übt eine solche Gewalt über mein Herz aus, daß ich mir mich nicht mehr vorstellen kann ohne Deinen Besitz. Deine Freunde sollst Du auch ganz eben so lieb behalten, die Dir und denen Du so viel verdankst. Mein Herz ist wenigstens weit genug, daß meine lieben Freundinnen, mit denen ich durch schön verlebte Jugendjahre eng verbunden bin, neben Deinem Hauptplatz immer noch ein kleines Winkelchen im Herzen finden, woraus Du sie gewiß nicht verdrängst. Selbst von Mädchen, mit denen ich eigentlich gar nicht ᵉ correspondire, laufen herzliche Briefe ein, ein Beweis daß ich ihnen noch nicht gleichgültig geworden bin. || Erni, könnte Vater[46] uns doch einmal in unserem Glücke sehen; ob er wohl weiß, daß ich glücklich und zufrieden bin; es ist eine geheimnißvolle Existenz dort oben; ich fühle mich geistig ihm immer noch nahe und denke sehr gern an ihn zurück; dabei verwischen sich auch die kranken und traurigen Zeiten der letzten Jahre immer mehr und ich sehe sein gemüthlich zufriedenes Gesicht, wie es so schön auf dem Bilde[47] wiedergegeben ist, in unserer Mitte,[48] wo er so gern war. Dank dem Himmel, daß ich einen so guten, lieben Vater gehabt habe; sein reines, wahres Leben ist mir ein schönes Vorbild für das ganze Leben. Dein Bildchen[49] sehe ich den Tag über unzählige Mal an und freue mich sehr, Dich wenigstens auf diese Weise stets um mich zu haben. Deinen Eltern sage 1000 Grüße von mir, ferner Allen, die einen haben wollen. Quinke nimmt gewiß einen an. Mutter läßt Dich, sowie die Eltern herzlich grüßen und Deiner Mutter sehr für ihren Brief[50] danken; sie hofft aber nicht, daß sie Mutter mißverstanden habe und wünscht durchaus nicht, daß T*ante* Lotte[51] etwa in Mutter's Auftrag mit T*ante* Bertha über ihr gespanntes Verhältniß sprechen soll; das wäre Mutter sehr unangenehm. Einliegenden Brief[52] besorgst Du wohl an Heinrich[53], und solltest Du selbst in N⁰ 4[54] sein, grüße mein liebes Zimmerchen, das mich hoffentlich bald wieder aufnimmt. Heute ist ein prächtiger Herbsttag, wohin die Wanderung gehen wird, weiß ich noch nicht, jedenfalls aber das weiß ich, daß Du mir sehr fehlst und Alles nur halben Reiz für mich hat, ist es auch undankbar gegen die schöne Natur, die menschliche Natur behauptet auch ihr Recht. Was macht denn Dein Klavierspiel; ich spiele gewöhnlich Vormittag etwas und freue mich schon jetzt darauf, die weiße Dame[55] mit Dir zusammen zu spielen, die mir sehr gefällt. Onkel Gustav und T*ante* Julchen grüßen Dich herzlich. Alles, Alles grüßt Dich, die Halle[56] und der hübsche Blick auf die stark bewegte See, der Wald, unser Siestaplätzchen und der Weg nach dem hübschen Baum dort oben[57]; an unserem Plätzchen bin ich noch nicht wieder gewesen, denke aber heute hinzukommen. Dort haben wir selige Stunden verlebt, an die ich mich während des kommenden Jahres festklammern werde: Wir haben schon schöne Zeit miteinander verlebt, was wir dankbar anerkennen müßen, und erfüllt das Jahr unserer Beiden Hoffnungen, stehen uns noch schönere Zeiten bevor. Ade, Herzensschatz, laß Dich trösten u*nd* schreib bald Deiner Änni.

1   Br. 66.
2   Sethe, Wilhelmine, geb. Bölling.
3   Untzer, Gustav von; Untzer, Juliane von, geb. Bölling.
4   Uhland, Gedichte (wie Br. 65, Anm. 13).
5   Nicht überliefert.
6   Nicht überliefert.
7   Anna Sethe war am 14.2.1857 geboren, die Taufe erfolgte nach dem 26.3.1857; vgl. EHAB, Bd. 2, S. 509.
8   Brief nicht überliefert.
9   Verlobungsanze*ige*, vgl. Br. 63, Anm. 3.
10 Klenze, Johanna Caroline Adelheid *Therese*, geb. Bremer.
11 Klenze, Hans Albrecht *Wolfgang* Immanuel.
12 Belitz, Johanna Auguste Carolina Natalia.
13 Wie Anm. 3.
14 Wie Anm. 3.
15 Quincke, Hermann.
16 Sethe, Emma Henriette *Bertha* Sophie.
17 Nicht überliefert.
18 Nicht überliefert.
19 Erhebung südwestlich von Heringsdorf (46 m).
20 Das Damenbad befand sich ca. 20 Gehminuten von Heringsdorf entfernt, am Ende von Neukrug; vgl. Müller, Swinemünde (wie Br. 47, Anm. 4), S. 48.
21 Das Rauhe Haus, 1833 von Johann Hinrich Wichern in Hamburg-Horn gegründete diakonische Stiftung der Inneren Mission der deutschen evangelischen Kirche (Kinderanstalt, Brüderanstalt, evangelische Publizistik), die seit den 1840er Jahren über eine Druckerei und einen eigenen Verlag (Agentur des Rauhes Hauses) verfügte, in dem sie christliche Druckschriften, vereinzelt aber auch Belletristik herausgaben.
22 Offenbar eine neue Ausgabe von [Adams, William]: Die Heimath des alten Mannes. Aus dem Englischen des W. Adams, von A[dolph] M[arcus] („The old man's home", dt. Erstausgabe Bonn 1849).
23 Horn, W. O. von [Ps.]: Drei Tage aus Gellert's Leben. 2. Aufl., Bremen 1857.
24 Droysen, Yorck von Wartenburg (wie Br. 8, Anm. 23), Bd. 3, Berlin 1852, S. 436–465.
25 Yorck von Wartenburg, Johann David *Ludwig* Graf.
26 Preußen, Friedrich Wilhelm III., König von.
27 Friedrich Wilhelm III. von Preußen hatte u. a. die Dotationen für Yorck von Wartenburg, Friedrich Emil Ferdinand Heinrich Graf Kleist von Nollendorf (1762–1823), Friedrich Wilhelm Graf Bülow von Dennewitz (1755–1816), Bogislav Friedrich Emanuel Graf Tauentzien von Wittenberg (1760–1824) und August Wilhelm Anton Graf Neidhardt von Gneisenau (1760–1831) auf je 200.000 Taler bestimmt, während Blücher und Hardenberg mit dem Fürstentitel Güter im Wert von 450.000 Talern erhielten. Für Yorck von Wartenburg war dies eine tief verletzende Zurücksetzung, die den Beginn langwieriger Auseinandersetzungen markierte; vgl. Droysen, Yorck von Wartenburg (wie Anm. 23), S. 413–435.
28 Vermutlich die Ausgabe mit den berühmten Umrißzeichnungen des englischen Zeichners und Bildhauers John Flaxmann (1755–1826): „John Flaxman's Umrisse zu Homer's Ilias und Odyssee mit erläuternden Texte gestochen von E. Riepenhausen" (Berlin [1851]), die Ernst Haeckel besaß; vgl. dazu auch EHAB, Bd. 1, S. 79.
29 Hinweis auf die Lektüre von Haeckels Reisetagebuch 1855; vgl. u. a. Br. 49, S. 172 f.
30 Wegen ihrer kritischen Erörterung der Frage zur Legitimität der Prinzregentschaft waren zwei Nummern der „Nationalzeitung" unter Verweis auf § 29 des Preßgesetzes vom 12.5.1851 sowie

einen Zirkularerlass des Ministeriums des Inneren vom 24.9.1858 zur „Überwachung der Presse bei Besprechung der Regelung der Regierungsverhältnisse" vom Königlichen Polizeipräsidium konfisziert worden, ebenso wie Ausgaben der „Vossischen Zeitung" und die Ausgabe des „Publizist" vom 28.9.1858. Die wieder freigegebenen Leitartikel: „Keine Mitregentschaft" sowie „Gewissen oder Gemüthlichkeit", erschienen in: National-Zeitung. Morgen-Ausgabe. Nr. 457, 11. Jg., 1.10.1858. Vgl. auch Allgemeine Zeitung. Nr. 277, Augsburg, 4.10.1858, S. 4474; Schwäbischer Merkur. Nr. 230, Stuttgart, 29.9.1858, S. 1039.

31   Rudolf Virchow hatte zur 34. Versammlung Deutscher Naturforscher und Ärzte in Karlsruhe das Ritterkreuz des Ordens vom Zähringer Löwen verliehen bekommen; vgl. Eisenlohr, Wilhelm Friedrich / Volz, Robert: Amtlicher Bericht über die vier und dreissigste Versammlung Deutscher Naturforscher und Ärzte in Carlsruhe im September 1858. Carlsruhe 1859, S. 296.
32   Baden, Friedrich I., Großherzog von.
33   Baden, *Luise* Marie Elisabeth, Großherzogin von, geb. Prinzessin von. Preußen
34   Die sog. Waldeinsamkeit; vgl. Br. 65, S. 234.
35   Anhöhe bei Heringsdorf; vgl. Br. 60, S. 224.
36   Forsthaus auf der Landenge zwischen dem Schmollensee und dem Großen Krebssee nahe Bansin.
37   Nicht überliefert.
38   Haeckel, Ernst: 25 Deutsche Farrenkräuter. Anna Sethe. Heringsdorf. Am 14ten September 1858. (Zum 23.sten Geburtstage meiner lieben Braut.) (EHA Jena, E 3).
39   Vgl. Br. 65, S. 233.
40   Eigtl. die größere Bärin (Ursa major), großes Sternbild am nördlichen Sternhimmel.
41   Untzer, Moritz Carl *Julius* von; er starb am 27.9.1857.
42   Hans Ludwig David *Heinrich* Yorck von Wartenburg erlag Anfang Juli 1815 seinen schweren Verwundungen, die er sich in der Schlacht bei Versaille zugezogen hatte; vgl. Droysen, Yorck von Wartenburg (wie Anm. 24), S. 429–435.
43   Yorck von Wartenburg, Johanna Henriette Gräfin, geb. Seidel.
44   Yorck von Wartenburg, Hans *Ludwig* David Julius Theodor Florian Graf .
45   Yorck von Wartenburg, Johanna *Bertha* Gräfin.
46   Sethe, *Christian* Carl Theodor Ludwig.
47   Christian Sethe, Ölgemälde des bekannten Porträtmalers, Professors und Mitgliedes der Berliner Akademie, Adolf Henning (1809–1900), 1849; s. Abb. 16.
48   Das Bild von Christian Sethe hing zwischen den Bildern seiner Frau Wilhelmine und seiner beiden Töchter, Hermine und Anna (s. Abb. 17–19), die ebenfalls 1849 von Adolf Henning porträtiert worden waren. Für die Auskunft sei Herrn E.-E. Kornmilch (Rostock) gedankt.
49   Vgl. Br. 65, Anm. 12.
50   Nicht überliefert.
51   Haeckel, Charlotte, geb. Sethe.
52   Nicht überliefert.
53   Sethe, *Heinrich* Christoph Moritz Hermann.
54   Hafenplatz Nr. 4, Wohnsitz von Anna Sethe, ihrem Bruder *Heinrich* Christoph Moritz Hermann und ihrer verwitweten Mutter Wilhelmine geb. Bölling; vgl. u. a. Br. 57, Anm. 20.
55   Frz.: La dame blanche, Oper von François-Adrien Boieldieu (1775–1834), nach einer Vorlage von Sir Walter Scott (1771–1832), Uraufführung Paris 1825. Vielleicht: Herz, Jacques: La dame blanche. Musique de Boieldieu. Ouverture pour le Piano à quatre mains. Nouvelle Edition. Paris [ca. 1845].
56   Die Eingangshalle der Villa „Wald und See".
57   Vielleicht die von Ernst Haeckel im September 1858 gemalte Birke auf einer Anhöhe in Heringsdorf; s. Abb. 20.

68. An Anna Sethe, Berlin, 30. September – 1. Oktober 1858

Berlin. Donnerstag 30.IX.58.

Den ganzen Abend lief mir meine Kleine so viel über das Müllersche Heft[1], daß ich immer wieder das liebe Daguerrotyp[2] ansehen mußte, trotzdem das eigentlich bei der Arbeit verboten ist. Aber es war doch nicht umsonst; sonst hätte mich nicht der Briefträger noch so spät mit den lieben, lieben Zeilen[3] erfreut, auf die ich den ganzen Tag gehofft hatte. Hab Herzens Dank dafür, mein liebster Schatz. Ach ich hatte sie heute so nöthig! Auch die vorigen Tage sehnte ich mich so danach, in Deiner lieben Seele mir ein bischen Ruhe u*nd* Frieden zu holen. Da mußten denn die früheren Briefe herhalten, die ich einen um den andern wieder durchlas, (obwohl ich sie halb auswendig weiß) u*nd* mir Trost in Deiner Liebe suchte. Ach mein bestes Herz, das waren schwere, schwere Tage, die ich jetzt durchmachen mußte. Nicht umsonst hatte ich die frühzeitige Veröffentlichung unseres lieben Geheimnisses so sehr gefürchtet u*nd* Dir so oft u*nd* bestimmt die Bitte darum abgeschlagen, Dir, der ich sonst Nichts abschlagen u*nd* verweigern kann. Du weißt, wie mir vor dem Urtheile meiner Freunde bange war, und diesmal hatte ich wirklich nicht zu schwarz gesehen, Ach, liebste Änni, wenn ich Dich nicht so über Alles lieb u*nd* werth hätte, daß dies Glück mir Alles Andere aufwiegt, wenn ich noch der alte Mensch wär, ich hätte in diesen Tagen wirklich verzweifeln können. Freilich sind Gratulationen genug eingelaufen, aber meist von ferner stehenden, selbst von Vielen, die ich nicht leiden kann. Aber daß grade diejenigen, die mir am nächsten stehen, die mich wirklich lieb haben u*nd* mein Bestes wollen, daß grade die fast Alle mein Glück so mißverstehen, daß sie keinen Glückwunsch von Herzen thun können, daß sie halb mitleidig, halb ärgerlich die Achseln zucken, das hat mir unendlich weh gethan, das hat mich jetzt ein paar Tage so bewegt, daß ich fast nur den schwärzesten Gedanken Raum geben konnte, keinen Menschen mehr sprechen mochte, und nur einen einzigen Wunsch hatte: an Deiner treuen Brust mein Herz ausschütten u*nd* bei Dir mit Trost u*nd* Friede suchen zu können. || Sei ihnen nicht böse darum, mein liebster Schatz, daß sie mich so quälen; ich habe einen Entschuldigungsgrund für sie, aber auch nur den einen: Sie haben keine Ahnung von dem Glück, das in dem völligen, liebevollen Verschmelzen zweier Seelen, in dem Ineinanderaufgehen ihrer Gedanken, Wünsche u*nd* Hoffnungen liegt. Sonst könnten sie nicht so hart urtheilen. Sie kennen es eben nicht. Ach [*könnte*] [a] ich Dich nur hier haben, u*nd* Dich ihnen ganz u*nd* voll so zeigen können, wie Du bist, mit Deinem edlen sittlichen Werth, Deiner reinen, kindlichen Seele, Deinem begeisterten, zartfühlenden Natursinn, wie bald hätte ich da den Thoren statt des vorwurfsvollen Bedauerns einen freudigen Glückwunsch von Herzen entlocken wollen! Freilich wollen unsere Leute in dieser Beziehung ganz anders urtheilen u*nd* beurtheilt sein, als gewöhnliche Menschen, u*nd* Du mußt da den Naturforschern schon etwas zu Gute rechnen; ich weiß ja selbst zu gut, wie ich früher selbst in dieser Beziehung urtheilte; unsere heilige, erhabene, wundervolle Natur u*nd* Naturerkenntniß steht uns so hoch, so hehr da, daß sie uns selbst über die gewöhnlichen Alltagsmenschen erhebt, daß wir uns als Personen ihr gegenüber selbst vergessen, uns so unendlich niedrig u*nd* unbedeutend vorkommen, daß die Freude u*nd* der Genuß des gewöhnlichen

Alltagslebens eben für uns keinen Werth hat. Wir betrachten uns eben nur als einen zerstiebenden Tropfen im Weltmeer, als ein Molekül, das in dem ewig umwirbelnden Kreislauf der Weltensysteme nur ein momentanes Aufflackern u*nd* Verlöschen des Daseins beanspruchen kann. Wir sehen das, worum sich die gewöhnlichen Menschen abarbeiten, woran sie ihr ganzes Leben, Streben u*nd* Ringen setzen, die vergängliche Ehre, die eitle Lust, das selbstbewußte Emporstreben über Andere, das Alles sehen wir gleichsam nur aus der Vogelperspektive, aus der Ferne gleichgültig oder verachtend an. Gewiß liegt in diesem esoterischen Standpunkt des Naturforschers der Neuzeit, der mit Microscop u*nd* Telescop, mit Messer u*nd* Reagenzflasche die geheimsten Tiefen des Lebens ans Licht zu ziehen, durch Verstand zu erklären sucht, ein gewisser Hochmuth, der aber verzeihlich, weil zu natürlich u*nd* zu verführerisch ist. Dafür daß uns die gewöhnlichen Lebensgenüsse der Menschen eben keine Genüsse mehr sind, dafür wollen wir andererseits entschädigt sein, u*nd* diese Entschädigung finden || wir im reichsten Maaße in unserer Arbeitsthätigkeit, in dem mühevollen, aber sicheren Eindringen in die verborgensten Naturgeheimnisse, in einer Vertrautheit des allerinnigsten Umgangs mit der köstlichen Natur, von der eben die gewöhnlichen Menschen keine Idee haben. Ich selbst hatte mich in diesen einseitigen, ausschließlichen Naturcultus in letzter Zeit bis zu dem äußersten Extrem hineingearbeitet; Alles ging mir in dieser Beschäftigung auf, u*nd* ich achtete jeden Augenblick für verloren, der nicht der verstandesmäßigen Erforschung oder dem gemüthvollen Genusse der Natur gewidmet war. Da wurde mir mit einem Male eine neue bisher ungeahnte, oder fast ahnungsvoll gemiedene Seite des Menschenlebens aufgethan; ich lernte Dich kennen, mein bester Schatz u*nd* unbewußt u*nd* unbemerkt keimte in mir das Bewußtsein auf, das es auch noch etwas eben so hohes, wo nicht höheres gebe, als das, wonach ich bis jetzt allein gestrebt, daß es ebenso oder noch mehr gelte, sich als Mensch, wie als Naturforscher auszubilden. Und daß ich von [b] jenem ausschließlich egoistischen Standpunkt zu diesem allgemein menschlichen mich erhoben habe, ist einzig u*nd* allein Dein Werk, mein herziges Lieb, das ich Dir, je länger, je mehr, danken werde, später noch [c] viel mehr als jetzt, wo mir doch zuweilen der Mephisto noch über die Schulter schaut u*nd* mir höhnisch beweisen will, daß das alles Trug u*nd* eitler Schein sei. Ach, beste Anna, Du machst gewiß aus mir noch einen guten, glücklichsten Menschen; verlier den Muth nur nicht, wenn der junge Eichbaum vom Sturm noch zuweilen arg hin u*nd* her gebeugt wird u*nd* in allen Ästen knackt, als wollt er zusammenbrechen, bleib Du nur sein treuer Epheu u*nd* halt fest u*nd* unlösbar an ihm; dann werden gewiß mit der Zeit auch die Wolken weichen, welche noch so schwer u*nd* dicht den bedrängten Sinn belagern. Nur von jenem Standpunkt aus, der in Materialistischer Weltanschauung sein[d] systematisches Ziel findet, den ich noch vor Kurzem selbst so fest hielt, kann ich das jetzige Benehmen meiner Freunde begreifen, die doch sonst so liebe treffliche, wirklich edle u*nd* gute Menschen sind. Gewiß werden auch sie noch einst anderen Sinnes werden u*nd* den Gründen des Gemüths gegenüber denen des Verstands Recht geben, mit denen ich mich jetzt vergeblich zu vertheidigen suchte. ||

Daß ich mir durch meine Verlobung meine wissenschaftliche Thatkraft geschwächt, daß ich meiner Lebensbestimmung dadurch untreu geworden, daß ich mir selbst die jugendlichen Flügel beschnitten, das freie ungebundene Streben gehemmt, daß ich mir dadurch den höchsten Wunsch meines Lebens, die Tropenreise[4], selbst unmöglich gemacht, mir selbst untreu geworden – das alles sind Beschuldigungen[5] auf die ich wohl gerüstet war u*nd* die ich ziemlich leicht abgeschüttelt habe, weil ich sie mir selbst so oft gemacht, bevor u*nd* nachdem ich den entscheidenden Schritt gethan, und weil ich sie mir selbst widerlegt u*nd* überwunden habe. Aber ein anderer Vorwurf wurde laut u*nd* dieser hat mich diese ganze Zeit hindurch furchtbar gequält ja wirklich fast zur Verzweiflung getrieben; u*nd* er kam aus dem Mund eines Freundes, den ich seines treuen Gemüths wegen ebenso liebe, als seines sittlichen Werths wegen achte. Es war das erste Wort, das er sagte: „Ein unbegreiflicher Leichtsinn! Hast Du denn bei diesem wichtigsten Schritte, den man nur einmal im Leben thut, wohl bedacht, was Du thust? Daß Du zu der schweren Verantwortung Deines einen Menschenlebens Dir noch ein zweites aufladest; daß Du die Verpflichtung hast, dieses in jeder Weise glücklich zu machen u*nd* mehr dafür einzustehen, als für Dein eigenes? Und hast Du wohl überlegt, was Du bei Deinen wissenschaftlichen Bestrebungen für eine Aussicht hast, Dir eigene Existenz zu gründen? Daß Du vielleicht 10 Jahr habilitirt sein kannst, ehe es bei der jetzigen Überfüllung unseres überaus anziehenden Lehrfaches, irgend einer kleinen Universität einfällt, Dich zu einer kleinen Professur zu berufen, die dann nicht einmal ausreichend ist, Dir Deine Braut heimzuführen? Und hast Du wohl bedacht, daß Deine Braut über diesem vergeblichen Hoffen u*nd* Harren auf eine blaue Ferne die besten Jahre ihres Lebens verlieren kann, und daß sie dann vielleicht mit einer Existenz vorlieb nehmen muß, die ihren Ansprüchen nicht im mindesten genügt? Nein, liebster Freund, da begreif ich Dich doch nicht; daß Du so allen ruhigen Verstand von der wilden Leidenschaft hast fortreißen lassen, hätt ich nicht erwartet!"[6] ||

Ach Anna, das waren Worte, die mir bitter u*nd* scharf durch die Seele schnitten; deren ich nichts erwidern könnte; deren Last mich zu Boden drückte u*nd* erstickte. Leichtsinn – Leichtsinn!! tönte es mir Tag u*nd* Nacht in den Ohren wieder! Unbegreiflicher Leichtsinn! In dieser Art hatte ich die schwere Verantwortung unseres Verlöbnisses doch noch nicht betrachtet; gewiß war es eine einseitig übertriebene Ansicht; und doch lag so eine schwere Wahrheit darin, die mir das Blut nach dem Kopf trieb, daß ich nicht antworten konnte. Aber nur zu sehr hatten die schwarzen Gedanken den düstern Vorwurf aufgefaßt, u*nd* nun verarbeiteten sie ihn u*nd* spannen ihn aus, u*nd* weiter u*nd* weiter, Tag u*nd* Nacht. Einen gewissen Leichtsinn hatte ich früher allerdings besessen – ich hatte im vollständigen Aufgehen in meiner Wissenschaft, in meiner Natur, mich selbst vergessen, mein Leben für nichts geachtet u*nd* jedem Zufall preis gegeben, in leichter Sorglosigkeit in meiner köstlichen Arbeit fortgestrebt, ohne viel danach zu fragen, ob sie mich einmal ernähren würde oder nicht. Das ist nun auf einmal Alles so ganz anders geworden u*nd* ich hatte wirklich mir damals, als ich um Dein Leben, um Deinen Besitz warb, das nicht so scharf u*nd* klar vorgestellt. Jetzt fiel mir diese Verantwortung mit doppelten Gewicht auf die Seele. Nach einer sichern Existenz soll ich streben u*nd* das bald! Das war mir ein neuer Gedanke. Ach und wie wenig fühle ich mich noch dieser Aufgabe gewachsen! Wie ist noch Alles in mir so unreif, so unklar, so widerspruchsvoll u*nd* unbestimmt! Ach, lieber Schatz, je weiter ich den Gedanken verfolgte, je mehr ich ihn mir mit allen Konsequenzen ausmalte, desto schrecklicher wurde er mir! Die letzten 4 Tage war ich fast zu keinem andern fähig. Leichtsinn, unbegreiflicher Leichtsinn, rief es mir immer grell in die Ohren u*nd* [*ich*] wußte zuletzt nicht, wo aus noch ein. Vergebens suchte ich mich in das Studium der Müllerschen Ideen zu vertiefen, die mich so eben noch so mächtig ergriffen hatten, vergebens ᵉ spielte ich mir die Melodien der lieben, tiefen Volkslieder, die mich sonst so andächtig ᶠ bewegen, vergebens sah ich mir meine lieben Pflänzchen an oder suchte mir angenehme Reisebilder ins Gedächtniß zu rufen. – ||

Vergebens nahm ich Deine lieben, herrlichen Briefe vor, deren treue gute Stimme sonst allen Schmerz vergessen läßt – Alles, alles umsonst. Die schwarzen Gedanken wollten nicht fort, sie wurden je länger, je schlimmer. Alles schien auseinander zu gehen. Aus Deinem süßen Bilde sah mich nur Vorwurf u*nd* Trauer, nicht Liebe u*nd* Lust an. Ich mochte keinen Menschen mehr sprechen, ihre Glückwünsche klangen mir wie Ironie, meinen Freunden ließ ich sagen, ich dürfte nicht sprechen; des Abends schlief ich angstvoll u*nd* unruhig ein u*nd* wachte des Morgens nur noch trauriger über dies neu beginnende, selbstbewußte Leben auf. Zuletzt summte immer nur ein alter Vers, ich glaube aus Faust, mir in den Ohren:

„Hilf Du mir, Tod, die Zeit der Angst verkürzen,
Was muß geschehen, mags gleich geschehn,
Mag Alles dann zusammen stürzen
Und sie mit mir zu Grunde gehen."[7]

Ach Anna, das waren schreckliche verzweiflungsvolle Tage, wie ich sie noch nie gehabt u*nd* hoffentlich auch nie wieder haben werde. Das einzige, was mir Trost auch in der schlimmsten Noth gewährt, war ja nicht bei mir; ach hätte ich Dich haben können, es wäre nicht so weit gekommen. Ich hätte Dich mit allen Gedanken herziehen können, so unendliche tiefe Sehnsucht hatte ich, mit Dir, liebstes, bestes Herz, mich auszusprechen. Ich versuchte Dir zu schreiben; aber auch das ging nicht; ich hätte Dir nichts, als das ewige Wort „Leichtsinn" sagen können, mich mit Vorwürfen überhäufen können, die in Deinen Augen doch keine sind. So ging es bis heute Nachmittag. Den ganzen Vormittag hatte ich wieder über der Arbeit gesessen, ohne doch ein bischen vorzurücken; da konnte ich es endlich nicht mehr allein mit mir aushalten u*nd* habe dem guten Vater Alles ausführlich ausgesprochen. Er hat mich denn auch beruhigt u*nd* getröstet, so gut er konnte; das wilde, tobende Meer hat sich so ziemlich geglättet; ganz ruhig wurde es aber erst, als Dein lieber, lieber Brief heut Abend kam, mein bester Schatz, für den du tausend, tausend Dank haben sollst. Doch nun auch für heut genug. Mitternacht ist vor der Thür. Schlaf ruhig u*nd* süß, mein einziges Herz! ||

<u>Freitag. 1/10.</u>

Eine schöne gut Nacht muß ich Dir noch sagen, liebstes Schatzchen, obschon es schon spät ist, da Korthüms[8], die uns mit ihrer Schwester, Frau Syndikus Christinsen[9] aus Kiel (eine sehr nette Frau), besuchten eben erst (um 11 U*hr*) fortgegangen sind. Und sagen muß ich Dir, daß ich den neuen Oktober, in dem ich mich mit meinem Herzliebchen so recht nett winterlich einleben werde, gut angetreten habe. Ich habe nach den 4 schlaf- u*nd* ruhelosen Tagen diese Nacht, wo mich Dein liebes Bild, durch den herzlichen Brief wieder neu aufgefrischt, angenehm einwiegte u*nd* durch ᵍ einen lieblichen Traum (ich war an unserm Siestaplätzchen im Walde u*nd* mein munteres Reh ruhte wonnig an meiner Brust!) hindurch begleitete, prächtig geschlafen u*nd* habe neugestärkt meine Arbeit wieder aufgenommen. Das war ein trauriger Schluß von dem schönen September, seine ganze zweite Hälfte wollte mich mit Gewalt aus dem Paradies reißen, in das mich die erste versetzt hatte. Nur gut, daß wenigstens zu allerletzt Dein lieber Brief und des guten Vaters vernünftiger liebevoller Trost die tragische Scene noch leidlich gut geschlossen haben. Eigentlich ärgerts mich heute, daß ich Dir all das dumme Zeug, mit dem man mich so trostlos u*nd* doch so unnütz herum gequält hat, geschrieben habe. Aber Du willst ja Deinen Erni ganz haben u*nd* da mußt Du ihn auch mit allen seinen düstern Schattenseiten nehmen; ich kann Dir nicht helfen; ich kanns schon gar nicht mehr übers Herz bringen, Dir irgend etwas zu verschweigen; u*nd* ich mußte auch das dumme Herz durchaus ausschütten. Was hätt ich Dir auch sonst schreiben sollen? Ach, Änni, Du glaubst nicht, wie trostlos das große Berlin ohne Dich ist! Ich gehe nur ungern aus der Stube, so nackt u*nd* nüchtern u*nd* hohläugig sehen mich die naturlosen Residenzstraßen an, mit ihren ungemüthlichen hohen Häusern, der dumpfen Kellerluft, dem unruhigen Gewirr u*nd* Gerassel der Wagen u*nd* Karren, u*nd* den theils philiströsen, theils blasirten, theils raffinirten Physiognomien ihrer Straßenlungerer. Jedesmals, wenn ich aus der schönen Natur, wie neulich aus dem lieben Jena, hier wieder einziehe, überläuft mich ein Schaudern, namentlich wenn das schöne Haus Hafenplatz N. 4[10] seines besten Schmucks entbehrt. ||

Als ich jetzt aus Heringsdorf wieder einzog, war mir nicht anders, als obs ins Gefängniß ging. Ist das aber auch ein Unterschied! Ach es war doch eine zu paradiesische Zeit, bis zum 14ten! Schritt für Schritt habe ich Dich gestern Abend auf den reizenden Spaziergängen u*nd* in Wald u*nd* See[11] begleitet. Schon jetzt freue ich mich darauf, wie das wohl in 2 Jahren sein wird! Nicht wahr? –

Wir haben seit gestern Besuch von Hrn. v. Kathen, der noch ein paar Tage bleibt. Heut früh war auch der Reg*ierungs* R*at* Karo hier, ein alter Merseburger Freund, der darauf brennt, „das Wunderkind zu sehen, welches das absolute Naturforscherherz bezwungen" hat. Heut Mittag speiste die Ob*er* Präs*identin* v. Bassewitz[12] hier, eine sehr liebenswürdige u*nd* geistreiche Frau, alte Familienfreundin, die von Potsdam gekommen war, um zu gratuliren. Sie war sehr herzlich. Heut früh bin ich auch seit 8 Tagen zum erstenmal wieder ausgegangen, da das dumme Zahnfleisch noch immer sehr empfindlich u*nd* geschwollen war. Jetzt ist es aber Alles wieder ganz gut u*nd* Mutter beginnt schon, ihren blassen abgemagerten Jungen, über den sie natürlich alle möglichen u*nd* unmöglichen Angstideen hat, wieder herauszufüttern. Mein erster Gang war auf das Museum[13], wo ich in ^{h} der alten Gesellschaft der 3 lieben Freunde, Hartmann[14], Wagner[15], Lieberkuehn[16], zum erstenmal wieder recht munter u*nd* frisch arbeitete. Sie waren sehr lieb u*nd* freundlich, vermieden aber ganz das bedenkliche Thema, das jetzt schon Noli me tangere[17] wird. Sie erzählten mir von ihrer Reise nach Venedig u*nd* Triest mit Max Schultze[18]. Guido W*agener* hat rechtes Pech gehabt, indem er bei der Ankunft in V*enedig* das Stahlprisma des Microscops abgebrochen vorfand, so daß er gar nicht hat arbeiten können. Zwischen den Fischzeichnungen, die ich für mein Muellersches Heft[19] mache, guckte ich oft zu dem alten Fenster hinaus u*nd* suchte ein gewisses Gesicht unter dem braunen Strohhut u*nd* weißen Mäntelchen, das mir da manchmal so lieb herauf gewinkt hat. Es war aber nur leere Trauer. Wie sollte sich auch das einzige Ostseeannabild auf den Berliner Opernplatz verirren? –

Das Wetter, das heut früh mit erstem Oktoberregenguß anfing, war ⁱ nachher recht hübsch, so daß ich ʲ nach dem Kaffee zu T*ante* B*ertha*²⁰ u*nd* Heinrich²¹ hinausspazierte, beide aber nicht traf, also auch Dein lieb Zimmerchen nicht sah; Nun hab ich bestellt, daß ich den Brief morgen früh abschickte, wenn sie etwas mit geben wollten. Für heut gut Nacht, mein liebster Schatz!

1 Haeckel hatte Ende 1858 den Plan gefasst, seine eigenen Berliner Vorlesungsmitschriften aus dem Jahr 1854 unter Verwendung der Mitschriften von *Robert* Carl Eduard Hartmann und *Felix* Tobias Kunde neu auszuarbeiten und in Gedenken an Müller herauszugeben. Kunde hatte Haeckel bei dessen Aufenthalt in Rom 1859 seine Nachschrift der Vorlesungen zur vergleichenden Anatomie aus dem Jahr 1856 geschenkt. Das Projekt kam jedoch nicht zustande, da die Erben Müllers die Publikation aus Gründen der Pietät untersagten. Vgl. die Vorlesungsnachschrift von Haeckel, Ernst: Berlin. Sommer 1854. Johannes Müller. I. Vergleichende Anatomie. II. Physiologie des Menschen (EHA Jena, B 290); Kunde, Felix: Johannes Müller. Vergleichende Anatomie. Vorlesungen in Berlin 1856 (EHA Jena, B 301); zur Absage des Projektes vgl. Robert Hartmann an Ernst Haeckel, Berlin, 17.1.1859 (EHA Jena, A 30215). – Das von Haeckel ausgearbeitete und mit zahlreichen Abbildungen versehene Manuskript der Müllerschen Vorlesungsmitschriften ist überliefert und betitelt „Vergleichende Anatomie nach Vortraegen von Johannes Mueller. Berlin Sommer-Semester 1854. Ernst Haeckel. Berlin. 1858." (EHA Jena, B 290b); s. Abb. 21–24.
2 Vgl. Br. 53, Anm. 6.
3 Br. 67.
4 Vgl. Br. 55, S. 205 f.
5 Vgl. Br. 66, S. 238 f.
6 Eduard von Martens zu Ernst Haeckel, vgl. Br. 61, S. 227.
7 Goethe, Faust (wie Br. 34, Anm. 9), S. 63–65 (Wald und Höhle, Faust im Dialog mit Mephistopheles: „Hilf, Teufel, mir die Zeit der Angst verkürzen. | Was muß geschehn, mag's gleich geschehn! | Mag ihr Geschick auf mich zusammenstürzen | Und sie mit mir zugrunde gehen!").
8 Kortüm, Carl Wilhelm; Kortüm, Emilie, geb. Weber.
9 Christinsen, *Adeline* Julia Augusta, geb. Weber.
10 Hafenplatz 4, Berliner Wohnung von Wilhelmine Sethe, geb. Bölling, und ihren Kindern Anna und *Heinrich* Christoph Moritz Hermann; vgl. u. a. Br. 57, Anm. 20.
11 Villa der Familie Sethe in Heringsdorf; vgl. Br. 47, Anm. 4.
12 Bassewitz, Adelheid von, geb. von Gerlach.
13 Vgl. Br. 48, S. 169.
14 Hartmann, Robert.
15 Wagener, Guido.
16 Lieberkühn, Nathanael Samuel.
17 An Maria Magdalena gerichteter Ausspruch Jesu in der lateinischen Übersetzung des Johannesevangeliums: Rühr mich nicht an!
18 Vgl. Br. 48, S. 169.
19 Das von Haeckel ausgearbeitete Vorlesungsmanuskript zur vergleichenden Anatomie von Johannes Müller (wie Anm. 1) enthält zahlreiche, meist kolorierte Zeichnungen Haeckels, zu Fischen u. a. S. 51, 63, 119, 120, 168, 171, 176, 227, 248; s. Abb. 24.
20 Sethe, Emma Henriette *Bertha* Sophie.
21 Sethe, *Heinrich* Christoph Moritz Hermann.

69. An Anna Sethe, [Berlin], 2. Oktober 1858

Samstag 2/10 Morgen

Gewiß bringt Dir eben die junge volle Morgensonne meinen Gruß, liebes Herz. Mir scheint sie so freundlich durchs Fenster, als wollte sie mir nach den traurigen Wolkentagen der letzten Zeit eine recht frohe u*nd* glückliche Zukunft prophezeien. Und das wird sie ja auch sein! Ach liebste Änni, komm nur recht bald; Du glaubst nicht, wie trostlos einsam u*nd* leer das ohne Dich ist. Die Kunstausstellung mit vielen schönen Landschaften[1] wartet schon lange auf Dich; ich habe noch nicht allein mögen hingehen. Was ich ohne Dich sehe, ist doch nur halb genossen.

Daß Jacobis[2] herziehen, hat mich für Euch sehr gefreut. Da wirst Du ja viel Gesellschaft zur Zerstreuung haben, wenn Dein Erni weg ist. Mutter[3] wird gewiß sehr glücklich sein. Hat sie nicht Lust, nun früher herzukommen, um beim Einrichten mitzuhelfen? Das war mein erster Gedanke, als ichs hörte u*nd* ich freue mich sehr, meine Änni nun ein paar Tage früher wieder zu haben. Sie haben ein Quartier mit Garten in der Potsdamer Str. gemiethet.[4] August war vorgestern hier, u*nd* sehr glücklich. ||

Sieh doch mal nach, lieber Schatz, ob ich nicht ein ungebundenes Heft in Quart dort gelassen habe, enthaltend einige 20 zootomische Kupfertafeln mit Text, von G. Carus[5]. Es war in eine Spenersche Zeitung eingeschlagen. Wahrscheinlich liegt es unter den Noten. Mutter hat es nicht mitgebracht u*nd* es fehlt mir jetzt sehr. Vergiß es ja nicht mitzunehmen. –

Heute werde ich mich wieder tüchtig in Müllers Vorlesungen[6] vertiefen, eine Arbeit, die mir sehr großen Genuß gewährt. Das ist das beste Mittel, die langen Stunden bis zu Deiner Ankunft zu verkürzen. Schreib nur genau, mit welchem Zuge ihr kommt, damit ich euch auf dem Bahnhof abholen kann. –

Da von Heinrich[7] (der sehr munter ist u*nd* meist bei uns zu Mittag ißt) und Tante Bertha[8] bis 8 U*hr* keine Briefe gekommen sind, so schicke ich diesen jetzt ab. Grüße Mutter u*nd* Unzers[9]. Und erfreue recht bald wieder durch einen so lieben Brief Deinen
Erni.

N.B. Nimm Dich mit dem dicken Briefpapier in Acht! Der letzte Brief war doppelt. Wegen des sparsamen dichtgedrängten Schreibens sollst Du aber sehr gelobt werden (Italien!).

1   Am 1.9.1858 wurde in den Sälen der Königlichen Akademie der Künste in Berlin die 41. Akademische Kunstausstellung eröffnet. Unter den 1.379 angemeldeten Katalognummern bildeten Landschaftsgemälde den größten Anteil. Vgl. Beilage zu den Berlinischen Nachrichten von Staats- und gelehrten Sachen. Nr. 206, 4.9.1858; ebd., Nr. 208, 7.9.1858; ebd., Nr. 210, 9.9.1858; ebd., Nr. 213, 12.9.1858; ebd; Nr. 214, 14.9.1858; ebd., Nr. 216, 16.9.1858.
2   Jacobi, August; Jacobi, Helene, geb. Sethe.
3   Sethe, Wilhelmine, geb. Bölling.
4   Die Familie von August Jacobi wohnte in der Potsdamer Straße 13.
5   Carus, Carl Gustav: Zwanzig Kupfertafeln nebst deren Erklärung. Zur Zootomie. [Leipzig 1818].
6   Vgl. Br. 68, Anm. 1.
7   Sethe, *Heinrich* Christoph Moritz Hermann.
8   Sethe, Emma Henriette *Bertha* Sophie.
9   Untzer, Gustav von; Untzer, Juliane von, geb. Bölling.

70. Von Anna Sethe, Heringsdorf, 3. Oktober 1858

Heringsdorf 3.10.58.

Bis jetzt habe ich vergeblich auf einen Brief von Dir gewartet, den ich aber heute noch bestimmt zu bekommen hoffe, mein lieber, lieber Schatz. Mittwoch waren es acht Tage, seit Du mich verließest, mir kommt die Zeit viel länger vor und wie lang wird sie noch bis zum Wiedersehen sein, denn in der nächsten Woche denkt Mutter[1] noch gar nicht an Reisen. Jeder einzelne Tag ist mir freilich im Umsehen dahin, ich nähe fleißig, wobei meine Gedanken eine so liebe Beschäftigung haben, so daß sie immer und immer zum lieben Erni wandern und sich das so zur Gewohnheit machen, daß ich ordentlich erschrecke, ertappe ich sie mal wo anders. Zwischendurch lese ich mit großen Intereße die Iliade[2], die sich sehr leicht und gut lies't und täglich freue ich mich über die gelungenen Bilder dazu, an denen man wirklich griechische Form und Schönheit studieren kann. Das ist dann wieder ein herrlicher Anknüpfungspunkt für schöne Stunden, die ich mit Dir zusammen im Museum[3] zugebracht habe; den ersten Platz in der Erinnerung nimmt mein schöner Apollo aus der Rotunde[4] aus einem ganz bestimmten Grunde ein. Ich lebe mich so mit den griechischen Helden ein, daß ich in dieser Nacht fortwährend Achilles betrübten, gesenkten Blickes bei den Schiffen im Traum sitzen sah.[5] Meine größte Freude ist in Deiner Reise[6] zu lesen, wobei ich immer mit Dir jauchze und mich über die herrliche Natur freue in die ich mich nach Deiner treuen Schilderung lebhaft hinein versetzen kann: Den Gardasee habe ich so lange auf der Karte angesehen, bis er das schönste tiefste Blau erhielt und ich in seinem Spiegel immer Dein Bild sah. Verona muß Dir ganz besonders gefallen haben und heute werde ich Dich nach Venedig begleiten, worauf ich mich sehr freue.[7] Damals hast Du den 14 Sept*ember*[8] auch sehr schön im Sarkathal[9] zugebracht. Es fängt an hier recht kalt zu werden, so daß das Kaminfeuer Abends sehr angenehm ist. Auf meinem kleinen Stuhl sitze ich vor dem praßelnden Feuerchen und sehe mir Dein liebes Bild[10] an, das beim Erwachen meinen ersten Blick bekommt, auch die schönen Farrenkräuter[11] blättere ich dann oft und oft um und finde jedes Mal eine neue Schönheit an || jedem einzelnen heraus. Sie haben ein besonderes Intereße für mich, da ich die meisten Punkte, wo Du sie gepflückt hast, kenne, bis auf wenige einzelne, die ich aber nach Deinen Erzählungen so lieb habe, als wäre ich wirklich da gewesen. Täglich danke ich dem lieben Gott, daß er mir die Erinnerung in's Herz gelegt hat, wie wäre sonst unsere Trennung so schwer, wie rasch würde manches schöne Bild, das Natur den Menschen einprägt, verschwinden, wie viel schmerzlicher noch, träte der Tod von geliebten Wesen an uns heran, an die wir uns so freundlich und oft erinnern können. Und wie liebt die Erinnerung die Harmonie, daß sie Alles, was dieselbe stören könnte, entfernt und nur mit reinen, lichten Wellen an das Ufer des Geistes anschlägt. Dabei komme ich auf unsere liebe Ostsee, die jetzt meist bewegt und sehr schön gefärbt ist; vom Dunkelblau bis in's ganz helle Grün spielt sie in den verschiedensten Farben. Himmel, Wald und Misdroyerberge sind auch mitunter sehr schön gefärbt, so daß ich hübsche Eindrücke immer mit nach Haus bringe. Ist es häßlich und windig, gehe ich in den Wald, der schon sehr bunt und gelb ist; zwischendurch findet man aber auch noch schöne grüne Buchen, die dem Auge ordentlich wohlthun. Wahres Licht und Leben fehlt mir überall.

Mittwoch Nachmittag tranken wir beim Förster Kaffee,[12] wo es still und ruhig unter den Bäumen war und gingen von da nach der Wolfschlucht[13], wo leider der Sonnenuntergang vergeblich auf sich warten ließ, die [!] der hübschen Swinemünder Bucht erst die rechte Färbung gibt. Zu Hause angekommen, wurde wie allabendlich in den Huberschen Skizzen aus Irland[14] gelesen, die sehr intereßante, mir ganz neue Aufschlüße über die jammervollen Verhältniße Irlands geben. Direkt nach dem Abendbrod verfügen sich Untzers nach oben, wo sie, wie ich glaube, noch eine Betstunde abhalten. Mutter sitzt dann noch ein klein Weilchen bei mir und ist auch sie zu Bett, bin ich mit meinem Erni ganz allein, und das sind die schönsten Stunden. ||

Donnerstag Morgen faltete ich Wäsche zusammen und ging dann noch an den Strand zur geistigen Erholung von allzu prosaischer Beschäftigung. Große Segelschiffe, von der Sonne beschienen belebten die See ungemein. Nach dem Kaffee machte ich wieder mit Untzers einen Spaziergang an den Strand, wo scharfer Wind wehte; eigentlich wollten wir nach dem Langenberg[15], auf den ich mich schon sehr gefreut hatte; allein am Fuße des Berges, fand T*ante* Julchen es für Gustav und sich zu anstrengend und so mußte die Sonne ohne uns über dem Achterwaßer untergehen, was ich so gern gesehen hätte. Du kannst Dir keinen Begriff von T*ante* Julchens Zimperlichkeit, Besorgtheit und Ängstlichkeit um ihren u*nd* Onkel Gustav's Cadavre denken, der kaum einen Schritt ohne ihre Erlaubniß thun darf. Bald weht der Wind zu stark, dann muß der Rockkragen in die Höhe gemacht werden, dann kommt ein Sonnenstrahl, wird der Regenschirm aufgespannt, weil sie keine Sonne vertragen können, Schatten aber auch nicht, denn da ist es zu kühl; so hat sie kaum Zeit an irgend Etwas Anderes zu denken und ich mühe mich an ihrer Seite vergeblich ab, sie für die verschiedensten Sachen zu intereßiren, allein Alles schlägt fehl, und Unterhaltung unterbleibt. Das ist mir aber so peinlich, wenn ich einmal mit anderen Menschen zusammen bin, daß ich nicht traurig darüber bin, daß sie morgen früh abreisen und Dir diesen Brief mitnehmen wollen. Dennoch freue ich mich sehr, daß namentlich Onkel Gustav der Aufenthalt hier so gut gethan hat, wenigstens nach seinem Aussehen zu urtheilen, das sehr viel beßer ist. Was macht den Dein unnützer Mund?[16] Ich hoffe in Deinem Briefe Gutes von ihm zu hören. Von Hermine[17] und Karl[18] kam*en* Freitag auch endlich Briefe, wonach sie sich wieder sehr behaglich in ihrer Wohnung fühlen. Hermine schickte mir einen Brief von der guten Doktorin[19] mit, die Dich herzlich grüßen läßt und meint, || Du seist doch Deiner damaligen Versicherung in Ziegenrück, nie ein Mädchen zu lieben, bald untreu geworden, billigt aber Deine Wahl sehr, da sie mich auch gern hatte. Von Agnes Stubenrauch[20] aus Frankfurt hatte ich auch einen sehr lieben Brief, die sich herzlich mit mir meines Glückes freut. Ihr ist auch schon der Vetter bedenklich in den Briefen vorgekommen, wenn ich ihr im vergangenen Winter schrieb, daß ich zuweilen mit Dir quatre main[21] spielte oder läse. Beruhigen sich denn Deine Freunde? In ihrer Stelle thäte ich es, ändern[a] können sie ja doch nichts an der Sache, sondern nur wünschen, daß die Liebe Dich in der Wißenschaft nicht hemmt, und Du ein glücklicher Mann wirst, wozu ich Dich doch nicht allein machen kann, kannst Du Deinen Durst nach Wißen und Fortschritten in der Erforschung der Natur nicht stillen, wobei Dir nur mit der geringsten Leistung helfen zu können, meine Hauptfreude sein wird. Säße ich nur erst neben Dir in Deinem Zimmer und könnte Dir die Gläschen waschen und allerlei andere Puseleien abnehmen, wie glücklich wollte ich sein. Donnerstag Abend um 9 Uhr sah ich den Kometen[22] wundervoll vom Ende der Terraße vor unserem Hause. Wie ein kleiner Mond stand der große leuchtende Stern da und sein gekrümmter Schweif so breit und lang an dem tiefblauen, mit flimmernden sternenbedeckten Himmel, daß ich mich von dem Anblick gar nicht wieder losreißen konnte. Mutter hat ihn in der Nacht vom Freitag zum Sonnabend noch schöner gerade unserem Hause gegenüber gesehen, mich aber leider nicht geweckt, um diesen Genuß zu theilen. <u>Freitag</u> begann mit einem trüben, häßlichen Morgen, allein später hellte es sich auf und Nachmittags spazierten wir bis zur einbrechenden Dunkelheit am Strande auf und ab; die Möwen tanzten lustig über den Wellen und ich hatte mich auf Sturm gefreut, statt deßen || regnete es gestern Morgen, so daß ich mit Untzers im Walde nach dem Präsidentberg[23] ging, den Du, glaube ich gar nicht gesehen hast, bist dadurch aber an Eindrücken nicht ärmer, denn die sonst sehr niedliche Aussicht nach Heringsdorf herüber ist gänzlich zugewachsen. Es jammert mich ordentlich, wenn ich an den ausgeholzten Stellen des Waldes vorüber gehe, wie man Gottes schöne Natur so verstümmeln kann und doch ᵇ fordert die Cultur es nothwendig; undankbar darf ich auch nicht sein, denn in dem Augenblick zündet Johanna[24] das Kaminfeuer an, deßen praßelnde, knisternde Flamme mich an den einzigen Abend erinnert, wo ich zu Deinen Füßen dort saß; so nah meinem geliebten Wesen, nach dem mich unendliche Sehnsucht ergreift; Erni, ich glaube manchmal, wenn es möglich wäre, wir haben uns zu lieb, wir können nicht ohne einander sein, ach lieber Schatz, denk' des wonnigen Moments, wenn ich nach Italien zuerst wieder in Deine Arme darf, wie selig wollen wir dann sein! In der flackernden Flamme, die das ganze Zimmer hell erleuchtet und lange Schatten an den Wänden zeichnet, liegt etwas Geheimnißvolles und das paßt gerade zu meiner Stimmung, in die ich durch Deinen Aufenthalt in Venedig[25] versetzt bin. Da wird das Zimmer zum Canal Grande, auf dem eine schwarze, mystische alte Barke, die Dir damals gar nicht gefallen hat, weil sie gleichsam für ein Brautpaar wie bestimmt ist, vor meinen Augen hin- und herschaukelt und drin sitzen zwei glückliche Leute: Erni und Änni. Das sind unnütze Träume, weg mit ihnen. Ich habe durch Deinen Bericht ein deutliches Bild von dem wunderbaren Venedig erhalten und mir dabei die einzelnen Bilder aus dem Stereoskopen[26] in's Gedächtniß zurückgerufen, die doch sehr anschaulich waren. Die Stereoskopen, denkst Du noch des 5ten Mais, wo wir beide Nichts sahen, als die kleine Partie || im Tuilleriengarten[27]! Wie haben wir doch mit der Natur Schritt gehalten, mein lieber Schatz, mit ihrem Erwachen ist auch in uns ein Frühling erwacht, der hoffentlich noch einen blüthenreichen Sommer, einen reifen Herbst folgen läßt, wo unsere jetzigen Gefühle in nie alternder Frische das richtige schöne Ebenmaß erreicht haben der Griechen, wenn die Leidenschaften ausgetobt haben und der edle, reine, aufrichtige Gedanke, der solchen Gefühlen zum Grunde liegt, in der That sich verkörpert; ja ein edles, reines und wahres Leben wollen wir führen, uns weder durch die Liebe, noch den Haß der übrigen Menschen knechten laßen, sondern in geistiger Freiheit untereinander und mit ihnen leben, nämlich denen, die einem gleichen hohen Ziele nachstreben und edler Gefühle fähig sind; so können wir uns rechtfertigen vor Gott und unserem Gewißen und haben Frieden, den man so leicht haben kann und doch so selten hat. Ideale können Wirklichkeit werden, mein lieber Erni. In Deiner reinen, kindlichen, für alles Hohe und Schöne offenen Seele, voll Individualität und Selbstbewußtsein, ohne welche ein Mensch nach meiner Ansicht nicht zur Klarheit kommen kann, und Deinem tiefen religiösen Gefühl, so sehr Du es auch abläugnen willst, Du hast es in Deiner Brust, das sagt schon Dein Gesicht und beugst Dich vor einem Gott; in diesem schönen Menschen, finde ich meine Gedanken verkörpert, die ich mir immer von einem Mann machte, dem ich einst angehören möchte, und fast beschämt stehe ich da vor Dir, der Du mich eines solchen Glückes würdigst, wie es nicht Vielen zu Theil wird. Es gibt Gott sei Dank viel glückliche Double-Menschen, allein daß man sagen könnte sie hätten Alle ihr Ideal erreicht, ist nicht der Fall; die Gewohnheit macht viele Menschen glücklich; uns soll sie kein Bindemittel, nur die Schule des Lebens sein, die || den Kern, die einige Seele einschließt. Mir ist es manchmal ganz wunderbar, wenn ich wieder einen Brief bekomme, worin man mir Glück wünscht, ich habe ja alles Glück, was wünschen mir die Menschen dann, doch sie sind gut[c] und wollen mir Liebe erweisen. Noch sonderbarer wird mir das mündliche Gratuliren in Berlin sein, das ich erst überstanden wünschte, mir graut etwas davor; doch dann haben wir auch Ruhe und in der Stille können wir uns unseres Glückes freuen, noch viel miteinander lesen und sehen und spielen, soviel deine Zeit zuläßt und werde ich ruhig und gefaßt Dich ein Jahr laßen, nach welcher Frist Du hoffentlich gesund und frisch zu Deiner Änni zurückkehrst. Bei Italien fällt mir ein, T*ante* Julchen sagte heute, von Bochum[28] sei schon ein Brief an die Familie Klostermann[29] nach Messina abgegangen, worin sie Dich derselben empfehlen in der Voraussicht, Du reis'test jetzt im Oktober; der Brief[30], den Du in Händen hast, wird auf diese Weise auch sehr alt werden. Sonnabend Nachmittag ging es wie gewöhnlich an den Strand, wo plötzlich drei Bräute zusammen standen, aus den drei einzigen Familien die hier außer Wallenstedt noch existiren. Da haben wir tüchtig gelacht es waren Frl. Sommerfeld[31], Belitz[32] und ich. Frl. Belitz fährt Mittwoch unter Sommerfelds[33] Schutz ab und Letztere wollten mich bereden, ein Gleiches zu thun, du weißt wie gern, da es aber nit kann sein, bleib' ich allhier[34]. Nun ist es Abends 9½ Uhr geworden und kein Brief von meinem Erni ist gekommen, steht mir nun auch die Freude bevor, bin ich doch etwas ungeduldig geworden, da ich bestimmt einen zu bekommen hoffte. Hast Du auch T*ante* Bertha[35] meinen Brief[36] gegeben, kleines vergeßliches Strick? Also T*ante* Gertrud[37] hat wirklich gratulirt. Schreibt sie auch von wiederkommen? Ich wünschte, sie schneite in Aurich ein, || T*ante* Bertha wird ihre Anwesenheit wieder nicht sehr wohl thun, und übrigens kann Jeder sie entbehren. Wie freue ich mich über August's Versetzung nach Berlin,[38] namentlich für Mutter, die gewiß manche Stunde mit den Enkelchen[39] zubringen wird. Ich habe es mir immer sehr angenehm gedacht, mit einer verheiratheten Schwester[40] an einem Ort zu sein und das hat es auch gewiß, ich bin neugierig wo sie Quartier finden werden, denn danach wird sich der Verkehr doch etwas richten. Grüße sie, sowie Heinrich[41] und die kleinen Dinger herzlich von mir; da wird № 4[42] auf einmal lebendig; es ist mir ganz komisch, daß wir sie nicht dort empfangen können. Zu gleicher Zeit mit Helenens[43] Brief mit dieser Nachricht kam auch einer von Helene Brauchitsch's Vater aus Annaburg[44], der in den salbungsreichsten aber gewiß gut gemeinten Ausdrücken, Mutter, mir und Dir Glück wünscht zur Verlobung und für Helenens Aufnahme dankt. Er erinnere sich Deiner noch als ein selten kräftiges Kind, und hätte allen Respekt vor Dir in Hinsicht auf Deine sehr achtbaren Eltern. Mich kannte er leider nicht, doch und nun kommt eine Fluth von tugendhaften Voraussetzungen; dabei küßt er der in jeder Zeile hochzuverehrenden Frau schließlich noch brieflich die Hand; ich glaube meine Feder sträubte sich gegen solche Redensarten, wobei sich der Schreibende glaube ich nichts denkt; wenigstens erwacht dies Gefühl beim Lesen derselben. Herr Salzsieder[45], der Bernsteinmann in seiner kleinen Bude erkundigte sich gestern bei mir, ob Du Arzt wärst, und als ich es ihm verneinte, sagt er: „Das ist nur gut, denn das sind Alle Fuscher"; das amüsirte mich königlich. Nun eile ich zum Schluß, wünsche Dir eine gute Nacht, bestelle Dir noch einen Gruß für Dein Zimmer und besonders Deinen Alten und bitte Dich, mich nicht wieder so lange auf einen Brief warten zu laßen. Einen innigen Kuß von

Deiner treuen Änni

1 Sethe, Wilhelmine, geb. Bölling.
2 Homer, Ilias und Flaxmann, Umrisse (wie Br. 67, Anm. 28).
3 Das Alte Museum am Lustgarten in Berlin-Mitte, Keimzelle der heutigen Museumsinsel, wurde in den Jahren 1825 bis 1830 im Auftrag von Friedrich Wilhelm III. von Preußen nach den Plänen von Karl Friedrich Schinkel im klassizistischen Stil erbaut und beherbergte seinerzeit u. a. die Antikensammlung und das Münzkabinett.
4 Eingangsrotunde des Alten Museums; wahrscheinlich ist der Apollo Kitharoidos gemeint, der in der Rotunde aufgestellt war.
5 Homer, Ilias (wie Anm. 2), vermutlich der 18. Gesang (Achilleus beklagt den Tod seines Freundes Patrokles).
6 Die Lektüre von Haeckels Tagebuch der ersten Alpenreise 1855; vgl. Br. 49, S. 172 f.
7 Ebd., Kap. XVI und XVII, bes. S. 62–67, Kap. XVIII (Venedig), S. 68–78.
8 Am 23. Geburtstag von Anna Sethe, dem 14.9.1858, gaben Ernst Haeckel und Anna Sethe ihre Verlobung öffentlich bekannt; zur Verlobungsanzeige vgl. Br. 63, Anm. 3.
9 Tal nördlich des Gardasees mit dem Fluss Sarca.
10 Vgl. Br. 65, Anm. 12.
11 Haeckel, 25 Deutsche Farrenkräuter; vgl. Br. 67, S. 245.
12 Vgl. Br. 49, S. 173.
13 Vgl. Br. 49, Anm. 16.
14 [Huber, Victor Aimé]: Skizzen aus Irland oder Bilder aus Irlands Vergangenheit und Gegenwart von einem Wanderer (Reisen und Länderbeschreibungen der älteren und neuesten Zeit, eine Sammlung der interessantesten Werke über Länder- und Staaten-Kunde, Geographie und Statistik; 16. Lief.). 1. Heft, Stuttgart; Tübingen 1838.
15 Vgl. Br. 51, S. 183.
16 Anspielung auf Haeckels Mundfäule; vgl. Br. 64, S. 231.
17 Haeckel, Hermine, geb. Sethe.
18 Haeckel, *Karl* Heinrich Christoph Benjamin.
19 Krüger, Rosalie Emilie, geb. Schellwien; Brief nicht überliefert.
20 Stubenrauch, Hedwig *Agnes* Alwine; Brief nicht überliefert.
21 Vierhändig, vgl. Br. 57, S. 212.
22 Vgl. Br. 65, Anm. 10; in der ersten Oktoberwoche 1858 erreichte der Komet „Donati" seine größte Helligkeit.
23 Vgl. Br. 67, S. 244.
24 N. N., Johanna, Dienstmädchen der Familie Sethe im Haus „Wald und See" in Heringsdorf und in Berlin.
25 Vgl. Br. 70, S. 256.

26 Vgl. Br. 46, S. 164.
27 Frz. Jardin des Tuileries, ehem. barocker Schlosspark nahe dem Louvre und größte öffentliche Parkanlage in Paris.
28 Gemeint ist sicher der Oberbergrat Heinrich Wilhelm von den Berken (1797–1870) in Bochum, ∞ *Emilia* Dorothea (Emilie) von den Berken, geb. Bölling (1804–1884), Schwester von Wilhelmine Sethe, geb. Bölling.
29 Klostermann, *Julius* Alfred, schwedischer Generalkonsul in Messina; Klostermann, Magdalene, geb. von Gonzenbach; Klostermann, Emilie; Klostermann, *Helene* Luise.
30 Nicht überliefert.
31 Sommerfeld, *Albertine* Charlotte Mathilde Auguste von.
32 Belitz, Johanna Auguste Carolina Natalia.
33 Sommerfeld, *Ernst* Julius von.
34 Leicht abgeänderte Verszeile aus „Wenn ich ein Vöglein wär", traditionelles Volks- und Liebeslied, entstanden ca. 1750.
35 Sethe, Emma Henriette *Bertha* Sophie.
36 Nicht überliefert.
37 Sethe, Gertrude.
38 Der Appellationsgerichtsrat August Jacobi in Posen war im September 1858 als Kammergerichtsrat nach Berlin versetzt worden; vgl. Amtsblatt der Königlichen Regierung zu Posen. Nr. 41, Posen, 19.10.1858, S. 419 (Eintrag Nr. 754).
39 Jacobi, Susanne Wilhelmine Agnes Marianne *Clara*; Jacobi, Georg Christian August *Conrad*.
40 Jacobi, Helene, geb. Sethe.
41 Sethe, *Heinrich* Christoph Moritz Hermann.
42 Berliner Wohnung der Familie von Anna Sethe; vgl. Br. 57, S. 213.
43 Wie Anm. 40.
44 Brauchitsch, Emil von; Brief nicht überliefert.
45 Salzsieder, N. N.

71. An Anna Sethe, Berlin, 5./6. Oktober 1858

Berlin 5.10.58.

Gewiß hatte ich auf meinen letzten Brief[1], in dem ich Dich durch meine düstern Klagen vielleicht recht betrübt habe, nicht einen so lieben, lieben Brief[2] verdient, wie der, den Du mir heute durch Onkel *Gustav*[3] überschickt hast. Hab tausend, tausend Dank dafür, mein lieber, herziger Schatz. Ich mußte ihn lesen u*nd* immer wieder lesen, so daß das Müllersche Heft[4] über solche Vernachlässigung ganz eifersüchtig wurde u*nd* konnte mich doch nicht genug erfreuen an Deinem tiefen, liebevollen Gemüth, das aus jeder Zeile mir so beglückend entgegentrat. Nun sollst Du aber auch gleich heut noch Antwort haben, u*nd* ich habe es mir als besondere Freude von den Eltern ausgebeten, heut Abend, wo die ganze Familie zur festlichen Feier von Mollards[5] silberner Hochzeit versammelt ist, bei meiner Änni zu Haus bleiben zu dürfen. So werde ich denn auch wohl diesmal dem Vorwurf entgehen, nicht rasch genug geantwortet zu haben. Daß Du übrigens den Brief nicht doch noch Sonntag bekommen hast, wundert mich, da ich ihn Sonnabend schon ganz früh aufgegeben hatte. Nun Du hast nichts verloren, wenn Du das traurige Zeug etwas später bekommen hast. Um so besser! Es hat mir gestern u*nd* heut schon leid genug gethan ihn so abgeschickt zu haben, wie ihn mir der trostlose Kleinmuth u*nd* die zweifelvolle Verzagtheit dictirten, als ich kaum erst aus den bösen Tagen verzweifelnder Melancholie mich wieder etwas empor geschüttelt hatte. Sei mir nicht bös drum, meine herzige Änni! Vergiß es u*nd* denke, daß es die letzte verzweifelte Anstrengung des alten Menschen war, seinen egoistischen Platz zu behaupten, u*nd* daß jetzt der liebe, neue ganz u*nd* gar eingezogen ist, mit der Hoffnung u*nd* Selbstständigkeit, die ihm Deine Zuversicht u*nd* Deine Liebe gegeben haben u*nd* noch täglich mehr u*nd* mehr geben. Und dennoch konnte ich nicht anders u*nd* mußte Dir, der ich ja Nichts, auch nicht die geheimsten Falte des Herzens, verbergen kann, das schwerbedrängte Gemüth ausschütten, um mir aus meinem Lebensquell neuen Muth u*nd* neue Hoffnung zu schöpfen. Und das hat denn auch die gehoffte Wirkung nicht verfehlt. | |

Ich habe den October bis jetzt eben so brav durchgeführt, als ich ihn angefangen hatte u*nd* bin wirklich die 5 Tage in beständiger Arbeit recht vergnügt gewesen. Freilich war da im Stillen auch noch ein anderer Grund des Vergnügens. Ich zählte schon im Geheimen die Tage, bis wann ein gewisser kleiner Herzensdieb mir wieder ein Stückchen von den langen Winterabenden stehlen würde, die jetzt schon recht ansehnliche Gemüthlichkeit zu erlangen anfangen. Da hatte ich nun schon auf nächsten Samstag als spätesten Termin gerechnet. Und nun kommt heute Onkel *Gustav* mit der Trauerbotschaft, daß ich mich noch auf 10 Tage gefaßt machen könne. Das ist denn doch ein bischen hart, von den 3 schönen Monaten, die uns noch gehören, fast einen halben abzuknapsen. Daß der Barometer da etwas fiel, kannst Du denken. Nun hoffentlich läßt sich Mutter[6] noch erweichen, schon Jacobis[7] wegen etwas früher zu kommen. Wie freue ich mich schon auf das köstliche Wiedersehen! Ach, Schatzchen, wir wachsen doch täglich immer inniger zusammen u*nd* die schweren Stunden tragen nur dazu bei, das in den frohen geknüpfte Band immer mehr zu befestigen. Mir ist es zuweilen ordentlich, als müßte ich durch das viele Bittre u*nd* Harte, was mir die mißgünstige Beurtheilung u*nd* die schiefe Auffassung unseres köstlichen Bundes von Seiten auch meiner liebsten Freunde bringt, mir das Glück, Dich besten Schatz zu besitzen, erst erkämpfen u*nd* verdienen. Und dieser Gedanke läßt mich jetzt leicht all das Gerede u*nd* Gedeute abschütteln! Wenn sie nur eine Ahnung davon hätten, wie wir uns lieben, was wir gegenseitig einander sind, sie würden gewiß schweigen, oder uns höchstens [um] unser unaussprechliches Liebesglück beneiden. Wie köstlich ist das doch, wenn man so eine liebe, treue, reine Seele sich immer so ganz nahe weiß, daß man gleichsam in beständigem geistigem Verkehr miteinander ist. Das habe ich wieder in den letzten Tagen so recht innig beglückend empfunden, wo meine Änni mich auf allen Gedankenwanderungen begleitete, u*nd* durch ihre Theilnahme an meinen Genüssen u*nd* Anschauungen sie mir doppelt werth machte. | |

Mein Leben in den letzten 5 Tagen war wirklich recht glücklich, u*nd* zwar nur weil ich mit den beiden besten Lebensquellen aus denen ich, wenn ich ganz für mich allein bin, schöpfen kann, den Briefen meiner Herzens-Änni für das Gemüth, u*nd* den Vorlesungen meines unvergeßlichen Johannes Müllers für den Naturforscherverstand, den ganzen Tag recht ungestört allein war u*nd* in ihren unerschöpflichen Reichthum mich recht innig versetzen konnte. Was für einen köstlichen Schatz der erhabensten Ideen, der interessantesten Anschauungen ich in J. Müllers vergleichender Anatomie habe, kannst Du Dir kaum denken. Mein ganzes Streben geht jetzt dahin, mir aus dem Heft, das ich im Jahr 1854 darüber bei ihm nachgeschrieben habe, so wie aus den ergänzenden neueren zweier anderer Schüler[8] desselben, eine möglichst vollständige[a] Sammlung aller darin niedergelegten allgemeinen Ansichten u*nd* der Thatsachen in seiner eigenthümlichen Auffassung zusammenzustellen u*nd* auszuarbeiten.[9] Es ist eine schwierige u*nd* mühsame Aufgabe, aber gerade dadurch so interessant u*nd* anziehend u*nd* durch die Fülle genialer Ideen, in[b] die man dabei allmählich sich hineinarbeitet, so lohnend, daß diese Arbeit jetzt für mich der größte Genuß ist u*nd* ich mit wahrer Unersättlichkeit von früh 7 U*hr* bis Ab*ends* 12 U*hr* dahinter sitze. Wenns nur etwas rascher gehen wollte! Die Zusammenstellung ist doch zuweilen so verwickelt u*nd* d*ie* Form macht soviel Schwierigkeiten, daß ich mannichmal über einem Satz mehr als eine Stunde tifteln[10] muß. Und da möchte der ungeduldige Geist wohl zuweilen etwas wild werden. Aber andererseits hat grade dieses tiefe Versenken in den Grund einer Idee, die möglichst weite Verfolgung aller ihrer Consequenzen etwas ungemein Reizendes, u*nd* ich speciell kann immer der Versuchung nicht widerstehen, die tiefste Tiefe womöglich bis auf den Grund auszukosten, wobei dann freilich nach stundenlangem Grübeln oft weiter nichts herauskömmt als daß der unruhige Faust sich vor die Stirn schlägt: „Da steh ich nun, ich armer Thor, u*nd* bin so klug, als wie zuvor! – Und sehe, daß wir Nichts wissen können!"[11] – ||

Sich so in die tiefen reichen Ideen eines so außerordentlichen u*nd* genialen Mannes hineinleben zu können, ist gewiß einer der größten Genüsse u*nd* ich kann der Mutter Natur wohl dankbar sein, daß sie mich mit dieser Fähigkeit u*nd* mit dem regen Streben nach dem höheren Allgemeinen ausgerüstet hat, das vielen meiner Freunde abgeht, die im Speciellen viel tüchtiger sind, als ich. Andererseits hat es freilich auch vieles Gefährliche, da man sich oft zu leicht verleiten läßt, über dem Ganzen das Einzelne zu übersehen u*nd* vom Allgemeinen zum Besonderen herabzusteigen, statt umgekehrt, wie es die allein richtige, empirische Methode erfordert. Indeß wird sich dieser Fehler immer leicht vermeiden lassen, wenn man nur mit der geduldigsten Ausdauer u*nd* liebevollsten Sorgfalt die Anschauung u*nd* Erforschung auch der scheinbar unbedeutendsten Naturkörper u*nd* Erscheinungen so intensiv betreibt u*nd* durchführt, wie sie es alle vermöge des Reichthums der wunderbarsten Verhältnisse verdienen, die wir auch im Kleinsten von ihnen finden. Grade diese Vertiefung in alle verschiedenen Wesenheiten eines Geschöpfes, wobei man sich ganz in den Schöpfungsgedanken desselben hineinlebt, den Plan verfolgt, der dem ganzen complicirten Wunderbau zu Grunde liegt, die höchste Weisheit u*nd* Zweckmäßigkeit, Feinheit u*nd* Schönheit in der Structur u*nd* Zusammenfügung aller einzelnen Theile u*nd* Organe erkennen lernt, grade diese möglichste Ergründung des Einzelnen ist im höchsten Grade anziehend. Und doch wird sie noch übertroffen von dem Genusse der allgemeinen Idee, die in hehrem Fluge über das Einzelne hinwegstreift, das Gemeinsame der verschiedenen Einzelwesen heraussucht, zusammenfaßt u*nd* vergleicht, u*nd* im Abstrahiren dieser zusammen passenden Erscheinungen zum Gesetz sich erhebt. Beide Richtungen sind in unserm unübertroffenen Johannes M*üller* zur höchsten Entwicklung gediehen. Er war ebenso der sorgfältigste Specialforscher, wie der erhabenste Philosoph. Aber wenn in späterer Zukunft sein Name bei vielen Einzelarbeiten nicht mehr genannt werden wird, wird er noch im unvergänglichen Lichte strahlen über die Idee des Ganzen der organischen Schöpfung, die Keiner so gewaltig wie er aufgefaßt hat. ||

II.

Da Johannes Müllers Untersuchungen mich jetzt den ganzen Tag ausschließlich beschäftigt haben (natürlich mit Ausnahme eines gewissen kleinen, aber übermächtigen u*nd* ganz unabweisbaren Wesens, das überall, selbst in dieses höchste Heiligthum, in jeder Minute sich hineindrängt u*nd* wenigstens d*ie* Hälfte von Allem bekömmt!), so kann ich Dir vom Übrigen nur wenig erzählen. Da mir viel daran liegt, recht ungestört zu sein, so habe ich mich gänzlich in meinem Studirstübchen abgekapselt, wo es auf den 3 Tischen, zwischen denen ich sitze, die mit Büchern, Heften, Atlässen, Tafeln, Zeichnungen, Gläsern, Instrumenten, Thieren etc ganz gehäuft bedeckt sind, wirklich recht gelehrt aussieht. Nur in der nächsten Nähe, grad über dem Hefte oben, steht ein Ding, was gar nicht recht in den gelehrten Kram passen will. Es ist ein kleines rundes Bildchen[12] von einem allerliebsten jungen weiblichen Wesen, welche, wie Du weißt, mir von jeher herzlich gleichgültig gewesen sind, so daß ich ja sowohl hier als in Würzburg für einen ganz schlimmen Weiberfeind galt. Und dennoch, denke Dir, passirt aller Augenblick das wunderbare Factum, daß das arme kleine Ding unter Glas einen warmen Kuß aushalten muß, den es sich freilich kalt genug gefallen läßt! Kannst Du Dir das erklären? – Gestört werde ich in meiner Einsamkeit wenig u*nd* das ist mir jetzt das Allerliebste. Da kann ich alle freien Momente mit meinem süßen Liebchen in schönen Erinnerungen der Vergangenheit u*nd* hoffnungsvollen Träumen der Zukunft schwelgen. So ist mir das ganz abgeschlossene Leben (denn von meinen Freunden mag ich jetzt vorläufig Nichts wissen!) das mir gleich nach dem Heringsdorfer Paradies recht öde u*nd* todt vorkam, jetzt ganz lieb geworden. Meine traute Anna begleitet mich bei allen Gedanken u*nd* Handlungen u*nd* redet mit mir so lieb u*nd* munter, daß alle unnütze Traurigkeit verschwindet. Vor den Menschen habe ich aber jetzt im Allgemeinen einen wahren Abscheu u*nd* ich vermeide sie, wo ich kann. Ist mir jetzt ja doch ein Mensch mehr als alle andern zusammen! Vor den bevorstehenden Visiten habe ich aber einen ganz gehörigen Gräuel! ||

Mein unartiger Mund ist endlich wieder ganz gut.[13] Auch die Mattigkeit hat sich verloren, so daß ich schon ganz munter u*nd* frisch Dich auf dem Bahnhof abholen werde. Doch gehe ich fast gar nicht aus, schon um keine Zeit zu verlieren. Und wohin sollte ich auch gehen? Berlin ist mir selten so traurig erschienen, als jetzt. Und wo man noch etwas Grünes sieht, wie in Reimers Garten[14] (wo ich jetzt öfter nach Tisch die lieben Plätzchen aufsuche, wo ich mit Dir Veilchen gesucht u*nd* auf der Bank gesessen) da mischt auch schon das absterbende gelbe u*nd* rothe Herbstlaub seine Wehmuth in die Naturfreude. Ein constanter Spaziergang, der mich im Sommer fast täglich regelmäßig anzog u*nd* auf die Beine brachte, nämlich nach der (Dir vielleicht bekannten?) Alhambra[15], in deren Nähe man rothe Coaksfeuer prächtig im Kanalspiegel flammen sieht,[16] hat jetzt merkwürdigerweise alle Anziehungskraft eingebüßt. Ich war bis jetzt summa summarum dreimal draußen! Freilich singen jetzt auch die Nachtigallen nicht mehr, wie am 4ten Mai![17] – Am Sonntag Nachmittag habe ich mich endlich einmal zu ein paar nothwendigen Visiten entschlossen, nämlich zu Prof. Braun[18] (wo ich nur die sehr nette Frau[19] traf) u*nd* zur Prof. Weiß, die mich schon wieder mit alter Zärtlichkeit zu verwöhnen anfängt. Gestern früh stellte ich mich J. Muellers Nachfolger, dem Prof. Reichert[20] aus Breslau vor. Obgleich ich ihn noch nie gesehen (voriges Jahr auf der Durchreise von Wien hatte ich ihn in Breslau aufgesucht, aber nicht zu Haus gefunden)²¹ so empfing er mich doch sehr freundlich, wohl in Hinsicht auf meine Flußkrebsentdeckungen²², von denen ihn einige sehr interessiren mußten, obwohl sie frühere Meinungen von ihm widerlegten. Er hielt mich über 1 Stunde fest u*nd* plauderte über die verschiedensten wissenschaftlichen Angelegenheiten. Als ich ihn schließlich bat, das Laboratorium, das Museum²³ u*nd* dessen Bibliothek wie bisher fortbenutzen zu dürfen, erlaubte er dies aufs zuvorkommendste u*nd* bot mir alle Unterstützung an. Im Ganzen hat er mir sehr wohl gefallen. Im Einzelnen kann ich noch nicht näher über ihn urtheilen. || Jedenfalls ist er von J. Müllers Schülern²⁴ derjenige, der vor Allen berufen erscheint, seine allgemeinen, philosophischen Standpunkte zu vertreten u*nd* schon aus diesem Grund ist er hier sehr viel werth, wenn er auch als Lehrer im Speciellen manche Mängel haben soll. Dann hat er das große Verdienst, hier 2 sehr wichtige Richtungen der Naturforschung zur Geltung zu bringen, die bisher hier sehr vernachlässigt waren, die embryologische u*nd* histologische.²⁵ Für mich wird Reichert vielleicht noch einmal von großer Bedeutung.

– Gratulationsbriefe oder Karten laufen fast noch täglich ein; heute von Hetzer²⁶ aus Halle, der richtig in die Ferien gereist war, so daß die Merseburger, Hallenser u*nd* Leipziger die Anzeige²⁷ 14 Tage später als die übrigen bekommen haben. H*etzer* selbst ist ziemlich außer sich u*nd* kann sich gar nicht beruhigen. Dagegen habe ich von Braune²⁸ gestern einen sehr lieben Glückwunsch bekommen. Haben Dir heut Mittag nicht die Ohren geklungen? Re*gierungs* R*at* Karo aus Merseburg, der jetzt öfters bei uns ißt, ließ Dich heut in sehr netten Versen leben, u*nd* daß da schön die Gläser klangen, kannst Du Dir denken! Hörtest Du's nicht?

– Am Samstag Abend war ich mit Vater (seit langer Zeit wieder) in der geographischen Gesellschaft, wo der Astronom Bruns²⁹ einen ausgezeichneten Vortrag über den Kometen hielt³⁰; erst eine allgemeine historische Einleitung, dann die Speciellen Verhältnisse dieses Donatischen Kometen. Vielleicht hast Du schon Einiges in der Zeitung über dies prächtige Meteor gelesen, das ich jeden Abend mit großem Vergnügen beschaue, u*nd* das Dir gewiß auch schon Grüße gebracht hat. Trotz seines herrlichen Glanzes ist der Kern sowohl als der Schweif so dünn, daß man andere Sterne hindurch sehen kann u*nd* daß unsere Erde, ohne was zu merken, durch ihn hindurch laufen würde. Er ist von viel zarterer Consistenz als unsere Nebel. Der Schweif ist ein Hohlkegel von 5 Mill*ionen* Meilen Länge. Die Umlaufszeit beträgt über 2000 Jahre. Bis zum 9ten Oct*ober* wird er sich uns noch nähern, also an Helligkeit u*nd* Glanz noch zunehmen. Seine Bahn ist parabolisch gekrümmt, 20 Mill*ionen* Meilen von uns jetzt entfernt. ||

Mittwoch früh.

Die Schilderung Deines jetzigen Heringsdorfer Stilllebens hat mich sehr erfreut, mein lieber Schatz, u*nd* ich wollte nur, daß ich so dann u*nd* wann in den Zwischenpausen der Arbeit hinüberfliegen u*nd* die schöne Ruhe stören könnte. Besonders lebhaft versetze ich mich immer Abends in der Dämmerung hinüber, wenn das Kaminfeuer angezündet wird, das ich so sehr liebe. Ich durfte ja nur einen einzigen Abend mit meinem süßen Liebchen im Arm mich seiner prasselnden Gluth freuen. Auch andere liebe Erinnerungsbilder verfolgen mich jetzt ᶜ recht lebhaft; unser Aquarellsitz u*nd* das nette Siestaplätzchen treten mir oft recht lebhaft vor die Seele (natürlich immer nur mittelst des „Vordergrundes", den ich früher nie leiden konnte u*nd* der mir jetzt zur Hauptsache geworden ist!); auch an das schöne Korswand, den Fangel u*nd* den langen Berg denke ich oft recht sehnsüchtig zurück, u*nd* dann an den köstlichen Strand, wo uns der Mond eines Abend so schön aufging – u*nd* das Alles erscheint mir jetzt schon so fern, als wären Monate verflossen. Und doch liegt nur eine so kurze Zeitspanne dazwischen. Aber was haben die Gedanken in der [*Zeitspanne*] schon Alles angefangen! Im Traum verfolgst Du mich fast jede Nacht so lebhaft, daß ich mir früh erst die Augen reiben muß, um mich zu überzeugen, daß es wirklich nur ein schöner Traum war; so habe ich wenigstens vorgestern Nacht lange mit Dir Boccia gespielt, Dir aber den Sieg so vollständig lassen müssen, daß ich zuletzt 1:12 stand! Und gestern schaukelten wir uns bei ganz hohen Wellen in einem kleinen Boot so lustig, daß ich jedesmal, wenn es aus tiefem Thal auftauchend den weißen Kamm einer Welle erklettert hatte, laut auf jauchzen mußte. –

Daß Dir das Lesen der Ilias[31] so viel Genuß gewährt, freut mich sehr; nur schade daß Du es nicht im Urtext lesen kannst, wo er doppelt groß sein würde. Es gehört der feste, metallisch reine Klang der alten griechischen Sprache mit ihrer wundervollen Eigenthümlichkeit nothwendig dazu. Mir war auch Homer [d] schon auf der Schule, wo einem doch die Klassiker durch das Einpauken ganz zuwider wurden, derjenige, den ich mit der größten Lust u*nd* Liebe las![32] (wie unter den Römern nachher Tacitus)[33]. Und als Student habe ich noch oft Mußestunden benutzt, um einen Gesang aus der Ilias oder Odyssee mir wieder lebensvoll ins Gedächtniß zu rufen.[34] ||

III.

Von Tante Bertha[35], die heut mitschreiben wollte, ist wieder Nichts eingetroffen, so daß ich den Brief allein abschicke. Als ich das letzte Mal bei ihr war, sprach ich noch einmal von den 3 Briefen, die Du ihr aus Heringsdorf geschrieben hättest u*nd* sie versicherte, keinen einzigen erhalten zu haben (obwohl ich mich selbst erinnere ihr einen gebracht zu haben). Den „kleinen vergeßlichen Strick"[36], den Du mir anbinden willst, muß ich Dir aber zurückgeben, da ich den letzten (mitgebrachten) Brief noch am Tage nach[e] unserer Ankunft durch Mutter hinausbringen ließ. Gegenwärtig ist Tante B*ertha* etwas außer sich über Deine Mutter, weil sie ihr zumuthe, die ganze Last, Unruhe u*nd* Plackerei von Jacobis Ankunft u*nd* Aufenthalt in N. 4[37] auf sich zu nehmen, während sie sich ganz bequem in ihrer Heringsdorf Ruhe pflege u*nd* sichs so leicht als möglich mache. Auch war sie so aufgeregt darüber, daß sie gar nichts damit zu schaffen haben wollte. Das wird also wohl noch einige Zusammenstöße zwischen N. 3[38] u*nd* 4 geben.

– Daß Jacobis (die Freitag hier eintreffen werden) nun hier wohnen, freut mich in vieler Hinsicht auch für Dich sehr; obwohl ich nicht läugnen kann, daß ich in anderer mich auch davor etwas fürchte. [f]Nach dem, was man von Andern darüber hört, führen sie doch ein sehr ausgebildetes sogen. höheres, feines Gesellschaftsleben mit allem Glanz, Luxus u*nd* Überfluß der vornehmen Leute; und wie mir Alles das aus Herzensgrund zuwider ist, weißt Du. Nun fürchte ich zwar keineswegs, daß Dein reiner, einfacher Natursinn sich durch so verlockendes Beispiel,[g] wie das einer Schwester, sollte verkehren lassen; Du bist gewiß ebenso wenig als ich von all den Firlefanzereien u*nd* Kinkerlitzchen der vornehmen Welt befriedigt; aber doch drängt sich auch in die einfachsten Gemüther unter solchen Verhältnissen der Wunsch u*nd* das Bedürfniß nach dem u*nd* jenem ein, was das Leben wohl bequemer u*nd* angenehmer, aber ebenso auch komplicirter u*nd* bedürfnißreicher macht. Mein Wahlspruch bleibt aber der des

Socrates: „Wer am wenigsten bedarf, ist der Gottheit am nächsten!"[39] – (Auch wird für eine arme Jenenser kleine Professorin sich der Luxus wohl wenig eignen!!) Übrigens vernichte dies Blatt lieber gleich nach den Lesen. –

Die Ältern grüßen herzlich. Komm nur recht bald, mein liebster Schatz, und schreibe auch recht bald wieder Deinem treuen Erni.

1 Br. 69.
2 Br. 70.
3 Untzer, Gustav von.
4 Vgl. Br. 68, Anm. 1.
5 Mollard, Carl Julius Alexander; Mollard, Adelheid Emma Clara, geb. Sack. – Ihre Silberhochzeit fand am 6.10.1858 statt.
6 Sethe, Wilhelmine, geb. Bölling.
7 Jacobi, Helene, geb. Sethe; Jacobi, August; zum Vorgang vgl. Br. 69, S. 255.
8 Kunde, Felix; Hartmann, Robert.
9 Vgl. Br. 68, Anm. 1; s. Abb. 24.
10 Nebenform von: tüfteln.
11 Goethe, Faust (wie Br. 34, Anm. 9), S. 33 (Nacht, Faust).
12 Vgl. Br. 53, Anm. 6.
13 Haeckel litt an Mundfäule; vgl. Br. 64, S. 231.
14 Der Garten des Reimerschen Anwesens Wilhelmstraße 73, Berlin (später Reichspräsidentenpalais), wo die Familie Haeckel seit 1857 wohnte.
15 Hafenplatz Nr. 4, Wohnung von Anna Sethe, ihrer verwitweten Mutter Wilhelmine, geb. Bölling, und ihrem Bruder *Heinrich* Christoph Moritz Hermann; vgl. Br. 57, Anm. 20.
16 Vgl. Br. 36, S. 135; Br. 56, S. 205.
17 Zur heimlichen Verlobung Ernst Haeckels mit Anna Sethe vgl. Br. 55, S. 205.
18 Braun, Alexander.
19 Braun, Adele, geb. Meßmer.
20 Reichert, Karl Bogislaus; er hatte zum WH 1858 als Nachfolger Johannes Müllers die Direktion der Anatomischen Sammlung und des Anatomischen Theaters angetreten.
21 Vgl. Br. 21, S. 111 f.
22 Vgl. Br. 8, Anm. 7.
23 Die Anatomische Sammlung; vgl. Br. 48, S. 169.
24 Reichert war Schüler von Johannes Müller und Friedrich Schlemm (1795–1858) gewesen und hatte vom WH 1841/42 bis zu seiner Berufung nach Breslau 1843 als Prosektor bei Müller gearbeitet.
25 Reichert wurde 1836 mit dem Thema „De embryonum arcubus sic dictis branchialibus" in Berlin promoviert.
26 Nicht überliefert.
27 Verlobungsanzeige, vgl. Br. 63, Anm. 3.
28 Braune, Christian Wilhelm; ders. an Ernst Haeckel, 1.10.1858 (EHA Jena, A 6326).
29 Bruhns, Carl Christian.
30 Vgl. Sitzung der geographischen Gesellschaft zu Berlin vom 2. October 1858. In: Zeitschrift für allgemeine Erdkunde. N. F., 5. Bd., 4. Heft, Berlin 1858, S. 373–376, hier S. 375 f.; über den Kometen vgl. auch Br. 65, Anm. 10.
31 Homer, Ilias (wie Br. 67, Anm. 28).
32 Die Bücher VI bis X von Homers „Ilias" gehörten zu Haeckels Schullektüre im Fach Griechische Sprache auf dem Domgymnasium in Merseburg, womit er sich besonders intensiv während seines Osterexamens 1852 beschäftigte; vgl. dazu u. a. EHAB, Bd. 1, S. 49, 51, 79, 90, 208; ebd., Bd. 2, S. 246 (Anm. 9); Jahresbericht über das Domgymnasium zu Merseburg, womit zum Osterexamen MDCCCLII ergebenst einladet Carl Ferdinand Wieck, Rector und Professor. […]. Merseburg [1852], S. 24.

33 Zu Haeckels Lektüre zählte u. a. Tacitus, Publius Cornelius: Ab excessu divi Augusti (Annales) – das zweite, aus 16 Büchern bestehende große Geschichtswerk des Tacitus; vgl. dazu auch EHAB, Bd. 1, S. 47, 49, 90.
34 Haeckel bekam zu Weihnachten 1857 von seinen Eltern die bekannte Flaxmann-Ausgabe (wie Br. 67, Anm. 28) geschenkt, mit der er sich in der Folgezeit immer wieder beschäftigte; vgl. dazu Haeckel, Tagebuch 1855–1858 (wie Br. 7, Anm. 13), S. 52, 56.
35 Sethe, Emma Henriette *Bertha* Sophie.
36 Vgl. Br. 70, S. 259.
37 Jacobi, Helene, geb. Sethe; Jacobi, August; zum Vorgang vgl. Br. 69, S. 255.
38 Hafenplatz 3, Berlin, Wohnung von Emma Henriette *Bertha* Sophie Sethe.
39 Dem antiken Philosophen Sokrates von Athen zugeschriebener Ausspruch; vgl. Diogenes Laertius: Leben und Meinungen berühmter Philosophen. Übers. und erläutert von Otto Apelt. Bd. 1: Buch I–VI. Leipzig 1921, S. 74.

72. Von Anna Sethe, Heringsdorf, 6. Oktober 1858

Heringsdorf d. 6.10.58.

Gerne hätte ich Dir gleich vorgestern, als ich Deinen lieben, lieben Brief[1] erhielt, oder wenigstens gestern geschrieben, allein mein dummes Auge machte es mir unmöglich. Du bester Herzensschatz, laß Dir einen innigen Kuß von Deiner Lieb geben, die Dir so viel Kummer macht. Du hast schwere Tage durchgemacht und ich jetzt mit Dir. In tiefe Wehmuth hat mich Dein Brief versetzt und ich begreife nicht, wie man Dich, besten Menschen so quälen kann. Erni, Dir Leichtsinn in dieser ernsten Sache vorzuwerfen, die wir Beide nach reiflicher Überlegung eingegangen sind! Wüßte Dein Freund nur, wie schweren Sinnes und unter wie vielen Kämpfen Du diesen Schritt gethan hast, die ich sehr ehre; warum hast Du ihm das nur nicht gesagt? Dir wird es freilich wohl gegangen sein, wie mir und den meisten Menschen, daß ihnen das Beste immer hinterher einfällt. Der Vorwurf Deines Freundes war gerecht für einen Menschen, der sich ganz blind von der Leidenschaft zu einem so ernsten Schritt hinreißen läßt, der seiner Braut Vorspiegelungen und goldene Aussichten in die Zukunft ausmalt, nicht aber für Dich edlen Menschen, der Du mir nie ein Hehl daraus gemacht hast, wie unsicher Deine Zukunft ist, wie lange das Ziel noch hinausgeschoben und dann wie kärglich das Einkommen sein kann. Das weiß und wußte ich Alles, habe es wohl || erwogen, und meine Liebe [*verließ*] mich nicht, sondern wuchs mit jedem Tage. Erni, ich denke, Du kennst mich so weit, daß ich, an ein bequemeres Leben gewöhnt, vielleicht anspruchsvoll erscheine, daß ich aber in der ärmlichsten Hütte mit dem kärgsten Auskommen glücklich und zufrieden sein würde, kann ich Beides mit Dir theilen; „zum Paradiese würde sie, wärst Du bei mir"[2]. Ich verstehe Dich sehr wohl, daß die Naturforscher nach einem ganz anderen Maßstabe beurtheilen werden müssen; sie sind einerseits wirklich um ihr Glück und Befriedigung an sich und der Wißenschaft zu beneiden, und doch möchte ich nicht mit ihnen tauschen; die größten Knechte des Egoismus, haben sie keine Ahnung von dem wonnigen Gefühl, das Halm[3] so wunderschön in seinem Liede: was ist Glück? in den Worten ausgedrückt hat: Laß ganz aus Dir des Ichsbewußtsein schwinden – Tauch unter wie in's Meer in Dein Empfinden – Beglückend nur fühl selber Dich beglückt – Gieb ganz Dich hin und lerne froh entrückt – je mehr Du gibst, nur reicher dich zu finden.[4] –

Lieber Erni, wäre ich bei Dir gewesen, ich würde Dich beruhigt haben und Dir die trostlosen Tage erheitert; dank Deinem lieben Vater, der Dich aus Zweifeln und Sorgen gerißen hat. Wenn ich diese wenige oder mehr schmerzliche Theilnahme Deines Freundes bedenke, die Dir ungemein wehe thun muß, (denn wie freue ich mich über die herzliche, liebevolle Theilnahme von allen Menschen, die mir nahe stehen) könnte ich sehr traurig werden, je den Wunsch der Veröffentlichung gehabt und ihn jetzt erfüllt zu haben; allein der Verstand || sagt mir, es sei viel beßer so; Du würdest diese Behandlung später von Deinen Freunden ebenso erfahren haben, sobald sie zu wißen bekommen hätten von wann sich die Verlobung datirt, und frage Dich selbst, wärst Du nicht unwahr Deinen Freunden gegenüber geworden, die Dich so lieb haben und Dir mit einem offenen, wahren und warmen Herzen entgegenkommen? Ihre Beurtheilung und Unzufriedenheit mit unserem Verhältniße, soll sie nicht in meinen Augen herabsetzen, obgleich eine gewiße Furcht und Bangigkeit mich befällt in dem Gedanken, sie zu sehen, denn mir grollen sie gewiß am meisten, obgleich ich unschuldige Ursache an Deinem Unglück bin. Unschuldig freilich insofern nicht, als Gott mich eben geschaffen hat, wie ich bin, daß Du mich darum lieb gewannst und ich Dich, so daß es schließlich kaum anders kommen konnte, wenn Du nicht Deine natürlichen menschlichen Gefühle ganz verläugnet hättest. Erni, wenn ich Dir wirklich Ursache, Veranlaßung zu Deiner Annäherung gegeben habe, verzeih mir; habe ich mich Dir nur von meiner besten Seite gezeigt und Dir zu lebhaft mein Intereße an Deiner Persönlichkeit, an Deinem regen, geweckten, thatendurstigen Geiste bewiesen habe, so ist es gewiß völlig unbewußt geschehen, mit keinen Gedanken an ein so heiliges, ernstes Verhältniß. Ich glaube mich nicht zu hoch zu schätzen, wenn ich sage, dazu ist mein Herz zu aufrichtig und rein, um diesen Vorwurf auf mir sitzen || zu laßen. Nie würde ich mich, am allerwenigsten einem Manne gegenüber, so wegwerfen, so jede Weiblichkeit mit Füßen treten, mich Jemanden aufzudrängen und ihm moralisch seine Liebe abzwingen zu wollen. Erni, überlege es Dir wohl, untergrabe ich so völlig Deine wißenschaftliche Laufbahn, die Dich bisher so glücklich gemacht und Dich so ohne Sorgen hat leben laßen, ich flehe Dich an, verstoße mich, oder wenn Du das nicht kannst, vergiß mich und dies ganze halbe Jahr, und lebe nur Deiner Wißenschaft; und hast Du schöne Reisen und befriedigende Kenntniße gemacht, und sehnst Dich nach Jahren [a] nach einem häuslichen Heerde, so sieh zu, ob ich Dir noch genüge, ich werde Dich dann noch ebenso in der Stille und Zurückgezogenheit lieben, wie jetzt, denn von Dir ganz laßen kann ich nicht:

<blockquote>
Ich bin der Epheu, Dir getreu,
Sei Du der Eichbaum mir;
Ich laß im ganzen Leben nicht,
Im Tode nicht von Dir.
</blockquote>

Da hast Du meine ganze Seele, wie sie denkt und fühlt, und in Hinsicht auf Dein Bestes, auf Dein Glück, das mir am Meisten am Herzen liegt, wiederhole ich noch einmal die Bitte, handele nach Deiner reiflichen Überlegung; ich bin mit Allem zufrieden. Meine besten Jahre gingen also darüber hin, meint Dein Freund[5]. Was nennt er denn die besten? Meint er die Jahre, soviel es auch sein mögen bis zu unserer Vereinigung, sollten so dahingeträumt werden? Erni ich hoffe, sie soll*en* meine geistige, meine weibliche Entwickelung || ausfüllen, ebenso wie jedes andere Jahr; und sind denn das nicht die besten Jahre, wo wir Beide gemeinsam an uns arbeiten und uns[b] ergänzen und kann das nicht auch der Fall sein, wenn wir noch nicht verheirathet sind, selbst wenn wir lange getrennt sind und nur brieflich Gefühle und Ansichten aussprechen können? Ernst, ich muß wohl eine ganz andere Auffaßung vom Leben, vom körperlichen sowohl, wie vom geistigen haben, denn ich verstehe solche Aussprüche Deines Freundes eigentlich nicht. Bin ich zu dumm dazu, oder habe ich falsche Ansichten, belehre mich, lieber Schatz, Du weißt, daß ich Alles gern von Dir annehme.

Im Stillen hatte ich immer gehofft, Dein Brief würde sagen, daß Jacobis[6] in diesen Tagen nach Berlin übersiedelten, so schwämme ich jetzt schon auf dem Waßer und in acht Stunden wäre ich bei Dir. Übrigens ist es recht gut, daß die Versuchung mir gar nicht geboten ist, denn so entzündet, wie mein Auge ist, hätte ich doch nicht reisen können. Den ganzen Sonntag über war ich sehr unruhig in Erwartung eines Briefes von Dir gewesen, bis ich ihn endlich Montag Mittag, während Mutter[7] Untzers[8] nach Swinemünde begleitete, erhielt. Gut, daß Mutter nicht da war und meine Thränen nicht sah, die durch die letzten Seiten || Deines Briefes wieder getrocknet worden. Mein Zustand ist wirklich Mitleid erregend, wer weiß, wie ungern ich ohne Thätigkeit bin, denn seit Montag kann ich nichts thun; Alles thut dem Auge sehr weh; dieser Brief an Dich ist die erste Beschäftigung und ich fürchte, auch bald mit aufhören zu müßen; hoffentlich geht es heute auf; ich habe auf Mutter's Rath wiederholt eine gebratene Zwiebel aufgelegt, die Alles wieder gut machen soll. In meiner schlechten Stimmung am Montag hatte ich Deine Reise[9] vorgenommen, die mir schon so manche angenehme Stunde bereitet hat, allein es wollte nicht gehen mit dem Lesen; da kam Dein lieber Brief, der meine Ungeduld und meinen Unmuth strafte über diese kleine Unbequemlichkeit und meine Seele nur Dir und allein für Deinen Kummer und Leid öffnete, darüber vergaß ich mich ganz. Tausend Dank, liebes Herz, daß Du mir Alles offen schreibst, was in Dir vorgeht; Du hörst ja auch Alles unnütze und dumme Zeug, was meine Seele bewegt. Deine Zeichnungen und Text von Carus[10] habe ich gefunden und soll nicht vergeßen werden. Noch eins; unter den Noten ist eine Don Juan-Ouvertüre in kleinem Format[11], gehört sie Dir? Sonst laße ich sie Helene Brauchitsch mit noch anderen vergeßenen || Sachen zukommen. Ich bin natürlich bei dem Winde und rauhen Wetter ganz an das Zimmer gebannt, freue mich über die Wolken und gegen Abend über die schöne rosige Beleuchtung der Misdroyer Berge vom Fenster aus. Gestern Abend habe ich mich freilich wohl verwahrt hinaus gewagt und mich über den glänzend hellen Kometen[12] gefreut, der jetzt schon sehr tief steht. Sein großer breiter Schweifel reicht bis in den Wagen[13] hinein und ein Schweif stand gestern Abend über dem mittleren Stern des Kometen mit bläulich silbernen Licht, ein zweiter feurigerer Stern mit röthlichem Licht; ich vermuthe dies ist der Arctus zum Sternbild des Botener[14] gehörig, in dem er nach der Nationalzeitung vom 5 October[15] stehen sollte. Es sah ganz reizend aus. Wie halten es doch Menschen einen einzigen Tag ohne reelle Beschäftigung aus? Mir kommen diese Tage wie Jahre vor. Ich freue mich gar sehr auf Dich, lieber Erni, und wünschte nur meinen Gedanken des Wiedersehens eine bestimmte Richtung geben zu können, so müssen wir in's Unbestimmte hoffen; Ende nächster Woche denke ich jedenfalls bei Dir zu sein. Gut, daß ich noch mit Arbeiten und Büchern versehen bin, so daß ich die Zeit ausfüllen kann. || Untzers werden Euch wohl von uns berichtet haben; ich bin froh, daß ich ihnen durch meine jetzige Unbrauchbarkeit nicht noch lästig gefallen bin. Übrigens so kraßer Egoismus wie in diesen beiden Leuten steckt, findet sich bei keinem Naturforscher. Sie beschäftigen sich nur mit sich und ihrem Körper, sind also, für den häuslich-gemüthlichen Verkehr gänzlich unbrauchbar. Mutter ist jetzt in ihrem Element; sie baut Mauer, macht Gartenanlagen, hält Zwiesprache [!] mit den Heringsdorfer Büdnern wegen Verbeßerung und Verschönerung Heringsdorf's und ist wenig oder gar nicht im Zimmer. Da bin ich denn meinen süßen Gedanken allein überlaßen, die stets in Berlin weilen. Heute Abend sind Wallenstedts und die Profeßorin Klenze hier, die morgen abreis't; ich werde gewiß sehr intereßant sein. Mutter grüßt Deine Eltern und Dich herzlich und läßt Deiner Mutter besten Dank für die freundlichen Zeilen sagen und Dich bitten, in Deinem nächsten Brief zu schreiben, was Du von Jacobis möchtest. Von uns Allen Grüße, besonders Deinen Alten, T*ante* Bertha[16], Heinrich[17] und Jacobis. Verzeihe für dies Mal der Einäugigen die Weitläufigkeit im Schreiben und denke nach wie vor gut von Deiner glücklichen Änni.

1 Br. 68.
2 Verszeile aus: „Oh säh ich auf der Heide dort", Volkslied von Ferdinand Freiligrath (1810–1876), entstanden um 1835 nach dem schottischen Original von Robert Burns (1759–1796) „Oh wert thou in the cauld blast".
3 Halm, Friedrich (Ps., eigtl. Münch-Bellinghausen, Eligius Franz Joseph Freiherr von).
4 Ders.: Glück. In: ders.: Werke. Bd. 1: Gedichte. Verm. und verb. Ausgabe, Wien 1856, S. 37 f.
5 Martens, Eduard von.
6 Jacobi, Helene, geb. Sethe; Jacobi, August; zu deren Umzug nach Berlin vgl. Br. 69, S. 255.
7 Sethe, Wilhelmine, geb. Bölling.
8 Untzer, Gustav Friedrich von; Untzer, Juliane von, geb. Bölling.
9 Haeckel, Tagebuch der Alpenreise 1855 (wie Br. 49, Anm. 11).
10 Carus, Zootomie; vgl. Br. 69, S. 255.
11 Einer der zahlreich erschienenen Separatdrucke, hier vielleicht: Mozart, Wolfgang Amadeus: Ouverture aus der Oper Don Juan für das Piano-Forte auf 4 Hände eingerichtet von F. Stein. Wien [1808]. – Die Ouvertüre zu Mozarts Oper „Il dissoluto punito ossia Il Don Giovanni" („Der bestrafte Wüstling oder Don Giovanni") wurde 1787 im Prager Nationaltheater uraufgeführt.
12 Vgl. Br. 65, Anm. 10.
13 Ursa major; vgl. Br. 67, Anm. 40.
14 Arcturus oder Alpha Bootis (HIP 69673), ist mit einer scheinbaren Helligkeit von -0,05 mag der hellste Stern am nördlichen Himmel im Sternbild Bootes (Bärenhüter).
15 Vgl. National-Zeitung. Abend-Ausgabe. Nr. 462, 11. Jg., 4.10.1858.
16 Sethe, Emma Henriette *Bertha* Sophie.
17 Sethe, *Heinrich* Christoph Moritz Hermann.

73. An Anna Sethe, Berlin, 8. Oktober 1858

Berlin Freitag 8.10.58.

So eben nach dem Frühstück erhalte ich Deinen lieben Brief¹, mein liebster, bester Schatz, u*nd* beeile mich, Dir augenblicklich zu antworten, um das viele Traurige u*nd* Böse, was Dir mein vorletzter Brief² gebracht hat, womöglich wieder gut zu machen. Hoffentlich wirst Du inzwischen meinen letzten Brief³ erhalten u*nd* daraus vielleicht schon etwas fröhlichere Gedanken geschöpft haben. Ach, liebste, einzige Anna, vergiß jene dummen, unnützen Trauertage; streiche sie aus meinem Leben u*nd* zerreiß den trostlosen verzweifelnden Brief. Ich hab mir in diesen Tagen schon Vorwürfe genug gemacht, ihn Dir geschrieben u*nd* abgeschickt zu haben. Und doch konnte ich nicht anders! Wie hätte ich das ertragen sollen, wenn ich ᵃ nicht den Gram u*nd* Kummer in Deine liebevolle, Alles mit mir theilende Seele hätte ergießen u*nd* mir aus Deinem treuen, starken Herzen Muth u*nd* Kraft zum Ertragen hätte schöpfen dürfen? Liebe, gute Anna, Du willst ja Alles, was dies arme, unvollkommene menschliche Erdenleben uns bringt, mit mir auf Dich nehmen, mit mir ertragen u*nd* durchkämpfen. O ertrag auch dies. Bitte, habe Geduld mit mir. Es sind das gewiß nur die letzten verzweifelten Anstrengungen des egoistischen Mephisto, den Platz zu behaupten, den Du ihm entrissen hast. Könnte ich Dir jetzt nur mein Inneres zeigen, so wie es ist, wie es schon ganz anders geworden ist. Ich glaube Du würdest Dich freuen, mein liebes, ganzes Herz, wie Du schon in dieser Rumpelkammer des materialistischen Naturforscher-Egoismus aufgeräumt hast. ||

Könnte ich Dir nur recht sagen, wie Du, Du ganz allein, mein Eins u*nd* Alles bist, wie Du meine Gedanken, Gefühle, Bestrebungen Dir jetzt ganz allein angeeignet hast u*nd* wie mit Deiner Alleinherrschaft Friede u*nd* Ruhe in das wilde bewegte Gemüth eingezogen ist. In den letzten 8 Tagen warst Du mir beständig immer so nahe, immerfort fühlte ich so den herrlichen Einfluß Deines reinen, liebevollen Herzens auf mein unruhvolles, zweifelndes Streben, daß ich ganz glücklich darin wurde u*nd* gar nicht mehr dachte an die Sorgen u*nd* Vorwürfe, ᵇ mit denen die Menschen, u*nd* grade die, die mir die nächsten u*nd* liebsten Freunde sind, mir unser schönes Verhältniß trüben u*nd* verdüstern wollen, weil sie selbst keine Ahnung haben von dem glückseligen Gefühl, das zwei Menschen Herzen ergreift, die so ganz ineinander aufgehen u*nd* in seligem Selbstvergessen, nur Eins im Andern lebend u*nd* fühlend, das höchste Glück finden. Sieh, meine Änni, ich bin ja jetzt so ganz Dein, und nie soll wieder irgend ein egoistischer Gedanke mich Dir entreißen wollen. Vor Dir tritt ja Alles Andere zurück; selbst meine hohe, hehre Wissenschaft, für die ich bisher alles zu opfern bereit war, sie ist nicht mehr die Göttin, die alle meine Gedanken u*nd* Bestrebungen beherrscht. Sieh, das bist Du allein. Und wenn ich jetzt im Genusse meiner wissenschaftlichen Thätigkeit wieder glücklich bin, wie ich es in den letzten 8 Tagen wirklich war, so ist es nur in stetem Hinblick auf Dich, in beständigem Mitgenusse mit Dir, in dem freudevollen Bewußtsein, für Dich, meine ideale, Alles in sich fassende Göttin, zu arbeiten u*nd* in dieser Arbeit das Köstlichste zu genießen. ||

Die letztverflossenen 8 Tage haben mich in dieser Beziehung wirklich sehr glücklich gemacht. Sie haben mir gezeigt, daß ich noch mit alter Kraft u*nd* Energie mich ganz in den Bereich der höchsten Ideen versenken kann, daß die Fähigkeit u*nd*

Freude zu meiner Naturforscher-Thätigkeit, die ich durch den verflossenen Sommer durch die ausschließliche Beschäftigung des Gemüths, verloren glaubte, nicht verschwunden ist. In der genauen Durcharbeitung, in dem tiefen Versinken in die herrlichen genialen Ideen Johannes Müllers,[4] in dem Erfassen und Bewältigen seiner ebenso durch Masse des[c] empirischen Materials, als philosophischer Beherrschung und Durchbildung desselben, ausgezeichneten Vorträge, habe ich zu meiner innigsten Freude mich überzeugen können, daß ich die Begabung, die Lust und Kraft dazu, trotz der so lange zwischen liegenden Zeit, trotz der jetzt ausschließlichen Herrschaft der Liebe über das Gemüth, nicht verloren habe, [d] wie ich so sehr befürchtet habe. Ja gewiß mein liebster Schatz, Liebe und Wissenschaft schließen sich nicht aus. Was letztere für den Verstand, ist erstere für das Gemüth. Ja sie erheben und verherrlichen sich gegenseitig. Ich habe lange nicht so angestrengt und continuirlich gearbeitet, wie in den letzten Wochen und doch warst Du, meine theure Seele, mein anderes Ich, beständig bei mir. Und doch hast Du mich kaum gestört; nein, mit angetrieben und ermuthigt, immer kraftvoller und frischer in die That mich zu versenken, der Arbeit mich hinzugeben. Ach, liebstes Schatzchen, wie glücklich, still und zufrieden wurde mein unruhiger Sinn in dieser Überzeugung; was habe ich da für Hoffnungen, was für Willen und Kraft für die Zukunft geschöpft! || So hoffe ich denn auch meine Freunde durch die That von der einseitigen Übertreibung ihrer entgegenstehenden Ansichten überzeugen zu können. Das Verhältniß zu diesen zu ordnen, wird noch eine schwierige Aufgabe der nächsten Zukunft sein, da sie mich wirklich fast Alle mehr oder weniger verloren geben. Vorläufig habe ich mir damit geholfen, daß ich mich gänzlich abgeschlossen habe. Mögen sie nun darüber denken, was sie wollen. Ich habe diese Woche in meiner Studirstube so still und einsam gesessen, als hätte ich keine bekannte Seele in der ganzen großen Stadt. Dafür stand mir aber mein guter Engel beständig zur Seite und hat mir Ruhe und Klarheit, Friede und Freude in das zu unseliger Verzweiflung aufgeregte Herz gesenkt. Liebste Änni, Du machst mich so gut, so glücklich; bitte halte nur fest in Deiner treuen nicht wankenden Liebe; zuletzt wird sie gewiß auch die letzten Spuren des Egoismus für immer ausrotten. Sieh ich bin noch so unreif, so in der Entwicklung und Ausbildung begriffen, [e] habe so lange und andauernd mich in eine einseitige Auffassung der Welt und Menschen hinein gearbeitet, daß es nun nicht mit einem Male geht, auch der andern Richtung gerecht zu werden und daß es wohl noch manche Kämpfe kosten wird, ehe ich auch in dieser zum Lichte der Wahrheit durchdringe. Aber führe Du mich nur mit Deinem richtigen, weiblichen Naturgefühl, sieh, Du kannst Alles aus mir machen; gegen Dich tritt mir ja Alles Andere, Welt und Menschen so zurück, daß ich Dir ganz allein lebe, daß ich alle Verkennung, alle üble Nachrede, alle böse Verläumdung jener, selbst die so schmerzliche falsche Auffassung meiner Freunde, jetzt für gar Nichts mehr achte. ||

II.

Daß ich Dir durch meinen vorletzten Brief so weh gethan, hat mich um so mehr geschmerzt, als sich aus Deinem heutigen zu meiner größten Betrübniß ersehe, daß Dir Dein schlimmes Auge [f] durch Schmerzen und Langeweile so viele Qualen bereitet hat.[5] Ich habe wirklich einen rechten Schreck gekriegt, liebstes Schatzchen und es ist mir sehr weh, daß ich nicht bei Dir sein, Dich unterhalten, trösten, Dir vorlesen und vorplaudern, vielleicht auch etwas zur Heilung thun kann. Bitte, bitte liebstes Herz, sei recht vorsichtig und sorgfältig mit dem Auge; es ist ja das Beste, Erste, was wir an dem ganzen Cadaver haben. „Des Leibes Licht!"[6] – Ich könnte nicht ohne Augen leben – So eben war Quinke[7] hier und meint, daß, wenn die Entzündung nicht besser würde, Du unverzüglich herkommen möchtest. Es wäre nicht damit zu spaßen. Wenn die Entzündung noch nicht nachgelassen hätte, möchtest Du 2–4 Blutegel an die Schläfengegend setzen, dicht nach außen und oben vom äußern Augenwinkel. Ferner solltest Du möglichst wenig essen, namentlich kein Fleisch, Nichts Erhitzendes (keinen Wein), dagegen mehr mehlige Sachen, Wassersuppe, Obst etc. Außerdem solltest Du tüchtig abführen ½–1 Eßlöffel Glaubersalz (oder halb so viel Bittersalz) auf einmal, öfter wiederholt (2–3 m*al* des Tags) bis es ordentlich wirkt. Wenn Du reisest, mußt Du das Auge durch eine vorgebundene Compresse, die aber nicht aufliegt, ordentlich schützen. Sonst darfst Du aber ja nichts auf das Auge selbst thun, namentlich keine so scharf reizende Sachen, wie scharf reizende, gebratene Zwiebeln. Es ist das ein unbegreiflicher Unsinn, der im Cursus jedenfalls mit Durchfallen bestraft werden würde. Höchstens kannst Du laues Wasser darüber träufeln lassen. ||

Ich kann dem nur die herzliche Bitte hinzufügen, doch ja nur recht bald zu kommen. Hier ist ja Dein bester Doctor, der Dich gewiß gleich wieder gesund machen wird. Ach, mein herziges Schatzchen, Du glaubst nicht, wie ich mich nach Dir sehne. Du bist ja mein Alles, und da lebe ich so wirklich nur halb hin. Wenn ich nur erst wieder an meinem Herzen ruhen und alle Gedanken ihm aussprechen kann, dann ist Alles wieder gut. Übrigens wünsche ich auch im eigenen Interesse Deiner Mutter[8], daß ihr bald kämt, denn Tante Bertha[9] ist immer noch außer sich darüber, daß Deine Mutter [h] alle Last, Unruhe, Trouble, Arbeit, der mit Jacobis Ankunft und Aufenthalt in N° 4[10] verknüpft ist, von sich abwälzt und ihr auf den Hals schiebt. Als ich vorgestern da war, wußte sie noch gar nicht, was sie Alles zuerst dafür thun sollte. Die Betten für die 8 Leute (nicht weniger als 4 Domestiken!!! Da werden wir's mit einem Hausmädchen „Vor Allens" einfacher haben!) hatte sie mit ihrem feinen Bettzeug überziehen lassen. Zum Essen, Trinken etc hatte sie nicht weniger, als Alles, hinüber schaffen lassen, weil gar Nichts, nicht Gabel, Messer, Glas geschweige denn Brod etc vorhanden sei. Kurz, das wird noch eine Heidenwirthschaft geben und eine reiche Quelle von „Mißverständnissen" etc sein. Dazu ist Tante B*ertha* noch gereizt gegen Helene[11], durch eine Äußerung, die diese über uns beide gethan, und die der Art ist, daß ich lieber gar Nichts mit ihr zu schaffen haben möchte. Wenigstens wird uns darin eine so niedrige Gesinnung zugemuthet, daß sie mich wirklich empört hat. – ||

Gestern, mein liebster Herzensschatz, wurde ich auch einmal durch einen sehr lieben netten Brief, von Finsterbusch[12], erfreut, den ich Dir mitschicke; heb ihn mir aber wohl auf; es ist derselbe, alte Schulfreund, der uns vor unserer Verlobung, Mitte April, hier zusammen sah, und mich geradezu fragte: „Ernst, sag mir aufrichtig, das ist doch Deine Braut? Sie gefällt mir sehr und ihr paßt gewiß ganz vortrefflich zueinander!" Ich lachte freilich damals darüber, ohne Ahnung, daß das so bald wonnige Wahrheit werden dürfte. Daß ich Dich sehr lieb hatte, war mir freilich schon vor Weihnachten klar geworden; aber ich hatte immer nur an Dich als Schwester gedacht, da Du mir ohnehin schon so nahe standest. Daß Du, die reife, vollendete ausgebildete Jungfrau, Dein Herz an einen noch so in düstern Zweifel und unsicherer Unklarheit umhertappenden Jüngling, der die Knabenschuhe oft kaum ausgezogen zu haben schien, verschenken könntest, daran habe ich wahrlich vor dem seligen Moment, wo es mir mit einem Male ganz u*nd* voll klar wurde, nie gedacht. Ach, mein einziges Gut Du, könnte ich mich nur schon ganz Deiner würdig zeigen, könnte ich Dir durch Thaten beweisen, daß ich Deiner reinen, edlen Liebe nicht unwerth bin. Aber hab nur Geduld, bester Schatz. Ich fange jetzt ein neues Leben an, voll Kraft u*nd* Energie, Ernst u*nd* Frische, u*nd* vor allem Selbstvertrauen u*nd* Muth, die mir leider nur zu sehr bisher fehlten. Vielleicht waren die Kämpfe der jüngsten Zeit nothwendig, um sie in mir zu wecken. ||

Ich muß schließen, liebster Schatz, wenn ich meinen Plan ausführen will. Ich will nämlich diesen Brief selbst auf den Stettiner Bahnhof tragen u*nd* in den Postwagen werfen, damit Du ihn sicher morgen erhältst. Sei mir tausendmal geküßt u*nd* gegrüßt mein herziges, süßes Liebchen. Und bitte, bitte, komm recht bald. Nimm Dein liebes Auge ja recht in Acht u*nd* befolge die gegebenen Rathschläge. Hier ist Alles munter. Die Eltern grüßen bestens u*nd* wünschen Dir von Herzen gute Besserung. Die kleine Don Jouan Ouverture auf kleinem Bogen à quatre main[13], gehört mir, bringe sie also mit. Jacobis kommen heut Abend hier an u*nd* werden wohl mit rechtem Troubel in eure leere Wohnung einziehen. Heinrich[14] hat sich in den letzten Tagen nicht sehen lassen.

Grüß Mutter bestens u*nd* rede ihr zu, bald zu kommen. Nochmals herzlichen Gruß u*nd* Kuß von Deinem

treuen Schatz.

1 Br. 72.
2 Br. 68.
3 Br. 69.
4 Haeckels Ausarbeitung der Vorlesungen von Johannes Müller; vgl. Br. 68, S. 249.
5 Vgl. Br. 72, S. 270.
6 Lukas 11, 34: Das Auge ist des Leibes Licht.
7 Quincke, Hermann.
8 Sethe, Wilhelmine, geb. Bölling.
9 Sethe, Emma Henriette *Bertha* Sophie.
10 Jacobi, Helene, geb. Sethe; Jacobi, August; vgl. Br. 69, S. 255.
11 Wie Anm. 10.
12 Ludwig Finsterbusch an Ernst Haeckel, 4.10.1858 (EHA Jena, A 2321).
13 Vgl. Br. 72, S. 270.
14 Sethe, *Heinrich* Christoph Moritz Hermann.

74. Von Anna Sethe, Heringsdorf, 8./9. Oktober 1858

Heringsdorf 8.10.58.

Du herziger Schatz, wie hast Du mich heute durch Deinen Brief[1] erfreut, der die wiedergewonnene Ruhe und Frieden Deines Gemüthes abspiegelte. Wie glücklich das Deine Änni macht, brauche ich Dir wohl nicht erst sagen, Dich glücklich zu wißen, ist ja mein ganzes Glück; nach Deinem letzten Brief summten mir immer die Worte des Glasbrennerschen Liedes aus dem Roßmäßler: doch das tobende, wogende Meer beruhigt sich schwer etc.[2]; diesmal hat es eher die Wogenlieder gedichtet, als ich vermuthete. Das Meer hält doch einen prächtigen Vergleich mit der Seele des

Menschen aus und ist zu diesem Zwecke von den Dichtern aller Zeiten benutzt worden. Wie oft kommt dies Bild im Homer vor, überhaupt spricht mich die Reducirung der menschlichen Verhältniße auf die Natur und deren Kräfte sehr an; Patroklos ist heute gefallen[3], das war mir auch ein Stich durch's Herz. –

Meine Sehnsucht nach Dir wird immer stärker und ich erwarte Deinen Brief immer zu früh; gestern hatte ich schon darauf gehofft, doch da die Expedition nicht mehr hier in Heringsdorf ist, braucht ein Brief zwei Tage und ich konnte ihn wohl nicht vor heute Mittag erhalten. Du wirst hoffentlich heute auch den meinigen[4] bekommen haben, der Deinen Sturm und Drang beruhigen sollte; das war gar nicht mehr nöthig und ich bin selig, wie Harmonie in Dein Wesen kommt, wie Du Wißenschaft und Liebe vereinen lernst und Deine Angst vor Erdrückung der ersteren schwindet. Das muß aber auch eine köstliche Beschäftigung sein, Dich so in die Ideen Deines großen Meisters[5] vertiefen und hineinleben zu können, die Du zum Theil selbst || von ihm hast aussprechen hören.[6] Wie wirst Du Dich freuen, hast Du das Skelett seiner Phi*l*osophie, die Dir und gewiß allen Naturforschern so hoch steht, entworfen. Darum habe ich die Männer von jeher beneidet, sich so in die Wißenschaft vertiefen zu können und einen Gedanken von allen Seiten beleuchtend, förmlich durchzuarbeiten. Dazu reicht unser Verstand nicht hin und die Zeit ist uns nicht gegeben, ihn zu solchen Diensten auszubilden. Wie schön aber, wenn da der Frau ein Mann zur Seite steht, der nicht müde wird im Ringen und Arbeiten des Geistes und hiervon der Frau mittheilt, so viel ihr hausbackener Verstand faßen kann, o das ist der[a] schönste Lohn für das Weib für so manche langweilige häusliche Arbeit, für das Sorgen im Haus, der[b] ihr vom Manne werden kann. Wie danke ich Dir, mein lieber Erni, daß Du mich an Allem, was Seele und Geist Dir bewegt, Theil nehmen läßt; bleibt doch so manchen Frauen der Wirkungskreis ihrer Männer[c] gänzlich unbekannt; doch wie sieht es dann da auch mit der Harmonie aus? Hab' nur Geduld, ich werde mich schon mit der Zeit in Deine Gedanken hineinleben können, eine lernbegierige Schülerin sollst Du stets an mir finden. Meine Thierkreise sitzen jetzt ziemlich fest im Gedächtniß; damit hast Du hoffentlich einen guten Grund gelegt. Die moralische Einwirkung der tieferen Kenntniß der Natur im großen Ganzen, wie im Einzelnen, auf den Menschen ist meiner Meinung nach sehr groß; die Natürlichkeit in ihm gewinnt immer mehr die Oberhand und Wahrheit muß ihn || durch und durch durchdringen, die Triebfeder zu allem Guten. Der Brief war also Deine silberne Hochzeitsfeier[7]; ich kann mir denken, wie gern Du Dich derselben entzogen und die Zeit mir geschenkt hast; ich ertappe mich auch schon darauf, mit anderen Menschen zu verkehren, für Zeitverschwendung anzusehen, doch muß ich dies egoistische Gefühl, namentlich, da es Dir auch nicht unbekannt ist, unterdrücken, um die Menschen nicht vor den Kopf zu stoßen, die nächsten Angehörigen nicht zu empören und in unserem eigenen Intereße nicht einseitig zu werden. Dein Zimmer hast Du mir so klar geschildert, daß ich es deutlich vor mir und mich in Gedanken schon darin sehe; heute über acht Tage hoffe ich ganz bestimmt bei Dir zu sein, mein lieber, lieber Erni und bin selig in dieser Erwartung. Mein Auge ist auch wieder gut;[8] es ist tüchtig viel Unrat herausgekommen; desto klarer wird es in Dein liebes hineinsehen können. Es stürmt und regnet heute den ganzen Tag, so daß das geheizte Zimmerchen, das Hermine[9] mit den Kindern[10] bewohnte, sehr behaglich ist; hinaus gewagt habe ich mich auch nicht des Auges wegen; werde aber morgen meine Sehnsucht nach der See stillen, die ich seit vergangenen Sonnabend nicht in der Nähe gesehen habe. Bis auf Wallenstedts und wir, ist Alles fort, wir werden wohl bis zuletzt aushalten. Ich muß gleich abbrechen und morgen fortfahren, da wir den Abend bei Wallenstedts zubringen sollen. Er ist übrigens, wie er mir neulich erzählte, mit Widerwillen Arzt, hat auch Deine Carriere einschlagen wollen; da sie aber || mit sehr viel Kosten verbunden sei und er sich schon vor dem großen Examen verlobt habe, hat er in den sauren Apfel gebißen; ich freute mich innerlich, daß Du es nicht ebenso machtest und über diese Ansicht von einem Arzt selbst. Da bin [ich] wieder zurück und kann und doch heute Abend mit Dir plaudern. Wallenstedts erzählten sehr viel von der Schweiz, in der sie vergangenen Winter zugebracht haben. Meine Gedanken weilten unaufhörlich bei Dir und begleiteten Dich auf Deiner Reise, in der ich gestern Deine Begeisterung über Deutschland beim kurzen Aufenthalt in der Schweiz nach dem schmutzigen, theueren Italien [*theilte*].[11] Mit spannendem Intereße bin ich Dir auf dem gefährlichen, wilden Wege von [ ] bis Bormio gefolgt[12] und hatte mich heute Abend sehr auf das Wormser Joch gefreut, der mir nun morgen bevorsteht;[13] ich lebe mich durch Deine klare, faßliche Schilderung so in die ganze Gegend und Deine gehabten Genüße hinein, daß ich mir manchmal wirklich einbilde, dort gewesen zu sein. Wenn ich so lese, wie glücklich Du damals gewesen bist, denke ich unwillkührlich, so glücklich ist Dein Erni jetzt gewiß nicht, aber, denke ich dann weiter, ist er mit Dir einmal zusammen in der herrlichen Natur, fühlt er sich gewiß ebenso glücklich, wie damals. Bei glücklich fällt mir ein; sehr amüsirt hat mich in Deinem Briefe Deine Befürchtung, durch den Verkehr im Jacobischen Hause[14] möchte ich zu hohe anspruchsvolle Ideen für's Leben bekommen; der Versuchung bin ich öfter ausgesetzt gewesen, als Du denkst; d. h. Versuchung war es eigentlich nicht für mich, denn ich habe nie gefunden, daß das Glück des Lebens || in Befriedigung aller Genüße, in einem üppigen, verwöhnten Leben jeder Art bestünde und ich habe nie einen Wunsch hiernach gehabt; übrigens leben Jacobis auch nicht so übermüthig, wie Dir T*ante* Bertha[15] wahrscheinlich darüber berichtet hat, die trotzdem sie ihr Haus gar nicht kennt, ein ganz bestimmtes Urtheil darüber ausspricht, über das ich mich schon oft geärgert habe. T*ante* Berthas Benehmen Helenen gegenüber ist der größte Beweis ihrer Einseitigkeit, die sie mit den Jahren erlangt hat. Ich würde August nie gewählt haben, der eben ein anderes Leben verlangt und anderen Intereßen nachhängt, als man in unserer Familie gewohnt ist; allein dies äußere Leben braucht doch das innere nicht ganz zu untergraben; von August spreche ich nicht; aber Helene hat immer ihre sehr guten Eigenschaften, die gerade bei T*ante* Bertha Anerkennung finden sollten. Sie hat ein tiefes, wahres Gemüth und es ist durchaus nicht leicht geworden, sich in manche Wünsche Augusts zu fügen und zwar hat sie sich so schön darin gefunden, was ihr freilich in mancher Hinsicht auch kein Opfer gekostet hat, daß sie ihre Augusts überlegene geistigere Befähigung nie fühlbar macht, sondern ihn sehr zu heben weiß, ein echt weiblicher Zug, der sie mir sehr hochstellt. Dies Urtheil habe ich noch von Allen gehört, die in ihrem Hause bekannt sind und es selbst auch gefunden. Sie haben nun einmal andere Ansichten vom Leben, wie wir, aber darum sie so behandeln, wie T*ante* Bertha es thut, – nun sie muß es zu verantworten wißen. Ich wundere mich überhaupt sehr über Letztere. Die Äußerung, daß sie nun alle Plackerei von Jacobis Aus- und Einzug hätte, hat mich wirklich frappirt und Mutter sehr wehe gethan, so viel ich weiß, hat || noch Niemand Ansprüche auf ihre Hülfe [*gemacht*], und wenn sie meint Mutter sei zu ihrer Ruhe und Annehmlichkeit jetzt hier, so irrt sie sich sehr; es wird ihr im Gegentheil sehr schwer, nicht in Berlin sein zu können, um Helene zu helfen, allein wenn sie fortgeht, unterbleiben einmal nach hiesiger Sitte und Indolenz des Volkes sämmtliche kleine Arbeiten, Reparaturen etc., wobei Mutter selbst fast den ganzen Tag nicht zum Sitzen kommt. Ich sehne mich wirklich danach mich ordentlich mit T*ante* Bertha auszusprechen, auch wegen der Briefe, unter denen zwei sehr ausführliche über Heringsdorf und unser Leben waren, die sie gewiß intereßirt haben würden; wo sie ein Ende genommen haben, weiß ich nicht.[16] Ich habe T*ante* Bertha wirklich so sehr lieb, daß es mir sehr schwer sein würde, eine Schranke in unserem Verhältniß zu wißen. Doch es wird Zeit zu Bett, was ich über Dich ganz vergeße. Gut daß ich Dein zweites Bildchen[17] noch hier habe, denn nicht genug mit dem kleinen in der Kapsel,[18] weil ich es bei der Arbeit nicht fortwährend aufmachen kann, stelle ich das andere vor mich hin und werfe manchen verstohlenen Blick nach dem lieben Gesicht hin. Deine Mutter wird hoffentlich nicht danach fragen; es ist mir schon so lieb geworden, daß ich es ungern abgeben würde, in meinem Zimmerchen weiß ich schon ein*en* prächtigen Platz dafür. Ach sitzen wir erst wieder auf unserem kleinen Sopha vor den Kooksfeuern[19] beleuchtet und kann ich Dir Abends mein felicissima notte[20] mit auf den Weg geben, das brieflich ganz anders klingt. Es liegt einmal keine Seele im Papier, man muß sie hineinlesen. – Drum felicissima notte, mein lieber, süßer Schatz. ||

Ob ich nicht einen lieben treuen Schatz habe, frage ich eben strahlend Johanna[21] als Morgengruß, die mir gestern ganz ernsthaft sagte, wie würde sie sehen, ob ich einen getreuen Bräutigam hätte, nämlich ob heute gut Wetter zum Trocknen wäre. Johanna ist zartfühlend wie immer und erkundigt sich nach jedem angekommenen Brief wie Dir's geht. Die helle Morgensonne bescheint die starkbethauten Pflänzchen und Bäume, so daß der Seitenblick: Heringsdorf, mit dem Waldhintergrund, in tausend Diamanten zu strahlen scheint. Wie wonnig, könnte ich [ ] mit Dir in den lieben Wald oder an der [ ] bewegten See mich über den köstlichen [ ]morgen freuen, der sein schönstes [ ] angelegt hat. Wandern muß ich heut [ ] langem Einsitzen und werde alle [ ] Plätzchen grüßen, die mein Erni ges[ ] Von doppelt schönen Erinnerungen [ ] mein liebes Heringsdorf für mich und doch wird mir dies Mal die Trennung unter diesen Umständen nicht schwer werden. Es zieht mich mit Gewalt nach Berlin und die Ungeduld wird mich wohl in den letzten Tagen packen, wären sie nur erst da. Was Sehnsucht heißt, lernt doch eigentlich erst ein Liebender; ich wenigstens, obwohl ich manche Freude, manchen Tag mit freudiger Ungeduld herankommen sah, habe bisher noch keine Ahnung von diesem unendlichen Drängen und Streben des ganzen geistigen Menschen nach dem geliebten Wesen hin, gehabt, das manchmal so wächst, daß ich meine der willenlose Körper muß nachgeben und dem Zuge des Herzens folgen. Ade, Herzensschatz, 1000 Grüße Deinen Eltern, T*ante* Bertha, Jacobis, Marie Bleek[22] etc. etc., Allen die mich lieb haben. Den besten und einen herzlichen Kuß nimm Dir warm von Deiner treuen, glücklichen Änni.

1   Br. 73.
2   Vgl. Glaßbrenner, Adolf: Neuer Reineke Fuchs. Leipzig 1846, 39. Kap. (Wir sind nun auf dem Weltenmeere), S. 335–339, hier S. 337; Wiederabdruck in: Roßmäßler, Das Wasser (wie Br. 51, Anm. 3), 5. Abschnitt (Das Wasser und die Gewässer des Festlandes), S. 233 f., hier S. 234.
3   Homer, Ilias, 16. Gesang, Patroklie.

4   Br. 72.
5   Müller, Johannes; zum Vorgang vgl. Br. 68, Anm. 1.
6   Haeckel hatte vor seiner Rückkehr nach Würzburg im SH 1854 in Berlin bei Johannes Müller die vergleichende Anatomie sowie die spezielle Physiologie des Menschen und die Physiologie der Zeugung gehört; vgl. dazu EHAB, Bd. 2, S. IX; zu Haeckels Vorlesungsmitschriften vgl. Br. 68, S. 249.
7   Vgl. Br. 71, S. 261.
8   Vgl. u. a. Br. 72, S. 268–270; Br. 73, S. 273.
9   Haeckel, Hermine, geb. Sethe.
10 Haeckel, *Carl* Christian Heinrich; Haeckel, Hermann; Haeckel, Anna.
11 Haeckel, Tagebuch der Alpenreise 1855 (wie Br. 49, Anm. 11), S. 68–88.
12 Ebd., S. 89–94.
13 Ebd., S. 95–98.
14 Jacobi, Helene, geb. Sethe; Jacobi, August; vgl. bes. Br. 71, S. 266; Br. 73, S. 274.
15 Sethe, Emma Henriette *Bertha* Sophie.
16 Die verlorengegangenen drei Briefe von Anna Sethe an Bertha Sethe; vgl. Br. 67, S. 243.
17 Vgl. Br. 65, Anm. 12.
18 Nicht ermittelt.
19 Vgl. Br. 36, S. 135; Br. 55, S. 205.
20 Vgl. Br. 56, S. 210.
21 Johanna, Dienstmädchen der Familie Sethe im Haus „Wald und See" in Heringsdorf und in Berlin; Nachname nicht ermittelt.
22 Bleek, Marie.

75. Von Anna Sethe, Heringsdorf, 11. Oktober 1858

Heringsdorf 11.10.58.

Vor 2 Stunden bekam ich Deinen herzigen Brief[1], lieber Schatz, den Du schon Sonnabend in meinen Händen vermuthetest; dies wäre mir unmöglich gewesen, und Sonntags überhaupt Briefe her zu expediren, scheint eine Sünde zu sein, drum erhielt ich ihn heute. Wie kannst Du Dir nur Sorgen machen, mich durch den einen traurigen Brief[2] so betrübt zu haben, ich theile ja so gern auch Deinen Kummer und freue mich nun doppelt, wie herrlich Du die schweren Kämpfe bestanden hast. Zum Lohn dafür bringe ich Dir auch eine sehr freudige Nachricht; Donnerstag Abend habe ich Dich wieder, Du bestes, liebstes Herz und jubele vor Entzücken in diesem Gedanken. Werden die Arbeiten im Garten bis dahin fertig, kommen wir Alle zusammen, sonst Johanna[3] und ich jedenfalls, was || Dir die Hauptsache ist. Bitte bringe Heinrich[4] diese Nachricht, damit er so gut ist und heißes Wasser bereit hält zum Thee. Wahrscheinlich finden wir wohl Jacobis[5] auch noch dort vor. Ach Schatzchen wie werde ich die Stunden zählen, und wie werde ich jubeln, wenn ich meinen lieben Blondkopf wieder erblicke. Es ist mir leid, Dich wegen meines Auges so in Angst gesetzt zu haben; es war ein Gerstenkorn, das gänzlich vorbei ist, doch habe ich das Auge wohl zu früh mit Lesen und Arbeiten wieder angestrengt, so daß es wieder ein wenig entzündet ist; doch das wird ganz vorbei sein, wenn Du mich siehst; Blutegel sind glaube ich nicht nöthig, und die sonstigen Rathschläge will ich alle gewißenhaft befolgen, nun aber auch ganz artig sein und aufhören[a] und Alles bis auf Wiedersehen versparen. Allen 1000 Grüße, Dir einen innigen Kuß von Deiner glückseligen Änni.

1   Br. 73.
2   Br. 68.
3   Johanna, Dienstmädchen; vgl. Br. 74, Anm. 21.
4   Sethe, *Heinrich* Christoph Moritz Hermann.
5   Jacobi, Helene, geb. Sethe; Jacobi, August.

76. Von Lodewijk Mulder, Breda, 11. Dezember 1858

Breda, 11. December 1858.

Mein lieber Ernst!

Wenn ich es nicht wüßte, wie fest Du von meiner Freundschaft, und in Folge deren, von meiner herzlichen Theilnahme in allem was Dir glücklich machen kann, überzeugt bist, würde ich diesen Brief mit einer langen Reihe conventionellen Excuses anfangen, die Dir, eben wenn sie nöthig wären, doch nicht überzeugen würden. Darum will ich es Dir lieber gleich sagen, wie sehr mir damals Deine Nachricht von Deiner Verlobung[1] mit der herrlichen Anna[2] von der ich schon so oft so viel reizendes gehört hatte, Freude machte, und wenn ich Dir nicht damals schon antwortete, lag das an dem Zusammentreffen von mehreren traurigen Umstände, die mir und meiner lieben Aldegonde[3] tief berührt haben, und mir, wie Du es denken kannst, die Lust benommen haben, Dir, wie ich es so von Herzen wollte, einen recht frohen und muntern Brief zu schreiben. Der Tod der lieben Tante[4] in Aurich, und 8 Tage später von der Mutter[5] meiner lieben Frau, die nach einer Krankheit von mehr als fünf Wochen folgte, hat uns nachher natürlich recht traurig gestimmt. – Aber darum wird doch || das Glück der lieben lebenden Freunde uns immer nah am Herzen liegen. Daß Du und Deine jetzige liebe Braut einmal ein Paar werden würdet, habe ich schon lange erwartet, denn ich glaube daß sich schwerlich zwei Menschen zusammen finden würden welche so gut zu einander paßen würden. Aber – aber! – Du liebe, schöne herrliche, angebetete, mit nichts zu vergleichende, alles übertreffende, durch nichts zu ersetzende Studie der Naturwissenschaft –! Du jämmerst mir! – Denn nun muß ich mir – Deine miserabelissime Verlobung zwingt mich, nach einem andern Humboldt um zu sehen, den mein scharfer Blick schon in Dir entdeckt hatte! Was wird nun aus den schönen Reisen nach Java, nach Amerika etc?[6]

Wirst du nun je nach Krokodillen fischen in der Nil, oder die Pflanzen des Chimborasso's[7] als Heu herunter tragen, oder im Luftballon empor steigen um vielleicht mitten in Afrika den tapferen Barth[8] auf den Kopf zu fallen? Nein, das muß mir vom Herzen – um die Natur thut es mir Leid, daß Du Dich hast fangen lassen durch Amor, den Du lieber || hättest anatomisiren sollen, auch seine Flügel und Füßen in einer Flasche mit liquor gehörig etikettirt in Deinem Museum hättest aufbewahren sollen, ehe er den Weg zu Deinem Herzen hatte finden und zurücklegen können.

Aber nun begreife ich warum Du in den letzten Jahren so für das Mikroskop schwärmtest – und ich, dummer Kerl, meinte, das war nur reine Liebe zur Wissenschaft – nein! Aber so'ne Mikroskop läßt sich so hübsch auf einen kleinen Tisch stellen, wo dann die kleine Frau so ganz gemüthlich und ganz nebenan, dabey sitzen kann; da bleibt man so zusammen, auch braucht nicht in der weiten Welt hinaus! Nee, aber das is nich so ganz dumm. – Ich hoffe nur, daß Du in den letzten Monate keine wissenschaftliche Mittheilungen in die gelehrte Welt geschickt hast über dem was Du mit Deiner Mikroskop entdeckt hast. Da würde Deine Reputation auf einmal ganz und gar verdorben sein – denn ich bin fest überzeugt || daß Anna's Bildniß nie aus Deiner Gedanken war – Du sahst sie gewiß überal/; und nun denke Dir daß irgend ein naturforscherischer Professor Deine Beschreibung irgend einer abscheuliche Spinne zur Hand nimmt, und liest da: Ihr Antlitz ist das eines Engels; ihre süße Augen blicken mir so recht tief ins Herz hinein als sah man den Himmel offen; wenn sie lächelt da ist sie das reizendste Geschöpf, das je unter unter'm Mikroskop gelegen hat – oder so dergleiches. – Und viel besser, fürchte ich, wirst Du es nicht gemacht haben. Laß Dich rathen, und laß alle die Beschreibungen Deiner Forschungen in den Tagen, von einem guten, kaltblütigen, unverliebten Freund revideren und verbessern.

Aber Du wirst denn doch nach Italien reisen? Ich glaube Du hast recht, obgleich die Trennung Dir schwer fallen wird. Nachher gebe der Himmel Dir bald ein Professur, z. B. in Berlin. Und wenn Du auf Deiner Hochzeitsreise nicht nach Holland kommst dann schneide || ich Dich und Deine Frau (das klingt doch köstlich?) als Vetter und Cousine ab. – Abgemacht! –

Von unserer Reise in Thüringen[9] konnte ich Dir vieles erzählen aber ich liebe die Reisebeschreibungen und deshalb auch das Reisebeschreiben nicht. Wir machten aber eine sehr angenehme Tour hatten im Allgemeinen recht gutes Wetter, und sehr viele Male erinnerte ich mich unsrer damaligen Thüringsche Reise.[10] Vieles hat sich freilich da geändert, aber vieles ist noch immer so wie damals. Trippstein, Paulinzelle ganz dasselbe; letztere habe ich mir wieder einmal gezeichnet. Der alte, biedere Jägersmann auf der Schmücke, der Joël ist zu seinen Vätern versammelt.[11] Die Luther-Buche[12] ist wieder etwas kleiner geworden; man hat ein stattliches sandsteinernes Monument davor gebaut mit Bibelsprüche. Mir gefällt das nicht: die einsame Stelle ohne Schmuck, so wie wir sie damals sahen machte mir einen weit größeren Eindruck: – es war doch noch || ganz so als wie wenn Luther[13] da gesessen und aus den Bach getrunken hat. Nun ist da eine Art kreisförmige Schaussee, und Engländer in Equipagen lassen sich da herum fahren. Der Wartburg ist restaurirt aber noch nicht ganz fertig. Der Rittersaal wird schön werden. Aber da kam ich in die Kapelle wo Luther predigte – Du erinnerst Dich die einfache Kapelle, die eben deßhalb so schön und interessant war, die Gewölbe so gräulich weiß der Boden von ausgeschlissenen Steinen, das Eichenholz von Bänke und Kanzel so schwarz und alt; das alte Gemälde von der Elisabeth[14] deren Brot in Rosen verwandelt war so alt und häßlich und doch schön – Und nun – das alles ist ganz und gar verdorben; die Bänke sind von neuem Eichenholze restaurirt – denke Dir der wahre Bank ist fort, wo der alte dicke Churfürst gesessen und geschlummert hat; und die Wände sind nun – blau mit goldenen Sternen – das Gewölbe ebenso – der Boden sehr nett – abscheulich nett mit || karirten Steinen und den Kansel – Du hast ihn noch beklommen – ist nun schön tapezieret.[15] Ich weiß Gottlob nicht welche Prinzessinn hat ihr eine Schürze, ich glaube von Sammt mit Gold gestickt und die hängt über sie! Als ich es nicht unterlassen konnte an den herumführenden Bedienten dieser Vandalen meinen Aerger über die häßliche Verschönerung auszusprechen, hörte ich: die Wände und das Gewölbe seien nur angeklebt und das sei nur Eisenblech das so gemalt und angeheftet war – eine Art Theatercoulisse also – und man könne die Kapelle auch in ihrer alten Gestalt zeigen. Wahrscheinlich wenn die aller- und nicht allerhöchste Herrschaften die Gnade ruhen zu haben, einen Vergleich zu machen wie viel schöner sie es gemacht haben als sonst. Glücklicherweise ist der klassische Dintenklecks noch nicht angestrichen.

Nun aber muß ich Dir noch tausend mal Dank sagen für die allerliebste Erinnerung an || Oestreich,[16] für die hübsche Pflanzensammlung, die Du uns geschickt hast.[17] Das ist wirklich reizend, und Du glaubst es nicht wie sehr wir darüber uns freuten; besonders weil wir sie meistens zusammen sammelten.

Doch mein Papier geht zu Ende, und doch will ich nicht schließen ohne Dir viele Grüße an Deine Eltern, Braut und den andern lieben Verwandten in Berlin aufzutragen; sage der Tante Bertha[18] wie sehr wir uns gefreut haben, daß sie im Sommer so hat fahren können. Ich möchte so gern wieder einmal in Berlin sein mich mit ihr zu unterhalten, auch mit den Aeltern, und mit Dir. Ich denke im Frühjahr Hauptmann zu werden, und Breda zu verlassen. Wohin – das wissen wir nicht. Schreibe uns noch einmal ehe Du nach Italien reist[a] und auch von da aus.

Alles was ich hier nun geschrieben, ist auch von Gonne[19] geschrieben. Wo „ich" steht, da lese „wir". Sie grüßt also auch Dich und allen unsre Lieben, ebenso herzlich wie

Dein <u>Lodewyk Mulder</u>

1 Br. Haeckels an Mulder nicht überliefert; beigelegt war offenbar die Verlobungsanzeige, vgl. Br. 63, Anm. 3.
2 Sethe, Anna.
3 Mulder, Aldegonde, geb. de Villeneuve.
4 Sethe, Charlotte, geb. Heßlingh.
5 Villeneuve, Anna de, geb. Rebel; sie verstarb am 21.11.1858 in Nijmegen.
6 Zu Haeckels Reiseplänen vgl. Br. 55, S. 206.
7 Der in der Westkordillere gelegene 6.263 m hohe Chimborazo ist der höchste Berg Ecuadors. 1802 wurde er, der zu dieser Zeit als der höchste Berg der Erde galt, erstmals durch Alexander von Humboldt, Aimé Bonpland und Carlos Montúfar bestiegen. Die dabei gesammelten Daten fanden Eingang in das berühmte „Tableau Physique", dem schematischen Höhenprofil der Anden, in dem Humboldt den verschiedenen Vegetationszonen, die rechts und links des Profils vermerkt sind, die jeweils vorkommenden Pflanzenarten zugeordnet hatte.
8 Heinrich Barth hatte zwei große Afrikareisen (1845 bis 1847 und 1849 bis August 1855) unternommen. Die zweite Reise verlief bis tief in das Innere Afrikas, durch die heutigen Regionen Libyen, Tschad, Kamerun, Niger, Nigeria bis Mali.
9 Vgl. Br. 45, S. 161.
10 Vgl. die Schilderung der Thüringer Reise vom 13. bis 21. Juli 1849 in Haeckel, Tagebuch 1849–1851 (wie Br. 7, Anm. 1), S. 6–9.
11 Joel, Johann Friedrich; er war bereits 1852 verstorben; vgl. Br. 45, S. 161.
12 Während des Luther-Kultes im 19. Jh. ein berühmter Wallfahrtsort bei Altenstein (heute Bad Liebenstein). Martin Luther soll 1521 dort entführt und auf die Wartburg gebracht worden sein. Die Buche war 1841 durch einen Sturm bis auf den Stumpf abgebrochen. Herzog Bernhard II. Erich Freund von Sachsen-Meiningen (1800–1882) ließ dort ein Denkmal in Form eines Obelisken errichten, das 1857 eingeweiht wurde.
13 Luther, Martin.

14 Vgl. Br. 6, S. 29.
15 Im Jahr 1847 hatte der Großherzog Carl Alexander von Sachsen-Weimar-Eisenach den Gießener Architekten und Hochschullehrer Hugo von Ritgen (1811–1889) mit der Planung der Wiederherstellung der Wartburg nach historischen Überlieferungen beauftragt. In den Restaurationsplänen sollte sich das Erscheinungsbild der Burg sowohl als Landgrafensitz im 12. Jh., als auch zu Zeiten des Aufenthalts von Martin Luther im 16. Jh. wiederfinden. In diesem Sinne wurden ab 1853 das Landgrafenhaus mit Kemenate, insbesondere das Landgrafenzimmer, der Sängersaal, die Elisabeth-Galerie und die Kapelle umfassend restauriert und der Bergfried erbaut. Vgl. dazu u. a.: Ritgen, Hugo von: Der Führer auf der Wartburg. Ein Wegweiser für Fremde und ein Beitrag zur Kunde der Vorzeit. 2., verm. und verb. Aufl., Leipzig 1868, S. 51–56.
16 Vgl. Haeckel, Alpenreise mit Karl Haeckel und Mulders (wie Br. 11, Anm. 1).
17 Nicht überliefert; vgl. dazu auch Br. 7, Anm. 5.
18 Sethe, Emma Henriette *Bertha* Sophie.
19 Wie Anm. 3.

77. Von Adolph Schubert, Hirschberg, 30. Dezember 1858

Mein lieber Ernst!

Herzlichen Dank für Deine freundlichen Zeilen¹ vom 21 des *Monats* und die in demselben enthaltenen Mittheilungen, die mich sehr interessirt haben. Möchtest Du ein fröhliches Weihnachtsfest gefeiert haben und ein glückliches, neues Jahr beginnen, das bei Deinen großen Reiseplänen wohl von entschiedener Bedeutung und Einwirkung || auf Dein gesammtes künftiges Leben sein dürfte. Über meine Bedenken und Warnungen in Bezug auf das Reisen im Innern von Italien habe ich Dir bereits in meinem letzten Briefe an Deinen guten Papa² mich ausgesprochen und bitte ich auch Dich heut wiederholt, Dich in den dortigen Ländern nicht überall zu sicher zu glauben. Vielleicht reisest Du in Gesellschaft und in Bezug auf die zweckmäßigste Einrichtung Deiner Reiseroute wirst Du ja die besten Bücher zur Hand haben.
    Schreibe nur ja auch recht fleißig || an Deine Eltern, vielleicht theilen dieselben mir einmal einen Deiner Briefe mit, da ich mich für das paradiesische Italien noch immer so lebendig interessire.
    Indem ich im Übrigen mich auf den heut an Deine liebe Mama gerichteten Brief³ beziehe, sage ich Dir von Herzen Lebewohl und wünsche Dir eine recht, recht glückliche und gesegnete Reise und die baldige Erreichung aller Deiner mit derselben verbundenen Erwartungen, Hoffnungen und Wünsche!
                          Dein
                                            Dir herzlich ergebener
                                            Vetter Adolph.
Hirschberg | 30. December | 1858.

1 Nicht überliefert.
2 Nicht überliefert.
3 Nicht überliefert.

78. An Anna Sethe, Berlin, 27. Januar 1859

16. Feb.

Reisen!
Reisen soll ich, Liebchen, reisen,
Lüften soll ich mir die Brust.
Aus des Tagwerks engen Gleisen
Treibst Du mich zur Wanderlust.
Und doch hab ich tiefer eben
In die Heimath mich versenkt,
Fühle mich, Dir hingegeben,
Freier, reifer, als man denkt.
Nie erschöpf ich diese Wege,
Nie ergründ ich dieses Thal,
Und die altbetretnen Wege
Rühren neu mich jedesmal.
Öfters, wenn ich selbst mir sage,
Wie der Pfad doch einsam sei,
Streifen hier am lichten Tage
Theure Schatten mir vorbei.
Wann die Sonne fährt von hinnen,
Kennt mein Herz noch keine Ruh,
Eilt mit ihr von Bergeszinnen
Meiner süßen Änni zu;
Tauchen dann heran die Sterne,
Drängt es mächtig mich hinan, ||
Und in immer tiefre Ferne
Zieh ich helle Götterbahn.
Alt und neue Jugendträume,
Zukunft und Vergangenheit
Uferlose Himmelsräume
Sind mir stündlich hier bereit.
Darum, Schatzchen! muß ich reisen
Und Italien ist mein Ziel!
In der Heimath stillen Kreisen
Schäumt das Herz doch allzuviel![1]

Berlin am Abend des 27. Januar 1859. Geburtstag des Kronprinzen von Preußen[2]. Vorabend der italienischen Reise.

E. H.

Felicissima notte![3]
<u>A revederci</u>!![4]

1   Mit einigen Textänderungen Haeckels frei nach: Uhland, Ludwig: Reisen. In: ders.: Gedichte (wie Br. 65, Anm. 13), S. 55 f.; vgl. dazu auch das Neujahrs- und zugleich Abschiedsgedicht („Die guten Jahre eilen gleich den Winden") von Anna Sethe an Ernst Haeckel, Berlin, 1. Januar 1859, egh. Text, 1 Bl., 1 S., 22,7 x 19,0 cm, mit einem Herbarhalbkranz am unteren Ende (EHA Jena); s. Abb. 12.
2   Preußen, Friedrich *Wilhelm* Victor Albert, Prinz von.
3   Vgl. Br. 56, S. 210.
4   Von ital. Arrivederci!: Auf Wiedersehen!

79. An Anna Sethe, Würzburg, 29. Januar 1859

Würzburg, 29/1 59.[a]

Meine liebste Änni!

Den ersten Reisegruß muß ich Dir aus unserm lieben alten Würzburg schicken, wo mir der Tag, an dem ich Dich die Zeller Waldspitze hinaufzog,[1] der liebste meines dreijährigen Aufenthalts wurde. Ich schreibe Dir dies von dem Zimmer meines alten Gönners, des Prof. Schenk[2], aus, bei dem ich den Abend vergnügt plaudernd zugebracht habe. Dabei lief mir aber, trotz der alten Erinnerung der verschiedensten Erlebnisse, fortwährend so ein liebes, kleines, blaues Ding durch den Sinn, daß ich schließlich nicht anders konnte, als meinen alten Freund um die Gunst zu bitten, von seinem Zimmerchen aus an Dich liebsten Schatz den ersten Gruß aus der schweren, langen Trennungszeit [b] schicken zu dürfen. Ach wie schwer u*nd* lang wird die sein! Mir ist schon heute, als hätte ich Dich so lange, lange nicht mehr gesehen, u*nd* doch ist es noch nicht 2 Tage her. Gestern war ich so furchtbar abgemattet u*nd* zerschlagen an Leib u*nd* Seele, daß ich von dem tiefen Trennungsschmerz fast nichts empfand; aber heute, wo mit den neuen Kräften auch die neuen Lust- u*nd* Schmerz-Empfindungen wieder rege werden, tritt mir die Größe der Entbehrung in ihrer ganzen Furchtbarkeit entgegen. Nun, wir müssen uns ja darein finden, u*nd* sind beide überzeugt daß es zu unserm wahren Besten ist. Also nur frisch darauf los, so wird ja auch der schönste Lohn zuletzt nicht fehlen. || Die einliegenden Blätter[3] schicke möglichst bald an die Alten, damit sie wenigstens die Angst wegen des zu schweren Gepäcks verlieren. Die Kleidung ist übrigens so warm, daß ich nicht leicht frieren werde. Für heut genug, mein liebster Herzensschatz, da ich sehr müd bin u*nd* mich nach Bett sehne. Sei lieb u*nd* stark, u*nd* trage die bittere Trennung mit der Geduld, in der Du mir als Muster dienen sollst. Schenk läßt Dich, ebenso wie Koelliker[4], unbekannter Weise grüßen (d. h. Kölliker behauptete noch genau zu wissen, wie Du ausgesehen hättest!) Sei 1000 mal umarmt u*nd* geküßt von Deinem treuen Erni.

1   Ende Juli 1856 hatte Ernst Haeckel während seines Studienaufenthaltes in Würzburg Besuch von seinem Onkel, Christian Sethe, der mit seiner Frau Wilhelmine und den Töchtern Bertha und Anna angereist war. Dabei hatten vor allem die „beiden liebenswürdigen Cousinen" großes Aufsehen bei Haeckels Kommilitonen wie auch bei den Professoren Kölliker und Virchow erregt. Am 31.7. unternahm Haeckel mit seinen Verwandten eine Wanderung auf die Zeller Waldspitze, die

höchste Erhebung des westlich von Würzburg und südlich des Mains gelegenen Zeller Waldes; vgl. EHAB, Bd. 2, S. 412.
2   Schenk, Joseph *August*.
3   Haeckel, Ernst: Italienische Reise 1859/60 (egh. Berichte über die einzelnen Reisestationen, EHA Jena, B 345a), S. 1 f.
4   Kölliker, Albert.

80. Von Anna Sethe, Frankfurt (Oder), 30. Januar 1859

Frankfurt a/O d. 30.1.59.

Guten Morgen, mein lieber, lieber Schatz, einen innigen Kuß von Deiner Änni, die wo Alles noch im Haus schläft, ihren Tisch an's Fenster gerückt hat und Angesichts des herrlichsten Morgenroth's, das sich in blauen u*nd* lila Tönen über den Bergen jenseit der lieben Stadt Frankfurt hinzieht, ihren Liebsten und Besten den ersten Gruß in die Fremde sendet. Daß ich eher nicht dazu kommen werde, mußt Du nach dem Bericht der vorigen Tage einsehen, an denen ich noch viel zu schaffen und zu besorgen hatte vor der Abreise. Liebchen, ich habe Dich schon sehr vermißt, allein ich werde die Trennung und ihr Leid noch mehr empfinden, da ich eben in den beiden Tagen noch zu sehr von äußeren Dingen bestürmt war. Dennoch hoffe ich mir meine unverwüstliche Heiterkeit und Frohsinn, wozu ich bei meinem unendlichen Glück gewiß die meiste Ursache habe, zu bewahren und voller Hoffnung und Gottvertrauen auf das nächste Jahr zu schauen.

Wie wir uns am Donnerstag Abend getrennt hatten, saß ich eine Weile mit Deinem lieben Bild[1] in der Hand, dann las ich noch in alten Briefen und hatte mich dabei so vertieft, daß es 1. Uhr war, ehe ich anfing meine Schreibmappe zur Reise einzurichten. Gegen 2 Uhr lag ich im Bett, was ich am anderen Morgen sehr bereute, denn ich hatte auch nicht eine Minute geschlafen vor Aufregung und Kummer. Dazu bemühte sich die ganze Nacht hindurch eine Maus dicht neben meinem Bett in einem Papierkorb mich graulig zu machen; die Braut des Naturforschers ließ sich aber nicht beirren, war nur ärgerlich, ihren trüben Gedanken nicht ungestört nachhängen zu können. Um 6 Uhr stand ich auf, bat Heinrich[2], Dir mein letztes Lebewohl zu sagen und das vergeßene Glas zu bringen, das du aber verschmäht hast. Ich stand am offenen Fenster in Heinrich's Zimmer, horchte auf den bösen Pfiff[3] und verfolgte den Dampf der tückischen Locomotive so weit es irgend ging.[4] Mir war in einem Moment, als stürzte die Welt zusammen, weil mir Alles genommen war, im nächsten schalt ich mich wegen meines Kleinmuths, stellte Dein liebes Bild[5] vor mich hin u*nd* flickte noch Einiges zur Reise. Um 10 Uhr saß ich am Fenster beschäftigt ein Dutzend Hemden aus dem schönen Stück Leinwand aus Hirschberg zu schneiden, was ich mit Helenens[6] Hülfe bis drei Uhr vollendete. Um 1 Uhr wurden || wir dabei unterbrochen durch den Oberregierungsrath Triest[7] aus Stettin, der um 2½ Uhr mit uns Mittag aß und mir endlich Nachricht von Anna[8] und Louise[9] aus Meran brachte, wonach ich mich[a] längst schon sehnte. Es geht Anna entschieden beßer; sie haben herrliches Wetter dort gehabt; nur die vierzehn Tage, wo der König da gewesen ist,[10] ist es rauh und kalt gewesen. Louise ist wohl und erfreut sich und die ganze Gesellschaft durch ihren schönen Gesang und Klavierspiel, womit Mutter Natur sie so üppig ausgestattet hat.

Funck[11], Anna's Bräutigam hat nun auch glücklich sein Examen gemacht und schon eine brillante Anstellung in Breslau als Baumeister mit 1000 Th*alern* Gehalt, das sich nach 2, 3 Jahren zu 2000 Thalern steigt; nun könnten sie sich also heirathen, hätte nicht der Meraner Arzt[12] dem Oberregierungsrath geschrieben, daß Anna entweder gar nicht heirathen dürfte oder noch ein paar Jahre sich ganz ruhig pflegen müßte, ehe sie an Heirathen denken könnte. Ein schreckliches Verhängniß waltet über diesem Paar; die Zeit wird lehren, was daraus wird. Er war sehr herzlich und freundlich und läßt Dich sehr grüßen. Er blieb bis nach 5 Uhr und erhielten wir zum Kaffee an Magdalene Dieckhoff noch einen Gast, die mir Briefe nach Frankfurt und ebenfalls Grüße für Dich brachte. Um 5½ Uhr machte ich mich beim gräßlichsten Regenwetter auf die Beine, zunächst zu Schellers[13], wo ich noch war, als Du um 6 Uhr Deine Nachtfahrt antratest, die Dir hoffentlich gut bekommen ist. Ich bedauerte Dich den ganzen Tag in Halle, so schlechtes Wetter zu haben, doch war es da noch beßer angebracht, als gestern im lieben Würzburg, wo Dich denn auch das schönste Frühlingswetter begrüßt hat, und Dir gewiß die herzlichsten Grüße von Deiner Änni zugerufen hat, die in Gedanken noch einmal mit Dir zum Käppele[14] und zur Zellerwaldspitze hinaufgesprungen ist, und freilich noch glückseliger war, den Ernst Haeckel am Arm zu haben, als vor drei Jahren.[15] Mein lieber Schatz, wie innig liebe ich Dich und Jedermann sieht mir mein inneres Glück und meine Zufriedenheit an. Die Landräthin Stubenrauch[16], Agnes' Mutter freute sich auch über die glückliche Braut. Also zu meinem Tagesbericht zurück. Von Schellers aus, die mir auch Grüße für Dich mit auf den Weg gaben machte ich noch viel Besorgungen; war unter Anderem auch bei || Groß[17], der die Kratzer wohl herausschaffen kann, und dann soll Karl[18] es auch erhalten. Um 7½ Uhr traf ich Wilhelmstraße 73 ein; die beiden Alten[19] waren nicht zu Hause, sondern im Unionsvortrag[20]. Ich lief gleich in Dein Zimmer, hielt es aber nicht lange dort aus, die Seele, die den Raum sonst so belebte, fehlte, es sah so öde und leer aus, daß ich mit einem Blick nach dem schönen Capri daraus fort eilte. Die lieben Alten kehrten bald zurück und wir plauderten ein paar Stündchen gemüthlich zusammen; daß sich die Unterhaltung sehr um einen gewißen Ernst drehte kannst Du Dir denken; ich war betrübt, daß die Alten schon einen Brief[21] an Dich abgeschickt hatten, ohne daß ich ein paar Worte hinzufügen konnte, Du hast ihn hoffentlich noch in Würzburg bekommen. Ich nahm mir Martens Gedicht mit, daß ich Dir in diesem Briefe abgeschrieben mitschicken werde.[22] Vor 1 Uhr kam ich wieder nicht zu Bett, schlief aber meine 5 Stunden sehr gut ab, kramte noch gestern Morgen und packte meine Sachen, was zuletzt in einer fürchterlichen Hetze ging, weil Heinrich[23] gelesen haben wollte, der Zug ging nicht wie ich dachte um 12¾, sondern um 12 Uhr. Zu meinem großen Ärger war sie ganz unnütz gewesen und hatte mich nur meinen Morgenrock vergeßen laßen. Eine volle Stunde wartete ich auf dem Bahnhof, bis ich unter dem Schutze der alten und jungen Frau Holfeder[24], Verwandten von Petersens[25], die zu ihrer silbernen Hochzeit herübereis'ten, der bösen Stadt den Rücken wandte, die meinen Erni fortgelaßen hatte aus ihren Mauern. Mutter[26] war wohl noch sehr angegriffen, doch, da sie bestimmt nach Freienwalde gehen will, was will nicht mehr sehr lange hin sein wird, bin ich ganz ruhig abgereis't. Auf dem Bahnhof empfing mich Agnes[27] sehr freundlich und zu Hause angekommen, ihre Mama[28] nicht weniger, die ich wirklich Beide sehr liebhabe; ich werde statt Montag zu reisen, wohl auch ein paar Tage hier bleiben, da überraschender Weise

Bertha und Klärchen Bernhard[29] gestern hierher begleitet haben, und wohl ein paar Tage bleiben werde*n*. Ich saß gestern Abend mit Agnes und ihrer Mama gemüthlich zusammen, als gegen 8 Uhr Herr Kneiß[30] eintraf, Bruder von Ferdinand Petersen's Braut[31], der uns keine Ruhe ließ, sondern Agnes und mich mit zu Familie[b] Kneiß nahm, aus Vater[32], diesem Sohn || und zwei sehr netten Mädchen[33] bestehend, von denen die ältere Ferdinands Braut ist. Wir fanden nur Familie Petersen[34] dort, die sich Alle sehr freuten, mich zu sehen, und von Dir zu hören. Lieschen Kneiß, ihr Bruder und Elise Petersen, die Du in Berlin bei uns gesehen hast, sangen abwechselnd allerliebste Partien aus der Oper Die Heimkehr aus der Fremde[35], sehr paßend zu meiner Stimmung; sie handelten von Sehnsucht nach der Geliebten und Kranzwinden zu einem frohen Fest, wo da meine Gedanken waren, kannst Du Dir denken. Nur ist's mir gar nicht recht, nicht genau zu wißen, wie Du Deine Reise machst; doch hörte ich, Du ruhst Dich heute noch in Würzburg aus und rutschst heute Abend der Schweiz zu. Sei recht munter und vergnügt und mache Dir die Trennung nicht so schwer; die ersten Wochen werden die schlimmsten sein, doch werden sie bei den verschiedenen Zerstreuungen hingehen. Vor allen Dingen bleib recht gesund und erfreue Deine Änni bald durch gute Nachrichten. Bücher habe ich mir sehr viele mitgenommen; auch Roßmäßler[36] hat noch ein Plätzchen gefunden, wobei ich viel des dritten Mais[37] denken werde, der mich so unendlich glücklich und reich gemacht hat. Je länger ich Dir innerlich so recht nahe stehe, desto mehr bin ich davon überzeugt, daß die glücklichste Zukunft uns blüht, erhält Gott uns Beide recht gesund. Denke Dir meine Freude, in Agnes' Zimmer über dem Sopha hängt mein Bild von Salzburg als Kupferstich; meins habe ich sorgfältig verpackt, ebenso Herbarien[38], die ich mir noch flüchtig durchgesehen habe. Dabei fällt mir ein, den kleinen Botaniker[39] habe ich weder bei mir noch in Deinem Bücherschrank gefunden, vielleicht kannst Du Dich entsinnen, wo Du es gelaßen hast. Deine Eltern haben mir sowie Mutter herzliche Grüße aufgetragen; ich hoffe von Ersteren bald einen Brief von Dir zu bekommen; eile[c] an den schönen Orten nicht zu sehr, ich besorge gutes Wetter, herziger Schatz, und hole Dir in Genua diesen Brief ab. Ich schließe heute, denn mit Plaudern und vielen Unterbrechungen ist es 1 Uhr geworden; ich muß mich noch anziehen, um Mittags bei Petersens, die Alle herzlich grüßen, still in der Familie die silberne Hochzeit zu feiern. Agnes und ihre Mutter grüßen herzlich; das andere Gedicht habe ich seiner Frische und Naturwüchsigkeit wegen Dir auch abgeschrieben. Den nächsten Brief richte ich nach Firenze[40]. Tausend Grüße und Kuß von Deiner lieben Änni. ||

Preußens Frühling im Januar

Noch ist es lang hin bis zum Frühlingsgrün,
Bis zum Blütenduft und zum Blumenblühn,
Bis zum Jubel der kleinen Waldvöglein,
Bis zum Flug der Schwalben im Sonnenschein.
Und dennoch aus fernem, aus warmem Land,
Wohin der Winter den Flücht'gen verbannt,
Ist heimgekehrt ein verfrühter Gast,
Ein allbekannter, zu erneuter Rast.

Er sucht sich die höchsten Giebel wohl aus
Und baut dort sein Nest auf der Menschen Haus,
Und wo er es thut, tönt's ihm entgegen:
„Willkommen, Du bringst dem Hause Segen!"
Wer mag noch fragen zu dieser Stund',
Welchen Gast wir meinen? Des Volkes Mund
Ruft jubelnd aus: „Nun ist er da!
Der Storch ist gekommen! Victoria!"
Und Alles schaut herzfreudigen Blick's,
Hinauf zur erwählten Stätte des Glücks.
Zum Königspallast, des höchste Spitze
Der schwarz-weiße Vogel erwählt zum Sitze.
Der Adler daneben, dehnt majestätisch
Die Fittige aus und spricht gravitätisch:
„Weil du mein geflügelter Herr Kumpan,
Am Preußenland so was Braves gethan,
So will ich dich ehren fortan als Freund,
Und hoff' wir seh'n uns hier oft noch vereint!"
Der Storch beugt sein langbeschnäbeltes Haupt
Und spricht: „Wenn's gnädigst mir ist erlaubt,
So bring' ich alljährlich, was heut ich gebracht!"
Da hat der preußische Adler gelacht:
„Herr Vogelbruder, ich halt dich beim Wort!
Vermehre du fleißig der Preußen Hort;
Der Storch bringt den Segen, ihn hütet der Aar,
Und Gott schützt das Haus jetzt und immerdar!" ||
So haben die beiden Luftsegler da oben
Es abgesprochen, – wir können's nur loben.
Und drinnen im Haus singt in's Land hinein
Sein erstes Lied unser Prinzlein klein. –
Gott laß dich wachsen, du kleiner Mann,
Bis du reichst zum großen Fritze[d] hinan!

27 Januar 1859
Voßische Zeitung[41] ||

Sylvester Abend 1858.

Zur Reise und weiter.

Non dire
Che il tuo destin ti porta; allor che il
forte ha detto: io voglio, ei sente esser più
assai Signor di sè che non pensava
in prima.

Auch aus Manzoni.[42]

Der Seele innigem Gefühle folgend
Hast du geknüpft ein süßes, ernstes Band,
Und für ein künft'ges lebenswerthes Leben
Damit Dein Manneswort gesetzt als Pfand.

Vorüber sind für uns der Kindheit Zeiten,
Wo mit des Augenblickes Laun' wir gehn.
Nicht klagen darfst Du, sollst nur Trost bereiten;
Daß sie an Dich sich lehnen, mußt du stehn.

Laß Andere das fremde Mächte nennen,
Was in dem eigenen Herzen doch entstand;
Verschmähe nie, zu dem Dich zu bekennen,
Was du in Deinem Sinn für gut erkannt.

Laß ungerecht das Schicksal Andere schelten,
Die, haltlos selbst, in Allem Zufall sehn,
Und denen Will' und Geist als Wirkung gelten,
Die sinnlos mit des Stoffes Wellen gehn.

Wer nie allseit' zu Selbstbetrachtung fliehet,
In sich, der Seinen Urtheil jederzeit
Das reinste Glück die herbste Strafe siehet,
Der findet überall Gerechtigkeit. ||

Laß Andre, Überfreie, spöttisch fragen,
Ob Recht und Pflicht denn gleich in jedem Land?
Frag' Dein Gewißen, es wird Antwort sagen,
Durch seine Stimme wird ihr Sein erkannt.

Laß freies Urtheil nie Dir niederdrücken,
Doch Spott und Läugnen nimm für Freiheit nicht,
Laß nie vom Augenblicke Dir verrücken
Was Du in ruh'ger Stund' erkannt als Pflicht.

Um Selbstbeherrschung, Seelenruh' zu wahren,
Nicht Kraut, nicht Salbe gibt's, noch Zauberspruch.
Du darfst nur wollen stets, Du wirst erfahren,
Des Mannes ernster Wille ist genug.

Und fürchtest Du, daß er im Kampf Dir fehle,
So ruf den Stolz, als Mittel ist er gut;
Naht auch ein theu'res Bild Dir vor die Seele,
Es hält den Treuen in der besten Hut.

2 Januar Abends.

Vor einem Jahr – wie doch die Zeiten eilen! –
Stand vor Dir das Examen schwarz und schwer;
Drum schrieb ich Dir ein paar scherzhafte Zeilen,
Dich zu erheitern, ja zu necken mehr.

Und heute, wie doch ändern sich die Zeiten! –
Stellt rosenfarb' die Zukunft Dir sich dar;
Drum schrieb ich Dir ein paar ernsthafte Zeilen,
Denn Widerspruch mein Element stets war.

Der Widerspruch regt mind'stens an zum Denken,
Macht Redlichen bisweilen etwas klar;
Drum mögst Verzeihung Du der Predigt schenken
Im neuen gleichfalls rasch vergeh'nden Jahr,

für welches hiermit aus vollem Herzen
und mit vollen Backen Glück wünscht

Dein
Martens.

1   Vgl. Br. 65, Anm. 12.
2   Sethe, *Heinrich* Christoph Moritz Hermann.
3   Abfahrtssignal für Haeckels Zug auf dem Anhaltischen Bahnhof.
4   „Freitag 28/1 früh 7 Uhr von Haus abgefahren. Vater begleitete mich auf den Bahnhof, wo mir Heinrich Annas letzte Grüße brachte" (Haeckel, Ernst: Tagebuch der Reise nach Italien. Januar bis December 1859. Florenz, Rom, Neapel, Messina (egh. Mskr., EHA Jena, B 345), Bl. 2r).
5   Wie Anm. 1.
6   Brauchitsch, Helene von.
7   Triest, Carl Ferdinand.
8   Triest, Anna.
9   Triest, Louise.
10 Preußen, Friedrich Wilhelm IV., König von; sein Italienaufenthalt begann am 2.12.1858; vgl. Königlich privilegirte Berlinische Zeitung von Staats- und gelehrten Sachen. Nr. 290, 11.12.1858, S. 7.
11 Funck, Julius.
12 Vermutlich Pircher, Josef.
13 Scheller, *Friedrich* Ernst; Scheller, *Emma* Carolina, geb. Bölling.
14 Volkstümliche Bezeichnung für die Wallfahrtskirche Mariä Heimsuchung in Würzburg; vgl. EHAB, Bd. 2, S. 140, 351 und 412.
15 Vgl. Br. 79, Anm. 1.
16 Stubenrauch, *Clara* Adelheid Friederieke Philippine Caroline, geb. von Oppen.
17 Groß, N. N.
18 Haeckel, *Karl* Heinrich Christoph Benjamin.
19 Haeckel, Carl Gottlob; Haeckel, Charlotte, geb. Sethe.
20 Am 28.1.1859 (Freitag) hielt der Prediger Wilhelm Müller († 1876) den zweiten Teil seines Unionsvortrages „Das preußische evangelische Volk, vom Standpunkt der Evangelischen Alliance aus beurtheilt" im Köllnischen Rathaus; vgl. Protestantische Kirchenzeitung für das evangelische Deutschland. 6. Jg., Nr. 4, Berlin, 22.1.1859, Sp. 96.
21 Nicht überliefert.

22 Siehe Briefbeilage; Originalgedicht im Brief Eduard von Martens an Ernst Haeckel, 31.12.1858 (EHA Jena, A 26265).
23 Wie Anm. 2.
24 Holfelder, *Henriette* Albertine, geb. Dionysius; Holfelder, Mathilde, geb. Lunde; die erste Ehefrau von *Carl* Friedrich Gustav Petersen, Wilhelmine, war eine geborene Dionysius.
25 Petersen, *Carl* Friedrich Gustav; Petersen, Amalie, geb. Krahmer.
26 Sethe, Wilhelmine, geb. Bölling.
27 Stubenrauch, Agnes.
28 Stubenrauch, Clara, geb. von Oppen.
29 Petersen, Bertha, geb. Sethe; Petersen, Bertha Wilhelmine *Clara*; Petersen, Bernhard.
30 Kneisz, Gustav.
31 Kneisz, Louise.
32 Kneisz, Johann *Ludwig*.
33 Kneisz, Louise; Kneisz, N. N.
34 Wie Anm. 25.
35 Vgl. Mendelsohn Bartholdy, Felix: Heimkehr aus der Fremde. Ein Liederspiel in einem Akt. Leipzig [ca. 1850]; Libretto von Karl Klingemann (1798–1862); die Uraufführung im privaten Kreis des Singspiels (MWV L 6, op. 89) fand 1829 auf dem Grundstück der Mendelsohns in Berlin statt, die erste öffentliche Aufführung war am 10.4.1851 in Leipzig.
36 Roßmäßler, Das Wasser (wie Br. 51, Anm. 3).
37 3.5.1858, Tag der heimlichen Verlobung mit Ernst Haeckel; vgl. Br. 51, S. 181.
38 Vgl. Br. 40, Anm. 2 (Alpenpflanzen); Br. 67, Anm. 38 (Farrenkräuter), sowie „Flora Germanica 200 Species. (8 Familiarum) Selectae. Seiner lieben Braut Anna Sethe. Zu Weihnacht 1858 (vor der Abreise nach Italien). gewidmet von Ernst Haeckel." (EHA Jena, E 4).
39 Kappe, Der kleine Botaniker (wie Br. 3, Anm. 9).
40 Florenz, Hauptstadt der Region Toskana.
41 Gedicht auf die Geburt des Prinzen Friedrich *Wilhelm* Viktor Albert von Preußen am 27.1.1859; vgl. Königlich privilegirte Berlinische Zeitung von Staats- und gelehrten Sachen. Nr. 23, 1. Beilage, 28.1.1859, S. 4.
42 Manzoni, Il Conte di Carmagnola (wie Br. 59, Anm. 14), S. 56 (1. Akt, 5. Szene); dt. Übs.: „Sage, daß dein Geschick dich dränge, nicht; der Starke, wenn er nur sagt: ich will! so fühlt er seiner sich gleich mehr Herr, als er's vorher geglaubt." (Manzoni, Alexander: Der Graf von Carmagnola, ein Trauerspiel. Aus dem Italienischen übersetzt von August Arnold. Gotha 1823, S. 22).

81. Von Carl Gottlob Haeckel, Berlin, 2. Februar 1859, mit Beischrift von Charlotte Haeckel

Berlin 2 Febr. 59

Lieber Ernst!

Heute haben wir durch Anna[1] Deinen Brief[2] aus Würzburg erhalten. Diesem zufolge wirst Du heute den St. Gotthard paßiren. Bis Altdorf war ich im Jahr 1845 auch gekommen und empfand große Sehnsucht über die Alpen zu gehen, ich unterließ es aber, da ich nicht italienisch sprach.[3] Inzwischen habe ich heute in den Zeitungen gelesen, daß es in der Gegend von Florenz sehr unsicher sein soll und daß Straßenräuber die Dilgence[4] von Bologna beraubt haben.[5] Es wird also sehr nöthig sein, daß Du Dich nicht allein in die Umgegend der Stadt wagst und Dich überhaupt sehr in Acht nimmst. Wir erwarten nun mit großer Sehnsucht weitere Nachrichten von Dir aus Florenz. Was Deine Weiterreise nach Rom betrifft, so erkundige Dich genau, ob es nicht beßer ist, daß Du unter den jetzigen Umständen zur See über Livorno und Civita Vecchia nach Rom reist.

Bei uns hier ist nichts vorgefallen, wir sind alle wohl und leben in gewöhnlicher Art fort. Nur ist es seit Deinem Abgang viel stiller und leerer in unserem Quartier geworden, desto mehr wird auf der Wilhelmstraße gefahren. Der kleine Prinz[6] der Victoria[7] wurde ja noch geboren als Du hier warst.[8] Er ist wohl sowie die Prinzeß. Auch unsre Verwandten sind wohl.

Wenn Du nur erst in Rom wärest, das stelle ich mir doch höchst intereßant vor und Du mußt uns recht ausführlich darüber schreiben. Du wirst dort wohl viele Deutsche finden, und wahrscheinlich schon Frühlingswetter, während es bei uns noch naßkalt ohne Schnee ist. Daß Du über das Fichtelgebirge Deine Kleider und Pelz hast brauchen können, dachte ich mir wohl. Du wirst sie auch in Italien bei dem Mangel an Heitzung nöthig haben. Ich habe nun mit Mutter die Lektion von Washingtons Leben[9] ziemlich beendet und ich werde jetzt für mich an der Lektüre von Mommsens römischer Geschichte[10] fortfahren. In den letzten Tagen habe ich mich mit Ritters Erdkunde von Asien beschäftigt und bin den Paropamismus[11], Belurtag[12] und den Gebirgsknoten[13], der Cashmir von Turkestan[14] trennt, und den Paß von Karakorum durchwandert.[15] Wenn ich von Asien etwas sehen könnte, so wäre es vor allen Dingen das schöne Thal von Cashmir, eines der schönsten der Welt. Weiter nördlich sind die Gebirge sehr rauh und die chinesische Herrschaft reicht bis an die Grenze von West-Turkestan, wo die Bucharei beginnt. So mache ich auch meine Reisen auf den Charten und in den Büchern, da ich auf meine alten Tage nicht mehr so mobil bin. Wäre ich noch jung, würde ich alle Mittel anwenden, um die Welt zu sehen und gönne es Dir, daß Du numehr Gelegenheit haben wirst, Italien zu sehen. – Du hast Dich ja in Würzburg noch recht informirt zu Deiner Untersuchung der Seethiere in Neapel u*nd* Sicilien. Nun ich wünsche, daß Du dort reiche Ausbeute machen mögest.

[*Beischrift von Charlotte Haeckel*]

Mein lieber Herzens Ernst!

Rechte Sehnsucht hatte ich, von Dir zu hören, freute mich also sehr, als ich heute von Anna Deinen ersten Bericht aus Würzburg[16] erhielt, so ist doch der erste Anfang Deiner Reise gut gegangen; Gott sei ferner mit Dir, und behüte Dich. || Bald kommt nun Dein Geburtstag, an dem ich Dir meine Wünsche nicht mündlich aussprechen kann, aber meine Gebete werden Gott anflehen, daß er Dir[a] zum neuen Lebensjahr Gesundheit schenke und mit seinem reichen Seegen mit Dir sei. Ein sehr wichtiges Jahr beschließt Du, entscheident, für Dein ganzes Leben. Gott möge ferner mit Dir sein. – Hier sind alle wohl, T*ante* Minchen[17] meint, es ginge ihr auch besser. Leider sind die Nachrichten aus Bonn nicht ganz gut, O*nkel* Bleek[18] hat wieder einen Schwindelanfall gehabt, und wenn sie auch schreiben, er[b] sei wieder ganz wohl, so finde ich es doch ängstlich; mit Mariechen[19] war es in diesen Tagen auch nicht sonderlich, doch heute besser. – Aus Freienwalde[20] sind die Nachrichten gut. Nun leb wohl, mein Herzens Sohn, Gott sei mit Dir! und behalte lieb

Deine alte Mutter.

[Nachschrift von Carl Gottlob Haeckel]

Du hast nun in Deinem vorigen Lebensjahr Deine künftige Lebensgefährtin[21] gefunden. Das muß nun Deinem Leben eine viel besonnenere Richtung geben. Du darfst nicht mehr ins Zeug hinein wagen, sondern mußt nüchterner und bedächticher handeln. Dieses und das beste Wohergehn an Leib und Seele und eine recht reiche Ausbeute für Deine Wißenschaft und Deine menschliche Ausbildung wünsche ich Dir zum neuen Lebensjahr. Gott sei mit Dir. Dein Dich zärtlich liebender Vater Hkl

1 Sethe, Anna.
2 Br. 79.
3 Carl Gottlob Haeckel hatte gemeinsam mit seinem Sohn Karl im August/September 1845 eine Reise in die Schweiz unternommen; ausführlicher dazu EHAB, Bd. 2, S. 26–28, bes. Anm. 7.
4 Benannt nach ihrem französischen Vorbild, verkehrten die Schnellpostkutschen Diligence nach genauen Fahrplänen in ganz Europa. Der Wagen wurde von vier Pferden gezogen und saß auf mehreren Stahlfedern, die die Stöße dämpften. Mit dem Einzug der Eisenbahnen wurden die Postkutschen zunehmend verdrängt.
5 Am 25.1.1859 wurde bei Trespiemo, dem Florentinischen Kirchhof ca. eine Stunde von Florenz entfernt, die aus Bologna kommende Diligence von Straßenräubern überfallen und ausgeraubt; vgl. Berlinische Nachrichten von Staats- und gelehrten Sachen. Nr. 27, 2.2.1859.
6 Preußen, Friedrich *Wilhelm* Viktor Albert, Prinz von; er wurde am 27.1.1859 geboren; vgl. auch Königlich privilegirte Berlinische Zeitung von Staats- und gelehrten Sachen. Nr. 23, 28.1.1859, S. 1.
7 Preußen, *Victoria* Adelaide Mary Louisa, Kronprinzessin von, geb. Prinzessin von Großbritannien und Irland.
8 Ernst Haeckel reiste am Morgen des 28.1.1858 nach Italien ab; vgl. Br. 80, Anm. 4.
9 Vermutlich Gehe, Eduard: Leben Washington's. Leipzig 1838.
10 Mommsen, Theodor: Römische Geschichte. 3 Bde., Leipzig; Berlin 1854–1856.
11 Auch Paropamisos, Parapanisos, alter Name für Hindukusch.
12 Auch Nebelgebirge, Teil des Tian Shan, dem Hochgebirge in der Großlandschaft Turkestan im Inneren Asiens.
13 Gemeint ist der Karakorum, ein bis zu 8.611 m (K2) hohes Gebirge in Zentralasien, dessen Name sich vom gleichnamigen Pass (türk.: schwarzes Geröll) ableitet. Begrenzt wird das Hochgebirge von Pamir (Norden), dem Kunlun Shan (Osten), Himalaya (Süden) und Hindukusch (Westen).
14 Persische Bezeichnung einer zentralasiatischen Region zwischen Kaspischem Meer (Osten) und der Wüste Gobi (Westen) mit ca. 2.500.000 km², zu der heute sieben Staaten gehören.
15 Ritter, Carl: Erdkunde von Asien. 5. Bd., 3. Buch: West-Asien. Uebergang von Ost- nach West-Asien. Berlin 1837, S. 320–531.
16 Haeckel, Italienische Reise 1859/60 (wie Br. 79, Anm. 3).
17 Sethe, Wilhelmine, geb. Bölling.
18 Bleek, Friedrich.
19 Bleek, Marie.
20 Wohnsitz der Familie von Haeckel, *Karl* Heinrich Christoph Benjamin und Hermine, geb. Sethe.
21 Wie Anm. 1.

82. Von Anna Sethe, Frankfurt (Oder), 1. Februar – Steinspring, 4. Februar 1859

Frankfurt a/O d. 1.2.59.

Tausend Dank, mein lieber, lieber Schatz, für den ersten Gruß¹ aus der Ferne, den ich voller Jubel heute Morgen empfing. Ach, ich hatte mich schon so sehr nach einem Brief gebangt, und vollends, als ich Sonntag Mittag meinen ersten nach Genua expedirte, glaubte ich bestimmt, auch bald einen erhalten zu müßen. Ich habe außer meinen Zeilen den Brief sofort an die Alten expedirt, die sich gewiß nicht weniger über die guten Nachrichten gefreut haben.² Daß Du Sonnabend und Sonntag so herrliches Wetter hattest, war meine größte Freude; morgen zur Paßage des St. Gotthard erbettele ich mir auch welches für Dich; grüße die Berge von Deinem Lieb, das unaufhörlich an Dich denkt. Daß Du alle Deine früheren Bekannten gesehen und gesprochen hast, ist wieder ein Glücksgriff von Dir (denn August Steinsack³ zu verfehlen, war Dir wohl nicht schwer? Das Häschen⁴ vertrat ihn gewiß würdig). Wie wohl es thut, alte, liebe Bekannte wieder zu sehen, an deren Freundschaft Zeit und Raum nicht gerüttelt haben, empfinde ich hier im lieben alten Frankfurt auch. Auf's Freundlichste werde ich von Allen empfangen u. Jedermann freut sich über mein glückliches Gesicht, den Spiegel meiner nur in Dir lebenden Seele. Ich meine oft, ich müßte die ganze Welt umarmen und der Natur laut mein Glück verkünden, bist Du mir auch noch so fern; Dein hoher, edler Geist ist bei mir, schläft mit mir ein, wacht mit mir auf, führt lange Gespräche mit mir im Schlaf, und treibt mich den ganzen Tag ᵃ zu allem Guten an. Sehe ich die Leute auch noch so vergnügt, ich komme mir am reichsten, am glücklichsten vor in dem Besitze eines so theuren liebenswerthen Schatzes, den mir selbst Italien, die ganze Welt nicht entwenden kann. O, ich liebe Dich so, mein herziger Schatz, daß Du mich ewig lieben mußt; je mehr ich Dich entbehre, desto tiefer fühle ich [die] Macht der Liebe, die mich an Dich kettet, und sehne ich mich so recht innig nach einem Kuß, nach meinem lieben, friedlichen Plätzchen in Deinen Armen, sehe ich Dir in Dein liebes Auge, freue mich auf's Wiedersehen und werde ruhig mit dem Bewußtsein meines heiligen, unverlierbaren Schatzes, den ich Gott täglich im Gebet empfehle. Ach schelt mich nicht, lieber Erni, daß ich Dir das Herz weich mache; es ist es gewiß schon ohnehin, allein meine Gefühle müßen einen Ausdruck finden, und von Dir allein weiß ich nicht mißverstanden zu werden. Hab' Muth, mein Schatz und laß Dich die Trennung nicht gereuen; Du sagst ja selbst, der schönste Lohn wartet unser, und reicher werden wir Beide in der Zwischenzeit werden. –

Ich bin sehr gespannt auf Deinen ferneren Reisebericht, auf Deinen Anfang in Italien, das Dir so ruhig, wie möglich erscheinen möge. Selbst hier im Norden scheint der Frühling mit || Gewalt den Winter vertreiben zu wollen; ob dieser es sich gefallen läßt, ist sehr die Frage bei seiner starren, eisigen Natur. Die Luft ist hier herrlich, da denke ich, wird in Italien vollständiger Frühling sein, den ich seit vergangenem Jahr ganz besonders in's Herz geschloßen habe. Übermorgen komme ich in den Wald, auf den ich mich sehr freue. Bernhard⁵ ist heute schon wieder zurückgereis't und Donnerstag fahre ich mit Bertha⁶ und Klärchen⁷ nach, die Beide sehr wohl sind und Dich herzlich grüßen läßt [!]. Ich bin so froh, daß ich für die nächsten Tage weiß, wo meine Gedanken Dich aufsuchen können, wie ich es Dir gar nicht sagen kann. Nach der Karte, die ich mir mitgenommen habe, führt Dein Weg vom St. Gotthard aus dem Teßin herunter; dem italienischen Boden zu. Gott schütze Dich auf demselben und bewahre Deine Änni vor schwerem Leid! Behalte die Augen und Sinne offen für Alles Schöne und Intereßante, was Italien an Kunst und Natur Dir bietet und auch in ästhetischer Beziehung möge die plastische, in sich vollendete Schönheit auf Deine wilden, leidenschaftlichen, aber wahren, reinen Gefühle einen sammelnden, einheitlichen Einfluß ausüben; Maß fehlt uns Beiden, doch das läßt sich mit gutem Willen erringen; es wird kein Meister geboren, und nach meiner Ansicht, sind erst wahre, tiefe, edele, wenn auch leidenschaftliche Gefühle nothwendig, soll die Seele Schönheit und deren Hauptbeding: Maß erreichen.

Ich habe hier etwas im Insekt von Michelet[8] gelesen und staune über die Größe in der kleinsten Thierwelt, und dennoch fühle ich mich nicht heruntergesetzt durch diese Größe; ebenso, wenigstens sehr ähnlich organisirt wie wir Menschen, mit einem edeleren Zweck in die Welt gesetzt, als von den Menschen zertreten oder gegeßen zu werden, wie die kindliche Auffaßung der Thierwelt gewöhnlich ist, also auch hierin unserer Lebensaufgabe nicht unähnlich, fehlt ihnen, wenn auch nicht ganz, doch der tiefe Geist, mit dem wir zur Klarheit über Welt und Schöpfung kommen, der uns die seligsten Gefühle eingibt, kurz uns Mensch sein läßt in des Wortes edelster Bedeutung. Kann ich auch nicht ganz klar über Gott und die letzte Bestimmung des Menschen werden, ich bin froh, Mensch zu sein und an dem großen Weltgebäude schwache Hand anlegen helfen zu dürfen. Ich weiß, Du denkst hierin nicht ganz so wie ich, vielleicht mißverstehst Du mich auch. Ich bin nicht stolz, noch eitel (ich wüßte nicht worauf) allein || mein menschliches Selbstbewußtsein ist gewachsen, seit ich Dich besitze, ich fühle mich stark in meinen Innern durch den reichen, edelen Geist, der von Dir auf mich übergegangen ist. Du lieber Schatz, hab' Dank für alle Deine Liebe und habe Geduld mit mir, ich werde gewiß beßer. Mein Herz ist gut und meine Gefühle wahr. –

Bis Sonntag weißt Du hoffentlich aus meinem Brief[9], den ich nach Genua poste restante adreßirt habe, meinen Lebenslauf. Nachdem ich diesen Brief beendigt hatte, trug ich ihn zu Post, und ging von da zu Petersens[10], um dem Silberpaar Glück zu wünschen, die sehr munter und heiter waren; *Tante* Malchen sah sehr nett im silbernen Kranz aus; ich freute mich am meisten über die herrlichen Blumen; die schönsten Camelien, Maiblumen und Veilchen schmückten alle Zimmer. Ich aß bei ihnen zu Mittag nur in der Familie. Meine Tischnachbaren [!] waren Herr Kneiß[11], Bruder von Ferdinands[12] Braut[13], der nach einem sehr netten Toast von Bernhard auf das Silberpaar, sich verpflichtet fühlte zur Nachfolge des guten Beispiels zu ermahnen und die jungen Damen, namentlich die Bräute leben ließ. Ich ließ Dich in Champagner leben und alle Gläser erklangen auf Dich, daß ich es in Würzburg zu hören glaubte. Nach längerem Herumstehen und Plaudern nach Tisch war ich so müde geworden, daß ich in einer Sophaecke einschlief und zwar so fest, daß ich nichts davon gemerkt hatte, wie man vor mir den Theetisch zurecht gemacht hatte, da zum Abend noch mehrere Bekannte erwartet wurden. Ich mußte mit Widerstreben bleiben, bekam aber noch sehr schönen Gesang zu hören, von Herrn Kneiß u. Schwester, Herrn Vierling[14], der in Berlin die Bachschen Koncerte leitet und Frl. Höppner[15], die mit einer prächtigen Altstimme wundervoll vortrug. Am besten gefiel mir Gretchens Beichte, Duett für Sopran und Alt[16], wobei ich an meinen Faust[17] dachte. Benneckes[18] brachten mich zu Hause, wo ich lange vor innerer Unruhe nicht einschlafen konnte. Gestern Morgen genoß ich wieder den herrlichsten Sonnenaufgang; freilich brachten die früh so schönen Wolken den unaufhörlichsten Regen den Tag über, der Dir die Fahrt nach Basel auch getrübt haben wird. Desto schöner und klarer war es heute, so daß Du die Alpen gewiß herrlich gesehen hast; vielleicht die schöne kleine Tyrolerin oder wer war es, der Dir damals die Zeit so angenehm verkürzt hat. Trotz Regen mußte ich in Agnes'[19] Gesellschaft ausgehen, zunächst || einige Besorgungen machen, wobei ich auf der Straße einen herzlichen Glückwunsch von meiner früheren Lehrerin Frl. Waltersdorf[20] erhielt; dann brachte ich Anna Kelsch, Magdalene Dieckhoff's Cousine einen Brief von letzterer und ging dann zu Bertha, die bei ihrer Schwägerin Clara[21] wohnt. Bernhard entschied dort, daß wir Donnerstag reisen sollten, weßhalb ich von dort aus sofort an Mutter[22] schrieb und bat mir etwaige Briefe gleich zukommen zu laßen; nicht ahnend, daß mein Schatz schon direkt für mich gesorgt hatte. Nach Tisch, während die Landräthin[23], die augenblicklich sehr an Gicht leidet, schlief, verplauderte ich mit Agnes ein liebes Stündchen und nach dem Kaffee kam Frau Bennecke, die viel von Dir sprach. Als sie weg war, kam zufällig von dem Jenaer Jubelfest die Rede, und ich las ihnen Deine Briefe aus Jena[24] vor, die Beide sehr interessirte und amüsirte. Die Landräthin behauptete, danach ein klares Bild von Dir erhalten zu haben und konnte mir nicht genug dafür danken. Ich mußte bei allen Orten und Wegen denken: Solltest Du die wohl auch noch einmal kennen lernen? Nach dem Abendbrod spielte ich nach langer Zeit etwas Klavier und nahm mir wieder fest vor, nach meiner Rückkehr nach Berlin Unterricht zu nehmen und in Deiner Abwesenheit so viel Fortschritte wie möglich zu machen. Die Musik ist eine gar zu prächtige Brücke für die Gedanken, denen ich jetzt für heute eine Grenze ziehen muß, es ist 11½ Uhr, da muß die Änni zu Bett. Gute Nacht, felicissima notte[25], herziger Schatz, schlaf süß und gut.

Da bin ich schon wieder 7 Uhr Morgens, lieber Erni und wünsche Dir einen guten Morgen und recht, recht klares, schönes Wetter, daß Dir die Schneehäupter nicht entgehen. Wirf für mich einen Blick auf dieselben mit und Glück auf die Fahrt. Die Sonne scheint ohne Wolken ihr Lager zu halten, ein gutes Zeichen für den ganzen Tag. Gestern Morgen machte ich den Kaffee selbst, der sehr gut gerieth; ich war in Gedanken ein paar Jahre weiter; nur wollte und wollte der liebe blonde Profeßor gar nicht erscheinen, sonst hätte der Kaffee noch einmal so gut geschmeckt. Abwesend bin ich vielfach beim Plaudern, womit ich sehr geneckt werde. Wie ich beim Anziehen war, kam Dein lieber, lieber Brief an, der alles Leid vergessen machte; denn Änni war gut und lieb. Hast Du auch Max Schultze von mir gegrüßt? || Gewiß nicht. Also Kölliker kannte mich noch, worüber ich einige Zweifel hege. Unter dem wunderbaren Hute konnte er unmöglich ein Gesicht erkennen. Herrliche Stunden haben wir dort verlebt, die in der Erinnerung mir die freundlichsten Bilder vor die Seele rufen.[26] Den Blick vom Käppele könnte ich malen, ebenso auch den Rückweg von einem hohen Berge, auf den Du uns einzeln gezogen hattest, der Blick auf Fluß und Stadt und die gegenüberliegenden Berge. Auch das Frühstück am anderen Morgen beim Regen in der Gartenlaube des Hotels habe ich nicht vergessen; ob der Vetter[27] ganz aus den Gedanken gekommen ist, bin ich nicht recht klar darüber. Gefallen hatte er mir wenigstens sehr. Nachdem ich gestern alle einzelnen Zettel durchstudirt hatte, schrieb ich an Deine Alten, schickte den Brief aber noch nicht ab; dann rüstete ich mich, um mit Agnes mehrere Besuche zu machen; zunächst zu Anna Schultze[28], Tochter der Predigers Schultze[29], ein sehr liebes, angenehmes Mädchen, die ich noch von früher her kannte; als wir eben fortgehen wollten, kam sie her; wir plauderten noch etwas zusammen und [b] dann begleitete sie uns auf weiteren Wegen. Ich ging zur Stadträthin Petersen herein, die am Tage zuvor für[c] ihre silberne Hochzeit mit heftiger Migräne büßen mußte; es ging beßer. Ich erzählte von meinem Brief und Deiner Reiseroute; als Marie[30], die Dichterin der Prinzeßin Ilse und der Irrlichter,[31] den Namen Lugena[32] hörte, rief sie aus: Ach einmal in Lugena aus dem Fenster sehen! Ich theilte diese Ansicht nicht, denn wenn ich einmal in so schöner Gegend wäre, hielt ich es nicht lange am Fenster aus, sondern müßte hinaus in die herrliche Natur; stummen Zuschauer spiele ich ja überhaupt nicht leicht. Dann besuchte ich Benneckes, die Alle sehr freundlich und herzlich waren. Er erzählte mir, Dich schon als dreijähriges Kind gekannt zu haben, als welches Du Deiner Mutter viel durch Deine Wildheit zu schaffen gemacht hättest. Ich sagte, wenn er nicht ein Strick || wäre, paßte er ja nicht zu mir, was allgemeinen Jubel erregte. Das sind so treue, biedere Leute, daß man da schon seiner Zunge freien Lauf laßen kann; ich denke, Du bist mir nicht böse deßwegen. Ich sollte eigentlich Nachmittag mit Agnes mit Petersens und Bertha zusammen sein, allein wir wollten lieber zu Hause bei der Landräthin bleiben, die schon sehr früh zu Bett geht und in der Zeit also am meisten von uns hat. Ich habe sie sehr gern und fühle mich sehr gemüthlich in ihrer Nähe. Zu Hause angekommen, schrieb ich mir Deinen ersten Reisebericht ab und expedirte dann Alles an die Alten, die heute Morgen wohl schon *da*durch erfreut worden sind. Nachmittag kam Anna Schultze noch auf ein paar Stunden her, mit der Agnes und ich in Jugend-Schulerinnerungen schwelgten, wobei sich denn ergab, daß ich alle Hauptstreiche angegeben hatte, also meine strickige Natur schon früher zum Vorschein gekommen ist. Glückliche Jahre habe ich aber in der Schulzeit verlebt, die ich mir nicht nehmen laßen möchte; ich bedauere die Kinder, die sie nicht besuchen können.[33] Die kleine Schrappe, Bertha's Klärchen besuchte uns auch Nachmittags und war sehr niedlich. Nur gefiel mir nicht, daß sie sich vor Agnes kleinem, niedlichen Kanarienvogel fürchtete und schon in seiner Nähe laut aufschrie. Abgesehen davon, daß sie dadurch keine zoologischen Paßionen verräth, müßte ein Waldkind die Vögel doch ganz besonders lieb haben. Ich werde in den nächsten Tagen nähere Bekanntschaft mit dem Vogel machen; Agnes hat in ihrem Lesezirkel eben L'oiseau von Michelet[34] erhalten, den sie mir auf acht Tage mitgeben will. Ich freue mich sehr darauf, weil ich den Verfaßer schon aus dem Insekt sehr lieb habe und nebenbei mich endlich wieder etwas in der französischen Sprache üben werde. Gestern Abend nach Tisch schrieb ich[d] an Dich, nur war mir sehr laute Ballmusik aus dem Nebenhause sehr störend, der Brief mag also danach gewesen sein. Jetzt muß || ich auch wieder abbrechen, da es Zeit ist, sich anzuziehen. Schreibe mir ja im nächsten Brief, ob Du meinen Brief in Genua erhalten hast, oder auch wie viel Tage man die Reise eines Briefes veranschlagen muß, ob die Adreße richtig war etc. etc. Den Brief zum 16 schicke ich auch noch nach Florenz; bist du nicht mehr dort, mußt Du ihn Dir nachschicken laßen.

Donnerstag Abend 9 Uhr.
Seit heute Nachmittag 3 Uhr sitze ich im lieben kleinen Forsthaus, mein herziger Schatz, von wo aus ich Dir einen sonnigen Gruß sende; heute nach Genua, wo Du hoffentlich glücklich und wohlbehalten angekommen bist. Halte Dich nur nicht zu kurz überall auf, sondern genieße Kunst- und Naturschönheiten, wie sie Dir Ort und Gegend bieten; wer weiß, ob Du sie jemals wieder siehst. Morgen machst Du vermuthlich die schöne Fahrt von Genua nach Livorno, und dann nach Firenze; ich begleite Dich überall hin. –

Gestern Morgen waren wir bis Mittag zu Haus, dann machte ich mit Bertha zusammen einen Besuch bei Frau Brodmann[35], einer sehr guten, netten Frau, die früher in Posen lebten [!],[36] und bei der Frau v. Frankenberg, geb. Sack[37]. Nach Tisch war ich ein paar Stunden mit der Landräthin allein, weil Agnes Unterricht in einer Nähschule geben mußte. Sie zeigte mir sehr hübsche Ansichten von Schwarzburg, das sie auch sehr liebt und vom Harz, wovon ich die meisten Punkte vom vergangenen Jahr her kannte. Dann machte ich Kaffee und dachte viel an spätere Zeiten, wenn zwei glückliche Leutchen sich gegenüber sitzen und sich den Kuchen gut schmecken laßen. Ach Erni, wie glücklich werden wir sein; ich bin ganz selig in dem Gedanken. Später kamen Anna[38] und Emmy Bennecke[39], mit den*en* geplaudert wurde. Abends gingen Agnes und ich im furchtbarsten Regen zu Petersens[40], wo wir einen sehr gemüthlichen Abend verplauderten und ich viel von Dir erzählen mußte; natürlich sehr mit Widerstreben, denn wer || spricht wohl gern von Jemand*em*, den man nicht lieb hat? Ich denke immer Jedermann muß Dich lieb haben, und fast will es mir auch so erscheinen. Der Rückweg bei herrlichem Sternenhimmel war köstlich; ich trug jedem einzelnen meinen Gruß für den fernen Erni auf, vermuthlich dem Jupiter und Saturn, die mich mit ihren funkelnden Augen so treuherzig ansehen, als wollten sie sagen, ja den lieben großen Blondkopf kennen wir recht gut und wollen ihn treu im fernen Süd beschützen. Mir war beim Schlafengehen besonders bang nach Dir und spät erst schlief ich mit meinem ersten und letzten Gedanken ein: Heute Morgen packte ich meine Sachen etwas zusammen und war dann noch ein paar Stunden mit Agnes und ihrer Mutter zusammen, die mich dringend bat, auf der Rückreise aber länger zu verweilen. Um 10 Uhr fuhr ich auf den Bahnhof, wo ich mit Bertha und dem kleinen Klärchen zusammentraf. Um 10¾ Uhr fuhren wir ab; der Weg über
e Landsberg, Küstrin, Friedeberg[41] führt meist durch die Ebene, die mit hübschen Dörfern besetzt ist; deren Kirchen meist sehr nett im gothischen Styl erbaut, auf der Anhöhe liegen, von einer schmalen, monotonen Hügelkette, die sich zu beiden Seiten hinzieht. Die Oder ist sowohl bei Landsberg, wo sie die Warthe aufnimmt[42], wie bei Küstrin sehr breit, aber flach. Dir werden diese Schilderungen höchst lächerlich und jämmerlich vorkommen im Vergleich zu Allem Schönen, was Italien Dir jetzt bietet, da ich aber weiß, daß Du Dich für Alles intereßir*st*, was in mir und um mich her vorgeht, so vertraue ich es kühn dem Papier an, das f Dir hoffentlich recht bald zu Händen kommt. Um 2 Uhr kamen wir in Altkarbe[43] an, leider bei Regen; wir fanden Bernhard mit dem Wagen vor, der uns gegen drei Uhr im kleinen Forsthaus absetzte. Ich hatte theilweis unterwegs im Vogel[44] gelesen, der auch sehr intereßirt; aus dem bisher Gelesenen, der || Einleitung, erfuhr ich, daß Michelets Frau[45] mit großer Paßion die Natur, namentlich der Hausthiere beobachtet hat, wozu sich in

ihrer Jugend auf einem schönen Landsitz des Vaters[46], unter ihren Geschwistern[47] so gut wie allein stehend, die beste Gelegenheit geboten hat.[48] Ich muß für heute wieder abbrechen, da Abendbrod gegeßen werden soll, ein vaterländisches Gericht: Pellkartoffeln und Hering, die Du in Italien nicht bekommen wirst. Nachher will uns Bernhard etwas vorlesen, wo ich sehr mit einverstanden bin.

Freitag Morgen 11 Uhr

Guten Morgen, herziges Strick; die erste Nacht in meiner neuen Heimath war nicht die schönste; ich konnte vor eisig kalten Füßen gar nicht einschlafen, bis ich endlich um 4½ Uhr auf den schlauen Gedanken kam, mir Strümpfe anzuziehen, in Folge deßen ich bis 7 Uhr herrlich schlief. Um 8 Uhr scheint hier erst gefrühstückt zu werden; dann habe ich Staub gewischt und Blumen begoßen und sehr viel Zeit mit dem kleinen Klärchen vertrödelt, die wirklich allerliebst und sehr poßirlich ist. Sie hat große blaue Augen und kastanienbraunes Haar, gut gebaut; seit 4 Wochen läuft sie allein, hält aber die Ärmchen dabei immer noch sehr ängstlich. Bertha ist sehr steif und unbehülflich,[49] weßhalb Bernhard mir sehr dankbar ist, ihr die Sorgen im Haus etwas abnehmen zu können. Ich freue mich sehr auf die Reise und endlich die lieben Bücher lesen zu können, die Du mir zu Weihnachten geschenkt hast. Bernhard las uns gestern Abend aus dem Insekt über die Bienen vor,[50] was uns Alle drei sehr interessirt hat; das zarte Liebesverhältniß der Biene zur Blume hat etwas ungemein Poetisches; die eine, die ihren Lebenskeim von der anderen erhält, sehnt sich nach der anderen, wie ich mich nach Dir sehne, von dem Licht und Leben mir zuströmt, von dem getrennt ich meinen Blumenkelch, wenn ich einen besitzen sollte, zuschließe, wie die Blume nach einem Tage voller Liebesglück. Ich weiß aber, wer ihn öffnen kann, und hegt und pflegt, so daß aus dem harten, rauhen Halme vielleicht doch noch eine Blume sich entwickelt, die unter dem Schutz der starken Eiche nicht geknickt werden kann. Ich warte in Geduld, bis sie mich in ihre Arme || aufnimmt. Läßt Dich die Trennung nur auch nicht gereuen, sondern hoffe auf eine glückliche Zukunft, deren Grundstein Du in dem schönen Italien legen willst. Ich bin bei Dir und bleibe bei Dir und empfehle Dich dem Schutze Gottes. Dein Bildchen[51] hat schon ein sehr nettes Plätzchen, von wo Du auf grüne Saatfelder und einen kahlen Fliederbaum siehst, zuweilen aber auch auf ein kleines Wesen, das am Fenster sitzt und fleißig arbeitet oder lies't. Daß Du Dir noch eine Reisetasche gekauft hast, um alle Kleinigkeiten zu bergen ist recht gut; vergiß nur nicht einmal eins von den Sachen, sonst möchtest Du sehr in Verlegenheit gerathen. Ich denke heute doch einen Brief[52] von Mutter zu bekommen und hoffe mit guten Nachrichten; da werde ich denn auch wohl etwas von Deinen Alten hören, die sich gewiß nach uns Beiden sehnen, wenn Ottilie Lampert[53] noch nicht da ist. Hoffentlich hat T*ante* Bertha[54] sich beruhigt; ihr Abschied war sehr kühl und sie sehr erstaunt über meine Abreise, obgleich ich ihr Donnerstag Morgen dieselbe mitgetheilt hatte. Bernhard ist im Revier, wohin ihn der große schwarze Hund Boncoeur begleitet hat. Außer ihm besteht die Hausbewohnerschaft noch aus zwei Mädchen: Karoline (Kindermädchen) und Jette[55] und dem Knechte Johann[56] und noch zwei Teckeln: Venz und Schinz und drei sehr naschigen Katzen. Auf dem Hofe existiren außerdem noch drei Kühe und Lotte und Liese, die beiden Pferde, von denen ich letzteres ganz besonders gern habe seiner Kühnheit und seines Muthes wegen.

Bertha läßt herzlich grüßen. Ich muß eilen, denn der Brief muß fertig sein, wenn der Postbote kommt und länger warten laßen möchte ich Dich auch nicht. Ich bitte Dich um ein Gleiches und herze und küße Dich tausend Mal. Ich bin sehr gespannt, wie weit die Jahreszeit in Italien vorgerückt ist, was Du für Wetter auf Deiner Reise gehabt hast und was Italien überhaupt für einen Eindruck macht, obgleich Du hierüber wohl noch nicht recht urtheilen kannst.

Ach, lieber, guter Schatz, bleib' gesund und munter und Deiner Änni gut, die bald wieder schreibt.

1   Br. 79 nebst Haeckels erstem Reisebericht (wie Br. 79, Anm. 3).
2   Vgl. Br. 81, S. 292.
3   Sack, August.
4   Sack, Wilhelmine Agnes, geb. Pfeil, die 46 Jahre jüngere zweite Ehefrau von August Sack, die Haeckel anstelle des verreisten August Sack in Halle angetroffen hatte. Vgl. dazu auch Haeckel, Tagebuch der Reise nach Italien 1859 (wie Br. 80, Anm. 4), Bl. 2r, Eintrag v. 28.1.1859.
5   Petersen, Bernhard.
6   Petersen, Bertha, geb. Sethe.
7   Petersen, Bertha Wilhelmine *Clara*.
8   Michelet, Jules: Das Insekt. Naturwissenschaftliche Beobachtungen und Reflexionen über das Wesen und Treiben der Insektenwelt. Mit einem Vorwort von J. H. Blasius. Braunschweig 1858 (Original: L'insecte. Paris 1858). – Ernst Haeckel hatte Anna Sethe die deutsche Übersetzung Weihnachten 1858 geschenkt. Das Exemplar mit der Widmung Haeckels ist überliefert (ThULB Jena, VII 4).
9   Br. 80.
10 Petersen, Carl; Petersen, Amalie geb. Krahmer.
11 Kneisz, Gustav.
12 Petersen, Ferdinand.
13 Kneisz, Louise.
14 Vierling, Georg.
15 Höppner (Höpner?), N. N., vielleicht eine Tochter des Geheimen Justiz- und Appellationsgerichtsrat Heinrich Höpner in Frankfurt (Oder).
16 Vierling, Georg, Op. 20: Gretchens Beichte, Duett für Sopran und Alt, mit Begleitung des Pianoforte. Breslau [1858], Text von August Heinrich Hoffmann von Fallersleben (1798–1874); vgl. Markull, Friedrich Wilhelm: Kammer- und Hausmusik. Lieder und Gesänge. In: Neue Zeitschrift für Musik. 50. Bd., Nr. 1, Leipzig, 1.1.1859, S. 7 f., hier S. 8.
17 Hier: Ernst Haeckel.
18 Bennecke, August *Friedrich*; Bennecke, Luise Adelheid *Marianne* Philippine, geb. Mendheim.
19 Stubenrauch, Agnes.
20 Waltersdorf, N. N.
21 Petersen, Clara.
22 Sethe, Wilhelmine, geb. Bölling.
23 Stubenrauch, Clara, geb. von Oppen.
24 Br. 50 und 53.
25 Vgl. Br. 56, Anm. 22.
26 Vgl. Br. 79, Anm. 1.
27 Haeckel, Ernst.
28 Schulze, Anna.
29 Schulze, *Carl* August Rudolph.
30 Petersen, *Marie* Luise Auguste.
31 [Petersen, Marie:] Prinzessin Ilse. Ein Märchen aus dem Harzgebirge. Berlin 1852; dies.: Die Irrlichter. Ein Märchen. Berlin 1856.

32 Lugano im Schweizer Kanton Tessin.
33 Aus Anna Sethes Schulzeit, die sie vermutlich an der Höheren Töchterschule in Stettin, zum Teil vielleicht auch in Frankfurt (Oder) verbracht hat, sind 56 Hefte verschiedenster Unterrichtsfächer überliefert (EHA Jena, B 316).
34 Michelet, Jules: L'oiseau. Paris 1856 (dt. Übs.: Aus den Lüften. Das Leben der Vögel. Berlin 1857).
35 Brodmann, Elise, geb. Hoffbauer.
36 Brodmann, *Carl* Ludwig; Brodmann, Elise, geb. Hoffbauer.
37 Frankenberg, *Wilhelmine* Johanne Charlotte von, geb. Sack.
38 Bennecke, Anna.
39 Bennecke, *Emmy* Klara Hermine.
40 Wie Anm. 10.
41 Die Reiseroute dürfte tatsächlich gewesen sein: Küstrin (heute Kostrzyn nad Odrą) – Landsberg an der Warthe (heute Gorzów Wielkopolski) – Friedeberg (Neumark) (heute Strzelce Krajeńskie) – Steinspring (heute Smolarz).
42 Die Warthe (poln. Warta) mündet nicht bei Landsberg, sondern bei Küstrin in die Oder (poln. Odrą).
43 Heute Stare Kurowo.
44 Wie Anm. 34.
45 Michelet, Adèle *Athénaïs*, geb. Mialaret.
46 Mialaret, *Yves* Louis Jacques.
47 Mialaret, *Antonin* Marc Aurèle; Mialaret, Henri; Mialaret, Hippolyte; Mialaret, Silima; Mialaret, Tancrède.
48 Michelet, L'oiseau (wie Anm. 34), S. IX–LVII (biographischer Abriss über Kindheit und Jugend von Michelets Frau). – Die insgesamt vier naturhistorisch motivierten Werke („L'Oiseau"; „L'Insecte"; „La Mer" und „La Montagne") des ursprünglich als Historiker tätigen Jules Michelet entstanden in enger Zusammenarbeit mit dessen zweiter Ehefrau, der Schriftstellerin Athénaïs Michelet, die naturhistorische Werke verfasste.
49 Bertha Petersen war bereits hochschwanger; das Kind, Friedrich Carl Christian *Eduard* Petersen, kam am 30.4.1859 in Steinspring zur Welt.
50 Michelet, Das Insekt (wie Br. 86, Anm. 8), S. 295–339.
51 Vgl. Br. 65, Anm. 12.
52 Nicht überliefert.
53 Lampert, Wilhelmine *Ottilie*.
54 Sethe, Emma Henriette *Bertha* Sophie.
55 Karoline und Jette; Kinder- bzw. Dienstmädchen der Familie Petersen in Steinspring, Nachnamen nicht ermittelt.
56 Johann, Bediensteter der Familie Petersen in Steinspring; Nachname nicht ermittelt.

83. An Anna Sethe, Genua, 4. Februar 1859

Genua 4.2. Ab*en*ds 9 U*hr*

Mein liebstes Herzensschatzchen!

Diesmal wirst Du mir wohl nicht bös sein, wenn Du bloß ein paar Zeilen für Dich bekömmst, da Du doch gewiß einen recht ausführlichen Erguß meiner Herzensgefühle erwartest. Doch kannst Du ganz zufrieden sein, wenn sie Dir bis zum nächsten Brief aufgespart bleiben, da sie ohnehin heut u*nd* die vorigen Tage so unnütz gewesen sind. Hoffentlich bessern sie sich bald. Freilich lassen sie sich auch ganz kurz in dem einen Gedanken zusammenfassen, daß Du liebes, süßes Strickchen mir keinen Augenblick aus dem Sinn willst u*nd* vor alle die bunten Reisebilder, die früher meinen Sinn ganz einnahmen, jetzt Du, bestes Herz, ganz allein in den Vordergrund trittst. Ach, liebste Änni, könnte ich Dir sagen, wie traurig u*nd* halb mir bei alle den herrlichen hehren Naturgenüssen in den winterlichen Hochalpen zu Muthe war; immer war es mir an der Seite u*nd* im Arm so leer, u*nd* wenn ja ein recht grandioses Alpenbild mich hoch entzücken wollte, so trat gleich der Hauptgedanke in den Vordergrund: Ach was würde meine Änni dazu sagen! Ja Schatzchen, Du weißt gar nicht, wie Du mir das Herz gestohlen hast; steht mir doch schon jetzt als schönstes u*nd* höchstes Beispiel immer nur die Rückkehr vor Augen. – Für heute muß ich wohl schließen, da ich den Brief gern gleich morgen früh aufgeben möchte. Wenn ich dann Deinen auf der Post richtig bekomme, werde ich ein Bleistiftkreuz unten in die linke Ecke der Adresse machen.[1] Bald mehr, mein süßes Herz. Den nächsten Brief von Dir finde ich wohl poste restante in <u>Firenze</u> (Toscana).

1   Das Kreuz befindet sich an der angegebenen Stelle.

84. An Charlotte und Carl Gottlob Haeckel, Genua, 4. Februar 1859

Genua 4.2. Abe*n*ds 10 U*hr*

Liebste Eltern!

Vor 1 St*unde* bin ich denn wirklich endlich hier wohlbehalten angelangt. Ihr habt euch vielleicht schon etwas geängstigt, wenn in den Zeitungen etwas von den colossalen Schneefällen gestanden haben sollte, mit denen seit 3–4 Tagen der Winter hier plötzlich begonnen hat. Es ist wirklich ein sonderbares Zusammentreffen, daß ich grade an diesen beiden schneeigsten Tagen den Gotthardt passiren mußte. Alle Reisegefährten bedauerten mich u*nd* schimpften über das Unglück, während ich umgekehrt es für das größte Glück, ja für den einzigen großen Genuß halten muß, der mir bis jetzt auf der Reise vorgekommen ist. Vielleicht werdet ihr aus der ersten Hälfte der Beschreibung schon sehen, daß die ganze tolle Fahrt so recht „ein gefundenes Fressen" für mich war,[1] noch mehr aber wohl aus der zweiten,[2] die nächster Tage nachkommen soll.

Ich möchte den Brief deßhalb nicht gern noch länger liegen lassen, weil ihr doch wahrscheinlich gerne Nachricht von meiner sichern Ankunft im schneelosen Süden haben wollen werdet. Seid also froh, daß ich die ganze Geschichte so gesund u*nd* munter bestanden habe. Stellenweis war die Tour wirklich etwas haarsträubend, und die Leute in Andermatt hatten nicht so unrecht, als sie meinten, wir könnten schon ein paar Messen zum Dank lesen lassen, wenn wir gesund hinüber kämen. Heute also nur kurz noch die Notiz, daß wir gestern (3.2.) früh 9 Uhr aus Andermatt ausrückten u*nd* nach 6stündiger Arbeit glücklich die Höhe des Gotthardtpasses, auf die man sonst 3 Stunden braucht, erklettert hatten. Nachmittag ging es dann wie im Fluge nach Airolo hinunter, von wo wir um 6 U*hr* Abends weiter fuhren. ||

Heute früh 6 U*hr* waren wir in Magadino³, von wo wir im Dampfschiff nach Arona über den Lago maggiore fuhren. Um 12. aus Arona per Eisenbahn hieher nach Genua, wo ich zum ersten male von den Italienischen Schurken trotz aller Gegenanstrengungen tüchtig gerupft u*nd* ausgezogen worden bin (d. h. eigentlich nicht ich, sondern meine armen Napoleone⁴!) Für die Beherbergung des Gepäcks mußte ich fast 1 r*l* zahlen, ebenso für ein jämmerliches Abendessen. Nun ich werde machen, daß ich baldmöglichst diesem Greifen Nest entrinne.⁵ Wahrscheinlich gehe ich schon morgen Abend mit dem Dampfer nach Livorno, übermorgen nach Florenz, von wo ihr weiter von mir hören werdet. Körperlich bekömmt mir die Reise mit ihren Strapazen vortrefflich; geistig habe ich bisher noch keine sehr erfreuliche Besserung gespürt, meistens fliegen meine Gedanken noch beim Vertiefen in die schönsten Genüsse alle Augenblicke nach Berlin u*nd* Steinspring hinüber. Im Ganzen ist mir in höchstem Grade ungemüthlich u*nd* unlustig zumuthe u*nd* ich merke recht, wie ich mich in den letzten Jahren verändert habe. Von der früheren jugendlich muthwilligen Reiselust habe ich bisher noch keine Spur wieder gefühlt u*nd* es sollte mich sehr wundern, wenn sie noch einmal wieder käme. Schon jetzt denke ich mehr an die Freuden der Rückkehr, als an die näher bevorstehenden der Reise. Wenigstens hat es das Gute, daß ich mir vorgenommen habe möglichst bald zu energischer Arbeit zu kommen, damit ich dann desto eher die Rückreise antreten kann. Ich schicke euch diesen Brief direct, liebe Eltern, weil ihr euch gewiß schon ängstigt. (Es ist übrigens dies der früheste Termin, an dem ich jetzt überhaupt schreiben konnte.) Schickt ihn aber <u>unmittelbar sogleich</u> an Anna⁶ nach Steinspring. Sie kann euch ja die Abschrift der Gotthardtreise⁷ zurückschicken. –

Annas Adresse ist: Rev. Förster Petersen⁸ – ª Forsthaus Steinspring in der Neumark.ᵇ
Den nächsten Brief schickt post*e* rest*ante* <u>Florenz</u> (<u>Toscana</u>)ᶜ

1   Haeckel, Italienische Reise 1859/60 (wie Br. 79, Anm. 3), S. 5–10 („Winterfahrt über den S. Gotthardt 1859", erster Teil des Berichts).
2   Ebd., S. 11–16 („Winterfahrt über den S. Gotthardt 1859", zweiter Teil des Berichts).
3   Seit 2007 Ortsteil der Gemeinde Gambarogo am Lago Maggiore im Schweizer Kanton Tessin.
4   Napoléon d'or (auch: Napoleondor oder Napoleon, Vorläufer: Louis d'or), umgangsprachliche Bezeichnung für die 1803–1814 unter Kaiser Napoleon I. und 1853–1870 unter Napoleon III. geprägte 20-Franc-Goldmünze (Durchmesser 21 mm, Gewicht: 6.45161g, Feingehalt 900/1000). Das Nominal wurde in dieser Konfiguration in Frankreich bis zum Ersten Weltkrieg sowie auch in anderen Staaten geprägt, die das französische Münzsystem übernommen hatten (Lateinische Münzunion). Der Umrechnungskurs betrug 1 Franc = 0,80 Mark, 1 Taler = 3 Mark; 1 Napoleon (20 Fr) = 16 Mark oder 5 Taler 10 Groschen.
5   „Um 8 U*hr* Ab*ends* waren wir in Genua, wo ich zum ersten Mal das Vergnügen hatte, von den verschiedenen Packern, Trägern, Roß- und Steuerofficianten recht gründlich geschunden u*nd* ausgebeutelt zu werden. Und ebenso gerieth ich in einen Gasthof, der das Ausziehen noch besser verstand. Sollte ich je wieder nach Genua kommen, so werde ich gewiß weder in diese „Pension Suisse", noch in die Orore di Malta, wo ich das erstemal war, hingehen." (Haeckel, Italienische Reise 1859/60 (wie Br. 79, Anm. 3), S. 18).
6   Sethe, Anna.
7   Vgl. Anm. 1 und 2.
8   Petersen, Bernhard.

85. Von Charlotte Haeckel, [Berlin, 4. Februar 1859]

Freitag

Lieber Ernst!

Nach Deiner Abreise kam ein Brief[1] aus Koppenhagen wie wir glauben. Das Postzeichen ist: KIQRNHAVN [!]. Drin war nichts als beifolgendes Notenblatt, was ich Dir sende, ob es Dich noch in Würzburg trifft, ich lege noch ein Blättchen[2] bei, was auf dem Tisch lag, da mir ist als habest Du gesagt, Du brauchest es nothwendig. – Zugleich benutze ich es um Dich noch mal schriftlich zu begrüssen, da ich ja nicht nach [a] Italien schreiben soll. || Hoffentlich ist der Anfang Deiner Reise glücklich von Statten gegangen, und so möge Gott Dich ferner leiten; daß es Dir ganz nach Wunsch geht und Du gesund und frisch zu uns heimkehrst. Vater grüßt Dich aufs herzlichste. Mit der innigsten Liebe umarmt Dich

Deine
Mutter

1 Harald Krabbe an Ernst Haeckel [Kopenhagen] [zwischen dem 28.1. und 4.2.1859] (EHA Jena, A 29184); auf dem Notenblatt der Gruß „Glückliche Reise nach Italien. H. K." und die Arie „Noch einmahl die schöne Gegend meiner Heimath möcht' ich seh'n". Aus: Bäuerle, Adolf: Aline oder: Wien in einem andern Welttheile. Volks- und Zauberoper in drey Acten. Die Musik von Herrn Kapellmeister Wenzel Müller. Pesth 1826, S. 16.
2 Nicht überliefert.

86. An Anna Sethe, Florenz, 7./8. Februar 1859

Florenz. 7.2.59.

Quest' è la <u>bella</u> Firenze ?!¹

So frage ich mich heute in einem fort, mein süßer Schatz, u*nd* Du würdest mit einstimmen[a] in die verwundernde Klage, wenn du sähest, was ich alles aufbieten muß, um mir die Existenz nur einigermassen gemüthlich zu machen, wenigstens so weit, daß ich recht mit Lust, an Dich, mein süßestes Schatzchen, schreiben kann. Da sitz ich in einem engen Stübchen mitten im Herzen der mittelalterlichen Kunststadt; das Feuer prasselt im Kamin u*nd* erinnert mich an die liebe Stunde, wo ich mit meinem besten Herzen auch einmal am Ostseestrand in die prasselnden Flammen hineinsah; u*nd* doch kann ich kaum warm werden in meinem Pelz, da der eisige Marmorboden mächtig Kälte ausstrahlt u*nd* der scharfe kalte Wind durch die Fugen der Thüren u*nd* die Ritzen der Fenster hindurchzieht, gegen welche der Regen in Strömen anschlägt. Sähe sich irgend ein Deutscher aus seinem warmen Stübchen plötzlich in diese Lage versetzt, er würde eher glauben, in England oder am Pontus[2], als in Italien zu sein. Wahrlich, läge nicht zu viel daran, die Reise in der einmal festgesetzten Art fortzuführen, ich hätte die größte Lust, sie bedeutend abzukürzen; und vorgestern war ich schon darauf und daran, nach Neapel direct zu fahren, und dort gleich recht energisch an die Arbeit zu gehen, um dann recht bald zu meiner süßen Änni zurückzukehren. Ach, mein herziger Schatz, Du weißt gar nicht, wie du mir fehlst! „Du hast die Seele mein, so ganz genommen ein, daß sie gar Nichts mehr liebt, als dich allein"³ – so lieber Schatz sinne und denke ich den ganzen Tag. Aber wie hast Du mich auch verändert! Ich kenne mich wirklich selbst nicht mehr! Wenn ich daran denke, wie ich früher reiste, mit welchem raschen Eifer und welcher unermüdlichen Ausdauer ich alle die großen und kleinen Genüsse und Gelegenheiten der Reise auszubeuten zu suchte – und wenn ich dann vergleiche, wie gleichgültig ich jetzt dagegen bin, so erschrecke ich wirklich vor mir selbst. || Bei Allem, was ich sehe und kennen lerne, ist Anna immer mein erster und einziger Gedanke; ist es so groß und so schön, daß ich mich darüber recht freuen möchte, so mischt sich gleich der bittere Schmerz darein, daß mein besserer Theil es nicht mit genießt; befriedigt es mich weniger, so bin ich traurig über die verlorne Zeit, die ich so schön bei Dir zubringen könnte. Ach lieber Schatz daß ich Dich über alle Menschen lieb hatte, daß war mir schon lange klar geworden; daß ᵇ aber auch alle Lust und Freude am Schönen und Großen der Natur und Kunst ganz von Dir in den Hintergrund tritt, daß [!] habe ich bisher selbst noch nicht geglaubt! Und darum andrerseits wie gut, daß ich diese Reise machen muß; gewiß wäre ich sonst nie so zu diesem seligen Bewußtsein gekommen, ein Glück zu besitzen, das Alles, Alles Andere verdrängt und ersetzt! Ach, mein Liebchen, wie unendlich glücklich können wir werden, wenn ich gesund und mit glücklichem Erfolg meiner Arbeiten zurückkomme und dann bald meine kleine Frau Professorin heimführe! Stündlich, male ich mir dies Glück der Zukunft schöner und süßer aus; ja Schatzchen, ich muß Dir doch gestehen, daß ich einen Schimmer schönster Hoffnung dafür habe. Es ist nämlich gar nicht unmöglich, daß wir in ein Paar Jahren nach Würzburg kämen, was mir in mancher Beziehung noch lieber als Jena wäre, namentlich in wissenschaftlicher. Doch darfst Du dies Niemand, auch den Alten⁴ lieber nicht, mittheilen, damit ja nicht davon gesprochen ᶜ wird. Koelliker⁵ meinte nämlich einmal halb scherzhaft: „da ihm nun doch nicht das Glück zu Theil geworden, daß ich sein Schwiegersohn würde (er hat eine allerliebste Tochter⁶ von jetzt etwa 12 Jahren) so müßte er wenigstens dafür ᵈ sorgen, daß mein Bräutchen nicht allzulang zu warten habe." Auch Schenk sagte mir, daß man schon lange daran denke, den dortigen Professor der Zoologie, Leiblein⁷, einen ganz unfähigen Menschen, zu entfernen und durch eine junge Kraft zu ersetzen; und ich sollte mich jetzt nur recht daran halten und durch ein paar Arbeiten bekannter machen, so würde es mir an der nöthigen Unterstützung in Würzburg gewiß nicht fehlen. Denke dir Liebchen, wie reizend das wäre! ||

Als ich Samstag Mittag auf die Mainbrücke ging, um dem lieben Käppele und der Zeller Waldspitz wenigstens aus der Ferne einen herzlichen Gruß zuzuschicken, da sah ich schon im Geiste dort überall mein munteres Reh mit mir herumspringen! Ach, Schatzchen, mir trat das Bild des jungen, glückseligen Professorpärchens vom Jahr 1861 (2?) so freundlich und licht vor die Seele, daß ich fast an die Erfüllung des süßesten Wunsches glaubte. Daß [!] istᵉ jetzt wirklich mein einziger und bester Trost, wenn mir die vielen Unannehmlichkeiten die Reise ganz verleiden wollen und die übermächtige Sehnsucht mich zu Dir hinzieht, daß ich durch die lange schwere Trennung mein großes Glück erst recht empfinden u*nd* schätzen lerne. Ach, meine Änni, immer mehr wird es mir klar, wie wir so ganz für einander geschaffen sind, und uns so vollkommen ergänzen; fast glaube ich, könnte es kein glücklicheres Paar geben. Dein richtigeres Gefühl, das bei euch Frauen ja viel sicherer urtheilt u*nd* feiner trifft, hat Dir schon lange gesagt, was meinem starren, immer nach Verstandesbegriffen strebendem u*nd* das Gefühl als unsicher verschmähendem Sinn erst nach so vielen Umwegen u*nd* Irrfahrten klar wurde dadurch nun aber auch so unerschütterlicher u*nd* klarer feststeht. Wie oft habe ich mir in diesen 8 Tagen der Trennung, die mir mehr als ein Jahr scheinen, klar gemacht, wie unsere beiden Naturen, die beide für die gewöhnlichen andern Leute manches Abstoßende u*nd* Unbefriedigende haben, grade in diese Eigenthümlichkeit zueinander passen, sich gegenseitig abrunden u*nd* ergänzen; und welches Glück, daß wir uns so ungenirt u*nd* leicht so genau u*nd* tief kennen lernen konnten, denn wenn ich sehe, wie die meisten Herzensbündnisse geschlossen werden, so glaube ich, daß weder Du noch ich uns je zu einem Jawort dieser Art hätten verstehen können. Ach Schatzchen, Du würdest die ganze Größe unseres Glücks gegenüber dem der allermeisten andern Menschen auch erst erkennen lernen, wenn Du einen Blick thun könntest in das furchtbare physisch moralische Elend, in denen die Majorität der Gesellschaft ᶠ befangen ist, u*nd* welches hier || in Italien mit einer frechen Schamlosigkeit an den Tag tritt, die wirklich eine deutsche ehrliche Seele erschrecken kann. Wie elend u*nd* jämmerlich ist doch dieses Streben u*nd* Leben der meisten Menschen; hier kann man es besonders darum in seiner ganzen schauerlichen Verworfenheit erkennen, weil es ganz ungescheut überall offen sich darlegt. Familienleben ist hier so gut wie unbekannt. Die Töchter werden in den Klöstern erzogen u*nd* dann nolens volens einem wildfremden Mann angetraut! Was Wunder, daß da eheliche Treue so gut wie unbekannt ist, man es ganz in der Ordnung findet, daß sich beide Ehegatten ihre besonderen Gesellschafter halten! Wie glücklich sind dagegen doch unsere deutschen Zustände. Kann es ein höheres Glück geben, als das unsres deutschen Familienlebens? Ach Liebchen, mir klopft das Herz vor Freude, wenn ich denke, welchem seligen Zusammenleben wir entgegen gehen; wie diese Harmonie der Seelen jede Äußerung ihres Lebens erheben u*nd* verschönern wird. Wie anders sind mir alle die kleinen Naturgenüsse werth, die ich mitᵍ Dir zusammen erlebt, wie ganz anders als selbst die größten u*nd* schönsten, die ich allein genossen, u*nd* bei deren Genuß mir der ungleich größere des Wiederhalls [!] der Gefühle in der gleichgestimmten weiblichen Seele fehlte! Ach Liebchen, könnte ich Dich nur hier haben, mit welcher Lust u*nd* Freude wollte ich all das ansehen, was ich jetzt nur mit halb-officiellem Touristenauge betrachte. Die herrlichen Originale des Laokoon[8], der Niobe-Gruppe[9], der mediceischen Venus[10] etc, die ich heute hier gesehen, wollen mir lange nicht so gefallen, als die Gypsabgüsse davon, die ich mit Dir zusammen im neuen Museum[11] gesehen, wo ich in Deinem für alles Schöne, Wahre u*nd* Große so offenen Sinn den schönsten u*nd* innigsten Wiederklang [!] der Gedanken u*nd* Gefühle fand, die das eigene Herz bei diesem Anblick bewegten. ||

F. 8.2. früh.

Guten Morgen, mein lieber Herzensschatz!

Nachdem ich gestern noch bis 12 an Dich geschrieben, habe ich mich heute endlich einmal ordentlich ausgeschlafen u*nd* will nun wenigstens ein paar Worte über den Gang meiner bisherigen Reise hinzufügen.[12] Das Nähere soll dann im nächsten Briefe folgen. Ich fuhr am 4. von Arona nach Genua, wo ich Abends ankam u*nd* den Brief[13] an die Eltern schrieb, den Du inzwischen erhalten haben wirst. Als ich ihn auf die Post gab, erhielt ich gleichzeitig Deinen lieben, lieben ersten Brief[14] aus Frankfurt. Hab schönsten Dank dafür mein süßes Herz u*nd* schreib mir oft so lieb. Das ist ja das beste, was ich von der Reise habe, die Freude, auch mit Dir so verkehren zu können u*nd* trotz der weiten Trennung Dich so nah wissen. Das Gedicht von der Geburt des Kronprinzen ist auch recht nett u*nd* das Martenssche[15] habe ich so lieb, daß ich es ganz auswendig kann u*nd* mir immer am Tage hersage. –

Am 5. sah ich mich in Genua um, wo ich mehr fror als auf dem St. Gotthardt. Um 6. U*hr* Ab*ends* fuhr ich mit dem Dampfer nach Livorno, wo ich am 6. fr*üh* 6 U*hr* ankam u*nd* nach einem sehr lieben Mittag bei Herrn Chun[16] Abends hieher fuhr.

Schicke diesen Brief sogleich an die Eltern, u*nd* auch meine Adresse.
Al Sgne. Dottore Ernesto Haeckel [h]
<u>Firenze</u> (Albergo Fontana)
<u>Toscana.</u> ||

Es ist so sicherer als Poste restante. Ich denke noch 10–12 Tage hier zu bleiben. Vielleicht werde ich heute schon durch einen Brief von Dir erfreut.

Herzlichsten Gruß.
Hoffentlich bekomme ich heute einen Brief. Gestern war keiner da.

1   Ital. Quest' è la <u>bella</u> Firenze?!: Das ist das <u>schöne</u> Florenz?!
2   Historische Region an der Südküste des Schwarzen Meeres.
3   Ursprünglich ein Volkslied aus dem Thüringer Wald, 1824 von Wilhelmine von Chezy (1783–1856) bearbeitet und 1827 von Friedrich Wilhelm Kücken (1810–1882) vertont.
4   Haeckel, Carl Gottlob; Haeckel, Charlotte, geb. Sethe.
5   Kölliker, Albert.
6   Kölliker, Frida.
7   Leiblein, Valentin.
8   Kopie der Laokoon-Gruppe von Baccio Bandinelli (1493–1560), ca. 1524 vollendet und zuerst im Palazzo Medici, dann in den Uffizien in Florenz aufgestellt; vgl. Förster, Ernst: Handbuch für Reisende in Italien. Abt. 3: Mittel-Italien, 6. verb. und verm. Aufl., München 1857, S. 75.
9   Antike römische Kopie der ursprünglich griechischen Niobiden-Gruppe aus dem späten 4. Jh. v. Chr., aufgefunden an der Porta Ostiensis in Rom, seit 1781 in einem eigens dafür hergerichteten Saal in den Uffizien in Florenz ausgestellt; vgl. ebd., S. 76.
10   Die 1618 in der Villa des römischen Kaisers Hadrian (76–138 n. Chr.) aufgefundene und zunächst im Garten der Villa Medici aufgestellte „Mediceische Venus", antike Marmorstatue aus dem 1. Jh. v. Chr., seit 1677 in den Uffizien in Florenz befindlich; vgl. ebd., S. 76 und 78.
11   Das Neue Museum in Berlin wurde nach Plänen von Friedrich August Stüler (1800–1865) zwischen 1843 und 1855 nördlich des zu klein gewordenen Alten Museums errichtet und Teile der

Antikensammlung dahin verbracht (u. a. Laokoonkabinett, Niobidensaal); zum Museumsbesuch vgl. auch Br. 70, Anm. 3 und 4.
12 Vgl. Br. 84, Anm. 2.
13 Br. 84.
14 Br. 80.
15 Vgl. Br. 80, S. 290 f.
16 Chun, Johann *Franz*; der Kaufmann Chun war ein wichtiger Anlaufpunkt Haeckels in Livorno, da die Finanztransaktionen aus Berlin über ihn liefen; vgl. Haeckel, Italienische Reise 1859/60 (wie Br. 79, Anm. 3), S. 21. – Die Firma Lampe, Kaufmann & Co. in Berlin bürgte für die Sicherheit von Haeckels Wechseln in Höhe von 8.000 Franc; zum entsprechenden Schreiben in der Abschrift Ernst Haeckels vgl. ders: Notizheft der Italienreise 1859/60 (EHA Jena, B 346), Bl. 77r–v.

87. An Charlotte und Carl Gottlob Haeckel, [Florenz, vor dem 10. Februar 1859]

Liebe Eltern!

Herzlichsten Gruß. Mir geht es ganz gut, obgleich ich mich in diesem eisigen Winterland nichts weniger als italienisch fühle u*nd* das arge Heimweh u*nd* die Sehnsucht nach Anna u*nd* Euch noch so mächtig sind, daß ich noch zu keiner rechten Reisefreude u*nd* Kunstgenüsse*n* gekommen bin. Nächster Tage schreibe ich euch ausführlicher. Heute nur noch eine Besorgung. Da nämlich hier nach Florenz das Postporto noch einfach u*nd* sichere Besorgung ist, so möchte ich etwa die Hälfte der zurückgelassenen papierdünnen großen Deckglasplatten zugeschickt haben. || Du, liebe Mutter, lege die größten Stücke (die Hälfte) sorgfältig für später zurück. Die kleineren suche aus[a] u*nd* lege sie einfach in den Brief. Sie sind sehr leicht. Vielleicht ist auch Georg Quinke[1] so gut mir daraus Stücke von dieser Größe [b]. ungefähr zu schneiden.

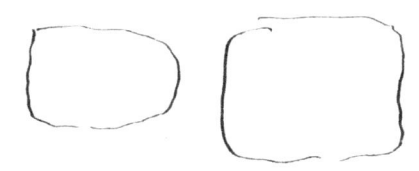

Da das Zeug sehr teuer ist, nimm es wohl in Acht. – Gehen die größeren Splitter nicht in den Brief so brich sie einfach.

Hoffentlich bekomme ich recht bald hier einen Brief von euch. Mit herzlichstem Gruß euer treuer Ernst.

1   Quincke, Georg.

88. An Charlotte und Carl Gottlob Haeckel sowie Anna Sethe, Florenz, 10. Februar 1859

10.2.

Heute früh erst, liebe Eltern, kam euer lieber Brief[1] vom 2. an, der mich sehr erfreut hat. Er ist am 3. aufgegeben u*nd* ich sehe daraus, daß die Briefe zwischen hier u*nd* Berlin 6 Tage gehen. Von Anna[2] habe ich noch keinen bekommen. Ihr werdet mir also auch nicht mehr hieher schreiben können u*nd* ich bitte Dich deßhalb, liebe Mutter, den Auftrag mit den Deckgläschen vorläufig nicht auszuführen. Du kannst sie mir später nach Rom oder Neapel schicken. Ein Brief, den ihr heute in Berlin aufgäbet, würde mich nicht mehr hier treffen, da ich bereits am 17ten früh hier abzureisen gedenke. Den nächsten Brief schickt also nach Roma, poste restante. Ferner schreibt jedesmal oben über die Adresse: Absender: O. R. R. Haeckel. Berlin. Wilhelmstr. 73 – damit er, wenn ª der ᵇ Brief mich nicht erreicht, an euch zurückgeschickt wird. Auch müsst ihr schreiben: Al (nicht El etc) u*nd* ferner besonders das H sehr deutlich machen. Von nun an müßt ihr auch unten in Klammern immer zusetzen (via Marseille). Ich werde am 17 hier abreisen, diesen u*nd* den 18. in Pisa, den 19. in Livorno sein u*nd* dann in der Nacht vom 19 zum 20. auf dem Dampfer nach Civita vecchia fahren, so daß ich am Sonntag in Rom ankomme. Da werde ich schon mehrere Bekannte finden. Ich habe nicht große Sehnsucht, noch lange hier zu bleiben, da besonders die arge Kälte zu ungemüthlich ist. Nirgends, weder in den Gasthäusern, noch in den Gallerien etc wird geheizt u*nd* dabei ist eine Kälte von + 4–8°. In meinem ganzen Leben habe ich nicht soviel gefroren. Zu Haus Abends sitze ich immer in sämtlicher Kleidung, die ich bei mir habe, Wollhemd, Baumwollhemd, Unterjacke, Rock, Überrock, Pelz, Filzstiefel u*nd* kann doch kaum warm werden. || Ein paarmal habe ich es mit Kaminfeuer versucht; das hilft aber gar nichts. Anfang der Woche war mir recht schlecht; ich hatte mich schon in dem eisigen Genua stark erkältet u*nd* in diesen Kellerstuben hier nahmen in den ersten Tagen Husten u*nd* Schnupfen arg zu. Da habe ich dann vorgestern stark geschwitzt, abgeführt u*nd* ein Senfpflaster³ gelegt, welche Ableitungen dann auch den erwünschten Erfolg hatten. Der gestrige Spaziergang nach Fiesole⁴ hat mich dann auch wieder ganz munter gemacht. Gestern habe ich zum erst*en*mal ordentlich gegessen, nachdem ich 3 Tage wegen des Katarrhs gefastet hatte. – Schickt diesen Brief gleich an Anna, damit sie mir nicht auch noch vergeblich hierher schreibt. Grüßt die Freienwalder⁵ u*nd* alle lieben Freunde u*nd* Verwandten herzlich, besonders Martens u*nd* Tante Weiß⁶, an die ich bei der interessanten Gotthardttour recht viel gedacht habe.

              10.2. Vorm*ittag* 10 U*hr*

So eben, meine herzige Änni, habe ich Deinen lieben süßen Brief⁷ aus Steinspringᶜ vom 4 erhalten. Hab 1000, 1000 Dank dafür u*nd* schreib recht bald wieder so ausführlich. Er ist auch 5 volle Tage gegangen. Schicke also nicht erst wieder hierher, da den 16te der letzte Tag meines hiesigen Aufenthalts sein wird. Den nächsten Brief nach Roma post*e* rest*ante* via Marseille. Ich bin heut wieder ganz munter, u*nd* selig in dem Gedanken an meinen süßen, besten Schatz, der mich so unendlich glücklich macht. Es ist heut sehr schön: Ich gehe auf den Glockenthurm⁸.

 Adieu, herziges Schatzchen. 1000, 1000 Küsse, D*ein Ernst*. ||

1 Br. 81.
2 Sethe, Anna.
3 Vgl. Br. 26, Anm. 2.
4 Stadt in der Metropolitanstadt Florenz, reich an Kunstschätzen aus verschiedenen Epochen.
5 Haeckel, *Karl* Heinrich Christoph Benjamin; Haeckel, Hermine, geb. Sethe.
6 Weiß, Luise, geb. Schmidt.
7 Br. 82.

8   Der 84 m hohe, freistehende Glockenturm (Campanile di Giotto) des Florenzer Doms Santa
    Maria del Fiore, nach den Plänen von Giotto di Bondone (1267–1337), Andrea Pisano (um
    1290 – um 1348) und Taddeo Gaddi (1290–1366) erbaut von 1334 bis 1359; vgl. auch Förster,
    Handbuch (wie Br. 86, Anm. 8), S. 56 f.

89. Von Anna Sethe, Steinspring, 8. – 11. Februar 1859,
    mit Nachschrift von Bertha Petersen

Steinspring 8.2.59.

Mir ist ganz wunderbar zu Muthe, mein lieber Erni, daß ich seit Freitag Morgen gar nicht mehr geplaudert habe mit Dir; ich kann mich noch gar nicht an die spärliche Correspondenz gewöhnen und warte von Tag zu Tag auf einen zweiten Brief, der mir gute Nachrichten von meinem Schatz bringen soll, mir sagen soll, daß er sich geduldig in die Trennung findet, nach einer glücklichen Reise, das Herz erfreut an allen herrlichen Kunstgenüßen, die Florenz la bella ihm bietet. Äußerlich bin ich schon viel ruhiger geworden, aber innerlich glüht die ewige Flamme der Liebe in hellen Funken auf, die zwar nie verlöschen soll, aber gleichmäßig und vor Auflodern bewahrt werden muß: „denn furchtbar wird die Himmelskraft, wenn sie der Feßel sich entrafft!"[1] Wilde Träume regen auch Mutter[2] auf; wirkst Du auch nicht immer in ihnen mit, so werde ich durch sie zu allerlei Befürchtungen und quälender Angst um mein Liebstes, Bestes auf Erden geführt, allein ich verbanne auch wieder solche häßlichen Gedanken; meine tiefe Religion, ohne die ich jetzt am allerwenigsten fertig werden könnte, sagt mir immer, Dein Ernst steht in Gottes Hand, die ihn treulich beschützen und ihn Dir wieder heimbringen wird. Nach diesem Troste schlafe ich ein, mit ihm wache ich auf und verdanke ihm meine Munterkeit und Frische den ganzen Tag über. O Erni, nur die sich so durch und durch kennen und wahr gegeneinander sind, wie wir, können heiß und innig lieben, werden stark und fest in dieser geistigen Gemeinschaft und trotzen der Welt und den Schwächen der Menschen. Ich habe jetzt großen Genuß durch das Lesen des „Vogels"[3], den ich schnell zu Ende lesen muß, weil Agnes[4] ihn an einem bestimmten Tage abliefern muß. Ich bange mich jetzt schon vor dem Ende, obgleich ich erst mitten darin bin, ich habe Michelet sehr lieb gewonnen, er hat viel Ähnliches mit Deiner Natur. Nach dem Vogel lese ich noch die Aufsätze im Insekt, die ich liegen laßen mußte.[5] Michelet hat einen reinen, frommen Natursinn, wie mein Erni, stellt wie Er die Thiere sehr hoch, den Vogel als den dem Menschen am nächsten stehenden, ja [der] in vieler Beziehung ihm vorzuziehen ist. Unabhängig, ungebunden an den Raum, durchsegelt er die Lüfte, dem || Lichte zu, das er noch mehr liebt, wie jedes andere lebende Wesen, weil sein zarter gebrechlicher Körper Nachts, nur ein Blatt als Dach, in beständiger Gefahr lebt, weßhalb die Vögel bei Sonnenuntergang wirr und unstet umherfliegen; die harmonische Ergänzung in der Natur führt er sehr hübsch aus in Beziehung auf die Vögel, man muß nicht in dem Buche die Naturgeschichte, d. h. die organische Zergliederung aller Vögel, erwarten; es ist weit idealer abgefaßt, das Familienleben der Vögel, ihre Abhängigkeit vom Klima, ihr großer Nutzen selbst da, wo die Menschen nur Mörder und Vernichter in ihnen sehen, ihre Liebe zu den Menschen und die persönliche Berechtigung, die auch der kleinste hat, schildert Michelet in den frappantesten und intereßantesten Beispielen. Ich staune, wie viel der Mensch vom Vogel lernen kann; wie viel Geduld, Mutterliebe und sorgsame Pflege beweis't nicht die kleine Schwalbe, die in ihrem dem Wind und Wetter ausgesetzten Neste ihr nacktes hülfloses Junge auf's Sorgfältigste heranzieht, bis es fliegen kann, dem Vaterhause enteilt und sich munter in der Luft umhertummelt! Glückseliger Vogel, steckte ich in Deiner Haut, ich könnte ja zu meinem Erni fliegen, ihn grüßen und küßen und glücklich sein! Doch ich will nicht undankbar, nicht unwahr sein, glücklich bin ich ja, wenn ich meinen Ernst gesund und frisch weiß. Heute vor acht Tagen hatte ich Deinen ersten Brief[6], ach brächte mir der Postbote nur heute auch einen; er kommt immer gegen Mittag, bis dahin hoffe ich. Heute wirst Du auch meinen zweiten Brief[7] bekommen haben, da kann ich mich doch über Deine Freude mitfreuen. Ich verspreche Dir auch nochmals, wenn ich länger auf einen Brief warten muß, mich nicht zu ängstigen. Mir geht es ganz gut, Ich stehe um 6 Uhr auf und gehe gegen 11 Uhr zu Bett; Bernhard[8] will eigentlich um 10 Uhr haben, allein ich laße gewöhnlich 11 Uhr herankommen, denn vor 12 Uhr schlafe ich doch nicht ein und zwei Stunden wach im Bett zu liegen, kommt mir wie Zeitverschwendung vor. Zuerst lese ich etwas, da vor 7, 7½ Uhr nicht gefrühstückt wird, wobei Klärchen[9] sehr niedlich im Zimmer umher puselt. Das kleine Ding, Schneppe, wie Bernhard sie nennt, hat Bertha's[10] Heiterkeit und leichten || Sinn von der Natur mitbekommen; den ganzen Tag ist sie vergnügt, beschäftigt sich sehr nett und freut sich über die geringste Kleinigkeit; dabei plappert sie Alles nach und kann Einen mit ihren großen blauen Augen so verständig ansehen, als verstünde sie Alles. Respekt scheint sie vor [ihrer] Tante nicht zu haben, denn sie nennt [mich] mit eiserner Konsequenz Anna. Bertha und Bernhard haben eine rührende Freude über das Kind; Bertha ist wohl, aber sehr schwerfällig, weßhalb sie sehr froh über meine Hülfe ist. Morgens besorge ich mit ihr die Wirtschaft und sitze um 10½ oder 11 Uhr an meinem Fensterchen, oder wie jetzt am Tische, um meinen einseitigen Gedanken einen Ausdruck zu geben und sie dem Liebsten zukommen zu laßen. Bernhard ist meist den ganzen im Revier; um 12 Uhr wird Mittag gegeßen nachher spazieren gegangen; wenn das Wetter gar zu rauh und windig ist, wie gestern schläft Bertha, ich lese. Um 4, 4½ Uhr wird Kaffee getrunken; in der Schummerstunde beschäftige ich mich ausschließlich mit Klärchen und nachher bei der Lampe sitzen wir Alle beisammen, wenn Bernhard nicht noch draußen beschäftigt ist. Um 7 Uhr wird Abendbrod gegeßen und nachher lies't Bernhard uns vor; ein paar Abende aus dem Michelet, jetzt eine Novelle über die Wiedertäufer[11], die sehr auf Graulen hinausläuft, bei mir aber in diesem Punkte abprallt. So vergeht ein Tag nach dem anderen, und wir leben harmlos und gemüthlich zusammen. Sonntag kam Abwechslung hinein, auf die ich aber ganz gern verzichtet hätte. Mittags wurde viel Deiner gedacht, denn es gab Dein Leibeßen, Schweinerippe; um 2½ Uhr fuhren wir Drei ab und waren um 4 Uhr in Driesen[12]; die Luft war sehr schön, nur sehr windig. Wir wollten eigentlich den Oberförster[13] besuchen, einfache ganz nette Leute; da sie nicht zu Haus waren, fuhren wir zum Rentmeister von Rabiel[14] und blieben dort bis 11½ Uhr. Außer Oberförsters, war noch ein anderer Oberförster Schumann mit seiner Frau[15], sehr angenehme Leute, mit denen Petersens viel verkehren und einigen andern Familien dort. Ich war auf Frl. Langefeld, die Tochter vom Oberförster[16], drei Frl. Krugmann (sehr kleinstädtischer Typus)[17], deren Bruder[18]

und zwei Forstkandidaten[19], mit denen wenigstens ein vernünftiges Wort zu sprechen war, angewiesen. Meine größte Freude war der schöne Gesang von Frau v. Rabiel[20]. ||
Sie sang das Ständchen von Schubert[21], Goldschmieds Töchterlein[22] und mehrere andere kleinere Sachen, die natürlich alle von Liebe handelten, ganz allerliebst. Die Rückfahrt war sehr hübsch; der Wind hatte sich gelegt, die Luft sehr milde; ich war glücklich, wieder in der freien Natur zu sein und ungestört meine Gedanken nach Italien spazieren laßen zu können. Freitag Nachmittag erhielt ich einen Brief von Mutter[23]; zu meiner großen Freude geht es ihr viel beßer, so daß sie Sonnabend und gestern große Soireen gehabt hat, denen ich glücklicher Weise aus dem Wege gegangen bin. Leider meldet der Brief wieder von einem wiederholten Zufall, den Onkel Bleek[24] gehabt hat und ebenso, daß Mariechen[25] wieder sehr kränkelt. Die zu dem Brief gehörige Liste mit vergeßenen Sachen und sehr willkommenem Rollkuchen bekam ich erst Sonnabend Abend; zu meiner Freude entwickelte sich aus derselben auch ein Brief von Deiner guten Mutter[26], wonach es den beiden Alten sehr gut geht und sie fast täglich schwimmen. Ottilie Lampert scheint noch nicht bei ihnen zu sein. Gewiß hat sie ihr Versprechen, nicht zu schreiben, auch Dir nicht gehalten und dem auch von Berlin aus nach Florenz abgeschickten Brief einen Gruß beigefügt.[27] Sonnabend kurz nach Tisch machten wir einen sehr hübschen Spaziergang in den Wald, wo die Vögel in den grünen Kiefern so lustig sangen, das Wetter so milde, daß ich mich unwillkürlich nach Heringsdorf hinversetzte und in Gedanken manchen Spaziergang und längeren Aufenthalt im Walde mit Dir machte. Hierbei wurde ich durch das Mittagbrod unterbrochen und eben komme ich aus dem Haßelgrund zurück, einer sehr hübschen kleinen Schlucht dicht mit Laubholz bewachsen, jetzt natürlich dürr bis auf ein paar hohe Kiefern, die stolz ihre grüne Krone emporhalten, gleichsam als wollten sie sagen, im Sommer magst Du uns nicht und gehst an uns vorüber und jetzt mußt Du Dich doch über uns freuen, wo Deine lieben Laubhölzer grau und ohne Schmuck dastehen. Ich habe ihnen auch abgebeten und mir einen kleinen Kieferzweig mitgebracht und unter Dein Bildchen[28] gesteckt, ihm also das beste Plätzchen angewiesen, das ich auf der weiten Welt habe. Wenn ich oft nach Deiner Schulter hinblicke, wo[a] mein Kopf so oft geruht hat, schleicht sich eine Thräne in's Auge, aber Deine Änni schluckt sie herunter und denkt frischen, frohen Muthes der Zukunft entgegen. ||

Gestern hatte Bernhard Jagd von Morgens 8 Uhr bis Abends 6 Uhr und brachte einen Hasen mit heim, ein Geschenk vom Oberförster Langefeld[29]; ich hatte viel mit Bertha im Haus umhergewirtschaftet und etwas in meinem lieben Vogel[30] gelesen, den ich ja morgen abschicken muß und noch 200 Seiten zu lesen habe. Ich werde also wohl aufhören müßen zu plaudern, so ungern ich es auch thue. Am liebsten läse ich Dir das Buch vor, es würde Dir gefallen. Die Zeitung bringt täglich der Postbote mit, in der ich Sonntag las, daß der Cottbuser Hartmann[31], Schwiegersohn von Tante Sack[32] an Onkel Julius'[33] Stelle Oberstaatsanwalt in Berlin geworden ist;[34] da wird Onkel Julius wohl auch seinen Abschied bekommen haben.

Ehe ich den heutigen Tag beschließe, denn gleich soll Abendbrod gegeßen werden und dann lies't uns Bernhard vor, muß ich Dir noch eine gute Nacht wünschen und Dir ein bißchen vom Vogel erzählen, der nach dem Schluß hin immer feßelnder wird, so daß es mir recht fehlen wird. Wie viel ich dabei an Dich denke, wirst Du

Dir selbst sagen können. Der specielle Aufsatz über den Nesterbau der Vögel und die Erziehung der Jungen ist so herzig und mit solchem Intereße an den Thieren geschrieben,[35] daß mir immer zu Muthe war, als verkehrte ich mit lieben, mir ganz nahe stehenden Menschen; Dir die einzelnen Details alle zu sagen, würde mein Brief viel zu dick werden. Gute Nacht denn süßer Schatz, wüßte ich nur wo Du sie zubringst.

 Mittwoch d. 9. Mein erster Gedanke heute beim Erwachen war wie immer an Dich, mein herzlieber Schatz, doch heute acht Tage vorgreifend mit ganzer Seele bei Dir. Es wird mir sehr schwer werden, an Deinem Geburtstage[36] nicht bei Dir sein zu können und Du wirst die Deinen in der Fremde noch mehr vermißen. Ich will Gott bitten, Dir ein recht glückliches, erfolgreiches Jahr zu schenken, Dich väterlich zu beschützen, mich Dir gesund zu erhalten, so daß wir über's Jahr ein frohes Wiedersehen feiern können, vor allem laße er die Sonne recht hell und freundlich leuchten, wie sie jetzt mir auf's Papier fällt, daß sie mit ihren Strahlen Dein Herz erwärme und den Süden mit allen seinen Reizen und Genüßen Dir nicht entgehen laße in der Sehnsucht nach dem Norden. Der Geburtstag ist doch ein gar mächtiger Tag; man wird älter und älter, hat wieder ein ganzes Jahr hinter sich liegen; wohl dem, der zufrieden auf das vergangene zurückblicken kann! Du kannst es ja, mein lieber Erni; hast Du vielleicht auch nicht so viel geleistet und scheinbar nur Arbeitskraft verloren im vergangenen Jahr, darfst Du doch wohl nicht den Grund hiervon ganz verdammen; das letzte Jahr ist wohl das wichtigste für uns Beide gewesen, weil wir darin den Grund für unsere ganze Zukunft gelegt haben, Gott gebe für eine glückliche, ach Ernst, ich bin so ganz Dein und fühle deine Seele so innig mit mir verschmolzen, daß ich unmöglich an einen Vorwurf von Deiner Seite über den gethanen Schritt denken kann; verdiene ich Dich vielleicht jetzt noch nicht, so will ich danach ringen, immer uneigennütziger, ruhiger und milder zu werden, und Deiner schönen, reinen Liebe würdig zu werden und Du Dich nicht in Deiner Aenni geirrt hast. Ich gebe Dir in Gedanken einen recht innigen Geburtstagskuß, der sammt den Augen viel beredter sprechen kann, als die dumme Feder, die immer nicht will, wie ich will. Ich wollte eigentlich heute schon den Brief abschicken, damit Du ihn sicher am nächsten Mittwoch hast, allein ich werde nicht mehr fertig werden, da ich mich mit dem kleinen Kranz etwas aufgehalten habe. Dir gar keine Freude machen zu sollen, wäre mir unmöglich gewesen; schicken sollte und konnte ich keine Arbeit, die Du nun[b] bei der Rückkehr empfängst, da war guter Rath theuer; Blumen gibt es hier gar nicht, namentlich in dieser Jahreszeit; da hat die liebe Natur Rath geschafft; was der kalte Norden im Februar bietet, habe ich Dir unter den Bäumen aufgerafft, Dir einen kleinen Kranz davon gewunden, der merkwürdiger Weise zwei bekränzt, ein kräftiges entwickeltes Moosstämmchen und ein schwaches, zartes an seiner Seite, das aber eng zu ihm zu gehören scheint, denn die Wurzeln sind ineinander verschlungen. Dem kleinen Wesen ist ja der 16 Februar auch der schönste Tag, drum will es mit bekränzt sein. Wo ich die Blumen suchte, auf einer kleinen Anhöhe, unweit des Hauses, hatte ich einen schönen Blick in das Netzbruch[37]; je weiter sich die fruchtbare, weite Ebene ausdehnte, desto weiter und weiter gingen meine Gedanken darüber fort und das schöne Gedicht Goethes mit seiner tiefen Wehmuth kam mir in den Sinn, das ich in der Person natürlich für mich anpaßte:

Da droben auf jenem Berge
Da steh ich tausendmal,
An meinem Stabe gebogen,
Und schaue hinab in das Thal.

Dann folg ich der weidenden Heerde,
Mein Hündchen bewahret mir sie;
Ich bin herunter gekommen
Und weiß doch selber nicht wie.

Da stehet von schönen Blumen
Die ganze Wiese so voll,
Ich breche sie, ohne zu wißen
Wem ich sie geben soll (?) ||

Und Regen, Sturm und Gewitter
Verpaß ich unter dem Baum.
Die Thüre dort bleibet verschloßen;
Denn alles ist leider ein Traum.

Es stehet ein Regenbogen
Wohl über jenem Haus!
Sie (Er)^c aber ist weggezogen,
Und weit in das Land hinaus.

Hinaus in das Land und weiter
Vielleicht gar über die See
Vorüber, ihr Schafe, vorüber!
Dem Schäfer (Der Schäferin) ist gar so weh.[38]

Heute Mittag habe ich meinen Vogel beendet und sehr befriedigt, Agnes das Buch zurückgeschickt. Auch Michelet erkennt in den Thieren, hier also in den Vögeln eine Seele, sonst wäre ihr Leben nicht zu verstehen und sehr schön fügt er hinzu: Ist Gott nicht viel großartiger sich zu denken als Schöpfer von Wesen mit Seele und Willen, als von Maschinen? Nach ihm stehen die Vögel dem Menschen am nächsten, ja haben diesem drei bedeutende Vortheile voraus: die Flügel – den Flug und dadurch bedingt die vollkommene Athmung und Luftbildung und das weit schärfere Gesichtsorgan.[39] Ich werde jetzt die Physiologie von Eschricht[40] lesen, worauf ich mich sehr freue und gewiß Vieles daraus lernen werde. Und wem verdanke ich alle diese Genüße, die mir in der Einsamkeit geblieben sind? Meinem lieben, herzigen Schatz, dem ich nochmals sehr dafür danke. Schon wieder ist ein Tag hin und ich habe vergeblich auf einen Brief gehofft; wüßte ich Dich nur erst sicher in Florenz! So will ich denn auf morgen hoffen und Dir für heute gute Nacht sagen.

Donnerstag. Heute Morgen bin ich wieder nicht zum Schreiben gekommen und wie gut, sonst hätte der Postbote heute Mittag meinen Brief mitgenommen; statt deßen bringt er mir die bekannte Adreße Deiner Mutter, bei der ich laut aufjauchzte, denn ich weiß ja, was sie enthielt.[41] Gott sei Dank, daß du glücklich die gefahrvolle Straße paßiert hast; gut daß ich die einzelnen damit verbundenen großen Schwierigkeiten nicht vorher wußte, sonst wäre ich noch besorgter um Dein Leben gewesen. Daß Du nach überstandener Gefahr eigentlich froh warst, sie gehabt zu haben, kann ich mir lebhaft denken, denn die mit ihr eng verbundenen Reize, die die Natur in ihrer Furchtbarkeit bietet, sind ja für Dich die größte Freude. Freilich scheint diese nach Deinem Brief sehr abgenommen zu haben, woran ich schuld bin. Ach gewiß wird Dir's sehr schwer werden, Alles Schöne allein zu genießen und wo die Schönheit von düsteren, trüben Wolken verdunkelt wird, wäre ich vielleicht erst recht zur Stelle, um mit meinem frischen, glücklichen Sinn die düsteren Wolken auf Deiner Stirn zu verbannen. Es kann nun aber einmal nicht sein, lieber Schatz, drum wollen wir uns recht gut darin finden. Das Wörtchen „Muß" ist ein prächtiges Mittel, [d] die Trennung zu ertragen, die für uns Beide gut ist und Deinem Fortbekommen so unbedingt wichtig ist. Glück hast Du bei allem Unglück wie immer gehabt, denn die Empfehlung[42] Schenks an den Profeßor Greßbach[43] und durch diesen an den Posthalter Jauch in Altdorf[44], ist Dir doch bei der schwierigen Paßage von großem Nutzen gewesen; schlimm ist doch für den Gedankengang die weite Entfernung, denn nach dem Wetter hier und in Frankfurt zu urtheilen, hätte ich keinen so starken Schneefall auf dem St. Gotthard vermuthet, der Dir Wagen und Pferd bald verschüttet hätte. Eigenthümlich muß der plötzliche Wechsel der Witterung beim Hinaustritt aus dem Hauensteintunnel gewesen sein, so zu sagen vom Frühjahr plötzlich in den Winter; uns wird hier gewiß noch ein Ähnliches bevorstehen, denn dies milde, sonnige Wetter, was wir schon seit Wochen hier haben, kann doch unmöglich Winter vorstellen, der vermuthlich noch recht spät eintreten wird und dann die jungen Knospen der Bäume erstarren machen, über die ich mich auf unseren Spaziergängen immer gefreut habe. Ich bin sehr begierig, wie Du es in Florenz findest; ich hoffe sehr, daß der Frühling mit aller Herrlichkeit und Frische dort schon eingekehrt ist und Dich in der Erinnerung des schönen Mais des vergangenen Jahres nicht trübe stimmt, sondern dankbar für das Glück, das Du mir gegeben und Dir gewählt hast. In Würzburg Deine alten Bekannten gesehen und gesprochen zu haben, ist Dir gewiß eine große Freude und von Nutzen gewesen. Wenn Deine Empfehlungen alle ein williges Ohr finden, muß Dir's in dieser Beziehung gewiß gut gehen. Den Vierwaldstädtersee denke ich mir eben seiner Einbuchtungen wegen sehr schön, eben so den Lago maggiore, den Du ja auch wohl noch nicht kanntest. Gerade im Winterschmuck müßten die Alpen erst recht großartig sein und für Dich doppelt intereßant, einen Vergleich zur sommerlichen oder vielmehr herbstlichen Färbung, in der Du sie gesehen || hast.[45] Ich freue mich ungemein, daß Du in Genua meinen Brief richtig erhalten hast, da darf ich hoffen, Dich in Florenz durch meinen Brief[46] erfreut zu haben. Schreibe mir doch, ob die Adreße so richtig ist; ich werde auf diesen Brief noch via Marseille hinzusetzen, weil ich dies auf Deinem Brief gesehen habe; ist's nicht recht, sagst Du mir's wohl. Wohin ich den nächsten Brief zu adreßiren habe, weiß ich gar nicht, muß also erst Deine weiteren Pläne wißen; bleibe nur nicht zu kurz in Florenz, das so sehr viel Schönes bietet! Du mußt nur immer denken: „Wer weiß, ob ich jemals wieder hin komme", und nachher thut Dir's noch leid, Alles so im Fluge gesehen zu haben, ohne ein befriedigtes Bild heimzubringen worauf Deine Aenni sich schon spitzt. Ach Liebchen, wie ruhig, werde ich heute einschlafen nach dem langersehnten Briefe, den ich schon dreimal durchstudirt habe; zweimal für mich mit der Karte, und einmal habe ich ihn Bernhard und Bertha vorgelesen, die sehr froh sind, durch mein Hiersein von Deinem Ergehen ausführlich zu hören und Dir Beide alles Gute zum neuen Jahre wünschen. Vor lauter Aufregung und Unruhe nach Nachricht, wachte ich heute Morgen schon vor 4½ Uhr auf, und hatte in den 1½ Stunden reichlich Zeit mir häßliche Bilder von Gefahr und Unglück, die meinen Erni trafen, vor die Seele zu rufen, und doch wieder mit der stillen Hoffnung auf einen Brief den Tag zu beginnen, die so herrlich in Erfüllung gegangen ist. Hab' Dank Du lieber Schatz, und melde immer nur Gutes von Dir; Gottes Schutz empfehle ich Dich Tag für Tag. Deine Mutter schreibt mir heute, daß bei Quinckes[47] vorgestern der fünfte Junge einpaßirt ist.[48] Ich hätte ihnen ein Mädchen gewünscht, von dem sie auch schon immer sprach; der kleine Fritz[49] scheint wirklich in diesem Jahre den Ton anzugeben. Hat Dir der Mond vorgestern Abend nicht meinen Gruß bestellt; die Sichel stand so einzig schön am klaren Himmel, daß ich ihn immer wieder ansehen und grüßen mußte. Dabei fehlten mir meine Feuer sehr, denen wir so oft von meinem Zimmerchen aus zugesehen haben.[50] Die wonnigen Stunden, die wir schon verlebt haben, kehren oft in mein Gedächtnis zurück und erfüllen mich mit Dankbarkeit, jetzt wo ich [sie] entbehren muß.

Freitag Morgen 6 Uhr. Guten Morgen süßer Schatz; die drei, Vater, M*utter* und Kind[51] liegen noch in tiefer Ruh; da schleiche ich mich ganz früh zu meinem lieben E*rni* um dem Papiere den letzten Gruß an ihn anzuvertrauen. Ich habe dies mal einen kleinen Übergriff durch einliegendes Blättchen an dem vorgeschriebenen Quantum gemacht; ich hoffe es läuft durch; das Papier ist immer zu Ende, ehe man sich's versieht. Diese Nacht hast Du mich fortwährend im Traum beschäftigt; wir Beide wollten abreisen und konnten nicht fortkommen; dazu kam eine Freundin nach der anderen zu mir und freuten sich sehr über uns. Ich glaube es soll eine Mahnung an mich sein, dieselben über Dich nicht ganz zu vernachläßigen und meine Briefschulden abzutragen. Gestern habe ich gewiß recht confus geschrieben; ich mußte Klärchen dabei auf den Schooß nehmen, die sonst nicht ruhig sein wollte; Bernhard und Bertha waren ausgegangen; die Mädchen[52] bei der Wäsche. Das kleine Pusel amüsirte sich mit meiner Tiktak und dem lieben kleinen Anhängsel daran, das sie sehr gern in den Mund steckt, sie muß seinen Platz schon kennen, denn an meinen Mund kommt das liebe Bildchen gar zu oft und sieht mich mit seinen freundlichen Augen so herzig an, daß ich mich gar nicht davon befreien kann. Ich freue mich schon darauf, nachher Deinen Brief abschreiben zu können, um immer von Neuem wieder die Gefahr durchzumachen, in der Du geschwebt hast und von Neuem mich freuen und danken zu können, daß Du ihr glücklich entronnen bist. Ich kann nicht läugnen, ich ängstige mich jetzt etwas vor dem Wege von Florenz nach Rom, den Du ja wohl zu Lande zurücklegen wolltest. Ich habe es sehr gern, wenn ich weiß, welche Richtung ich meinen Gedanken geben kann und weiß Dich viel lieber in der Stadt, als auf dem Wege dahin; das gilt aber auch nur für Italien, wo sie so unsicher sind; ich bin ja selbst zu gerne in der freien Natur, um Dich sonst dort nicht auch am liebsten zu wißen. Die meint es doch am allerbesten mit uns, drum haben wir sie Beide so lieb. Bertha wollte noch ein Plätzchen zu einem Gruß haben, da werde ich wohl schließen müßen und nochmals einen ganz besonderen Gruß zum 16. beifügen[e]; erinnerst Du Dich noch des vergangenen Jahres, wo Du mir den tollen Brief[53] von Hermine[54] vorlas't?

Deine liebe, treue Anna.

[*Nachschrift von Bertha Petersen*]

Wie Du denken kannst, läßt Anna nicht viel Platz, aber einen recht herzlichen Gruß u*nd* Glückwunsch will ich doch gern beifügen u*nd* Dir sagen, wie froh u*nd* dankbar ich bin, Anna hier zu haben. Wenn es ihr nur nicht gar zu einsam wird!!

Deine treue Cousine u*nd* <u>Schwägerin</u> Bertha

Von Bernhard besten Gruß u*nd* Glückwunsch.

1 Schiller, Friedrich: Das Lied von der Glocke. In Musik gesetzt von Andreas Romberg. Hamburg [1799], S. 8.
2 Haeckel, Charlotte, geb. Sethe.
3 Michelet, L'oiseau (wie Br. 82, Anm. 34).
4 Stubenrauch, Agnes.
5 Michelet, Das Insekt (wie Br. 82, Anm. 8).
6 Br. 79.
7 Br. 82.
8 Petersen, Bernhard.
9 Petersen, Bertha Wilhelmine *Clara*.
10 Petersen, Bertha, geb. Sethe.
11 Vielleicht Weber, Karl (Ps.): Der Prophet. Historischer Roman aus der Zeit der Wiedertäufer. 3 Teile in 2 Bänden (Novellen-Sammlung; 191–206). Berlin 1854.
12 Heute Drezdenko in Polen.
13 Langefeldt, Ludwig; Langefeldt, Luise, geb. Liekfeld.
14 Rabiel, Friedrich Wilhelm *Ludwig* von.
15 Schumann, N. N.; Schumann, N. N., geb. Steinborn.
16 Langefeldt, Julie.
17 Krugmann, N. N., wahrscheinlich drei Töchter von Johann Heinrich Krugmann sen.
18 Krugmann, N. N. jun.
19 Reinhard, Friedrich *Wilhelm*; Borne, *Gustav* Carl Kreuzwendedich von dem.
20 Rabiel, *Clara* Elisabeth von, geb. Nernst.
21 Schubert, Franz.
22 Uhland, Ludwig: Des Goldschmieds Töchterlein. In: ders.: Gedichte. Stuttgart; Tübingen 1815, S. 205–207; vertont nicht von Schubert, sondern von dem Stettiner Kantor und Organist Carl Loewe (1796–1869), Op. 8/1.
23 Sethe, Wilhelmine, geb. Bölling; Brief nicht überliefert.
24 Bleek, Friedrich.
25 Bleek, Marie.
26 Haeckel, Charlotte, geb. Sethe; Brief nicht überliefert.
27 Br. 81.
28 Vgl. Br. 65, Anm. 12.
29 Langefeldt, Ludwig.
30 Michelet, L'oiseau (wie Br. 82, Anm. 34).
31 Hartmann, *Ludwig* George.
32 Sack, Charlotte Wilhelmine Adelaide, geb. Steinkopf.

33 Sethe, *Julius* Johann Ludwig Ernst.
34 Vgl. Königlich privilegirte Berlinische Zeitung von Staats- und gelehrten Sachen. Nr. 31, 6.2.1859, S. 1.
35 Michelet, L'oiseau (wie Br. 82, Anm. 34), S. 207–215 (Le Nid Architecture des Oiseaux).
36 Ernst Haeckel feierte am 16.2.1859 seinen 25. Geburtstag.
37 Die leicht erhöhten Ufer der Netze bieten einen Blick in das bei Driesen sich öffnende Netzebruch. Dieses bildet eine weite, ebene Fläche mit teilweise landwirtschaftlicher Nutzung, das sich im Wartebruch fortsetzt und mit ihm eine landschaftliche Einheit bildet. Vgl. Berghaus, Heinrich: Landbuch der Mark Brandenburg und des Markgrafthums Nieder-Lausitz in der Mitte des 19. Jahrhunderts; oder geographisch-statistische Beschreibung der Provinz Brandenburg, auf Veranlassung des Staatsministers und Ober-Präsidenten Flottwell. 3. Bd., Brandenburg 1856, S. 103 f.
38 Goethe, Johann Wolfgang von: Schäfers Klagelied. In: ders. / Wieland, Christoph Martin (Hrsgg.): Taschenbuch auf das Jahr 1804. Tübingen [1803], S. 113 f.
39 Michelet, L'oiseau (wie Br. 82, Anm. 34), S. 230–240 (Éducation).
40 Eschricht, Daniel Friedrich: Das physische Leben in populären Vorträgen dargestellt. Berlin 1852.
41 Br. 84.
42 Vgl. Haeckel, Italienische Reise 1859/60 (wie Br. 79, Anm. 3), S. 4.
43 Großbach, *Ernst* Friedrich.
44 Jauch, Franz.
45 Haeckel, Italienische Reise 1859/60 (wie Br. 79, Anm. 3), S. 5–16 („Winterfahrt über den S. Gotthardt 1859"), hier bes. S. 2 f.
46 Br. 82.
47 Quincke, Hermann; Quincke, Marie, geb. Gabain.
48 Quincke, *Wolfgang* Friedrich; vgl. Entbindungsanzeige in: Königlich privilegirte Berlinische Zeitung von Staats- und Gelehrten Sachen. Nr. 33, 9.2.1859, S. 4. – Seine Brüder waren Quincke, Georg; Quincke, *Heinrich* Irenäus; Quincke, Franz; Quincke, N. N.
49 Quincke, Wolfgang.
50 Vgl. u. a. Br. 36, S. 135; Br. 55, S. 205.
51 Petersen, Bernhard; Petersen, Bertha, geb. Sethe; Petersen, Bertha Wilhelmine *Clara*.
52 Karoline und Jette, Kinder- bzw. Dienstmädchen der Familie Petersen in Steinspring.
53 Br. 29.
54 Haeckel, Hermine, geb. Sethe.

90. Von Karl Haeckel, Freienwalde, 11. Februar 1859, mit Nachschrift von Hermine Haeckel

Freienwalde | den 11 Februar 1859.

Lieber Bruder!

Diesmal[a] kann man Dir so unendlich viel Gutes zum Geburtstag wünschen, in Bezug auf die Reise, auf zu Hause, u. s. w. daß ich lieber nicht erst mit Aufzählen anfange, sondern alles zusammenfassend Dir nur aus vollem Herzen wünsche, daß die Reise für Dich in jeder Beziehung glücklich und ungetrübt ausfalle und Du bei der Rückkehr alles wohl wiederfinden mögest. Die Alpen hast Du nun schon hinter Dir[b] und gehst wohl nächster Tage nach der ehrwürdigen Roma ab; laß Dich unterwegs nicht ausplündern u. wähle deshalb die sicherste Reisegelegenheit. Bis jetzt haben wir hier nur Deine ersten Zeilen[1], von Würzburg gelesen. Andere sind gewiß schon in Anna's² Händen oder unterwegs.³ Daß die Posten zu irgend einer Zeit im nächsten Jahre ohne Briefe <u>von</u> Dir oder an Dich sein werden, ist kaum anzunehmen. Ich verdenke es Euch auch gar nicht, daß Ihr Euch auf diese Weise Ersatz für die lange Trennung schafft, bin aber auch überzeugt, daß Euch diese Trennung recht heilsam ist, das fühlst Du gewiß selbst auch.

Gern hätte ich Dich in diesem Briefe mit dem bei uns erwarteten Familienereigniße⁴ überrascht, aber wir sind dahin noch nicht gelangt. Meiner Miesekatze⁵ wird es diesmal recht sauer und || ich wünsche ihr von Herzen, daß sie bald erlöst werden möge. Etwas Erkältung abgerechnet, die bei dem wechselnden Wetter kaum zu vermeiden war, sind wir und die Kinder⁶ wohl. Anna wird täglich komischer u. schelmischer. Montag feiern wir ihren <u>dritten</u> Geburtstag. Besondres ist hier nicht passirt, was für Dich Interesse hätte. Gestern u. heute ist hier Hofjagd, damit die Saaten Ruhe bekommen, aber ohne die Prinzen⁷. – Da fällt mir ein: ich glaube gar, Du hast aus reiner Vaterlandsliebe Deine Reise so lange verzögert; Du wolltest durchaus erst des Prinzchens Geburt⁸ noch abwarten. – Wir leben jetzt still im Hause nachdem wir in der letzten Woche des Januars noch einige Gesellschaften mit durchgemacht. Alle 8 Tage haben wir mit Frl. Wangemann⁹ u. Arndt¹⁰ ein Lesekränzchen (beide erkundigen sich angelegentlich nach Dir); neulich lasen wir darin eine kurze Biographie Raphael's¹¹. Von <u>dem</u> wirst Du doch ganz prächtige Sachen in Rom, u. auch schon in Florenz, sehen. Er hat in seinem kurzen Leben Ungeheures geleistet. – Nun herzlichen brüderlichen Gruß, alter Junge, von Deinem treuen Bruder <u>Karl</u>.

[*Nachschrift von Hermine Haeckel*]

Für meinen Doppelschwager diesmal nur den herzlichsten Glückwunsch, ich kann nur Karls unterschreiben, er enthält Alles, was wir Dir fürs nächste Jahr wünschen können. Wenn Du auch Deinen Geburtstag allein und ohne Anna verlebst, so wird er Dir was Dein Verhältniß zu ihr betrifft, ungleich lieber sein als der vorjährige, wo Du voller Kämpfe stackst. Gebe Gott Euch stetes Glück. Die Jungens und Klein Annchen schicken Dir auch einen Gruß nach Italien, worüber Mutter¹² dem Karl¹³ viel Rede stehen muß. In alter herzlicher Liebe, Deine Schwägerin Hermine.

1   Br. 79.
2   Sethe, Anna.
3   Br. 83, 84, 86, 87, 88.
4   Die Geburt von *Heinrich* Friedrich Ernst Haeckel fand schließlich am 18.2.1859 statt.
5   Haeckel, Hermine, geb. Sethe.
6   Haeckel, *Carl* Christian Heinrich, Haeckel, Hermann; Haeckel, Anna.
7   Vermutlich Preußen, *Friedrich Wilhelm* Nikolaus Karl von; Preußen, *Wilhelm* Friedrich Ludwig von.
8   Preußen, Friedrich *Wilhelm* Victor Albert, Prinz von; vgl. Br. 81, Anm. 6.
9   Wangemann, *Clementine* Auguste Johanne.
10 Arendt, Marie.
11 Vielleicht Rehberg, Friedrich: Rafael Sanzio aus Urbino. München 1824.
12 Sethe, Wilhelmine, geb. Bölling.
13 Haeckel, *Carl* Christian Heinrich.

91. Von Carl Gottlob Haeckel, Berlin, 12. Februar 1859,
    mit Nachschrift von Charlotte Haeckel

Berlin 12 Febr. | 59.

Mein lieber Ernst!

Am 9ten dieses [*Monats*] erhielten wir Deinen Brief[1] aus Genua von 4ten, welcher uns große Freude gemacht hat, da wir daraus ersahen, daß Du die Alpen glüklich paßirt hast. Wir haben den Brief sogleich an Anna[2] gesandt und erwarten jetzt Abschrift davon, um sie sogleich Minchen[3] und Bertha[4] und Carl[5] in Freyenwalde mittheilen zu können. Inzwischen haben wir sie von dem wesentlichen Inhalt des Briefes mündlich und heute die Freyenwalder schriftlich unterrichtet. Die Reise über den Gotthard ist doch recht beschwerlich, zugleich aber sehr intereßant gewesen.[6] Die Alpen im Winterkleide müßen sich sehr grandios ausgenommen haben. Schon bei den Schlesischen Bergen ist dieses der Fall. Mutter hat das Schlesische Gebirge im Winter noch schöner als im Sommer gefunden. Wir denken täglich, ja stündlich Dein und fragen uns immer: wo [*Du*] Dich jetzt aufhalten, was Du sehen, was Du beginnen wirst? Wir sind außerordentlich begierig auf neue Briefe und was Italien für einen Eindruk auf Dich machen wird? Der eigentliche Süden beginnt doch erst hinter Rom im Neapolitanischen. Aber nun hast Du das alte Rom vor Dir mit allen seinen Erinnerungen und Traditionen. Nimm Dich nur recht in Acht, was die Diät betrifft, damit Du nicht krank werdest und eben so nimm Dich in unsichern Gegenden in Acht und wage nicht zuviel. So viel Schönes [*Du*] zu sehen haben wirst, so erklärlich finde ich es auch, daß Du Dich nach einer bestimmten Beschäftigung in Deinen anatomischen Arbeiten sehnst, indem davon Deine Zukunft abhängt.

Bei uns hier ist nichts wesentlich Neues vorgefallen. Das Wetter ist größtentheils schön gewesen, dabei nicht sehr kalt, höchstens 2 Grad unter null, heute wird 4 Grad über null. Es ist *und* bleibt ein sehr milder Winter. Einige Mahl waren wir bei den Verwandten, bei Minchen, bei Bertha, gestern im Unionsvortrag[7]. Es geht bei uns sehr still zu. Uebermorgen erwarten wir Ottilie Lampert. Andrerseits gewähren die KammerVerhandlungen manche Unterhaltung, die Misbräuche, die des abgegangenen Ministerii kommen fortdauernd zur Sprache. Unsere Finanzverhältniße stellen sich vortheilhaft heraus.[8] An einen Krieg zwischen Österreich *und* Frankreich will man noch nicht recht glauben.

Wir erwarten nun täglich Mimis[9] Niederkunft. Der kleine Carl[10] in Freyenwalde bestürmt Mimi unabläßig mit Fragen über Italien, da sie ihm gesagt haben, daß Du dort jetzt wärest. Carl II[11] ist mit amtlichen Studien *und* sonstigen Arbeiten beschäftigt, und ich studire ebenfalls theils Geschichte, theils Nationalökonomie, teils kirchliche Sachen. Abends lese ich mit Mutter Schlossers Geschichte des 18ten Jahrhunderts[12]. Auch die Zeitungen *und* Tages Neuigkeiten nehmen einen Theil der Zeit hinweg. So vergeht ein Tag nach dem andern. Es ist jetzt schon beinah bis 6 Uhr Tageslicht, was mir sehr angenehm ist, da ich nun nicht mehr ganz im Finstern umherzulaufen brauche. ||

Am 16ten ist Dein Geburtstag. Wir wünschen Dir für Deine innre und äußere Entwikelung allen göttlichen Segen. Du wirst Dich, was manche Deiner innern

Ansichten betrifft, noch sehr aus dem Chaos herauszuarbeiten haben, denn sie sind zum Theil wahrhaft chaotisch. Aber Gott hat Dir eine reine Seele verliehen. Bewahre diese als Dein köstlichstes Kleinod, damit Du stets ruhig Gott gegenübertreten kannst. Suche, was Deine übrigen Ansichten und Bestrebungen betrifft ᵃ Dich immer mehr von den Extremen fern zu halten und einen richtigen Mittelweg zu finden. Die Politik inkommodirt Dich nicht, das ist recht gut, besonders in jetziger Zeit. Aber auch in Deinem Beruf, in den Naturwißenschaften suche immer gründlicher u*nd* fester zu werden. Behalte uns lieb und denke, daß Du, wenn Du krank würdest oder Schaden nähmest, uns großen Kummer machen würdest.

Worum ich Dich jetzt vorzüglich beneide, ist der Aufenthalt in Rom, dieser denkwürdigen Weltstadt, an welche sich Tausend der wichtigsten Erinnerungen knüpfen, besonders aus der alten Römerzeit. Wenn ich dort wäre, ich hätte keine Ruhe bis ich mich recht vollständig orientirt hätte. Dich werden die Kunstdenkmäler noch mehr ansprechen, von welchen ich weniger verstehe.

Nun lebe wohl und schreibe uns bald wieder.

Dein Dich innigst liebender
Alter Hkl

[*Nachschrift von Charlotte Haeckels*]

Lieber Herzens Sohn!

Da Karl uns gestern beifolgendes Briefchen¹³ für Dich zum Geburtstag geschickt hat, so giebt mir dies Veranlassung Dir nochmals zu Deinem Geburtstag Gottes reichen Seegen zu wünschen. Wie sehr Du uns auch fehlst, so freue ich mich doch für Dich, daß Du so viel Herrliches siehst; und ich hoffe, daß auch diese Reise ein Seegen für Dich sein werde; geniesse all das Schöne was Gottes Natur bietet, aber so daß Du mit reinem Herzen || und ohne Reue daran zurück denken kannst. Hier ist alles wohl: T*ante Bertha*¹⁴ macht täglich ihre Spazierfahrten. M*utter* Minchen ist viel frischer und wohler. –

Montag erwartten wir Ottilie Lampert. –

Nun lebe wohl, mein Herzens Sohn. Hoffentlich bekommen wir bald wieder Nachricht von Dir. Gott befohlen! Halte Dich gesund, und behalte lieb

Deine
alte <u>Mutter</u>

1 Br. 84.
2 Sethe, Anna.
3 Sethe, Wilhelmine, geb. Bölling.
4 Sethe, Emma Henriette *Bertha* Sophie.
5 Haeckel, *Karl* Heinrich Christoph Benjamin.
6 Vgl. Br. 84, S. 303 f.
7 Der Vortrag im Unionsverein am 11.2.1859 von Lizenziat Krause: Ueber Kinderzucht; vgl. Protestantische Kirchenzeitung für das evangelische Deutschland, 6. Jg. Nr. 6, Berlin, 5.2.1859, Sp. 144.

8   Vgl. Bericht der Staatsschuldenkommission von 1857, in: Königlich privilegirte Berlinische Zeitung von Staats- und gelehrten Sachen. Nr. 35, 11.2.1859, S. 1.
9   Hermine Haeckel wurde am 18.2.1859 in Freienwalde von ihrem dritten Sohn, *Heinrich* Friedrich Ernst Haeckel, entbunden.
10 Haeckel, *Carl* Christian Heinrich.
11 Wie Anm. 5.
12 Schlosser, Friedrich Christoph: Geschichte des achtzehnten Jahrhunderts und des neunzehnten bis zum Sturz des französischen Kaiserreichs. Mit besonderer Rücksicht auf geistige Bildung. 7 Bde., Heidelberg 1836–1848.
13 Br. 90.
14 Wie Anm. 4.

92. An Anna Sethe, Florenz, 14. Februar 1859

Firenze. Montag. 14.2.59.

Guten Morgen, mein liebster Herzensschatz!

Weißt du wohl, daß du mich heut wieder nicht ordentlich hast schlafen lassen, Du liebes Strickchen? Gestern Abend waren im Café Whital[1] 6 Deutsche[2] beisammen und da haben wir so nett geplaudert und uns in die liebe Heimath versenkt, daß mir, als [ich] in meine kalte Herberge nach Haus kam außerordentlich weh ums Herz wurde und ich gleich auf Flügeln hätte zu Dir eilen mögen. Das finstere einfenstrige Loch mit der Aussicht auf einen vergitterten Stall in einer ganz engen Gasse (Via dei Castellani), mit dem nackten Steinboden, dem verfallenen Gebälk der Decke und den schmutzigen alten Moeublen ist allerdings nicht geeignet, ein deutsches Herz für Italien zu begeistern. Da es so sehr kalt war, ging ich bald zu Bett, konnte aber trotz aller Strapazen des Tages und großer Müdigkeit lange nicht einschlafen. Mein Engel war im Geiste so bei mir, daß ich lange, lange mit ihm plauderte. Wir erzählten uns von unserem gegenseitigen unaussprechlichen Glück, wenn wir erst einmal ganz zusammenleben würden und ich vertiefte mich so darein, daß ich zuletzt, halb im Traume, meinte, das[a] müßte morgen oder übermorgen kommen. Da, wie ich Dir so recht von Herzen einen Kuß geben und Dich an mein Herz drücken wollte, wachte ich wieder ganz auf, und fühlte mich so allein und verbannt in dem wildfremden Land, so grausam und gewaltsam getrennt von meinem besten Schatz, an dem mein ganzes Herz hängt, daß ich wirklich bald hätte weinen können und die ganze Reise verwünschte und am liebsten ganz aufgegeben hätte. Ach, lieber Schatz, ich brauche Dir nicht zu sagen, wie Du mir fehlst. Wird es Dir ja doch nicht besser gehen. Alles, was ich sehe und bewundere ist nur halb für mich, oder vielmehr weniger als halb; denn die bessere Hälfte fehlt dabei. Wenn ich nicht hoffte und wüßte, daß es mir besser gehen würde, wenn ich wieder tüchtig in der <u>Arbeit</u> bin, kehrte ich lieber gleich um. Denn von einem reinen <u>Genuß</u> der Reise ist ohne Dich keine Rede mehr. Das arme Florenz muß es bei mir hart büßen, daß es Dich nicht auch mit aufgenommen hat. Pazienza![3b] Herziger Schatz! hoffe auf die goldene Zukunft!

Die beiden Briefe[4] von hier hast Du hoffentlich richtig bekommen. Du bist mir wohl recht bös, daß ich 2 mal mehr geschrieben habe als eigentlich erlaubt ist?! Befördere nur die Reiseberichte[5] immer möglichst bald an die Alten, damit sie nicht ungeduldig werden, 1000 Grüße u*nd* Küsse herziger [*Schatz*].[c] Da ich ohne Aufenthaltskarte nur bis Mittwoch hier bleiben darf, so werde ich am 16 früh abreisen u*nd* Pistoja[6] u*nd* Lucca[7] besuchen. Am 17 u*nd* 18 werde ich in Pisa sein. Am 19. in Livorno. Am 20. in Rom. Dorthin die weitern Briefe poste restante.
N.B. Habt ihr noch Porto nachzahlen müssen?[d]

1   Das Speisehaus Wital in der Via Por S. Maria 1269.
2   Darunter u. a. Hacker, Johann *Baptist*; Krafft, *Albert* Ludwig; Krafft, Amalie, geb. Werner; Steffatschek, Anton; vgl. Haeckel, Tagebuch der Reise nach Italien 1859 (wie Br. 80, Anm. 4), Bl. 6r und 8v.
3   Ital.: Geduld!
4   Br. 86 und 88.
5   Haeckel, Italienreise 1859/60 (wie Br. 79, Anm. 3).
6   Hauptstadt der gleichnamigen toskanischen Provinz, ca. 30 km entfernt von Florenz.
7   Hauptstadt der gleichnamigen toskanischen Provinz, ca. 20 km nordöstlich von Pisa.

93. Von Anna Sethe, Steinspring, 14./15. Februar 1859

Steinspring d. 14.2.59.

Vor zwei Stunden, mein lieber Erni, habe ich Deinen Brief[1] erhalten, der mir den Montag zum Sonntag, zum Festtag gemacht hat, ach Liebchen, wie mein Herz immer pocht, wenn ich von meinem Fensterchen aus den Briefträger kommen sehe, und meine unendliche Freude, hat er dann einen Brief für mich, wirst Du aus eigener Erfahrung beurtheilen können. Mir ist beim Lesen immer, als säße ich neben Dir auf dem Dir bekannten kleinen Sopha[2], und bin so überselig, daß ich Momenteweis die Trennung vergeße, bis ich sehr bald die öde Leere an meiner Seite empfinde, doppelt fühlbar, da Du Dich auch so schwer in die Trennung findest; ich weiß ja selbst, wie gerade im Wald, wenn die Sonne hell scheint und ich mich so recht der lieben Natur freue, ich Dich herbeiwünsche, doch meine Genüße stehen in keinem Vergleich zu Deinen italienischen und ich hoffe, sie werden es noch vermögen, Dich zu begeistern, Dir wirklichen Genuß von allem Schönen zu verschaffen und zwar recht tiefen Eindruck machen, der ja lange vorhalten muß, zunächst über ein Jahr, denn Deine Änni willst Du bei Deiner Rückkehr doch auch einen recht tiefen Blick in die große Vergangenheit der Geschichte thun laßen, die dort jetzt vor Dir aufgerollt liegt. Die erste Zeit, wo man entbehren lernt, ist ja immer die schlimmste und diese trifft gerade das schöne Florenz und [a] die fühlbare Kälte erhöht noch dazu Deinen ungemüthlichen Zustand. Lieber Schatze, halte den Gedanken fest, wie noth uns Beiden die Trennung thut, wie Du dort einen guten Grund für Dein ganzes zukünftiges Leben legen kannst sowohl in wißenschaftlicher als esthätischer [!] Beziehung, und wer weiß, ob Du im schlimmsten Falle jemals Italien wieder siehst; dann weißt Du ja, wie sehr ich mich freue, wenn Du Deine unendliche Liebe zur Natur und Kunst befriedigen kannst und Deine erregbare Seele sich am Schönen erfreut. Ich verbind*e* viel lieber diese Überzeugung mit dem Gedanken an Dich, als Dich in so gedrückter, mißmuthiger Stimmung zu wißen, die ganz und gar || nicht ᵇ geeignet ist, schöne Eindrücke zu empfangen. Ich will Dich aber nicht etwa schelten, da Deine Gefühle nur zu natürlich sind, ich hoffe aber Du wirst ihrer Herr und genieß't die Gegenwart. Für mich ist diese jetzt so gut wie todt; ich lebe der Vergangenheit, der süßen Erinnerung an so viele schöne Tage und Stunden, die ich mit Dir verlebt habe, und fühle mich reich, unendlich reich, selbst jetzt in der Entbehrung; betrachte nur so viele andere Menschen, die, wenn auch in glücklichen Familienverhältnißen lebend, niemals eine so reine, edle Liebe, die uns verbindet, gekannt haben, nie empfunden haben die süße, selige Harmonie zweier liebender Seelen. Ach eins entbehren sie nicht, abgesehen von der Schranke, die ihrer inneren und äußeren Entwickelung gesetzt ist, kennen sie nicht die Seligkeit, die Ruhe und Frieden, die auch stellenweis über das Erdenleben erheben, im Besitze eines Einzigen lieben Wesens, in dem die ganze Welt zusammenfällt. Mit diesem Reichthum im Herzen, der mir nie, nie wieder geraubt werden kann, mit diesen schönen Bildern der Vergangenheit in der Seele, lüftet sich mir auch dann und wann der Schleier der geheimnißvollen Zukunft, die meine schönsten, je gehegten Hoffnungen verkörpern wird. Welche herrliche Aussicht hast Du mir in Deinem gestrigen Briefe[3] eröffnet. Halte sie fest und rufe sie Dir immer vor die Seele, wenn sie von Kleinmuth beschlichen wird. Überall ginge ich mit Dir hin, aber in Würzburg leben zu können, würde mich unendlich glücklich machen. Dank dem lieben Kölliker und Schenk, die Dir diese wenn auch zweifelhafte Aussicht eröffnet haben; sie ist eine schöne Mitgift nach Italien. Was Du mir über die dortigen lockeren Verhältniße, selbst des Bandes schreibst, das eigentlich nur fest bestehen kann, ist unendlich betrübend, und ich kann mir denken, wie stolz sich da die Brust eines deutschen Jünglings hebt, der in einer frommen, lieben Familie (das Wort sollte eigentlich die italienische Sprache gar nicht haben) aufgewachsen ist, und so Gott will, sich selbst eine solche schaffen will. Mögen Fremde, namentlich Franzosen noch so sehr über die Deutschen spotten, zwei Dinge haben sie || vor allen Anderen voraus, ihr tiefes Gemüths- und Verstandesleben, dem freilich der Schwung, der esprit der Franzosen häufig fehlt. Ausnahmen sind wohl immer statthaft, und so habe ich inᶜ jüngster Zeit einen Franzosen: Michelet gerade seines tiefen Gemüths wegen lieben gelernt, das auf jeder Seite des Vogels und noch mehr des Insekts sich ausspricht.[4] Jetzt lese ich früh Morgens im Eschricht, der mich sehr belehrt und feßelt; gestern las ich das Kapitel über die Entwickelung des Embryos,[5] wobei ich von Neuem die weise Einrichtung der Natur bewundert habe, in der eben alles Leben, alle Entwickelung ihren natürlichen, selbstredenden Verlauf nimmt. Nachmittags, vom Spaziergang zurückgekehrt, lese ich jetzt die letzten Kapitel in der Odyssee,[6] die mir die schönsten zu sein scheinen. Ulyßes ist zurück, wieder bei seiner Penelopeia, der er sich aber noch nicht wieder zu erkennen gegeben hat; da denke ich viel der frohen Zeit, wenn mein Ulyßes von seinen italienischen Irrfahrten zurückkehrt. Ich hoffe dieser Brief trifft Dich noch in Florenz, damit Du dort Deine Änni noch ein halb Stündchen hast und Dich trösten und beruhigen kann; drum habe ich mich auch gleich nach Empfang Deines Briefes, d. h. nachdem ich die Gotthard Fahrt[7] abgeschrieben und nebst einem Brief[8] an Deine Eltern zurück expedirt hatte, hingesetzt, Dich von Neuem zu grüßen. Im nächsten Brief wirst Du mir wohl schreiben, ob ich nach Rom poste restante und via Marseille schreiben soll.

Dienstag früh. Gestern Abend überwältigte mich doch die Müdigkeit, ehe ich Deinen Brief vollenden konnte; ich war aber auch schon um 4 Uhr aufgestanden, um Bernhard[9] mit Mundvorrath zur Jagd zu versehen, die er um 5 Uhr antrat. Es regnet heute in Strömen; ich hoffe morgen nicht, namentlich nicht in Florenz; Sonnenschein thut am Geburtstag gar zu wohl, namentlich wenn man ihn in der Fremde, fern von allen Lieben feiern muß. Der meinige wird auch in diesem Jahre nicht ein solcher Freudentag sein wie im vergangenen, den Du lichte Sonne so prächtig erleuchtetest. Sei recht vergnügt und || erfreue Dich an den Briefen, die hoffentlich richtig ankommen. Freitag habe ich Deinen Brief[10] abgeschickt und gleichzeitig Deinen aus Genua zurückgeschickt[11], nachher ging ich noch etwas mit Bertha[12] und Bernhard spazieren, als [es] aufgehört hatte zu regnen; Abends las Bernhard uns Träumereien eines Junggesellen aus dem Englischen von Marvel[13] vor, die allerliebst, wirklich herzig geschrieben sind. Die betreffende Person ist 27 Jahr alt und eingefleischter Junggeselle, als ihn ein Traum nach dem anderen im Schlafen und Wachen beschleicht, wo er sich verheirathet träumt, bald mit diesem, bald mit jenem Mädchen von verschiedensten Eigenschaften; das Ende vom Lied wird wohl seine wirkliche Verheirathung sein, so sehr er sich auch früher dagegen gesträubt hat, doch sind wir noch nicht so weit. Sonnabend Vormittag war eben Sonnabend in der Wirthschaft, der mich zu Nichts Anderem kommen ließ; nach Tisch machten wir einen weiten herrlichen Spaziergang in den schönen Wald; es war ein hügeliges Terrain mit grünen Kiefern und welken jungen Eichen bewachsen; die Luft so erfrischend und schön, daß ich laut meine sehnsüchtigen Lieder in den Wald hineinsang; Mädele ruck, ruck, ruck[14]; hoch vom Dachstein her[15] und wenn i komm, wenn i wiederum komm[16] etc. waren auch darunter, mir fehlte Nichts wie Du, mein Alles. Der Abend verfloß außer intereßanten Kammerberichten ebenso wie der vorhergehende. Sonntag Vormittag schrieb ich an die Alten[17] einen Brief[18], der hauptsächlich von Ernst handelte und nachher las ich einen schönen Monologen [!] von Schleiermacher über Selbstbetrachtung, der mit den Worten schloß: „Beginne darum schon jetzt Dein ewiges Leben in steter Selbstbetrachtung; sorge nicht um das, was kommen wird, weine nicht um das, was vergeht; aber sorge Dich selbst nicht zu verlieren und weine, wenn Du dahin treibst im Strome der Zeit, ohne den Himmel in Die zu tragen;"[19] ich sagte Amen hierzu, mir wohl bewußt des Himmels, den wir Beide in unserer Brust tragen. Ich dachte dabei noch || viel des schönen Sonntags in Heringsdorf in der Sollitüde[20], der kleinen Buchenschonung, wo wir auch einen Monologen zusammen lasen und seliges Glück genoßen; ich dachte noch weiter zurück an einen Sonntag, wo wir Beide Nachmittag bei T*ante* Bertha[21] gewesen waren und Religion und Wißenschaft sich in Deinem Innern um die Herrschaft stritten, namentlich Ehrgeiz und Selbstsucht von T*ante* Bertha verwechselt wurden und Dir viel zu schaffen machten; zu Haus zurückgekehrt suchte ich Dich zu beruhigen und las Dir den schönen Monolog über Aussicht[22] vor. Du warst also ganz bei mir und ich bei Dir. Nach Tisch gingen wir trotz Regen in den Wald, mußten aber bald umkehren, da er zu heftig wurde. Ich las einen Gesang im Homer und schwelgte in Heineschen Gedichten[23], in denen unaufhörlich Deine Seele wiederklang. Klärchen[24] war Abends sehr drollig und amüsirte mich sehr. Gestern Morgen nähte ich nach der Lectüre im Eschricht fleißig Ausstattung, die kleinen Theeservietten von Deiner Mutter, wobei ich lebhaft uns Beide beim trauten Theekeßel vereint sitzen sah. Kurz vor Tisch kam Dein lieber, lieber Brief, den ich mit wahrem Heißhunger verschlang. Ich komme gleich ausführlicher auf ihn zurück, muß mich aber jetzt erst anziehen. Selten hat wohl Jemand der Gefahr so offen in's Auge gesehen d. h. ich meine eine solche, die von der Natur ausgeht, als Du bei dieser Gotthardpaßage[25], mein herziger Schatz; selten wird Einer aber auch trotz Mühen und anstrengender Arbeit, Kälte, Hunger und Unbequemlichkeiten aller Art, das Auge offen halten für das Schöne, Großartige, Erhabene, was die Natur Dir so reichlich auf der gefahrvollen Reise geboten hat; ein Engländer z. B. würde sich gar nicht umgesehen, sondern nur geschimpft haben, was eben die Lage nicht verbeßern und die Sinne gewiß nicht reizen würde. Doppelten Dank also Gott, der Dich glücklich wieder in Italien hat festen Fuß faßen laßen; zuerst muß Dir der Anblick Deiner lieben Alpen im weißen Kleide recht wunderbar vorgekommen sein, allein eine Winterlandschaft hat in ihrer Einförmigkeit wieder ihren besonderen Reiz, namentlich der gefrorenen Waßerfälle und die schöne blaugraue Farbe des Eises denke ich war an schroffen Felsen und tiefen Abgründen ganz || wundervoll. Du schilderst so hübsch lebhaft in Deiner Beschreibung auch den ganzen Gedankengang, den Ihr bei der Tour verfolgt habt, daß ich in Andermatt im Geiste mit in den Conducteur[26] drang, die Weiterfahrt zu ermöglichen; wo es auf Ungeduld ankommt, ist mir gewiß aus der Seele gesprochen. Das muß ein glücklicher Moment gewesen sein, als Ihr im Hospiz[27] nach Erklimmung der Höhe angelangt seid, doch scheint mir die Herunterfahrt auch nicht ohne bedenkliche Gefahren gewesen zu sein; gut, daß Du vor keiner zurückschreckst und keiner als Opfer gefallen bist. Schade, doch sehr natürlich, daß Ihr mit der ganzen Fahrt von Airolo nach Bellinzona[28] geschlafen habt, doch gut, daß Menschen mit bösen Absichten Euch nicht aus dem Schlaf geweckt haben. Dafür hast Du wieder eine schöne Fahrt über den Lago maggiore gehabt. Genua scheint Dir nicht besonders zugesagt zu haben[29] und von der Dampfschifffahrt nach Livorno erwähnst Du auch nichts. Es wird Dir wohl gethan haben, nach langer Zeit dort ein paar gemüthliche Stunden zuzubringen, ich weiß nicht warst Du dem Herrn Chan[30] empfohlen oder kanntest Du ihn schon persönlich.[31] Daß Du in Florenz nach Deiner richtigen Befürchtung so frieren mußt,[32] dauert mich sehr, da haben wir es ja hier wärmer. Ich denke diese wenigen, flüchtig geschriebenen Zeilen (ich muß zum Schluß eilen, sonst geht der Brief nicht mehr heute mit fort, woran mir zuviel liegt) sollen Dich etwas erwärmen und anspornen, recht lieb zu sein, die schönen Kunstschätze nicht flüchtig anzusehen, damit Florenz einen beßeren Eindruck in Deinem Gedächtniße zurückläßt, als mir Dein gestriger Brief geschildert hat. Ich bin nur froh, daß Du wenigstens körperlich gesund bist, dann kann Geist und Herz sich schon beßer aus dem moralischen Katzenjammer herausrappeln. Wenn Du die Idee, gleich nach Neapel zu gehen, ausgeführt hättest, würde ich sehr böse geworden sein; Rom darfst Du Dir nicht entgehen laßen, sondern mit Muße genießen; Du würdest Dir nach der Rückkehr selbst Vorwürfe gemacht haben. Ich sehe sehnlich einem recht hübschen Brief || entgegen, drücke Dir einen innigen Kuß auf, wie Dein liebes Bild ihn so oft aushalten muß und grüße Dich mit Bernhard und Bertha viel tausendmal.

                                                          In Liebe Deine treue Änni.

1   Br. 88.
2   Vgl. u. a. Br. 40, S. 147.
3   Br. 86.
4   Vgl. Br. 82, Anm. 8 und 34.
5   Eschricht, Das physische Leben (wie Br. 89, Anm. 40), S. 37–47.
6   Homer, Odyssee, 18.–22. Gesang.
7   Haeckel, Italienische Reise 1859/60 (wie Br. 79, Anm. 3), S. 5–16 („Winterfahrt über den S. Gotthardt 1859").
8   Nicht überliefert.
9   Petersen, Bernhard.
10 Br. 89.
11 Br. 84; Rücksendung an Haeckels Eltern in Berlin, mit denen Anna Sethe die Briefe von Ernst Haeckel regelmäßig austauschte.
12 Petersen, Bertha, geb. Sethe.
13 Marvel, Ik. [Ps.]: Träumereien eines Junggesellen oder ein Buch des Herzens. Berlin 1859.
14 Schwäbisches Volkslied; vgl. Meier, Ernst: Schwäbische Volkslieder mit ausgewählten Melodien. Aus mündlicher Ueberlieferung gesammelt. Berlin 1855, S. 90 f. (Text), S. 427 f. (Melodie).
15 Steyrische Landeshymne, Text von Jakob Dirnböck (1809–1861), entstanden anlässlich des 25-jährigen Bestehens der Landwirtschaftsgesellschaft in Steiermark, vertont von Ludwig Carl Seydler (1810–1888).
16 „Muss i denn, muss i denn zum Staedtele hinaus", schwäbisches Volkslied, vertont von Friedrich Silcher (1789–1860).
17 Haeckel, Carl Gottlob; Haeckel, Charlotte, geb. Sethe.
18 Nicht überliefert.
19 [Schleiermacher, Friedrich Ernst Daniel:] I. Reflexion. In: ders.: Monologen. Eine Neujahrsausgabe. Berlin 1800, S. 5–30, hier S. 29 f.
20 Die sogen. Waldeinsamkeit; vgl. Br. 66, Anm. 4.
21 Sethe, Emma Henriette *Bertha* Sophie.
22 [Schleiermacher, Friedrich Ernst Daniel:] III. Weltansicht. In: ders.: Monologen (wie Br. 93, Anm. 19), S. 67–99.
23 Vgl. Heine, Gedichte (wie Br. 34, Anm. 2).
24 Petersen, Bertha Wilhelmine *Clara*.
25 Vgl. Haeckel, Italienische Reise 1859/60 (wie Br. 79, Anm. 3), S. 5–16.
26 Franz Jauch hatte Haeckel eine Empfehlung an den Conducteur in Andermatt für die Gotthardtpassage gegeben, der maßgeblich für die Organisation der Fahrt und die Zuteilung der Plätze im Eilwagen verantwortlich war. Vgl. Haeckel, Italienische Reise 1859/60 (wie Br. 79, Anm. 3), S. 4; Baedeker, Karl: Die Schweiz, die italienischen Seen, Mailand, Turin, Genua, Nizza. Handbuch für Reisende. 8., umgearb. Aufl., Coblenz 1859, S. 63.
27 Gotthard Hospiz (Albergo San Gottardo), entstanden im 13. Jh., zu Haeckels Zeiten ein hölzernes Schutzhaus mit steinernem Unterbau; vgl. Haeckel, Italienische Reise 1859/60 (wie Br. 79, Anm. 3), S. 13.
28 Hauptstadt des Schweizer Kantons Tessin.
29 Vgl. Haeckel, Italienische Reise 1859/60 (wie Br. 79, Anm. 3), S. 17–23.
30 Chun, Franz.
31 Vgl. Br. 86, S. 308.
32 Vgl. dazu u. a. Haeckel, Ernst: „Den Abend brachte ich zu Hause zu, schrieb an die Lieben in der Heimath, fror aber so trotz aller Erwärmungsversuche mittels des Kamins, trotz, doppelter Oberkleider, Überrock, Pelz u*nd* Filzstiefeln, daß ich früh zu Bette ging, nachdem ich noch einige energische Maaßregeln gegen den immer unangenehmer werdenden Katarrh ergriffen" (Haeckel, Italienische Reise 1859/60 (wie Br. 79, Anm. 3), S. 25).

94. An Anna Sethe, Pisa, 16. Februar 1859.

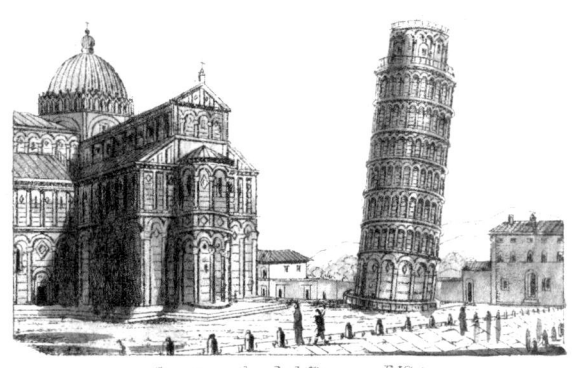

Campanile del Duomo PISA

Pisa | 16.2.1859.

Jetzt erst, mein bester Schatz, nachdem ich nach einem unruhvollen Tage endlich zur Ruhe gekommen bin u*nd* beim herrlichen Lichte des vollen Mondes, der mit vollkommener Klarheit freundlich in mein Zimmer scheint, an Dich schreiben kann, jetzt erst fühle ich recht, was ich heute, ohne Dich u*nd* ohne unsere andern Lieben, entbehre. Den ganzen Tag über war mir nicht so zu Muthe, als könnte mein Geburtstag sein, u*nd* jetzt, wo mir so zu Muthe sein könnte, empfinde ich erst recht, was ich heute in meiner vollständigen Isolirung Alles schmerzlich entbehren muß. Erinnerst Du Dich auch, meine liebste Änni, wie wir den 16ten Februar voriges Jahr feierten? Abends waren meine Freunde[1] bei mir (ich war gerade mit der III (innern) Station des Staatsexamens[2] fertig); u*nd* Mittags aßen wir zusammen alle bei Tante Bertha[3].[a] Als wir darauf anstießen, daß ich übers Jahr den Tag in Rom feiern würde, kann ich mich noch recht gut erinnern, daß dabei der Nebengedanke sich einschlich, daß dann ja aber nicht die kleine, liebe Cousine[4] dabei sein würde, mit der ich nachher am Nachmittag auf T*ante* Gertrudes[5] Klavier à Quatre mains[6] spielte, u*nd* die ich gar zu gern auch am Abend noch zur vollen Verherrlichung meines Festes dagehabt hätte. Wenn ich da so manchmal nachrechne, wie doch der kleine Herzensdieb sich so allmählich u*nd* sicher in die tiefsten Winkel der Seele hat hineinschleichen können, da finde ich doch, daß das eigentlich schon den ganzen Winter so allmählich immer tiefer u*nd* tiefer eingedrungen ist. Ach, Liebchen, wie unendlich glücklich sind wir doch alle beide, daß dieses beste, innigste, unauflösliche Herzensbündniß bei uns beiden so unbewußt u*nd* ohne alle äußeren Rücksichten, so natürlich u*nd* wahr geschlossen ist. Täglich macht mich dieser Gedanke glücklicher u*nd* täglich empfinde ich mehr, was ich an meiner Änni für einen herrlichen Schatz habe u*nd* wie unendlich glücklich wir beide uns gegenseitig machen werden. Dieser selige Zukunftsgedanke hat mich auch heute getröstet, wenn ich mir gar zu bange, einsam u*nd* verlassen vorkommen wollte. || Eure Gedanken sind heute gewiß eben so viel bei mir gewesen, wie die meinigen in Steinspring u*nd* Berlin. Manchmal bekam ich heute solche Sehnsucht daß ich als Telegramm in die Mark[7] hätte eilen mögen, um auch nur auf ein paar Minuten Dich liebsten Schatz u*nd* die lieben Alten begrüßen u*nd* mit euch plaudern zu können. An solchen Tagen, wo man sich so viel zu sagen hätte, fällt die Trennung besonders schwer. Und doch, wie bitter ich auch den Trennungsschmerz empfinde, wie gerne ich alles aufgäbe, nur um bei Dir zu sein, so fühle ich andererseits doch immermehr, wie heilsam sie zugleich ist, und wie sehr sie dazu dient, in das verworrene Conglomerat meiner Ideen, Ansichten u*nd* Lebenswünsche Licht, Ordnung u*nd* Festigkeit zu bringen. Gerade daß ich gezwungen bin, die Reise ganz allein zu machen, durch alle Mühseligkeiten u*nd* alles Unangenehme derselben mich allein hindurchzuschlagen, die Nothwendigkeit, überall selbst mit den Menschen verkehren zu müssen, immer selbst raschen Entschluß fassen u*nd* energisch ausführen zu müssen, grade dies ist eine, wenn auch höchst widerwärtige u*nd* unangenehme, so doch gewiß gerade für mich höchst nützliche u*nd* heilsame Schule; und Du würdest Dich mit mir freuen, wenn Du sähest, wie die Erfahrungen der ersten 14 Reisetage schon gewirkt haben. Grade für einen Sinn wie den meinigen, der am liebsten nur mit Dir allein in der Natur lebte u*nd* im Genuße der Naturschönheiten, im Verein mit Dir, allein sein höchstes Glück fände, grade für einen solchen ist die Nothwendigkeit, auch mit andern Menschen verkehren u*nd* in ihre Eigenthümlichkeiten sich finden zu müssen, sehr gesund, da man ja doch einmal gezwungen ist unter u*nd* mit den andern Menschen zu leben. Ich habe es Dir schon lange vor der Trennung zu unserm eigenen Troste gesagt, wie sehr mir die Reise allein schon in dieser Beziehung nützlich sein würde u*nd* schon jetzt habe ich viele Beweise dafür, wie wesentlich dieser Einfluß ist. Darum sei guten Muthes u*nd* frohester Hoffnung, liebster Schatz, und denke der herrlichen wonnevollen Zukunft, die unserer später wartet. ||

„Die Sehnsucht und der Träume Weben, sie sind der weichen Seele süß!
Doch edler ist ein starkes Streben, und macht des schönsten Traums gewiß!"[8]
Diese Worte Uhlands habe ich mir heute besonders oft wiederholt u*nd* mir fest vorgenommen, das starke, edle Streben, das auch in meiner Seele jetzt nach einem langen, süßen, wundervollen Traumleben erwacht ist, mit allen Kräften zu hegen u*nd* zu pflegen, damit das letztere zur gewissen Wirklichkeit werde. Und daß ich die besten Vorsätze jetzt mit anderer Energie, als früher, verfolgen werde, dafür bürgt mir das herzliebe kleine Bild[9], das mir als guter Engel jetzt überall zur Seite steht u*nd* ein mächtigerer Sporn zu allem Edlen, Guten, Schönen u*nd* Wahren ist, als irgendein anderer Gegenstand oder eine andere Idee, die ich vor Dir kannte. Ach lieber Schatz, Du weißt nicht, wie gut u*nd* werth Du allein mich erst machst. Freilich treibt jetzt ein ganz anderer Sporn, eine andere Zukunftsidee, ein anderes Ziel alle meine Bestrebungen an; aber ebenso gewiß, als dieses viel besser u*nd* edler ist, als das frühere egoistische, ebenso gewiß wird es auch zu einem ganz andern, bessern u*nd* sicheren Resultat führen. Laß Dich nur von der süßesten Hoffnung immer aufrecht erhalten, meine liebe, kleine Professorin, wenn der bittere Schmerz der langen Trennung gar zu mächtig werden will, u*nd* denke immer daran, daß Italien Dir Deinen Erni viel besser, reifer, geläuterter zurückgeben soll, als es ihn empfangen hat. Schon jetzt bin ich von einem frischen Hauch neuen, kräftigen Strebens beseelt. Das viele Böse, Häßliche, Ekelhafte, was hier überall im geselligen Leben mit unverhüllter Frechheit

schamlos zu Tage tritt, dem ich anfangs kaum mit passiven Muthe zu begegnen wagte, übt jetzt schon eine ganz andere Wirkung auf mein, eines gewissen Selbstgefühls bisher nur zu sehr baaren, Ich aus. Ich lerne mich selbst ein wenig schätzen, u*nd* fühle stündlich tiefer u*nd* fester den ernsten Entschluß, das Leben, das mir doch nun einmal gegeben ist, auch allein zur Foerderung des Guten u*nd* Wahren anzuwenden, dem Treiben der gewöhnlichen Menschen mit aller Kraft entgegenzuwirken u*nd* durch mein eigenes Leben zu zeigen, daß man hier höhere Ziele, als den bloßen Genuß der Sinnenwelt, verfolgen u*nd* erreichen kann. Schon allein der unvermeidliche Verkehr mit den frechen unverschämten, übermüthigen Personen, mit denen ein einzelner Reisender überall allein fertig zu werden durch das heilsame „Muß" gezwungen ist, ohne dieser allein hat mir in diesem 3 Wochen mehr Gewand*t*heit, Sicherheit u*nd* Festigkeit beigebracht, als ich je vorher besaß u*nd* die beständige Anschauung der in Italien wirklich zu unglaublicher Höhe gediehenen Unsittlichkeit u*nd* Unwissenheit, des höchst widerwärtigen Treibens der Pfaffen u*nd* Mönche, ist mir der beste Sporn, eine dem grade entgegengesetzte Thätigkeit energisch zu beginnen. || Mein Hauptwunsch ist jetzt, möglichst bald an die Arbeit zu kommen, u*nd* ich brenne ordentlich darauf, möglichst bald an die See zu kommen u*nd* mich so recht con amore in das herrliche Studium der wundervollen Meeresthierwelt versenken zu können. In den letzten Tagen hatte ich solche Arbeitssehnsucht, daß sich anfangs zweifelhaft war, ob ich nicht lieber gleich nach Neapel, statt nach Rom fahren sollte u*nd* nur der Gedanke, daß ich in diesem Falle die „ewige Weltstadt" wohl nie zu Gesicht bekommen würde, vermochte mich meinen ursprünglichen Plan beizubehalten. Meine Arbeitslust ist besonders gesteigert worden durch eine Erfahrung, die mir der Aufenthalt in Florenz gebracht hat. Schon früher, als ich in Jena von meiner Absicht, auf Florenz u*nd* Rom 2–3 Monate zu verwenden, sprach u*nd* etwas enthusiastisch für Kunst schwärmte, schon damals schüttelten Gegenbaur u*nd* Max Schultze etwas den Kopf und meinten, daß das wohl etwas übertrieben sei u*nd* daß ich von dieser großen Kunstschwärmerei etwas zurückkommen u*nd* zur Natur u*nd* ihren Studium als dem höchsten Kunstwerk zurückkehren werde. Und so ist es in der That schon jetzt gekommen. Florenz hat mit allen seinen wundervollen, höchstgepriesenen Kunstschätzen wesentlich doch nur den Effect gehabt, mich zu der Erkenntniß zu bringen, wie unendlich weit alle diese gepriesensten Werke menschlichen Kunstfleisses hinter dem ersten einfachen Kunstwerk der Natur, hinter dem wundervollen, mit Schönheiten u*nd* der höchsten Weisheit des schöpferischen Gedankens[b] überschütteten Baue eines Insects, eines Wurmes zurückbleiben. Meine Schwärmerei für Gemälde u*nd* Statuen schreibt sich noch aus der Periode her, wo ich noch Stundenlang vor einer Raphaelschen Madonna[10] oder einem Rembrand*t*schen Porträt[11] stehen konnte, wo ich aber erst in den Vorhallen der Naturwissenschaft stand. Jetzt, wo ich in deren innerstes Heiligthum eingedrungen bin, wo es mir durch den Unterricht der besten Lehrer, durch die Anwendung unserer vollkommensten Hilfsmittel, vor allem des Microscops, geglückt ist, tiefer in das geheimste u*nd* verborgenste, an Schönheiten u*nd* Wundern aber reichste, Leben der Natur einzudringen, weiter darin zu blicken, als den meisten andern Menschen vergönnt ist; jetzt erscheinen mir jene höchsten Erzeugnisse menschlicher Kunst in einem ganz andern Lichte, von ungleich geringerem Werth. Und ist der Verlust, den ich dadurch erleide, daß ich diesen [c] Kunstgenuß der andern Menschen nicht mehr in dieser Art theile, in der Art ein Verlust? Nicht im Geringsten! Steht mir doch dafür jederzeit u*nd* überall der reichste Urquell höchster Schönheit offen, der mir unendlichen Genuß in jedem Augenblick neu u*nd* wunderbar gewährt! Und dieser Genuß ist meine Arbeit, soll die Arbeit meines Lebens sein! Wahrlich noch nie habe ich so, wie jetzt, das Glück empfunden, Naturforscher zu sein! [*Briefschluss fehlt*]

1   Krabbe, Harald; Bezold, Albert von; Paulizky, Heinrich August Richard von; Hartmann, Robert; Weiß, Ernst; La Valette St. George, Adolph Freiherr von; Hein, Reinhold; vgl. Haeckel, Medicinal-Kalender 1858 (wie Br. 40, Anm. 2), Eintrag v. 18.3.1858.
2   Zur Beschreibung der dritten, durch Krankheit unterbrochenen Prüfungsstation Haeckels vgl. Br. 29, Anm. 7; ders.: Tagebuch 1855–1858 (wie Br. 7, Anm. 13), S. 55–58.
3   Sethe, Emma Henriette *Bertha* Sophie.
4   Sethe, Anna.
5   Sethe, Gertrude.
6   Vierhändig; vgl. Br. 72, Anm. 11.
7   Mark Brandenburg, seinerzeit Territorium der preußischen Provinz Brandenburg; vgl. EHAB, Bd. 2, S. 138.
8   Uhland, Ludwig: Der Pilger. In: ders.: Gedichte (wie Br. 65, Anm. 13), S. 208 f.
9   Vgl. Br. 53, Anm. 8.
10 Raffael (Raffaello Sanzio da Urbino), bedeutendster italienischer Maler der Hochrenaissance, vor allem bekannt wegen seiner lieblichen Madonnen-Bilder, unter denen die „Sixtinische Madonna" (1512, heute Dresden, Gemäldegalerie Alter Meister) als das berühmteste gilt.
11 Rembrandt (Rembrandt Harmenszoon van Rijn), niederländischer Maler, Radierer und Zeichner des Barock, dessen Gesamtwerk neben Landschaften und der Verarbeitung mythologischer sowie biblischer Motive vor allem Porträtmalerei umfasst, mit der er sich zeitlebens intensiv beschäftigte.

95. Von Anna Sethe, Steinspring, 17. – 19. Februar 1859

Steinspring 17.2.59.

Der Tag wäre nun auch vorüber, mein süßer Schatz, vor deßen Alleinsein und Ende ich mich so sehr gebangt hatte. Ich habe Dir's in den beiden Briefen[1] nach Florenz, den einen am 11, den zweiten am 15 von hier abgeschickt, nicht schreiben wollen, um Dir das Herz nicht noch schwerer zu machen; nun schreibe ich schon den 17 und da darf Alles heraus, was Deine Dich liebende Seele gequält hat. Wie soll ich Dir nur beschreiben, wie sehnsüchtig es mich zu Dir hinzog; noch Tages zuvor ließ ich Dein liebes Bildchen[2] gar nicht aus der Hand; dazu kam, daß das Wetter am Dienstag sehr zu meiner Stimmung paßte; perpetuirlicher Regen, so daß ich mir nicht mal von den grünen Kiefern Hoffnung holen konnte. Nun rathe mal, wer mich getröstet und vernünftig gemacht hat? Unser alter, lieber Freund, der sanfte, liebe Mond, der gegen acht Uhr plötzlich die trüben Wolken durchbrach; ich bat Bernhard[3], etwas mit mir zu lesen, was denn auch geschah; wir stiegen den so genannten Kulm, die kleine Anhöhe dem Haus gegenüber, hinauf, wo der Mond mich so lieb zwischen den Kiefern anblickte; über uns war lichtblauer Himmel mit einigen Stratus durchzogen, über dem Bruch[4] noch die dicksten, schwarzen Cumulus. Wir stiegen hinab und wanderten noch bis 9 Uhr umher; meine Augen ließen den Mond nicht los und bestellten ihm Grüße über Grüße an den lieben, lieben Erni. Nachher las Bernhard[a] uns noch aus den Träumereien[5] vor und um 11 Uhr ging's zu Bett. Aber von Schlaf war lange noch keine Rede. Demzufolge wachte ich später wie gewöhnlich auf, erst um 6½ Uhr und gleich sollte ich eine große Freude haben, die ihren Zweck nicht verfehlte. Als ich in das Zimmer kam, um mir mein Stickzeug und den Eschricht[6] vom Tisch zu nehmen, mit dem ich immer den Tag beginne, stand Dein Bildchen davor mit einem kleinen grünen Mooskranz bekränzt, aus dem Du mich so freundlich anblicktest, daß die Thränen trockneten und ich zu einem freudigen Gefühl des Dankes gegen Gott bewegt wurde, der mir den 16 Febr*uar* zu solchem wichtigen Freudentag gemacht hat und ihn bat, ihn uns noch recht oft gemeinsam erleben zu laßen. Ach dieser Tag hat mir meinen Ernst, mein Glück, meine Freude zur Welt und zum Leben gegeben. Es war gut, daß es hell in mir geworden war, denn die Sonne ist den ganzen Tag nicht vorgekommen; es stürmte und regnete [b] von früh bis spät dermaßen, daß das kleine Haus zitterte und an Ausgehen nicht zu denken || war. Ich nahm vor Tisch Deine ersten Briefe aus Jena[7] vor und schwelgte in ihnen. Zu Mittag wurde ich Dir zu Ehren sehr traktirt, auf Chokoladensuppe und Kartoffelkuchen mit Kirschsauce, wovon Du gewiß gern mitgegeßen hättest; mit einem Kartoffelkuchen auf der Gabel, haben wir auf Dein Wohl angestoßen in Ermangelung von Wein. Die größte Freude des ganzen Tages kam gleich nach Tisch, nämlich Dein letzter Brief[8] mit ein paar Zeilen von Deiner Mutter. Eigentlich bin ich jetzt nämlich am Abschreiben desselben, weil sie ihn gleich wieder haben wollen, habe ich mich aber auf ein ½ Stündchen zu meinem Erni geschlichen, um mit ihm zu plaudern. Wie sehr habe ich mich über die beßere Stimmung in diesem letzten Brief gefreut, als in dem vorigen[9], der mich so bekümmerte, daß ich mich augenblicklich hinsetzte und schrieb, und Tages darauf also am 15ten den Brief[10] an Dich abschickte unter der Adreße: „Albergo Fontana" Laß ihn Dir also von dort nach Rom nachschicken; da Du am 8^{c} schriebst[11], noch 12 Tage in Florenz zu bleiben, wollte ich Dich dort noch durch einen Brief erfreuen. Heimlich habe ich Dir auch abgebeten, weil ich glaubte, über die Weiterreise von Bellinzona bis Florenz würdest Du uns um[d] die Details betrügen; statt deßen schreibst Du so nett ausführlich und erfrischt und begeistert von den schönen Alpen, die auch in ihrem Winterschmuck ihrem eifrigsten Verehrer einen gewaltigen Eindruck machen; namentlich muß die Fahrt von Arona bis Aleßandria wunderschön gewesen sein.[12] Daß Du Dich in Genua erkältetest, war recht überflüßig, nimm Dich fernerhin davor in Acht; auf Reisen kann man Erkältung am allerwenigsten gebrauchen, und richte auch Deine Mahlzeiten und Speisen dem Klima gemäß ein; ich las noch neulich im Eschricht als ganz irrige Meinung aufgestellt, daß man behauptete Mehl- und Pflanzenstoff erhielten dem Körper am besten die Wärme; wohingegen Fleisch die meiste Wärme hervorrief,[13] woraus ich schließe, daß Du namentlich im südlichen Italien Dir letzteres abgewöhnen mußt und als echter Lazaroni[14] Deine Hauptnahrung in Maccaroni und Obst suchen. Daß Du in Genua gleich so geprellt worden bist, ist grausam, aber liegt einmal in den zerrütteten moralischen Verhältnißen Italiens,[15] die Dir begreiflicher Weise einen recht abschreckenden Eindruck gemacht haben; wer weiß, ob Du ob Allem sonstigen Schönen, was Natur und Kunst bietet, nicht schließlich doch wie Adolph Stahr die verschrienen Italiener in Schutz nimmst.[16] Aus || den Träumereien habe ich auch eine reizende braunhaarige Römerin: Enrica kennen gelernt vom Corso, die den Schriftsteller sehr in seinen Träumen beschäftigt.[17] Schöne Gesichter mußt Du schon zu sehen bekommen in Rom, sieh Dir sie für mich mit an; ich sehe sehr gern ein schönes Gesicht, und habe große Freude an edelen Formen (drum sehe ich meinen Apollo[18] so gern an).

Freitag Morgen. Weiter war ich gestern nicht gekommen, da ich erst um 11 Uhr Abends mit Abschreiben Deines Reiseberichts fertig war. Ich bin sehr dankbar für diese ausführlichen Berichte, nach welchen ich mir ein treues Bild von Allem, was du siehst und hörst, machen kann, abgesehen von dem steten, lebendigen Verkehr, in dem man bleibt. Verfallene Schönheiten scheinen mir diese italienischen Städte sämmtlich zu sein, ein weites Feld für die Romantik und Phantasie, wo die Gedanken sich aus der Gegenwart fort in ferne Vergangenheit wenden müssen, um die verfallenen, beschanzten Marmorpalläste in voller Pracht vor sich stehen zu sehen, von edlen Grandi[19] und stolzen Schönen bewohnt. Die Überfahrt bei Nacht nach Livorno denke ich mir sehr hübsch; Herr[e] Chan[20] ist ja sehr freundlich zu Dir gewesen, was Dir gewiß recht wohlgethan hat. Es ist Einem gleich ganz anders zu Muthe, ist man in einer angenehmen Familie, als im Gasthof. Weiter bin ich mit Dir Florenz durchwandert, die ja großen Überfluß an Kirchen haben muß. Ich wußte gar nicht, daß der Dom[21] solch Prachtwerk sei, daß Du ihn dem Mailänder an die Seite stellst. Fiesole und der Blick von da auf die Stadt ist gewiß recht hübsch, doch kann ich mir denken, wie Du sowohl wie jeder Deutsche, der saftiges Grün und frisches Laubholz liebt, sich an die Natur Italiens gewöhnen muß, der Cypreße und Oelbaum einen düsteren Charakter verleiht.[22] Nun bin ich sehr begierig, wie[f] Du Deinen Geburtstag verlebt hast; gewiß in Fiesole und ob mein Brief[23] richtig angekommen ist, der vielleicht ebenso gute Wirkung gehabt hat, wie der Deinige, den ich nach Tisch immer und[g] immer wieder durchlas. Abends freuten sich Bernhard || und Bertha[24] auch über den intereßanten Inhalt, der gestern durch das Kopiren vollends ganz zu meinem Eigenthum geworden ist. Nachher las Bernhard aus den Träumereien eines Junggesellen vor, deren Schluß zugleich einen würdigen Beschluß des wichtigen Tages machte. Ich war ganz betrübt, daß es zu Ende ist, es war mit der größten Einfachheit und Lebendigkeit die glücklichste Ehe geschildert, leider nur ein Traum eines Amerikaner*s*, dem ich aber von Herzen eine recht nette Frau wünsche, denn er hat das Zeug dazu, dieselbe glücklich zu machen. Nach Deiner Rückkehr mußt Du das Buch lesen, das ursprünglich nicht für die Oeffentlichkeit bestimmt gewesen ist.

Gestern Morgen, nachdem ich Wäsche gestärkt und aufgehangen hatte, wurde nicht mehr viel aus dem Schreiben; nach Tisch habe ich mich ordentlich draußen herumgetrieben; erst gingen Bernhard, Bertha und ich ein Stück in den Wald hinein, brachten dann Bertha zu Haus, und marschirten dann tief in's Revier hinein; was das für eine Freude für mich war, kannst Du Dir denken; an den freien Stellen pustete der Wind uns[h] gewaltig in's Gesicht und im Walde war es so prächtig unter dem Schutz der frischgrünen Kiefern, zwischen denen wir Berg auf, bergab hindurchgingen, daß ich laut gejauchzt hätte, wenn mir nicht das Beste an meiner Seite gefehlt hätte. Unser Ziel war ein schöner, kleiner runder See: Plötzensee[25], an deßen [i] Ufer Bernhard im Holzschlage verschiedene Hölzer zeichnen wollte. Ich übernahm dies Geschäft, indem ich mit einem Hammer, der die erhabenen Buchstaben: R. F. D. (Revierförsterei Driesen[26]) trug, das Holz anschlug, es machte mir großes Vergnügen, obgleich ich die aufgestellten Haufen recht wehmüthig ansah, denn je mehr Bäume dort fortgeschlagen werden, desto mehr wird der kleine See verlieren, über deßen schöne blaugraue Farbe ich ordentlich staunte. Auf dem Rückweg entdeckten wir, daß der Wind, der so lustig uns auch herumstieß, sein Spiel mit einer alten Kiefer zu arg getrieben hatte, die mit den Wurzeln aus dem Boden gerißen lang hingestreckt auf der Erde vor uns lag. || Nach diesem dreistündigen Marsch schmeckte der Kaffee vortrefflich. Abends las Bernhard uns ein neues Buch vor: eine Biographie von Gentz[27] von Schmidt-Weißenfeldt[28], die sehr intereßant zu sein scheint. Da kommt der Postbote, der die Zeitung bringt und ich kann unmöglich diese Zeilen abgehen laßen; den ganzen Vormittag habe ich geplättet, weßhalb ich nicht mit Dir plaudern konnte. Ich bin recht ärgerlich, daß Du nun so spät einen Brief von mir bekommst, hoffe aber im Stillen, die beiden nach Florenz abgeschickten, werden Dich erreicht haben. In der Zeitung habe ich gelesen, daß Virchows Vortrag über Atome und Individuen in den wißenschaftlichen Vorträgen der Singakademie, allgemein sehr gefallen hat und hätte ich ihn wohl hören mögen.[29] In Beiden hat er die Einheit als wesentlich hervorgehoben, geht aber nach kürzerem Verweilen beim Atom, näher auf das Individuum ein und stellt sich die Frage, wo den*n* eigentlich der Kern des Individuums, eben die Individualität eines organischen Wesens läge, ob vielleicht in der Zelle? Doch sprächen hierfür zu viel Dinge dagegen, doch sei er fest der Meinung, daß bei den Riesenfortschritten, die die Naturwißenschaft in den letzten Jahren gemacht hätte,[j] es keinem Zweifel unterliege, den Sitz der Individualität zu finden. Nach Beendigung seines Vortrags, nach langer Zeit, die nur mit schlechten Vorträgen angefüllt gewesen sei, ein wirklich guter, woher von Anfang an die Zuhörer mit spannendem Intereße zugehört hätten, ist ihm lauter Beifall zu Theil geworden, was wie die Voß*ische* Zeitung sagt, noch nie dagewesen wäre, und allgemein [*sei*] der Wunsch ausgesprochen worden, den Vortrag im Druck[30] erscheinen zu laßen, auf welche Weise wir ihn auch noch einmal genießen könnten. Laut einer anderen Nachricht der Zeitung, haben die <u>sämmtlichen</u> Studenten Berlins Prinz[31] und Prinzeßin[32] Friedrich Wilhelm[33] zu Ehren der Geburt des Prinzen[34], einen Fackelzug gebracht, der beßer ausgefallen zu sein scheint, als der erste.[35] Vetter Heinrichs[36] stolzes Selbstbewußtsein, was mir ohne || jeglichen Grund dazu, so widerlich ist, wird wohl bedeutend gewachsen sein, da die Westphalen den Zug eröffnet haben, und ein Westphale die Anrede gehalten hat.

Sonnabend Morgen. Guten Morgen, mein liebes, liebes Schatzchen. Heute ist Winter draußen; die Felder rings um das Häuschen herum sind mit dickem Schnee bedeckt, und schimmern augenblicklich von der Sonne beschienen, im glänzendsten Weiß. Ich habe mich schon lange auf Schnee gefreut, der einmal zum Winter gehört, der freilich in diesem Jahr gar nicht mehr zu kommen schien, Frühling war bisher draußen, in meinem Herzen nicht, da liegt schon lange, seit gestern vor drei Wochen, eine weiße Hülle über meine Liebe zum Besten aller Menschen, Sonnenstrahlen dringen da auch manchmal hinein, und ein Brief von Dir ruft den alten Glanz auf derselben hervor. Mit dem Frühling werden wohl da innen auch die eh wenigen Blumen, die Gott hineingelegt hat, knospen, wenigstens Keime hervorsprießen, um den lieben Schatz mit aufgeblühten Blumen zu empfangen; dann sind ja auch die ersten, schlimmsten Monate vorüber, der Mensch hat sich an die Trennung gewöhnt, schöpft eine Hoffnung aus dem Wiederaufleben der Natur und rechnet die Monate und Tage der Rückkehr. Ach, lieber Erni, wie arm wäre ich, hätte ich nicht die liebe, liebe Natur, die ich meinen Gefühlen anzupaßen verstehe, die mich versteht, aus der ich meine tiefe Religion, Gottes Allmacht und Weisheit [k] erkenne, deßen göttliches, versöhnendes Wesen nicht allein mich ganz durchdringt, sondern auch in jedem Blatt, in jedem Würmchen seinen Ausdruck findet. Erni, ich sehe Dich über mich lächeln, Du verstehst die Natur anders, wo nach bestimmten Naturgesetzen in eigenen Kräften alle organischen Wesen existiren; ich nenne diese Kraft Gott und liebe ihn als Schöpfer der Natur. Ich habe mich vorgestern im Eschricht gefreut, daß er derselben Ansicht ist und keine Zufälligkeiten in der Natur annimmt.[37] Daß ich hier soviel zum Lesen || komme, macht mir eine große Freude; andererseits ist klein Klärchen[38] ein prächtiger Ableiter für mich. Das kleine Ding hat jetzt eine allerliebste Zeit; sie läuft, immer vergnügt, den ganzen Tag im Zimmer herum und bemüht sich Alles auf die komischste Weise nachzuplappern. Dein Bildchen liebt sie schwärmerisch; sobald sie es nur von Weitem sieht, ruft sie „Onko, Onko", und ruht nicht eher, bis ich ihr dasselbe gebe und dann küßt sie es unaufhörlich. Wie sehr mir das gefällt, kannst Du Dir denken; und da ich es immer vor mir stehen habe, sagt sie jetzt immer: Anna, Onko. Das unschuldige Würmchen ahnt ja nicht, was uns verbindet, welch seligem Leben wir in wirklicher, d. h. auch in äußerer Vereinigung entgegen gehen. Und wenn sie es auch wüßte; ich denke mir immer, kein dritter Mensch hat eine Ahnung von dem Glück, von der Herzensfreude, die jene Wesen erfüllt, die sich durch und durch ergänzen, von denen das weibliche sich erst durch das männliche entwickeln kann, und letzteres wiederum vom ersteren neue Ideen und Gefühle aufnimmt und zur Harmonie seines innersten Wesens gelangt. Ein so inniges Verhältniß ist doch das schönste, was die Erde kennt und wohl dem, der es in sich selbst erfährt, nicht bloß vom Hörensagen kennt.

 Gestern und heute weiß ich Dich in Pisa; der herrliche Vollmond, der mich gestern am Fenster ansah, hat Dir hoffentlich meine Grüße bestellt und Dir den schiefen Thurm durch das milde Mondeslicht wahrhaft feenhaft erscheinen laßen; je länger ich am Fenster saß, desto mehr verschwanden die niedrigen Hügel, über denen unser alter Freund stand, ich sah Marmorpalläste sich vor mir erheben, den schiefen Thurm, vom Mond beschienen in seiner ganzen Eigenthümlichkeit und unter den gebräunten Gesichtern meinen lieben Blondkopf an meiner Seite, der mich unter allen diesen Schätzen umherführte. Ich bin nur zu || geneigt, solche Stunden der Wonne und des Glückes auszudehnen, und erst, als Bernhard anfing vorzulesen, fand ich mich mit meiner Arbeit bei der Lampe ein. Gentz's Leben (er hat sich auch vielfach in der Welt umhergetrieben) ist besonders intereßant durch alle bedeutenden Persönlichkeiten aus dem Ende des 18 und Anfang des 19 Jahrhunderts, die darin ihre Charakteristik finden. Bernhard steht im Begriff, nach der Stadt zu fahren, da will ich zum Schluß eilen damit Du den Brief, der schon verspätet ist, sobald wie möglich erhältst. Sei mir nicht bös, daß er nicht früher kam, ich konnte wirklich nicht früher schreiben; wenn Du Dir den letzten von Florenz nachschicken läßt, hast Du ja auch bald wieder einen. Vergelt nicht Böses mit Bösem und schreib mir recht bald; ob Deine Erkältung ganz vorüber, und Rom Dich entzückt. Bitte schreibe mir doch auch, ob ich die Briefe beßer ganz bis Rom frankire, oder nur wie bisher zur Grenze, in welchem Fall Du bei Deiner Rückkehr abrechnen mußt; ich weiß nicht, wie sie am sichersten ankommen. Bisher scheinen meine Briefe von hier schneller angekommen zu sein, als die Deiner Eltern aus Berlin. Bernhard drängt zum Schluß, zu dem ich mich so schwer entschließen kann. Leb wohl, mein gutes Herz, bleib gesund und frisch, genieße Rom in vollen Zügen und bleibe gut

Deiner treuen Aenni.

1 Br. 89 und Br. 93.
2 Vgl. Br. 65, Anm. 12.
3 Petersen, Bernhard.
4 Das Netzebruch; vgl. Br. 89, Anm. 37.
5 Marvel, Träumereien eines Junggesellen (wie Br. 93, Anm. 13).
6 Eschricht, Das pysische Leben (wie Br. 89, Anm. 40).
7 Br. 37 und 39.
8 Br. 88.
9 Br. 86.
10 Br. 93.
11 Br. 86.
12 Vgl. Haeckel, Italienische Reise 1859/60 (wie Br. 79, Anm. 3), S. 17.
13 Eschricht, Das pysische Leben (wie Br. 89, Anm. 40), S. 56–58.
14 Lazzaroni; vgl. Br. 32, Anm. 4.
15 Vgl. Br. 84, Anm. 5.
16 Stahr, Adolf: Ein Jahr in Italien. 3 Bde., Oldenburg 1847–1850.
17 Marvel, Träumereien eines Junggesellen (wie Br. 93, Anm. 13), S. 126–133 („Ein römisches Mädchen") und S. 140–147 („Enrika").
18 Gemeint ist Ernst Haeckel.
19 Von ital. grandi: groß; hier sinngemäß: Vertreter der Oberschicht bzw. des Adels.
20 Chun, Franz.
21 Vgl. Br. 88, Anm. 8.
22 Zum ausführlichen Bericht über diesen Reiseabschnitt vgl. Haeckel, Italienische Reise 1859/60 (wie Br. 79, Anm. 3), S. 17–49.
23 Br. 89.
24 Petersen, Bertha, geb. Sethe.
25 Poln. Jezioro Płociczno, etwa 2 km nördlich von Steinspring gelegen.
26 Die Revierförsterei Steinspring gehörte zur Oberförsterei Driesen im Regierungsbezirk Frankfurt (Oder).
27 Gentz, Friedrich von.
28 Schmidt-Weißenfels, Eduard: Friedrich Gentz. Eine Biographie. 2 Bde., Prag 1859.
29 Vgl. Königlich privilegirte Berlinische Zeitung von Staats- und gelehrten Sachen. Nr. 38, 15.2.1859, S. 4 f.
30 Virchow, Rudolf: Atome und Individuen. Vortrag, gehalten im wissenschaftlichen Vereine der Singakademie zu Berlin am 12. Februar 1859. In: ders.: Vier Reden über Leben und Kranksein. Berlin 1862, S. 35–76.
31 Preußen, *Friedrich Wilhelm* Nikolaus Karl, Kronprinz von.
32 Preußen, Victoria, Kronprinzessin von, geb. Prinzessin von Großbritannien und Irland.
33 Preußen, Friedrich Wilhelm IV., König von.
34 Preußen, Friedrich *Wilhelm* Viktor Albert, Prinz von; vgl. Br. 81, S. 293.
35 Vgl. Königlich privilegirte Berlinische Zeitung von Staats- und gelehrten Sachen. Nr. 39, 16.2.1859, S. 2.
36 Sethe, *Heinrich* Georg Christoph; Cousin von Anna Sethe und Ernst Haeckel, seit Oktober 1857 Student der Rechte in Berlin und Mitglied des traditionsreichen Corps Guestphalia.
37 Eschricht, Das physische Leben (wie Br. 89, Anm. 40), S. 75–136.
38 Petersen, Bertha Wilhelmine *Clara*.

96. Von Anna Sethe, Steinspring, 22./23. Februar 1859

Steinspring 22.2.59.

Gestern Nachmittag erhielt ich Deinen lieben, ausführlichen Brief[1], herziger Schatz, auf den ich wirklich nicht vor Ende der Woche gerechnet hatte, in dem Glauben, Du würdest erst von Rom aus schreiben; Du kannst Dir meine freudige Überraschung denken; doch kaum hatte ich das C'ouvert, mein Privateigenthum durchgelesen, als die Züge sich etwas veränderten, denn da Du schon den 16 Florenz verlaßen hast, kannst Du schlimmsten Falls 14 Tage ohne Nachricht von mir sein, trotzdem drei Briefe an Dich unterwegs sind; 2 nach Florenz, der zum 16,[2] wo ich Deine Adreße noch nicht wußte, poste restante, der andere am 15 abgeschickt nach Albergo Fontana adreßirt.[3] Daß Du möglicher Weise nicht einmal am 16ten einen Gruß von mir bekommen hast, thut mir gar zu weh; ich hätte sollen eher abschicken, doch waren die Briefe bis dahin immer höchstens 5 Tage gegangen, und da ich ihn nicht vor dem 16 in Deinen Händen wißen wollte, schickte ich ihn nicht eher. Doch hoffe ich wird mein nach Rom abgeschickter Brief[4] spätestens morgen bei Dir sein und er sowohl wie die aus Florenz nachgeschickten Alles wieder gut machen. Du fragst, ob ich böse sei über die zwei überzähligen Briefe, wirst Dir aber die Antwort wohl selbst schon gegeben haben.[5] Ich bin so froh, daß Du wieder wohl bist, freue mich mit Dir über all die herrlichen Kunstgenüße; meine Phantasie zaubert mir die schönen Statuen so anschaulich vor, daß ich sie wirklich meine gesehen und bewundert zu haben; natürlich knüpfe ich bei meinem Ideengang stets an Bilder und Statuen an, die ich wirklich schon gesehen habe; so glaube ich die jüngste Tochter Niobes gesehen zu haben; es ist aber die schöne Venus, an die ich dabei denke, die ich mit Dir im alten Museum[6] gesehen habe; Du wirst Dich ihrer auch noch erinnern; sie steht auf einen Arm gestützt; mit der anderen hält sie das dürftige || Gewand, das die edlen, zarten Formen durchblicken läßt.[7] Auch die Marillosche Madonna[8] stelle ich mir entzückend schön vor. Entbehre ich auch solchen Schwärmereien von meiner Seite doppelt, und fühle mich doppelt zu Dir gezogen, so bin ich ihnen doch dankbar, denn sie rufen mir Stunden in's Gedächtnis zurück, in denen ich doppelt genoßen, für die traurige Gegenwart mit. Kann ich heute Abend und morgen früh noch ein ruhiges Stündchen herausfinden, um ordentlich mit Dir plaudern zu können, sollst Du zum Sonntag durch meinen Brief erfreut werden, wo nicht, kann ich ihn erst Donnerstag abschicken; ich wollte, der kleine Sperling, der immer am Fenster an mir vorüberflattert, könnte ihm seine Flügel leihen! Heute Morgen habe ich mir den Arm fast lahm abgeschrieben am Tagebuch und habe dasselbe glücklich an Deine Eltern expedirt,[9] die nun wieder um einen Enkel reicher sind: Wäre Karls Brief[10] am Sonnabend mit der frohen Nachricht, daß Hermine[11] ihm am 18 Febr*uar* einen 22 Zoll langen und 10 ℔ schweren Jungen[12] geboren habe, drei Stunden früher gekommen, hättest Du eher von Deinem neuen Neffen gewußt. Hermine geht es bis jetzt gut, hoffentlich so weiter; Mutter[13] ist Sonnabend zu ihrer Pflege nach Freienwalde abgereis't. Sonnabend Abend war wieder prächtiger Mondschein, den ich Tages darauf recht lange genießen sollte. Sonntag Morgen schwelgte ich nach einem sehr schönen Schleiermacherschen Monolog: Prüfungen,[14] in Deinen alten Briefen und nach Tisch um 2½ Uhr wurde nach Vordamm[15] zum Oberförster Langefeldt[16] gefahren; die Menschen sind herzensgut aber nüchtern, ich arbeitete sehr fleißig und attrapirte[17] [mich] auch mehr in Rom, in das ich doch mit Dir gemeinsam einziehen mußte, als in der Oberförsterei. War die Hinfahrt schon sehr hübsch gewesen bei hellem Sonnenschein, || der auf dem Schnee, den ersten, den ich in den drei Wochen hier gesehen habe, glitzerte, so war die Rückfahrt ganz nach meinem Penchant[18]. Gegen 10½ Uhr fuhren wir auf unserem offenen Sackwagen fort; Bernhard[19] und Bertha[20] auf dem Vordersitz, leider den Mond im Rücken; ich auf dem Rücksitz ließ ihn mir dagegen die ganze Fahrt über mit seinem sanften, blaßen Lichte in's Gesicht scheinen; ach da habe ich soviel Deiner gedacht und Dich zu mir gewünscht, daß ich ganz schwermüthig wurde, wäre nicht meine Hoffnung, mein guter Muth wieder erwacht, der mir zurief: hab Geduld; und dann konnte ich mich wieder innig mit Dir freuen, daß Du die Weltstadt erreicht hattest, daß Du hohen Genüßen, von denen Tausende von Menschen ihr ganzes Leben durch träumen, so nahe seist, wo Du die klaßische Zeit des Alterthums, Mittelalter und Neuzeit jede in ihren Eigenthümlichkeiten auf Dich wirken laßen wirst, und neben der Vergangenheit und Gegenwart auch ein wenig der Zukunft leben wirst, wenn Du wieder daheim in meinem traulichen Stübchen neben Deiner Aenni sitzest, wir Beide in die flackernden Feuer blicken und Du von Deiner schönen Reise erzählst, die vielleicht in der Erinnerung noch viel schöner für Dich sein wird, wenn wir uns wieder haben, wenn wir gemeinsam in Gedanken Italien durchwandern und Du nur hier und dort die Reize schilderst, die sich auf dem Papier schlecht wiedergeben laßen. Das könnte fast wie Klage über die Gegenwart lauten, was ich ja nicht will und auch keinen Grund dazu habe. Ach wenn ich Dich gesund weiß, aufgeräumt und frischen Muthes, wenn ich so prächtige Briefe ferner regelmäßig alle acht Tage bekomme, will ich heiter und froh sein und mich glücklich schätzen, wie ich es ja so ganz von Herzen bin. Antworte mir doch ja, ob es eben so gut ist, wenn ich den Brief bis Rom freimache; so bin ich jedenfalls dafür; ich habe bei Deinem noch nie Porto nachzahlen müßen. Gestern Morgen bin ich nicht viel zum Sitzen gekommen, und, Nachmittage feßelte mich ein gewißer Brief sehr, so daß ich || spazirengehen und Kaffeetrinken darüber vergaß. Wie freue ich mich, daß Du in den Florenz von den Dir angewiesenen Herrn[21] so freundlich aufgenommen worden bist; ich kann mir denken, wie Du in dem Museo herumgekramt hast und Dich an dem schönen Herbarium und den Wachspräparaten ergöztt hast, da müßen ja sehr geschickte Hände zu so feinen, zarten Präparaten wie Blumen und Pflanzengewebe gehören;[22] wer verfertigt sie denn eigentlich? Der Unterschied zwischen der deutschen und italienischen Landschaft muß ganz bedeutend sein, da kann ich mir denken, wie ein Deutscher, deßen Auge durch saftige grüne Wiesen, frisch grünes Laub, kurz heitere, jugendliche Natur verwöhnt ist, Zeit braucht, ehe er der düsteren, in ihrer Art gewiß auch sehr schönen, großartigen, aber melancholischen Natur Italiens Geschmack abgewinnen kann, namentlich für Einen, dem es sowie so schwer um's Herz ist und der den Wolken am verschleierten Himmel auch seine Wolken auf der Stirne zeigt. Du wirst Dich allmählig an die Natur Italiens gewöhnen, wenn Du nicht mehr so barbarisch frieren brauchst, wie in Florenz; bei der Beschreibung Deines Zustandes Abends in Deiner öden Behausung wurde mir auch ganz kalt. Die Campagne,[23] die ja im Frühjahr so schön sein soll, wird auch gewiß Dich empfänglich für ihre Reize machen und Neapel wird es vollends an körperlicher und geistiger Erwärmung [*nicht*] fehlen laßen. Lange wird es nicht mehr dauern, bis Du „Senza mocculi"[24] rufst; das rufe Du nur immer durch Dein ganzes Leben, und besonders während Deines Aufenthalts in Italien; während Deiner Trennung von Deiner lieben Aenni, die Du so unendlich glücklich machst. Tobe Du nur ordentlich auf dem Karneval mit; Du wirst ihn schwerlich noch einmal mitmachen. Hast Du denn Quartier gefunden in der Straße rechts vom Corso, in der die Deutschen wohnen,[25] den Namen habe ich vergeßen, den Herr Enslen[26] bei den schönen Bildern nannte,[27] die mich doch ein Bischen [*!*] mit den Hauptstädten bekannt gemacht haben, in denen || Du Dich länger aufhältst.[28] Von Anna Triest hatte ich kürzlich einen langen, ausführlichen Brief,[29] worin sie ganz entzückt von der schönen Natur Merans macht [*!*]; sie schreibt, lägen nicht die Berge dick mit weißem Schnee bedeckt, unter welchem Schmuck sie sich herrlich ausnähmen, würde man keine Ahnung von Winter haben, denn bei ihnen im Thal stände Alles prächtig grün, die Veilchen blühten schon lange und erfüllten die ganze Gegend mit ihrem Duft. Jetzt wohnen sie auch mit mehreren angenehmen Menschen zusammen, in deren Verkehr sie sich ganz wohl fühlen; Lieschen[30] musicirt viel mit den musikalischen Leuten; Abends lesen sie zusammen und einmal in der Woche nimmt die ganze Gesellschaft italienische Stunde bei einem Abbé. Ich habe mich über den Brief doppelt gefreut, da die Stimmung darin eine viel beßere, als in dem letzten[31] ist und Anna selbst schreibt, daß sie sich bedeutend[a] wohler fühle und hoffe, ganz gesund zu werden. Letzteres will ich ihr wohl wünschen, doch scheint mir wenig Aussicht dazu vorhanden, da der Arzt dem Vater geschrieben hat, Anna dürfte entweder gar nicht heirathen, oder müßte noch ein paar Jahre sich ruhig pflegen.[32] In der Kammer ist reges Leben. Vor einigen Tagen kam darin die Sache von dem Privatdocenten Beckhaus[33] in Bonn vor, dem man wegen Übersetzung des Gajus den Lehrstuhl versagt hatte; bei dieser Gelegenheit hat Gneist[34] und mehrere andere Kammermitglieder sehr schöne Reden für Lehre und Redefreiheit und nothwendige Freiheit der Studenten gehalten[b] zu Gunsten der Abänderung einzelner Gesetze, die in Bonn und Breslau glaube ich, noch Kraft haben und dem sie nach Bethmann Holweg's Rede[35] zu schließen, bei der Verweisung des Beckhaus gewißenhaft gefolgt sind.[36] Nächstens wird das Ehegesetz berathen werden, das jetzt einer Komißion, der Onkel Scheller[37] präsidirt, zur Ausarbeitung vorliegt.[38] Nach derselben Zeitung hat Onkel Julius[39] beim Austritt aus Staatsdiensten den rothen Adlerorden III Klaße mit der Schleife erhalten,[40] was Dir freilich ebenso gleichgültig sein wird, wie Onkel Julius selbst, an den ich morgen zu seinem Geburtstag schreiben muß. Daß Onkel Sethe[41] in Aurich einen Schlaganfall gehabt hat, haben Dir wohl die Eltern schon geschrieben. Ich wünschte dem alten Mann den Tod; denn was könnte ihn wohl noch nach dem Tode seiner lieben Frau[42] an's Leben feßeln, das die traurigen Folgen, die gewöhnlich ein Schlaganfall nach sich zieht, aufwiegen könnte. Wenn ich solch fertiges Leben hinter mir liegen hätte, würde ich, glaube ich den Tod willkommen heißen, der mir jetzt allerdings viel zu früh kommen würde. Und doch dürfte ich nicht zaudern, wenn der liebe Gott mich abrief, wofür ich ihn aber zu gut halte. Alle Tage bitte ich ihn, Dich gesund und munter zu erhalten, und mich ebenfalls, uns ein frohes Wiedersehen zu schenken, damit wir dann ein glückliches Leben führen können.

Und mit dieser schönen Hoffnung schlafe ich alle Abend ein und wache muthvoll und neugestärkt auf, namentlich, wenn ich, wie diese Nacht mich fortwährend mit meinem Erni beschäftige und deßen lieben, guten Blick gar nicht loswerden kann. Für heute muß ich abbrechen, da Bernhard vorlesen will; hoffe aber morgen noch etwas hinzufügen zu können, damit er noch selben Tages fortgehen kann. Gute Nacht, schlaf süß und träume nicht zu viel von Deiner Aenni.

Mittwoch 23. Leider ist es beim Brodteigabwiegen und Schwitzkloßeinrühren (es wird nämlich heute hier gebacken) schon 12½ Uhr geworden; so daß mir der Postbote, der immer meine Briefe mitnimmt, eher kommen wird, als mir lieb ist. Der Brief soll aber heute fort. Beinahe hätte ich vergeßen Dir einen guten Morgen zu wünschen, was ja doch nicht sehr oft geschehen kann. Gestern gleich nach dem Eßen fing ich diesen Brief an Dich an, wurde aber bald dabei unterbrochen durch einen sehr hübschen Spaziergang in den Wald, wo die verschiedensten Vögel, auf deren Beobachtung ich mich jetzt häufig attrapire, im hellen Sonnenschein lustig sangen und mir sammt der schönen, frischen Luft die Kopfschmerzen vertrieben. Ich glaube ich hatte am Morgen zuviel hintereinander geschrieben; dennoch konnte ich bei meiner Rückkehr nicht widerstehen, an Dich || weiter zu schreiben; ist es aber dummes Zeug geworden, halte es meinem wüsten Kopf zu gut, der heute wieder ganz frei und hell ist. Am Abend las Bernhard uns aus Gentz's Leben[43] weiter vor; es handelte sich um den Anfang des neunzehnten Jahrhunderts, wo Berlin in Bezug auf Demoralisation und ausschweifend, üppiges Leben ein zweites Babylon zu werden drohte; man muß nur lesen, wie Gentz, dieser bedeutende was Diplomatie anbetrifft, berühmte Mann, trotz Frau[44] und Kindern[45], mindestens seine 20 anderen Verhältniße noch nebenbei gehabt hat und seinen Reichthum von weichen, seinen Gefühlen bald diesem, bald jenem klugen und liebenswürdigen weiblichen Wesen ausgekramt hat in solch schamloser Weise, daß seine Frau sich schließlich von ihm hat scheiden laßen (und ich schon früher gethan haben würde) um sich ein klares Bild von den zerrütteten, schlimmen Verhältnißen der damaligen Zeit zu machen. Gott sei Dank, daß wir in einer anderen Zeit leben; wo[c] die Versuchung nicht so groß ist, und wenn Unsittlichkeit und Gemeinheit alltäglich zu finden sind, so werden sie doch nicht in solcher offenen, schamlosen, weder von [d] Vorwürfen noch mit dem Gesetze bestraften Weise betrieben, und wenn auch dies, mein herziger Schatz, ich bin fest überzeugt, es stünde selbst dann ebenso mit uns wie jetzt, wir würden uns aneinandergenügen laßen, weil wir uns vollständig verstehen und gegenseitig ergänzen. O wer die Liebe in ihrem ganzen Umfange kennen gelernt hat, kann der wohl jemals von dem Gegenstande seiner Liebe laßen? – Nachher hat Bernhard versucht, mir Whist[46] beizubringen, was denn mit schlechten Karten obenein nicht recht gelingen wollte; wenigstens habe ich 2 Sgr verloren, die Klärchens[47] Sparkaße zu gut kommen werden. Der Eschricht feßelt mich sehr, lieber Schatz, ich habe den ersten Hauptabschnitt über das Leben im Allgemeinen beendigt, aus dem ich auch die mich bei der Betrachtung der Natur leitende Idee geschöpft habe, daß kein organisches Wesen blos durch die rohe Naturkraft, bestimmten natürlichen Gesetzen dabei folgend, entstehen kann, sondern daß eine Idee des Typus der Art den Anstoßung [!] zur Bildung eines Wesens gibt und diese schreibe ich Gott, dem Schöpfer des ganzen Weltalls zu.[48] Ich komme jetzt auf das Ernährungsleben, nachdem ich den vorigen Paßus mit den Schmarotzerthierchen beschloßen habe.

Wie gut mir dabei Dein theilweiser Unterricht in der Zoologie zustatten kommt zum sofortigen Verständniß der Sache, kannst Du Dir denken. Da ist Dir ein Bild von meinem Leben und Treiben, das Dir gewiß langweilig und einförmig im Gegensatz zu Deinem jetzigen bunten, von den mannigfaltigsten Eindrücken bewegten Leben erscheint; nichts desto weniger bin ich glücklich und zufrieden innerlich und äußerlich und sehne mich durchaus nicht unter mehr^e Menschen. Nach Berlin zurückgekehrt, woran ich vorläufig noch gar nicht denke, werde ich Dich gewiß noch mehr vermißen. Nun Ade; der Postbote ist da, es grüßt und küßt Dich herzlich Deine Aenni.

1   Br. 94.
2   Br. 89.
3   Br. 93.
4   Br. 95.
5   Br. 86 und 88; vgl. Br. 92, S. 324.
6   Vgl. Br. 70, Anm. 3 und 4.
7   Vermutlich die Statue der Aphrodite „Thetis"; vgl. Heilmeyer, Wolf-Dieter: Die Erstaufstellung der Skulpturen im Alten Museum. In: Jahrbuch der Berliner Museen. Ehemals Jahrbuch der Preußischen Kunstsammlungen. N. F., 47. Bd., 2005, Berlin 2006, S. 9–43, hier S. 11.
8   Die „Madonna col figlio" („Maria mit dem Kind") von Bartolomé Esteban Murillo in der Galerie des Palazzo Pitti in Florenz; vgl. Haeckel, Italienische Reise 1859/60 (wie Br. 79, Anm. 3), S. 25; Förster, Handbuch (wie Br. 86, Anm. 8), S. 71.
9   Haeckel, Italienische Reise 1859/60 (wie Br. 79, Anm. 3), S. 17–49 (die Abschnitte Genua, Pisa, Florenz); vgl. Br. 95, S. 334; Brief von Anna Sethe an Haeckels Eltern nicht überliefert.
10 Haeckel, *Karl* Heinrich Christoph Benjamin; Brief nicht überliefert.
11 Haeckel, Hermine, geb. Sethe.
12 Haeckel, *Heinrich* Friedrich Ernst.
13 Sethe, Wilhelmine, geb. Bölling.
14 [Schleiermacher, Friedrich Ernst Daniel:] II. Prüfungen. In: ders.: Monologen (wie Br. 93, Anm. 19), S. 31–66.
15 Heute Ortsteil von Drezdenko in Polen.
16 Langefeldt, Ludwig; Langefeldt, Luise, geb. Liekfeld.
17 Aus frz. attraper: (sich, einen) erwischen, ertappen.
18 Engl.: Vorliebe, Neigung, Faible.
19 Petersen, Bernhard.
20 Petersen, Bertha, geb. Sethe.
21 Haeckel machte in Florenz Besuche bei Giovanni Battista Amici, Filippo Parlatore und Filippo Pacini. An den Botaniker Parlatore hatte ihm Christian Gottfried Ehrenberg ein Empfehlungsschreiben mitgegeben. Haeckel besuchte mit ihm den großherzoglichen Garten, Giardino di Boboli, dessen Leiter Parlatore war. – Einen langen Besuch stattete er dem herausragenden Mikroskophersteller Amici ab, der ihm neben vielen Diatomeenpräparaten auch das von ihm 1855 entwickelte Mikroskop mit Wasserimmersionsobjektiv vorstellte, bei dem die am stärksten brechende Linse in Wasser getaucht war. Die optische Auflösungsleistung dieses Immersionsmikroskops beeindruckte Haeckel so stark, dass er ein Exemplar für 12 Napoleon d'or kaufte. Den Wechsel über 240 Francs stellte das Bankhaus Schmitz & Stoltenhoff in Livorno aus (EHA Jena). Das Instrument konnte alle Liniensysteme der Navicula hippocampus aufgelöst darstellen, seinerzeit das Referenzobjekt für die Überprüfung der Auflösung der Mikroskope. Vgl. Schleiden, Matthias Jacob: Die Pflanze und ihr Leben. Populäre Vorträge. 5. verb. Auflage, Leipzig 1858, S. 33; s. dazu auch die Notiz Haeckels vom 31.12.1886: „Das Mikroskop, welches ich Herrn Dr. Carl Zeiß hierselbst verehrt hatte, und welches dieser an die Sammlung der ‚London Mikroscopical Society' abgetreten hat, habe ich persönlich von dem alten Professor Amici (im Februar 1859, in der ‚Casa Amici') in Florenz gekauft. Dasselbe enthält eines der aeltesten Immersions-

Systeme, und wurde von mir im Winter 1859/60 in Messina zum Studium der Radiolarien benutzt" (EHA Jena). – Im Anschluss machte Haeckel seinen letzten Besuch bei Pacini, dem Entdecker der Pacinischen Körper, an den er Empfehlungen von Heinrich Müller und Albert Kölliker in Würzburg erhalten hatte.

22   Das Museo della storia naturale, das Haeckel am 11.2.1859 besuchte, besaß neben zahlreichen anatomischen Wachs- und Holzmodellen auch Wachsbilder von Pflanzen, die sich im Herbarium nicht konservieren ließen. Vgl. Haeckel, Italienische Reise 1859/60 (wie Br. 79, Anm. 3), S. 36; Förster, Handbuch (wie Br. 86, Anm. 8), S. 70.

23   Die Campagna Romana bezeichnet die hügelige Landschaft um Rom und entspricht einem Teil der Region Latium sowie der Albaner und Sabiner Berge.

24   Ital. Senza moccolo!: Ohne Kerze! – Ausruf, der auf eine Karnevalstradition in Rom, den sogen. Moccoli-Abend, zurückgeht: Hier trägt jeder eine brennende Kerze (Moccolo) und versucht, die Kerzen der anderen auszulöschen. Wenn dies gelingt, wird dies mit dem obigen Ausruf bejubelt. Vgl. Stahr, Adolf: Ein Jahr in Italien. 2. Bd., Oldenburg 1848, S. 530–534.

25   Wahrscheinlich die Via Condotti; vgl. Br. 98, S. 351.

26   Enslen, *Carl* Georg.

27   Die Ausstellung „Enslen's pittoreske Darstellungen einer Reise über Hamburg durch Scandinavien" befand sich in der Leipziger Straße 53 (am Dönhofsplatz); vgl. Königlich privilegirte Berlinische Zeitung von Staats- und gelehrten Sachen. Nr. 44, 22.2.1859, S. 8.

28   Vgl. auch die Panorama-Gemälde von Rom, Florenz, Paris usw. nebst Beschreibung in: Enslen, Carl Georg: Erläuterungen der perspectivischen Rundgemälde. Original-Aufnahmen gemalt von C. Enslen. Berlin 1851; Führer auf Enslen's malerischer Reise im Zimmer. Berlin 1828.

29   Nicht überliefert.

30   Triest, Louise.

31   Nicht überliefert.

32   Vgl. Br. 80, S. 287.

33   Beckhaus, Friedrich *Wilhelm* Konrad; er hatte sich mit einer Petition darüber beschwert, dass ihm seitens der Juristischen Fakultät in Bonn 1858 die Venia Legendi ohne weitere Begründung entzogen worden war. Besonders in der Kritik stand in diesem Zusammenhang seine Übersetzung „Die Gaianischen Institutionen – Commentarien" (Bonn 1857) der aufgefundenen Rechtsschrift „Institutiones" des römischen Rechtsgelehrten Gaius (2. Jh. n. Chr.). In der 15. Sitzung des Abgeordnetenhauses am 19.2.1859 wurde daher die Abschaffung der betreffenden Bonner Fakultätsbestimmungen diskutiert. Vgl. Königlich privilegirte Berlinische Zeitung von Staats- und gelehrten Sachen. Nr. 43, 2. Beilage, 20.2.1859, S. 4.

34   Wie sein Vorredner hob auch Heinrich Rudolf Hermann Friedrich von Gneist auf die besonders unfreien Personenstandsverhältnisse an den Universitäten Bonn und Breslau ab und verteidigte das Primat der Freiheit von Lehre und Forschung an Hochschulen; vgl. ebd.

35   Bethmann-Hollweg, Moritz *August* von; er verteidigte die Entscheidung der Bonner Juristenfakultät unter Verweis auf die notwendige Sicherstellung der Qualität von Lehre und Forschung an Hochschulen und führte zur Bekräftigung die in Göttingen noch schärfer geübte Berufungspraxis an, wonach Hausberufungen ausdrücklich untersagt seien; vgl. ebd., S. 5.

36   Die Position Bethmann-Hollwegs wurde fast einstimmig angenommen; vgl. ebd.

37   Friedrich Scheller war 1859 Mitglied des Abgeordnetenhauses und der Kommission zur Vorberatung des Ehegesetzes, deren Vorsitz Eduard von Simson (1810–1899) innehatte. Vgl. Stenographische Berichte über die Verhandlungen der durch die Allerhöchste Verordnung vom 18. Dezember 1858 einberufenen beiden Häuser des Landtages. Haus der Abgeordneten. 3. Bd., 2. Teil: Nr. 63–117, Berlin 1859, Nr. 65, S. 450–484. Anderslautend hatte sich die Kommission am 19.2.1859 mit Eduard von Simon als Vorsitzendem und Friedrich Scheller als Stellvertreter konstituiert. Vgl. Königlich privilegirte Berlinische Zeitung von Staats- und gelehrten Sachen. Nr. 43, 20.2.1859, S. 2.

38   In der 24. Sitzung des Staatsministeriums am 11.2.1859 hatte der Prinzregent Wilhelm von Preußen einen Befehl zur Bestimmung der Einführung einer fakultativen Zivilehe und eines Zivilstandregisters gegeben, der zunächst einstimmig als unannehmbar befunden wurde, stellte er doch das Komplementär zur Trennung von Staat und Kirche dar. Vgl. Acta Borussica. Neue Folge.

1. Reihe: Die Protokolle des Preußischen Staatsministeriums 1817–1934/38. Herausgegeben von der Berlin-Brandenburgischen Akademie der Wissenschaften unter der Leitung von Jürgen Kocka und Wolfgang Neugebauer. Bd. 5: 10. November 1858 bis 28. Dezember 1866. Bearbeitet von Rainer Paetau. Hildesheim; Zürich; New York 2001, S. 60. Der daraufhin am 17.2.1859 eingereichte Gesetzentwurf zur Eherechtsreform mit Gleichstellung bzw. Gleichberechtigung von bürgerlicher und kirchlicher Eheschließung galt als die wichtigste und zugleich umstrittenste Beschlussvorlage an den Landtag. Aufgrund des massiven Widerstands der Konservatien des Herrenhauses scheiterte die Reform, und die Vorlage wurde Ende März 1861 vom Staatsministerium zurückgezogen. Vgl. Königlich privilegirte Berlinische Zeitung, Nr. 42, 19.2.1859, S. 1, sowie Nr. 43, 20.2.1859, S. 3 f. und Nr. 44, 22.2.1859, S. 1 f.

39 Sethe, *Julius* Johann Ludwig Ernst.
40 Vgl. Königlich privilegirte Berlinische Zeitung von Staats- und gelehrten Sachen. Nr. 42, 19.2.1859, S. 1.
41 Sethe, *Christian* Diederich Henrich.
42 Sethe, Charlotte, geb. Heßlingh; sie verstarb am 13.11.1858; vgl. Br. 76, S. 280.
43 Schmidt-Weißenfels, Gentz (wie Br. 95, Anm. 28).
44 Gentz, Maria *Wilhelmine*, geb. Gilly.
45 Gentz, Auguste Wilhelmine; Gentz, Joseph.
46 Kartenspiel für vier Personen, aus dem das Bridge-Spiel hervorgegangen ist; vgl. EHAB, Bd. 1, S. 166.
47 Petersen, Bertha Wilhelmine *Clara*.
48 Vgl. Eschricht, Das physische Leben (wie Br. 89, Anm. 40), S. 75–136.

97. Von Carl Gottlob Haeckel, Berlin, 22./23. Februar 1859, mit Nachschrift von Charlotte Haeckel

Berlin 22 Febr. | 59.

Mein lieber Ernst!

Deine Briefe über Deine Reise über den St. Gotthard, Genua, Livorno u*nd* Florenz[1] haben wir alle richtig erhalten und mit Freuden daraus ersehen, daß Du trotz aller Mühseligkeiten der Alpenreise wohlbehalten in Florenz angekommen bist, einige Tage Unwohlsein abgerechnet.[2] Die Erkältung, die Du Dir zugezogen, finden wir natürlich, denn wenn man 6fach körperlich bedekt im Schnee marschiren und sich dann wieder echauffirt[a] in den offnen Schlitten setzen muß, so kann die Erkältung nicht ausbleiben. Die schönen Naturgenüße, die Du über die Alpen gehabt hast, gönnen wir Dir herzlich, auch den Genuß der herrlichen Kunstgegenstände, Deine unnatürlichen [b] ungemüthlichen Zustände in den stets kalten Zimmern können Dir kein behagliches Dasein verschaffen. Dagegen hoffen wir, daß sich dieses Dasein in Rom, wo Du nun wahrscheinlich angekommen sein wirst, verbeßern wird.[c] Wir sind außerordentlich begierig auf Deine Briefe aus Rom, diesem geschichtlich so merkwürdigen Ort und nach den heutigen Zeitungen habt ihr dort schon Frühlingstage oder wenigstens Frühlingsstunden. Bei uns hier ist wenige Tage abgerechnet der Winter außerordentlich mild u*nd* schneelos u*nd* da wir beinah den Februar hinter uns haben, so wird er es auch wohl bleiben, während er in Nordamerika außerordentlich hart sein soll. Wir leben hier in gewohnter Art in unsern Familien fort. Deinen

Geburtstag haben wir zu Mittag gefeiert, indem wir Minchen[3], Heinrich[4], Martens und Adolph Schubert eingeladen hatten. Nach Tisch wurden Deine Reisebriefe[5] vorgelesen, die alle sehr intereßirten. – Am 18^(ten) früh ist Mimi[6] in Freyenwalde von einem tüchtigen Knaben[7] entbunden worden. Minchen ist gleich darauf hingereist, um sie zu pflegen und befindet sich dort. Sie u*nd* das Kind sind wohl. Das scheint eine zahlreiche Familie werden zu wollen. Den Geh. Rath Perz[8] habe ich vorige Woche besucht und ihn u*nd* seinen Sohn[9] gestern Abend in einer Gesellschaft bei Georg Reimer getroffen. Der junge Perz läßt Dich herzlich grüßen, unter 4 Wochen wird er wohl nicht nach Rom kommen, da er noch eine Arbeit fertig machen soll. Der alte Perz erzählt mir, wie er^d es in den Sommermonaten in Neapel u*nd* besonders in Sicilien sehr heiß getroffen habe.[10] Das wird Dein Arbeiten dort sehr erschweren. In den Mittags- u*nd* Nachmittagsstunden ist an Arbeiten nicht zu denken, da muß man Siesta halten, dagegen sollen die Morgen- u*nd* Abendstunden recht angenehm kühl sein. Ich bin nun zuförderst sehr begierig wie Dir Rom gefallen wird u*nd* wie lange Du Dich dort aufhalten wirst? Unter 4 Wochen wirst Du keinen rechten Ueberblick von den dortigen Merkwürdigkeiten erhalten können. Da kämst Du, wenn Du die Frühlingsmonate noch in Sicilien u*nd* Neapel benutzen willst, immer noch Anfang April dort an und wenn Sicilien heißer ist als Neapel, so ist die Frage: ob Du nicht zuerst nach Sicilien gehst, so daß Du bis zum Juni dort bliebst u*nd* dann nach Neapel giengst? Doch darüber wirst Du wohl hinreichende Information einziehen können. Gegen den Herbst (September) könntest Du dann, wenn Du von Juni^e bis dahin in Neapel gewesen, immer wieder einige Monate in Sicilien zubringen u*nd* dort Ausbeute machen. Gestern Abend traf ich auch Dietrich Reimer[11], der mir sagte, daß Du den jungen Hirzel[12] in Rom finden würdest. Er läßt Dich bitten, wenn Du ihn einige Zeit beobachtet, uns zu schreiben: wie Du ihn gefunden hast und ob wohl Aussicht zu seiner Wiederherstellung ist, was er fast bezweifelt, da der Fehler in seiner ganzen körperlichen Organisation zu liegen scheint. – Da wir nun Ottilie Lampert bei uns haben, so sind wir doch nicht ganz verwaist. Ich lebe in gewohnter Weise^f in meinen Büchern fort, studire viel Geographie. || Wir haben auch vor einigen Tagen Mittags bei der Geh.Räthin Weiss[13] gegeßen u*nd* dort den alten Ritter[14] und d*en* Reisenden D. Bahrdt[15] gefunden, der jetzt hier ist u*nd* seine Reise nach Kl*ein* Asien u*nd* die dortigen Ueberreste griechischen Lebens u*nd* griechischer Kunst ausarbeitet.[16] Wir hatten einen sehr intereßanten Mittag, auch D. Parthey[17] u*nd* Beyrichs[18] waren da. Alle erkundigten sich: wie es Dir gienge u*nd* wollten etwas von Deiner Reise hören, was wir ihnen denn auch mit*ge*theilt. Bardt hat es im Herbst 58 in den Gebirgen Klein Asiens schon sehr kalt gefunden, ist Tage lang im Schneegestöber gereist. Er ist sehr anspruchslos u*nd* angenehm und erzählt sehr hübsch. Seinem Tein*t* sieht man es an, daß er unter den Tropen gewesen. Das Wüsten- u*nd* Küstenklima Africas unterscheidet er sehr genau von deßen Tropenklima, was selbst die dort herumstreifenden Araber weniger ertragen als die Europäer, so daß er öfter seine Leute, die durch das^g heiße feuchte Sumpfklima gelitten, hat pflegen müßen.

Gestern las ich endlich in den Zeitungen, daß in diesem Jahr unsre Schiffe zu einer großen langjährigen Seereise ausgerüstet werden sollen. 1 Fregatte u*nd* 2 Corvetten sind auf 3 Jahre hiezu bestimmt.[19] Ich werde aufpaßen u*nd* Dir dann Nachricht geben. – Meine geographischen Studien machen mich immer mehr auf der

Erde bekannt u*nd* durch den leichten u*nd* schnellen Verkehr werden wir immer mehr auf der ganzen Erde einheimisch[h]. Eine Reise nach Sicilien ist bei der Dampfschifffahrt über Marseille eine Spatzierfahrt. Von hier bis Marseille kann man spätestens in 3 Tagen sein. Nimm Dich nur mit Deiner Gesundheit recht in Acht u*nd* lebe ganz dem Klima gemäß. – Von hier aus wüßte ich Dir nichts besonderes zu schreiben, in den Kammern werden jetzt die Ehegesetze debattirt,[20] da findet man hin u*nd* wieder einen Deputirten in Gesellschaft. Marie Keller[21] in Erfurt hat sich vor kurzem verheirathet an den G*rafen* v. Winzingerode[22]. Da haben wir ihr gratulirt. In diesen Tagen wird Mutter nach Potsdam zu Julius Geburtstag[23], ich denke mit Ottilie[24] ins Gustav Adolphs Concert zu gehen, wo Haydn's Schöpfung[25] gegeben wird.

23. Februar. Heute Früh erhielten wir von Anna[26] Deinen Brief[27] aus Florenz, worin Du detaillirt Deinen dortigen Aufenthalt und was Du alles gesehen hast, beschreibst. Das ist ja ein großer Schatz von Kunstwerken aller Art, Gebäude, Gemählde, Statuen, Naturalien Sammlungen. Nun, Deine Empfehlungen sind Dir doch sehr gut zu statten gekommen, Du hast nun auch italienische Gelehrte gesehn u*nd* gesprochen u*nd* schöne Herbarien etc. gesehn,[28] das wird doch auch Deine botanischen u*nd* zoologischen Kenntniße bereichert haben. – Wir denken täglich vielmahl, ja stündlich an Dich u*nd* verfolgen Dich auf Deiner Reise; Du wirst nun wohl schon in Rom umherwandeln. Nach den Zeitungen ist dort schon schönes Frühlingswetter, und Du wirst nun wohl nicht mehr so sehr frieren wie in Florenz. – Schreibe uns recht fleißig, die Briefe bleiben ja intereßant für Dein ganzes Leben. Dein Alter

Hkl

[*Nachschrift von Charlotte Haeckel*]

Mein lieber Herzens Sohn! Wie leid thut es mir, daß Du unwohl warst; nun nimm Dich nur recht in Acht, und vor allem brauche nicht zu starke Mittel, das ist immer gefährlich für einen jungen Arzt. Wie sehr || freuen wir uns immer, wenn Nachricht von Dir kommt. Gewiß freust Du Dich mit uns, daß bei Karl alles so gut geht, und Dir wird es ganz recht sein, daß es wieder ein Junge ist. Ich glaube Hermine hat sich fast mehr ein Mädchen gewünscht, mir ist es einerlei, wenn es nur ein gesunder braver Mensch ist. – Onkel in Aurich[29] scheint sich nach den letzten Nachrichten wieder zu erholen. Ottielie Lampert ist seit 8 Tagen hier, sie schläft in Deiner Wohnstube. – Tante Bertha[30] hat in den letzten Tagen nicht ausfahren können es war mit ihr nicht so ganz recht. Hab ich es Dir schon geschrieben, daß bei Quinkes[31] der fünfte Junge[32] angekommen ist, es soll gut gehn. – Freitag werde ich zu O*nkel* Julius Geburtstag nach Potsdam fahren, Häckel wird es zu viel, da er Freitag Abends mit Ottielie ins G. A Concert geht, wo die Schöpfung aufgeführt wird. Nun Gott befohlen Du, lieber Herzens Junge! Behalte lieb

Deine
alte Mutter. ||

An Deinem Geburtstag mochte ich gern etwas thun was Dir Freude macht. Deshalb hatte ich zu Mittag H. v. Martens eingeladen. Ottielie grüßt Dich schön. –[i]

1   Br. 84, 87, 88 sowie die mitgesandten und von Anna Sethe abgeschriebenen Berichte in: Haeckel, Italienische Reise 1859/60 (wie Br. 79, Anm. 3), S. 5–16 („Winterfahrt über den S. Gotthardt 1859"), S. 17–49 („Genua, Pisa, Florenz").
2   Ernst Haeckel war während seiner Alpenüberquerung in einen Schneesturm geraten und nach den Strapazen am 7.2.1859 in Florenz erkältet angelangt; vgl. ebd., S. 23.
3   Sethe, Wilhelmine, geb. Bölling.
4   Sethe, *Heinrich* Christoph Moritz Hermann.
5   Wie Anm. 1.
6   Haeckel, Hermine, geb. Sethe; vgl. Br. 96, S. 338.
7   Haeckel, Heinrich.
8   Pertz, *Georg Heinrich* Jacob.
9   Pertz, *Karl* August Friedrich.
10 Georg Heinrich Pertz war von Herbst 1821 bis Sommer 1823 zu Bibliotheksrecherchen in Italien gewesen; vgl. Pertz, Georg Heinrich: Italiänische Reise vom November 1821 bis August 1823. Aus dem 5ten Bande des Archivs für ältere deutsche Geschichte besonders abgedruckt. Hannover 1824.
11 Reimer, *Dietrich* Arnold.
12 Hirzel, Heinrich *Friedrich*.
13 Weiß, Luise, geb. Schmidt.
14 Ritter, Carl.
15 Barth, Heinrich.
16 Barth, Heinrich: Reise von Trapezunt durch die nördliche Hälfte Kleinasiens nach Scutari im Herbst 1858 (Ergänzungsheft zu Petermann's Geograph. Mittheilungen; 3). Gotha 1860.
17 Parthey, *Gustav* Friedrich Konstantin.
18 Beyrich, Ernst; Beyrich, Clementine, geb. Helm.
19 Die preußische Admiralität plante für das Jahr 1859, mit Ausnahme der Dampfcorvette „Danzig" alle Kriegsschiffe der Königlichen Marine in Dienst zu stellen. Die Fregatte „Thetis", die Corvette „Arcona" und der Schoner „Frauenlob" sollten außerdem eine dreijährige Expedition antreten, während die Fregatte „Geston" bereits am 18.1.1859 in Barbados angelangt war und sich zur Weiterfahrt nach St. Domingo und Martinique bereitmachte. Um die Besatzungen der Schiffe sicherzustellen, wurde der Personalbestand der Mannschaften aufgestockt. Vgl. Königlich privilegirte Berlinische Zeitung von Staats- und gelehrten Sachen. Nr. 43, 20.2.1859, S. 5.
20 Dazu ausführlich Königlich privilegirte Berlinische Zeitung von Staats- und gelehrten Sachen. Nr. 43, 20.2.1859, S. 3 f.; vgl. auch Br. 96, S. 340.
21 Wintzingerode-Bodenstein, *Marie* Adelheid Amalie Sophie Gräfin von, geb. Gräfin von Keller.
22 Wintzingerode-Bodenstein, *Wilko* Ernst Ludwig Levin Graf von.
23 Sethe, *Julius* Johann Ludwig Ernst; er war am 25.2.1804 in Münster geboren worden.
24 Lampert, Ottilie.
25 Am 25.2.1859 wurde im Saal der Berliner Singakademie als drittes Konzert des Frauenvereins für die Gustav-Adolf-Stiftung „Die Schöpfung" von Joseph Haydn aufgeführt; vgl. Königlich privilegirte Berlinische Zeitung von Staats- und gelehrten Sachen. Nr. 44, 22.2.1859, S. 8.
26 Sethe, Anna.
27 Vgl. Br. 96, S. 338.
28 Vgl. Br. 96, Anm. 21 und 22.
29 Sethe, *Christian* Diederich Henrich; vgl. Br. 96, S. 340.
30 Sethe, Emma Henriette *Bertha* Sophie.
31 Quincke, Hermann; Quincke, Marie, geb. Gabain.
32 Quincke, Wolfgang.

98. An Anna Sethe, Rom, 28. Februar – 1. März 1859, mit Nachschrift an Charlotte und Carl Gottlob Haeckel

Rom. 28.2.59.

Schon eine Woche bin ich nun in Rom u*nd* noch immer bin ich nicht dazu gekommen, Dir die ersten Eindrücke zu schildern, mein herziger Schatz, die die ewige Weltstadt[1] auf mich gemacht hat. Du kannst aus diesem Schweigen selbst schon entnehmen, wie mächtig sie gewesen sind. Erst jetzt komme ich allmählich dazu, oder vielmehr, kann erst anfangen, diese so verschiedenartigen, großen u*nd* wunderbaren Bilder einigermaßen zu ordnen, zu beherrschen und zu assimiliren. Der erste Eindruck war nicht so, wie ich erwartet hatte; ich hatte mir Rom im Ganzen antiker, auch von seiner Außenseite schöner[a] u*nd* in mancher Beziehung größer gedacht. Aber mit jedem Tage lerne ich, fühle ich mehr, wie groß u*nd* antik die erhabene Stadt trotz allen modernen Entstellungen u*nd* Verschlechterungen dennoch immer bleibt u*nd* welch eine unerschöpfliche Fundgrube der edelsten Kunstgenüsse aller Art hier verborgen liegt. In den ersten Tagen sieht man hier so viel Neues, Großes, Merkwürdiges aus jedem Gebiete der bildenden Kunst, soviel geschichtliche Reminiscenzen aller Art aus den verschiedensten Zeitaltern, daß man sich im Anfang von ihrer Extensität wahrhaft überwältigt fühlt, erst allmählich eine nach der andern [b] sich aneignen u*nd* nutzen kann. Die Masse des Großartigen u*nd* Schönen, die hier überall den Fremden überrascht, ist so überwältigend, daß ich vorläufig ganz darauf verzichten muß, euch auch nur eine skizzenhafte Schilderung alles Einzelnen zu geben. Vielleicht kann ich es später nachholen. Vorläufig kann ich euch nur von dem allgemeinen Eindruck schreiben u*nd* werde kurz immer wenigstens eine Übersicht oder Aufzählung alles dessen beifügen, was ich an den einzelnen Tagen gesehen. Was mich vor Allem entzückt hat, ist das <u>klassische Alterthum</u>, welches hier großartiger, vollständiger u*nd* klarer zu Tage liegt als irgendwo sonst. Besonders sind es meine Lieblinge, die Griechen, welche ich hier durch ihre wundervollen, zahlreichen Meisterwerke der bildenden Kunst (denn auch alle schönen Römischen Kunstwerke waren ja nur Nachbildungen der Griechen) in ihrer ganzen Größe, Schönheit u*nd* Naturwahrheit begreifen u*nd* erfassen lerne, u*nd* wenn es möglich wäre, noch mehr lieben, als vorher. Die wirklichen Wälder der herrlichsten Marmorstatuen, die man hier überall gesäet findet, haben mich in einen wahren Taumel des Entzückens versetzt, bei dem weiter Nichts fehlte zur Seligkeit, als daß Du, liebster Schatz, sie mitgenossen hättest. Auch die Reste der colossalen römischen Bauten, die Tempel, Paläste, Triumphbogen, Säulen etc auf dem Forum, sind überaus großartig u*nd* wirklich wunderbar gewaltig. Natürlich tragen die zahllosen interessanten historischen u*nd* mythischen Remininiscenzen nicht wenig dazu bei, allem diesem erhöhtes Interesse u*nd* neuen Reiz zu geben. ||

Während mich diese antike Seite Roms, das griechisch-römische Alterthum, im höchsten Grade entzückt u*nd* mehr angeregt u*nd* überwältigt hat, als ich je gedacht hatte, so hat mich dagegen eine andere, nicht minder reiche Seite Roms, das Mittelalter mit seinen massenhaften Kunstschöpfungen, namentlich aus der Malerei u*nd* Baukunst, was die meisten Leute hier mehr, als das Alterthum anzusprechen u*nd* zu beschäftigen pflegt, relativ kalt gelassen. Alle diese ungeheuren Mengen von Bildern aus der christlichen Mythologie, denen man hier überall in Haufen begegnet, diese 10000 Madonnen u*nd* 100.000 verschiedenen Heiligen mit ihren Wunder- u*nd* Martyrer-Geschichten, sind mir in toto sehr gleichgültig geblieben. Ich weiß nicht, worin es liegt, u*nd* muß mir der Gründe erst noch klar bewußt werden, aber factisch ist es, daß die Sculptur hier mein ganzes Interesse in ungleich höherm Grade fesselt als die Malerei. Schon in Florenz war mir dies klar geworden. Zum Theil mag meine rein naturalistische Richtung daran Schuld sein, zum Theil der Widerwille, der jeden aufrichtigen natürlichen Menschen, wenigstens jeden ehrlichen Naturforscher, hier gegen alles das erfüllen muß, was die Leute hier Christenthum zu nennen wagen. Es ist schmählich, den Blendwerken tollsten Aberglaubens, pfäffischen Despotismus, knechtischen Gewissenzwangs den Namen einer Religion beizulegen, die in ihren idealen Fundamenten so rein u*nd* edel, so natürlich u*nd* echt menschlich ist wie die christliche, welche, meiner Ansicht nach, nach Abzug alles dogmatischen Unsinns, mit dem Humanismus oder dem ursprünglichen Buddhismus, oder jeder andern^c wahren Naturreligion zusammenfällt. Gewiß muß der Aufenthalt in Rom jeden aufrichtigen Naturmenschen von gesundem Verstande eher zum Heiden als zum Christen machen, u*nd* wenn ich nicht schon durch die ins Feinste u*nd* Tiefste der Natur eindringenden Studien der letzten Jahre dem sogenannten Christenthum der Theologen ganz entfremdet wäre, hier in Rom wäre ich sicher zum Heiden geworden. Wer kann da in der Wahl noch zweifelhaft sein – auf der einen Seite dieses edle, reine, klassische Alterthum der Hellenen mit seinem wahren Naturalismus u*nd* schönen Humanismus, mit dem Streben nach Erkenntniß, Wahrheit und Vollkommenheit – auf der andern eine systematisch ausgebildete Hierarchie, die Alles aufbietet, um unter dem Titel von Religion die Menschen in niedrigster Unwissenheit u*nd* schmählichstem Aberglauben, in knechtischer Geistesherrschaft u*nd* unfreiem Gewissenszwang zu erhalten, der kein Mittel zu schlecht ist, um ihrem sogenannten heiligen Zweck zu dienen, u*nd* die in ihrem ganzen System ebenso verwerflich, als in dessen Anwendung widerwärtig ist. ||

Nirgends kann man wohl den Vergleich zwischen dem heidnischen Alterthum u*nd* dem christlichen Mittelalter so umfassend, allseitig u*nd* unmittelbar anstellen, wie hier in Rom, u*nd* nirgends wird er gewiß so zum Vortheil des erstern ausfallen wie hier. Man sehe nur die herrlichen Werke der bildenden Kunst, mit denen die alten Griechen u*nd* ihre Nachahmer, die Römer der Kaiserzeit, diese Wunderstadt geschmückt haben, diese schönsten Erzeugnisse edelster menschlicher Kunst – und dann sehe man, wie die Päpste mit den Schaaren der christlichen Barbaren alles angewandt haben, um diese Heiligthümer zu schänden, ihre Schönheit zu vernichten, ihre Poesie zu zerstören. Und was haben sie an ihre Stelle gesetzt? Rohe, unschöne Machwerke u*nd* verschnörkelten Zopf. An Stelle der wunderschönen Sagen des klassischen hellenischen u*nd* römischen Alterthums, in denen überall Maaß, Schönheit, Größe, Erhabenheit wie aus einem vollendeten Marmorbild uns entgegentreten, eine unschöne Mythologie voll häßlicher Zerrbilder, eine Sammlung voll exclusiver – katholischer – Dogmen, die ebenso anmaßend u*nd* ausschließend, als unwahr u*nd* unmöglich sind. Sind nicht die Götter u*nd* Heroen der Griechen, wie wir sie aus dem Homer kennen, 1000mal edler, schöner, besser, wahrer, als alle die Heiligen des christlichen Kalenders? Ich für meinen Theil ziehe die erstern ebenso vor, als mir eine einzige vollendete

Statue des Apollo oder der Athene, wie man sie hier dutzendweis findet, 1000mal lieber ist, als das zehnfache Contingent von Madonnen, von gemarterten Heiligen, etc. Oder, wenn man nicht überzeugt ist, vergleiche man nur dies jetzige römische Volk mit seinen Vorfahren. Können sie es noch wagen, sich neben letztere zu stellen? Solches physische u*nd* moralische Elend, solche Verkommenheit, solcher Mangel an Kenntnissen, Bildung, Humanität haben die alten Römer u*nd* Griechen kaum in ihrer rohesten Zeit gehabt. Wahrlich, wenn jemand wieder über unser Deutschland u*nd* seine Bewohner schimpft, soll man ihn nach Italien schicken; er wird sich schon in den ersten 14 Tagen nach Deutschland, wie nach einem Elysium, zurücksehnen. Von dieser moralischen Versunkenheit, dieser Sittenverderbniß, diesem gänzlichen Mangel an Ehrlichkeit u*nd* Rechtgefühl, wie er hier herrscht, hat man bei uns gewiß keine Idee. Man muß selbst kommen u*nd* sehen! || Und wenn ich von dieser Reise schon weiter Nichts hätte, als bloß diesen Aufenthalt in Rom, einerseits diesen entzückenden Einblick in die herrliche Wunderwelt des klassischen Alterthums, andererseits diese abschreckende Bekanntschaft mit der verzerrten Barbarei des christlichen Mittelalters, u*nd* dann diese höchst elende u*nd* bedauernswerte, ebenso abschreckende als entartete Gegenwart – wenn diese Erfahrungen allein die Frucht meiner Reise wären, so würde ich mich dadurch schon hinlänglich belohnt finden. Denn nie hat ^{d} der ernste Wille, stets nur nach allem Guten, Wahren u*nd* Schönen zu streben, so tief und fest in meinem ganzen Wesen Wurzel gefaßt als hier; nie habe ich so tief ergriffen von der Bestimmung mich gefühlt, dem Ideale edler Menschlichkeit nachzustreben als hier. In diesem Sumpfe verthierter Menschheit, wo Unsittlichkeit u*nd* Verdorbenheit in 1000facher Gestalt stündlich einem gegenüber tritt, hier erst lernt der Deutsche sich selbst schätzen, u*nd* das Leben schätzen, das er zu dem Zwecke verwenden u*nd* ausbauen kann, um diesem Elend entgegenzuwirken, um Wahrheit, Bildung u*nd* Menschlichkeit zu verbreiten. Und keiner kann dies wohl mehr als der Naturforscher. Wenn die Naturwissenschaften hier erst einmal sich Bahn brechen, wie werden sie da die Tenne fegen! Schon bloß der Anblick der Faullenzerei u*nd* Trägheit, die hier überall herrscht, reizt so zur Arbeit u*nd* Thätigkeit, daß ich mich wahrhaft nach Thätigkeit sehne u*nd* eilen werde, möglichst bald nach Neapel zu kommen.

– Doch ich sehe mich da auf einmal mit Schrecken mitten in einer Predigt, zu der mich die Begeisterung für das klassische Alterthum u*nd* der Widerwille gegen das sogen. christliche Mittelalter u*nd* die moderne Neuzeit hingerissen hat. Heute werde ich also von Rom selbst nicht viel mehr schreiben können. Nur das noch, daß dasjenige, was mich nächst dem klassischen Alterthum – den griechischen Statuen u*nd* den römischen Bauten – am meisten entzückt hat, die herrliche Lage u*nd* Umgebung Roms ist, die ich mir nicht halb so schön vorgestellt hatte. Die Sabiner, Latiner u*nd* Albaner Gebirge, die den Hintergrund im Osten bilden, haben überaus schöne Formen u*nd* Farben, zu dem die weite öde Ebene der Campagna[2], u*nd* die äußerst malerische Gestaltung der 7Hügelstadt[3] selbst in der schönsten Weise contrastirt. Ich kann mich an diesem herrlichen Landschaftsgemälde, das sich immer von neuen Seiten dem Auge darbietet, nicht satt sehen. ||

Mein Lebenslauf ist in diesen ersten 14 Tagen in Rom überhaupt sehr regelmäßig gewesen u*nd* das ist ebenfalls nach dem unruhvollen 3wöchentlichen Umhertreiben auf der Reise sehr angenehm. Im Allgemeinen ist jeder Tag so eingetheilt: Um 6 U*hr* (oft auch schon um 5½) stehe ich auf und entwerfe nach meinen beiden Reisehandbüchern (Foerster[4] und Lossow[5], die sich beide wesentlich ergänzen) den Plan für die Aufgaben des Tages. Um 8 Uhr gehe ich über den Monte Pincio[6], die spanische Treppe[7] hinunter (die Du noch aus dem Panorama von Enslin kennst)[8] in die nahe Via Condotti, wo ich in dem altberühmten Caffè Greco antico[9] frühstücke, woselbst ich immer viele Künstler und Deutsche treffe. Den edlen Moccatrank mit ausgezeichneter Sahne schlürfe ich fast tropfenweis hinunter, da es der ausgezeichnetste Kaffee ist, den ich je getrunken, ein wahrhaft lucullischer Genuß und der einzige, der meinem Cadaver hier zu Gute kommt. Da Du weißt, welchen hohen Werth ich auf den Kaffee als wesentliches Erfrischungs- und Stärkungsreizmittel lege, wird Dir diese Apotheose begreiflich erscheinen, und ich wünsche nur, daß mir meine künftige norddeutsche Hausfrau nur halb so guten immer praepariren möchte. Gewöhnlich [e] esse ich dazu 2 Maritozzi, ein leichtes, gutes römisches Nationalbrod, und lese oft die Augsburger All*gemeine Zeitung*. Um 9 Uhr gehe ich in das Cafe am Ende der Via Angeli Custode und hole Diruf[10] und die 3 Damen[11] ab, die dort wohnen. Mit diesen verlebe ich dann den ganzen Tag in der angenehmsten Weise. Dr. Diruf ist ein sehr gescheuter und gebildeter Mann, von großer Erfahrung. Er war jetzt 10 Jahr in Neapel der erste deutsche Arzt und er wird jetzt an Stelle seines verstorbenen Bruders[12] Badearzt in Kissingen. Mit großer wissenschaftlicher Bildung verbindet er eine sehr liebenswürdige Persönlichkeit, so daß ich mich, obwohl er 10 Jahr älter ist, höchst intim und herzlich mit ihm stehe; dazu sind seine Mittheilungen über Neapel und das dortige [f] Leben besonders interessant und wichtig. Von den 3 Damen, die alle sehr munter und jugendlich mobil sind, unterhalte ich mich am meisten mit der Frau Blöst, die Dir auch gewiß sehr gefallen würde, da sie sehr natürlich, naiv und dabei mit einem sehr lebhaften und feinen Gefühl für Natur- und Kunst-Schönheiten begabt ist.In ihrem gesunden naturwüchsigen Urtheil und Ideengang erinnert sie mich oft an Dich und ich muß ihr immer viel von Dir erzählen. Sie ist etwa 32 Jahre alt und die Frau eines Schweizer (Luzerner) Hauptmanns [g] in neapolitanischen Diensten[13]. Nicht nur jetzt ist mir diese Bekanntschaft sehr angenehm, sondern kann mir auch in Neapel sehr vortheilhaft sein. Sie ist eine geborene Mannheimerin und besitzt ganz das lebhafte muntere Naturell der Pfälzer und Rheinländer. Auch die beiden Schwägerinnen des Dr. Diruff, Frl. Angelica und Helisena Girl aus Augsburg, sind muntere natürliche Mädchen. Letztere malt recht hübsch.[14] ||

Den Vormittag bringen wir gewöhnlich mit Besichtigung einer größeren Gemälde- oder Antikensammlung, eines Palastes oder mehrerer Kirchen hin, während wir den Nachmittag meist einen Ausflug in die nächste Umgebung machen. Das Nähere soll euch das Tagebuch im nächsten Brief sagen.[15] Die Umgebung Roms haben wir bisher in ihrem vollen Farbenglanz gesehen, obwohl der Frühling eigentlich noch nicht mit frischem Grün da ist. Aber die ungetrübte Kraft der vollen Sonne malt hier Stadt, Campagna und Berge mit so wundervollen Farben, namentlich rothen und violetten Tönen an, daß man bei uns im Norden nur eine schwache Vorstellung davon machen würde. Doppelt schön sehen die Berge dabei aus, weil auf den höchsten Gipfeln der Apenninen überall noch ein zusammenhängender Schneeteppich glänzt. Jeden Tag haben wir die herrliche Lage der Stadt, mit dem Gebirge im Hintergrund, mit neuem Vergnügen angesehen. Wir sind aber auch so vom Wetter begünstigt, wie es hier im Frühjahr nur sehr selten der Fall sein soll. Mit Ausnahme eines einzigen trüben Tages hat uns diese ganzen 14 Tage beständig die volle warme Sonne vom dunkelblauen wolkenlosen Himmel angestrahlt. Das giebt dann hier Temperatureffecte und Kontraste, die wirklich wunderbar sind. Während früh bis 8 Uhr in den ersten Tagen meines Hierseins, wo eine sehr heftige Tramontana (Gebirgswind) wehte, an dem Barte des wasserspeienden Tritonen[16] auf der Piazza Barberini, dicke fußlange Eiszapfen hingen, und Abends die Hände ganz steif wurden, war es zu Mittag in der vollen Sonne so glühend heiß, daß man den Rock ausziehen mußte. Schon die Unterschiede der unmittelbar sich begrenzenden Luft in der Sonne und im Schatten sind auffallend groß, noch mehr aber die von der Luft innerhalb und außerhalb der Gebäude. Während in den Sammlungen der großen Paläste noch eine eisige Kellerluft herrscht, wird man beim Heraustreten durch eine um 15–18° höhere Temperatur überrascht. Begreiflicherweise sind diese jähen und bedeutenden Temperaturwechsel nichts weniger als gesund und namentlich Brustkranken sehr nachtheilig, weshalb für diese das Römische Klima lange nicht so paßt, wie es immer empfohlen wird. In mein freundliches, hübsches Zimmerchen scheint die Sonne tagüber so warm hinein, daß es mir, wenn ich Abends nach Hause komme, wie geheizt vorkömmt und ich noch gar nicht darin gefroren habe, selbst wenn ich bis 1, 2 Uhr Nachts geschrieben habe. Die Existenz ist also auch in diesem Punkte weit gemüthlicher und angenehmer als in Florenz; und ich lebe ordentlich wieder dabei auf. ||

Vielleicht erwartet ihr diesmal eine ausführliche Schilderung des Carneval von mir; dann täuscht ihr euch aber ebenso, wie ich durch das viele Gerede und Geschreibe über dies berühmteste Volksfest in Rom, ja jetzt vielleicht in der Welt, getäuscht worden bin. Im Ganzen kann ich kurzgefaßt nur das Goethesche Urtheil unterschreiben: „Man muß den Carneval in Rom selbst gesehen haben, um den Wunsch los zu werden, ihn jemals wieder zu sehen!"[17] Der Carneval ist diesmal hier so überaus glänzend, wie er überhaupt nur je gewesen ist. Zum ersten mal seit vielen Jahren ist wieder das allgemeine Maskentragen und mehrere andere Freiheiten von dem französischen Stadtcommandanten, General Gyon,[18] erlaubt (vielleicht in der Erwartung, daß so Skandal entstehen und dadurch das Militär Gelegenheit finden würde, sich noch weiter festzusetzen).[19] Ferner begünstigt den Carneval ausnehmend das fortdauernde wunderschöne Wetter, sowie die in diesem Jahre außerordentlich starke Fremdenfrequenz, unter der sich viele Personen höchsten Ranges befinden. Die Umstände haben also in der That zusammengewirkt, um das Fest so glänzend als nur irgend möglich zu machen, und in seiner Art mag es wirklich vollkommen sein. Aber auf mich hat es trotzdem so gut wie gar keinen Eindruck gemacht und ich habe wenigstens die Genugthuung, dasselbe von vielen meiner deutschen Landsleute zu hören. Die Erklärung liegt einfach darin, daß das ganze Fest unserm norddeutschen Nationalcharakter ebenso zuwider ist, wie das ganze italienische Volksleben überhaupt. Das ganze Vergnügen besteht darin, daß die Leute sich gegenseitig entweder mit Blumensträußchen und Confect oder mit Gyps und Mehl bewerfen. Das einzige, was mich dabei interessiert hat, sind theils die schönen phantastischen Nationaltrachten aus der Campagna und dem Gebirg, die man dabei in Menge sieht, theils die schönen Gesichter, die in ebenfalls nicht geringer Anzahl sich sehen lassen. Doch gehören dieselben, wenigstens beim weiblichen Geschlecht, zur größeren Hälfte den

Engländern an, die überhaupt jetzt durch ihr großes Carnevalscontingent u*nd* ihre reichen Mittel die eingebornen Römer fast zu verdrängen anfangen. Unter den vielen Engländerinnen, die die Balkone zieren, sind in der Tat nicht wenige Gesichter, die sich durch edlen, regulären Schnitt u*nd* schönen Ausdruck[h] den besten Marmorgestalten des griechischen Alterthums an die Seite stellen könnten. Aber auch unter den Römerinnen sieht man manche sehr schöne Gesichter von charakteristisch südlichem Typus, obwohl viel weniger, als man gewöhnlich denkt. || Am reizendsten sehen die kleinen, 10–15jährigen Buben aus der Campagna aus, mit hohem spitzem Filzhut, langen braunen Haaren bis über die Schultern herab, eben so dunkelbraunen, glänzenden, großen Augen u*nd* einem allerliebsten Gesicht aus dem Ziegenfell [i] oder aus der blauen Jacke hervorguckend; dazu gewöhnlich halbe Hosen mit langhaarigem Ziegenfell, lederne Schienen für die Unterschenkel u*nd* Sandalen. Aber auch die alten langbärtigen Männer in ähnlicher phantastischer Räubertracht, aus der Campagna u*nd* aus dem Gebirg, sehen nicht minder malerisch aus. Die Mädchen vom Land sind meist sehr malerisch in Weiß, Roth u*nd* Gold gekleidet. Der Hauptschauplatz des Carnevals ist der Corso, die lange enge Hauptstraße der Stadt, die von der Porta di Popolo bis zur Piazza di [j] Venezia geht u*nd* in welcher 2 ununterbrochene Wagenreihen nebeneinander auf u*nd* abfahren. Die schmalen, übrig bleibenden Zwischenräume sind mit Fußgängern, großentheils Masken, vollgestopft. Alle Fenster u*nd* Balkone der festlich geschmückten (namentlich mit rothen Teppichen behangenen) Häuser des Corso sind bis oben hin mit Zuschauern voll[k], welche von oben herab werfen u*nd* von denen zu Wagen u*nd* zu Fuß unten geworfen werden. Das Alles hat natürlich nur Sinn, wenn man hier viele Bekannte hat. Insbesondere ist dazu aber, wie mir heute ein Maler ganz richtig auseinander setzte, nöthig, daß man, wie es hier bei jedem anständigen Römer aus den höheren Ständen Sitte ist, außer seiner Frau oder Braut wenigstens noch 10 verschiedene Liebschaften unterhält, mit denen man dann während des Carnevals in der verschiedensten Weise anknüpft u*nd* weitere Verhältnisse ausspinnt. Des Pudels Kern läuft dann wesentlich auf ein complicirtes Intriguenspiel hinaus. So etwas kann einen Italiener wohl in Entzücken versetzen; für uns Nordländer ist es aber, Gott sei Dank! gar Nichts, u*nd* was ich speciell hierbei für Gedanken gehabt habe, könnt ihr euch denken. Da ich natürlich keinen Menschen von all den Corsoherumläufern u*nd* Prinzessinnen kenne, u*nd* noch weniger Lust habe, Bekanntschaft anzuknüpfen, so beschränkte ich mich rein auf objectives Beobachten des höheren Blödsinns, wobei mir aber bald so nüchtern u*nd* hohl zu Muth wurde, daß ich, nachdem ich 2 Nachmittage pflichtmäßig ausgehalten, die andern 6 mit vielen Vergnügen dran gab u*nd* an das Herz meiner lieben Natur, auf die Berge, flüchtete. ||

Rom. 1.3.59. Endlich, endlich, mein liebstes, süßes Schatzchen, habe ich gestern zum ersten Mal seit fast 3 Wochen, Nachricht von euch bekommen, nachdem ich die ganze erste Woche in Rom täglich vergeblich zu Post gelaufen war. Wie sehr ich mich in diesen letzten 14 Tagen nach einem Brief gebangt habe, kannst Du Dir denken, namentlich zu meinem Geburtstage hätte ich gern ein Lebens- u*nd* Liebeszeichen gehabt. Um so größer war dann gestern meine Freude, als ich 2 Briefe zugleich erhielt, den von Dir am 17.2. abgeschickten (der am 26. hier angekommen ist, den sie mir aber trotz täglicher Nachfrage erst gestern gegeben haben)[20] u*nd* den von den Eltern am 12. aus Berlin abgeschickten,[21] der am 17ten in Florenz (pos*te* rest*ante*) angekommen ist, am 28ten hierher nachgeschickt. Zu meiner größten Betrübniß sehe ich aber aus dem Briefe, daß ich 2, von Dir am 11ten und 15ten nach Florenz abgeschickte Briefe[22] nicht bekommen habe, wahrscheinlich auch einen von den Eltern zum 16ten dorthin geschickten nicht.[23] Ich habe vor meiner Abreise nach Florenz alle möglichen Vorsichtsmaßregeln getroffen, daß die Briefe sowohl vom Hôtel Fortuna, als von der Post hierher nachgeschickt werden. Trotzdem haben die schändlichen Schurken es doch nicht gethan. Hier wundert sich freilich Niemand darüber. Die eine Lehre habe ich aber nur per praxia hier gelernt, nie wieder poste restante oder an einen Gasthof zu adressiren, sondern immer nur an eine bestimmte Adresse eines zuverlässigen Privatmanns. Für Rom also an meine einliegende Adresse. Für Neapel werde ich euch nächstens auch die Adresse schreiben. Übrigens werde ich jedenfalls an den Maler Krafft[24] in Florenz schreiben, daß er den infamen Kerls dort auf die Bude rücken und womöglich die Briefe noch herauszubekommen und nachzuschicken suchen soll. Übrigens bitte ich Dich sowohl, als die Eltern, jedesmal auf die Rück- (Siegel) Seite Name und Wohnung des Absenders zu schreiben, ferner mir genau anzugeben, welche Briefe von mir, und wann sie angekommen sind. Nach den jetzt hier eingezogenen Erkundigungen scheint es auch für Rom sicherer (via di mare) oder via Marseille hinzuzusetzen. Hab 1000 Dank für Deinen herzigen Brief, süßer Schatz und schreib recht bald wieder. Hoffentlich geht es Dir jetzt auch besser, als in den ersten Wochen und Du hast Dich schon etwas in die Trennung gefunden. Mir geht es hier in Rom viel besser; theils nimmt mich all das herrliche Große in Kunst und Natur so in Anspruch, daß wenigstens die allzu wehmüthige Sehnsucht etwas gestillt wird, anderseits habe ich so sehr nette deutsche Gesellschaft den ganzen Tag, als ich mir wünschen kann. Von früh 9 Uhr bis Abends 8 Uhr bin ich mit Dr. Binz[25], Dr. Diruff[26] und seinen 3 Damen[27] zusammen, die äußerst mobil sind. Wir besehen Alles den Tag über gemeinschaftlich. Abends besuche ich gewöhnlich noch Hirtzel[28] oder Kunde[29].

Für heute herzlichsten Gruß. Bald mehr. Ich denke noch 3 Wochen in Rom zu bleiben. ||

[*Beilage*]

Ich schreite aus dem Thore
Ins weite öde Feld.
Dort ist der große Kirchhof
Der alten Römerwelt.

Die ruht von Lieb und Hasse,
Von Lust und Kampf und Strauß,
Dort, an der appischen Straße
Im Marmorgrabe aus.

Mich grüßt der Thurm, vergoldet
Vom Abendsonnenstrahl
Caecilia Metella,
Dein trutzig Todtenmal.

In seinen Trümmern steh ich,
Den Blick gen Nord gewandt,
Da fliegen die Gedanken
Weit übers wälsche Land!

Zu einem andern Hause
Das hat viel kleinere Stein,
Am rebumrankten Fenster
Sitzt die Herzliebste mein.[30] ||

Dies Gedichtchen, was ich beim Herumsteigen in den Ruinen immer für mich hingesungen habe, ist aus dem „Trompeter von Säckingen" von J. Scheffel, einem Universitätsfreunde Karls[31]. Der einliegende niedliche Crocus[32] ist am 16.2. auf den Stadtmauern Luccas gepflückt, wo ich die herrliche Fernsicht auf die schneebedeckten Apenninen hatte.[33] – Dein niedliches Mooskränzchen zum 16. hat mich sehr erfreut, lieber Schatz und ist mir durch seine niedliche Symbolik doppelt lieb.[34] Hab einen herzigen Kuß dafür Du bester Schatz, wie für alle Deine reiche Liebe, für welche Du zum Lohn auch Deinen Erni, der ganz Dein Eigenthum ist, recht brav, stark u*nd* fest, u*nd* mit vielem schönen Wissen bereichert, aus den Hesperischen Gefilden[35] wieder glücklich zurückhaben sollst.

[*Nachschrift an Charlotte und Carl Gottlob Haeckel*]

Liebe Eltern!

Laßt euch aus der Papierhandlung der Gebr. Ebart[36], Mohrenstr. (nahe dem Wilhelmsplatz, rechts) ½ Rieß dieses feinsten, dünnsten Postpapiers kommen. Ihr könnt dann jedesmal 1½ ganze große Bogen oder 3 halbe inclusive Couvert, welches aus dem Bogen selbst zu bilden ist!) schreiben.
   – Schreibt doch auch ob ihr noch Porto habt nachzahlen müssen! ||

Al Signore Dottore –
di Berlino.
Roma
Via felice 107
secondo piano.

1   Nach Tibull, Carmen 2, 5, 23 f.: „Romulus aeternae nondum formaverat Urbis moenia" (dt. Übs.: „Romulus hatte noch nicht die Mauern der ewigen Stadt erbaut"); s. u. a. in: Tibullus, Albius: Carmina. Textu ad codd. mss. et editiones recognito insigniori lectionis varietate notisque adiectis edidit Ernest. Car. Christianus Bach. Lipsiae 1819, S. 158.
2   Die Campagna Romana, die hügelige Landschaft um Rom in der Region Latium; vgl. Br. 96, Anm. 23.
3   Die Sieben Hügel der Stadt Rom (lat. Septem montes Romae), östlich des Tibers gelegen: Aventin, Caelius, Capitol, Esquilin, Palatin, Quirinal und Viminal.
4   Förster, Ernst: Handbuch für Reisende in Italien. 4 Abt., 6. verb. und verm. Aufl., München 1857.

5   Lossow, Eduard von: Handbuch zur Reise nach und in Italien. Mit einer Zusammenstellung von italienischen Dialogen, Wörtern und Formularen in Briefen und Contracten vom Professor Fabbrucci. Mit vielen Karten und Plänen. 3. verm. u. verb. Aufl., Berlin 1857.
6   Hügel im nördlichen Stadtgebiet Roms.
7   Ital. Scalinata di Trinità dei Monti; 1723 bis 1725 im Auftrag von Papst Innozenz XIII. (1655–1724) nach dem Entwurf von Francesco De Sanctis (1679–1731) erbaute Freitreppe, die vom Spanischen Platz (Piazza di Spagna) zur Kirche Santa Trinità dei Monti führt; vgl. Förster, Handbuch (wie Br. 86, Anm. 8), S. 158.
8   Enslen, Carl Georg: Panorama von Rom; vgl. Br. 96, S. 340.
9   Antico Caffè Greco, seit Mitte des 18. Jh. bekannt als legendärer Künstlertreffpunkt in Rom, wohin diese ihre Post adressieren ließen; vgl. Förster, Handbuch (wie Br. 86, Anm. 8), S. 143.
10 Diruf, Oscar.
11 Girl, Angelica; Girl, Helisena; Bloest, N. N.
12 Diruf, Gustav.
13 Bloest, *Ludwig* August.
14 Anlässlich Ernst Haeckels 70. Geburtstages schenkte Helisena Koch-Girl das kleine Porträt Haeckels (s. Abb. 29) aus ihrem Skizzenbuch, das sie im März 1859 angefertigt hatte, und schrieb dazu: „Heute habe ich Ihr Bild in der Gartenlaube gefunden und darinnen gelesen, daß Sie morgen Ihren siebzigsten Geburtstag feiern; erlauben Sie mir Ihnen dazu meinen herzlichsten Glückwunsch zu senden. Möge Gott Ihnen noch viele, viele, thatkräftige, geistesfrische frohe Jahre schenken und Sie immer so frohgemuth wie auf diesem Bilde in der Welt sehen; kaum aber hätte ich Sie darnach erkannt, auf einer kleinen Skizze in meinem römischen Skizzenbuch sind Sie noch der blond gelockte Jüngling in dessen Gesellschaft wir mit Schwager Dr. O. Diruf v. Würzburg damals Neapel so schöne, reiche Tage, ungetrübt genießen durften" (EHA Jena, A 28611).
15 Haeckel, Italienische Reise 1859 (wie Br. 79, Anm. 3), S. 57–59.
16 Der 1642/43 erbaute Tritonenbrunnen (ital. Fontana del Tritone) von Gian Lorenzo Bernini (1598–1680) in der Mitte der Piazza Barberini.
17 Goethe, Johann Wolfgang von: Italiänische Reise. In: Goethe's sämmtliche Werke in vierzig Bänden. Vollständige, neugeordnete Ausgabe. Stuttgart; Tübingen 1840, S. 215.
18 Goyon, Charles-Marie-Augustin Comte de.
19 Der Kardinalstaatssekretär Giacomo Antonelli (1806–1876) war seit seiner Verletzung bei dem 1855 von Antonio de Felici auf ihn verübten Attentat verunsichert, und man vermutete neben den allgemein unruhigen politischen Verhältnissen in Italien insbesondere darin die Ursache für das zeitweise Verbot von Karnevalsmasken; vgl. Königlich privilegirte Berlinische Zeitung von Staats- und gelehrten Sachen. Nr. 41, 18.2.1859, S. 5.
20 Br. 95, Haeckel irrt hier beim Absendedatum; der Brief wurde am 17. begonnen und erst am 19.2. abgeschickt.
21 Br. 91.
22 Br. 89 und 93.
23 Der Geburtstagsbrief der Eltern an Ernst Haeckel ging verloren.
24 Krafft, Albert.
25 Binz, Carl.
26 Diruf, Oscar.
27 Wie Anm. 11.
28 Hirzel, Friedrich.
29 Kunde, Felix.
30 Scheffel, *Joseph* Victor von: Der Trompeter von Säckingen (Stuttgart 1854); Haeckel zitiert die Verse offenbar aus dem mitgeführten Reiseführer von Lossow, Handbuch (wie Br. 98, Anm. 5), S. 288.
31 Joseph v. Scheffel und Karl Haeckel hatten ab dem Wintersemester 1844 zusammen Rechtswissenschaft in Heidelberg studiert.
32 Gattung: Crocus L., Krokus, Familie: Iridaceae (Schwertliliengewächse).
33 Haeckel fertigte zu seinem Geburtstag, am 16.2.1859, eine Bleistiftskizze mit der Aussicht von der Stadtmauer von Lucca auf die Apenninen an; s. Abb. 30.

34 Vgl. Br. 95, S. 333.
35 Bezeichnung für Italien wegen seiner schönen Landschaften, in Anlehnung an die sagenumwobenen Gärten der Hesperiden (Nymphen der griechischen Mythologie).
36 Die für ihr Feinpapier bekannte Papierhandlung der Firma Gebrüder Ebart (Inhaber einer Papier-, Pressspan- und Dachpappenfabrik: Carl Emil Ebart und dessen Sohn Johann Paul) in der Mohrenstraße 13/14 in Berlin.

99. Von Karl Haeckel, Freienwalde, 1. März 1859,
mit Nachschrift von Wilhelmine Sethe

Freienwalde | Dienstag 1 Maerz 59.

Lieber alter Junge!

Ich glaube gar, ich habe Dir bis jetzt noch nichts Ausführlicheres über unsern neuen Ankömmling[1] geschrieben. Der kleine Bengel (den die Jungen durchaus Ernst getauft haben wollen, „damit wir auch einen Ernst und eine Anna hätten")[2] ist ein großes kräftiges Kind, er wog in den ersten Tagen ca. 9 Pfund u. maß 19⅛ Zoll; dabei sieht er im Gesicht u. an den Gliedmaßen so vollständig u. entwickelt aus als wäre er längst 4 Wochen alt. Schreien kann er gehörig, aber in ruhigen Stunden auch sehr freundlich u. klar um sich sehen. An Durst fehlt es ihm nicht; er läßt sichs an der Mutter[3] Brust prächtig schmecken. Unsre Wöchnerin geht es bis jetzt auch recht gut. Sie ist am 9t Tage, vorigen Sonnabend, einige Stunden, u. seit Sonntag von früh bis Abend 9 Uhr aufgewesen. Sie ist sehr heiteren Sinnes u. wir beide doch recht froh, daß wir Mutter Minnchen[4] zur Pflege haben. Die Kinder[5] sind bis auf eine Erkältung die sie in der Stube hält munter; bei Anna ist etwas Schärfe im Gesicht ausgebrochen.

Aus Freienwalde kann ich Dir begreiflicher Weise nicht viel Neues erzählen, das für Dich Interesse hätte. Heute haben wir im Alexandrinenbade[6] großes Konzert von Musikfreunden für unsern Louisenverein[7]. Sonst komme ich wenig aus des Abends, u. bin meist zu Hause, neben Politicis treibe ich jetzt Volkswirthschaftslehre, u. sehe dabei recht ein, welch unerläßliche Hülfswissenschaft dieselbe zum Verständniß der Geschichte ist. Dabei lese ich natürlich Zeitungen u. Journale fort. Erstere kosten mir bei den[a] Unfug-||reichen Landtagsverhandlungen jetzt manche Stunde. Das Ehegesetz[8] u. das Gesetz zur Ausgleichung der Grundsteuer[9] werden – außer einer Menge Petitionen – den Hauptgegenstand der Berathung bilden. –

Ich denke, Dir was mir so beim Lesen vorkommt u. von Interesse für Dich zu sein scheint, ohne besondere Ordnung, wie es grad kommt zu schreiben u. fange gleich damit an: Neulich las ich, Max Schulze habe einen Ruf[b] als ordentlicher Professor nach Bonn erhalten.[10] Virchow hat in der Singakademie einen Vortrag über Atome u. über die Zelle gehalten[11] der viel Aufsehn erregt hat; die Prinzessin Preußen[12] hat denselben mit angehört.

– Vor mir liegt ein Aufsatz der Grenzboten-No 6/59. S. 212[c]: „Die Zerstörung des alten Rom"[13], den ich Dir gern schickte, wenn ich könnte. Der Verfasser sucht darin nachzuweisen, daß die Vandalen u. Gothen eigentlich verhältnißmäßig nur sehr wenig zur Zerstörung beigetragen haben; die Hauptsache ist im eigentlichen Mittelalter geschehen u. zwar

1.) durch das Einreißen der alten schönen Tempel, um deren Marmorsäulen u. Verzierungen zum Bau der christl*ichen* Kirchen zu benutzen. Man war zu arm an Ideen u. die Baukunst zu sehr heruntergekommen, als daß sie sich anders zu helfen gewußt hätte. Dabei hat man in rohester Weise die verschiedensten Säulen u. Ornamente durcheinander gemischt. Als schlagendes Beispiel für diese Sitte, vorhandene Gebäude zu zerstören u. mit deren Ornamenten neue zu schmücken, werden die Kirchen S. Sabina[14], S. Maria Maggiore[15], S. Maria in Trastevere[16], S. Lorenzo fuori le mura[17] aufgeführt. Namentlich die letztre soll eine rechte Musterkarte von verschiednen Bauwerken ent-||lehnter Bruckstücke sein. Von nicht kirchlichen führt er den Triumphbogen Constantins an, dessen schönste Reliefs dem des Trajan[18] entlehnt sind u. grell gegen die neu hinzugefügten aus Constantins Zeit abstehen.

2.) Die furchtbarste Verwüstung durch fremde Truppen erlitt Rom im M*ittel*-A*lter* durch K*aise*r Heinrich IV.[19], der das Capitol zerstörte u. den Papst in d. Engelsburg belagerte, – durch den den Papst Gregor VII.[20] entsetzenden H*erzog* Guiscard[21], der durch Feuer einen *großen* Theil des Campus Martius[22] einäscherte u. sich so den Weg von d*er* porta del popolo[23] her a*uf* d*ie* Engelsburg[24] bahnte, später*d* auch noch fast alle Gebäude vom Lateran[25] bis zum Colosseum in Brand steckte. Der Caelius *und* Aventin[26] sind seitdem verödet.[27]

3.) Die Parteistreitigkeiten in der Stadt selbst machten – ganz so wie Du es von Florenz in D*einem* Briefe schilderst – aus jedem Hause wo möglich eine Festung. Das Geschl*echt* der Colonna[28] hatte von d*er P*iazza S. Marzello[29] bis a*uf* S*t*. Apostoli[30] hin, wo jetzt der Pall*azzo* Colonna[31] ist, seine befestigten Wohnungen u*nd* verschanzte sich wahrscheinlich in den Thermen des Constantin[32]. Die Orsini[33] hatten ihren Sitz *auf* Monte Giordano[34], *einem* Hügel in d*er* Nähe d*es* ponte S. Angelo[35], ferner in dem zerstörten Theater des Pompejus[36] (j*etzt* Pall*azzo* Pio)[37] u. überhaupt *auf* Campo di fiore[38], auf dem *rechten T*iber Ufer den Palast S. Peter[39], die Gaetani,[40] das mächtigste Geschlecht nächst jenem hatten d*en* Torre delle Milizie[41] u. Grabmahl der Caecilia Metella[42] inne, die Savelli[43] das Theatro di Marcellus[44]. Die so zurechtgemachten Haus-Festungen*e* waren meist noch durch Gräben u. Pfahlwerk vertheidigt; bei Kämpfen wurden *die* nächsten Straßen mit Ketten, Holzwerken u. Barrikaden versperrt. Aus diesen Parteikämpfen erklärt sich die furchtbare Verwüstung des Hauptes der Volksparthei*f* des Senators Brancaleone aus Bologna[45] 1257, der, um die Macht des Adels d*urch* Vernichtung seiner Burgen zu brechen, die sämmtl*ichen* festen Burgen des A*dels* zu zerstören beschloß, und wirklich c. 150 feste Gebäude, meist *aus dem* Alterth*um* zerstörte, auch ei*nen* || Theil des Colosseum.

4.) Am Tiefsten sank Rom z. Zt. des Schisma 1305–1407.[46] D*ie* Stadt war so entvölkert, daß sie*g* kaum 17,000 E*inwohner* zählte. Fast alle Kirchen standen verlassen, mit sinkenden Mauern u. eingestürztem Dach da, unregelmäßig zerstreute Hütten bildeten den bewohnten Theil Rom's, mit A*usnahme* des Capitols waren *die* andren Hügel verödet.

5.) Die Herstellung des Verfallnen nach dem Exil im 15 u. 16 sec*ulum*[47] ward e*ine* neue Ursache der Zerstörung antiker Gebäude; man benutzte dieselben einfach als Baumaterial, die 3 größten Pälaste, der venetianische[48], *die* Cancelleria vecchia[49], u. Farnese[50] sind großentheils aus Steinen vom Colosseum gebaut.

[*Nachschrift von Wilhelmine Sethe*]

Mein lieber Ernst!

Karl hat mir hier noch ein sehr nettes Blättchen überlassen, was ich gern benutze Dir selbst einen herzlichen Gruß zu senden und Dir zu sagen wie ich mich freue daß Dirs bisher so gut ergangen ist und wünsche von ganzer Seele es werde so bleiben.

Anna schreibt immer sehr vergnügt und zufrieden aus Steinspring, und so freue ich mich eures Glückes auch in der Trennung, denn ich bedinge immer mit dem Begriffe von Glück, Zufriedenheit mit uns selbst und den äußeren Verhältnissen.

Ich möchte Dirs nochmals recht ans Herz legen: Mäßigung in allen Dingen lieber Ernst, sowohl in Deinen Arbeiten, Deinen bürgerlichen Anstrengungen, der Betheiligungen dortiger Verhältnisse und Ansichten, und auch Deiner Geschäfte. Denke Dir immer daß Du dort sein sollst, um so eher Dein liebstes Ziel zu erreichen und es wird vieles leicht werden. Vertraue immer meiner aufrichtigen Liebe, Du wirst Dich nie täuschen. Deine treue M*utter* Sethe.

Hier ist ein[h] ganz prächtiger kleiner Neffe[51] einpaßirt, ein liebes Kind. Mutter und Kind sind wohlauf.[i]

1 Haeckel, Heinrich; er wurde am 18.2.1859 in Freienwalde geboren.
2 Vgl. Br. 40, Anm. 21.
3 Haeckel, Hermine, geb. Sethe.
4 Sethe, Wilhelmine, geb. Bölling.
5 Haeckel, *Carl* Christian Heinrich; Haeckel, Hermann; Haeckel, Anna.
6 Ehem. Logierhaus in der Schiffmühler Straße 2 in Freienwalde, heute Albert-Schweitzer-Schule.
7 Wohltätigkeitsverein in Freienwalde, der unter dem Protektorat der Prinzessin Louise von Preußen (1838–1923) stand; vgl. Königlich privilegirte Berlinische Zeitung von Staats- und gelehrten Sachen. Nr. 187, 2. Beilage, 10.8.1870, S. 8.
8 Anfang 1859 wurde in Preußen eine Reform des Eherechts zur Einführung einer Zivilehe vorgenommen; vgl. Br. 96, S. 340.
9 Zeitgleich zur Eherechtsreform wurde auch die Reform der Grundsteuergesetzgebung verhandelt; vgl. Acta Borussica, Protokolle (wie Br. 96, Anm. 38), S. 58 f. und 61; Königlich privilegirte Berlinische Zeitung, Nr. 42, 19.2.1859, S. 3.
10 Nachdem Hermann v. Helmholtz 1858 nach Heidelberg berufen worden war, trat Max Schultze dessen Nachfolge als Direktor des Anatomischen Instituts in Bonn an und hielt dort am 14.11.1859 seine Antrittsrede. Vgl. Leipziger Repertorium der deutschen und ausländischen Literatur. 18. Jg., 1. Bd., Leipzig 1860, S. 297, Nr. 1089.
11 Zum Vortrag „Atome und Individuen" vgl. Br. 95, Anm. 30.
12 Preußen, *Augusta* Marie Luise Katharina Prinzessin von, geb. Prinzessin von Sachsen-Weimar-Eisenach.
13 Die Zerstörung des alten Rom. In: Die Grenzboten. Zeitschrift für Politik und Literatur. 18. Jg., 1.9.1859, 1. Bd., Leipzig 1859, S. 212–227.
14 Die unter Papst Coelestin I. (regierte 422–432) errichtete und von Sixtus III. (432–440) vollendete romanische Basilika minor auf dem Aventin-Berg im alten Rom am linken Tiberufer, südwestlich des Circus Maximus; vgl. Lossow, Handbuch (wie Br. 98, Anm. 5), S. 226; Förster, Handbuch (wie Br. 86, Anm. 8), S. 212.
15 Die unter Papst Liberius (regierte 352–366) erbaute und daher auch Basilica Liberana genannte Basilika major (eine der sieben Pilgerkirchen Roms) wurde unter Papst Coelestin I. komplett

umgebaut und von Papst Sixtus III. 434 geweiht; vgl. Lossow, Handbuch (wie Br. 98, Anm. 5), S. 217; Förster, Handbuch (wie Br. 86, Anm. 8), S. 203.

16 Die älteste Marienkirche Roms, eine Basilika minor im Zentrum von Trastevere, wurde unter Julius I. († 352) Mitte des 4. Jh. erbaut, 1140 unter Innozenz II. (vor 1088–1143) durch einen Neubau mit einem freistehenden Glockenturm (Campanile) ersetzt und 1198 von Innozenz III. (1161–1216) geweiht; vgl. Lossow, Handbuch (wie Br. 98, Anm. 5), S. 224; Förster, Handbuch (wie Br. 86, Anm. 8), S. 205 f.

17 Sankt Laurentius vor den Mauern; die Basilika minor, eine der sieben Pilgerkirchen Roms, wurde von Pelagius II. († 590) an der Grabstätte des Märtyrers St. Laurentius von Rom († 258) neu errichtet und unter Papst Nicolaus V. (1397–1455), Innozenz X. (1574–1655) und Mitte des 19. Jh. unter Pius IX. (1792–1878) umfassend restauriert; vgl. Lossow, Handbuch (wie Br. 98, Anm. 5), S. 219; Förster, Handbuch (wie Br. 86, Anm. 8), S. 200 f.

18 Die Statuen des Reliefs erinnern an die Feldzüge des römischen Kaisers Marcus Ulpius Traianus (53–117) gegen die Daker und wurden im Jahre 112 vom Senat der Stadt Rom errichtet; vgl. Förster, Handbuch (wie Br. 86, Anm. 8), S. 172 f.

19 Heinrich IV., römisch-deutscher Kaiser.

20 Gregor VII. (Hildebrand von Sovana), Papst seit 1073.

21 Guiscard, Robert, Herzog von Apulien und Kalabrien.

22 Marsfeld, dem römischen Kriegsgott Mars gewidmetes Areal, auf dem sich u. a. das Augustusmausoleum und das Marcellustheater befanden, heute der römische Stadtteil Campo Marzio.

23 Das 1561 nach den Entwürfen des italienischen Barockarchitekten Giacomo Barozzi da Vignola (1507–1573) erbaute Eingangstor zur Piazza del Popolo, benannt nach der daneben liegenden Kirche St. Maria del Popolo; vgl. Förster, Handbuch (wie Br. 86, Anm. 8), S. 168.

24 Castello St. Angelo, das ursprünglich für sich und seine Nachfolger von Hadrian (117–138) u. a. nach dem Vorbild des Augustusmausoleums erbaute und 140 von Antonius Pius (86–161) vollendete Grabmal, heute ein Museum; vgl. ebd., S. 188.

25 Piazzo S. Giovanni in Laterano, benannt nach seinen ursprünglichen Eigentümern, den Lateranern, Konstantin der Große (um 270–337), ließ hier in seinem Palast eine Kirche erbauen, die er später dem Bischof von Rom schenkte; vgl. ebd., S. 190, 197 f.

26 Caelius und Aventin, zwei der sieben Hügel des alten Roms (Aventinus, Caelius, Capitolinus, Esquilinus, Palatinus, Quirinalis und Viminalis), mit Ruinen aus dem klassischen Altertum, der Kaiserzeit Roms. Auf dem südöstlich des Palatin gelegenen Caelius (auch Querquetulanus) befindet sich die Parkanlage Villa Mattei. Auf Aventinus, einem alten Waffenplatz, steht die Basilika S. Sabina; vgl. ebd., S. 149.

27 Vgl. Die Grenzboten, Zerstörung des alten Rom (wie Anm. 13), S. 222.

28 Römisches Adelsgeschlecht, dessen Genealogie auf die Grafen von Tusculum zurückgeht. Der Name leitet sich von dem Ort Colonna nahe Tusculum ab; zu den beschriebenen Besitzungen vgl. ebd., S. 223.

29 Piazza di San Marcello, ein kleiner Platz nahe der Via del Corso mit der Titelkirche San Marcello; vgl. Lossow, Handbuch (wie Br. 98, Anm. 5), S. 223.

30 Piazza dei Santi Apostoli, Platz nördlich der Piazza Venezia mit der gleichnamigen Basilika Santi XII Apostoli; zur Kirche vgl. Förster, Handbuch (wie Br. 86, Anm. 8), S. 194 f.

31 Ein nach Ende des Schismas unter der Regentschaft von Papst Martin V. (1368–1431) begonnener, später vielfach erweiterter und umgebauter Adelspalast mit einer Bildergalerie; vgl. Lossow, Handbuch (wie Br. 98, Anm. 5), S. 272 f.; Förster, Handbuch (wie Br. 86, Anm. 8), S. 238 f.

32 Die antike öffentliche Badeanstalt wurde 376 in einem Aufstand beschädigt, 443 wiederaufgebaut und im 16. Jh. bis auf die Grundmauern abgetragen, um den Piazzo Rosipiglosi dort zu erbauen; vgl. ebd., S. 185.

33 Römisches Adelsgeschlecht, das mehrere Päpste und Kardinäle stellte; ursprünglich auch die Bobonen genannt; vgl. Die Grenzboten, Zerstörung des alten Rom (wie Anm. 13), S. 223.

34 Ein kleiner aus altem Schutt und Trümmern gebildeter Hügel nahe Ponte S. Angelo; vgl. ebd.

35 Eventuell der 1514 von Bindo Altoviti (1491–1557) am Anfang der Engelsbrücke erbaute Palazzo degli Altoviti. Die Engelsbrücke (ital. Ponte S. Angelo, lat. Pons Aelius), ursprünglich von Hadrian

(76–138) erbaut und später mit Engelstatuen aus der Passionsgeschichte nach Modellen von Gian Lorenzo Bernini (1598–1680) geschmückt, führte über den Tiber zur Engelsburg; vgl. Förster, Handbuch (wie Br. 86, Anm. 8), S. 168 f.; Lossow, Handbuch (wie Br. 98, Anm. 5), S. 270.
36 Das erste steinerne Theater des antiken Roms, auf dem Marsfeld gelegen, von dem zu Haeckels Zeit nur einige Grundmauern unter dem Palazzo Pio erhalten waren; vgl. Förster, Handbuch (wie Br. 86, Anm. 8), S. 181.
37 Palast an der Via della Conciliazione im heutigen Stadtteil Borgo.
38 Platz, auf dem der Palazzo Pio steht, mit den Mauerresten des Theaters des Pompeius im Untergrund; vgl. Die Grenzboten, Zerstörung des alten Rom (wie Anm. 13), S. 223.
39 Irrtüml. für „einen Palast bei St. Peter [Petersdom]"; vgl. ebd.
40 Auch Caetani oder Cajetani (Name von der Stadt Gaeta abgeleitet); altes römisches Adelsgeschlecht, das zwei Päpste stellte.
41 Nach einer falschen Legende auch Turm des Nero Claudius Caesar Augustus Germanicus (37–68) genannt, unter Papst Innocenz III. 1160–1216) erbaut; vgl. Förster, Handbuch (wie Br. 86, Anm. 8), S. 190.
42 Der Rundbau an der Via Appia vor der Porta S. Sebastiano, als Grabmal der Cäcilia Metella Cretica erbaut, diente den Gaetani als Festungsturm; vgl. ebd., S. 187.
43 Römisches Adelsgeschlecht, das zwei Päpste stellte; vgl. Die Grenzboten, Zerstörung des alten Rom (wie Anm. 13), S. 224.
44 Das Theater des Marcus Claudius Marcellus (42 v. Chr. – 23 v. Chr.) wurde ihm zu Ehren von dessen Onkel und Schwiegervater, Kaiser Augustus (63 v. Chr. – 14 n. Chr.) erbaut und 13 v. Chr. vollendet; vgl. Förster, Handbuch (wie Br. 86, Anm. 8), S. 181.
45 Andaló, Brancaleone degli.
46 Gemeint ist die Zeit des sogen. abendländischen Schismas, beginnend mit der Wahl des Papstes Clemens V. (ca. 1264–1314) 1305, die zur Verlegung der päpstlichen Residenz nach Avignon führte. Papst Gregor XI. (1329–1378) kehrte zwar 1376 nach Rom zurück, doch kam es infolge einer Doppelwahl bereits 1378 zu einer erneuten Spaltung, die bis zur Wahl des Papstes Martin V. (1369–1431) im Jahr 1417 andauerte.
47 Die Zeit des sogen. abendländischen Schismas, in der die Päpste nicht in Rom residierten.
48 Palazzo di Venezia, 1468 durch den Venezianer Paul II. (Pietro Barbo) (1417–1471) nach Plänen von Giuliano da Maiano (1432–1490) aus Steinen des Kolosseums erbaut; 1857 Sitz der österreichischen Gesandten; vgl. Lossow, Handbuch (wie Br. 98, Anm. 5), S. 277.
49 Palazzo della Cancellaria auf dem Campo dei Fiori („das Feld der Blumen"), einer der schönsten Paläste Roms, durch Ludovico Scarampi Mezzarota (1401–1465) gegründet und 1494 durch Raffaele (Sansoni) Riario (1460–1521) vollendet; vgl. ebd., S. 272.
50 Palazzo Farnese, eines der bedeutendsten italienischen Renaissancebauwerke, im Auftrag des Kardinals Alessandro Farnese (1468–1549), seit 1543 Papst Paul III., zwischen ca. 1517–1589 erbaut; am Bau beteiligte Architekten waren Antonio da Sangallo d. J. 1484–1546), Michelangelo (1475–1564), Vignola (1507–1573) und Giacomo della Porta (um 1532–1602); heute Sitz der französischen Botschaft; vgl. ebd., S. 274.
51 Wie Anm. 1.

100. Von Anna Sethe, Steinspring, 27. Februar – 4. März 1859

Steinspring, 27.2.59.

So hast Du Deine Aenni schon verwöhnt, Du lieber Schatz, daß ich heute (Sonntag), da gestern vor acht Tagen Dein letzter Brief[1] in Friedeberg[2] angekommen ist, den ich freilich erst Montag erhielt, schon sehr ungeduldig werde und sehnsüchtig morgen den Briefboten erwarte, hoffentlich nicht vergebens. Für solche schwachen Momente des unruhigen Herzens weiß ich kein beßeres Mittel, als mit Dir zu plaudern, was ich ohnehin so lange nicht mehr gethan habe. Mittwoch ist mein letzter Brief[3] an Dich abgegangen und ich denke, jetzt regelmäßig so abzuschicken. Kommt dazu, daß ich von Mutter[4] auch sehr lange keinen Brief gehabt habe und über Herminens weiteres Ergehen[5] also auch im Unklaren bin. Ich habe viel in diesen Tagen gelesen; im Eschricht, der mir dummen Menschen so viel Intereßantes und Neues bringt, daß ich wirklich Zeit brauche, um den Stoff allen in mir zu verarbeiten; heute habe ich über die Drüsen, die Blutbereitung und das Ein- und Ausathmen gelesen, diesen unaufhörlichen Lebensprozeß, nach deßen Wie und Warum viele Menschen, wir Frauen uns erst Recht selten fragen.[6] Daneben habe ich jetzt nach Beendigung der Odyssee die Homerischen Betrachtungen von Osterwald[7] gelesen, in denen mir die Verwandtschaft der alten germanischen Mythen mit den griechischen sehr auf- und gefällt, obgleich [ich] die Belege hierfür, in Erklärung von griechischen Worten bestehend, natürlich nicht verstehe. Auch Bernhard[8] las uns in den letzten Tagen [vor], sobald Licht angesteckt werden mußte, was ja glücklicher Weise erst um 6 Uhr geschehen braucht, ein[a] schöner Fortschritt dem Sommer entgegen, dem neuen, frischen Leben in der Natur, nach dem ich große Sehnsucht habe, wird es auch todter wie sonst für mich sein. An Spazierengehen war in den letzten Tagen nicht viel zu denken, denn es stürmte und regnete unaufhörlich, wobei ich mir stets denken mußte: hoffentlich ist es in Rom desto schöneres, ruhigeres Wetter, das Dich alle Herrlichkeiten so vortheilhaft wie || möglich sehen läßt und Dir die manchmal niedergedrückten Lebensgeister erfrischt und erwärmt. Nach den Zeitungen ist wenigstens gutes Wetter in Rom, die freilich, namentlich die gutmüthige Tante Voß[9], nicht immer die Wahrheit sagen.

<u>Montag Morgen</u>. Guten Morgen, mein Liebchen; gestern Nachmittag, als ich die vorhergehenden Zeilen schrieb, wurde ich sehr bald in dieser meiner Sonntagsfreude gestört, durch den Besuch eines Gutsbesitzers Schmeißer[10] aus der Umgegend, der bis 10 Uhr blieb. Ihm zu Ehren mußte ich sofort sauere Sahneplinsen backen, für mich etwas Neues, die mir aber sehr gut geschmeckt haben und einem Profeßor gewiß auch nicht wenig gefallen werden, eine neue Bereicherung zur späteren Wirtschaft. Der Herr Schmeißer sprach sehr viel, erzählte alle möglichen Geschichten, die mich theils sehr amüsirten, theils langweilten, so daß ich einen Blick in die neusten Zeitungen warf, die er mitgebracht hatte. In der Kammer sind in Folge der Reichenbachschen[11] Petition[12] um geheime Abstimmung bei den Wahlen [b] von den verschiedenen Parteien intereßante Erörterungen für und wider geschehen, namentlich auch von Vincke[13], der entschieden dafür ist[14]; nichts destoweniger ist zur Tagesordnung übergegangen worden. Dies ist ebenfalls in der ersten Kammer in Betreff des verwiesenen Beckhaus[15] geschehen. Donnerstag gegen Abend hat es sich etwas aufgeklärt, so daß Bertha[16] und ich uns noch aufmachten und Bernhard in's Revier entgegen gingen, von Boncoeur, dem großen schwarzen Hofhunde und Venz, einem Teckel begleitet; mir lag das schöne Gedicht aus dem Roßmäßler: Wir sind nun auf dem Weltenmeer etc.[17] so im Sinn, daß ich es laut recitirte und woran ich dabei immerfort dachte, weißt Du am besten. Sonnabend Nachmittag konnten wir einen längeren Spaziergang machen in den hübschen Wald, worüber ich sehr froh war. ||

Eben beim Umschlagen der Seite entdecke ich zufällig, daß ich gestern Dich um ein Prädikat betrogen habe, und Dich dadurch gänzlich im Unklaren gelaßen über das, was Bernhard von 6–11 Uhr uns vorgelesen hat. Solche Vergeßlichkeiten mögen wohl oft vorkommen, da ich das Geschriebene nie nachlese. Er las aus dem Gentz[18] vor, der uns Alle sehr intereßirt. Preußens Schwäche nach Innen und Außen zu Anfang dieses Jahrhunderts erinnert mich an ähnliche Zeiten der Neuzeit, die hoffentlich mit dem neuen Aufschwung überwunden sind. Doch ich[c] komme auf ein für die Correspondenz verpöntes Feld. Gestern Morgen habe ich mich wieder sehr an einem Schleiermacherschen Monologen über Weltansicht erbaut; derselbe, den wir in Heringsdorf in der Sollitüde[19] lasen.[20] – tempi passati[21] – Da kommt der Briefbote! Ob er wohl einen lieben, lieben Brief für mich hat! Mit diesem Gedanken springe ich ihm entgegen, komme aber mit einem langen Gesicht zurück, einen Brief hat er wohl für Bertha von ihrer Schwägerin Klara[22] aus Frankfurt. So muß ich von Neuem hoffen und dankbar sein für die Freude, die mir in den nächsten Tagen werden wird. Ich denke ihn über Berlin zu erhalten, weil Du bis jetzt immer abwechselnd an die Eltern und mich adreßirt hast. Heute ist vollständiges Aprilwetter; bald stürmt es von Regen und Schnee begleitet, bald bricht die Sonne aus den Wolken hervor, einen kurzen Triumph über das Unwetter feiernd, dem sie aber nur allzubald wieder weichen muß. Solch Aprilwetter ist auch in meinem Herzen; bald stürmt es, bald scheint die Sonne, die hoffentlich ihre Herrschaft dort behauptet, was würde sonst ihr Apollo[23] dazu sagen? In Italien scheint die Sonne jetzt anhaltender und hat nach den Zeitungen die Flora der Campagna[24] wach gerufen, in der ich Dich im Geist herumstöbern sehe. Geh nur nicht in Parthien, die allein leicht Gefahren nach || sich ziehen können, ohne Begleitung oder Führer, Du risquirst zu viel dabei und setzt Deine Aenni in nicht grundlose Angst.

<u>Dienstag Morgen</u>. Einen recht freundlichen guten Morgen, rufe ich Dir von meinem Fenster heute zu, in das die vollen Strahlen der Sonne eindringen, die lange nicht so anhaltend und erwärmend geschienen hat. Die häßlichen Tage scheinen vorüber zu sein, leichte Zirrywolken überziehen den klaren blauen Himmel, Deine treuen Augen, die ich so lange nicht sehen soll. Es ist doch die Liebe ein eigen, unverständliches Ding, für den wenigstens, der sie nie recht an sich selbst erfahren hat. Erfüllt sie den Menschen mit der größten Wonne und läßt ihn in der Fülle des Glücks in Gegenwart des heiß geliebten Wesens für Augenblicke das Erdenleben mit seinen Unvollkommenheiten und trüben Stunden, die Keinem ausbleiben, vergeßen, wie erwacht aber erst das ganze umfangreiche Glück, das man in seinem Hingeben an ein zweites theures Wesen gefunden hat, und wie wird man sich mehr und mehr desselben bewußt, sei es in dem bangen Sehnen nach dem beßeren Ich, sei es in der inneren Befriedigung und Ruhe über das Mitfühlen und die Harmonie einer schönen Seele, ist man getrennt von diesem lieben Schatz und wartet vergebens auf ihn. Dir ist es ja selbst so gegangen, wie Du mir schreibst und ich erfahre es täglich mehr und mehr an mir. Nicht aber, daß die Trennung mich bitter machte, ich klagen und weinen könnte über das Schicksal, das mich so lange von Dir fern hält, nein, ich bin so ganz Dein, bin Dir geistig stets so nahe, daß ich auch geistig mit Dir und dem Inhalt Deiner Briefe fortlebe, die eine so schöne Brücke zwischen getrennten Menschen ist, und immer die Hoffnung auf die reiche Zukunft, gibt Gott uns ein frohes Wiedersehen, festhalte. ||

Das Ideale, was der Brautstand hat, soll sich in der Ehe verkörpern und im harmonischen Zusammenleben zweier Menschen, gerade eines männlichen und weiblichen, seinen Ausdruck finden, die mit ihren verschiedenen Begriffen, Anschauungen und Ideen vom Leben sich gegenseitig aushelfen und durchdringen können. Ich finde es sehr natürlich, daß der Mann sich den Umgang mit einem weiblichen Wesen, das einigermaßen seiner geistigen Macht und Anlagen gewachsen ist, verschafft, doch wie selten bleibt solch Verhältniß rein geistig, drum soll ein Mann in diesem geistigen Bedürfniß sich nach einer Gefährtin für's Leben umsehen und zwar einer solchen, die nicht ganz unter ihm steht, die ihn versteht und eingeht auf das, was des Mannes Seele bewegt. Ich habe dies jetzt recht an dem geistreichen, äußerst bedeutenden Gentz gesehen, den wir gestern Abend ausgelesen haben. Dies leichte Aufflammen bald für diese, bald für jene geistige Schönheit, die, nachdem er ihr das Beste, das reine Herz genommen hat, begleitet den geistreichen Publicisten bis an sein Ende hoch in die sechziger Jahre hinein, nachdem er sich von seiner Frau[25] und Kindern[26] losgesagt hat; augenscheinlich, weil sie ihm nicht mehr genügt hat und in Folge deßen seinen lebhaften, ausgebreiteten Verkehr mit anderen Frauen nicht ertragen konnte. Wo unrichtig, ohne Hinzuziehung des Verstandes, der geistigen Potenz im Menschen, gewählt und geschloßen wird, da entspringt das größte Mißverhältnis aus der Ehe, wie es täglich vorkommt. Dank, unendlichen Dank, lieber Erni, daß wir Beide das nicht zu fürchten haben, Deine Aenni nimmt lebhaften Antheil an Deinen Intereßen, die der Beruf und das Schöne in Kunst und Wißenschaft außer Deinem Beruf, für Dich hat und wird noch immer mehr lernen sich da hineinzuleben und trotzdem die Sorge für's Haus, die in meine Hände gegeben ist, nicht zu vernachläßigen. Wieder komme ich in Zeiten hinein, die für uns Beide noch nicht da sind, und gebraucht der Mensch so gern dies Hülfsmittel, um die Gegenwart rascher und ungetrübter hinwegzuzaubern. Ich habe aber || diesmal eine Entschuldigung. Gentz's Leben nach Innen und Außen, das ich keineswegs billigen kann, hat mich auf dies für Dich jetzt vielleicht langweilige Kapitel gebracht, einmal weil es als im Bereich der Unmöglichkeit liegend, an Dir vorüber geht und dann ist Dein Geist jetzt zu sehr mit den Werken der Vergangenheit beschäftigt, um ihm Flügel zu leihen für die fernen Zeiten. Du verzeihst aber Deiner Aenni, wenn sie ihren natürlichen Gefühlen folgt, selbst wenn es nicht die richtigen sind.

Was sagst Du dazu, mein lieber Schatz, daß ich eben am 1 März 7 Uhr Abends von einer reizenden Landpartie zurückkehre. Gleich nach Tisch um 1 Uhr setzten wir Drei uns auf, um nach Dolgen[27], einem Gute des Herrn v. Brandt[28], Eures liebenswürdigen Mitbewohners,[29] zu fahren[d], d. h. in einen Gasthof zum Freischützen[30], an einem herrlichen rings bewachsenen großen See[31] gelegen, fuhren [!]. Die Fahrt war schon sehr hübsch, immer durch grünen Kieferwald, wo an einzelnen offeneren Stellen prächtige alte Häupter sich schüttelten, die mich an die schönen Exemplare auf der Pfaueninsel[32] erinnerten. Die Sonne hatte sich leider wieder verkrochen, allein in Dolgen, als wir nach einem guten Gasthofskaffee am See umhergingen, trat sie wieder aus den Wolken hervor und warf ihre leuchtenden Strahlen gerade auf den klaren, schön geformten See, ringsherum mit tiefen Einbuchtungen eingeschnitten, in welche die frischen Kiefern lange Schatten hinabwarfen und herrlich abstachen gegen das allmählich vorblickende Tiefblau des Himmels. Ich war wieder einmal ganz entzückt über die liebe Natur, die ich lange nicht so schön gesehen hatte. Nach dem Gasthof zurückgekehrt, schloß Bertha noch einen Hühnerkauf ab, wobei ich ihr in der Wahl der Hühner, mit denen sie ihre Hofbewohner vermehren will, behülflich sein mußte. Heute gehen die vier neuen Hühner, getrennt von den andern, ganz allein ihren Weg. Ob sie wohl Heimweh nach den anderen Gefährten haben und sich vielleicht nicht mit den fremden Thieren verständlich machen können? Der Gedanke einer Sprache der Thiere drängt sich mir || hierbei wieder unwillkührlich auf. So verfolge auch ich jetzt still meine Bahn, ohne mich viel um andere Menschen zu kümmern. Das Thier kennt also eben so gut wie ich das Heimathsgefühl und sieht sich ungern von den Wesen getrennt, mit denen es lange Zeit zusammengewohnt, ihren Brosamen getheilt, kurz auf's Innigste verkehrt hat. Instinkt kann man diese lebhaften Gefühle doch wohl nicht mehr nennen; die Grenze ist schwer zu ziehen und ob wir sie übersteigen können oder dürfen, ist Alles Räthsel, das wahrscheinlich nie gelös't werden wird. Auf dem Hofe, dem Tummelplatz des kleinen Hühnerstaates, der aus 70 Individuen bestand, sollte ich kurz vor der Abfahrt noch einen neuen Reiz fürs Auge haben. Die untergehende Sonne beleuchtete mit ihrem rothen geheimnißvollen Licht gerade eine kleine Anhöhe, von hochstämmigen Kiefern bewachsen, zu deren Füßen eine Schafherde weidete. Das war ein Bildchen wie zum Aquarell geschaffen, wärst Du nur dort gewesen! Doch sind die Versuchungen hiezu in Rom und Umgegend jetzt lockender; hast Du schon einmal gemalt, oder ist es noch zu kalt. In dieser Woche wirst Du schwerlich aus den Mauern herauskommen, denn der Karneval muß nach meiner Berechnung schon seinen Anfang genommen haben.

Mittwoch 2.3. Mit dem guten Morgen werde ich es heute wohl bewenden müssen, denn aus dem Schreiben wird nicht viel werden; meine Pläne, diesen Brief heute, wie den letzten am Mittwoch abzuschicken, werde ich aufgeben und warten, ob nicht heute endlich ein Brief eintrifft.

Freitag 4.3. Aus dem heute ᵉ Mittwoch ist zwar Donnerstag geworden, doch ich bin überglücklich über die neuen, guten so hoffnungsreichen Nachrichten[33] von meinem lieben, lieben Schatz, daß ich statt Deiner das liebe Bild[34] umarmt und geherzt und geküßt habe. Wie betrübt es mich aber, lieber Erni, daß Du so lange die Wonne eines Briefes hast entbehren müssen, woran ich theilweis schuld bin und mich sehr anklage, nicht zeitiger die Briefe abgeschickt zu haben. Sechs Briefe[35] habe ich im Ganzen || abgeschickt und nach Deinem gestrigen Briefe hast Du erst zwei bekommen; das ist gar zu bitter, ich wäre kreuzunglücklich in Deinem Falle; doch hoffe ich jetzt bestimmt, selbst wenn die Briefe bis Rom volle acht Tage gehen, wie Dein letzter[36] mit dem Postzeichen Rom d. 23 Februar am 2 März in Berlin und am 3 bei mir angekommen ist, daß beide nach Rom am 19 und 23 abgeschickten Briefe[37] in Deinen Händenᶠ sind und in Folge deßen die beiden Florentiner[38] Dich recht bald erfreuen, das ist mein einziger Trost. Dein Brief namentlich der mit der Ansicht vom schiefen Thurm ist so herzig und lieb, daß es mir schwerᵍ werden wird, ihn wieder fortzuschicken.[39] Noch heute will ich mich an's Abschreiben begeben und die Bitte Deiner Eltern um recht baldige Rücksendung erfüllen; um so mehr, da derselbe eine wesentliche Aufheiterung für die Mutter sein wird, die in Folge eines Hexenschußes, wie Dein Alter mir gestern schreibt,[40] in sehr unangenehmer, verzweifelter Stimmung ist; ängstige Dich aber deswegen nicht, denn Quincke[41] hält dies Unwohlsein weder [*für*] bedenklich, noch langwierig, wie Du Dir als Doktor das selbst sagen wirst. Ich freue mich nur, daß Ottilie Lampert dort ist, damit die Häuslichkeit, der gute Alte nicht unter dem Kranksein zu leiden haben u*nd* T*ante* Lotte[42] selbst eine gute Pflege hat. Außerdem enthält der Brief vom Alten eine Trauernachricht, die mir sehr nahe geht, der Tod von Onkel Bleek, der nach meinen Vermuthungen am 27 oder 28 am Schlagfluß gestorben ist;[43] welch ein harter Schlag es für eine Familie ist, wenn ihr das Haupt entrißen wird, habe ich ja selbst auf's Schmerzlichste vor nicht zu langer Zeit erfahren. Der Tod schlägt gewaltige Lücken und kommt immer zu früh, selbst wenn seine Vorboten schon widerholt sich gezeigt haben, wie es beim Onkel ja der Fall gewesen ist. Noch vor drei Wochen schrieb mir Mutter von einem neuen ängstlichen Anfall, den Onkel Bleek gehabt habe, im darauf folgenden Briefe aber wieder gute Nachrichten. Ob der Tod plötzlich oder schmerzhaft eingetreten ist, davon weiß ich Alles nichts; Theodor[44] und || Marie[45] sind Montag nach Bonn abgereis't, um dem Begräbniß des Vaters am 2 beizuwohnen. In dem Gedanken hieran klingen die trüben, ernsten Seiten meiner Lebenserfahrungen alle an und nur Du allein mein lieber Schatz kannst Harmonie in die verworrenen Mißtöne bringen und machst mich in Deinem Besitz so glücklich, daß aller Kummer weicht und himmlische Ruhe in's Herz schleicht. Ich habe nie daran gezweifelt, daß Du große Vortheile für Dein ganzes Leben, inneres u*nd* äußeres aus[h] der Italienischen Reise ziehen würdest und in dieser Beziehung wie überhaupt mit Rücksicht auf alle Natur- und Kunstgenüße, die Dir auf derselben werden, mich in Deinem Sinne sehr über das Unternehmen gefreut habe. Daß Du aber schon so bald zu dieser kernigen, richtigen Überzeugung gekommen bist, mein guter Erni hat mich sehr überrascht. Das Leben wird einen neuen Reiz für Dich bekommen, indem Du Dein Ich der Gesamtheit der Menschen unterordnest, Dich als Glied der großen Kette fühlst, die vom Himmel ausgeht und im Himmel endet, kurz wenn Du Dich in das reale, concrete Leben mit anderen Menschen findest, und Dich nicht gänzlich in ein abstraktes Gefühlsleben verlierst, wozu Du freilich große Anlage hattest; Deine Aenni behält darum immer ihren sicheren, festen Platz in Deinem Herzen, so wie überhaupt die Lieben, die Dir am nächsten stehen. Und in diesem weltbürgerlichen Gefühle wirst Du recht eigentlich zum Selbstbewußtsein und Selbstvertrauen gelangen, deßen Mangel Dich immer so schwankend, so unrichtig bescheiden und theilweis untüchtig zur Arbeit machte; die Berechtigung jedes einzelnen Individuums, die durch's Christenthum erst in's Leben gerufen worden ist, fühle ich immer klarer und klarer durch, denn durch sie wird der Mensch eigentlich erst zum Menschen, der freien, unbeschränkten Entäußerung seiner Gedanken und Begriffe fähig. Ich kannte Dich gar zu gut, mein lieber Schatz, um nicht zu wißen, wie ich Dir es ja auch wiederholt ausgesprochen habe, daß Harmonie in Deine verworrenen Anschauungen kommen würde, daß Du neben Deiner || mit vollem Recht heiß geliebten Wißenschaft noch eine tiefe Herzensneigung zu einem <u>einzelnen</u> Menschen haben könntest, was Du vor Jahren für unmöglich hieltst, daß Du ferner bei Deinem anfänglichen Verlieren in das Liebesleben mit Deiner Aenni und dem abstrakten Gedanken, ihr die Wißenschaft opfern zu müßen, es jetzt für möglich hältst, Beides zu vereinen und mit[i] neuem frischen Eifer an Deine Lieblingsstudien gehst und daß Du endlich nun auch in der Fremde lernst, Intereße für andere Menschen zu haben und sie zu Gunsten Deiner Aenni nicht ganz zu vernachläßigen. Herzlieber Schatz laß Dich umarmen und Dir einen innigen Kuß von Deiner Aenni geben, die Dich nun noch einmal so lieb hat, wenn das überhaupt noch möglich wäre, seit sie weiß, daß Ruhe und Frieden in Dein Herz einkehren, um sich nie wieder dort vertreiben zu laßen. Ich konnte drum nie Deine bangen Zweifel theilen, die hin und wieder aufstiegen und unser reines Glück trüben wollten, ich wußte, daß sie eines Tages in Nichts zusammensinken würden und wünschte Dir diesen Zeitpunkt immer so schnell wie möglich herbei. Deine Reise nach Rom muß sehr schön gewesen sein, namentlich die Naturbilder, die sich da vor Dir aufgerollt haben; daß Du wenigstens Blumen an Deinem Geburtstag gesehen hast, unter denen das herzige Veilchen (Reimerscher Garten[46] am 2 Mai!) nicht fehlen durfte, freut mich sehr, die haben Dich gewiß von Deiner Aenni gegrüßt, die Dir an dem Tage einen kleinen Waldgruß zugedacht hat und mit ihren Gedanken nicht von Dir ließ. Daß Du obenein noch hast Hunger leiden müßen, hat gewiß nicht wenig zur ungemüthlichen Stimmung beigetragen; hätten Dich doch die Kartoffelkuchen mit Fett erreichen können, in denen wir auf Dein Wohl geschwelgt haben. Warte nur, in der Zukunft sollst Du immer durch Ribbespeer[47] und Chokoladensuppe für Deinen 26sten[48] traurigen Geburtstag entschädigt werden. Ob wir das in Würzburg verzehren werden, frage ich oft und viel, wenn ich mit Zukunftsträumen bei der Arbeit beschäftigt || bin. Ich bin sehr begierig auf Deine weiteren Reisepläne, namentlich da der Alte Dir vorschlagen will, April und Mai nach Sicilien zu gehen, die Sommermonate nach Neapel und dann wieder nach Sicilien. Ob dies zweckmäßig ist, wirst Du dort am besten erfahren; nur bitte ich Dich in Rom nicht zu kurz zu verweilen, wer weiß wann Du es wieder siehst. Mittwoch wollten wir eigentlich nach der Stadt d. i. Driesen fahren, um sehr viele nöthige Besorgungen zu machen; häßliches Wetter und Schwerfälligkeit von Bertha verhinderten uns daran und statt deßen fuhr Nachmittag der Oberförster Langefeldt[49] mit zwei Töchtern[50], dem Mann der einen[51] und zwei Forstkandidaten[52] vor, die bis 10½ Uhr bei uns blieben. Die Herren spielten Whist[53] eine Zeit lang, während welcher Zeit ich den Damen auf vieles Quälen Deine Gotthardpaßage[54] vorlesen mußte, die sie sehr intereßirte. Gestern fuhren wir bei herrlichem Frühlingswetter schon um 1½ Uhr nach Driesen, trieben uns bis 7 Uhr in den engen, grauenhaft gepflasterten Straßen des freundlichen Städtchens umher und fuhren dann zu einer Familie Mentheim[55] (er besitzt eine große Porzellan- und Steingutfabrik) in Vordamm, wo wir einen sehr netten Abend verlebten. Er ist ein gescheiter, scharfer Verstandesmensch, seine Frau sehr lebhaft und unterhaltend und die beiden Töchter[56], von denen die eine, 18 Jahr alt schon Mutter und Wittwe ist, habe ich auch sehr gern. Ich kannte sie schon von Berlin her, wo sie früher in Pension waren und habe sie vor zwei Jahren, als ich hier in Steinspring war, öfter gesehen. Um 1 Uhr von dort zurückgekehrt fand ich den heiß ersehnten Brief vor, der mich noch eine Stunde auf und noch lange im Bett wach hielt. Hab Dank, Du lieber Schatz, daß Du so fleißig schreibst; daran habe ich es freilich auch nicht fehlen laßen, aber Du hast keine Freude, sondern nur Entbehrungen davon gehabt. Ich will noch ein paar Zeilen nach Bonn an die betrübten Bleeks schreiben, für heute sage ich Dir Lebewohl und schreibe Dir bald wieder. Laß Dir es ferner gut gehen und behalte mich so lieb, wie Dich von Herzen lieb hat

                                                           Deine treue Aenni.

1 Br. 94.
2 Heute Strzelce Krajeńskie in Polen.
3 Br. 96.
4 Sethe, Wilhelmine, geb. Bölling.
5 Haeckel, Hermine, geb. Sethe; zum Vorgang vgl. Br. 96, S. 338.
6 Eschricht, Das physische Leben (wie Br. 89, Anm. 40), S. 177–240.
7 Osterwald, Karl Wilhelm: Homerische Forschungen. Erster Theil: Hermes – Odyseus. Mythologische Erklärung der Odyseussage. Halle 1853; s. Haeckel-Jugendbibliothek, Nr. 152 (=272), mit egh. Vermerk: „Geschenk des Verfassers").
8 Petersen, Bernhard.
9 Die überregional bekannte „Königlich privilegirte Berlinische Zeitung von Staats- und gelehrten Sachen", nach ihrem ehemaligen langjährigen Inhaber, Christian Friedrich Voß (1724–1795), auch „Voßische Zeitung" oder im Volksmund „Tante Voß" genannt.
10 Schmeißer, Carl Friedrich.
11 Reichenbach, *Eduard* Heinrich Theodor Graf von.
12 Eduard Graf v. Reichenbach hatte in der 17. Sitzung des Abgeordnetenhauses am 26.2.1859 eine Petition zur Wiedereinführung geheimer Abstimmungen bei Wahlen eingebracht, woraufhin Friedrich v. Rönne (1798–1865) unter Verweis auf eine damit verbundene tiefgreifende Änderung des Wahlgesetzes, die nicht durch eine Petition präjudiziert werden dürfe, zur Tagesordnung überging, die unabdingbare Notwendigkeit des Erlasses eines definitiven Wahlgesetzes aber bekräftigte. Vgl. Königlich privilegirte Berlinische Zeitung von Staats- und gelehrten Sachen. Nr. 49, 2. Beilage, 27.2.1859, S. 4.
13 Vincke, Georg Freiherr von.
14 Freiherr v. Vincke verteidigte die Position des wegen seiner radikalen Positionen im Jahr 1848 geschmähten Reichenbachs und beklagte Wahlbetrug durch Kommandobefehle der Militärs, die nur durch geheime Wahlen wirksam verhindert werden könnten; vgl. Königlich privilegirte Berlinische Zeitung von Staats- und gelehrten Sachen. Nr. 49, 2. Beilage, 27.2.1859, S. 4.
15 Wilhelm Beckhaus, Dozent für Römisches Zivilrecht an der Universität Bonn, dem 1858 die Venia Legendi entzogen wurde. Im Herrenhaus wurde die von Beckhaus eingebrachte Petition (vgl. Br. 96, S. 340) abgewiesen und zur Tagesordnung übergegangen; vgl. Königlich privilegirte Berlinische Zeitung von Staats- und gelehrten Sachen. Nr. 49, 27.2.1859, S. 2.
16 Petersen, Bertha, geb. Sethe.
17 Roßmäßler, Das Wasser (wie Br. 51, Anm. 3), S. 234; vgl. auch Br. 74, Anm. 2.
18 Schmidt-Weißenfels, Gentz (wie Br. 95, Anm. 28).
19 Die sogen. Waldeinsamkeit; vgl. Br. 66, Anm. 4.
20 [Schleiermacher, Friedrich Ernst Daniel:] III. Weltansicht. In: ders.: Monologen (wie Br. 93, Anm. 19), S. 67–99; vgl. Br. 93, S. 326.
21 Ital.: Das sind [leider] längst vergangene Zeiten!
22 Petersen, Clara; Brief nicht überliefert.
23 Gemeint ist Ernst Haeckel.
24 Campagna Romana; vgl. Br. 96, Anm. 22.
25 Gentz, Wilhelmine, geb. Gilly.
26 Gentz, Auguste Wilhelmine; Gentz, Joseph.
27 Ca. 10 km von Steinspring entfernter Ort, am gleichnamigen See gelegen, heute Długie, Dorf der Stadt- und Landgemeinde Strzelce Krajeńskie (Kreis Friedeberg-Driesen).
28 Brand, *Adolf* Ernst Paul von.
29 Adolf v. Brand wohnte 1859 wie auch Haeckels Eltern im Reimerschen Palais in der Wilhelmstraße 73 in Berlin.
30 Gasthof zum Freischütz in Freischütz (poln. Żądłowo), ehemals Gemeinde bei Dolgen (heute Ortsteil) in der Neumark.
31 Liebsee (heute Jezioro Lipie), an dessen Südufer das Dorf Dolgen liegt.
32 Insel in der Havel im Südwesten von Berlin, auf der seit Ende des 18. Jh. ein großer Landschaftspark mit Schloss, Meierei, Kavaliershaus, Menagerie usw. entstand.

33   Br. 98.
34   Vgl. Br. 65, Anm. 12.
35   Br. 80, 82, 89, 93, 95, 96.
36   Reisebericht Pisa/Rom 17.–21.2.1859 (Haeckel, Italienische Reise 1859/60 (wie Br. 79, Anm. 3), S. 50–59.
37   Br. 95 und 96.
38   Br. 89 und 93.
39   Br. 94; siehe dazu auch Haeckels Beschreibung des Schiefen Turmes von Pisa: „Am interessantesten von allen diesen Gebäuden war mir aber der schiefe Thurm, eines der 7 Weltwunder, dessen Skizze ihr auf der Vignette des einen Briefbogens seht. Es ist ein cylindrischer, 150' hoher Thurm, mit 7 Stockwerken übereinander, deren jedes einen zierlichen Gürtel einer Rundbogenreihe trägt. Der Thurm ist absichtlich so schief gebaut, daß ein von dem Rand der Plattform gefälltes Perpendikel 12 Fuß von dem entsprechenden Punkt der Basis absteht. Obgleich der Schwerpunkt noch weit innerhalb der Basis fällt, sieht das curiose Ding doch so unglücklich aus, als könnte es jeden Augenblick umfallen. Das schönste ist aber die herrliche Rundsicht, welche man von der Höhe der Plattform nach allen Seiten genießt, und welche mich über eine Stunde lang oben fesselte. In Süd und Ost breitet sich zu den Füßen des Thurms die weite Stadt mit ihren reichen Palästen und Thürmen aus, rings von einer zierlich ausgezackten Mauer umschlossen, in der Mitte von dem breiten Arno durchflossen" (Haeckel, Italienische Reise 1859/60 (wie Br. 79, Anm. 3), S. 50 f.).
40   Haeckel, Carl Gottlob; Brief nicht überliefert.
41   Quincke, Hermann.
42   Haeckel, Charlotte, geb. Sethe.
43   Bleek, Friedrich; er starb am 27.2.1859, seinem 66. Geburtstag.
44   Bleek, Theodor.
45   Bleek, Marie.
46   Der Garten am Palais der Familie Reimer in Berlin, Wilhelmstraße 73; zum Vorgang vgl. Br. 71, S. 264.
47   Von Engl. spareribs: Schälrippchen (vom Schwein).
48   Irrtum, Ernst Haeckel hatte am 16.2.1859 erst seinen 25. Geburtstag.
49   Langefeldt, Ludwig.
50   Langefeldt, Julie; Varendorff, Philippine von, geb. Langefeldt.
51   Varendorff, Georg Eberhard Heinrich *Otto* von.
52   Borne, Gustav Kreuzwendedich von dem; Reinhard, Wilhelm.
53   Vgl. Br. 96, Anm. 46.
54   Haeckel, Italienische Reise 1859/60 (wie Br. 79, Anm. 3), S. 5–16 („Winterfahrt über den S. Gotthardt 1859").
55   Mendheim, August *Eduard*; Mendheim, Adele Leopoldine, geb. Tralle.
56   Mendheim, N. N.; N. N., geb. Mendheim.

101. An Anna Sethe, Rom, 5. März 1859

Rom, 5.3.59.

Das war heut aber auch einmal ein ganz besonderer Fest- u*nd* Freudentag, mein lieber, lieber Schatz! Denke Dir, wie ich heut auf die Post komme, erhalte ich auf einmal nicht weniger, als 4 Briefe! Darunter 3 so liebe u*nd* herzige von Dir, mein bestes Herz. Dein am 12.2. abgeschickter ist am 18. in Florenz, am 25. hier angekommen,[1] der am 15.2. abgeschickte am 21. in Florenz u*nd* am 1.3. hier,[2] endlich der am 23.2. direct hierher geschickte[3] am 3.3. hier angekommen. Der vierte Brief,[4]

von den Eltern ebenfalls am 23. hierher geschickt, ist am 2.3. hier angekommen. Trotzdem also diese Briefe alle schon mehrere Tage, u*nd* zum Theil über eine Woche hier sind u*nd* trotzdem ich alle Tage nicht nur meine deutlich geschriebene Adresse u*nd* Visiten-Karte auf der Post präsentirt habe, sondern auch besonders dringend gebeten habe, genau nachzusuchen, da nothwendig Briefe für mich da sein müßten, so habe ich doch nichts erhalten (mit Ausnahme des am 17.2. von Dir[5] und eines [a] am 12. von den Eltern[6] (ebenfalls nach Florenz) gesandten, welche ich zusammen am 28.2. erhielt, wie ihr aus meinem letzten Brief ersehen haben werdet).[7] Du siehst aus diesem einen Factum hinlänglich, mit was für Pack man hier zu thun hat. Bei uns würde eine solche Unordnung unbegreiflich erscheinen; hier findet man sie ganz natürlich u*nd* Niemand wundert sich darüber. Wollte man sich beschweren, so würde man höchstens ausgelacht werden. Sicher ist, daß ich mir in Italien nie wieder post*e* rest*ante* Briefe bestellen werde; man muß immer an irgend ein Privathaus adressiren lassen. Bis vor ein paar Jahren war es hier sogar noch so toll, daß man ganz beliebig die post*e* rest*ante* Briefe kaufen konnte. Meine hiesige Adresse: Roma. Via Felice. 107. Secondo Piano. werdet ihr aus meinen beiden aus Rom abgeschickten Briefen[8] hoffentlich richtig abgeschrieben haben, u*nd* ich hoffe, nächster Tage dadurch einen Brief zu erhalten. Schneller scheint die Beförderung via Marseille zu sein, obwohl sie theurer ist. Ich habe auf Deine beiden letzten Briefe hier noch etwa 25 Sgr Porto nachzahlen müssen. Da man aber diese Schufte gar nicht hier controlliren kann, muß man ihnen ganz beliebig bezahlen, was sie wollen. Heute ist mir gerathen worden, ganz unfrankirt zu schicken, was ich also einmal versuchen will; thue Du nun aber auch das gleiche u*nd* schreibe mir genau, wieviel der Brief gekostet hat u*nd* wann er angekommen ist. Wir müssen es so erst herausprobiren. Ich hoffe nun aber wenigstens, doch alle Briefe richtig bekommen zu haben, wenn auch sehr spät; nur von den Eltern scheint einer, der für den 16ten Febru*ar* bestimmt war, verloren. Vielleicht kömmt auch dieser Nachzügler noch an![9]
|| Nun habe aber vor Allem den besten Dank, mein süßes Liebchen, für die lieben ausführlichen Briefe, durch die Du mir so viel, viel Freude gemacht hast u*nd* die das Beste u*nd* Liebste sind, was ich auf der ganzen Reise bekomme. Und fahre nur ja fort, mir so ausführlich von Allem, was Du denkst und treibst zu berichten; wie gern möchte ich Dir auf jeden einzelnen von allen den vielen lieben Gedanken, die Du mir sendest, ausführlich antworten u*nd* so recht nach Herzenslust mit Dir plaudern! Aber der uns angewiesene beschränkte Raum verbietet mir das fast ganz, da ich ja kaum Platz für den allernothdürftigsten thatsächlichen Reisebericht finde, den die Alten, u*nd* auch Du, doch vor Allem haben wollen.[10] Und dann ist auch bisher die Zeit so knapp zugemessen, wie [Du] aus nachfolgender Zeiteintheilung ersehen wirst, daß ich selbst zu ersterm nicht regelmäßig komme. Wenn ich Dir also auch auf das Einzelne Deiner lieben, herzigen Briefe, mein herrlicher Schatz, jetzt nicht eingehend antworte, so laß Dich das nicht bekümmern u*nd* sei überzeugt, daß ich jede Zeile derselben mit derselben innigen Freude lese u*nd* immer wieder lese u*nd* genieße. Diese lieben Briefe sind ja das Beste u*nd* Liebste, was das arme, einsame Herz jetzt hat, ja das einzige, was ihm das Heimweh, das oft noch recht bitter u*nd* gewaltig mich heimsucht, ertragen hilft. Fahre also nur ja fort, meine herzige Änni, mir Alles so ausführlich u*nd* lieb zu berichten; Du machst mir damit die größte

Freude. Du weißt ja, wie innig u*nd* unauflöslich wir verbunden sind u*nd* wie meine Gedanken immer bei Dir weilen, wie die Deinigen bei mir. Schwerlich wirst Du Dir aber gedacht haben, daß hier auch täglich viel von Dir gesprochen wird; meine lieben deutschen 4 Gesellschafter[11] gedenken Deiner fast bei jeder Gelegenheit u*nd* fragen mich bei allem, was sie interessirt, aus, wie Dir das gefallen würde u*nd* was Du über diesen Gegenstand für Ansichten hättest. Namentlich interessirt sich Frau Bloest, aber auch Hr. Dr. Diruff, sehr für Dich, und ich habe ihm schon eine ganz genaue Characterschilderung von Dir geben u*nd* ihm Dein Bild[12] zeigen müssen. [b] Mit dieser lieben Gesellschaft habe ich wirklich hier rechtes Glück gehabt u*nd* sie hat mir die ersten 14 Tage in Rom doppelt angenehm gemacht. Überhaupt hat sich Alles vereint, um mir Rom wirklich von seiner glänzendsten Seite zu zeigen, so daß ich wirklich ganz davon hingerissen bin. Das köstliche, immerfort gleich reine u*nd* warme Frühlingswetter trägt dazu nicht wenig bei; überhaupt die Verbesserung der äußeren Lage: das sommerwarme Zimmer, in dem auch die letzten Reste der Erkältung geschwunden sind, die mir den Aufenthalt in Florenz so verleidete. [*Briefschluss fehlt*]

1   Br. 89.
2   Br. 93.
3   Br. 96.
4   Br. 97.
5   Br. 94.
6   Br. 91.
7   Vgl. Br. 98, S. 353 f.
8   Br. 98 und Reisebericht Pisa/Rom 17.–21.2.1859; vgl. Br. 100, Anm. 35.
9   Der Brief ging unterwegs verloren; vgl. Br. 98, S. 343; die erste Gratulation zu Haeckels Geburtstag erfolgte bereits im Br. 91.
10 Haeckel, Italienische Reise 1859/60 (wie Br. 79, Anm. 3).
11 Diruf, Oscar; Bloest, N. N.; Girl, Helisena; Girl, Angelica.
12 Porträt von Anna Sethe; vgl. Br. 53, Anm. 6.

102. An Charlotte und Carl Gottlob Haeckel, Rom, 5. März 1859

Rom 5.3.59.

Liebe Eltern!

Durch beifolgenden Brief[1] an Anna[2] werdet ihr erfahren, daß ich nun auch euern am 23.2. abgeschickten Brief[3] endlich richtig erhalten habe u*nd* zwar heute erst, zugleich mit 3 Briefen von Anna von den verschiedensten Daten.[4] Alle haben schon mehrere Tage hier gelegen, ohne daß ich sie, trotz täglicher Nachfrage, erhalten konnte. Daß das jetzt meine größte Freude war, nachdem ich so lange ohne weitere Nachricht von euch Lieben gewesen, könnt ihr euch denken. Über die Nachricht von der Geburt eines dritten Neffen[5] habe ich mich recht gefreut; schreibt mir nur bald, wie es dort geht. Ich habe hier nun schon 14 Tage zugebracht u*nd* möglichst benutzt, um mir einen vollständigen Überblick über alle die ungeheuren Massen der herrlichsten Kunstschätze u*nd* der interessantesten historischen Merkwürdigkeiten dieser einzigen Stadt zu gewinnen. Bei den letztern habe ich namentlich oft an Dich gedacht, liebster Vater, u*nd* Dich recht herbei gewünscht, um das mitzugenießen. Dieses Neben- u*nd* Durcheinander der verschiedensten Zeiträume u*nd* Völkergeschichten ist ganz einzig u*nd* würde Dich im höchsten Grade interessiren. || Mich zieht vor Allem das klassische Alterthum an, dessen herrlichste Kunsterzeugnisse, sowohl aus Griechenland als Rom, hier massenweis aufgestapelt sind. Auch von den großartigen Leistungen der römischen Kaiserzeit bekommt man, trotz ihrer Verdorbenheit, einen gewaltigen Respect. Dagegen kann ich mich mit dem Mittelalter und seiner christlichen resp. päpstlichen Barbarei hier gar nicht befreunden u*nd* noch abschreckender womöglich erscheint die Gegenwart. Die nächsten 14 Tage, die mir für Rom noch übrig sind, werde ich nun benutzen, um mir das Schönste u*nd* Beste, nämlich die antiken Statuensammlungen u*nd* die Bauwerke aus der Kaiserzeit, recht gründlich u*nd* con amore anzusehen. Dann werde ich vielleicht noch ein paar Tage ins Gebirge gehen u*nd* etwa den 25sten nach Neapel fahren (wieder zur See, über Civita vecchia[6]). Daß ich noch einen zweiten Monat hier bleiben und auch das Osterfest hier sehen würde, wozu die Versuchung allerdings sehr groß ist, glaube ich doch nicht, da ich anderseits zu große Sehnsucht nach Neapel, nach dem Meer u*nd* nach Arbeit habe. Die hiesigen Antikensammlungen[7] im Vatikan u*nd* Capitol[8] sind aber allerdings dazu gemacht, einen monatelang zu fesseln. Näheres darüber im nächsten Brief.

Euer Ernst.

[Nachschrift]

Da wir von 9–6 U*hr* den ganzen Tag über auf den Beinen sind, so fällt in unserer Hauptmahlzeit, um 6 U*hr* Abend- u*nd* Mittagessen zusammen. Das schmeckt dann nach den Anstrengungen des Tages ganz vortrefflich. Unser Speisehaus, Lepre,[9] liegt ebenfalls in der Via Condotti, unweit des Spanischen Platzes[10]. Unsere gewöhnliche Kost ist: 1. Eine tüchtige Schüssel Macaroni, 2. Majale agrodolce geschmortes Schweinefleisch in einer braunen Sauce, mit Pinienkernen u*nd* Südfrüchten schmackhaft zubereitet, echt römisch, 3. Marenghe con Crema: 2 kleine Eierpastetchen. Meist sitzen wir plaudernd dort bis 8 U*hr* zusammen. Dann gehen Diruff[11] u*nd* ich oft noch zu Dr. Kunde[12], der auch am spanischen Platze wohnt. Oder ich gehe gleich nach Haus u*nd* schreibe noch etwas Tagebuch. Meist bin ich jedoch so müde, daß ich bald nolens volens einschlafe, wobei mir dann oft mein herziger Schatz im Traum erscheint u*nd* mir die schönsten Grüße aus dem lieben Norden bringt, dessen tiefen inneren Werth man hier im Süden erst recht begreifen u*nd* schätzen lernt. In dieser Art verfließt uns der Tag sehr gleichmäßig angenehm. Andere Bekanntschaften habe ich noch wenig gemacht, obwohl ich dazu viel Gelegenheit mündlich, namentlich mit Künstlern anzuknüpfen.[13] Einer derselben wollte mich neulich als Prototypus echter alter deutscher Race portraitiren, und wenn ein anderer Neuer in die Gesellschaft hinzukömmt, werde ich immer als „Urdeutscher" vorgestellt. Ich habe sogar den Beinamen des „Nibelungen" bekommen, da einer der Genremaler behauptet, daß ich jedem „Nibelungenmaler" als Modell sitzen müßte. Und in mancher Beziehung bin ich jetzt wirklich stolz auf meinen deutschen Charakter, der dem italienischen wie Tag u*nd* Nacht gegenüber steht. Freilich haben wir nicht das, was den Italienern am höchsten steht: die „gentilezza"[14], die feine, schmiegsame Gewandtheit, mit der er sich in alles findet u*nd die* verwickeltsten Verhältnisse zu lösen versteht. Aber da ich diese, wie alle äußere Polirtheit ohne inneren Gehalt nicht zu würdigen verstehe, so ist es für mich ganz recht, daß ich sie nicht besitze u*nd* dafür mit meiner deutschen (oder „nibelungischen") Ungefügigkeit u*nd* unbeholfenen Kraft gleichzeitig einen festen moralische Grund u*nd* eine alles Äußere aufwiegende Liebe zur Natur, d. h. zum Wahren, Schönen u*nd* Guten, im höchsten Maaße besitze. Man muß die Deutschen nach Italien schicken, damit sie ihre Nation achten lernen. ||

Du schriebst mir in Deinem letzten Brief[15], lieber Vater, daß ich Dir etwas von dem Befinden des jungen Hirzel schreiben sollte. Ich fand ihn allerdings sehr elend.[16] Doch hat ihn auf meine Bitte der Dr. Diruf dieser Tage untersucht u*nd* meint, daß er, wenn er noch 1½–2 Jahr im warmen Klima blieb, er wohl ziemlich wieder gesund werden könnte. Er hat ihm sehr gerathen, den Sommer nach Neapel zu gehen[a], welches nach allen neuern Erfahrungen u*nd* den genauesten Beobachtungen ein viel vortheilhaftes Klima für Brustkranke hat, als Rom, wo die enormen Temperaturwechsel, von denen ich mich selbst überzeugt habe, nur nachtheilig auf die ganze Gesundheit wirken können. Ich meinerseits möchte H*irzel*s Zustand für sehr bedenklich halten, da die Anlage für Tuberkulose bei ihm erblich ist u*nd* er im höchsten Grad physisch gebrannt ist. Der arme unglückliche Mensch dauert mich recht u*nd* unwillkührlich wird man beim Anblick solchen elenden Körpers in den besten Jugendjahren zum Vergleich mit der guten Lage getrieben, in der man sich selbst mit seinem gesunden Cadaver befindet. Ich lerne das letztere Glück hier wieder recht schätzen; bei dem beständigen Marschiren und Umherlaufen in der sehr weitläufigen Stadt kommen mir meine nibelungischen Beine sehr zu statten u*nd* wenn ich dann die verkümmerten Römer der Jetztzeit sehe, namentlich die abgelebten u*nd* jämmerlichen Gestalten der jungen Leute aus den höheren Ständen (durchschnittlich sind sie kleiner u*nd* häßlicher als die Frauen, während es auf dem Land umgekehrt ist), so kann der Vergleich mit dem eigenen Status nur vortheilhaft ausfallen. Auch meine Begleiter sind sehr gut zu Fuß u*nd* daß wir hier auch die weiten Wege alle zu Fuß abmachen, fällt sehr auf, da die Leute hier gewohnt sind fast immer zu fahren. Weitere Ausflüge haben wir erst einen gemacht, nämlich vorgestern nach Tivoli mit seinen weltberühmten Wasserfällen[17] u*nd* zahlreichen andern Naturschönheiten, die meinem Geschmack nach jedoch immer hinter der Alpenwelt, die ich über alles stelle, zurück stehen. Dabei fuhren wir 4 S*tunden* durch die Campagna[18], eine wahre Wüste, ohne alle Cultur, ohne Gebäude u*nd* Menschen. Den Mangel der schönen nordischen Laubwälder u*nd* grünen Wiesen empfinde ich hier doch sehr. Überhaupt lernt man alle die vielen Vorzüge unserer lieben nordischen Heimath hier erst in ihrem ganzen Umfang schätzen, u*nd* wenn ich auch dies Jahr mit großem Interesse Italien kennen lernen werde, so möchte ich doch nie für immer darin verweilen. – Herzliche Grüße an alle Freunde u*nd* Verwandte u*nd* den besten euch selbst, liebe Alten,

euer Ernst.

N. B. Wenn ihr die Briefe frankirt, müßt ihr am besten ganz bis Rom frankiren. –

1 Br. 101.
2 Sethe, Anna.
3 Br. 97.
4 Vgl. Br. 101, S. 369 f.
5 Haeckel, Heinrich; vgl. Br. 96, S. 338; Br. 99, S. 357.
6 Civitavecchia, bedeutendste Hafenstadt (früher Kriegshafen) der Region Latium, 1432 bis 1870 zum Kirchenstaat gehörig, heute Metropolitanstadt Rom.
7 Eine der bedeutendsten Antikensammlungen weltweit, verteilt auf die Galeria lapidaria, das Museo Chiarmonti mit dem neuen Saal (Braccio nuovo) und dem Museo Pio Clementino, benannt nach Clemens XIV. Ganganelli (1769–1774) und Pius VI. Braschi (1775–1799). Unter den zahlreichen Skulpturen befinden sich u. a. die berühmte Laokoon-Gruppe, der Apoll von Belvedere, Herakles mit Telephos sowie Herakles und Antaios, die Haeckel ausgiebig studierte. Ebenfalls im Vatikan befinden sich die Stanzen und Loggien von Raffael (1483–1520), in denen Haeckel viele Stunden zubrachte; vgl. Förster, Handbuch (wie Br. 86, Anm. 8), S. 223–236; Haeckel, Tagebuch der Reise nach Italien 1859 (wie Br. 80, Anm. 4), Bl. 13r, 19r, 22v.
8 Das Museum des Kapitol (Campidoglio) wurde von Clemens XII. gegründet und beherbergt zahlreiche antike Statuen, Büsten und Gruppen, etwa eine Kolossalstatue des bärtigen Mars von Aventin, die Herkulesgruppe mit Hydra, Fresken der Landung des Odysseus bei den Lästrygonen usw. Während Haeckels Besuch war das Museum offenbar wegen Umbaumaßnahmen teilweise oder ganz gesperrt. Haeckel erhielt dennoch Zugang und fand besonderen Gefallen an der kolossalen Venus sowie die Leda mit Schwan, umarmt von Armor und Psyche; vgl. Lossow, Handbuch (wie Br. 98, Anm. 5), S. 263–269; Haeckel, Tagebuch der Reise nach Italien 1859 (wie Br. 80, Anm. 4), Bl. 17r.
9 Der Lepre, seinerzeit frequentierteste Trattorie in der Via Condotti, heute eine Einkaufsmeile; vgl. Lossow, Handbuch (wie Br. 98, Anm. 5), S. 186.
10 Die Via Condotti mündet auf den im Zentrum Roms gelegenen Spanischen Platz (ital. Piazza di Spagna), an dessen nördlichem Teil sich die Spanische Treppe befindet.
11 Diruf, Oscar.
12 Kunde, Felix.
13 Haeckel hatte in Rom die Bekanntschaft zahlreicher Künstler gemacht, darunter u. a. Léon Benouville, Ernst Meyer, Rudolf Lehmann, Leopold Pollak und August Riedel; vgl. Haeckel, Tagebuch der Reise nach Italien 1859 (wie Br. 80, Anm. 4), Bl. 22v.
14 Ital.: Freundlichkeit.
15 Vgl. Br. 97, S. 345.
16 Ernst Haeckel hatte den tuberkulosekranken Friedrich Hirzel mehrfach in Rom besucht, so am 21.2., 27.2., 18./19.3. und 22.3.1859; vgl. Haeckel, Tagebuch der Reise nach Italien 1859 (wie Br. 80, Anm. 4), Bl. 11r, 13v, 24v, 26v.
17 In der näheren Umgebung von Rom gelegene Gemeinde mit seinerzeit ca. 6.000 Einwohnern, wo sich die beiden Tempelruinen Sibylle und Vesta sowie der 1826 angelegte Wasserfall, der aus dem Monte Castillo hervorspringt, befinden; vgl. Lossow, Handbuch (wie Br. 98, Anm. 5), S. 298 f.
18 Vgl. Br. 98, S. 350.

103. Von Carl Gottlob Haeckel, Berlin, 5. März 1859

Berlin 5 Merz 59.

Lieber Ernst!

Deinen Brief[1], den Du bald nach Deiner Ankunft in Rom abgeschikt, haben wir richtig erhalten. Er traf am 6ten Tage früh bei uns ein. Er enthält eigentlich Deine Reisebeschreibung von Florenz über Pistoja, Lucca, Pisa u*nd* Livorno zur See bis

Civita veccia u*nd* von da nach Rom.[2] Das Land hat Dir sehr gefallen, es ist schön angebaut u*nd* auch in den Städten giebt es Sehenswürdigkeiten. Wir haben den Brief sogleich an Anna[3] abgeschikt, bei der er sich jetzt befindet. Der Brief, den Du zu Deinem Geburtstag in Florenz erhalten solltest,[4] ist vielleicht jetzt bei Dir eingegangen, eben so ein 2ter,[5] den [a] Du ebenfalls noch in Florenz erhalten solltest u*nd* worin wir Dir schreiben, wie wir hier Deinen Geburtstag gefeiert, dann auch ein 3ter nach Rom (poste restante)[6]. Du hast zwar schönes Wetter zum Geburtstag gehabt, aber gehungert, während wir hier auf Deine Gesundheit tranken. Dagegen haben wir hier fast nur Regenwetter, hin und wieder einen schönen Tag, dann aber immer auf mehrere Tage Regen, gar keinen Winter, so daß die Sträucher anfangen, auszuschlagen. Nun wirst Du Dich schon recht in Rom umgesehen haben und wir sind begierig auf neue Briefe. Ich wiederhole meine Ansicht, die ich in meinem letzten Briefe ausgesprochen, daß es mir zwekmäßig erscheint, wenn Du so bald als möglich nach Sicilien zu kommen suchst, ehe die heißen Sommermonate eintreten, so daß Du noch den April u*nd* Mai in Messina, die eigentlichen Sommermonate (Juni, Juli, August) in Neapel, wo es weniger heiß ist, benutzen kannst und dann noch im Septemb*er* auf einige Monate nach Messina zurückkehrst, um weiter zu arbeiten. Doch wirst [Du] wohl erst vollständige Erkundigung einziehn, um Deinen Plan so zu machen wie er für Deine Ausbildung am förderlichsten ist. Schreibe uns nur hierüber.

Seit 8 Tagen ist wieder ein Verlust in unserer Familie eingetreten, Oncle Bleek in Bonn ist am Schlage im 66sten Jahr seines Alters gestorben[7], nachdem er 33 Jahr mit unsrer Auguste verheirathet gewesen.[8] Dieser Tod geht uns sehr nahe, weil Bleek ein sehr, sehr braver Mann war, den wir alle sehr lieb hatten. Er hinterläßt 9 Kinder[9] von denen kaum 2 versorgt sind, Wilhelm in der Theologie[10]. Philipp ist immer noch kränklich u*nd* weis noch nicht, ob er in Buenos Aires bleiben wird, da ihm dort die Praxis als Arzt durch neuere Verordnungen sehr erschwert wird, er solle noch einmal alle Examina durchmachen, die noch dazu sehr kostbar sind.[11] Dazu hat er keine Lust und er geht vielleicht nach der Capstadt, wohin ihn sein Bruder Wilhelm eingeladen hat. Dort würde er wohl als Arzt Unterkommen finden, wenn er nur hinreichend gesund wäre! Die Mädchen werden bei der Mutter bleiben u*nd* Theodor[12] hier seinen juristischen Cursus fortsetzen. Auguste hat durch diesen Tod eine schwere Aufgabe erhalten, sie wird wohl in Bonn bleiben u*nd* vielleicht Pensionäre in ihr Haus aufnehmen, wozu dieses sehr geeignet ist. Bleeks Tod kam uns nicht ganz unerwartet, da er schon 14 Tage vorher einen Schlaganfall gehabt, und er selbst hat auch geglaubt, daß er nicht mehr lange leben wird. ||

Deine Mutter, mein lieber Ernst, ist auch krank. Quinke[13] will es eigentlich nicht als Krankheit betrachtet wißen, da sie kein Fieber hat. Aber sie bekam vor 4 Tagen früh, als wir noch zu Bett lagen, einen heftigen Krampfanfall, so daß ich großen Schreck bekam, sie verlor auf einige Minuten die Sprache und ihr Gesicht wurde ganz verzerrt. Ich schikte sogleich zu Quinke, der auch bald kam. Sie klagte über furchtbaren Rükenschmerz [b] im Kreuz u*nd* auch über Leibschmerz. Diese Kolik hat sie in den letzten Tagen sehr geplagt, u*nd* der Hexenschuß im Rüken hat sie sehr inkommodirt. Seit einigen Tagen haben wir ihr immer warme Umschläge auf den Leib legen müßen, so daß der Schmerz sehr nachgelaßen hat, aber sie ist von dieser Attaque sehr angegriffen u*nd* liegt noch zu Bett, wir haben ihr Bett in das große

Ekzimmer gerükt. Die Nachricht von Bleek's Tode hatte sie sehr angegriffen u*nd* ohne Zweifel zu ihrem Unwohlsein beigetragen. Du kennst die Reizbarkeit ihrer Nerven u*nd* so wird Dich dieser Zustand nicht befremden. Da wir jetzt so viel Schlaganfälle in der Familie gehabt haben (Oncle[14] in Aurich, der sich in der Beßerung befindet u*nd* Bleek) und ich mich auf äußere Krankheitssymtome nicht verstehe, so war ich im ersten Augenblik ungemein erschroken u*nd* witterte schon wieder einen Schlaganfall, bis sich denn bald zeigte daß es histerischer Krampf war, wofür es Quinke sogleich erkannte. Es ist sehr gut, daß wir Ottilie Lampert hier haben, die die Mutter pflegen ᶜ u*nd* das Hauswesen besorgen hilft. Mutter ist gegenwärtig nur sehr angegriffen, die Leibschmerzen haben sich sehr gemindert, sie muß von Zeit zu Zeit ein Klystir nehmen, um offnen Leib zu behalten. Sonst ist sie geistig munter.

Heute wird der kleine Prinz Friedrich Wilhelm[15] getauft, heute Abend ist Illumination. Da werden wir auch Lichter an die Fenster setzen.

Carl[16] schikte mir vorgestern beiliegenden Brief[17] für Dich u*nd* ist gestern Abend angekommen, um uns auf ein Paar Tage zu besuchen. Mimi[18] geht es sehr gut und der kleine Junge[19] ist ein ganz prächtiger Kerl. Die Kinder[20] verlangen, er soll Ernst genannt werden, damit sie nun auch einen Ernst u*nd* Anna im Hause haben.[21] Deine Anna hat uns auch einmal geschrieben,[22] Du wirst wohl direkt nähere Nachricht von ihr haben. Nach dem, was wir wißen, ist sie wohl u*nd* befindet sich bei der Schwester[23] ganz gut. Unsre Tante Bertha[24] ist munter u*nd* läßt Dich herzlich grüßen. Minchen[25] wird bis in die letzten Tage dieses Monats bei Mimi bleiben. Hier nimmt die unruhige Politik Napoleons[26] die Aufmerksamkeit in Anspruch, unsre 2te Kammer arbeitet im besten Einverständniß mit dem Ministerio mit welchen sie sehr zufrieden ist.[27] Die herzlichsten Grüße u*nd* Küße von Deiner lieben Mutter. „Du sollst nicht bange sein", sagt sie, „Unkraut vergeht nicht."

Dein Alter
Hkl

Dein Brief aus Rom hat uns kein Porto gekostet. Ein Brief an Dich den wir hier frankiren kostet 5 Sgr.ᵈ

1 Br. 98.
2 Vgl. Haeckel, Italienische Reise 1859/60 (wie Br. 79, Anm. 3), S. 17–59.
3 Sethe, Anna.
4 Br. 81.
5 Br. 91.
6 Br. 97.
7 Friedrich Bleek verstarb am 27.2.1859 in seiner Bonner Wohnung.
8 Die Hochzeit mit Auguste Sethe fand am 28.3.1826 statt.
9 Bleek, Wilhelm; Bleek, Philipp; Post, *Auguste* Gertrude von, geb. Bleek; Bleek, Theodor; Bleek, *Johannes* Friedrich; Bleek, Hedwig; Bleek, Marie; Bleek, *Hermann* Christoph; Bleek, *Anna* Elisabeth.
10 Wilhelm Bleek hatte 1845 ein Theologiestudium begonnen, widmete sich aber schon bald darauf der Erforschung afrikanischer Sprachen und lebte in Kapstadt; vgl. Br. 21, S. 89.
11 Vgl. Br. 15, S. 73.
12 Theodor Bleek hatte 1854 sein schriftliches Juristenexamen in Berlin gemacht und war danach gemeinsam mit Carl Sethe in den einjährigen Freiwilligendienst der preußischen Armee eingetreten; vgl. EHAB, Bd. 2, S. 33 und 156.

13 Quincke, Hermann.
14 Sethe, *Christian* Diederich Henrich.
15 Preußen, *Friedrich Wilhelm* Viktor Albert, Prinz von; vgl. Br. 81, S. 293.
16 Haeckel, *Karl* Heinrich Christoph Benjamin.
17 Br. 99.
18 Haeckel, Hermine, geb. Sethe.
19 Haeckel, Heinrich.
20 Haeckel, *Carl* Christian Heinrich; Haeckel, Hermann; Haeckel, Anna.
21 Vgl. Br. 99, S. 357.
22 Vgl. Br. 100, S. 365.
23 Petersen, Bertha, geb. Sethe.
24 Sethe, Emma Henriette *Bertha* Sophie.
25 Sethe, Wilhelmine, geb. Bölling.
26 Im Juli 1858 hatte Napoleon III. mit dem Königreich Sardinien einen geheimen Beistandsvertrag geschlossen, der Frankreich für den Fall eines österreichischen Angriffs zum Beistand verpflichtete. Als Gegenleistung sollte Frankreich nach dem Sieg über Österreich Savoyen und Nizza erhalten. Angesichts einer Reihe von diplomatischen Provokationen und zunehmender Spannungen im Verhältnis zu beiden Staaten bereitete Österreich einen Angriff auf Sardinien vor. Am 19.4.1859 stellte die österreichische Regierung dem König von Sardinien ein Ultimatum, das unter der Drohung mit einem militärischen Angriff die Entwaffnung der sardinischen Streitkräfte binnen drei Tagen forderte. Da Sardinien das Ultimatum ablehnte, eröffneten die österreichischen Truppen am 29.4.1859 mit ihrem Einmarsch in Piemont den Sardinischen Krieg, der nach den entscheidenden Schlachten bei Magenta und Solferino mit dem Sieg der sardinisch-französischen Koalition endete. Im Frieden von Zürich vom 10.11.1859 musste Österreich die Lombardei an Sardinien abtreten. In der Folge entstand mit dem Anschluss des Großherzogtums Toscana und des Herzogtums Modena das Königreich Italien.
27 Mit dem Beginn der Regentschaft des Prinzen Wilhelm von Preußen (1861 König von Preußen) am 7.10.1858 begann in Preußen die sogen. Neue Ära, in der die Reaktionspolitik König Friedrich Wilhelms IV. durch einen liberaleren, auf Reformen orientierten Kurs abgelöst wurde. Am 6.11.1858 vollzog der Prinzregent eine Regierungsumbildung, in die mit Rudolf v. Auerswald, Robert v. Patow und August v. Bethmann-Hollweg u. a. eine Reihe führender Vertreter der bisherigen liberalen Opposition einbezogen wurden. Nach den Landtagswahlen vom 12./23.11.1858 konnte sich die neue Regierung auf eine große Mehrheit des Abgeordnetenhauses stützen. Gemeinsam brachten Regierung und Abgeordnetenhaus eine Reihe von Reformprojekten auf den Weg, von denen die meisten allerdings durch das konservativ-junkerlich dominierte Herrenhaus blockiert wurden. Die Neue Ära endete infolge des Streits um die geplante Heeresreform mit der Entlassung der liberalen Minister am 17.3.1862. Die Rückkehr zu einem dezidiert konservativen Kurs mündete mit der Berufung Otto von Bismarcks zum Ministerpräsidenten im September 1862 in einen offenen, bis 1866 andauernden Verfassungskonflikt.

104. Von Anna Sethe, Steinspring, 8. – 11. März 1859

Steinspring, 8.3.59.

„Frühling ist kommen, Frühling ist da"[1], so jubele ich gestern und heute den ganzen Tag, mein lieber Schatz. Die Sonne scheint so warm vom klaren, blauen, nur hier und da von leichten Zirrywolken [!] durchzogenen Himmel herab, daß ich den kleinen lustigen Gefährten, den Vögeln[a] jubeln helfen muß, am Ende Dir auch, der Du ja viel intensiver vom Wiederaufleben der Natur durchdrungen bist in der weiten Campagna,[2] wo üppige Blüthen in reicher Mannigfaltigkeit dem vor Kurzen noch starren Boden entsprießen; während ich gestern nach langem Suchen in Bertha's³ Gärtchen die erste Veilchenknospe entdeckt habe und an dem Knospen der Bäume, hauptsächlich an der warmen milden Luft den Übergang zum Frühling spüre. Gestern habe ich mich durch einen Spaziergang in Bernhard's⁴ hübschem Revier ordentlich erquickt und heute werde ich wohl auch der lockenden Sonne nicht widerstehen können. Selbst Sonntag bin ich mit Bernhard trotz des furchtbarsten Sturms 2½ Stunde*n* in dem Wald, bergauf, bergab umher gelaufen und kam erst um 6½ Uhr zu Haus an. Im Wald wurde man vom Winde nicht gefaßt und hörte nur das dumpfe, geheimnißvolle Rauschen in den Wipfeln der Bäume, ähnlich dem Brausen des Meeres, sehr geeignet, die Gedanken umherirren zu laßen, bald hier, bald dorthin, was, glaube ich, ein Mädchen an und für sich schon gern thut, und wie viel lieber, hat sie solchen lieben Herzensschatz, den sie so weit, weit weiß; bis auf eine einzige lichte Stelle, einem kleinen Berg, von deßen Spitze ich einen hübschen Blick auf das reiche Netzbruch hatte, waren wir immer unter Bäumen, theils jungen verwelkten Eichen und alten schönen Buchen, deren entblätterte graziöse Zweige vom Winde hin und hergepeitscht wurden, meist aber unter den grünen Kiefern, von denen der Sturm in der Nacht mehrere Stämme niedergeworfen hatte, und die so mitunter die malerischsten Gruppen bildeten. Zu Hause mußte ich mit Bernhard zum Sonntagvergnügen eine Partie 66⁵ || spielen, was ich seit langer Zeit nicht mehr gethan hatte; nach Tisch las uns Bernhard einen Aufsatz aus dem Roßmäßler über das Leuchten der Thiere⁶ vor, worüber ich auch Einiges in der kleinen Harttungschen, mit einem Vorwort von Schleiden versehenen Schriftchen gefunden habe.⁷ Vormittag hatte ich einen Brief an Anna Triest nach Meran geschrieben, die auch in Frühlingswonne in ihrem reizenden Thale der Etsch schwelgen wird, in dem schon den ganzen Januar über die Veilchen geblüht haben. Es freut mich sehr für sie Beide⁸, daß sieᵇ in einigen Hausbewohnern angenehmen Verkehr gefunden haben, mit denen zusammen sie jetzt auch italienische Stunden bei einem Pater (Profeßor) Johannes⁹ nehmen. Daß Du der Sprache so mächtig bist¹⁰, freut mich sehr, denn dadurch wirst [*Du*] manchen Una*n*nehmlichkeiten und Prellereien entgehen, denen ohnehin ein Fremder in Italien genug ausgesetzt ist. Sonnabend war ich des häßlichen Wetters wegen und da Bernhard in der Stadt auf dem Forstgerichtstag war, gar nicht ausgekommen; am Morgen hatte ich das letzte Stück Deines Briefes¹¹ und ein paar Zeilen an den lieben Alten¹² geschrieben, welcher Brief noch denselben Tag abging, aber ohne den am 16 geschriebenen Bogen mit der Ansicht des schiefen Thurmes, von dem ich mich noch nicht trennen konnte und zum Abschreiben war es nicht geeignet. Mein Herzens-Erni tritt darin wieder in seiner reichen Lieben zu mir, seiner edlen und das Gute wollenden Seele und seinem tiefen, richtigen Naturgefühl so lebhaft hervor, daß ich immer und immer wieder die Worte durchlesen muß, die Dir an Deinem Geburtstag aus der Feder gefloßen sind. Giebt es wohl einen begeisterten Natuforscher, wie Du bist, der inmitten der herrlichsten Kunstwerke der klaßischen Vorzeit ausruft: „noch nie habe ich, wie jetzt das Glück empfunden, Naturforscher zu sein!" ein Beweis, daß Du den richtigen Beruf erwählt ᶜ und damit den Grund zu innerer Befriedigung gelegt hast, die sich von dem Gedanken nicht trennen läßt, der Welt etwas Nützliches leisten zu können und sich nicht überflüßig zu fühlen. ||

Tafelteil II

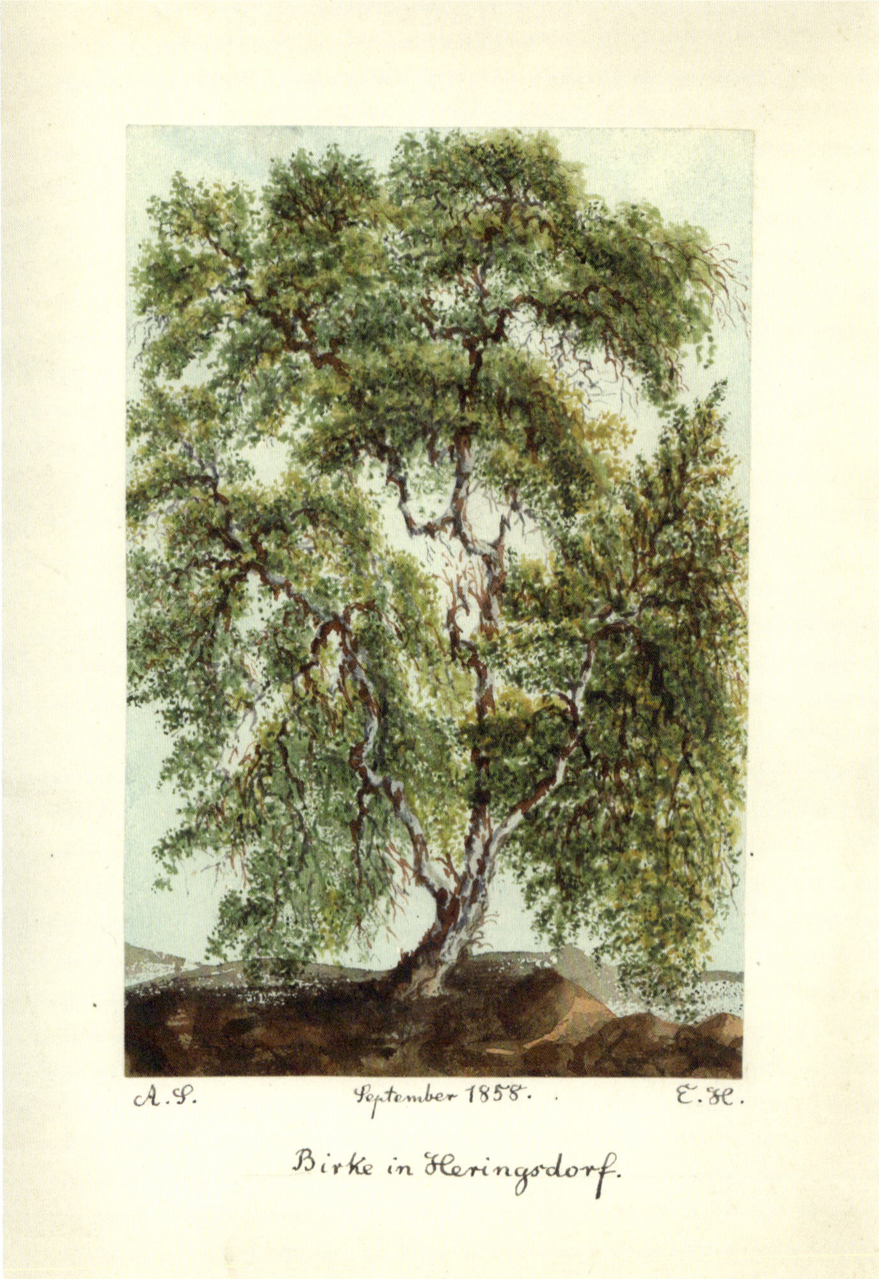

Abb. 20: Birke in Heringsdorf, Aquarell von Ernst Haeckel, September 1858 (Br. 67)

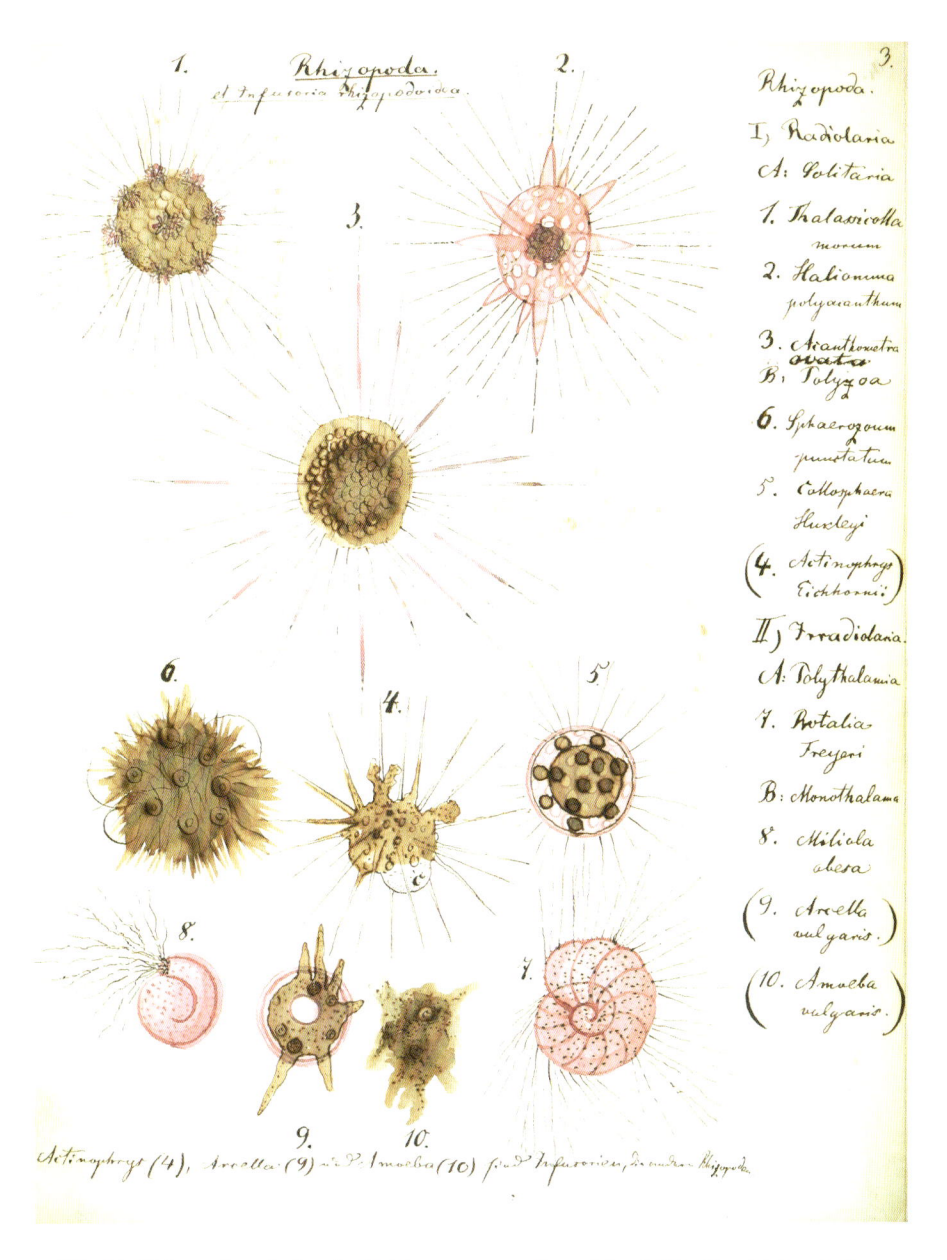

Abb. 21: Rhizopoda et Infusoria, Zeichnungen von Ernst Haeckel in: Vergleichende Anatomie nach Vortraegen von Johannes Mueller. Berlin Sommer-Semester 1854. Ernst Haeckel. Berlin. 1858, S. 3 (Br. 68)

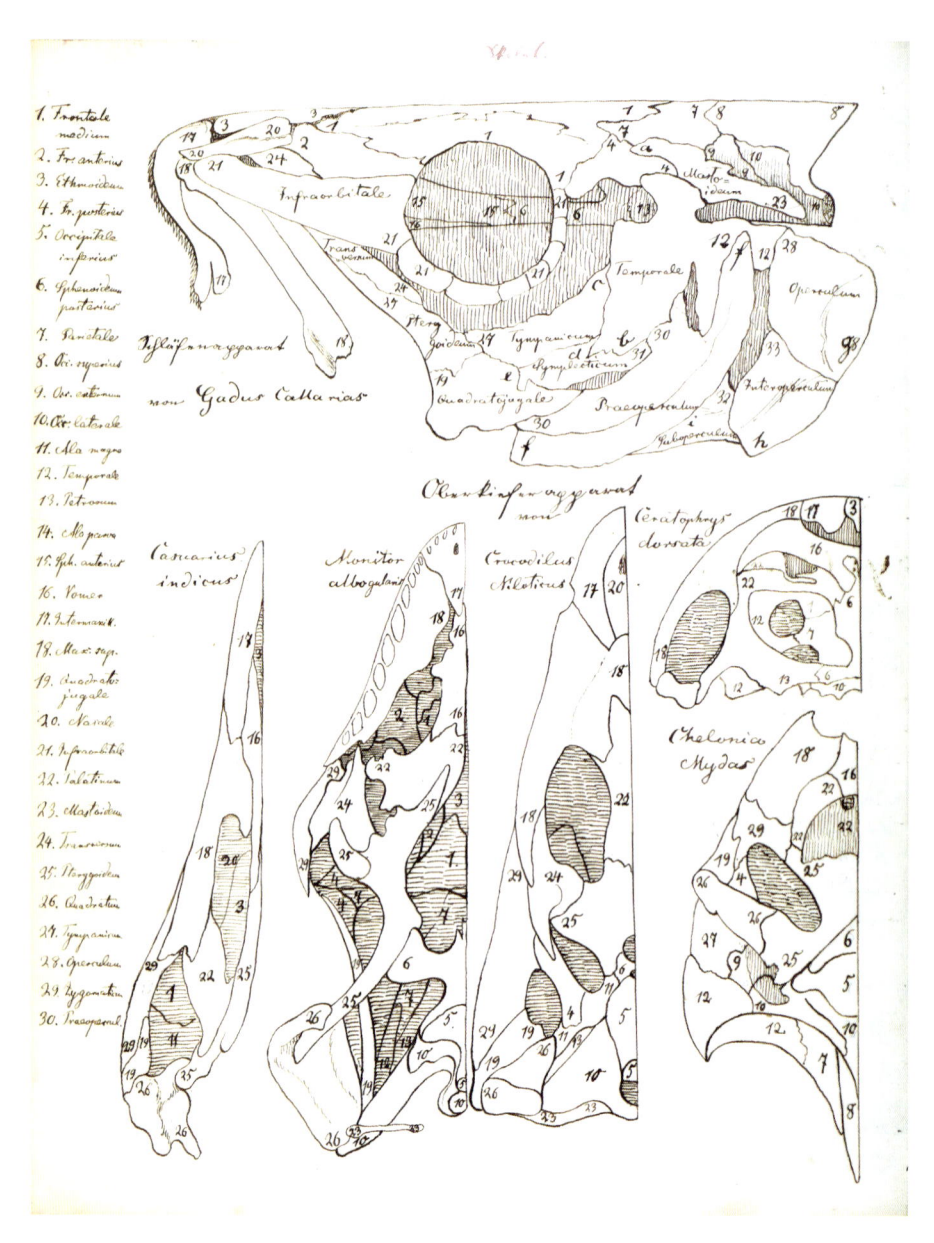

Abb. 22: Schädel-Skelette, Zeichnungen von Ernst Haeckel in: Vergleichende Anatomie nach Vortraegen von Johannes Mueller. Berlin Sommer-Semester 1854. Ernst Haeckel. Berlin. 1858, S. 32 (Br. 68)

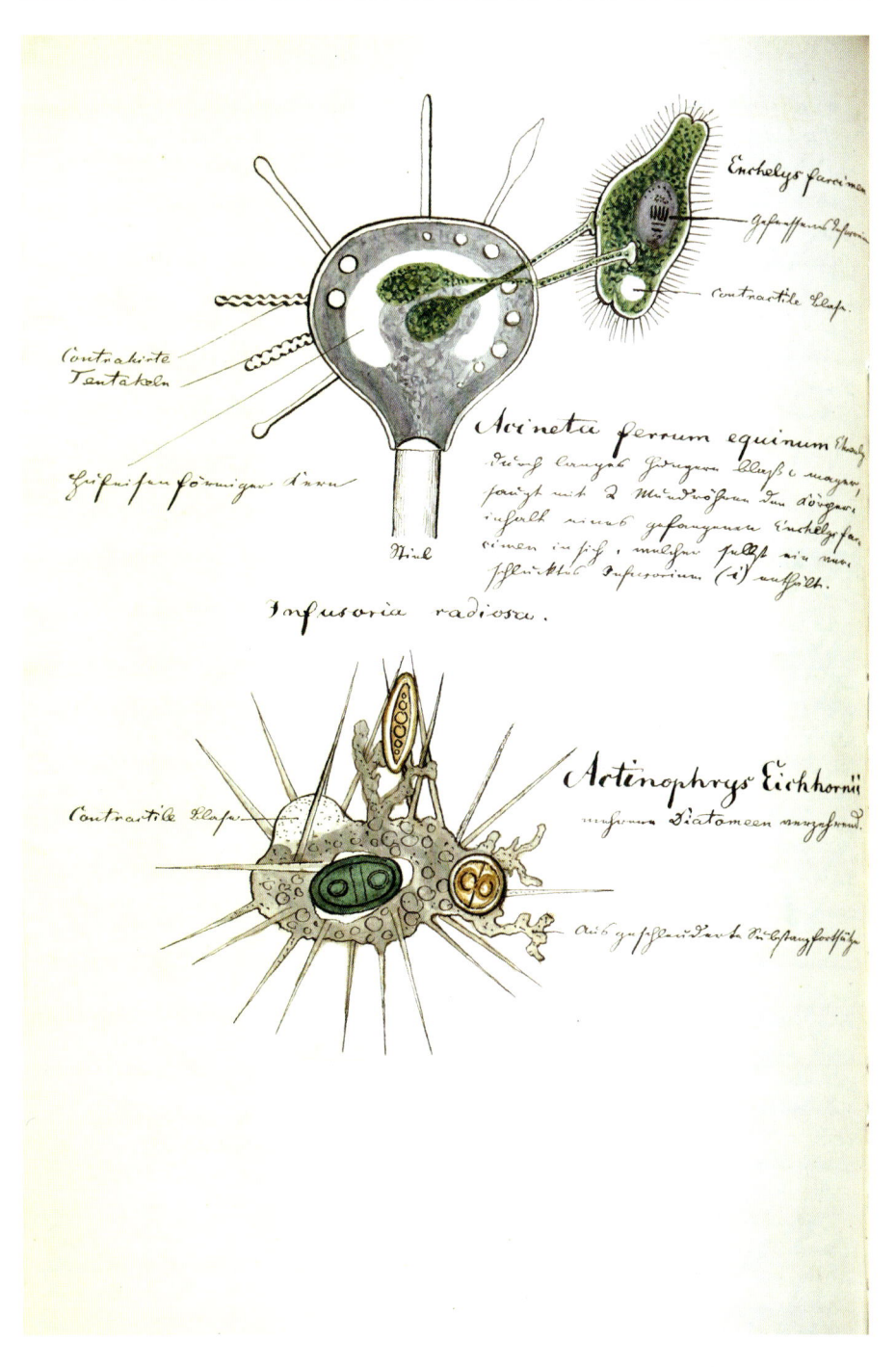

Abb. 23: Infusorien, Zeichnungen von Ernst Haeckel in: Vergleichende Anatomie nach Vortraegen von Johannes Mueller. Berlin Sommer-Semester 1854. Ernst Haeckel. Berlin. 1858, S. 200 (Br. 68)

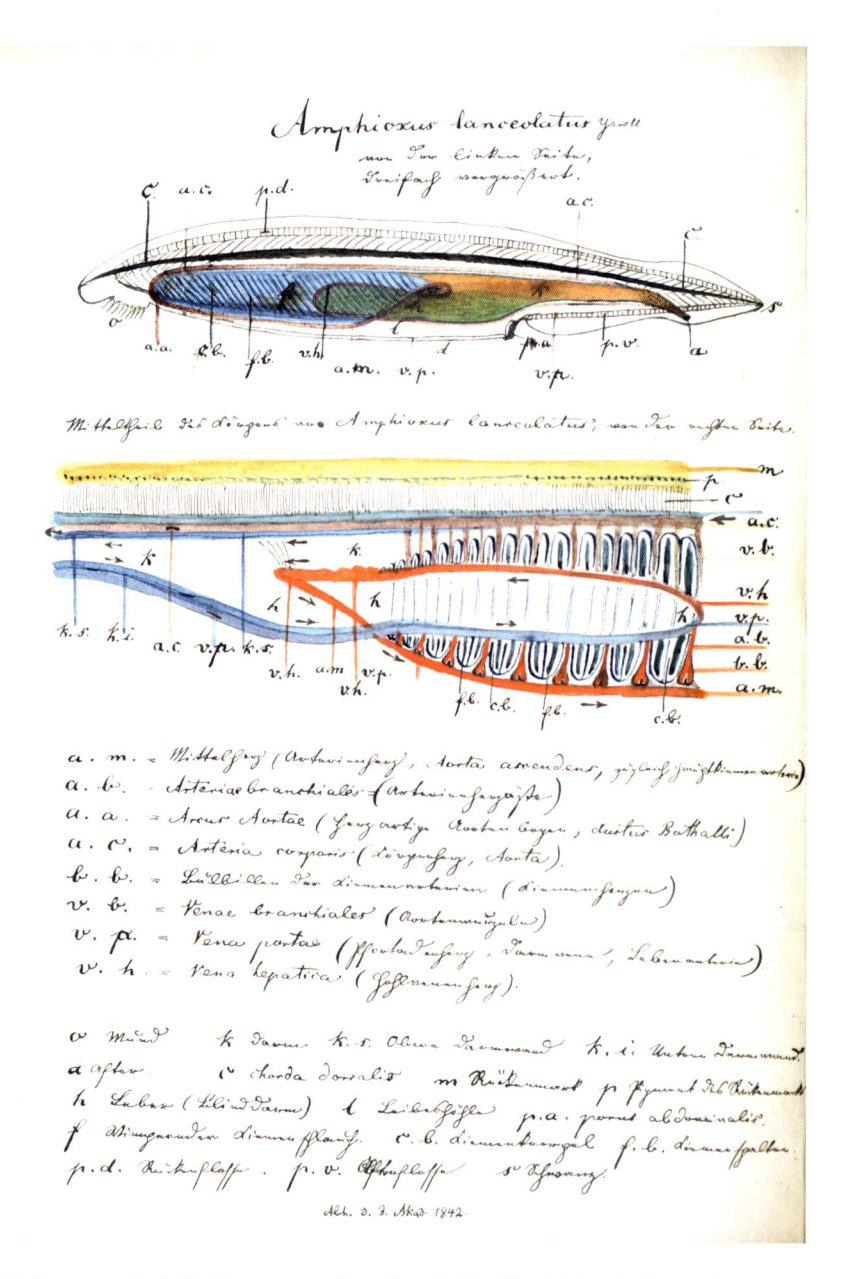

Abb. 24: Lanzettenfisch, Zeichnung von Ernst Haeckel in: Vergleichende Anatomie nach Vortraegen von Johannes Mueller. Berlin Sommer-Semester 1854. Ernst Haeckel. Berlin. 1858, S. 116 (Br. 68)

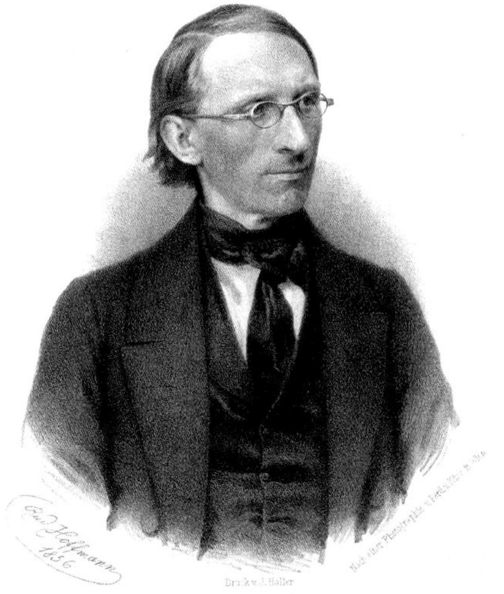

TAFELTEIL II

Abb. 25: Carl Friedrich Wilhelm Ludwig, Lithographie von R. Hoffmann, 1856, nach einer Fotografie von F. v. Küss (Br. 22)

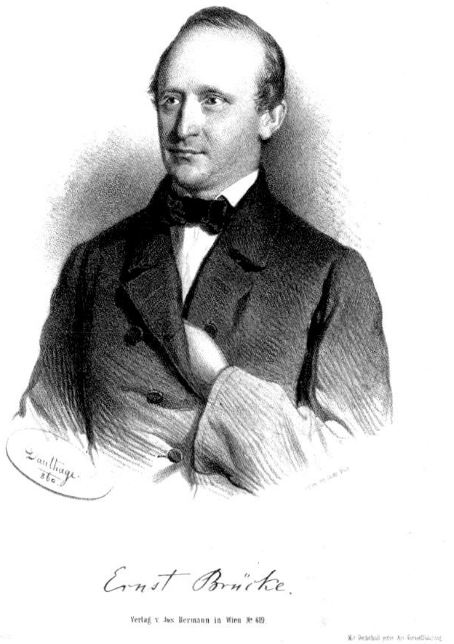

Abb. 26: Ernst Wilhelm von Brücke, Lithographie von A. Dauthage, 1860 (Br. 22)

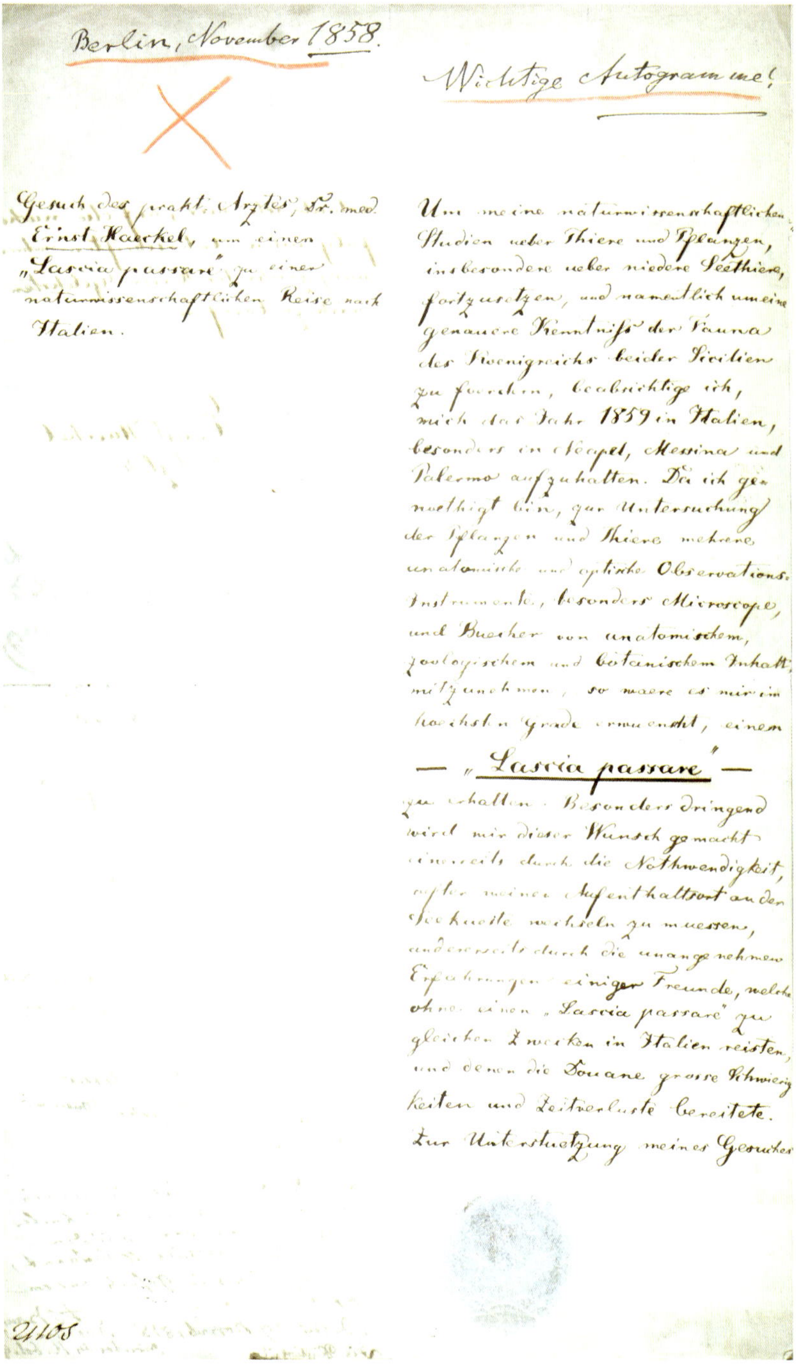

Berlin, November 1858.

Wichtige Autogramme!

Gesuch des prakt. Arztes, Dr. med. Ernst Haeckel, um einen „Lascia passare" zu einer naturwissenschaftlichen Reise nach Italien.

Um meine naturwissenschaftlichen Studien über Thiere und Pflanzen, insbesondere über niedere Seethiere, fortzusetzen, und namentlich um eine genauere Kenntniß der Fauna des Königreichs beider Sicilien zu forschen, beabsichtige ich, mich das Jahr 1859 in Italien, besonders in Neapel, Messina und Palermo aufzuhalten. Da ich genöthigt bin, zur Untersuchung der Pflanzen und Thiere mehrere anatomische und optische Observations-Instrumente, besonders Microscope, und Bücher von anatomischem, zoologischem und botanischem Inhalt mitzunehmen, so wäre es mir im höchsten Grade erwünscht, einen

— „Lascia passare" —

zu erhalten. Besonders dringend wird mir dieser Wunsch gemacht einerseits durch die Nothwendigkeit, öfter meinen Aufenthaltsort an den Seeküsten wechseln zu müssen, andererseits durch die unangenehmen Erfahrungen einiger Freunde, welche ohne einen „Lascia passare" zu gleichen Zwecken in Italien reisten, und denen die Douane grosse Schwierigkeiten und Zeitverluste bereitete. Zur Unterstützung meines Gesuches

Abb. 27: Ernst Haeckel, Gesuch um einen Pass (Lascia passare) für seine Italienreise 1859/60, erste Seite (Br. 108)

erlaube ich mir, auf die nach-
folgenden Unterschriften mehrerer
ausgezeichneter Herren Gelehrten
mich zu berufen

Dr. med. Ernst Haeckel
prakt. Arzt.

[...] Professor [Ehrenberg]
Berlin, 6. Nov. 1858.

[...] C. Ritter Prof. p. O.
Berlin d. 27ten Nov.
1858.

[...]

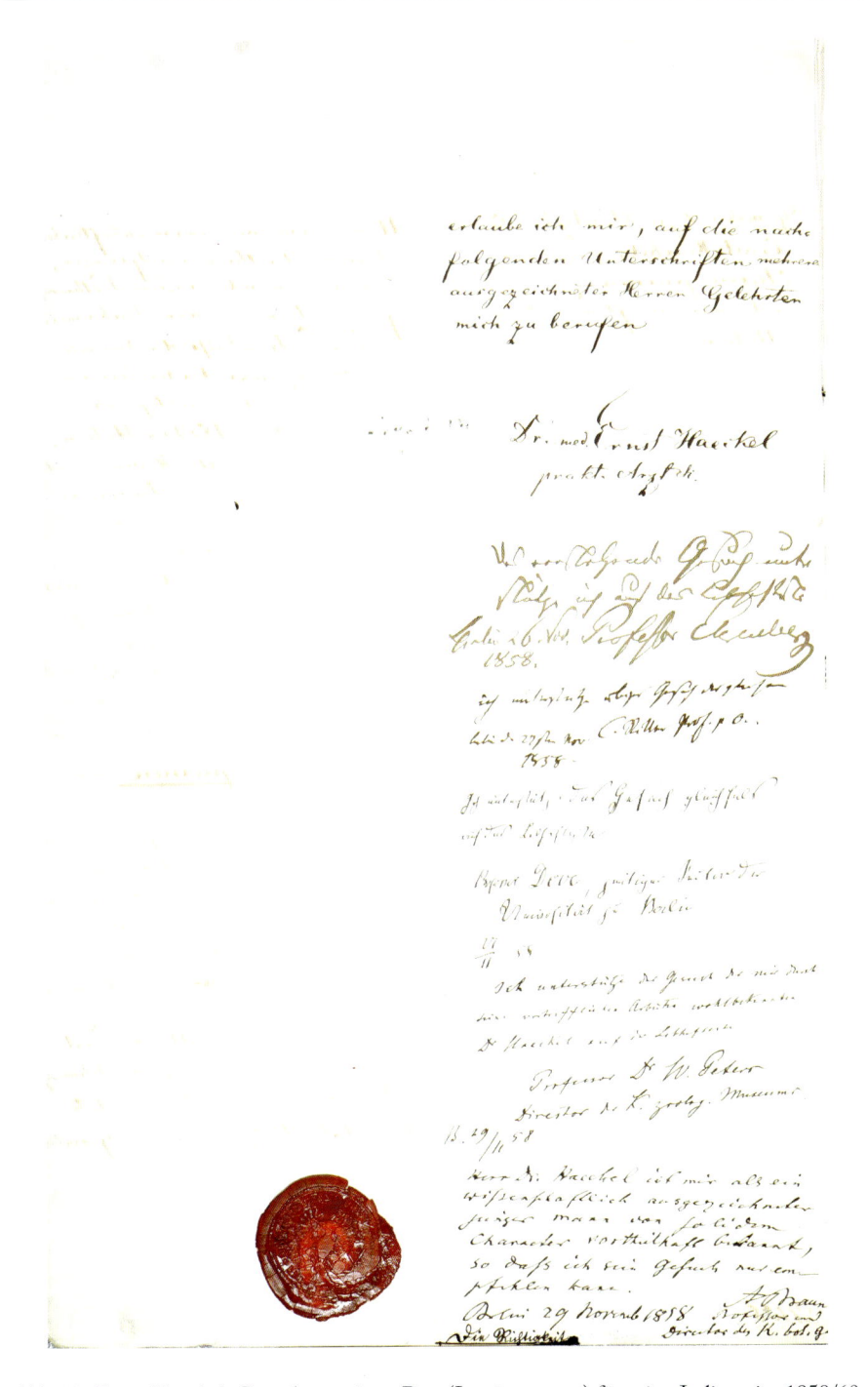

Ernst Dove, zeitiger Rector der
Universität zu Berlin

27/11 58

Ich unterstütze das Gesuch [...]

Professor Dr. W. Peters
Director des K. zoolog. Museums

B. 29/11 58

Herr Dr. Haeckel ist mir als ein
wissenschaftlich ausgezeichneter
junger Mann von so liebem
Character vortheilhaft bekannt,
so dass ich sein Gesuch nur empfehlen kann.
Berlin 29 Novemb. 1858   A. Braun
Die Rückseite   Professor und
                        Director des K. bot. G.

Abb. 28: Ernst Haeckel, Gesuch um einen Pass (Lascia passare) für seine Italienreise 1859/60, zweite Seite (Br. 108)

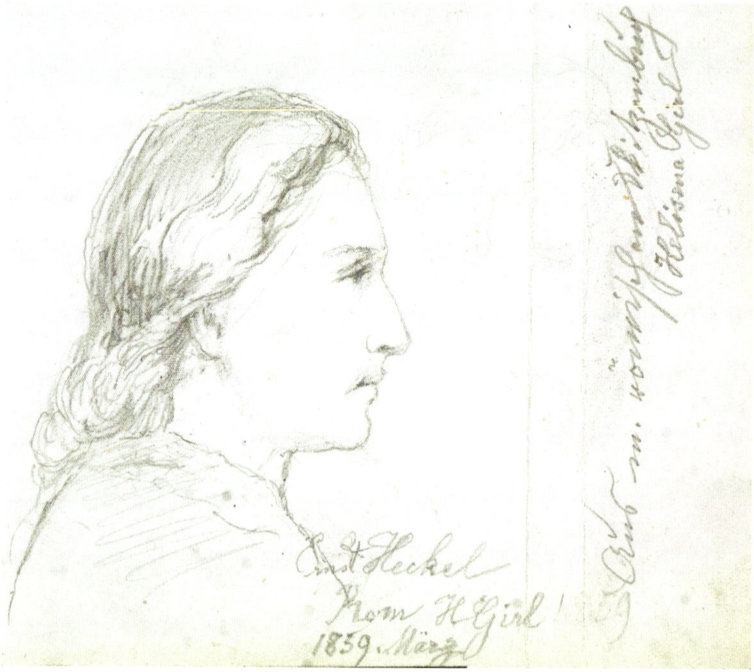

Abb. 29: Porträt von Ernst Haeckel, Bleistiftzeichnung von Helisena Girl, März 1859, Blatt aus ihrem römischen Skizzenbuch (Br. 98)

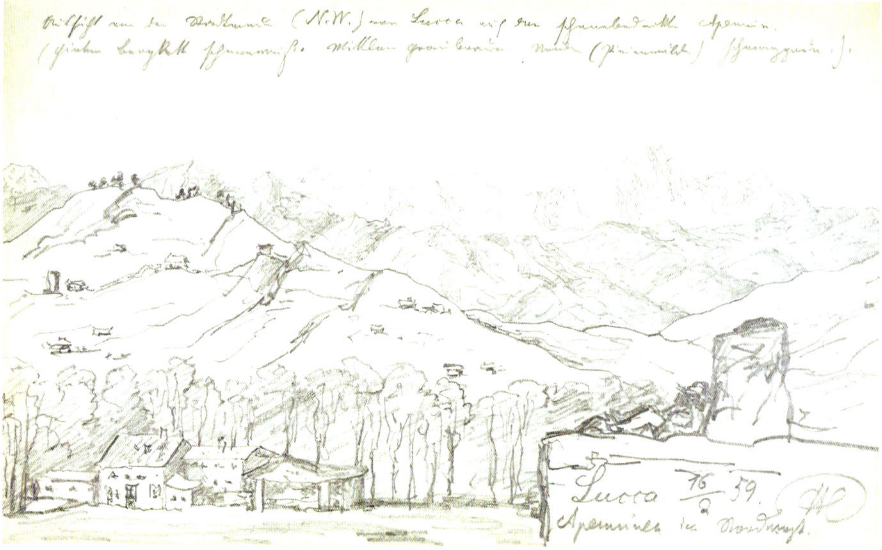

Abb. 30: Aussicht von der Stadtmauer (N. W.) von Lucca auf den schneebedeckten Appenin, Bleistiftskizze von Ernst Haeckel, 16.2.1859 (Br. 98)

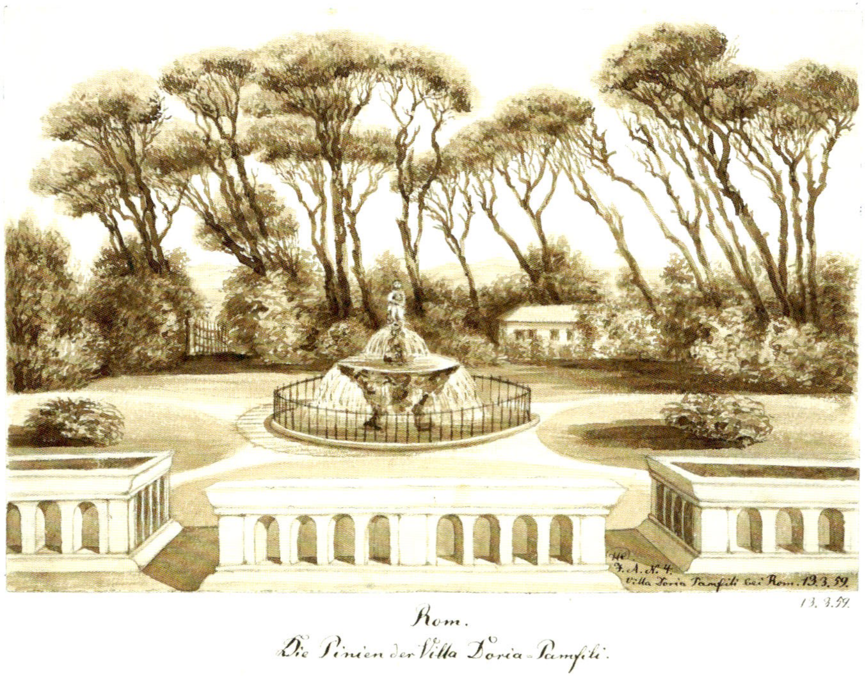

Abb. 31: Rom. Die Pinien der Villa Doria-Pamfili, Aquarell von Ernst Haeckel, 13.3.1859 (Br. 108)

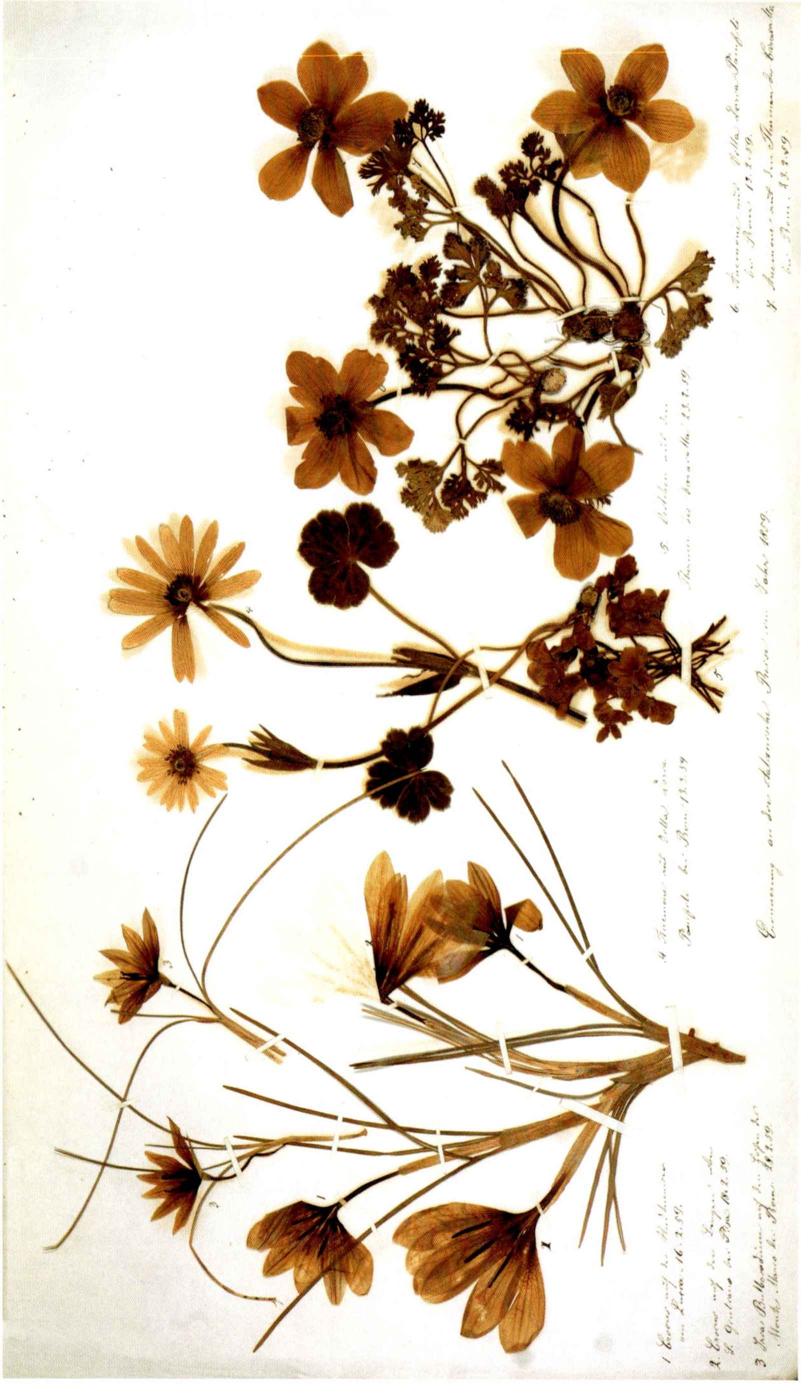

TAFELTEIL II

Abb. 32: Frühlingsblumen aus Rom, Herbarblatt von Ernst Haeckel, Februar 1859 (Br. 110)

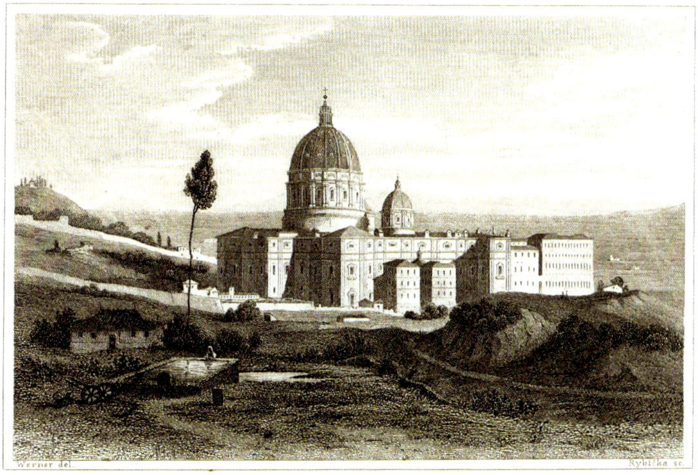

TAFELTEIL II

Abb. 33: Rom. Peterskirche (S. Pietro), Kupferstich (Zeichner: Carl Werner, Stecher: Josef Rybicka), Verlag Guiseppe Spithöfer (Br. 110)

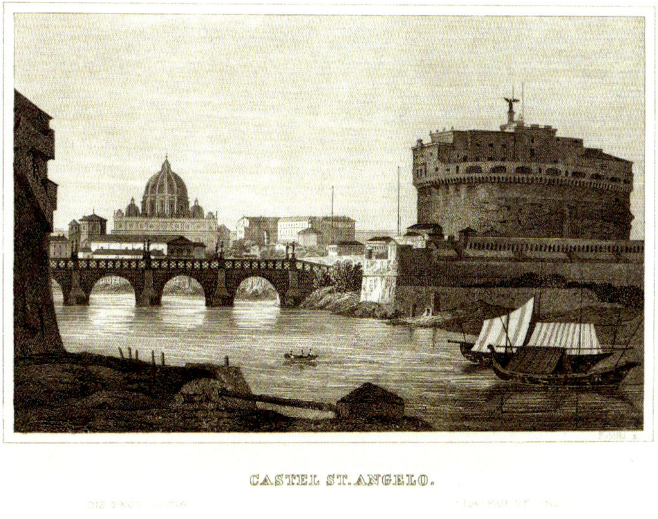

Abb. 34: Rom. Engelsburg (Castell St. Angelo), Kupferstich (Zeichner: unbekannt, Stecher: Josef Rybicka), Verlag Guiseppe Spithöfer (Br. 110)

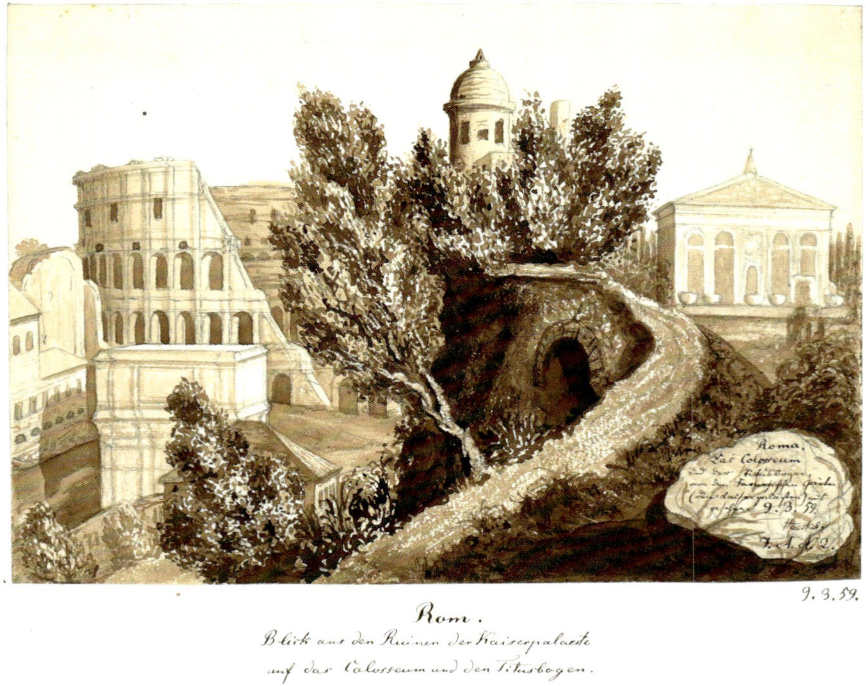

Abb. 35: Blick aus den Ruinen der Kaiserpaläste auf das Colosseum und den Titusbogen, Aquarell von Ernst Haeckel, 9.3.1859 (Br. 110)

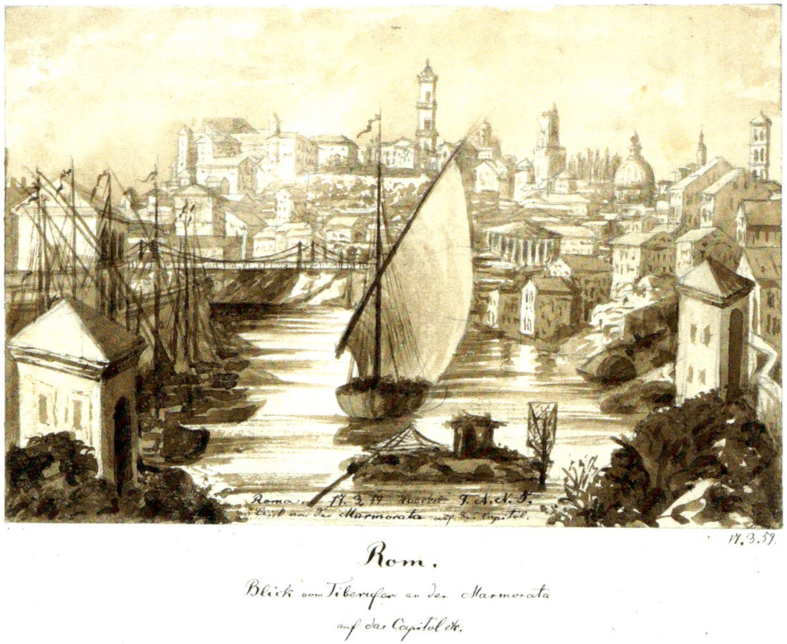

Abb. 36: Rom. Blick vom Tiberufer an der Marmorata auf das Capitol, Aquarell von Ernst Haeckel, 17.3.1859 (Br. 110)

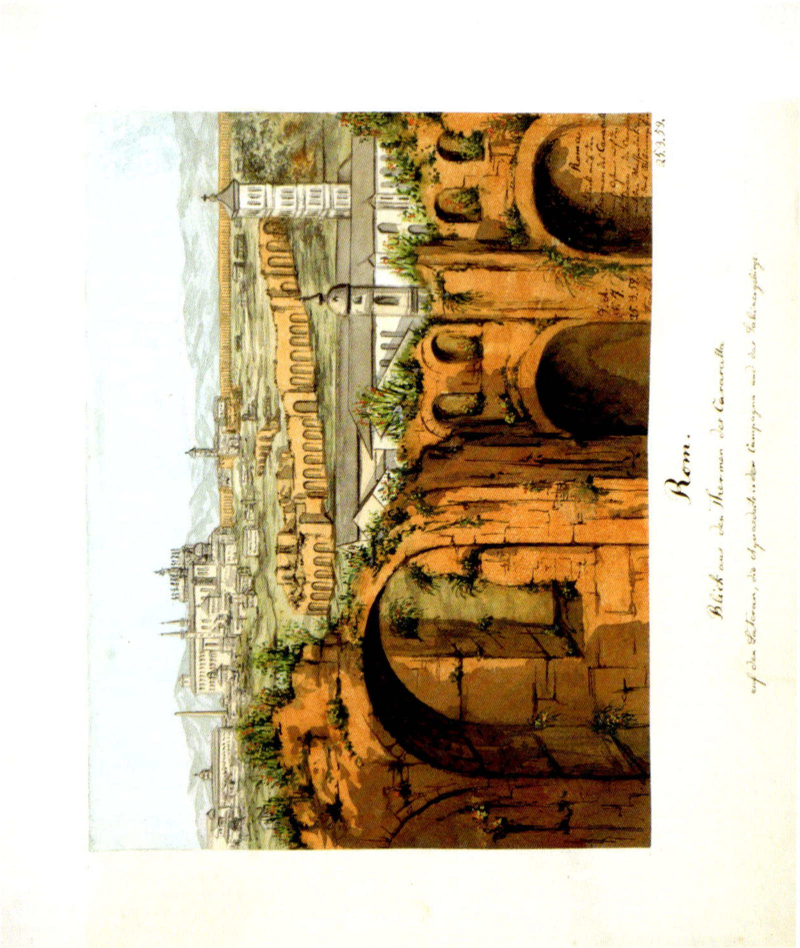

Abb. 37: Rom. Blick aus den Thermen des Caracalla auf den Lateran, die Aquaeducte in der Campagna und das Sabinergebirge, Aquarell von Ernst Haeckel, 25.3.1859 (Br. 110)

Donnerstag d. 10. Vorgestern unterbrach mich[d] Bernhard beim Weiterschreiben durch die Aufforderung zum Spaziergehen, der gefolgt zu sein, ich durchaus nicht bereut habe. Die Luft war herrlich, so daß ich den Mantel halb abstreifen mußte, dazu der Wald so still und friedlich, daß ich mich scheute laut aufzutreten und in gewiße Gedanken vertieft ein paar Mal auf dem trügerischen Moosteppich über einen Baumstumpf stolperte. Wie gerne hätte ich Dich ein Stündchen an meine Seite gezaubert, um Dir alle die seligen Gefühle auszusprechen, die meine Seele durchbebten. Wir paßirten wieder einen hübschen See, auf dem wir, von den vollen Strahlen der Sonne getroffen, von einer steilen, kahlen Anhöhe herab und rechts und links aufragende Waldpartien sahen. Ich träumte mich ein paar Jahre weiter und fand mich an Deiner Seite in den Alpen wieder bei Deinem Lieblingsplan[13], der nun auch mich lebhaft beschäftigte. Zu Haus angekommen, fand ich einen Brief (leider nicht von Dir) von Mutter[14] nach langer Zeit vor, wonach es ihr sowohl wie Hermine[15] und dem kleinen Jungen[16] sehr gut geht; so gut, daß sie schon am 20 zu taufen denken, wozu Deine Alten gewiß herüberreisen, wenn T*ante* Lotte[17] ihren Hexenschuß wieder los ist. Nach dieser Nachricht bin ich dann auch die längste Zeit hier gewesen, denn wenn Mutter nach Berlin zurückkommt, denke ich auch wieder dort zu sein, und gern möchte ich auf der Rückreise noch ein paar Tage bei Agnes Stubenrauch zubringen; wahrscheinlich, wenn meine Mutter mit einverstanden ist, bin ich Ende dieses oder Anfang nächsten Monats wieder in Berlin, meiner heimathlosen Heimath. Mutter hat, wie mir[e] auch der Tod von Onkel Bleek[18], die traurigen Erlebniße vor zwei Jahren[19] wieder lebhaft vor die Seele geführt, ich kann Bleeks[20] nur aufrichtig bedauern, für die der Schlag in gewißer Beziehung noch härter ist, mehr entbehren können sie den Vater schwerlich, als ich; lieber Schatz hätte ich Dich nicht, würde ich mir recht einsam und verlaßen in dieser Welt vorkommen. Da bringt der Postbote einen Brief[21], einen Brief und Du machst mich selig. ||

Freitag 11 Dein lieber Brief hat eine kurze Pause beim Schreiben verursacht; eben habe ich ihn an Deine Eltern, nachdem ich ihn abgeschrieben und ein paar Zeilen[22] von mir beigegeben habe, befördert. Endlich hast Du doch Nachricht von mir aus einem Briefe[23], den ich nicht am 17, sondern am 19 abgeschickt habe, Du also in 7 Tagen bekommen hast, der Deinige ist 8 Tage vom 2–10 gegangen. Wie kann ich mich in Deine Seele hineindenken, lieber Schatz, die so viel Schönes, Neues und Herrliches auf einmal in sich aufnehmen soll. Gewiß ist die Maße und der edle Stoff überwältigend und gehört einige Zeit dazu, um ihn gehörig in sich zu verarbeiten, und so zu ordnen, daß man Anderen ordentlich Rechenschaft darüber geben kann. Fast fürchtete ich schon, Dein Intereße an der Kunst sei überhaupt ganz der großen Vorliebe zur Natur gewichen, doch habe ich mich zu meiner Freude getäuscht; die Kunstschätze in Florenz (hauptsächlich aus Heiligenbildern bestehend) waren noch nicht rein und edel genug, um Dein reines, wahres Herz zu begeistern. O wie gern wandelte ich mit Dir unter den herrlichen Werken hellenischer und römischer Kunst umher; hat doch schon mir lange trotz der mangelhaften Auswahl eine schöne Statue einen bleibenderen Eindruck zurück gelaßen, als ein vollendetes Bild, das die Schönheit, die reinen und edlen Formen doch nie so körperlich und wahr wiedergeben kann, als die plastische Kunst. Ich sehe Deine beiden Alten im Geiste etwas den Kopf schütteln über Deine gänzliche Verachtung des <u>christlichen</u> Mittelalters, in Folge deren sie gewiß wieder Zweifel in Deiner Religion überhaupt sehen. Ich kann nur sagen, ich stimme ganz mit Dir überein, ja ich bin stolz auf Dich als wahren^f Christen, d. h. als einen Menschen, der die göttliche Natur in sich trägt, *das heißt* ein reines, edler Gefühle fähiges Herz; der kraft dieser das Gute vom Bösen zu unterscheiden weiß und ersteres, wie alles Schöne und Wahre in der Menschheit immer mehr zu fördern bestrebt ist und bei dieser großen, schönen Weltaufgabe recht eigentlich || zum Gefühl und Bewußtsein der persönlichen, individuellen Berechtigung kommt, die wir erst dem Christenthum zu verdanken haben. Ob Du nur äußerlich Dich an die herkömmlichen Formen der protestantischen Religion bindest, bestimmte Sätze glaubst oder nicht, ist mir gleich; das hohe sittliche Gefühl in Dir ist mir Bürge für Deine Religion, die auch bar der umfaßendsten Freiheit des Menschen bestehen kann. Ja mich hat die Religion frei gemacht, d. h. der feste Glaube hat mich von allen Zweifeln befreit, die wohl jedem ganz jungen Gemüthe nicht ausbleiben, hat mir unbeugsames Gottvertrauen geschenkt, kraft deßen ich weder Furcht noch Gefahr im engeren Sinne kenne, und ich kann auch sagen, sie hat mir in dieser meiner freien Auffaßung viele Vorurtheile genommen, denen so viele Menschen trotz tiefer Religiösität unterthan sind. O und diese Deine edle Seele willst Du nicht nur auf Dich und Deine Handlungen im Dienste der hohen Wißenschaft wirken laßen, sondern willst sie auch mit einer zweiten, einer weiblichen Seele theilen und auf diese Weise neben dem Verstand, auch das Gefühl immer mehr ausbilden. Erni mir ist, als gewänne ich Dich jeden Tag lieber und doch weiß ich kaum, wie das möglich ist, da mein Herz eigentlich nur einen Gedanken kennt und sich unaufhörlich mit Dir beschäftigt; ich bin mir wohl bewußt, Dich vom ersten Augenblicke unseres reichen Verhältnißes klar durchschaut zu haben und mich nicht im Geringsten in Dir zu ^g irren, das beweis't mir jeder Brief, der Deine Seele immer klarer schildert und mich immer inniger an Dich kettet. Du echt deutsches Gemüth, deßen Du Dich wahrlich nicht zu schämen hast, mußtest ein weibliches Wesen finden, die [!] Dich verstand, sonst hättest Du freilich aus Deiner Natur heraustreten müßen, wozu Dir Deine Aenni gewiß keine Veranlaßung geben wird. Ich freue mich, daß Du wie immer, auch in Rom Glückpilz gewesen *b*ist, einmal eine so gesunde, hübsche Wohnung gefunden zu haben und dann Deine Tage dort in einem kleinen deutschen Kreise[24] zu verleben, die in vieler Beziehung Deine Intereßen theilen und Dich an die Heimath erinnern; wie nett, daß ich ziemlich ein Bild von der Gegend und Straße habe, in der Du wohnst; die Ansicht von Rom bei Enslin[25] steht mir noch klar vor Augen. Ich komme immer wieder und wieder auf Deinen Brief zurück. Wie freundlich bist Du zum zweiten Mal von der Familie Chan[26] aufgenommen worden, dann sehe ich Dich in der lebhaften Handelsstadt bei den Schiffen und Matrosen, die namentlich für einen Binnenländer ganz besondern und neuen Reiz haben… Ich weiß wie ich in Stettin, wo wir das bunte Leben der Nationen aus allen Gegenden dicht vor unseren Fenstern hatten, oft stundenlang an denselben gestanden habe, und^h *dem* geschäftigen Treiben zugesehen. Bald mußte ich wißen, was ausgeladen wurde, bald dem munteren kräftigen Gesang der rauhen Männer dabei zuhören, dann sah ich in der Ferne ein neues großes Schiff herankommen, deßen Land und Ausgangspunkt es sogleich nach den Flaggen zu bestimmen galt. Dies Alles hat mich ungemein intereßirt und dann Nachmittags, wenn ich mit Vater[27] spazieren ging, war gewöhnlich der erste Gang an den Schiffen vorüber, wobei ich in einzelnen Zügen ein Bild von Charakter und Eigenthümlichkeit jeder Nation erhielt, deren Schiffe in Stettin vertreten waren. Die Natur und Pisa, wo Du gewiß den Frühling gewahr wurdest, muß reizend sein. Ach der Frühling durchdringt mich mehr, als je; er sagt mir, wie er nach dem kalten Winter folgt, so es nach der bitteren Trennung auch ein frohes Wiedersehen geben wird. Der ewige Wechsel in Natur und im Menschen hört nicht auf. Wie sehe ich dies jetzt auch in der ganzen Organisation des Menschen aus dem Eschricht, wo der Stoffwechsel nicht aufhört und das Auf und Ab im ganzen Körper unendlich im Blutumlauf und in der Vertheilung der Nerven hat mich ungemein gefeßelt.[28] Das Buch ist so klar und verständlich geschrieben, indeß an sich ich mich wundere, wie einfach || die ganze innere Organisation bis in die geheimnißvollsten Tiefen ist, so complicirt und wunderbar kaum faßlich sie dem Laien auf den ersten Blick erscheint. Mir wird Vieles, Vieles klar, worüber ich früher schon oft nachgedacht habe, ohne Antwort auf meine Fragen zu erhalten. Ich sehe nicht ein, warum diese Sachen, die dem Menschen doch so nahe liegen, nicht von Frauen gelesen, getrieben werden sollen. Bernhard wundert sich oft, wozu ich mich mit solchem Zeug beschäftige? Ich kann nur antworten, weil es mich ungemein intereßirt und ich sehr froh bin, durch Dich der Erkenntniß näher gebracht zu sein. Abends hat Bernhard uns jetzt eine sehr hübsche Lebensbeschreibung[29], die kürzlich erschienen ist, von Helene, Herzogin von Orleans[30] vorgelesen, die im vergangenen Jahre in England gestorben ist. Sie ist die zarteste weibliche Seele gewesen, die sich denken läßt und hat trotzdem bis zu ihrem Tode in allen traurigen Erfahrungen und schweren Zeiten, die sie in Paris erlebt hat, einen wahrhaft männlichen Heroismus und eine Charakterfestigkeit gezeigt, die sie als Königin wohl sehr geadelt haben würden; wer weiß ob ihr Sohn der Graf v. Paris[31], der so wie sein Bruder: der Herzog v. Chartres[32] höchst liebenswürdige, sehr gebildete junge Leute sein sollen, nicht noch einmal den französischen Thron besteigen wird; wenigstens glaube ich, daß Napoleon III[33] am längsten geherrscht hat, und ob seine Linie dann noch Anklang bei den Franzosen hat, ist wohl sehr zweifelhaft. Doch wohin gerathe ich wieder! Namentlich gilt es jetzt zum Schluß zu eilen, denn Bernhard will morgen ganz früh zur Stadt fahren und diesen Brief expediren, und es ist schon 12 Uhr geworden. Wie herrlich muß Deine nächtliche Fahrt auf dem Waßer gewesen sein; dies wäre so gerade nach meinem Geschmacke gewesen; auf brausender See, dazu hellen Mondschein und den kräftigen Männergesang von Euch Dreien[34], die in deutschen Volksliedern schwelgten, es muß herrlich gewesen sein.

Doch Ade, ade, leb wohl süßer Schatz und schreibe bald wieder Deiner treuen Aenni.

1 Altes Volkslied; vgl. Rengger, Albrecht: Bericht über die Armen-Erziehungs-Anstalt in Hofwyl. Tübingen 1815, S. 99.
2 Vgl. Br. 98, S. 350.
3 Petersen, Bertha, geb. Sethe.
4 Petersen, Bernhard.
5 Populäres Kartenspiel aus der Bézique-Familie, bei dem man durch Ansagen und Stiche 66 oder mehr Augen sammeln muss.
6 Vgl. Roßmäßler, Das Wasser (wie Br. 51, Anm. 3), S. 284–288. – Haeckel hatte bei seiner Überfahrt von Pisa nach Livorno lumineszierende Tierchen im Wasser beobachtet; vgl. Haeckel, Italienische Reise 1859/60 (wie Br. 79, Anm. 3), S. 59.

7   Vgl. Harting, Pieter: Skizzen aus der Natur. Aus dem Holländischen übersetzt von J. E. A. Martin. Mit einem Vorworte von M. J. Schleiden. Leipzig 1854, S. 59–88.
8   Triest, Anna; Triest, Louise.
9   Gasser, Johannes.
10 Vgl. Br. 50, S. 179 f. und Br. 60, S. 225; Haeckel, Italienische Reise 1859/60 (wie Br. 79, Anm. 3), S. 31: „Ich habe namentlich an den folgenden Tagen sehr viel italienisch gesprochen; die Unterhaltung mit den Professoren wurde nur in italienischer Sprache geführt und ich wurde fast immer verstanden, sowie ich sie ihrerseits ebenfalls recht gut verstand. Natürlich musste die Gebärdensprache dabei viel zu Hülfe kommen."
11 Br. 94 (mit kolorierter Lithographie des Schiefen Turmes in Pisa). – Haeckel hatte eigentlich seinen Geburtstag noch in Florenz verbringen wollen, reiste aber wegen der erneut fälligen kostenpflichtigen Aufenthaltskarte schon am 16.2. über Pistoja und Lucca nach Pisa, wo er am 17.2. neben anderen Sehenswürdigkeiten den Schiefen Turm besichtigte; vgl. Haeckel, Italienische Reise 1859/60 (wie Br. 79, Anm. 3), S. 46–54.
12 Haeckel, Carl Gottlob; Brief nicht überliefert.
13 Möglicherweise die schon zu diesem Zeitpunkt geplante Hochzeitsreise in die Alpen, die schließlich auch im August und September 1862 über München nach Tirol (Ischl, Salzburg, Brennerpass, Etschtal, Ortlergebiet, Innsbruck) stattfand; vgl. dazu die Tagebücher und Notizhefte von Anna und Ernst Haeckel (EHA Jena, B 165, B 166, B 338a-b).
14 Sethe, Wilhelmine, geb. Bölling; Brief nicht überliefert.
15 Haeckel, Hermine, geb. Sethe.
16 Haeckel, Heinrich.
17 Haeckel, Charlotte, geb. Sethe.
18 Bleek, Friedrich; vgl. Br. 103, S. 375.
19 Am 31.3.1857 verstarb Anna Sethes Vater, *Christian* Carl Theodor Ludwig Sethe; vgl. EHAB, Bd. 2, S. 510 (Anm. 9).
20 Bleek, Auguste, geb. Sethe, und ihre Kinder (wie Br. 103, Anm. 9).
21 Br. 98.
22 Nicht überliefert.
23 Br. 95.
24 Girl, Angelica; Girl, Helisena; Bloest, N. N.; Dieruf, Oscar; vgl. u. a. Br. 98, S. 351–354.
25 Vgl. Br. 98, S. 351.
26 Chun, Franz; Chun, Ida Elisa Ortensia, geb. Stub; Chun, Catarina.
27 Wie Anm. 19.
28 Vgl. Eschricht, Das physische Leben (wie Br. 89, Anm. 40), S. 177–240.
29 Schubert, Gotthilf Heinrich von: Erinnerungen aus dem Leben Ihrer königlichen Hoheit Helene Louise, Herzogin von Orleans, geborenen Prinzessin von Mecklenburg-Schwerin. Nach ihren eigenen Briefen zusammengestellt. München 1859.
30 Orléans, *Helene* Louise Elisabeth Duchesse d', geb. Prinzessin von Mecklenburg-Schwerin.
31 Orléans, Louis Philippe Albert d', Comte d'Paris.
32 Orléans, Robert Philippe Louis Eugène Ferdinand, Duc de Chartres.
33 Napoleon III., Kaiser der Franzosen.
34 Binz, Carl; Haeckel, Ernst; N. N. (Engländer); „Besonders poetisch wurde aber diese herrliche nächtliche Seefahrt, als Dr. Binz anfing, mit seiner vollen starken Tenorstimme deutsche Studenten- und Volkslieder zu singen, wobei ein Engländer, der in Bonn studiert hatte, und ich ihn nach Kräften unterstützten" (Haeckel, Italienische Reise 1859/60 (wie Br. 79, Anm. 3), S. 60).

105. Von Carl Gottlob Haeckel, Berlin, 14. März 1859

Berlin 14 Maerz 59.

Mein lieber Ernst!

Vorgestern erhielten wir durch Anna[1] Deinen ersten ausführlichen Brief[2] aus Rom, auf den ich außerordentlich begierig war. Es freut mich, daß Rom einen so großen Eindruck auf Dich gemacht hat. Wäre ich jünger so müßte ich es auch noch sehn. Denn es ist doch geschichtlich der merkwürdigste Ort in der Welt, dazu noch, wie Du schreibst, die schöne Natur und seine schönen Umgebungen, die mich ebenfalls sehr anziehen würden. Vor allen Dingen muß ich Dir nun anzeigen, daß Mutter wieder in der Beßerung ist, sie ist geistig munter und die Sache ist auch nicht gefährlich gewesen, ein sehr heftiger Krampf mit Rükenschmerz u*nd* Leibschmerz. Letzterer ist durch warme Umschläge beseitigt worden. Aber der Rüken ist noch nicht in Ordnung, obwohl die Schmerzen nachgelaßen haben. Es ist ein sehr hartnäkiger Hexenschuß, darum hat sie das Bett noch nicht verlaßen, sie liest viel u*nd* wir lesen ihr vor. Ottilie Lampert hilft ihr in der Wirthschaft u*nd* hilft sie pflegen. Sie liegt im großen Ekzimmer, so daß ich nebenan bin, die Thüre offen habe und mit ihr sprechen kann. Sie hat Appetit u*nd* Schlaf und Quinke[3] erklärte auch gleich im Anfang, als ich ihn rufen ließ, daß sie kein Fieber habe. Ich setze meine Studien fort in meinem Zimmer und lebe in gewohnter Art fort, vor 8 Tagen war Carl[4] bei uns, der kleine Junge[5] soll ein ganz prächtiger Kerl sein u*nd* Mimi[6] ist auch ganz munter u*nd* wird von Mutter Minchen[7] gepflegt. – Was nun Deinen dortigen Aufenthalt betrifft, so wirst Du wohl Ende dieses Monats nach Neapel reisen, um an Deine Geschäfte zu kommen. Da Du aber nun einmal in Rom bist, so verderbe Dir auch nicht den geistigen Genuß, denn so etwas kommt nicht bald wieder, ob ich zwar glaube, daß Du Italien, wenn Dich Gott leben läßt, nicht zum letzten Mahl sehen wirst. Du wirst Dich[a] jetzt recht damit bekannt machen u*nd* wenn es für Deine anatomischen Studien sehr lehrreich ist, wirst Du[b] wohl öfter hinreisen. Denn durch die Eisenbahn u*nd* Dampfboote schwinden ja die Entfernungen. Du wirst Dich nun in Rom vollständiger orientirt haben. So einen großen Schatz von Denkmälern hatte ich mir nicht gedacht. Der Gegensatz der antiken Welt und des Mittelalters ist aber das[c] großartigste, was man sich denken kann. Ich kenne ihn schon aus Büchern u*nd* er hat immer meine Aufmerksamkeit zu sich hingezogen. Wie muß das erst sein, wenn man dieses alles so leibhaftig vor sich sieht! Man hat ja die Geschichte der Menschheit so recht eigentlich vor Augen, denn die indische u*nd* chinesische Kultur tritt dagegen sehr zurük u*nd* seitdem die christliche Civilisation nach America übergegangen u*nd* diesen Erdtheil erobert hat, wird sie auch räumlich die größte werden. Deine Ansicht von antiker und moderner Welt[8] ist einseitig und wird sich allmählich mehr aufklären und heraus arbeiten. Aber ich kann sie begreifen. Sonnabend Vormittag (am 12ten) las ich Deinen Brief, Abends gieng ich in einen Vortrag des Gustav-Adolphs Vereins, den Nitsch abhielt[9] und der sich, wie gemacht, an Deinen Brief anschloß. Er schilderte darin den griechischen Schönheitssinn und deßen Produkte und erkannte in diesem Fach den Griechen den Preis zu, nun gieng er zum alten Testament und der darin enthaltenen Poesie über, diese trägt den Charakter des Erhabenen u*nd* darin sind die Juden Meister.

Er belegte dieses mit lauter Bibelstellen und zeigte in dem leisen Säuseln des Windes, welche Metapher in der Schilderung der göttlichen Erscheinungen im alten Testament[d] gebraucht wird[e], das Durchschimmern des Christenthums. Man mag nun die Sache ansehen, wie man will, so kann man doch nicht in Abrede stellen, daß so das Christenthum von Grund aus die Welt umgestaltet hat, die Welt ist eine andre geworden. Der griechische Geist ist untergegangen, er bleibt für dieses irdische Leben eine prächtige Erscheinung und auch dieses Erdenleben hat seinen großen Werth, darum hat es Gott geschaffen, ich gehöre zu den allerletzten, die ihm diesen Werth abstreiten wollen. Schon daß uns Gott Augen gegeben hat, um sein Meisterwerk, die Natur zu sehen, [f] und ein Gemüth, sie zu empfinden, ist ein unaussprechliches Gut. Ich fühle mich mit meinem ganzen Innern dazu hingezogen. Die Menschengeschichte zeigt uns Gutes und Schlechtes durch einander, und erinnert uns schon an das Jenseits, aber der Fortschritt des Menschengeschlechts ist unverkennbar und zeigt, daß die Menschheit schon hier auf Erden einer großen Entwikelung fähig ist. Sie hat z. B. in den 60–70 Jahren, welche ich durchlebt habe, einen ungeheuren Fortschritt gemacht. Alle diese Fortschritte ruhen auf der Basis des Christenthums und wenn Du alle gesellschaftlichen Familien-, Staats- und Völkerverhältniße durchgehst, so findest Du durch das Christenthum die ungeheuersten Verwandlungen zum Beßern. Das Christenthum hat den Menschen erst in seiner Rechte eingesetzt, es hat auch in dem Geringsten den Menschen achten und respektiren gelernt, das haben die Alten nicht gekannt, ihre Bildung war höchst einseitig, sie fanden das Sklavenwesen ganz in der Ordnung und ich bin erstaunt gewesen, als ich Aristoteles Politik[10] las: wie er die Sklaven ansieht. Ferner fehlte ihnen die liebende Gottheit, die uns erst Christus gebracht hat. Sie ergaben sich einem kalten erbar-||mungslosen Fatum und giengen ohne Hoffnung und Aussicht auf ein beßeres Leben unter, während wir Christen nach der [g] kurzen Spanne unseres irdischen Lebens ein ewiges beßres Leben, eine höhere geistige Entwickelung erblicken. Wenn wir in diesem Erdenleben niedergedrükt werden, so verlieren wir nicht den Glauben an einen liebenden Gott. Schiller läßt die Jungfrau v. Orleans sagen: „Kurz ist der Schmerz und ewig ist die Freude".[11] Das Christenthum hebt den Gegensatz unsrer irdischen und ewigen Natur, den Gegensatz zwischen gut und böse, den Gegensatz zwischen der Tugend und der Sünde ganz entschieden hervor, die griechischen Philosophen haben ihn ebenfalls gekannt, aber [h] ihnen fehlte der Beistand der göttlichen Hülfe, d. i. der Glaube, daß durch das Ausharren im Guten, durch den Kampf gegen die Sünde sich das innere göttliche Leben im Menschen immer mehr entwikele, der unmittelbare Glauben an Gott, der uns im redlichen Kampfe stärkt, und der die Wiedergeburt, wenn wir gesündigt haben und wenn[i] das Gewißen uns mahnt, möglich macht. Kurz der unmittelbare Gottesbegriff fehlte ihnen, den haben wir durch das Christenthum gewonnen, dieser stärkt uns alle mächtig und begleitet uns täglich durch das Leben. Dagegen verschwinden alle griechischen Götter, sie mögen noch so schön gestaltet sein, zuletzt in nichts: Aber mit dem Verstande kann man Gott nicht begreifen, nur durch das Gemüth, das ist Religion. Schleiermacher hat auch seine religiösen Stadien durchmachen müßen, man findet sie deutlich in seinen Schriften, er ist ein andrer in der Jugend, ein andrer im reifen Mannesalter. Auch er lernte erst nach und nach das wahre Christenthum erkennen. Wenn Dich aber die Erscheinungen der Rohheit, Schlechtigkeit und Unsittlichkeit, wenn sie auch jetzt in der Welt herrschen, irre machen wollen, so mußt Du bedenken, daß der Kampf des Guten und Bösen in diesem Erdenleben nie aufhören wird, dafür werden wir auf ein ewiges, beßres Leben angewiesen. Aber dennoch hat die Kraft des Bösen durch das Christenthum schon unendlich verloren und es werden schon hier auf Erden sehr gemilderte Zustände eintreten,^j mit andern Worten: das Reich Gottes wird auch hier auf Erden immer mehr zunehmen. Wie viel milder sind schon die Kriege geworden gegen sonst, wo sich Tausende in persönlichem Kampf grausam umbrachten. Die Kriege sind durch die Erfindung des Schießpulvers viel menschlicher geworden, man erblickt im Feinde auch den Menschen, geht mit ihm menschlich um, behandelt ihn menschlich als Gefangenen, macht ihn nicht mehr zum Sklaven, wie ächt menschlich ritterlich behandeln sich „christliche" Officiere gegen einander, wie haben wir ein ganz anderes Völkerrecht, als die Alten. Diese wußten nichts von einem Respektiren der Völkerindividualitäten, die Griechen kannten nur Barbaren, die Römer erstrebten auf Kosten der Ertödtung^k der verschiedenen NationalCharaktere eine Universalherrschaft, die jetzt unmöglich geworden, sie wird von selbstsüchtigen Eroberern immer wieder angestrebt (Napoleon), verschwindet aber immer wieder durch das Nationalgefühl der Völker. Aber freilich die Entwikelung des Christenthums nimmt nach unsern Berechnungen einen sehr langsamen Lauf, 1000 Jahr (*und* so lange hatte die Pfaffenherrschaft bestanden) sind ein sehr kurzer Zeitraum. Diese Herrschaft hatte aber dennoch ihre Dienste geleistet, sie hatte das rohe Germanenthum gezügelt *und* es herangebildet. Als die Zeit gekommen war, erschien das Licht der Reformation. Auch diese hat sehr langsam gewirkt. Ueber 300 Jahr sind vergangen *und* jetzt erst fangen ihre Würkungen sich recht zu entfalten an. Die Grundanschauungen des Christenthums sind inzwischen immer tiefer gewurzelt. Sie liegen dem Zustande, den wir die europäische Civilisation nennen, wesentlich zum Grunde, dieser ist ganz darauf basirt. Auch die Rohheit der Gewalt *und* des Lasters nimmt immer mehr ab in den^l verschiedenen Ländern allerdings auf verschiedene Weise. Erscheinungen des lasterhaften Roms, wenn sie im 16ten Jahrhundert noch zu Tage kamen, finden jetzt nicht mehr statt^m, die Vergiftungsmethoden, wie sie sonst an der Tagesordnung waren, sind jetzt verschwunden. Selbst an Napoleon hat man diesen Proceß nicht mehr versucht. Gewiße Laster aber hängen auch mit der körperlichen^n Organisation der verschiedenen Nationen genau zusammen. Der Italiäner ist sinnlicher, leidenschaftlicher als der Deutsche. – Bei längerem Aufenthalt in Italien wird Dich wahrscheinlich auch die moderne Kunst mehr ansprechen, als augenbliklich. Aus vielen Madonnen spricht sich doch ein ungemein göttlicher Geist aus, es giebt auch eine mittelalterliche Abgötterei, ^o sie hat jedoch im Hintergrunde zur Stütze nur noch den Glauben an die Einheit, Weisheit, Gerechtigkeit *und* Liebe Gottes, eine Anschauung, die den Griechen ganz fehlte, mit ihren menschlichen Göttern ging die ganze Geschichte des göttlichen Geistes zu Ende. Eine Auffassung der Schönheiten der Natur, wie wir sie haben *und* wovon unser ganzes Gemüth erfüllt ist, fehlte ihnen gänzlich *und* eben so auch erkannten sie nicht die Weisheit Gottes in der Welt wie wir. Sie waren groß *und* stark in ihrem Schönheitssinn *und* ihrer Produktivität des Schönen. Es war aber eine in sich geschloßene Welt, über welche hinauszugehen sie nicht vermochten. Wir aber haben die Vielseitigkeit, sie zu erkennen *und* zu achten *und* zu bewundern *und* doch unserm erweiterten Standpunkt treu zu bleiben. Das Christenthum hat bei uns eine unglaubliche Erweiterung gewonnen, es ist nicht mehr das des Mittelalters || oder das der protestantischen Theologen des 17ten *und* 18ten^p Jahrhunderts. Der wachsende

Verstand, die wachsende Kultur u*nd* die damit verbundene Kritik hat allem Zufälligen u*nd* Unwesentlichen seinen Zauber benommen, aber die Grundelemente des wahren Christenthums, wie sie[q] sich im neuen Testament finden, haben immer tiefre Wurzel geschlagen, haben sich von allem umkleideten Bombast immer mehr geschieden u*nd* wirken mit ihrer weltbildenden Kraft unsichtbar fort. Die Menschheit wird als ein Ganzes erkannt, die sich in den verschiedenartigsten Gestaltungen auf dieser Erde entwikeln und diese Erde immer mehr beherrschen soll. Es ist kein Zufall, wenn gewiße Erfindungen grade in dieser u*nd* keiner andern Zeit hervortraten, so vor 300 Jahren mit dem Schießpulver u*nd* der Buchdrukerkunst, so jetzt mit der [r] Dampfkraft u*nd*[s] ihren Instrumenten, den Eisenbahnen u*nd* der Dampfschiffahrth, so mit den elektromagnetischen Telegraphen, deren Sprache in wenigen Minuten den entferntesten Ländern [t] ihre Gedanken mittheilt. Wer wollte da noch an einer göttlichen Weltordnung zweifeln? –

Daß unser alter Bleek vom Schlage getroffen und gestorben[12] ist, haben wir schon geschrieben. Oncle Julius[13] ist vor einigen Tagen da gewesen u*nd* hat Auguste[14] sehr gefaßt gefunden. Da sie ein eignes Haus hat, so wird sie dort bleiben, u*nd* wahrscheinlich Pensionairs nehmen. Philipp[15] wird nicht in Buenos Ayres bleiben, da fremden Ärzten jetzt die größten Schwierigkeiten dort gemacht werden. Er wird wahrscheinlich nach dem Cap[16] zu Wilhelm[17] gehn, Theodor[18] werden wir hier durchschleppen, [u] Johannes[19] (der Theologe) hat ein Unterkommen. Der Kleinste[20] ist 15 Jahr u*nd* geht aufs Gymnasium, die Töchter[21] werden bei der Mutter bleiben. Der Oncle in Aurich[22] erholt sich langsam, Gertrude[23] ist noch bei ihm. Bertha[24] geht es wohl, Marie Bleek ist zu ihrer Mutter[25] gereist. – In Freyenwalde ist alles munter. Die Jungens[26] wollen, daß der kleine Bruder[27] Ernst heißen soll, damit sie auch einen Ernst u*nd* Anna bei sich haben.[28] – Wir hatten Dir vor und zu Deinem Geburtstage 2 Briefe geschrieben, der 2te[29] wird erst an Deinem Geburtstag oder bald nachher in Florenz angekommen sein. Nach ihm ist dieser Brief von uns der 3te, der erste poste restante[30], der 2te in Deinem Quartier [ ] Mutter ist noch zu angegriffen, das Schreiben wird ihr noch schwer. Sie sendet Dir die besten Grüße. In einigen Tagen wird sie wohl das Bett verlaßen können. Über Hirzel[31] schreibe uns doch etwas gründlicher, Mutter Reimer[32] läßt darum bitten. Ottilie[33] grüßt herzlich
Dein

Dich liebender Alter

Hkl

An Deinem Geburtstage war Martens, Heinrich[34] und Adolph Schubert bei uns; wir tranken [auf] Deine Gesundheit. Auch Deine Briefe theilen wir den Freunden mit. Von Perz Abreise[35] ist noch nicht die Rede. – Heute besuchte uns der alte Friedrich aus Merseburg[36], er ist in 4 oder 5 Tagen, im schlechtesten Wetter zu Fuße hieher gegangen u*nd* hat unterwegs 10 Sgr. erspart. So kommt man auch durch die Welt. Er ist 60 Jahr, sehr munter u*nd* er hat 2 Kinder[37] u*nd* arbeitet im Sommer in einer Zukkerrübenfabrik. – August Merkel wird von seinem Oncle[38] in Halle zurükgehalten.

Quinke war eben hier u*nd* meinte: nach menschlicher Berechnung werde Mutter am 3 Aprill wohl der Taufe des kleinen Jungen in Freyenwalde beiwohnen können. Max Schul*tz*e ist nach Bonn als Profeßor der Anatomie versetzt an Helmholtz Stelle.[39] Er soll sehr gerne hingehen. Seine Frau[40] ist mit dem Passowschen Hause[41] sehr befreundet. Sie ist eine Tochter des hiesigen Prediger Bellermann[42].[v]

1 Sethe, Anna.
2 Br. 98.
3 Quincke, Hermann.
4 Haeckel, *Karl* Heinrich Christoph Benjamin.
5 Haeckel, Heinrich; vgl. Br. 96, S. 338; Br. 99, S. 357.
6 Haeckel, Hermine, geb. Sethe.
7 Sethe, Wilhelmine, geb. Bölling.
8 Vgl. Br. 98, S. 348–350.
9 Nitzsch, Carl Immanuel; er sprach am 12.3.1859 im Rahmen eines Abendvortrags des Frauenvereins für die Gustav-Adolf-Stiftung im Hörsaal des Französischen Gymnasiums über das Thema: Andeutungen über die Schönheit der Dichtung und Geschichte des alten Testaments; vgl. Protestantische Kirchenzeitung für das evangelische Deutschland. 6. Jg., Berlin 1859, S. 248.
10 Vgl. eine der im 19. Jh. verlegten zahlreichen Ausgaben der politischen Schriften von Aristoteles: Aristoteles' Politik in acht Büchern; der Urtext nach Imm. Bekkers Textesrecension auf's Neue berichtigt und in's Deutsche übertragen, so wie mit vollständigem kritischen Apparate und einem Verzeichnisse der Eigennamen versehen von Dr. Adolf Stahr. Leipzig 1839.
11 Schiller, Friedrich: Die Jungfrau von Orleans. Eine romantische Tragödie. In: ders.: Sämmtliche Werke in zwölf Bänden. 5. Bd., Stuttgart; Tübingen 1838, S. 195–371, hier S. 371.
12 Vgl. dazu auch Br. 103, S. 375.
13 Sethe, *Julius* Johann Ludwig Ernst.
14 Bleek, Auguste, geb. Sethe.
15 Bleek, Philipp.
16 Kapstadt; vgl. Br. 103, S. 375.
17 Bleek, Wilhelm.
18 Bleek, Theodor.
19 Bleek, Johannes.
20 Bleek, Hermann; geboren am 17.3.1841 und somit zu diesem Zeitpunkt schon fast 18 Jahre alt.
21 Post, *Auguste* Gertrude von, geb. Bleek; Bleek, Hedwig; Bleek, Marie; Bleek, Anna.
22 Sethe, *Christian* Diederich Henrich; zum Vorgang vgl. Br. 96, S. 340.
23 Sethe, Gertrude.
24 Sethe, Emma Henriette *Bertha* Sophie.
25 Wie Anm. 14.
26 Haeckel, *Carl* Christian Heinrich; Haeckel, Hermann.
27 Haeckel, Heinrich.
28 Anspielung auf die Verlobten, Ernst Haeckel und Anna Sethe.
29 Br. 91.
30 Br. 81.
31 Hirzel, Friedrich; zum Vorgang vgl. Br. 97, S. 345; Br. 102, S. 373.
32 Reimer, Wilhelmine, geb. Reinhardt.
33 Lampert, Ottilie.
34 Sethe, *Heinrich* Christoph Moritz.
35 Pertz, Karl; zum Vorgang vgl. Br. 97, S. 345.
36 Heimstädt, *Friedrich* Wilhelm.
37 Heimstädt, *Ernst* Karl Friedrich; Heimstädt, N. N.
38 Merkel, Carl August Leberecht.
39 Vgl. Br. 99, Anm. 10.
40 Schultze, Christine, geb. Bellermann.
41 Passow, Carl; Passow, Sidonie, geb. Seebeck.
42 Bellermann, Christian Friedrich; vgl. Br. 48, S. 169.

106. Von Karl Haeckel, Freienwalde, 14. März 1859

Freienwalde a/O. | den 14 Maerz 1859.

Alter Junge!

Heute kommt von Berlin Dein Brief aus Rom vom 1ᵗ d. M.[1] Gleichzeitig erfahre ich, daß das Porto dahin nur 5¼ Sgr. kostet. Das ist zu lockend, Dir noch direkt zu schreiben. Ich eile deshalb, diese Zeilen auf die Post zu bekommen. Sie werden vermuthlich, wie Dein Brief, trotz der Anweisung „par Marseille", durch Oesterreich gehen; Deiner trotz dem Poststempel Oderberg-Breslau u. ist am 9ᵗ in Friedeberg nachmittag ausgegeben.

Dein Römerbrief schwärmt gewaltig für das klassische Alterthum. Das verdenke ich Dir nicht. Wohl aber, daß Du die christliche Zeit so sehr unterschätzest, auf deren Schultern wir ebenso gut stehen, wie auf denen des Hellenismus. Oder meinst Du wir hätten ohne das Christenthum eben die Kulturstufe erreichen können, die wir jetzt einnehmen? Vielleicht durch den Buddismus? Ich glaube nicht daran, die Religion ist zu quietistisch. Und ohne eine solche? Warum gingen die Griechen zu Grunde trotz dem Höhepunkte ihrer Philosophie? – Es fehlte ihnen das wahrhaft erhaltende sittliche Element in ihrem geistigen Leben, welches uns eben das Christenthum gebracht hat. Ich gebe Dir zu, daß einzelne Gebildete sich durch philosophische Bildung einen sittlichen Standpunkt erringen können, der ihnen den Halt giebt für's Leben, den die Massen nur durch die Religion erhalten. Aber eben die Durchdringung der letzteren von sittlich religiöser Bildung, die ein Volk[a] kräftigt u. frisch erhält, findest Du nur bei den christlichen Völkern. – Freilich muß man nicht die Karrikatur für das Musterbild nehmen. – Aber die höchsten Blüthen mittelitalischer Malerei, wie Du[b] sie z. B. in[c] den Raphael'schen Loggien[2] findest, werden Dich doch wahrlich nicht weniger ansprechen, als antike Statuen. || Genug davon ich will Dir nicht pedantisch vorpredigen, aber Deine Dithyramben für die Hellenische Plastik regen unwillkührlich zur Vertheidigung unsres christlichen Idealismus an, ohne den gewiß auch Eure Naturwissenschaften nicht das geworden wären, was sie sind. – Du schreibst ja noch gar nichts vom Karneval u. dem äußeren Leben u. Treiben; wenn Dich auch die Kunst so mächtig anzieht, solltest Du doch die Beobachtung der volksthümlichen Zustände deshalb nicht vernachlässigen; u. dabei gieb Dir doch Mühe, auch die guten Seiten herauszusuchen, die gewiß auch, wenn auch mehr verborgen, noch vorhanden sind. Ein Volk, das vor 4–5 Jahrhunderten auf der Höhe der Wissenschaft u. Bildung stand, weist gewiß noch Spuren der Lebenskraft auf, duch die es wurde was es war. So schnell wie im Alterthum verwehen die absterbenden Völker nicht u. dann glaube ich, daß jenes immer noch nicht unheilbar krank ist.

Wie gern sähe ich jetzt die pittoresken Darstellungen auf dem Dönhofsplatz, zu denen neuerlich, nach einer Anzeige, die ich gestern las, noch eine Ansicht von Rom vom Capitol aus u. eine auf das Innere von Florenz gekommen ist.[3] Aber am Sonntage d. 6ᵗ[d], als ich dort war, kam ich nicht dazu u. am nächsten Sonntag sollen sie geschlossen werden. Ich werde aber noch an Vater schreiben, daß er ja hingeht. – Die Nachricht[4] von unsres kleinsten Jungen[5] Geburt wirst Du wohl bald

Absendung Deines 2ᵗ Römerbriefes⁶ erhalten haben. (Ja, wenn man die Wohnung immer vorher wüßte! Ich hoffe dieser soll Dich noch in Rom treffen oder Dir wenigstens nachgesandt werden). Der Jungeᵉ gedeiht bis jetzt prächtig. Die andern Kinder⁷ sind, wie fast alle, bei der stets wechselnden Witterung, erkältet. Annchen hat einᶠ sehr ausgefahrenes || Gesicht u. ist von dem Ausschlag der um Mund und Nase hin- u. herwandert recht geplagt. Mimmi⁸ ist wohl auf. Mit ihr u. Mutter⁹ lese ich jetzt alle Abend einen Roman von W. Alexis: „Ruhe ist die erste Bürgerpflicht"¹⁰, der die Berliner Zustände in den Jahren 1803–6. trefflich schildert. Ein guter historischer Roman kann doch mächtig dazu beitragen, sich lebendig in eine vergangene Zeit zurückzuversetzen. Außerdem treibe ich in der Freizeit (die mir bei der Arbeit, die ich für den Kreisanzeiger¹¹ übernommen, ziemlich knapp zugemessen ist; ich mache darin nämlich regelmäßig Mittheilung über die hiesigen Stadt-Verordneten Sitzungen u. über die Landtags Verhandlungen) Volkswirthschaftslehre, u. sehe dabei immer mehr ein, welch nothwendige Ergänzungswissenschaft dieselbe neben der Geschichte ist. Ich wollte nur, ich könnte mein Arbeiten mehr auf Einen Stoff concentriren. Diese Zerrissenheit giebt das Gefühl derᵍ Unbehaglichkeit.

Am Sonntag d. 20ˢᵗ d. M. denken wir zu taufen, wenn wir nicht, der Mutter wegen, die Taufe noch bis zum 4ᵗ hinausschieben. Mutter leidet nämlich wie Du von Vater gehört haben wirst, seit Anfang d. Monats an einem rheumatischen Uebel, das, wenn auch nicht bedenklich, doch hartnäckig ist u. ihr wohl schwerlich das Herreisen in der nächsten Zeit erlauben wird. Wir hoffen aber Vater jedenfalls, außerdem die jungen und alten Jacobi's¹², Sethe's aus Potsdam¹³, Heinrich¹⁴, Adolph Schubert u. vielleicht auch Scheller's hier zu sehen. Zu Pathen haben wir gebeten: Vater, Mutter Minnchen¹⁵, Tante Untzer¹⁶, Geh. Räthin Jacobi¹⁷, Tante Adelheid¹⁸, Schwäger Carl¹⁹ und August Jacobi, Präsident Scheller. Wer von hier noch dabei sein wird, wird sich ganz danach richten, wie viele von Berlin kommen. ||

Wie lange wirst Du denn in Neapel Dich aufhalten? Vergiß nicht Dir das Neapel und die Neapolitaner v. Mayr²⁰ (ich glaube, so schreibt er sich) zu verschaffen. –

Deinem Schatz²¹ scheint's ja in Steinspring recht gut zu gehen. Ich kann mir sehr wohl denken, wie wohlthuend es ist, eine Weile ganz für sich still in der Zurückgezogenheit zu leben; ich will damit nicht gesagt haben, daß ich das sehr lange aushalten würde; aber als Ruhepunkt, um sich einmal wieder innerlichʰ zu sammeln ist es gewiß vortrefflich.

Nun ade, alter Junge, schreibe nur gleich wieder im ersten Briefe Deine Adresse in Neapel. – Dorthin werden die Briefe über Marseille gehen.

Dein treuer Bruder
Karl.

Mutter Minnchen, Frau u. Kinder lassen bestens grüßen. Bald hätte ich vergessen Dir noch etwas von dem Artikel „Wetter" zu sagen. Es läßt sich alles zu einem zeitigen Frühjahr an; haben wir auch in den letzten Wochen viel stürmisches u. regnigtes Wetter gehabt, so ist es doch aber nicht kalt, u. dazwischen einzelne auffallend schöne u. milde Tage. Die Stachelbeeren entfalten sich schon, desgl. blühen Leberblumen und Veilchen, da finde ich eben eine Zeitung mit einer Mittheilung über Virchows Vortrag den er am 12/2ᵗ· gehalten hat.²² Von Dove hörte ich einen am vorigen Sonnabend über den Kreislauf der Gewässer.[23] Dann war ich noch mit Vater in der geograph*ischen* Gesellsch*aft*, in der ein Dr. Karsten interessante Mittheilungen über seinen Aufenthalt in[i] Cumana machte.[24] Montag drauf waren Richter[25] u. Assess*or* Brecht zu Mittag bei d. Aeltern.

1 Br. 98.
2 Vgl. Br. 102, Anm. 7.
3 Die Ausstellung der Panoramen von Carl Georg Enslen wurde auf vielfachen Wunsch des Publikums bis zum 20.3.1859 verlängert und die Bilder vom Vesus und von Venedig gegen die Panoramen von Florenz und Rom ausgetauscht. Das Panorama von Rom war vom Turm des Kapitols aus aufgenommen und zeigte zahlreiche Gebäude der Stadt; vgl. Königlich privilegirte Zeitung von Staats- und gelehrten Sachen. Nr. 61, 13.3.1859, 2. Beil., S. 3, sowie Br. 96, S. 340.
4 Vgl. u. a. Br. 96, S. 338 und Br. 99, S. 357.
5 Haeckel, Heinrich.
6 Die zusammen verschickten Br. 101 und 102.
7 Haeckel, *Carl* Christian Heinrich; Haeckel, Hermann; Haeckel, Anna.
8 Haeckel, Hermine, geb. Sethe.
9 Sethe, Wilhelmine, geb. Bölling.
10 Alexis, Willibald (Ps.): Ruhe ist die erste Bürgerpflicht oder Vor fünfzig Jahren. Vaterländischer Roman. 5 Bde., Berlin 1852.
11 In der Redaktion des Landratsamtes Freienwalde erschien der 1849 gegründete „Ober-Barnimer Kreis-Anzeiger. Zur Unterhaltung und zum Nutzen". Ende 1859 hatte eine dort von Privatpersonen inserierte Anzeige politischen Inhalts sogar nationales Aufsehen erregt; vgl. Frankfurter Journal. Nr. 271, 2. Beilage, 29.9.1859; Königlich privilegirte Berlinische Zeitung von Staats- und gelehrten Sachen. Nr. 226, 28.9.1859, S. 3.
12 Jacobi, August; Jacobi, Helene, geb. Sethe; Jacobi, Clara; Jacobi, Conrad.
13 Sethe, *Julius* Johann Ludwig Ernst; Sethe, Adelheid, geb. Reimer.
14 Sethe, *Heinrich* Christoph Moritz Hermann.
15 Wie Anm. 9.
16 Untzer, Juliane, geb. Bölling.
17 Jacobi, Agnes, geb. Eichmann.
18 Sethe, Adelheid, geb. Reimer.
19 Sethe, Carl.
20 Mayer, Karl August: Neapel und die Neapolitaner oder Briefe aus Neapel in die Heimat. 2 Bde., Oldenburg 1840–1842.
21 Sethe, Anna.
22 Vgl. Br. 95, S. 335.
23 Dove, Heinrich Wilhelm: Ueber den Kreislauf der Gewässer. Der Vortrag fand am 5.3.1859 im Rahmen des Wissenschaftlichen Vereins in Berlin statt; vgl. Der Wissenschaftliche Verein zum Andenken seines fünfundzwanzigjährigen Bestehens. Berlin 1866, S. 19.
24 In der Sitzung der Gesellschaft für Erdkunde hatte der Botaniker Hermann Karsten über seine Reise nach Caracas und Cumaná im Jahre 1850 gesprochen; vgl. Berlinische Nachrichten von Staats- und gelehrten Sachen. Nr. 63, 16.3.1859, S. 7; siehe dazu auch ders.: Ueber die geognostischen Verhältnisse des nördlichen Venezuela. (Aus brieflichen Mittheilungen des Hrn. Dr. H. Karsten). In: Archiv für Mineralogie, Geognosie, Bergbau und Hüttenwesen. 24. Bd., Berlin 1851, S. 440–479.
25 Richter, Ferdinand.

107. An Anna Sethe, Rom, 15. März 1859

Rom. 15.3.59.

Hab den herzlichsten Dank, mein liebstes Schatzchen, u*nd* laß Dir einen innigen Kuß geben für Deinen lieben, herzigen Brief[1], durch den Du mich heute erfreut hast. Ich hatte mich recht nach ihm gebangt u*nd* bin nun doppelt froh, zu hören, daß Du munter u*nd* guten Muthes bist. Laß Dir Deinen frischen, frohen, freien Sinn nicht nehmen u*nd* schau immer recht muthig u*nd* hoffnungsvoll in die glückliche Zukunft, die wir beide ja alle Ursache haben, uns als eine recht selige auszumalen. Die schwerste Zeit der Trennung ist nun hoffentlich für uns beide vorüber, wenn auch nicht die längste, so doch die bitterste. Diese ersten 3 Wochen waren aber auch zu bitter u*nd* ich glaube nicht, daß ich das nur noch 14 Tage so ausgehalten hätte. Ich war in Florenz, zum Theil allerdings durch besondere Vereinigung unfreundlicher Umstände (des kalten, nassen Winterwetters, der ungemüthlichen Isolirung, des Mangels an Nachrichten von euch Lieben) zuletzt wirklich so melancholisch geworden, daß ich am liebsten gleich umgekehrt wäre, oder die ganze Reise kurz übers Knie gebrochen hätte. Dank daher dem gütigen Glück, welches mir den Aufenthalt in dem herrlichen Rom so angenehm u*nd* fruchtbringend gemacht hat, daß ich für mein ganzes Leben eine schöne Nachwirkung davon hoffe. Ich fühle mich hier wie neugeboren u*nd* habe in den 3 hier in interessantesten Anschauungen verlebten Wochen mir Ideen, Muth, Kraft u*nd* Hoffnung für die ganze Reise, wie für die ganze weitere Zukunft geschöpft. Könnte ich Dich nur einmal ein paar Tage hier haben, mein bester Schatz, um so nach Herzenslust mich mit Dir auszuplaudern. Du würdest Dich gewiß darüber freuen, daß Dein Erni so frisch u*nd* guten Muths ist, u*nd* statt kleinmüthiger Verzagtheit voll Thatenlust u*nd* Hoffnung in die glückliche Zukunft schaut. Wer sollte aber auch in diesem Kunstparadies sich nicht um viele Procent besser, glücklicher, menschlicher fühlen, als in der nüchternen Prosa der gewöhnlichen Welt? Könnte ich Dir nur ein getreues Bild von dem unvergleichlichen Eindruck wiedergeben, den hier die großartigsten Ruinen einer mächtigsten historischen Vergangenheit, die wunderschönsten Producte bildender Marmorkunst wie des farbigen Pinsels u*nd* die liebe Natur mit allen Reizen ihrer südlichen Sonne im Verein hervorbringen. Noch weiß ich nicht, welchem von diesen herrlichen Elementen ich den Vorzug geben soll, da jedes in der Zeit, wo ich es genieße, mich so fesselt, daß ich es allen andern vorziehe. || Am einzigsten in seiner Art, wie man es eben sonst nirgendwo findet, sind jedenfalls die Ruinen aus der Kaiserzeit, deren Centrum auf dem Palatinischen[2] u*nd* Capitolischen Hügel[3] sich befindet, wo das Capitol[4], die 3 großen Triumphbogen (des Titus,[5] Constantin[6], Septimius[7]), die Säulen, Bogen u*nd* Ruinen vieler großartigster Tempel, wie der gigantischen Kaiserpaläste,[8] vor allem aber das Colosseum,[9] die herrlichste, größte [a]Theaterruine der Welt, auf engem Raum beisammen sind. Gestern Abend, wo wir von einem Maler Meyer[10] zu einem sehr vergnügten Künstler- Souper geladen waren, u*nd* sehr vergnügt um 11 U*hr* bei Halbmondschein nach Haus gingen, fiel es mir auf einmal ein, diese wundervolle Ruinenstadt auch einmal bei Mondschein zu sehen. Mit einiger Schwierigkeit überredete ich unsere Damen[11], mir zu folgen; sie konnten mir aber nachher nicht dankbar genug dafür sein. Es war in der That das zauberischste Mondscheinbild, was man sich denken kann: diese gigantischen Trümmer in der bleichen, ungewissen Beleuchtung mit den scharfen, langen Schlagschatten, im Colosseum die mächtigen runden Bogenfenster, die sich scharf gegen den dunkeln Nachthimmel abhoben, vom Capitol der Blick über die Kuppeln der Kirchenstadt; dazu die geheimnißvolle Todtenstille der Riesenstadt, nur durch das flüsternde Plätschern der zahlreichen Brunnen und den unheimlichen Schrei der vielen, in den Ruinen wohnenden Eulen und Käuze unterbrochen. Es fesselte uns so mächtig, daß wir erst um 1 Uhr nach Haus kamen. Ich hätte wirklich schwärmen und dichten können, wenn mir nicht eben das Beste dazu gefehlt hätte, meine bessere Hälfte, der ich die schönsten Grüße durch den lieben, lieben Mond zuschickte. Wenn ich so etwas besonders Herrliches genieße, dann ist es mir immer, als müßte ich Dich herbeizaubern können, Du liebes, gutes Herz. Ich mußte viel an denselben Tag vorm Jahr denken, wo ich kurz vorm Schluß des Staatsexamens[12] stand, welches [b] am 17ten glücklich (mit Daumenhalten am Hafenplatz N. 4)[13] stattfand. Weißt Du auch, was an dem folgenden großen Befreiungstage, am 18ten März,[14] meine größte Freude war? Es war ein Besuch am Hafenplatz zwischen 5 und 7 Uhr. Denke einmal ein bischen nach. Ein feiner Beobachter hätte daraus vielleicht schon das Ereigniß des 3ten May[15] prophezeien und rathen können! ||

Nächst den Ruinen, oder noch mehr als diese interessiren und beschäftigen mich die antiken Marmorsculpturen, welche man nirgends sonstwo in solcher Anzahl und Vollendung beisammen findet. Der Hauptstapelplatz für diese wunderherrlichen Schätze, an denen ich meine Augen gar nicht satt sehen kann, ist der Vatikan[16], nächstdem das Capitol, aber auch in einzelnen Palästen, Villen etc finden sich sehr schöne Statuen und Büsten, so namentlich in den schönen Villen Albani,[17] Borghese,[18] Doria Pamphili,[19] sämmtlich außerhalb der Stadt, mit reizenden großartigen Gartenanlagen und wundervollen Aussichten, namentlich die letztere, dabei äußerst reizend für Sommerwohnung eingerichtet. Während mich diese antiken, weißen Marmorgötter und Helden, Amazonen und Nymphen, Kaiser und Consuln, Apollo und Venus in ihren verschiedensten Formen immer in einen Himmel von Kunstgenuß versetzen, so läßt mich dagegen die mittelalterliche Malerei, welche hier besonders in den Kirchen und Palästen, kaum minder reich und großartig vertreten ist, sehr kalt, größtentheils wohl schon wegen ihres Stoffes, der fast nur der christlichen Mythologie entnommen ist. Die Heiligengeschichten widern mich nun einmal an und die Madonnen werden mir in ihren ewigen Wiederholungen auch recht herzlich langweilig. Viel mehr als diese berühmten classischen Malereien des Mittelalters mit ihrem christlichkatholischen Sagenkreis und Popanz, interessiren mich die schönen Werke der modernen Landschafts- und Genre-Malerei, welche man hier in den Ateliers der zahlreichen hier lebenden Künstler[20] aufgespeichert findet. Man kann diese Leute ganz ungenirt besuchen und sie finden sich durch den Besuch der „Forestieri"[21], die ihren Ruf verbreiten, noch hoch geehrt. Über die einzelnen derselben wie auch über einige Einzelheiten der andern Kunstschätze, werde ich Dir in dem nächsten Briefe noch einiges mittheilen und will heut nur noch ein paar Worte über den herrlichen Anblick der Stadt im Ganzen hinzufügen, den man von sehr vielen Punkten aus ausgedehnt genießt und immer wieder in characteristisch neuer, schönerer Weise. ||

Die schönsten Ansichten sind im allgemeinen von den Höhen jenseits der Tiber, in Trastevere (auf dem Janiculum)[22] und Monte Mario[23]. Da hat man zu Füßen die riesige Stadt mit ihren Kuppeln u*nd* Thürmen, Palästen u*nd* Schlössern, sehr malerisch auf den 7 Hügeln[24] vertheilt u*nd* mit zahlreichen kleinen Privathäusern umgeben, die sehr winklich u*nd* eng u*nd* durcheinander gebaut sind. Von der Tiber mit ihren 4 Brücken[25], die die Stadt in einer S Krümmung durchschneidet, sieht man meist nur wenig. Zur Linken ragt die mächtige Peterskuppel[26] heraus, weiterhin die Villa Mellini[27] hoch auf dem äußersten Vorsprung des Monte Mario. Rings ist die Stadt bekränzt u*nd* umgeben von den ausgedehnten Gärten der zahlreichen Villen, namentlich im N*orden* u*nd* Nord*Osten* dagegen im O*sten*, Süd*Osten* u*nd* Süden die Ruinen sich ausdehnen, weithin sichtbar das Colosseum mit den Fundamenten der Kaiserpaläste, das Capitol. Dann die langen, langen Wasserleitungen, welche, die Ebene der Campagna[c] quer durchschneidend bis zum Gebirge führen, welches in malerischen Formen, *zum* Th*eil* jetzt noch mit Schnee bedeckt, den ganzen östlichen Horizont begränzt. Formen u*nd* Farben, namentlich die rothen u*nd* violetten Tinten bei Sonnenuntergang, sind in beiden Ketten, sowohl im Latiner (Albaner)[28] wie im Sabinergebirg (Tivoli)[29], ganz reizend u*nd* stimmen prächtig zu der übrigen Landschaft, der sie den schönsten Abschluß geben. Die Campagna selbst ist vollkommen öde, eine wahre Wüste, in der, selbst unmittelbar um die Stadt, meilenweit kein Baum, kein Haus zu sehen ist. Auch die Flora ist jetzt da noch sehr zurück, da es zu trocken ist. Dagegen sind die feuchteren Grasplätze der Villen mit den schönsten Anemonen, Crocus u*nd* Narcissen bedeckt. Im Gebirg hoff ich es schon grün zu finden.

– Nun gute Nacht für heut, mein liebster Schatz, Dein Erni, der gestern bis 1 U*hr* Mondschein geschaut hat, um 5½ U*hr* aber schon wieder auf war, u*nd* nun bis 2 U*hr* geschrieben hat, ist herzlich müd. Schlaf so gut wie Dein Schatz u*nd* erfreue ihn recht bald wieder durch einen so lieben Brief.

Daß es Mimmi[30] u*nd* dem Kleinen[31] so gut geht, freut mich sehr. Grüße sie u*nd* Mutter[32] herzlich, wenn Du schreibst.[d]

Die Briefe nach Neapel müßt ihr entweder <u>gar nicht</u>, oder <u>ganz</u> (franco fin a Napoli) frankiren.[e]

1   Br. 100.
2   Lat. Palatinus, einer der sieben Hügel Roms (vgl. auch Br. 99, S. 358), legendärer Gründungsort der Stadt Rom mit den Ruinen der großen Kaiserpaläste; vgl. Förster, Handbuch (wie Br. 86, Anm. 8), S. 149.
3   Lat. Capitolinus, kleinster der sieben Hügel Roms, u. a. mit den Kapitolinischen Museen im Konservatorenpalast und dem Palazzo Nuovo, dem Tabularium (Staatsarchiv des Römischen Reiches) und dem Tarpejischen Felsen; vgl. ebd.
4   Vgl. Br. 102, S. 372.
5   Der Triumphbogen wurde Titus (39–81) anlässlich der Eroberung Jerusalems im Jüdischen Krieg (66–74) gewidmet und zeigt u. a. Titus auf einem Triumphwagen. Er befindet sich am Palatin, zwischen Forum und Kolosseum; vgl. Förster, Handbuch (wie Br. 86, Anm. 8), S. 178.
6   In der Nähe des Kolosseums an der Via Triumphalis gelegen, wurde der Bogen Konstantin dem Großen (zwischen 270/288 und 337) anlässlich seines Sieges über Marcus Aurelius Valerius Maxentius (um 278–312) in der Schlacht an der Milvischen Brücke im Jahr 312 errichtet und zeigt Skulpturen, die vom großen Eingang des Trajansforums entnommen wurden; vgl. ebd., S. 179.
7   Der Septimius-Severus-Bogen auf dem Forum Romanum wurde zu Ehren der Siege von Lucius Septimius Severus Pertinax (146–211) gegen die Parther im Jahr 203 von dessen Söhnen Caracalla (188–217) und Geta (189–211) errichtet; vgl. ebd., S. 178 f.

8   Beginnend mit Augustus (63 v. Chr. – 14 n. Chr.), hatten viele römische Kaiser, hohe Aristokraten, Volkstribune oder Konsuln, wie etwa Marcus Tullius Cicero (106 v. Chr. – 43 v. Chr.), ihre Paläste und Wohnsitze auf dem Palatin, deren Ruinen den Berg überdecken; vgl. ebd., S. 183.
9   Die Ruine des größten Amphitheaters der Welt in Rom, das von Vespasian (9–79 n. Chr.) 72 n. Chr. begonnen und von Titus (39–81 n. Chr.) 80 n. Chr. fertiggestellt wurde und fast 450 Jahre als Austragungsort von Gladiatorenkämpfen und Tierhetzen zur Volksbelustigung diente; vgl. ebd., 180 f.
10 Meyer, Ernst.
11 Girl, Angelica; Girl, Helisena; Bloest, N. N.
12 Vgl. u. a. Br. 7, Anm. 13.
13 Anna Sethe wohnte nach dem Tod ihres Vaters 1857 mit ihrer Mutter Wilhelmine und ihrem Bruder *Heinrich* Christoph Moritz Hermann in Berlin, Hafenplatz 4.
14 Am 18.3.1858 hatte Ernst Haeckel sein Zeugnis über das bestandene medizinische Staatsexamen erhalten; der Tag der Aushändigung fiel auf den Tag des revolutionären Aufstands in Berlin.
15 Ernst Haeckel und Anna Sethe hatten sich am 3.5.1858 heimlich verlobt; vgl. Br. 55, S. 205.
16 Vgl. Br. 102, Anm. 7.
17 Die Villa Albani, von Kardinal Alessandro Albani (1692–1779) nach den Entwürfen von Carlo Marchionni (1702–1786) Mitte des 18. Jh. vor der Porta Salara erbaut, beherbergte in ihrer Sammlung zahlreiche Reliefs, Fresken, Gemälde, Statuen und Bronzen. Darunter befanden sich die Statuen der röm. Kaiser Tiberius, L. Verus, Trajan, Marcus Aurelius, Pius und Hadrian; vgl. Förster, Handbuch (wie Br. 86, Anm. 8), S. 245–248.
18 Eine Villa mit großer Parkanlage vor der Porta del Popolo, mit einer von Kardinal Scipione Caffarelli Borghese (1577–1633) angelegten Galerie, die seit dem 17. Jh. für ihre antiken Kunstschätze berühmt ist und bis heute zu den wertvollsten Privatsammlungen der Welt gehört; vgl. ebd., S. 248.
19 Größte Parkanlage Roms mit einem barocken Landhaus (Casino Algardi) vor dem Tor San Pancrazio im Stadtteil Trastevere; vgl. ebd.
20 U. a. Peter Cornelius (1783–1867), Piazza Poli 91; Friedrich Overbeck (1789–1869), Strada di St. Maria Maggiore 24; August Riedel (1799–1883), Via Margutta 55; Karl Lindemann-Frommel (1819–1891), Via del Babuino 39; Léon Benouville (1821–1859), ebd.; Heinrich Dreber (1822–1875), Passeggiata di Ripetta 35; Ernst Meyer (1797–1861), Ripetta 192; Rudolf Lehmann (1819–1905), Ripetta 192; Haeckels egh. Anstreichungen vgl. Förster, Handbuch (wie Br. 86, Anm. 8), S. 252 f.
21 Ital.: Fremde.
22 Ital. Gianicolo, ein Hügel und beliebter Aussichtspunkt Roms im Stadtteil Trastevere mit den Kirchen S. Pietro in Montorio und S. Onofrio; vgl. Lossow, Handbuch (wie Br. 98, Anm. 5), S. 279.
23 Im Nordwesten von Rom gelegener Berg, benannt nach Kardinal Mario Mellini (1677–1756); vgl. ebd., S. 178.
24 Vgl. Br. 98, Anm. 3.
25 Die Engelsbrücke (Pons Aelius); Pons Caestius, von der Tiberinsel (Isola Tiberina) nach Trastevere; Pons Fabricius von der Tiberinsel zum Marcellustheater; Pons Janiculus; vgl. Förster, Handbuch (wie Br. 86, Anm. 8), S. 168 f.
26 Die Galerie in der Kuppel des Petersdoms, berühmt für ihre einmalige Aussicht auf Rom; vgl. Lossow, Handbuch (wie Br. 98, Anm. 5), S. 279.
27 Die Villa wurde von Mario Mellini auf dem Monte Mario erbaut, wo Raffael die Landschaftsmotive seines Gemäldes der Schlacht von Konstantin dem Großen gegen Marcus Aurelius Valerius Maxentius an der Milvischen Brücke gewann; vgl. u. a. ebd., S. 287.
28 Die im Umkreis von ca. 60 km in Latium und 20 km südöstlich von Rom gelegenen Albaner Berge sind Reste eines vulkanischen Ringgebirges. Der Monte Cavo (950 m) ist der beherrschende, wenn auch nicht der höchste Gipfel.
29 Die Sabiner Berge, zwischen Tiber und Turano gelegen, begrenzen das Abruzzische Apennin nach Westen. Sabiner und Albaner Berge waren ein beliebtes Reiseziel im 19. Jh. und wurden auch von Künstlern der Romantik in ihren Werken festgehalten.
30 Haeckel, Hermine, geb. Sethe.
31 Haeckel, Heinrich; vgl. u. a. Br. 96, S. 338, Br. 99, S. 357.
32 Sethe, Wilhelmine, geb. Bölling.

108. An Charlotte und Carl Gottlob Haeckel, Rom 15. März 1859

Rom 15.3.59.

Endlich, endlich ist heute der langersehnte Brief[1] angekommen, liebe Eltern, nach welchem ich mich so lange gesehnt hatte u*nd* zwar wieder gleichzeitig mit einem andern von meiner lieben Anna.[2] Tagtäglich bin ich wieder seit 10 Tagen auf die Post gelaufen, immer in der bestimmten Hoffnung, durch einen Brief getröstet zu werden; aber vergebens. Bis jetzt habe ich mit dem Briefempfangen immer rechtes Unglück gehabt, namentlich, daß ich an meinem Geburtstag, u*nd* noch 14 Tage nachher, gar kein Lebenszeichen von meinen Lieben hatte, that mir sehr weh, u*nd* habe ich die Liederlichkeit der hiesigen Post recht aus Herzensgrund verwünscht. Wie ihr nun inzwischen aus meinem letzten (dritten), vor 8 Tagen abgeschickten Brief aus Rom[3] ersehen haben werdet, wurde ich kurz nachher durch die Ankunft eines nach Florenz am 12.2. abgesandten u*nd* mir von dort nachgeschickten Briefes[4], zugleich mit drei! Briefen verschiedenen Datums von Anna[5] erfreut. Dagegen habe ich einen kurz zuvor nach Florenz geschickten, mir für den Geburtstag bestimmten Brief nicht erhalten u*nd* scheint dies der einzige, bisher verloren gegangene zu sein.[6] Annas scheinen alle richtig angekommen zu sein. Euer heute erhaltener Brief ist, ebenso, wie der von Anna, am 5. März abgeschickt u*nd* gestern (14.) hier angekommen, also volle 9 Tage gegangen. Den nächsten Brief adressirt nun nicht mehr hierher, sondern nach Neapel, wobei ihr <u>genau</u> u*nd* <u>deutlich</u> mit lateinischen Lettern die auf beifolgendem Zettel bemerkte Adresse abschreiben müßt. Den Namen des Absenders schreibt lieber auf die Vorder (Siegel-) Seite des Briefes. Nach Neapel dürft ihr kein Couvert mehr nehmen, weil dies für einen doppelten Brief gerechnet wird. Ihr müßt das Couvert aus dem Brief selbst machen, und könnt für den einfachen Brief dann 3 kleine (1½ große) Bogen von diesem dünnsten Papier nehmen. Vergeßt namentlich nicht darauf zu schreiben: <u>franco fin a Napoli</u>. Eure Briefe habe ich bisher unentgeldlich hier erhalten, während ich auf jeden von Anna (weil sie bloß 3 Sgr. frei gemacht hat) etwas mehr als 10 Sgr. habe nachzahlen müssen, also das Doppelte mehr, als wenn sie gar nicht frankirt hätte. In dieser Beziehung muß man sich hier sehr in Acht nehmen, doppelt aber in Neapel. Eure jetzt etwa noch hieher abgesandten Briefe werde ich schon richtig nach Neapel nachgeschickt bekommen. Soviel in Betreff der Briefe, langweilige, aber sehr wichtige Notizen, die ich habe schätzen u*nd* genau befolgen lernen, seitdem ich so lange u*nd* schmerzlich vergeblich auf Nachrichten von Euch Lieben gewartet habe. Namentlich vergeßt von jetzt an nie darauf zu schreiben „via Marseille", weil er dann nach Neapel viel besser u*nd* sicherer gelangt als zu Lande. ||

Leider hat mir euer heutiger Brief recht traurige Familien Nachrichten gebracht, die mich sehr betrübt haben. Onkel Bleeks Tod[7], den ich zufällig gestern früh durch die Allg*emeine* Zeitung[8] erfuhr, ehe ihn mir heute euer Brief meldete, hat mich sehr betrübt u*nd* erschüttert; was ist doch viel Unglück in dieser einen Familie beisammen! Die armen Kinder jammern mich außerordentlich.[9] Durch solche schwere Unglücksfälle so naher Verwandter wird man immer unwillkührlich zu einem Vergleich mit dem eignen Schicksal u*nd* zum Dank für das viele Gute in demselben hingewiesen. Schreibt mir doch in dem nächsten Brief etwas näheres über die Zukunft der armen Hinterbliebenen.

– Daß auch Du, liebste Mutter, erkrankt bist, hat mich auch sehr betrübt. Als ich zuerst Vaters Brief las, bekam ich einen großen Schreck u*nd* wäre am liebsten gleich zu Dir zurückgeeilt. Als ich jedoch nachher seine Beschreibung Deiner Erkrankung wiederholt las u*nd* sie nach meiner Kenntniß Deiner Konstitution mir zurechtlegte, habe ich mich sehr beruhigt, u*nd* glaube das Ganze nur für einen starken Anfall der wohlbekannten und berüchtigten „Histerie" halten zu müssen. Diese hysterischen Krampfanfälle sehen oft höchst gefährlich aus u*nd* sind im Grunde nicht von der geringsten Bedeutung. Es ist gut, daß ich selbst schon öfter ähnliche Anfälle beobachtet habe, bei denen ich in Todesangst gerieth u*nd* die dann doch nach wenigen Tagen spurlos vorüber gingen; sonst würde ich jetzt recht in Angst sein. So aber hoffe ich, daß die ganze Attacke auch nur in dies Gebiet der Hysterie gehört und beruhige mich in dem Gedanken, daß Du, liebste Mutter, jetzt wieder ganz munter u*nd* wohlauf bist. Jedenfalls bitte ich euch aber dringend, mir recht bald Nachricht wieder zu geben, die mich hoffentlich vollends beruhigen wird. Sollte Dein Unwohlsein, liebste Mutter, was ich nicht hoffe, länger anhalten, so werde ich jedenfalls zurückkommen; dann hat Dein Doctor doch keine Ruh, wenn er Dich nicht selbst pflegen kann. Für jetzt ist es mir ein großer Trost, daß ihr wenigstens Ottilie Lampert da habt, die Dich hoffentlich an meiner Statt recht sorgfältig pflegen wird. Übrigens wird sich die gute Natur der lieben Alten gewiß schon wieder heraus gemacht haben. Schone Dich nur recht, liebe Mutter, u*nd* krame nicht zu viel in der Wirthschaft herum. Gehe lieber in dem schönen Garten fleißig herum, in den gewiß der Frühling jetzt auch einzieht. Ich wollte nur, ich könnte euch Lieben alle Tage hier so ein paar Stunden in der herrlichen Frühlingssonne haben, in der man ganz auflebt. Ich würde diese Wochen in Rom zu den schönsten meines Lebens zählen, wenn ich nur euch Lieben Alle dabei haben könnte. ||

3 volle Wochen bin ich nun schon in Rom. Nachdem ich die ersten 14 Tage möglichst benutzt hatte, mir einen allgemeinen Überblick über den ungeheuren Reichthum an Kunstschätzen u*nd* historischen Merkwürdigkeiten aller Art, der hier im Übermaaß aufgehäuft ist, zu verschaffen, habe ich in den letzten 8 Tagen den ungleich größeren Genuß gehabt, mir das Beste und Ausgezeichnetste davon herauszusuchen u*nd* so recht eingehend u*nd* con amore zu studiren, womit denn auch die kommenden letzten 8 Tage nur zu rasch verstreichen werden. Das Übermaaß des Großen, Herrlichen u*nd* Wunderbaren ist aber zu groß, als man es in so kurzer Zeit auch nur annähernd überwältigen könnte u*nd* jedesmal, wenn ich mich hinsetze, um euch eine, wenn auch nur skizzenhafte flüchtige Schilderung der einzigen Stadt zu geben, versagt mir die Sprache, u*nd* ich weiß in der That nicht, wo ich angreifen u*nd* beginnen soll. Das Einzelne ist da so unendlich viel, daß ich euch nur ermüden würde, ohne euch ein richtiges Bild zu geben, wenn ich auch nur das Wichtigste davon herausnehmen und skizziren wollte; u*nd* so komme ich immer wieder darauf zurück, euch nur immer im Allgemeinen den Eindruck zu beschreiben (obwohl er wirklich unbeschreiblich ist!), den das Ganze in seiner imposanten, gigantischen Größe auf mich gemacht hat. Durch eine besondere Gunst des Schicksals ist mir der Aufenthalt in Rom so angenehm u*nd* genußreich geworden, wie es nur selten, beim Zusammentreffen verschiedener Verhältniße, möglich ist. Vor Allem ist dahin das wundervolle Frühlingswetter zu rechnen, das seit meiner Ankunft hier herrscht. Alle Tage strahlt die volle Sonne mit neuer Gluth u*nd* verstärkter Lichtintensität

vom wolkenlosen, dunkelblauen, wirklich „italienischen" Himmel in die classische Stadt herab u*nd* in mein neu erwärmtes Herz hinein u*nd* läßt mir Alles in einem so reizenden, vollen, kräftigen, neuen Licht erscheinen, wie man es nur im besten Fall wünschen kann. Was das schöne Wetter, u*nd* vor allem die volle Sonne, aber zu bedeuten hat, das lernt man in seinem ganzen Umfang erst hier in Italien kennen. Heute war der erste trübe u*nd* regnerische Tag seit meiner Ankunft u*nd* ihr glaubt nicht, wie sich auf einmal die ganze Physiognomie verändert hat. Alles erscheint öde, kalt, schmutzig, grau in grau gemalt, während vordem die warmen, röthlichen u*nd* gelben Farbtöne des glücklichen Südens sowohl Stadt als Landschaft den ihr [a] eigenen, warmen, südlichen Charakter verliehen. Grade die Sculpturen u*nd* Architecturen, wie die großen, mannichfaltigen Riesengebäude u*nd* Ruinen, welche die verschiedenen Stadttheile schmücken, erscheinen bei vollem Sonnenlicht, wo die so nöthigen Schlagschatten, Streiflichter u*nd* Reflexe nicht fehlen, so wunderbar schön u*nd* treten so körperlich vor, daß man sie nachher, bei dem Grau des sonnenlosen Regentages, kaum wiedererkannte. ||

Ein zweiter Umstand, der mir den Aufenthalt hier so angenehm gemacht, ist die angenehme, deutsche [b] Gesellschaft, die alle diese Schönheiten mit mir genießt u*nd* mit der ich mich darüber aussprechen kann. Mit Dr. Diruf u*nd* seinen 3 Damen[10] bin ich den ganzen Tag zusammen u*nd* außerdem spreche ich früh im Café Greco[11] immer verschiedene nette Künstler, u*nd* Abends plaudere ich mit Dr. Kunde[12] oder mit dem Genremaler Meyer[13] aus Altona oder mit Hirzel[14], meinem Hausgenossen. Das Alles macht den Aufenthalt hier so heimathlich, deutsch gemüthlich, daß man oft ganz vergißt in Italien, so fern von der lieben Heimath, zu sein, in die man sich lebhaft zurückversetzt. Besonders ist <u>mir</u> dies jetzt auffallend u*nd* angenehm, nachdem ich in Florenz so isolirt war u*nd* so frostig allein alles hatte ansehen müssen. Wie köstlich müßte das erst sein, wenn ich euch Lieben alle hier haben u*nd* euch den Genuß aller der Herrlichkeiten mittheilen könnte. Unzählige mal täglich denke ich bei allem, was ich sehe u*nd* genieße: Ach hättest du doch deine Anna, die lieben Alten und die Freienwalder hier; wie paradiesisch müßte da erst der Aufenthalt in Rom sein. Wenn ich aber auch Euch Lieben bei allen diesen herrlichen Genüssen schmerzlich entbehre, [c] die durch Eure Theilnahme erst ihren vollen Werth erhalten würden, so suche ich sie dennoch, „da's halt nit anders sein kann" wenigstens für euch möglichst gründlich zu genießen u*nd* freue mich darauf, euch wenigstens in der mündlichen Schilderung nach meiner Zurückkunft ein lebendiges Bild aus eigener Anschauung entwerfen zu können. Und welchen bildenden, veredelnden Einfluß diese Versenkung in das wahrhaft Große u*nd* Schöne auf die ganze Anschauungs- u*nd* Denkweise des Menschen ausübt, lerne ich täglich hier erfahren. Es kommt mir ordentlich vor, als wenn ich hier in Rom (vielleicht bloß aus Opposition gegen die andere, katholische Menschheit hier!) schon ein gut Stück besser u*nd* stärker zu allem Guten geworden. Wenigstens habe ich selten so lebhaft das Streben in mir gefühlt, nach den großen Vorbildern des Guten u*nd* Schönen mein eigenes Leben nachformend, das Ideal, das ich mir von einem wahrhaft edlen, menschlichen Erdenleben jetzt gemacht habe, mit aller Energie u*nd* männlicher Kraft zu verfolgen u*nd* zu erreichen. Und so gehe ich denn jetzt schon weit getroster, mit viel mehr Muth u*nd* Hoffnung dem Sommer u*nd* seinen, hoffentlich recht fruchtbaren, Arbeiten entgegen, als ich vorher gedacht hatte.

Mit meinem Reiseplan, vor dem Antritt der Arbeit in Neapel erst Rom gesehen u*nd* genossen zu haben, kann ich daher nun im höchsten Grad zufrieden sein.– ||

Du sprichst in Deinen beiden letzten Briefen[15], lieber Vater, die Ansicht u*nd* den Wunsch aus, daß ich von hier zuerst nach Sicilien gehen möchte u*nd* dann erst im Juni nach Neapel. Dagegen haben mich alle hier eingezogenen Nachrichten u*nd* die bisherigen Erfahrungen der Reisenden darin bestärkt, meinem alten Plan zu folgen, nämlich jetzt direct nach Neapel zu gehen, dort den Sommer zu arbeiten u*nd* erst im Herbst (September) nach Messina überzusiedeln. Dazu bestimmen mich folgende Gründe:
1. In Messina würde ich jetzt höchstens einen Monat arbeiten können, da ich, wenn ich auch Anfang April hinkäme, doch einen halben Monat zur Orientirung u*nd* Einrichtung etc brauchen würde, schon Mitte Mai aber es dort sehr heiß wird.
2. Dagegen in Neapel bleibt es kühl bis Juni und ich kann also 2–3 Monate jetzt dort in einem Strich arbeiten. Den heißesten Monat (Juli) dachte ich dann nach Sorrent, Ischia oder Capri zu gehen. 3. Wenn ich jetzt erst nach Sicilien u*nd* dann nach Neapel ginge, würde das letztere seinen Eindruck großentheils verfehlen, da Sicilien doch Alles übertreffen soll. Schon bisher habe ich mich überzeugt, wie wichtig es ist, die schwächeren Eindrücke immer den stärkeren vorangehen zu lassen, um Alles recht genießen u*nd* kennen zu lernen. Würde ich Florenz nach Rom gesehen haben, so würde es sicher gar keinen Eindruck mehr gemacht haben. Ebenso würden sowohl die naturwissenschaftlichen Arbeitsstoffe, als die Naturschönheiten von Neapel nur schwach wirken, wenn ich vorher schon das reichere Sicilien gesehen habe. 4. Grade die Fauna des Golfes von Neapel ist im Frühjahr noch nie ordentlich untersucht[16] u*nd* ich hoffe dort jetzt große Ausbeute nach gewissen Richtungen der Zoologie zu machen. 5. Wenn ich erst jetzt u*nd* dann wieder im Herbst nach Messina gehe, so habe ich alle die unzähligen, ekelhaften Scheerereien, die mit dem Ein- u*nd* Auspacken, der Douane u*nd* den Paßbehörden, namentlich beim Ein- u*nd* Ausschiffen verbunden sind, doppelt u*nd* dreifach. Man muß selbst das einmal in Italien erlebt haben, um zu wissen, was das heißt. Nur Engländerbörsen können diese tragischen Komödien mit Gleichgültigkeit ansehen. Von den Scheerereien u*nd* Kosten, die namentlich das Paßvisiren bei jeder Abreise u*nd* Ankunft macht, hat man in Deutschland keine Idee.[17]

Ich werde also meinem früheren Plan treu bleiben u*nd* zunächst nach Neapel gehen u*nd* zwar wieder zu Schiff, über Civita vecchia, Ende März. In der Zeit vom 22ten (wo meine Wohnungsmiethe zu Ende ist) bis 29ten März denke ich, wenn das Wetter schön ist, mich in dem reizenden Albaner- u*nd* Sabinergebirge (Aric*c*ia[18], Nemi[19], Albano[20], Tivoli, Subiaco[21], Palestrina[22])[d] in Landschaftsmalerei zu üben. ||
Wenn mir nur die Politik keinen Strich durch meine Rechnung machen wird. Doch denke ich, würde sich es selbst im Falle des Krieges machen lassen, daß ich, da ich doch nur zur Armee-Reserve, noch dazu als Unterarzt, gehöre, hier bliebe. Hier glaubt man noch nicht recht an den Krieg. Die französischen Truppen sind übrigens noch immer hier u*nd* scheinen noch gar keine Miene zum Abziehen zu machen. Die Stimmung im Volk scheint im Allgemeinen ruhig u*nd* nicht zu Krieg oder Revolte geneigt. Meine Nachrichten beziehe ich nur durch die All*gemeine* Zeitung[23] (welche natürlich immer sehr altbacken ist), durch das Journal des Debats[24] u*nd* mehrere Italienische Zeitungen, die Gazetta Genovese[25] (sardinisch), den Monitore Toscano

(Florenz)²⁶ u*nd* das Giornale di Roma²⁷, sowie den „vero amico del popolo"²⁸. Die Nachrichten, die man darüber über Deutschland findet, sind oft sehr amüsant. Unsern König²⁹ habe ich hier öfter gesehen, auch sprechen hören. Er geht ziemlich munter umher u*nd* spricht lebhaft, sieht aber sehr elend [*aus*], namentlich sehr mager. Wie sein Gefolge, ist er immer in Civil. Am Sonntag waren sie in Doria Pamfili³⁰, der herrlichsten Villa um Rom. Ich saß grade in einem abgelegenen Winkel des Gartens u*nd* zeichnete eine herrliche Piniengruppe,³¹ als die Königin³² ganz nahe vorbei ging und zu ihrem Kammerherrn³³, als sie mich sah, sagte: „Da sitzt auch ein Deutscher." In derselben Villa traf ich vor 14 Tagen 2 Damen in Trauer. Ich hörte, wie sie sich auf Deutsch von den Anemonen unterhielten, die hier blühen sollten u*nd* die sie nicht hatten finden können. Da ich einen großen Strauß gesammelt hatte, bot ich ihnen welche an; sie dankten und frugen nach meiner Vaterstadt; während wir noch so sprachen, kam ein königl*icher* Wagen, in den sie einstiegen u*nd* ich erfuhr nun, daß es die Prinzessin Alexandrine gewesen.³⁴ Ich habe ihr auch nachher beim Carneval ein Paar Sträußchen auf den Balkon geworfen. Auch andere Deutsche aus verschiedenen Gegenden trifft man in den Sammlungen etc sehr viel. Der Carneval, der dies Jahr so glänzend, wie nie, gewesen sein soll, hatte einen außerordentlichen Fremdenstrom hergelockt. Die letzten Tage waren sehr amüsant u*nd* haben mich etwas damit ausgesöhnt. Obgleich ich mich immer nicht in das Fest recht finden kann, diese Art von Lustigkeit („Viel Lärm um Nichts")³⁵ ist unserem nordischen Wesen zu heterogen. Den Gipfel erreichte die Tollheit der Leute am Moccoli-Abend³⁶, der sehr glänzend u*nd* wirklich merkwürdig war. Doch entging mir auch hier der eigene Genuß, da ich mich so wenig als die Tage vorher entschließen konnte, selbstthätig mitzuwirken, was durchaus nothwendig ist. || Wenn ihr nach Neapel schreibt, frankirt unbedingt ganz bis hin oder gar nicht. – Diesen Brief schickt gleich an Anna.ᵉ

Dir, liebste Mutter, nochmals die schönsten Grüße u*nd* von Herzen baldige gute Besserung. Schreib nur recht bald, wie es Dir geht. Wenn ihr an Karl schreibt, grüßt recht schön u*nd* dankt ihm für seinen lieben Brief. Ich werde ihm nächstens darauf antworten. Steh nur <u>ja nicht</u> zu früh wieder aus dem Bett auf, liebe Mutter, sondern pflege Dich recht ordentlich. Grüßt alle Lieben von eurem
treuen Ernst. ||

Al Signore Dottore Ernesto Haeckel di Berlino
per Adr. Signore Ernesto <u>Berncastel</u>.
<u>Farmacia Prussiana</u>.
Largo S. Francesco di Paola N. 7.
<u>Napoli</u> (Italia).
(via Marseille)
<u>Franco fin a Napoli</u>

1   Br. 103.
2   Br. 100.
3   Die zusammen verschickten Br. 101 und 102.
4   Br. 91.
5   Vgl. Br. 101, S. 369 f.
6   Vgl. Br. 101, S. 370.

7 Bleek, Friedrich; er war am 27.2.1859 in Bonn gestorben; vgl. Br. 100, S. 366.
8 Vgl. Allgemeine Zeitung. Nr. 62, Augsburg, 3.3.1859, S. 986.
9 Von den neun Kindern von Auguste und Friedrich Bleek waren beim Tod Friedrichs noch zwei, Hermann und Anna, minderjährig und die Schwestern Hedwig und Marie unverheiratet; vgl. dazu auch Br. 103, S. 375.
10 Girl, Angelica; Girl, Helisena; Bloest, N. N.
11 Vgl. Br. 98, Anm. 9.
12 Kunde, Felix.
13 Meyer, Ernst.
14 Hirzel, Friedrich.
15 Br. 97 und 103.
16 Gleichwohl hatten vor Haeckels Aufenthalt schon erfolgreiche Untersuchungen im Golf von Neapel zur Frühjahrszeit stattgefunden, exemplarisch sei hier auf die Aufenthalte von Albert Kölliker und Carl Wilhelm v. Nägeli im Frühjahr 1842 sowie von August David Krohn (1803–1891) im Frühjahr 1851 verwiesen; vgl. Koelliker, Albert: Erinnerungen aus meinem Leben. Leipzig 1899, S. 65–84; Krohn, August: Ueber die Entwickelung einer lebendig gebärenden Ophiure. Briefliche Mittheilung an den Herausgeber. In: Archiv für Anatomie, Physiologie und wissenschaftliche Medicin. Jg. 1851, Berlin [1852], S. 338–343, hier S. 338; ders.: Ueber die Larve des Sipunculus nudus, nebst vorausgeschickten Bemerkungen über die Sexualverhältnisse der Sipunculiden. In: ebd., S. 368–379.
17 Ernst Haeckel hatte aus den hier genannten Gründen heraus vor Antritt seiner Reise im November 1858 ein Gesuch um einen „Lascia passare" in Berlin gestellt, der ihm das Reisen in Italien erleichtern sollte. Von den Professoren Ehrenberg, Ritter, Dove, Peters und Braun wurde sein Gesuch unterstützt und schließlich durch den Kultusminister v. Bethmann-Hollweg genehmigt (EHA Jena, B 312); s. Abb. 27 und 28.
18 Eine Ortschaft mit damals 1.350 Einwohnern an der Via Appia auf einer Anhöhe im Besitz der Chigi (röm. Adelsgeschlecht) südöstlich von Rom gelegen, mit einem Palast der Familie Chigi und einer Kapelle, beide entworfen von Gian Lorenzo Bernini (1598–1680); vgl. Förster, Handbuch (wie Br. 86, Anm. 8), S. 263.
19 Lat. Castrum Nemoris, eine Ortschaft am gleichnamigen See in der südöstlichen Umgebung Roms, benannt nach dem am Fuße der Siedlung befindlichen Heiligtum der Diana nemorensis, dessen Überreste (Unterbauten) noch vorhanden sind; vgl. ebd., S. 264.
20 Eine Stadt mit seinerzeit 5.600 Einwohnern und einem Bischofssitz an der Via Appia südöstlich von Rom, nahe dem gleichnamigen Albaner See mit zahlreichen Resten eines Amphitheaters, eines Tempel und von Bädern; vgl. ebd., S. 262.
21 Lat. Sublaqueum, eine kleine Stadt mit damals 5.800 Einwohnern und einem päpstlichen Residenzschloss, erbaut auf den Resten einer Villa von Nero Claudius Caesar Augustus Germanicus (37–68) (daher: sub lacum); vgl. ebd., S. 274.
22 Auf den Ruinen von Praeneste, eine der vorrömischen Hauptstädte des alten Latiums, erbaut, mit zahlreichen Ruinen und Trümmern aus verschiedenen Epochen, darunter Mauern des Fortunatempels und des Barberinischen Palastes; vgl. ebd., S. 268 f.
23 „Augsburger Allgemeine Zeitung", eine der wichtigsten deutschen Tageszeitungen des 19. Jh., erschien 1798–1929.
24 „Journal des débats", französische Tageszeitung, erschien 1789–1944.
25 Vermutlich die um 1640 von Michele Castelli gegründete Zeitschrift „La Gazzetta Genovese".
26 „Florenzer Tageblatt", herausgegeben von November 1848 bis 1999.
27 Offizielle Zeitung des Kirchenstaates, erschien von Juli 1849 bis September 1870.
28 „Il vero amico del popolo", erst in zweiwöchentlicher, dann in wöchentlicher Erscheinungsweise herausgegeben von November 1849 bis Juli 1862 in Rom.
29 Preußen, Friedrich Wilhelm IV., König von; zu seinem Aufenthalt in Rom vgl. Br. 80, Anm. 10.
30 Vgl. Br. 107, S. 392.
31 Die Pinien der Villa Doria Pamfili, Aquarell von Ernst Haeckel, 13.3.1859 (EHA Jena, H 1, Nr. 158); s. Abb. 31.

32 Preußen, *Elisabeth* Ludovika, Königin von, geb. Prinzessin von Bayern.
33 Finck von Finckenstein, *Karl* Friedrich Johannes Graf oder Canitz und Dallwitz, Adolph Freiherr von.
34 Preußen, Friederike Wilhelmine Luise Elisabeth *Alexandrine*, Prinzessin von; sie wuchs bei ihrem Onkel, König Friedrich Wilhelm IV. von Preußen, am Berliner Hof auf. – Am 9.3.1859 war Alexandrines Cousine, *Luise* Marie Helene, Fürstin von Windisch-Graetz, geb. Herzogin zu Mecklenburg (* 1824) in Venedig verstorben.
35 Titel einer romantischen Komödie von William Shakespeare (frühneuengl. „Much adoe about Nothing"), entstanden ca. 1598/99, Druck London 1600, Uraufführung 1613.
36 Traditionelles Lichterfest beim Karneval in Rom; vgl. Br. 96, Anm. 24.

109. Von Anna Sethe, Steinspring, 17. März 1859

Steinspring d. 17.3.59.

Guten Morgen, herzlieber Schatz, es ist 6 Uhr, da bin ich mit Dir zugleich aufgestanden, wie mir Dein lieber, lieber Brief[1] von gestern sagt, der mir ungemeine Freude gemacht hat; erstens hast Du nun die verloren geglaubten Briefe erhalten und dann hast Du mir so ausführlich die Eintheilung Deiner Tage in Rom geschrieben, daß ich für die Zeit, die Du noch dort bist, Dich überall begleiten kann und meine Gedanken einen gewißen Halt haben. Auch das macht mich glücklich, daß Du Dich über meine Briefe freust. Ich hab*e* manchmal im Stillen gefürchtet, Deine Seele, die jetzt von so ganz anderen, feßelnden Dingen eingenommen ist, auf die Folter gespannt zu haben, weil meine Briefe Dich so zu sagen zwingen, Dich in einen Gedanken hineinzudenken, wie ihn mir der Augenblick, die Laune und überhaupt meine Beschäftigung eingibt, die so wesentlich von denen verschieden ist. Gegen die herrlichen Palläste und schönen Statuen, in denen Du Dich bewegst, werden meine aufeinander gethürmten Gedanken bald zerfallen; ich weiß aber, Du willst mich haben, wie ich bin, drum bringe ich immer wieder und wieder meine Vorstellungen und Begriffe zu Papier; Dein kluger, lieber Kopf wird sie zu ordnen verstehen und das Beste heraussuchen. Glaube aber darum nicht, daß ich ähnliche Briefe von Dir erwarte; wie bereichere ich nicht meine Anschauung durch Alles, was Du siehst und erlebst in dem fremden Lande, und unnatürlich würde ich es finden, ein specielles Eingehen in mein Geschreibsel zu verlangen. Ich bin so ruhig, lieber Erni, seit ich Dich so prächtig aufgehoben weiß in Rom in Deiner kleinen deutschen Gesellschaft[2]; grüße sie Alle von mir und dank ihnen in meinem Namen, daß sie Dich so gern haben und Dir die Heimath ersetzen. Ohne sie würdest Du bestimmt nicht zu diesem Vollgenuß in Rom gekommen sein; und wie glücklich, daß Du in der liebenswürdigen Frau Blöst eine ähnliche Aussicht für Neapel gefunden hast, dem Du nun nicht mehr fern bist. Es wird mir ordentlich schwer, Dich Ostern nicht in Rom feiern zu wißen; die musikalischen Genüße sollen sehr groß zu dieser Zeit dort sein und überhaupt erscheint mir ein Monat sehr kurz für eine Stadt wie Rom, in der Du die verschiedensten Weltalter wieder durchleben wirst. Ich würde auf der ganzen Reise den Gedanken festhalten: „wer weiß ob ich jemals wieder herkomme!" Freilich wirst Du am besten beurtheilen können, wie viel Zeit Du brauchst, nur Dir nicht große Genüße entgehen laßen, um ein paar Tage einzusparen, so denke ich auf Reisen, so geizig ich auch im gewöhnlichen Leben mit meiner Zeit bin. Ein Tag vergeht mir wie im Umsehen, selbst hier in dem stillen, einförmigen Leben, gegen das Berlin (der Häuserwald) und die vielen Menschen einen rechten Contrast bilden werden. Wenn dieser Brief in Deinen Händen ist, habe ich das kleine Forsthäuschen wahrscheinlich schon im Rücken, was mir jetzt um so schwerer wird, je lieblicher und freundlicher der Frühling einzieht. Ein Strom neuen Lebens durchdringt meine Adern, wenn die Sonne so warm scheint, dicke Knospen an Bäumen und Sträuchern hervorruft, die Veilchen aus ihrem Versteck herauslockt und den muntern Vögeln neue Lieder in's Herz gibt, mit denen sie das Menschenohr erfreuen. Wie reizend ist der Krocus[3], den Du mir geschickt hast, Deine erste Frühlingsblume, die ich mit heißen Küßen bedeckt habe. Noch ehe ich den Brief schließe, will ich noch einmal Berthas[4] Veilchen durchsuchen, ob unter den vielen Knospen nicht endlich auch eine Blüthe zu finden ist. Wüßten sie nur, daß sie nach Rom sollen; gewiß beeilten sie sich, die kleinen duftigen Blättchen zu entfalten; Du machst es ja nicht wie die kleine Bäuerin in dem reizenden Goetheschen Gedicht und zertrittst das arme Veilchen.[5] Deine Schil-||derung des Carneval[6] hat mich sehr enttäuscht; meine Idee davon nach dem bisher darüber Gelesenen war eine ganz andere, und ich muß sagen, ich war sehr begierig, Deine Ansicht darüber zu hören. Über den Grund hiervon darf ich nicht klagen, im Gegentheil ich bin stolz auf Deinen Charakter, den ein solches gehaltloses Poßenreißen der Italiener mit ihrem weiten Herzen nicht anspricht. Adolph Stahr's begeisterte Schilderung[7] dieses Volksfestes kann ich mir nun wohl erklären, der auch ein sehr weites Herz besitzt, in dem gewiß noch 10 andere Menschen den ersten Platz einnehmen, der eigentlich seiner Frau[8] und Kindern[9] zukommt, die er seit einigen Jahren ganz verlaßen und nun mit der Fanny Lewald verheirathet ist, die er in Rom kennen gelernt hat und neben anderen Schönen gewiß den besonderen Reiz zum Carneval verliehen haben.[10] Also in Tivoli bist Du auch gewesen. Ich entsinne mich noch genau der beiden Bilder aus[a] der Ausstellung, die mir eine Anschauung von den berühmten Waßerfällen gaben.[11] Der jähe, plötzliche Temperaturwechsel in Rom ist mir auch etwas ganz neues. Unbegreiflich, daß man Kranke gerade hierhin schickt. Das Schicksal des jungen Hirzel[12] jammert mich ordentlich und seine Mutter noch viel mehr, die ein Kind nach dem anderen als Opfer dieser entsetzlichen Krankheit hinschwinden sehen muß.[13] Wenn der liebe Gott mich nur vor solchem Leiden bewahrt, so will ich gern viel Krankheit ertragen. Aber diese Art Leiden, dem keine Grenze zu stecken ist von Menschenhand ist für denjenigen, den es trifft, ein gar zu langsamer und doch gewißerer Tod, und für die Anderen, die mit diesem Menschen leben, ein Jammer und Kummer ohne Ende. Gott behüte uns Beide vor solcher Krankheit! Du deutscher Maienjüngling, Nibelunge[14], wie man Dich dort nennt, darfst wohl solchen Gedanken nie aufkommen laßen; mißbrauche nur Deine körperliche Kraft und Stärke nicht, so hast Du noch ein langes Leben vor Dir. Wohin ist da mit einem Mal Deine muthige, lebensfrische Aenni gekommen, so daß Du sie kaum wiedererkennen wirst? Wahrlich keine Frühlingsgedanken; allein in der Natur wechseln ja auch noch die stürmischen, regnerischen Tage mit den sonnigen, und so habe ich eine vortreffliche Entschuldigung. Nun muß ich Dir von meinem Treiben in den letzten Tagen berichten. Der letzte Brief war recht flüchtig, weil Bernhard[15] fertig stand, um ihn mitzunehmen und ich fürchte, dieser wird noch flüchtiger, weil ich nur noch ½ Stunde Zeit habe, bis zur Stadt gefahren wird, wo ein kleines Picknick arrangirt wird, an dem Petersens[16] sich auch betheiligt haben; den ganzen Morgen bin ich nicht mehr zum Schreiben gekommen, weil große Wäsche ist und ich die Hausarbeit besorgt habe. Dabei denke ich viel an spätere Zeiten; an eine kleine Profeßorwirthschaft, dann geht Alles noch einmal so schnell und so leicht. Also Sonnabend 11 nach Beendigung des letzten Briefes, frühstückte ich mit nicht geringem Appetit; Dir scheint das Frühstück auch sehr in Rom zu munden, worüber ich mich sehr freue; könnte ich Dir nur auch erst selbst den Kaffee bereiten, Du solltest ganz guten Mocca bekommen, der Dir mit Deiner Aenni vielleicht auch gut zusammen schmeckt; dann habe ich den ganzen Morgen Gardinen geplättet und in Folge deßen ein kleines Nachmittagschläfchen gehalten, wobei es so leer an meiner rechten Seite war, daß ich mich lange nicht zum Einschlafen entschließen konnte. Bernhard kam sehr ermüdet aus der Stadt zurück, so daß er nicht vorlas; daher las ich im Eschricht über das Nervenleben des Gehirns;[17] Du kannst denken, wie sehr mich diese Lectüre feßelt, die mir so viel Neues bietet, und das, was ich wußte, mir noch klarer und anschaulicher macht. Der ganze Mechanismus des Körpers wird mir klar, der Wille muß seinen Sitz im Gehirn haben; die Bewegung || geht aber vom Rückenmark aus; der Verfaßer beweist dies an einzelnen Beispielen sehr hübsch, die immer sehr gut zum Verständniß sind. Dann arbeitete ich noch etwas und überdachte das Gelesene und meinen Erni noch lange, lange im Bett. Ich möchte wissen, wie Deine Arbeit aufgenommen wird, oder ob sie noch nicht in Druck erschienen ist? Ich begreife immer mehr, wie intereßant diese Abhandlung, aber auch wie ungemein schwer sie gewesen sein muß, denn so leicht wagt sich nicht[b] Jemand auf dies schlüpfrige, unsichere Terrain. Ist denn Herr Pertz[18] in Rom? Sonst zweifele ich, ob er überhaupt noch hinkommt, oder erst mit seiner Frau[19] zusammen hin geht. Sonntag Morgen steckte ich erst Gardinen auf, las dann einen Monolog von Schleiermacher[20]. Nachmittag als wir eben spazieren gehen wollten, kam ein entsetzlicher Platzregen vom Himmel, so daß wir uns wieder ausziehen mußten und ich noch ein viel größeres Vergnügen zum Ersatz hatte, indem ich alle Briefe von Dir und im Tagebuch las. Abends mußte ich wieder mit Bernhard 66[21] spielen und nach Tisch las er uns einen sehr intereßanten Gerichtsfall vor. Montag Morgen mußte ich Zucker schlagen und reiben und dergleichen Geschäfte mehr besorgen, wobei meine Gedanken nie bei der Sache weilen, sondern immer nach Italien spazieren. Nachmittag erhielt ich drei Briefe; einen vom lieben Alten[22], worin er mir schreibt, daß Tante Lotte[23], die recht krank gewesen ist, wieder auf der Beßerung sei, und ferner, daß er Dir im nächsten Brief einen Text über Dein falsches Christenthum halten [wird][c]. Gut, daß ich Dich schon darauf vorbereitet hatte in meinem letzten Briefe[24]; ich [hatte][d] mir schon lebhaft ausgemalt, wie ihn Deine Äußerungen entsetzen würden; [und nun ist][e] die Bombe geplatzt und Du hast Deine Predigt erhalten; vielleicht war meine ange[ ] aber nicht so furchtbar, wie die Deines lieben Alten, der mich vielleicht auch für einen Heiden hält, wogegen ich mich aber sehr verwahren würde. Die lieben Eltern scheinen sich zu freuen, mich bald wiederzusehen, und ich muß sagen, [ich] nicht weniger; liebe Menschen, mit denen man sich nahe steht, vermißt man nur gar zu leicht. Wenn Du in Neapel einziehst, bin ich wahrscheinlich in Berlin, wo ich am 30 einzutreffen gedenke, wenn Mutter[25] nicht noch anders über mich bestimmt. Dein Vater wird wohl allein nach Freienwalde zur Taufe[26] reisen und Ottilie[27] Deiner Mutter Gesellschaft leisten. Der zweite Brief war von Helene[28] nebst einem Paquetchen; eine Kleinigkeit für Bernhard zum Geburtstag[29] enthaltend und der dritte von Tante Bertha[30], die sehr gebeugt über

Onkel Bleeks Tod[31] schreibt. Um 5 Uhr ging ich noch in den Wald, wo die Luft so herrlich frisch, die Vögel so munter waren, daß ich erst gegen 7 Uhr wieder zu Haus kam. Ich hatte Preißelbeerkraut, die ersten frischen Triebe, gesucht zu einem Kranz um den Geburtstagskuchen und einem kleinen Kränzchen für Klärchen[32], wobei ein Reh vor mir hersprang und ein schüchterner Hase schleunigst über den Weg fort flog. Ich war so recht selig im Walde, und nicht so einsam wie in der Stube. Dienstag wurde Bernhard gleich auf dem Frühstückstisch aufgebaut; es kamen viele Briefe von seinen Verwandten an; Nachmittag gegen 4 Uhr kamen seine Bekannten aus Driesen und aus der Umgegend, die bis um 11 Uhr hier blieben. Meine größte Freude und Erholung war, nach dem Kaffee mit Julie Langefeld[33], Tochter des Oberförsters[34] und drei Forstkandidaten[35] in den Wald zu gehen, den wir erst bei einbrechender Dunkelheit wieder verließen. Gestern Morgen gab es noch viel fortzuräumen, dafür zu Mittag Deinen lieben, lieben Brief, der heute noch nach Berlin abgeht. Die Feder brennt mir in den Händen; also die höchste Zeit zu schließen; nächstens bekommst Du einen ausführlicheren Brief; ich will nur, daß dieser Dich noch in Rom treffen soll. Glück auf zur Weiterreise, es begleitet Dich Deine

treue Aenni.

Der Brief[36] ist also am 16 hier angekommen u*nd* hat 3½[f] Sgr. Porto gekostet.[g]

1 Br. 101.
2 Besonders Diruf, Oscar; Girl, Angelica; Girl, Helisena; Bloest, N. N.
3 Vgl. Br. 98, S. 355.
4 Petersen, Bertha, geb. Sethe.
5 Goethe, Johann Wolfgang von: Das Veilchen. In: ders.: Erwin und Elmire. Ein Schauspiel mit Gesang. Frankfurt a. M. 1775, S. 22 f.
6 Vgl. Br. 98, S. 352 f.
7 Stahr, Adolf: Ein Jahr in Italien. 2. Bd., Oldenburg 1848, S. 479–536.
8 Stahr, Marie, geb. Kraetz.
9 Aus der ersten Ehe mit Marie Stahr entstammten fünf Kinder: Alwin, Adolf, Edo, Anna und Helene.
10 *Adolf* Wilhelm Theodor Stahr hatte Fanny Lewald, geb. Marcus, aus Königsberg, während seines Aufenthaltes in Rom vor dem Karneval, zwischen dem 12. und 14.1.1846 kennengelernt und war sofort von ihrem Wesen eingenommen. 1852 trennte Stahr sich von seiner ersten Ehefrau Marie und heiratete 1855 Fanny Lewald. Zur Begegnung mit Fanny Lewald vgl. Stahr, Ein Jahr in Italien (wie Br. 96, Anm. 24), S. 453.
11 Vermutlich die Rundgemäldeausstellung von Carl Georg Enslen; vgl. dazu u. a. Br. 96, S. 340; Br. 106, S. 388.
12 Hirzel, Friedrich, zum Vorgang vgl. Br. 102, S. 373.
13 Hirzel, Emilie, geb. Lampe, verlor bis 1859 fast alle ihre Kinder, darunter: Hirzel, Otto (1834–1834); Hirzel, Heinrich Ludwig (1825–1841); Hirzel, Heinrich Wilhelm (1825–1844); Reimer, *Henriette* Emilie Ottilie, geb. Hirzel (1827–1853) sowie Hirzel, Friedrich (1838–1859).
14 Vgl. Br. 102, S. 372.
15 Petersen, Bernhard.
16 Wie Anm. 4 und 15.
17 Vgl. Eschricht, Das physische Leben (wie Br. 89, Anm. 40), S. 242–298.
18 Pertz, Karl; zum Vorgang vgl. Br. 97, S. 345.
19 Pertz, Betty, geb. Steffen.
20 [Schleiermacher, Friedrich Ernst Daniel:] Monologen. Eine Neujahrsausgabe. Berlin 1800.

21 Kartenspiel; vgl. Br. 104, Anm. 5.
22 Haeckel, Carl Gottlob; Brief nicht überliefert.
23 Haeckel, Charlotte, geb. Sethe.
24 Vgl. Br. 104, S. 379 f.
25 Sethe, Wilhelmine, geb. Bölling.
26 Vgl. Br. 106, S. 389.
27 Lampert, Ottilie.
28 Jacobi, Helene, geb. Sethe.
29 Bernhard Petersen hatte am 14.3. Geburtstag.
30 Sethe, Emma Henriette *Bertha* Sophie.
31 Friedrich Bleek starb am 27.2.1859; vgl. Br. 100, S. 366.
32 Petersen, Bertha Wilhelmine *Clara*.
33 Langefeldt, Julie.
34 Langefeldt, Ludwig.
35 Reinhard, Wilhelm; Borne, Gustav Kreuzwendedich von dem; N. N.
36 Wie Anm. 1.

110. An Anna Sethe, Rom, 19. März 1859

Roma. 19.3.59.

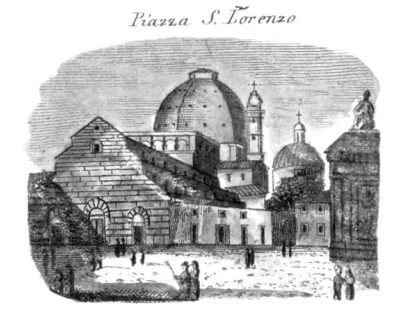

Felissima Sera!¹
Mein liebster Schatz!

Heut abend reisen meine freundlichen Gesellschafterinnen² nach dem lieben Deutschland (in ihre Heimath Augsburg) zurück, u*nd* da kann ich denn die herrliche Gelegenheit nicht vorbei gehen lassen, ohne Dir außer dem herzlichsten Gruß auch ein paar schöne Frühlingsblumen als Naturgenuß aus dem alten Rom mitzuschicken.³ Um Dir vorläufig wenigstens eine Idee von den herrlichen Ruinen u*nd* Palästen Roms zu geben, habe ich auch 6 kleine Ansichten⁴ mit beigelegt. Gar zu gern hätte ich Dir auch Einige von den Photographien⁵, die ich hier bekommen, und von den kleinen Aquarellen⁶, die ich gemalt habe, mitgeschickt. Doch schien es mir zu unsicher, u*nd* ich hatte noch keine Gelegenheit, ein ordentliches Paket daraus zu formiren. Eigentlich wollte ich mit dieser Sendung auch das Tagebuch über den römischen Aufenthalt⁷ mitschicken, aber den ganzen Tag über bin ich so durch Merkwürdigkeiten aller Art in Beschlag genommen gewesen, daß ich auch dazu nicht mehr gekommen bin. Die Zeit ist hier überhaupt im Umsehen verschwunden. Kaum kann ich es glauben, daß ich heut schon 4 Wochen hier bin, u*nd* doch ist es traurige Wahrheit. Jetzt habe ich eigentlich erst eine vollständige Übersicht über alle Schätze der unendlich reichen Stadt gewonnen, u*nd* jetzt erst möchte ich eigentlich anfangen zu genießen. Indeß spare ich mir diese Wonnen für später auf, wo ich meine bessere Hälfte hier herumführen werde. || Ach Liebchen, wie hüpft mir das Herz vor Freude, wenn ich daran denke, daß ich Dich später einmal hier herumführen werde. Denn das muß sicher geschehen! Und ich kann jetzt schon einen ganz guten Cicerone[8] Roms abgeben; das kannst Du mir glauben. Schwerlich glaube ich, daß Jemand in 4 Wochen Rom gründlicher kennen lernen kann, als ich gethan habe (ausgenommen den Fall, daß er für die sehr weiten Wege, die ich immer zu Fuß gemacht (gesprungen) habe, einen Wagen nähme, wie das hier fast alle Leute thun). Grade durch das eigene selbstthätige Herumstöbern und Aufsuchen lernt man die Sachen weit gründlicher und besser kennen, als durch das, freilich viel bequemere, Sichführenlassen, welches die meisten andern Reisenden thun. Wie kenne ich jetzt jeden Winkel, jede Ruine, jeden Rest der alten klassischen Römerzeit. Jetzt möchte ich eben anfangen, Alles abzuzeichnen und mir so für immer im Gedächtniß zu befestigen. Ich fürchte, daß ich zu unendlich Viel des Schönen, Großen, Klassischen in einer so kurzen Zeitspanne zusammen gesehen habe, als daß es sich nicht im Einzelnen schon in kurzer Zeit verwischen und zu einem mehr allgemeinen Gesamtbild zusammenschmelzen sollte. Dies wird aber mir ewig unvergeßlich in den herrlichsten Farben in der Seele eingeprägt bleiben. Ich kann aber auch dem Schicksal nicht dankbar genug sein für die Combination von günstigen Umständen, die mir den hiesigen Aufenthalt so außerordentlich angenehm gemacht haben. Das beständige herrliche sonnenwarme Frühlingswetter, das erst seit 2 Tagen durch Regen unterbrochen ist, die sehr anregende, muntere, natürliche Gesellschaft des Dr. Diruf[9] und seiner 3 Damen[10], meine hübsche gemüthliche Wohnung, der interessante Verkehr mit den vielen verschiedenen Künstlern, das eigenthümliche römische Volksleben, das ich durch den unerhört glänzenden Karneval in seinem größtmöglichsten Glanze habe kennen lernen, und dann die, gegen den traurigen Anfang, die ersten 3 Wochen der Reise, sehr abstechende Munterkeit, der offene, || lebhafte und empfängliche Sinn, mit dem ich das Alles habe genießen können. Habe ich natürlich auch Dich, mein bester Schatz, sehr viel, ja beständig bei all dem Herrlichen und Schönen, das ich gesehen, vermißt und hat mir die bange Sehnsucht nach der Liebsten auch einen starken Schatten auf alle die hellen Sonnenlichter edelsten Kunst- und Naturgenusses geworfen, so hat doch andererseits auch der Gedanke an Dich mir all das Schöne doppelt schön, Natur und Kunst doppelt herrlich erscheinen lassen. Ach Liebchen, wie habe ich Dich immer herbeigesehnt, und welche Vorfreude habe ich, jetzt, in dem Gedanken, nicht nur Dir dann zu Haus recht viel erzählen und zeigen zu können, sondern Dich selbst künftig in diesen reichen klassischen Orten herumzuführen, die ich nun selbst so gut kenne. Nur dieser Gedanke des Wiedersehens erleichtert mir etwas den Schmerz des Abschieds von der wunderbaren Stadt, in der ich für meinen ganzen inneren Menschen einen so enormen Zuwachs von Kenntnissen, Anschauungen, Ideen und Bestrebungen der schönsten und besten Art gewonnen habe, wie ich mir nicht entfernt hatte träumen lassen. Übermorgen soll es also wirklich leider fort von hier gehen. Ich denke, wenn sich das (seit 2 Tagen schlechte) Wetter wieder bessert, 8–10 Tage im Gebirge zuzubringen, das mir überaus reizend geschildert wird. Bisher habe ich von den weiteren Umgebungen nur das reizende Tivoli gesehen, wo wir einen ganzen Tag zubrachten.[11] In den letzten Tagen hatten wir wieder überaus herrliche Kunst- und Naturgenüsse. Gestern (18ten März! Befreiungstag vor 11 und vor 1 Jahre![12] Erinnerst Du Dich des Schlummerstündchens vom Hafenplatz N. 4 ??) bin ich nun den ganzen Tag von früh 9 bis Nachmittags

5 Uhr in der wundervollen Antikensammlung des Capitol gewesen und habe allein 1 Stunde in der Betrachtung der Capitolinischen Venus zugebracht, eines der wundervollsten Kunstwerke, die ich je gesehen.[13] Wie mußte ich da immer an meine kleine Venus denken! ||

Ein kostbarer Tag war auch der vorige Sonntag (13) wo ich von früh bis Abends in der schönsten römischen Villa, Doria Pamfili, war, wo wir eine köstliche Piniengruppe malten.[14] Die Versuchung zum Malen ist hier überhaupt überall unendlich groß. Jahrelang möchte ich hier (natürlich mit Dir!) bleiben, und nur Aquarelle der köstlichen Landschaft, der Stadt und der klassischen Statuen entwerfen. Wenn nicht andererseits die Sehnsucht nach dem Meere und der ernsten Arbeit wäre, möchte ich gar gern noch den 2ten Monat hier bleiben, wo ich dann das berühmte Osterfest mit seinen großen Feierlichkeiten sehen würde, an welchem Schwindel mir allerdings sehr wenig liegt. So aber werde ich wohl in 14 Tagen in Neapel anfangen, die Meeresschätze zu ergründen. So eben habe ich mit Girls den letzten Ausflug in die Campagna gemacht, nach der 1 Stunde entfernten Pons Nomentana[15] und auf den Mons sacer (der heilige Berg), berühmt durch die Anrede des Menenius Agrippa (über die Bedeutung des Magens, gegen den sich die andern Glieder des Leibes empörten), als die Plebejer aus Rom auswandern wollten.[16]

Es war ein wundervolle Genuß, das Albanergebirge mit seinen schönen sanften Linien in den schönsten Farben zu sehen. Das Sabinergebirg war in schwere Regenwolken gehüllt, die öde weite grüne Campagna mit ihren Wasserleitungen und Ruinen von den schönsten Schlaglichtern beleuchtet. Wie gern plauderte ich noch mit Dir, mein liebstes Herz; ich muß aber leider den Brief schließen, da die Augsburgerinnen in 1 Stunde abreisen wollen. Ich lege noch ein paar Gedichte von Dr. Kunde[17] bei, die Dich gewiß interessiren werden. Ferner zur größeren Sicherheit nochmals die Adresse nach Neapel, die ich schon im vorigen, am 16ten abgeschickten Brief[18] angab, den Du inzwischen erhalten haben wirst. Deinen letzten, am 5ten abgesandten Brief[19] erhielt ich am 14ten. Nochmals 1000 Grüße und Küsse, mein herziger Schatz, von Deinem treuen Erni

(N. B. Daß ich Petersens[20] allemal aufs beste mitgrüßen lasse, versteht sich von selbst. Ich halte es für überflüssig, noch nach Berlin und Freienwalde immer Grüße mitzubestellen, da man nur von dem kostbaren Briefraum dadurch verliert.) ||

[Beilage: Gedichte von Dr. Felix Kunde, Abschrift von Ernst Haeckel]

Es sitzt auf dem Draht am Wege
Ein Vöglein traurig und bang,
Das Männchen hat es verlassen,
Drum singt es so klagenden Sang.

Am Fenster im nahen Hause
Da steht ein Mägdelein
Die Sonne schaut ihr ins Antlitz
Sie blicket trübe hinein.
Wie sollte sie sich nicht härmen,

vom Liebsten trennt sie das Meer
Und denkt sie: „Er hat mich verlassen
Zwei Monde schrieb er nicht mehr."

Da kömmt die electrische Botschaft:
„Mein Liebchen, ich lebe und lieb!
Und morgen werd' ich Dich drücken
Ans Herz, das treu Dir verblieb!"

Doch von dem electrischen Drahte
Fiel todt das Vöglein herab –
Ich fands auf dem Wege zur Liebsten;
Wir gruben ihm dorten ein Grab!

―――――
#
Ich habe mir ein Haus gebaut
Im Walde, wo der Quell so laut;
Für Dich und für mich; für mich und für Dich;
Es ist so enge und wonniglich!

O komm mein Lieb, komm bald herbei,
Wir kosen hier und küssen frei;
Und sind allein und ungestört;
Die ganze Welt uns dann gehört.

N. B. Das Porto, liebster Schatz, schreib ordentlich an und laß es Dir nachher von den Eltern bezahlen. ||

Ich lag in bangen Träumen
So traurig und allein
Unter Siciliens Bäumen
Im Abendsonnenschein.

Die Klosterglocken klangen
Durchs gründe stille Thal
Im Wunderbaume sangen
Die Vöglein allzumal.

Da kam vom Bergessteige
Geführt von seinem Kind
In dürrer Hand die Geige
Ein Spielmann alt und blind.

Und zarte ᵃ Harmonien
Lockt sinnig er hervor,

Mit heitern Melodien
Berauschte er das Ohr.

Doch wie zuletzt verklungen
Italiens muntrer Klang,
Da hat er mir gesungen
Noch einen deutschen Sang.

Der Heimath süße Töne
Tief in das Herz mir drangen
Und lockten Sehnsuchtsträume
Auf meine heißen Wangen.

Adresse in Neapel:
Al Sgre. Dottore E. H. di Berlino,
p. Adr. Sgre. Ernesto Berncastel[21]
Farmacia Prussiana.
Largo S. Francesco di Paola N. 7.
Napoli
franco fin an Napoli (via Marseille).

N. B. Es muß entweder gar nicht, oder nur ganz bis Neapel frankirt werden.

[Beilage: Lageplan von Rom, Stadtzentrum)

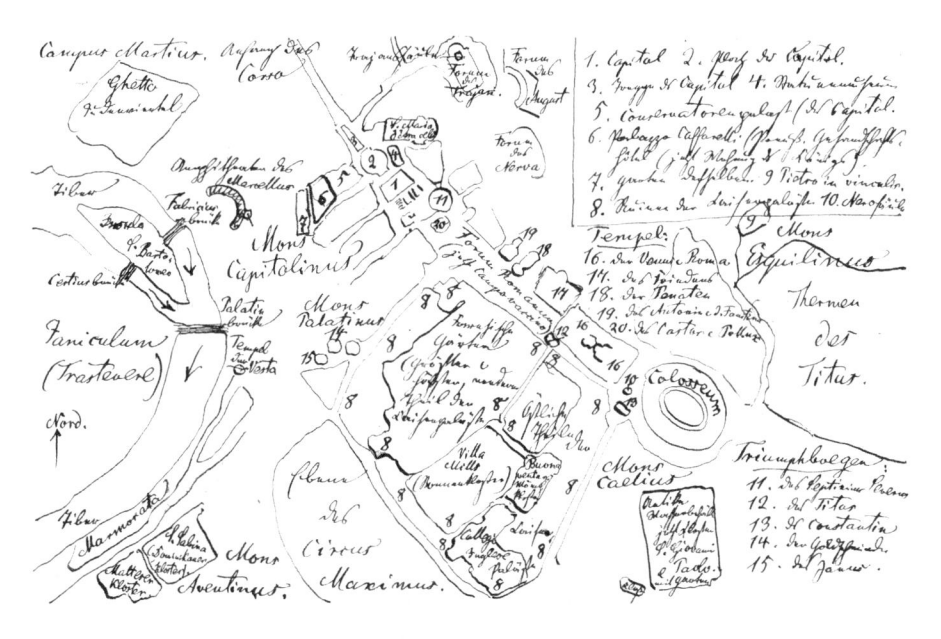

1 Eigtl. ital. Felicissima sera!: Einen überglücklichen Abend!
2 Girl, Angelica; Girl, Helisena.
3 Anna Sethe hat die von Haeckel übersandten Frühlingsblumen auf einem Blatt zusammengestellt und beschriftet: „Erinnerungen an die italienische Reise im Jahr 1859. 1. Crocus auf der Stadtmauer von Lucca. 16.2.59. 2. Crocus auf den Bergen über S. Guiliano bei Pisa. 18.2.59. 3 Ixia Bulbocodium auf den Höhen des Monte Mario bei Rom. 28.2.59. 4 Anemone aus Villa Doria Pamphili bei Rom 13.3.59. 5. Veilchen aus den Thermen des Caracalla 23.2.59. 6. Anemone aus Villa Doria Pamphili bei Rom. 13.2.59. 7. Anemone aus den Thermen des Caracalla 23.2.59" (Memorialherbarium Frühlingsblumen aus Rom (EHA Jena, E 14), mit nachträglichem Vermerk Haeckels auf dem Umschlag: „Frühlingsblumen aus Rom, welche ich im Februar 1859 von dort an meine liebe Braut Anna Sethe nach Berlin geschickt hatte. Ernst Haeckel"); s. Abb. 32.
4 Sechs Ansichten von Rom, gezeichnet von Carl Werner (1808–1894) und gestochen von Josef Rybicka (1817–1872) aus dem Verlag Presso Giuseppe Spithöfer Librajo Editore; eigtl. Josef S. (1813–1892), deutscher Inhaber einer Buch- und Kunsthandlung in Rom; überliefert im „Album Anna Sethe" (EHA Jena, B 422), Bl. 16r–21r, s. Abb. 33 und 34.
5 Haeckel verzeichnet in seinem Tagebuch 16 Fotos, die er in Rom erworben hat; darunter Vatikan, Kolosseum, Kapitol in Rom, aber auch Vestatempel in Tivoli und Markuskirche in Venedig; vgl. Haeckel, Tagebuch der Reise nach Italien 1859 (wie Br. 80, Anm. 4), Bl. 58v. – Weiterhin notiert Haeckel den Erwerb zahlreicher Fotos von Rom; vgl. Haeckel, Notizheft der Italienreise 1859/60 (wie Br. 86, Anm. 16), Bl. 12r–13r.
6 Vom relevanten Zeitraum sind vier Rom-Aquarelle Haeckels überliefert (EHA Jena, H 1, Nr. 156 (Kolosseum und Titusbogen), Nr. 157 (Hadrians Tempel der Venus), Nr. 158 (Doria Pamfili, s. Abb. 31), Nr. 160 (Blick auf das Kapitol)); vgl. auch Br. 108, Anm. 31 und Br. 110, S. 407. – Zwei weitere Aquarelle entstanden später am 20.3. und 25.3.1859 (EHA Jena, H 1, Nr. 159 (Thermen des Caracalla nach Osten auf den Lateran) und Nr. 161 (Thermen des Caracalla, Campagna und Albanergebirge)); s. Abb. 35–37.
7 Haeckel, Italienische Reise 1859/60 (wie Br. 79, Anm. 3), S. 57–59.
8 Ital.: Fremdenführer.
9 Diruf, Oscar.
10 Girl, Angelica; Girl, Helisena; Bloest, N. N.
11 Vgl. Br. 102, S. 373.
12 Am 18. März 1858 hatte Ernst Haeckel sein Zeugnis über das bestandene medizinische Staatsexamen erhalten. Die Bemerkung „vor 11" bezieht sich auf den 18.3.1848, den Tag des revolutionären Aufstands in Berlin.
13 „Am meisten entzückte uns die überaus herrliche ‚capitolinische Venus', im Ganzen der mediceischen in Stellung ähnlich, aber weit edler, herrlicher, schöner und größer (colossal) (langes, auf die Schultern fallendes Lockenhaar, über der Stirn in einen Wirbel zusammengeknüpft)" (Haeckel, Tagebuch der Reise nach Italien 1859 (wie Br. 80, Anm. 4), Bl. 17r).
14 Zum Vorgang und zum Aquarell Haeckels vgl. Br. 107, S. 392; Br. 108, Anm. 31.
15 Antike, im Mittelalter mit einem wehrhaften Überbau versehene Steinbrücke, die, außerhalb der Stadt gelegen, heute zum nordöstlichen Stadtgebiet von Rom gehört.
16 Nach der sagenhaften Überlieferung der frühen Geschichte Roms soll der röm. Politiker Agrippa Menenius Lanatus im Jahr 494 v. Chr. die aus Protest gegen die Verweigerung der Teilhabe an den politischen Rechten durch die alteingesessenen Patrizierfamilien aus Rom ausgewanderten Plebejer mit einer Rede, deren Kern die Parabel vom Magen und von den Gliedern des menschlichen Körpers, die ohne einander nicht leben könnten, bildete, zur Rückkehr bewogen haben. Der Ständekonflikt soll daraufhin durch einen Kompromiss beigelegt worden sein, der die Einführung des Amts der Volkstribunen, zweier von den Plebejern (concilium plebis) für jeweils ein Jahr gewählter Beamter, die unverletzlich waren und ein Vetorecht gegenüber den Entscheidungen der Konsuln und des Senats besaßen, vorsah. Der „Heilige Berg", auf den die Plebejer mit der anfänglichen Absicht, dort eine eigene Stadt zu gründen, ausgewandert waren, lag damals nordöstlich von Rom, bildet aber heute das Stadtviertel „Monte sacro".
17 Kunde, Felix.

18 Br. 107.
19 Br. 100.
20 Petersen, Bertha, geb. Sethe; Petersen, Bernhard.
21 Berncastel, Ernst; zur Person vgl. u. a. Botti, Gabriella: Sulle vie della salute. Da speziale a farmacista-imprenditore nel lungo Ottocento a Napoli. Bologna 2008, S. 214–218.

111. An Charlotte und Carl Gottlob Haeckel, [Rom, 19. März 1859]

Liebste Eltern!

Diesmal kann ich euch nur ganz flüchtig einen herzlichen Gruß mitsenden, da meine deutschen Landsleute[1], die mir den Brief[2] mitnehmen wollen, in 1 St*unde* abreisen.[3] Hoffentlich geht es Dir, liebste Mutter wieder ganz gut. Du bist mir die Tage über recht viel im Sinne gelegen u*nd* ich habe rechte Sehnsucht nach neuer guter Nachricht.

Euer letzter Brief,[4] am 5ten abgeschickt erhielt ich am 15ten. Schreibt mir nur ja recht bald wieder, nun nach Neapel. || In Freienwalde[5] geht es hoffentlich auch recht gut. Grüßt sie herzlichst, sowie Martens, Tante Weiß[6], T*ante* Bertha[7] etc. Ich werde nun in 2 Tagen hier fortgehen; es wird mir ordentlich schwer. Das waren außerordentlich lehr- u*nd* genußreiche 4 Wochen; ich wollte nur ich hätte alle die Herrlichkeiten euch mitgenießen lassen können.

In herzlichster Liebe

Euer treuer Ernst.

1 Girl, Angelica; Girl, Helisena.
2 Br. 110 und Br. 111.
3 Zum Vorgang vgl. Br. 110, S. 406.
4 Br. 103.
5 Gemeint ist die in Freienwalde wohnende Familie von Haeckels Bruder Karl.
6 Weiß, Luise, geb. Schmidt.
7 Sethe, Emma Henriette *Bertha* Sophie.

112. An Anna Sethe, Monte Cavo und Rom, 24. – 26. März 1859

Monte Cavo. 24.3.59.

Einen schönsten guten Morgen, mein lieber Schatz!

Hoffentlich lacht Dir heute die Sonne recht fröhlich in Dein liebes Gesicht, während es hier um mich nach Möglichkeit stürmt, hagelt u*nd* regnet. Schwerlich werde ich Dir wohl je wieder aus einer so pikanten, wenn auch nicht grade angenehmen, Lage, guten Morgen wünschen. Ich befinde mich nämlich in dem Passionistenkloster[1] auf der Spitze des Monte Cavo[2], des höchsten Berges im Sabinergebirge (3000' ü. M.). So eben hat der Prior[3] u*nd* der Pater Guardian[4] vergebliche Bekehrungsversuche mit mir angestellt, nachdem ich ihm sehr freimüthig einiges von meinen ketzerischen

Grundsätzen ausgekramt u*nd* die Lichtseiten der evangelischen Religion neben den Schattenseiten der katholischen möglichst herausgehoben hatte. Wären die Leute nicht so demüthig u*nd* wirklich von Herzen gutmüthig, so hätten sie über den krassen Ketzer wirklich wild werden können, der erst ihre Wohlthaten genossen u*nd* nun nicht einmal ihren theuren Glauben anerkennen will. Im Stillen gaben sie mich, nachdem die verschiedenen Expositionen über die Jungfr*au* Maria u*nd* die 2 Heiligen fruchtlos an mir vorüber gezogen, verloren u*nd* dachten nur an die lange Fegefeuerstation, die ich würde durchmachen müssen! (Als ob ich die nicht schon jetzt, in der Trennung von Dir, durchmachte!) Namentlich konnte sich der Guardiano gar nicht zufrieden geben, daß ein „cosi bel giovinetto!"[5] dem allein seligmachenden Glauben verloren gehen sollte u*nd* wandte seine ganze Überredungskunst an, um mich, wenn auch nicht zum „frate" (Mönch), so wenigstens zum cattolico zu machen, obgleich er mir versicherte, daß ich zum frate ganz besonders geeignet wäre (vermuthlich weil ich die elende Existenz hier mit wirklich mönchischer Geduld ertragen hatte!) Was jedoch das Mönchwerden betrifft, so hats damit noch gute Weile, u*nd* die Proben, die ich gestern u*nd* heute davon erlebt, haben mich grade nicht lüstern danach gemacht. Doch ich will Dir meine Abentheuer von gestern aller Ordnung nach erzählen. Nachdem meine Wohnungsmiethe am Dienstag 22. abgelaufen war, machte ich mich gestern (Mittw*och*) auf den Weg ins Gebirg, welches ich mir vor der Abreise nach Neapel noch recht gründlich ansehen wollte, da ich durch mehrere entzückende Schilderungen nach seinen wundervollen Naturreizen sehr lüstern geworden war. Ich hatte mir den Plan gemacht, 8–14 Tage mit Aquarelliren, Botanisiren u*nd* Umherkriechen, so recht im Naturgenuß à mon goût[6], daselbst zuzubringen u*nd* mir folgende Route dazu entworfen: ||

Von Rom mit Eisenbahn nach Frascati; dann zu Fuß nach dem Rocca di Papa, Campo d'Hannibale[7], Monte Cavo, über Palazzuola[8] herab nach Nemi[9], um den wundervollen Nemisee[10] herum nach Genzano[11] dann nach Civita Lavigna[12] (Lanuvium)[13], Monte Giove[14], Valle Arriccia[15], Arriccia[16], Albano[17],[a] Castel Gandolfo[18], Marino[19], Grotta ferrata,[20] Frascati[21]. Nachdem ich alle Schönheiten des Albaner Gebirgs gekostet u*nd* mir auch die vielen schönen Villen bei Frascati[22] u*nd* Tusculum (Ciceros altem Landsitz)[23] angesehen, wollte ich über Monte Porzio[24], Compatri[25], San Cesario[26] quer hinüber nach dem Sabinergebirg gehen, wobei ich gleich die Campagna, die beide Gebirge trennt, mitten durchschritten u*nd* so recht kennen gelernt hätte. Zagrolo[27] zur Linken lassend, wäre ich nach Palaestrina (Praeneste)[28] gekommen, u*nd* hätte von dort einen Weg nach Gennazano[29], Pagliano[30], Olevano[31], über Sotto Rojati[32] nach Subiaco[33] genommen. In diesem Centrum der Sabiner Gebirgsnatur wollte ich recht con amore umher streifen, dann über Cervara[34], Vicovaro[35] nach Tivoli[36] gehen u*nd* von da den höchsten Punkt des Sabinergebirges, den Monte Gennaro[37] besteigen. Von Tivoli mit Dilgence[38] nach Rom zurück.

Aus diesem ganzen schönen Plan wird nun wohl leider nichts werden, da das Wetter, welches 4 Wochen lang so ununterbrochen herrlich schön war, nun auf einmal unbeständig geworden (seit 8 Tagen) u*nd* seit gestern in ein Regenwetter umgeschlagen ist, welches sehr dauernd anzuhalten droht. Ich habe also nur den kleinsten Theil meines Plans, dessen Genüsse, namentlich das Aquarelliren, ich mir schon so schön ausgemalt hatte, zur Ausführung bringen können, u*nd* auch dies Stückchen schon ist verunglückt. Ich fuhr gestern mit dem ersten Frühzug mit der

Eisenbahn von Rom nach Frascati. Es ist dies die einzige, kurze Eisenbahnstrecke, welche von Rom aus fertig ist und ebenso schlecht und in jeder Beziehung embryonal, wie etwa das römische Unterrichtswesen. (Die Eisenbahn nach Civita vecchia, eines der dringendsten Bedürfnisse, die schon seit mehreren Jahren jeden Monat eröffnet werden soll, wird wohl diesen vielersehnten Moment noch sehr lange hinhalten.) In Frascati, an der Nordwestecke des Albanergebirgs gelegen, traf ich drei Russen (2 Historienmaler[39] und einen Arzt[40]). Mit letzterem unterhielt ich mich deutsch, mit ersterem italienisch. Der Dr. Krause aus Kiew war ein recht netter Mann, der mir viel von dem glänzenden Leben der Ärzte in Rußland erzählte. || Die 3 Russen wollten ebenfalls den Monte Cavo[41] besteigen, aber mit Hülfe von [b] Mauleseln. Ich schloß mich ihnen an, natürlich zu Fuß, und war, trotzdem die Eselchen einen recht guten Schritt gingen, doch meist voraus, worüber der Eseltreiber sich nicht wenig ärgerte und seinem Ärger durch die Worte Luft machte: „Questo puo far soltanto un Tedesco!" („Das kann auch nur ein Deutscher thun!") Rascher, als ein Esel, zu Fuß zu gehen, war offenbar in seinen Augen eine große Gemeinheit. Der Weg führte durch sehr angenehme Landschaft, abwechselnd mit schönen Villen, Gärten, Feldern, kleinen Wäldern bedeckt. Die Letzteren, welche es im Sommer reizend machen müssen, waren leider jetzt noch ganz kahl. Dagegen erfreute mich meine geliebte Flora durch den Anblick einiger ihrer reizendsten Frühlingskinder, welche in schönster Fülle den Waldboden mit ihren Blüthen schmückten: eine prächtige, himmelblaue Anemone (ich glaube: Apennia),[42] ein dunkelblauer Crocus[43], eine hellblaue Scilla (vielleicht unsere *Scilla* bifolia[44], obwohl etwas größer), ferner ein paar violette Pulmonarien[45] (davon das eine mit weißbezuckerten Blättern: saccharata?[46]). Weiter oben am Berge und nahe dem Gipfel des Monte Cavo fand ich eine gelbgrün blühende Daphne (Laureola?[47]) und unser reizendes Schneeglöckchen, welches ich bisher noch niemals wild gefunden hatte. Nach 2stündigem Marsche waren wir in Rocca di Papa, der alten Arx Albana[48], angelangt, einem äußerst malerisch an dem schroffen Abhang eines mächtigen Felsblockes angeklebtem Gebirgsstädtchen. Unmittelbar darüber breitet sich, in weitem Halbkreis von Bergen umkränzt, eine flache Hochebene aus, das sogenannte Campo d'Hannibale[49], von wo aus Hannibal den Plan zur Einnahme Roms entworfen und seine Truppen geordnet haben soll. Von hier aus hatten wir bis zum Gipfel des Monte Cavo noch ½ Stunde durch Wald zu steigen. Leider hatte sich der am Morgen ganz klare Himmel mit schweren Wolkenmassen in der letzten halben Stunde bedeckt und schon fingen einzelne große Tropfen an herabzufallen. Wir eilten daher möglichst, unser Asyl zu erreichen und hatten kaum darin Posto gefaßt, als ein Unwetter losbrach, von dessen Intensitaet man sich bei uns keinen Begriff macht. Regen fiel nur wenig, aber desto mehr Hagel, den ich nie in solcher Masse beisammen gesehen. In weniger als 2 Stunden war der Fußboden mit einer ¾ Fuß (!) dicken Schicht von durchschnittlich kirschkerngroßen Hagelkörnern bedeckt, welche nachher im Laufe des Tages zu einer zusammenhängenden homogenen Eisdecke zusammenschmolzen, die etwa 4" dick war und so fest, daß die Hunde, ohne einen Eindruck zu machen, darüber hinwegliefen. ||

Unser Empfang in dem Kloster, das wir grade vor Thoresschluß erreichten, war von Seiten der Mönche sehr freundlich, weniger von Seiten des Zimmers, das uns wie eine eiskalte Grabesgruft vorkam und von Seiten der Speisen und Getränke, deren

Qualität und Quantität der Enthaltsamkeit der Mönche alle Ehre machten. Um zuerst die Kellerluft aus dem Zimmer zu vertreiben, sperrten wir, trotz des dichten Hagels, Thüre und Fenster auf und zündeten auf dem Heerde ein lustiges Kaminfeuer an, das uns bald die erstarrten Glieder erwärmte und belebte. Als das Einzige, was wir zu essen bekommen konnten, wurden uns Wein, Brod, Käse und Eier angeboten; doch erschienen alle diese Kostbarkeiten, da die Mönche eben eine geistliche Übung vorhatten, erst um 2 Uhr, nach 2stündigem sehnsüchtigem Warten. Doch war ihre Qualität so bedenklich, daß wir trotz großen Hungers bald auf den Genuß verzichteten. Der Wein war nur verdünnter Essig, das Brot steinhart und völlig ausgetrocknet, der Käse ranzig und verschimmelt; die Eier, von denen wir leider nur wenig bekommen konnten, waren, wie überall, das Einzig gute und genießbare. Trotz dieser kärglichen Bewirthung machte ich mir es doch bald bei dem warmen Feuer ziemlich behaglich, während die Russen sich nicht darein finden konnten und nach 2stündigem Warten und Schimpfen in argem Regen wieder auf ihren Eseln nach Frascati herunter trabten. Ich blieb zurück, um jedenfalls wenigstens morgen noch mein Glück zu versuchen. Um 5 hörte plötzlich der Regen, nachdem es ½ Stunde lang tüchtig gedonnert und geblitzt hatte (der Widerhall des Donners in den Gebirgskesseln war herrlich), auf und es hellte sich so weit auf, daß ich noch 1 Stunde lang, zuletzt bei herrlicher Abendbeleuchtung, die merkwürdige Aussicht von dem Balkon des Klosters nach Westen und Norden genießen konnte.

Zu den Füßen dichte Waldmassen, jetzt leider ganz braun und kahl, mitten darin die beiden berühmten schönen runden Gebirgsseen von Nemi und Albano, rings von je einem runden Gebirgswall eingeschlossen, in der Mitte wie 2 grüne Brillengläser, durch einen schmalen Nasen- (Gebirgs) Rücken verbunden. In dem Wald am Fuß der Berge die reizend gelegenen Ortschaften, von links nach rechts sich folgend: Nemi, Genzano, Ariccia, Albano, Marino, Grotta ferrata, Frascati. Darüber die weite grüne Campagna und über dieser ein breiter dunkelblauer Gürtel des Tyrrhenischen Meeres[50]. Nach Norden Rom, mitten in der Campagna, und die vorspringenden Ausläufer des schönen Sabinergebirgs. ||

Als es dunkel geworden, brachte mir ein Mönch um 7 Uhr eine Lampe, doch mit dem Bedeuten, daß sie nur bis 8 Uhr brennen dürfe, da nach 8 Uhr kein Licht mehr im Kloster sein dürfte. Zugleich lud er mich ein, mich ins Refectorium[51] zu begeben, um dort (in Gesellschaft eines Schusters, der zum Sandalenflicken da war) mein Abendmahl einzunehmen. Ich folgte der Einladung nur ungern, und wie ich bald sah, mit Recht. Denn der dürre, nur in Wasser aufgekochte Stockfisch, den sie mir vorsetzten, war wirklich nicht zu genießen. Eier konnte ich nicht bekommen, weil man diese in der Quaresima (Fastenzeit) wie die Milch nur einmal täglich essen darf! Um 8 Uhr stieg ich also sehr hungrig in das Bett, welches mir, in einer kleinen Büßerzelle im oberen Stock, zubereitet war und welches, abgesehen von den reichen Insectenschwärmen, die hier nirgends zu vermeiden sind, und an die man sich ganz gewöhnt, leidlich war. Der Mönch hatte mich schon im voraus darauf aufmerksam gemacht, daß ich 2mal in der Nacht durch ihre geistlichen Andachtsübungen geweckt werden würde. Um 12 Uhr erhob sich denn auch ein Lärm, der hinreichend gewesen wäre, selbst die Todten am Tage des jüngsten Gerichts zu erwecken. Durch die langen Corridore, Treppauf, Treppab, schritt ein Mönch mit einem colossalen Lärminstrument, ähnlich einer Riesencastagnette, deren schrillendes Gerassel auch die faulsten Brüder aus dem Bett holen mußte. Dann wurde über ¼ St*unde* mit der Glocke geläutet u*nd* hierauf über ½ St*unde* in dem Chor Bußlieder gesungen, so daß ich erst nach 1 U*hr* wieder ans Einschlafen denken konnte. Um 4 U*hr* wiederholte sich dasselbe Maneuvre, worauf ich denn bald aufstand u*nd* mich zum Abziehen aus dem Bußorte fertig machte. Doch fand ich bei Tagesanbruch Berg u*nd* Thal in so dichten Nebel gehüllt, daß ich vorläufig noch abwarten mußte. Um 8 U*hr*, nachdem ich eben ein Zwergtäßchen schwarzen Kaffee geschlürft, das Einzige Gute, was ich außer den paar Eier*n* in dem Kloster bekommen, erschien mein Pater Antonio, um mich zur Messe abzuholen, wobei denn meine entsetzliche Ketzerei zu Tage kam, die dem armen Bruder solchen Schrecken einjagte u*nd* ihn zu den vergeblichen Bekehrungsversuchen veranlaßte, von denen ich Eingangs dieses Briefes berichtete, u*nd* von denen ich mich jetzt durch Briefschreiben erhole. Doch da hört so eben der Regen auf, die Nebel zertheilen sich etwas, u*nd* ich will den freien Moment benutzen, um aufzubrechen u*nd* nach Frascati zurückzukommen zu suchen. ||

Rom. 24.3.59

So eben bin ich abends 8 U*hr* glücklich wieder in meiner freundlichen römischen Behausung eingetroffen, wo ich durch die Ankunft Deines am 17^(ten) abgeschickten Briefes[52], mein liebster Schatz, durch den Du mich sehr erfreut, überrascht wurde. Ich will nun gleich noch den Schluß meiner verunglückten Gebirgstour hier hinzufügen. Um 11 U*hr* ungefähr verließ ich das Passionistenkloster auf dem Monte Cavo, in dem ich einen in mancher Hinsicht so interessanten Tag verlebt hatte. Wenn ich auch keineswegs überzeugt bin, daß die Mönche dort immer so schlecht leben, wie sie mir es zu kosten gaben (sie lassen sichs gewiß unter sich recht bene sein!), so war es doch schon merkwürdig genug, zu sehen, wie sie eigentlich nach ihren strengen Ordensregeln leben müssen, u*nd* mir speciell war dies doppelt interessant, da ich noch nie so mit dem Klosterleben speciell bekannt geworden war. Natürlich ist mein Abscheu davor nur dadurch gesteigert worden, denn der fromme Dünkel u*nd* das heilige Selbstgefühl, mit dem diese pietistischen Betbrüder sich etwas Besseres, als die andern Leute dünken u*nd* einen besonderen Stein beim lieben Gott im Brett zu haben glauben, sind mir ebenso abschreckend, als ich das faule Nichtsthun, wobei sie nur singen u*nd* beten u*nd* dann die Hände in den Schoß legen, viel weniger achten kann, als die tägliche Arbeit eines andern gesunden Menschenkindes. Auch liegt in der ganzen Lebensweise zu viel Unnatürliches, als daß man davon erbaut sein könnte; und die Widersprüche zwischen ihrem Reden u*nd* Thun sind auch nicht gering. So wollte sich beim Abschied der Pater Guardian nicht dazu verstehen, eine Rechnung zu machen, strich aber das Geld, was ich „per carita"[53] als elemosine, als Almosen für die Kirche (per la chiesa![54]) dortließ, mit dem größten Vergnügen ein. Meinen Rückweg vom Kloster schlug ich direct nach Frascati ein, wobei ich mich etwas im Walde verirrte. Doch war mir das ganz lieb, da ich in einem kleinen Waldthale dabei sehr malerische, mit Epheu überwucherte Reste einer römischen Wasserleitung fand u*nd* auch noch durch mehrere hübsche Blumen erfreut wurde, ein Symphytum (tuberosum?[55]), Ulex[56], eine Boraginee[57] etc. Um 2 U*hr* langte ich auf einem etwas anderen Wege wieder in Frascati an. Ich benutzte die noch übrige

Zeit, um eine kleine Excursion nach den || Ruinen von Tusculum und insbesondere nach Ciceros Tusculanischer Villa[58] zu machen, die auf dem nächsten über Frascati sich erhebenden Berge liegen. Die Ruinen selbst sind sehr unbedeutend, Reste von Mauern, Thoren und einem kleinen Amphitheater; dagegen ist die Aussicht auf die Gebirge, die Campagna, Rom selbst und das weite Meer, sehr schön. Etwas andere, gleichfalls sehr hübsche Aussichten hatte ich auch noch von den Höhepunkten der beiden Villen, Aldobrandini[59] (dem Fürsten Borghese)[60] und Rufinelli (dem König von Sardinien gehörig)[61], über welche ich wieder nach Frascati herabstieg. Von ersterer, die in ihren schönen großen Park- und Waldanlagen viele hübsche Wasserkunstsachen enthält, Springbrunnen, Cascatellen etc, sieht man besonders auf die Campagna, Rom und das Meer; von letzterer vorzüglich schön nach Norden in die wilden Schluchten des Sabinergebirgs hinein. Die Sonne war eben aus den Wolken, die sich auf die höchsten Gipfel zurückgezogen hatten, hervorgetreten und warf prächtige Streiflichter in die düstere Gebirgslandschaft und auf die schimmernde, weite Campagna mit ihrem Ruinenschmuck, namentlich den langen Wasserleitungen, die ihr ein so eigenthümliches Aussehen geben. Um 5 Uhr fuhr ich von Frascati nach Rom zurück, wo ich mich durch eine gute Maccaronischüssel (mein tägliches Brod) für die Entbehrungen des Klosterlebens entschädigte. Doch nun gute Nacht, ihr Lieben, ich bin herzlich müde. –

Rom 26.3. Nachmittags

Vor meinem Abschied von der herrlichen alten Stadt muß ich euch doch noch einen herzlichen Gruß daraus senden, Ihr fernen Lieben! Es wird mir jetzt ordentlich schwer, schon wieder von ihr zu scheiden. Gestern hatte ich noch einen sehr genußreichen Tag. Ich ging gegen Mittag, nachdem ich um 10 Uhr in der Maria-Minerva Kirche[62] die feierliche Celebration des Papstes zugesehen, in die Thermen des Caracalla,[63] den colossalen sehr malerischen Ruinen dieser ungeheuren Bäder, die in der Vertiefung zwischen dem Caelischen[64] und Aventinischen Hügel[65] liegen und von denen aus man prächtige Aussichten nach allen Seiten genießt. Den ganzen Nachmittag brachte ich mit einer Aquarellskizze zu, die ich von einem der schönsten derselben entwarf, im Vordergrund die Ruinen, im Mittelgrund Wasserleitungsbogen, darüber der Lateran, im Hintergrund das Sabinergebirg, über das noch ein Stückchen vom schneebedeckten Apennin hereinschaut.[66] ||

Gestern früh war ich zum letzten Mal auf dem Monte Pincio[67], dem höchsten Punkt des Stadttheils, in dem auch meine Wohnung ist, und sah noch einmal auf alle die Herrlichkeiten herab, die im schönsten Sonnenschein zu den Füßen sich ausbreiteten und mir die 4 Wochen des hiesigen Aufenthaltes so äußerst angenehm und genußreich gemacht haben. Rom prangte dazu gestern im vollsten Festtagschmuck; es war das Annunziatafest (Mariä Verkündigung), welches eine Menge Landleute in sehr malerischen Trachten in die Stadt gezogen hatte. Auch die päpstliche Function, bei der sich die ganze Pracht des höchsten Clerus entfaltete, war sehr malerisch anzusehen. Ich kam zufällig um ½10 Uhr auf den Minervaplatz, als alle die Cardinaele und Bischöfe in ihren goldverzierten Carossen angefahren kamen und in ihren äußerst prachtvollen, buntfarbigen, reich mit Gold und Edelsteinen überladenen Talaren ausstiegen und in die Kirche traten. Um 10 Uhr kam mit seiner goldenen Tiara der Papst selbst, vor dem seine Leibgarde herritt, ein sehr schmuckes Corps in halb mittelalterlicher Rittertracht, aus den Söhnen der vornehmsten Principes und Nobilis gebildet. Wenn man diese höchst raffinirte weltliche Pracht sieht, die auf größtmöglichsten Effect und äußerlichen Eindruck berechnet ist, muß man sich wirklich die Augen reiben, um sich zu besinnen, daß dieser prunkvollste weltliche Herr das rein geistliche Element der Menschheit repräsentiren soll, und sich Nachfolger und Statthalter Christi nennt, von dem er wohl die Worte auf der Zunge führt, aber nicht das Geringste in seinem ganzen Wesen zeigt. Diese hierarchische Pracht soll den Mittelpunkt einer Religion bilden, deren Wesen in der größtmöglichsten Einfalt, Demuth, Selbsterniedrigung besteht. Man muß wirklich stark verblendet sein, um auch in Rom noch an den Papst als Statthalter Christi glauben zu können. ᶜ So hatte ich noch am vorletzten Tage die beste Gelegenheit, das ganze Truggewebe dieses Götzendienstes zu durchschauen. Die kirchlichen Ceremonien in der Kirche selbst waren langweilig, wie immer, und nur der berühmte Chorgesang, der in der That sehr voll und schön ist, hatte für mich Interesse. Nun dieser Popanz wird wohl auch am längsten gedauert haben. Die Naturwissenschaften werden schon dafür Sorge tragen, daß er nicht allzu lange mehr figurirt. Einen starken Stoß erhielt er schon durch die Eisenbahnen, die jetzt im Kirchenstaat angelegt werden. [*Text bricht ab*]

[*Beilage*]

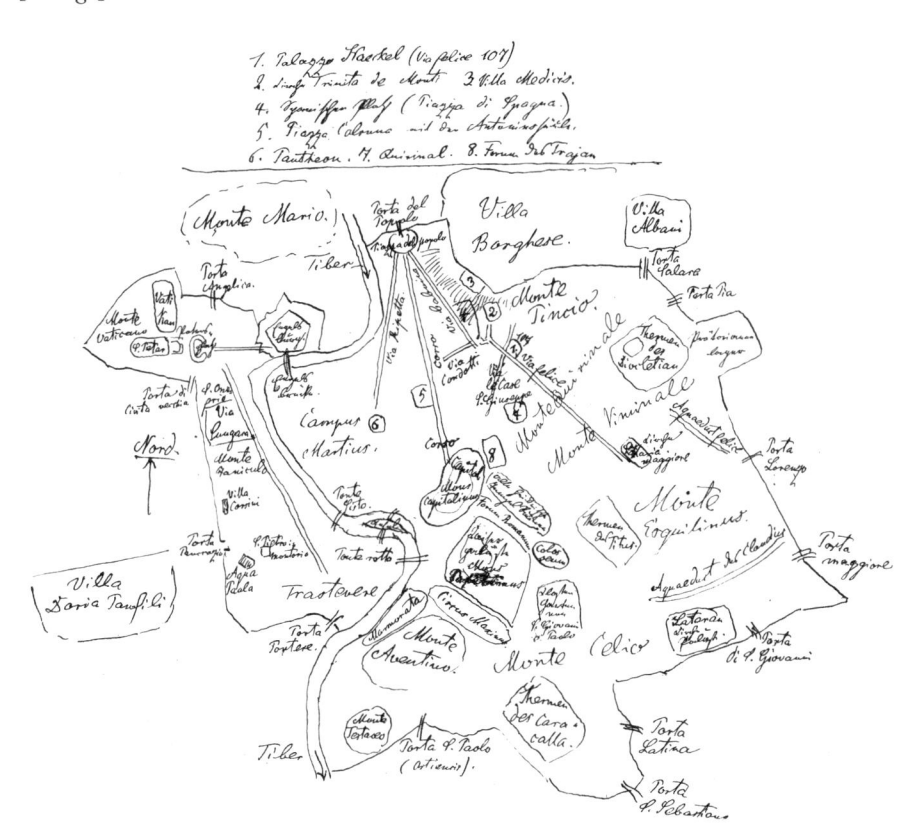

1 Kloster San Giovanni e Paolo auf dem Gipfel des Monte Cavo östlich von Rom; der „Orden der Barfüßigen Brüder des Heiligen Kreuzes und der Leiden unseres Herrn", heute „Kongregation vom Leiden Jesu Christi", 1720 von Paolo Francesco Danei (1694–1775), 1867 heiliggesprochen als „Heiliger Paul vom Kreuz", gegründet, widmet sich in klösterlicher Gemeinschaft der religiösen Kontemplation in Armut, Keuschheit und Gehorsam, betrachtet aber außerdem die Pflege und Verkündigung des dankbaren Andenkens an die Passion Christi als besondere Aufgabe.
2 Monte Cavo, mit 950 m ü. M. zweithöchste Erhebung der Albanerberge.
3 Nicht ermittelt.
4 Pater Antonio.
5 Ital.: solch hübscher junger Mann.
6 Frz.: nach meinem Geschmack.
7 Campi d'Annibale, zur Gemeinde Rocca di Papa gehörende Hochfläche nahe dem Monte Cavo, wo der karthagische Feldherr Hannibal während des Zweiten Punischen Krieges sein Heerlager aufgeschlagen haben soll.
8 Villa Pallazola, oberhalb des Albanersees gelegenes Anwesen, zur Gemeinde Rocca die Papa gehörend, heute Hotel.
9 Vgl. Br. 108, S. 398.
10 Ital. Lago di Nemi, See bei Nemi, auf dessen Grund man die Überreste der sogen. Nemi-Schiffe, zweier großer antiker Schiffe, die Gaius Caesar Augustus Germanicus (Caligula) (12–41) zu Ehren der Göttin Diana dort hatte bauen lassen, entdeckt hatte; vgl. Förster, Handbuch (wie Br. 86, Anm. 8), S. 264.
11 Ital. Genzano di Roma, die Ortschaft am Nemisee gegenüber Nemi ist vor allem für sein alljährliches Blumenfest bekannt, bei dem während der Frohnleichnamsprozession die Hauptstraße zur Kirche mit einem Blumenteppich bedeckt ist; vgl. Lossow, Handbuch (wie Br. 98, Anm. 5), S. 298.
12 Civita Lavinia, bis 1914 Name der Gemeinde Lanuvio südlich von Rom.
13 Antiker Name von Lanuvio.
14 Südwestlich von Genzano gelegener Berg, an dessen westlichem Ende Spuren eines Junotempels und eines Amphitheaters zu finden sind; vgl. Förster, Handbuch (wie Br. 86, Anm. 8), S. 264.
15 Ein tiefes Tal an der Via Appia bei Ariccia; einer falschen Legende nach soll dort Arun, Sohn des Etruskers Laris Porsenna, gefallen sein, dem an dieser Stelle ein Denkmal gewidmet ist; vgl. ebd., S. 263.
16 Vgl. Br. 108, S. 398.
17 Vgl. Br. 108, S. 398.
18 Seinerzeit ein Dorf mit 1.000 Einwohnern am Ufer des Albaner Sees mit dem durch Papst Urban VII. (1568–1644) von 1624 bis 1629 errichteten Sommerpalast und der Pfarrkirche San Tommaso da Villanova von Gian Lorenzo Bernini (1598–1680); vgl. Förster, Handbuch (wie Br. 86, Anm. 8), S. 263.
19 Im Nordwesten von Castel Gandolfo, ebenfalls am Lago Albano gelegene Ortschaft.
20 Die griechische Klosterschule Santa Maria di Grottaferrata vom Orden des Hl. Basilius wurde 980 von S. Nilus Rossanensis (Nilus Iunior) (910–1004) gegründet und tradierte Schriften der Antike in das mittelalterliche Latein; vgl. Förster, Handbuch (wie Br. 86, Anm. 8), S. 267.
21 Die kleine Stadt mit 2.000 Einwohnern südöstlich von Rom war eine beliebte Sommerfrische und daher Standort zahlreicher Villen; vgl. ebd., S. 266.
22 Zu den Villen bei Frascati zählten u. a. die Villa Aldobrandini und die Villa Taverna im Besitz der Familie Borghese sowie die Villa Falconeri, entworfen von Gian Lorenzo Bernini (1598–1680), im Besitz der Familie Falconeri; vgl. ebd., S. 265 f.
23 Die Ruinen der alten Latinerstadt Tusculum, ehemals Landsitz u. a. von Gaius Julius Caesar (100 v. Chr. – 44 v. Chr.) und Marcus Tullius Cicero (106 v. Chr. – 43 v. Chr.) oberhalb von Frascati; vgl. ebd., S. 266.
24 Monte Porzio Catone, ca. 30 km östlich von Rom am Rande der Albaner Berge gelegene Gemeinde.
25 Monte Compatri, ca. 26 km östlich von Rom gelegene Gemeinde in den Albaner Bergen.
26 San Cesareo, ca. 39 km östlich von Rom gelegen, im Tal zwischen den Albaner Bergen und den Monti Prenestini.

27 Nachbargemeinde von San Cesareo, ca. 36 km östlich von Rom gelegen.
28 Antiker Name von Palestrina, vgl. Br. 108, S. 398.
29 Ehem. mit 2.400 Einwohnern im Besitz der Colonna, westlich von Rom gelegen, mit einem Schloss und einer Kapelle der Madonna di bon Consiglio; vgl. Förster, Handbuch (wie Br. 86, Anm. 8), S. 269 f.
30 Paliano, auf einem Felsen gelegene befestigte Stadt mit seinerzeit 3.600 Einwohnern; vgl. ebd., S. 270.
31 Heute Olevano Romano, seinerzeit mit 3.000 Einwohnern auf einem Felsen gelegene Stadt, die wegen ihrer Aussichten und Landschaftsmotive zahlreiche Maler anzog; vgl. ebd., S. 270.
32 Roiate, ca. 60 km östlich von Rom, am Westhang des Monte Scalambra, gelegene Gemeinde.
33 Vgl. Br. 108, S. 398.
34 Cervara di Roma, ca. 68 km nordöstlich von Rom und mit 1.053 m. ü. M. höchstgelegene Gemeinde der Metropolitanstadt Rom.
35 Ca. 46 km nordöstlich von Rom am Rand der Monti Lucretili gelegene Gemeinde.
36 Vgl. Br. 102, S. 373.
37 Monte Gennaro, 1271 m ü. NN, bei Palombara ist nicht der höchste Berg der Sabiner Berge, sondern der Monte Pellechia mit 1369 m ü. NN.
38 Vgl. Br. 81, S. 292.
39 Nicht ermittelt.
40 Vermutlich Krause, Andreas.
41 Auch Monte Albano (lat. Albanus Mons), am Lago Albano gelegener 950 m hoher Vulkankegel, auf dessen Spitze sich die Tempelanlage des Jupiter Latiaris befand, aus deren Grundmauersteinen 1777 ein Passionistenkloster erbaut wurde. Einer Sage zufolge hatte Hannibal Barkas (247 v. Chr. – 183 v. Chr.) vor seinem Angriff auf Rom am Krater des Vulkans gelagert, weshalb der Monte Cavo auch Campo d'Annibale genannt wird; vgl. Förster, Handbuch (wie Br. 86, Anm. 8), S. 265.
42 Anemone apennina L., Apennin-Windröschen, Familie: Ranunculaceae (Hahnenfußgewächse).
43 Gattung: Crocus L., Krokus, Familie: Iridaceae (Schwertliliengewächse).
44 Scilla bifolia L., Zweiblättriger Blaustern, Familie: Asparagaceae (Spargelgewächse).
45 Gattung: Pulmonaria L., Lungenkräuter, Familie: Boraginaceae (Raublattgewächse).
46 Pulmonaria saccharata Mill., Zucker-Lungenkraut, Familie: Boraginaceae (Raublattgewächse).
47 Daphne laureola L., Lorbeer-Seidelbast, Familie: Thymelaeaceae (Seidelbastgewächse).
48 Ital. Rocca di Papa: Burg des Papstes; ein Gebirgsort mit seinerzeit 2.000 Einwohnern an der Stelle der antiken Latinerstadt Fabia; vgl. Förster, Handbuch (wie Br. 86, Anm. 8), S. 264.
49 Wie Anm. 41.
50 Ital. Mar Tirreno, liegt westlich der Apenninhalbinsel zwischen Sardinien, Korsika und Sizilien, grenzt im Norden an das Ligurische Meer, im Süden an das offene Mittelmeer.
51 Lat. refectorium: Speisesaal [im Kloster].
52 Br. 109.
53 Lat.: um Himmels willen.
54 Lat.: für die Kirche.
55 Symphytum tuberosum L., Knoten-Beinwell, Familie: Boraginaceae (Raublattgewächse).
56 Gattung: Ulex L., Stechginster, Familie: Fabaceae (Schmetterlingsblütler).
57 Dalea boraginea Barneby, Familie: Fabaceae (Schmetterlingsblütler).
58 Wie Anm. 23.
59 Die Villa Aldobrandini bei Frascati (vgl. Anm. 22) wurde von dem Neffen Clemens VIII. (1536–1605), Pietro Aldobrandini (1571–1621), nach Entwürfen von Giacomo della Porta (1532–1602), Carlo Maderno (1556–1629) und Giovanni Fontana (1540–1614) errichtet und wird wegen ihrer schönen Aussicht auch „Belvedere" genannt. Sie befand sich im Besitz der Familie Borghese; vgl. Förster, Handbuch (wie Br. 86, Anm. 8), S. 266.
60 Borghese, Don *Camillo* Francesco Giambattista Melchiorre.
61 Die Villa Rufinella bei Frascati wurde 1578 vom Bischof und Kämmerer des Papstes, Alessandro Ruffini, als dessen Sommersitz erbaut und befand sich während Haeckels Anwesenheit im Besitz von Viktor Emanuel II., König von Sardinien; vgl. ebd.

62 Santa Maria sopra Minerva, vgl. ebd., S. 203, von Ernst Haeckel angestrichen.
63 Vgl. ebd., S. 184, von Ernst Haeckel doppelt angestrichen.
64 Vgl. Br. 99, S. 358.
65 Vgl. Br. 99, S. 358.
66 Haeckel, Ernst: Thermen des Caracalla nach Osten auf den Lateran, Aquarell vom 20.3.1859 (EHA Jena, H 1, Nr. 159); s. Abb. 37.
67 Lat.: Mons Pincius, der Hügel im nördlichen Stadtgebiet des heutige Roms, außerhalb des antiken Roms, diente in der Antike als Standort zahlreicher Gartenanlagen (Collis Hortulorum), im 16. Jh. wurde dort die Villa Ludovico Ludovisi (1595–1632) erbaut; vgl. Lossow, Handbuch (wie Br. 98, Anm. 5), S. 285; Förster, Handbuch (wie Br. 86, Anm. 8), S. 149.

113. Von Anna Sethe, Steinspring, 20. – 26. März 1859

Steinspring 20.3.59.

Du hast mir einen qualvollen Abend und Nacht bereitet, mein lieber, lieber Schatz – und doch nicht Du, sondern die Zeitung der Tante Voß[1]. Ich hatte den ganzen Nachmittag bis 8 Uhr Abends Wäsche gelegt, die beim herrlichsten Sonnenschein getrocknet war, da nahm ich die neuste Zeitung zur Hand, nachdem ich lange, lange den herrlichen Vollmond angesehen hatte und lese in der Spalte Italien die Nachricht, daß zwei italienische Meilen von Rom vor der Porta Maggiore in der Campagna die Leiche eines jungen Mannes gefunden sei, der beraubt und dann ermordet worden sei, dem Anschein nach ein Engländer, doch sei das Gesicht von zwei Schüßen ganz unkenntlich geworden.[2] Mein erster Gedanke warst Du und ich malte mir die ganze Furchtbarkeit desselben in den grellsten Farben aus. Ach eine liebende Seele ist nur zu geneigt im Verein mit einer lebhaften Phantasie schlimme, ängstliche Nachrichten auf den geliebten Gegenstand zu beziehen, mag Grund dazu vorhanden sein oder nicht. Ich glaubte mich entschieden im ersteren Fall zu befinden, Du hattest im letzten Brief[3] geschrieben von Ausflügen in's Gebirge, und hatte ich auch gehofft, Du würdest sie in Gesellschaft machen einmal des größeren Genußes, andrerseits eben der unsicheren Gegend wegen, so kenne ich Deine Paßion, Dein sicheres Gefühl, allein zu wandern nur zu gut, um den Gedanken, Dich könnte das entsetzliche Schicksal getroffen haben, ganz los zu werden. Um 8½ Uhr kam Bernhard[4] von der Schnepfenjagd mit einem Forstkandidaten[5] und deßen Freund, einem Lieutenant[6] aus Friedeberg zurück; ich mußte mich zusammennehmen beim Abendbrod und war wirklich Deine starke Aenni; allein in meiner Brust kochte es und nachdem die Herrn fortgeritten waren, merkten mir Bernhard und Bertha[7] meine Unruhe an und beruhigten mich auf die liebevollste Weise über meine grundlosen Befürchtungen. Beide, sehr müde, gingen bald schlafen, ich blieb noch bis 11 Uhr auf, konnte mich von Deinem Bildchen[8] nicht trennen, das mich so freundlich, so lebensvoll und warm ansah, daß ich auf Momente die Angst los wurde; dann schaute ich wieder den herrlichen silbernen Mond an und ahnte wieder nichts gutes!; er sah so traurig, so melancholisch aus; meine thränenvollen Blicke mögen schuld an diesem Eindruck gewesen sein; ich ging zu Bett und war allein mit meiner entsetzlichen Angst, die mir den Kopf schwindeln machte; ach Erni, ich war so unglücklich, so tief betrübt, daß ich keines freundlichen Gedankens

an Dich mehr fähig war; endlich fand ich Trost im Gebet; Gott deßen Schutz ich ||
Dich alle Abende empfohlen hatte, flehte ich von Neuem an, daß nicht Du es gewesen
sein mögest und allmählich erwachte mein festes Vertrauen auf ihn, das in den
letzten Stunden nur zu sehr geschwankt hatte. Ich habe ein paar Stunden geschlafen,
kann aber immer noch nicht, trotz des herrlichsten Sonnenscheins den furchtbaren
Gedanken los werden. O, wie sehne ich mich nach einem Brief, ach und möchte er
vom 10 datirt sein, sonst werde ich immer nicht froh sein können, denn am 9 ist das
Unglück paßirt. Schelt mich nicht, mein Herzensschatz wegen meiner Aengstlichkeit;
in Kleinigkeiten bin ich es ja nicht, und unsere, meine Liebe, meine grenzenlose Liebe,
zu Dir darf ich als Entschuldigung dieser, meiner Schwäche anführen. Vielleicht hätte
ich Dir gar nichts davon schreiben sollen, um Dir nicht wehe zu thun, mir ist aber
um so viel leichter um's Herz, seit ich mit Dir darüber gesprochen habe, daß Du mir
verzeihen mußt. Wie viel Energie, fester Wille[a] und schnelles Handeln gehört zu
einem festen Charakter, und wie gering, wie unbedeutend braucht nur eine Veranla-
ßung zu sein, um den Menschen in den entgegengesetzten Fehler, in Muthlosigkeit,
Mangel an Vertrauen, Unentschloßenheit und Angst zu verfallen[b]. Mein Erni, ich
laße die Hoffnung nicht sinken und warte in Geduld, was die nächsten Tage bringen
werden, Gott gebe gute, sichere Nachrichten!

<u>Donnerstag Morgen</u> Vier Tage sind seit diesen letzten Zeilen zergangen, und ich
bin viel ruhiger geworden, mein Erni. Wäsche legen und Plätten ließen mich in den
vorigen Tagen nicht zum Schreiben kommen, was sehr gut ist, sonst hätte ich Dir nur
dummes, ängstliches Zeug geschrieben, wogegen ich jetzt in Ruhe mit Dir plaudern
kann. Wärst Du wirklich der betreffende Unglückliche gewesen, müßte doch schon
lange Nachricht davon hier sein und allmählich habe ich es mir als ein gutes Omen
eingeredet, daß noch kein Brief von Dir einpaßirt[c] ist, den ich heute bestimmt erwarte.
Ach Erni, Du glaubst nicht, wie ich an Dir hänge, was ich durch Dich verlieren
würde; kraftlos und matt würde ich den Schwächen meines Geschlechts unterliegen,
und wenn durch festes Gottvertrauen auch der Verzweiflung fern, so würde ich ab-
schließen mit dem Leben und mich ganz in meine unnütze, kalte, einsame Persönlichkeit zurückziehen. O bitte, bitte, lieber Erni, geh nicht allein auf unsicheren
Wegen; Du hast ja || das Volk der Italiener genügsam kennen gelernt, um zu wißen,
wie wenig sicher und behaglich man bei ihnen aufgehoben ist. Nimm Dir immer
einen Führer mit und mache wo möglich Deine Wanderungen in Gesellschaft. Wenn
Du diese Zeilen erhältst, bist Du vermutlich schon in Neapel und Deiner deutschen
Gesellschaft entrückt, in deren Kreise Du Dich in Rom so wohl gefühlt hast. Kommt
Frau Blöst[9] bald wieder nach Haus, so hast Du ja bald wieder einen Anhalt in Neapel.
Ich verspreche Dir, ich will mich nicht wieder so ängstigen und doch wünschte ich,
Du wärst wieder vom Vesuv herunter[10]. Heute vor acht Tagen habe ich den letzten
Brief[11] an Dich selbst auf dem Bahnhof in Driesen in den Kasten gesteckt. Ich fuhr
mit Bernhard mehrerer Besorgungen wegen nach der Stadt und blieb dann beim
Oberförster Langefeld[12] in Vordamm, wo von den untereinander bekannten Familien
ein Picknick arrangirt war, was eigentlich schon Fastnacht hatte stattfinden sollen; da
wurden aber Mehrere krank und wir Drei feierten allein zu Haus Fastnacht mit
Punsch und sehr schönem Schmalzgebackenes [!] das ich selber bereitet hatte. Auf
dem Wege von Driesen nach Vordamm paßirten wir einen langen Damm, der zur

Netze führt:¹³ Von hier genoßen wir den herrlichsten Sonnenuntergang, deßen rothe, lila und goldene Farben mich nur zu lebhaft nach Italien versetzten; die Hügelkette hinter der Netze wuchs zu riesigen Bergen und die Häuser hin und wieder sahen mir wie Palläste und Ruinen aus, in dem roth-lila Licht sehr schön gegen die grünen Felder und Wiesen abstechend. Bernhard mußte recht langsam fahren laßen, um mich nicht in meinen Träumereien zu stören, in denen ich mich jetzt gar zu gern verliere. Nach dieser poetischen Beschäftigung folgte eine sehr prosaische; beim Oberförster angekommen, mußte ich Butter, Brod und Schlackwurst auspacken und ordnen, womit Familie Petersen ihr Kontingent zu diesem Feste stellte, das mit einer Quadrille à la cour¹⁴, getanzt von 8 jungen Driesener Mädchen begann; ich war froh Zuschauerin zu sein, obgleich ich mich sehr bald an dem vielen knippen¹⁵ satt gesehen hatte; später wurde allgemein getanzt, welchem Schicksal ich denn auch nicht entging; meistens unterhielt ich mich oder suchte mir meine geeigneten Leute aus, mit denen ich mich nach Herzenslust moquiren konnte, wozu reichlicher || Stoff vorhanden war. Es dauerte sehr lang, so daß wir erst um 3½ Uhr abfuhren und ich um 5 Uhr sehr überlegte, ob ich mich schlafen legen sollte oder gleich aufbleiben. Wegen großer Müdigkeit beschloß ich Ersteres und wachte erst um 8 Uhr auf. Die Fahrt war herrlich gewesen beim klarsten Mondschein. Wie viel Grüße habe ich da unserem lieben Freunde aufgetragen, dafür brachte er mir aber auch tausend von Dir. Wenn ich Dir sage, daß Freitag Wäschtag war, so weißt Du was dies schreckliche Wort für ein weibliches Wesen Alles in sich faßt und da der Tag vergeht in unangenehmen Beschäftigungen. Es war herrliches Wetter, das uns denn auch noch gegen Abend herauslockte. Bertha und ich gingen mit Klärchen¹⁶ spazieren, die draußen in Gottes freier Natur zum ersten Mal lief mit dem seligst strahlenden Gesichte von der Welt. Die Vögel sangen so munter ehe sie mit der Sonne zu Bett gingen, daß ich auch singe mußte: „muß i denn, muß i denn zum Städtle hinaus etc."¹⁷ Im Zimmer sah ich von meinem Fensterchen aus den Mond als große goldgelbe Scheibe über den Bergen aufsteigen und summte dabei das kleine Liedchen vor mich hin, das Du mir mitschicktest von Scheffel¹⁸. Ich konnte es sehr bald auswendig und ist nun wie Du mein Eigenthum geworden. Der Mond wurde immer schöner, je höher er stieg und selbst das kleine Klärchen auf meinem Schoß zeigte immer wieder nach dem großen Kuckelicht hin, das ich ihr in meinem Entzücken gezeigt hatte. Es kostete einen Entschluß mich zur Lampe zu setzen und die Arbeit in die Hand zu nehmen. Den bösen Sonnabend kennst Du; ebenso den schlimmen Anfang vom Sonntag; Bernhard fuhr um 10 Uhr fort und kam erst den Abend wieder, da Klärchen nicht wohl war und das Mädchen¹⁹ den ganzen Tag fort, bei ihren Eltern²⁰ zu Haus, gab es viel zu meiner Zerstreuung im Hause zu schaffen; sobald ich ruhig saß, quälten mich meine Gedanken entsetzlich und haben erst nach und nach ihre ängstliche, besorgte Farbe verloren. Lesen konnte ich dabei auch nicht, weil ich nicht meine Gedanken an einen bestimmten Gegenstand zu feßeln vermochte; so nahm ich denn zur Arbeit meine Zuflucht und Abends las ich nur mit Bertha eine Novelle von Töpfer²¹ vor. Montag legte ich den ganzen Tag Wäsche und hatte wieder vergebens || auf einen Brief gehofft. Dienstag und gestern habe ich im Eschricht den intereßanten Paßus über das Auge und deßen Optik gelesen,²² wovon mir leider Einiges unverständlich geblieben ist; ob ich wirklich untüchtig dazu bin, es zu faßen oder noch nicht ganz Herr über meinen Geist war, will ich unentschieden laßen. Jedenfalls werde ich ihn in Berlin in Ruhe noch einmal vornehmen; gelernt habe ich dennoch dabei und meinen Ideenkreis erweitert; ich werde bald mit dem schönen Werke zu Ende sein, dem ich viel Wißen danke und demzufolge ich vielfach Beobachtungen der Thiere und Menschen anstelle. Dienstag las ich wieder früh im Eschricht, dann plättete ich den ganzen Tag bis gegen 6 Uhr. Dann fuhr ich mit Bernhard auf den Schnepfenstrich[23]; als wir eben abfahren wollten, fuhr der Oberförster[24] mit seinen beiden Forstkandidaten: Reinhard und v. Borne vor, die sich in gleicher Absicht auf den Weg gemacht hatten. Wir fuhren nun zusammen ab und bekamen noch nicht weit von Haus fort ein tüchtiges Hagelwetter, das bei der Weiterfahrt durch den hübschen Wald immer stärker wurde. Mich störte es nicht, ich sah in die grünen Kiefern hinein und entdeckte zwischen ihnen dicht am Wege mehrere Rehe, die bei ihrer sonstigen Schüchternheit wunderbarer Weise uns so treuherzig mit ihren schönen Augen ansahen, daß ich bedauerte ihnen nicht Schutz gegen das böse Wetter gewähren zu können. Als wir an dem bestimmten Punkte angelangt waren, wo die Schnepfe ziehen sollte, war es ganz klar geworden, die Sonne ging prächtig unter und als allmählich die Sterne am Himmel heraufzogen, ging Jeder auf seinen Posten und tiefes Schweigen wurde beobachtet, was mir am schwersten wurde; über ½ Stunde warteten wir, aber keine Schnepfe kam; wahrscheinlich war es ihr zu kalt; Jeder bestieg wieder seinen Wagen und nach ¾ Stunden langten wir nach einer herrlichen Waldfahrt wieder zu Haus an. Ich hatte am Nachmittage einen Brief von Mutter[25] erhalten, wonach die Taufe statt am 20 März erst am 3 April sein soll, weil Deine Mutter dann wieder reisen darf; Mutter bleibt natürlich noch so lange in Freienwalde und schreibt mir, daß ich am 9 oder 10 April in Berlin sein solle; danach wird mein Aufenthalt hier verlängert; ich glaubte nach dem früheren Plane noch in dieser Woche abreisen zu müßen. Den Freienwaldern[26] geht es sämmtlich gut, ich bin neugierig, wie der kleine Strick, der wie Mutter schreibt, große dunkelblaue Augen (Deutscher) hat, genannt werden wird.[27] Sie schreibt mir auch über Bleeks, die in ihrem Hause wohnen bleiben und Pensionäre zu sich nehmen werden.[28] Johannes[29] kommt aus Heidelberg zurück, Theodor[30] geht vorläufig wieder nach Berlin. Heinrich[31], Jacobis[32], Schellers, die Potsdamer[33] werden außer Deinen Eltern noch zur Taufe erwartet.

<u>Freitag 25</u> Wieder ist gestern kein Brief von Dir einpaßirt, mein herzlieber Schatz, und so kann ich auch diesen noch nicht an Dich abgehen laßen, weil ich nicht weiß wohin, poste restante soll ich nicht schicken. Einer kalten Nacht (noch heute Morgen um 7 Uhr waren es zwei Grad Kälte) ist ein herrlicher Morgen gefolgt; bleibst Du Deinem früheren Plan getreu, so weiß ich Dich heute auf der Reise von Civita vecchia nach Neapel. Ist auch in Italien heute der Himmel so rein und klar und strahlt die Sonne so warm und glänzend, wird Dir der Abschied von der Weltstadt recht schwer werden; andrerseits wäre dies Wetter zur Dampfschifffahrt vortrefflich, ich denke mir diese Tour wundervoll und möchte mit Dir vom Meer aus den ersten Anblick der Inseln Ischia, Procida, Capri und der phantastischen Stadt Neapel theilen; die Enslenschen Panoramen kommen[34] mir hierbei wieder zu Hülfe und noch hat mir die Erinnerung ein deutliches Bild der genannten Orte vom Vesuv aus gesehen bewahrt. Wie müßen alle die neuen Eindrücke auf Dich einstürmen! wie viele erhält man nicht täglich im ruhigen, häuslichen Leben und nun in dieser Wunderwelt der schöpferi-

schen Natur, der Du nun bald mit voller, neuer Lust Dich hingeben kannst. Ich freue mich für Dich mit auf die Arbeit, weil ich aus eigener Erfahrung das unbehagliche, unglückliche Gefühl kenne, wenn man nicht fortwährend handeln und schaffen kann; Halm hat den Begriff des Glückes sehr richtig definirt[d] in dem Gedichte: „Das Glück" übertitelt, das ich Dir auch einmal auf einem Spaziergange im Thiergarten recitirt habe, das mit den Worten schließt: „Es leben nur, die schaffen."[35]

Mittwoch Morgen schrieb ich zunächst einen Brief an Karl[36], der seit meinem Hiersein noch nichts von mir gehört hat; durch Mutter weiß ich, daß es ihm gut geht.[37] Dann plättete ich die letzte Wäsche und stärkte mich Nachmittag durch ein kleines Schläfchen; dann habe ich gelernt Butter kneten und formen, die zum Kaffee prächtig schmeckte; den übrigen Theil des Tages wurde gearbeitet und Abends las ich Bertha eine Novelle von Töpfer vor, die auf dem großen St. Bernhard spielte.[38] Gestern haben wir eine angefangen, die die Wengern-Alp zum Schauplatz hat;[39] da bewege ich mich also auch in schöner Gegend und werde oft an Deine Alpenreise erinnert. || Gestern Morgen vor Tisch habe ich an Dich geschrieben; Nachmittag im Eschricht gelesen und dann mit Bertha etwas spazieren gegangen, wobei uns der Schnee überraschte und zu Haus trieb; es scheint Alles in diesem Jahre sich zu verfrühen; selbst das Aprilwetter hat sich in seinem eigentlichen Monat geirrt. Der Postbote kam und statt in einen Brief von Dir mußte ich mich in die Voßische Zeitung vertiefen. Die Kammerverhandlungen intereßiren mich ungemein; es wird tüchtig aufgeräumt in allen Verhältnißen und Wahrheit und Ehrlichkeit scheinen wieder zur Geltung zu kommen; bei dieser Gelegenheit wird man aber erst recht klar über die entsetzliche Willkühr, Gesetzlosigkeit und selbstsüchtigen Absolutismus, womit die hochgestellten Beamten auf die niederen, überhaupt auf Privatpersonen gedrückt haben. Von der Heydt[40] wird mitunter sehr scharf in der Kammer mitgenommen, so daß ich mich wundere, daß er sich noch halten kann; die Zeitung vom Dienstag enthielt eine treffliche Rede Bethmann-Hollwegs[41] in der Sache der Realschüler, denen wieder zu ihren früheren Rechten verholfen werden soll.[42] Echt fromm tritt der Kultusminister wieder aus dieser Rede hervor; das Volk wird sich also wohl fühlen unter seinem Regimente. Napoleon rüstet gewaltig; mich soll wundern, ob er wirklich noch auf Italien losgehen will; nach den letzten Zeitungen scheint die Sache auf friedlichem Wege beigelegt zu[e] werden und Tante Voß[43] fabelt von einem Kongreß der fünf Großmächte in Berlin oder London.[44] Für heute muß ich abbrechen, um mich anzuziehen, die Mittagszeit rückt schon wieder heran. Diese Nacht habe ich nach langer Zeit viel von Dir, Du lieber, lieber Erni geträumt; wir tanzten sehr vergnügt zusammen, Gott weiß wie ich dazu komme. Um 5¾ Uhr war ich schon auf und vertiefte mich im Eschricht in den Abschnitt über das Sprachvermögen; er stellt für Thiere und Menschen eine Instinktsprache auf, der erst in späteren Jahren die Sprache aus Lauten, Worten und Sätzen folgt; das Kind folgt rein dieser Instinktsprache, was ich täglich an dem kleinen Klärchen erfahre; nach Eschricht verliert sie sich beim Mann ganz, bei der Frau bleibt sie theilweis zurück in einem feinen, richtigen Urtheil und gewißen Takt, sie versteht mehr den Blicken, den ganzen Gesichtsausdruck abzulauschen, wogegen der Mann ausschließlich durch Worte und Handlungen sich verständigt.[45] Die Richtigkeit dieser Ansicht wage ich weder zu bestätigen noch zu verwerfen.

Sonnabend Morgen d*en* 26.3.59 Du wirst mich herzlich auslachen, lieber, lieber Erni, wie wirklich meine Angst so grundlos gewesen ist; nimm darein aber nicht Dein Lob über meinen frischen, frischen Muth und gute Hoffnung zurück; ich werde mich gewiß nicht wieder durch die Tante Voß so in die Enge treiben laßen; versetzt'st Du Dich aber in meine Lage, darfst Du mich nicht allzusehr schelten. So glücklich, so selig hat gewiß noch kein Brief gemacht, wie der Deinige, den ich gestern Abend um 6½ Uhr erhielt.[46] Mein lieber, herziger Schatz unversehrt, glücklich, froh und [f] heiter, wie ich ihn so gern weiß! Mir ist, als wärst Du mir zum zweiten Mal geschenkt und Dank gegen Gott erfüllt mein ganzes Herz. Gern hätte ich heute früh Bernhard diesen Brief mitgegeben, der um 5 Uhr nach der Stadt fuhr; allein da Deine Mutter ein Kistchen mitgeschickt hat, nach der erst ein Bote unterwegs ist, in welche sie Deine Adreße statt in den Brief gepackt hat; kann ich den Brief erst Nachmittag dem Postboten mitgeben, mein gewöhnliches Mittel der Briefexpedition hier; hierin liegt der Grund, warum ich die Briefe nie ganz frei machen konnte, was sich also als sehr unpraktisch erwiesen hat; ich werde also diesen Brief ganz unfrankirt schicken; vielleicht dann noch einen von hier, dann bin ich hier fort und wieder auf dem Wege nach Berlin, wo Mutter mich den 9 oder 10 April erwartet. Du hast Dich ebenso, wie ich über das Kranksein Deiner Mutter erschrocken, das mehr oder weniger wieder überwunden zu sein scheint; da Quincke[47] ihr erlaubt hat, nach Freienwalde zur Taufe zu reisen, stehen wohl keine schlimmen Folgen des Unwohlseins bevor. Ich bin unendlich froh, daß Rom einen so gewaltigen, unauslöschlichen Eindruck auf Dich gemacht hat; wie mußt Du aber geschwelgt haben in großartigen Ruinen von Kirchen, Pallästen, Theatern etc. in den wundervollsten Erzeugnißen der praktischen Kunst, der körperlichsten und darum anschaulichsten wohl, die es gibt, in den schönen, antiken und modernen Schöpfungen der Malerei und endlich in der lieben Mutter Natur, Deiner Göttin, die mit Hülfe der milden, warmen Frühlingssonne sich in ihrem schönsten, mannigfaltigsten Farbenschmuck sich Dir presentirt hat. Es muß eine Wonne ohne Ende sein, solche vier Wochen wie die, in dem herrlichen Rom zuzubringen; ich kann Dir lebhaft nachfühlen, wie man || sich ganz verliert in dieser Welt des geistigen Genußes, wie die Seele vergebens danach strebt, Ordnung, Klarheit in die Maße des Stoffes zu bringen und diesen so zu bewältigen, daß man vollständig Rechenschaft ablegen kann von jedem einzelnen Eindruck, ohne wieder 1000 anderen Abbruch zu thun; die mündliche Erzählung vermag wohl beßer einigermaßen ein Bild von der Weltstadt zu geben; ganz klar wird es auch dann noch nicht werden; das ist eins von den Dingen, was man selbst gesehen, erlebt haben muß, um die ganze Größe, Schönheit und Herrlichkeit faßen zu können. Ich kann mir denken, wie veredelnd und bildend ein Aufenthalt in Italien sein muß auf eine jugendliche, strebsame und erregbare Natur. Wir haben ja in Deutschland Beispiele genug davon; Leßing[48], Goethe, Winckelmann[49] etc. verdanken nicht wenig ihrer geistigen Größe dem fruchtbaren, klaßischen Italien. Unnatürlich wäre es also, sollte dieser mächtige Einfluß ungetheilt, unempfunden an Dir vorübergehen. Nein, schon vor Deiner Abreise war ich überzeugt von diesem Eindruck und Wirkung des südlichen Himmels auf Deinen Geist und Gemüth, und Deine Briefe bestärken mich hierin. Dein Gesichtskreis wird ungemein erweitert, Deine Menschenkenntniß nicht weniger, Dein Durst nach Wißenschaft einigermaßen gestillt werden, also

Deine Kenntniße hierin sehr bereichert; nebenher wird der Anblick des wahrhaft Schönen Dir unauslöschlich das Ideal alles Guten, Edlen, Schönen im Leben, in das wir von Gott gestellt sind, einprägen, deßen Erreichung Deine Lebensaufgabe sein wird im Verein mit Deiner Anna, die Du hierin mächtig unterstützen und stärken mußt. Die Mondscheinpromenade muß reizend schön gewesen sein, so recht für mich geschaffen; zu Ruinen und großartigen schönen Bauten gehört Mondschein; sein Licht harmonirt am besten mit verfallenen Trümmern, und regt die Phantasie des Beschauers lebhafter an. Am 18 März habe ich auch viel an das vergangene Jahr zurückgedacht, wo wir Beide zum ersten Mal von meinem Zimmerchen aus in die Feuer der Cooksöfen[50] blickten und Du sehr lieb und freundlich gegen mich warst. Daß Du Alles überstanden hattest, hatte mir Deine Mutter schon am Morgen in der Kirche gesagt; Nachmittag gegen 5 Uhr kamst Du mit Karl[51] herunter zu Sethens[52], wo ich zu Mittag gegeßen hatte und packen half; ich ging mit Euch Beiden nach dem Hafenplatz (von Dir geführt, weißt Du noch wie Karl Dich wegen Deines schlechten Hutes neckte) zunächst zu T*ante* Bertha[53], die mir Dein niedliches Gedicht[54], das erste Morgengefühl nach dem glücklich überstandenen Staatsexamen vorlas, dann zu mir herüber; es war Besuch bei Mutter[55] und wir Beide in meinem kleinen Heiligthum allein. Ich freue mich wieder sehr auf mein Zimmerchen, meine Aquarelle und Pflanzen, die Dich mir dort ersetzen müßen. Unbändige Sehnsucht habe ich auf unserem Flügel zu spielen und hoffe sehr, Mutter wird mich Unterricht nehmen laßen, wozu ich sehr große Lust habe. Den lieben Alten[56] wird dann auch nicht mehr so einsam sein, wenn ich öfter zu ihnen gehen und von Dir plaudern kann. In dieser Nacht ist es hier wieder Winter geworden; dicker Schnee liegt auf den grünen Feldern und hat hoffentlich die zarten Knospen und Blättchen an Bäumen, Sträuchern und Blumen vor dem Erfrieren bewahrt. Dich weiß ich also jetzt im Gebirge umherwandernd und malend; Gott gebe, daß Du keiner Gefahr ausgesetzt bist und glücklich Neapel erreichst. Bleibt denn Deine deutsche Gesellschaft[57] noch länger in Rom? Dann wird sie Dich auch dort vermissen. Von dem Doktor Binz schreibst Du gar nicht mehr; findest Du ihn schon in Neapel. Also Prinzeß Alexandrine[58] hast Du durch Anemonen erfreut und gewiß auch dadurch, als sie erfuhr, Du seist auch aus Berlin, wo doch auch ihre Heimath ist;[59] sie soll ja sehr heiter und aufgeräumt sein, doch wird sie hiervon wohl schon ein Theil eingebüßt haben, fortwährend in der Umgebung des Königs[60] zu sein, deßen Zustand jammervoll ist. Nach den Zeitungen wirst Du ja in Neapel wieder die Freude haben, ihn zu sehen. Doch nun zum Schluß, sonst kommt der Brief nicht mehr fort. Ich bin oft beim heutigen Schreiben durch allerlei häusliche Arbeiten unterbrochen worden; habe auch Deinen Brief schon abgeschrieben und an Karl[61] expedirt mitsammt einer Schnepfe, die Bernhard gestern Abend geschoßen hat; er kam wie ein Schneemann zu Hause. Endlich werde ich nun auch dazu kommen, Deines Vaters Schrift[62] zu lesen, von der ich noch nichts kenne. Der gute Alte wird wohl ordentlich aufleben in der Wendung der Politik. Doch still davon, ich werde wieder ungehorsam. Bernhard und Bertha grüßen bestens; auch Mutter trägt mir in jedem Briefe herzliche Grüße auf; es ist nun einmal meine Leidenschaft, dieselben selbst Dir nie zu bestellen. Einen herzlichen Kuß mein lieber Schatz von Deiner frohen und glücklichen Aenni.

1 Vgl. Br. 100, S. 362.
2 Vgl. Königlich privilegirte Berlinische Zeitung von Staats- und gelehrten Sachen. Nr. 65, 18.3.1859, S. 7.
3 Vgl. Br. 107, S. 393.
4 Petersen, Bernhard.
5 Vermutlich Reinhard, Wilhelm oder Borne, Gustav Kreuzwendedich von dem.
6 Person nicht ermittelt.
7 Petersen, Bertha, geb. Sethe.
8 Vgl. Br. 65, Anm. 12.
9 Bloest, N. N., aus Neapel.
10 Haeckels nächste Reisestation nach Rom war Neapel, wo er am Abend des 16. Juni im Hafen den Friesen Hermann Allmers kennenlernte und mit ihm gemeinsam Exkursionen nach Ischia, Salerno und Paestum unternahm. Mit Allmers brach er schließlich auch am 18. Juli zu einer nächtlichen Besteigung des Vesuvs auf; vgl. Haeckel, Ernst: Reisenotizheft Italien 1859/60 Neapel, Messina, Paris (egh. Mskr., EHA Jena, B 347), Bl. 2v–3v; Haeckel, Ernst: Nächtliche Vesuv-Exkursion 18./19. Juli 1859 (egh. Mskr., 8 Bl., EHA Jena, B 386 (3)).
11 Br. 109.
12 Langefeldt, Ludwig.
13 Bei Vordamm führte eine der wenigen Brücken über die Netze, die Driesen mit Vordamm verband und durch einen höhergelegenen und befestigten Damm fortgesetzt wurde.
14 Französischer Kontratanz aus der 2. Hälfte des 18. Jh., der von vier Paaren getanzt wird, von denen sich jeweils zwei im Quadrat gegenüberstehen.
15 Knickse machen, sich verbeugen.
16 Petersen, Bertha Wilhelmine *Clara*.
17 Vgl. Br. 93, Anm. 16.
18 Vgl. Br. 98, S. 355.
19 Karoline, Kindermädchen der Familie Petersen in Steinspring.
20 Nicht ermittelt.
21 Töpffer, Rudolf: Die beiden Scheidegg. In: ders.: Genfer Novellen. Vollständige deutsche Ausgabe (Gesammelte Schriften; 2). Leipzig 1847, S. 1–32.
22 Vgl. Eschricht, Das physische Leben (wie Br. 89, Anm. 40), S. 366–377.
23 In der Jägersprache der Balzflug der Waldschnepfe.
24 Langefeldt, Ludwig.
25 Sethe, Wilhelmine, geb. Bölling; Brief nicht überliefert.
26 Haeckel, *Karl* Christoph Heinrich Benjamin; Haeckel, Hermine, geb. Sethe; Haeckel, *Carl* Christian Heinrich; Haeckel, Hermann; Haeckel, Anna.
27 Haeckel, Heinrich.
28 Die Familie der verwitweten Auguste Bleek, geb. Sethe; vgl. Br. 103, S. 375.
29 Bleek, Johannes.
30 Bleek, Theodor.
31 Sethe, *Heinrich* Christoph Moritz Hermann.
32 Jacobi, Agnes, geb. Eichmann; Jacobi, August; Jacobi, Helene, geb. Sethe; Jacobi, Clara; Jacobi, Conrad.
33 Sethe, *Julius* Johann Ludwig Ernst; Sethe, Adelheid, geb. Reimer.
34 Vgl. Br. 96, Anm. 26, sowie Enslen, Rundgemälde (wie Br. 96, Anm. 27).
35 Halm, Glück (wie Br. 72, Anm. 4), S. 38.
36 Haeckel, *Karl* Heinrich Christoph Benjamin; Brief nicht überliefert.
37 Vgl. Anm. 25.
38 Töpffer, Rudolf: Der große St. Bernhard. In: ders.: Genfer Novellen. Vollständige deutsche Ausgabe (Gesammelte Schriften; 3). Leipzig 1847, S. 135–160.
39 Töpffer, Die beiden Scheidegg (wie Anm. 21).
40 Heydt, August Freiher von der.
41 Bethmann-Hollweg, August von.

42 Vgl. Königlich privilegirte Berlinische Zeitung von Staats- und gelehrten Sachen. Nr. 68, 1. Beilage, 22.3.1859, S. 4 f.
43 Vgl. Br. 100, Anm. 9.
44 Vgl. Königlich privilegirte Berlinische Zeitung von Staats- und gelehrten Sachen. Nr. 68, 1. Beilage, 22.3.1859, S. 5 f.
45 Eschricht, Das physische Leben (wie Br. 89, Anm. 40), S. 459–491.
46 Br. 110.
47 Quincke, Hermann.
48 Lessing, Gotthold Ephraim.
49 Winckelmann, Johann Joachim.
50 Vgl. u. a. Br. 36, S. 135; Br. 56, S. 264.
51 Wie Anm. 36.
52 Wie Anm. 33.
53 Sethe, Emma Henriette *Bertha* Sophie.
54 Vgl. Br. 32.
55 Sethe, Wilhelmine, geb. Bölling.
56 Haeckel, Carl Gottlob; Haeckel, Charlotte, geb. Sethe.
57 Diruf, Oscar; Girl, Angelica; Girl, Helisena; Bloest, N. N.; vgl. Br. 93, S. 354.
58 Preußen, Alexandrine, Prinzessin von.
59 Zum Vorgang vgl. Br. 108, S. 399.
60 Vgl. Königlich privilegirte Berlinische Zeitung von Staats- und gelehrten Sachen. Nr. 68, 1. Beilage, 22.3.1859, S. 7.
61 Wie Anm. 36.
62 Haeckel, Aus den Jahren 1806 bis 1805 (wie Br. 2, Anm. 21).

Anhang

Abkürzungen und Siglen

A	Abschrift
Abb.	Abbildung
Abdr.	Abdruck
Abt.	Abteilung
a. D.	außer Dienst
ADB	Allgemeine Deutsche Biographie
Adr.	Adresse
Anm.	Anmerkung
ao.	außerordentlich
Aufl.	Auflage
Ausg.	Ausgabe
Bd. / Bde.	Band / Bände
bearb.	bearbeitet
Beil.	Beilage
bes.	besonders
beschr.	beschrieben
bes.	besonders
Best.	Bestand
betr.	betreffend
Bl.	Blatt
Br.	Brief
bzw.	beziehungsweise
c. / cc. / ca	circa
cm	Zentimeter
D	Druck
Dbl.	Doppelblatt
d.	der
ders.	derselbe
d. h.	das heißt
d. i.	das ist
d. J.	der Jüngere
Diss.	Dissertation
d. M.	des Monats
Drr / Drr.	Doktoren
Dr. jur.	Doctor iuris
Dr. jur. utr.	Doctor iuris utrisque (Doktor des kanonischen Rechts)

Dr. chir.	Doctor chirurgiae
Dr. h. c.	Doctor honoris causa
Dr. med.	Doctor medicinae
Dr. phil.	Doctor philosophiae
Dr. theol.	Doctor theologiae
dt.	deutsch
ebd.	ebenda
egh.	eigenhändig
EHA	Ernst-Haeckel-Archiv
EHAB	Ernst Haeckel: Ausgewählte Briefwechsel (s. Literaturverzeichnis)
ehem.	ehemals / ehemalig
eingef.	eingefügt
engl.	englisch
erl.	erläutert
erw.	erweitert
etc.	et cetera
f.	folgende
F. / Fr.	Frau
fl.	Gulden
Frl.	Fräulein
frühneuengl.	frühneuenglisch
frz.	französisch
FSU	Friedrich-Schiller-Universität
Gebr.	Gebrüder
geb.	geborene
gen.	genannt
gestr.	gestrichen
Gr	Gramm
griech.	griechisch
h. / hl.	heilig
H	Handschrift
H.	Heft
Hn.	Herrn
HRR	Heiliges Römisches Reich Deutscher Nation
Hrsg. / Hrsgg.	der / die Herausgeber
hrsg.	herausgegeben
i. Br.	im Breisgau
Inh.	Inhaber/in
i. Pr.	in Preußen
irrtüml.	irrtümlich
ital.	italienisch
Jg. / Jgg.	Jahrgang / Jahrgänge
Jh.	Jahrhundert
K	Konzept
K. K.	Kaiserlich-Königlich

km	Kilometer
kol.	koloriert
königl.	königlich
korr.	korrigiert
lat.	lateinisch
Lief.	Lieferung
m	Meter
Mag. med. vet.	Magister medicinae veterinariae
medizin.	medizinisch
mittelfrz.	mittelfranzösisch
Mskr.	Manuskript
N., Nr.	Nummer
n. Chr.	nach Christus
N. F.	Neue Folge
N. N.	Nomen nescio
No. / Nr.	Nummer
österr.	österreichisch
p.	per
p. / pp.	perge, perge (und so fort)
PD	Privatdozent
Pl.	Plural
poln.	polnisch
Prof.	Professor
Ps.	Pseudonym
rℓ	Reichstaler
Rev.	Revier
rsp. / resp.	respektive
Rth.	Reichstaler
S.	Seite
s.	siehe
Sgr / sgr / Sgr.	Silbergroschen
SH	Sommerhalbjahr Sommersemester)
Sign.	Signatur
sogen.	sogenannt
Sp.	Spalte
Str.	Straße
Stud.	Student
u. a.	unter anderem
Th	Taler
ThULB	Thüringer Universitäts- und Landesbibliothek
tschech.	tschechisch
UA	Universitätsarchiv
Übs.	Übersetzung
ü. M.	über dem Meeresspiegel
umgearb.	umgearb.

ungar.	ungarisch
unveränd.	unverändert
v.	vom / von
v. Chr.	vor Christus
verb.	verbessert
verm.	vermehrt
vermutl.	vermutlich
vgl.	vergleiche
wesentl.	wesentlich
WH	Winterhalbjahr (Wintersemester)
xr	Kreuzer
z. B.	zum Beispiel
z. Zt.	zur Zeit
ʒ	Drachme
°	Grad
'	Fuß
"	Zoll
ℓ	Abbruchzeichen
℔	Pfund (Maßeinheit)
ʒ	Unze

Kritischer Apparat

Bei den Drucknachweisen werden der Erstdruck, gegebenenfalls der Erstdruck von Übersetzungen sowie vollständigere Drucke und Faksimiledrucke angegeben; alle sonstigen Drucke bzw. Teildrucke sind in der Online-Datenbank des Projektes recherchierbar.

1. **An Charlotte und Carl Gottlob Haeckel, Wien, 28. April 1857**
   ÜBERLIEFERUNG: H: EHA Jena, Sign.: A 37746. – 1 Dbl., 28,4 x 22,5 cm, 4 S. beschr., 1 Dbl., 22,1 x 14,5 cm, 4 S. beschr., 1 Bl., 22,2 x 14,1 cm, 2 S. beschr., 1 Bl. mit Kuvertfaltung, 17,6 x 14,6 cm, 1 S. beschr., egh. Br., Besitzstempel, Papierprägung, Poststempel und Adresse: „Herrn Oberregierungsrath Haeckel. | Berlin. | Hafenplatz 2. frei"; Anstreichungen mit rotem Stift, nachträglicher Vermerk Haeckels mit Bleistift: „[Wien] 22/4 57", Seitenpaginierung.
   ZUM TEXT: [a] gestr.: und; [b] gestr.: Pr; [c] gestr.: der; [d] gestr.: über; [e] gestr.: nicht; [f] gestr.: Um 12 U. gingen; [g] korr. aus: werthbaren; [h] gestr.: vorher gehenden; eingef.: folgenden; [i] gestr. Freitag 24/4; eingef.: Samstag 25/4; [j] gestr.: Vate; [k] gestr.: Um; [l] gestr.: ich; [m] korr. aus: westlich; [n] korr. aus: östlich; [o] eingef.: noch; [p] gestr.: Prag; [q] Wort wegen Papierausriss teilweise unleserlich

2. **Von Carl Gottlob Haeckel, Berlin, 2. Mai 1857, mit Nachschrift von Charlotte Haeckel**
   ÜBERLIEFERUNG: H: EHA Jena, Sign.: A 35883. – 1 Bl., 28,2 x 22,9 cm, 2 S. beschr., egh. Br., Besitzstempel, Anstreichungen mit blauem Stift.
   ZUM TEXT: [a] eingef.: Tante; [b] eingef.: neuen; [c] gestr.: ist; [d] gestr.: ist nach Berlin verse; [e] gestr.: Großmutter; eingef.: alte; [f] eingef.: die Kinder … zu haben.; [g] Text weiter am linken Seitenrand: Die Doktorin …wohl verlassen.; [h] Text weiter am linken Rand von S. 1: Kann ich … Anziehstube steht.

3. **Von Karl Haeckel, Freienwalde, 6. Mai 1857, mit Nachschrift von Hermine Haeckel**
   ÜBERLIEFERUNG: H: EHA Jena, Sign.: A 34000. – 1 Bl., 13,8 x 22,3 cm, 2 S. beschr., egh. Br., Besitzstempel, Anstreichung mit blauem Stift.
   ZUM TEXT: [a] Papierausriss, Text sinngemäß ergänzt; [b] gestr.: aus; eingef.: in; [c] eingef.: bist u.

4. **An Charlotte und Carl Gottlob Haeckel, Wien, 12. Mai 1857**
   ÜBERLIEFERUNG: H: EHA Jena, Sign.: A 37736. – 1 Dbl., 22,4 x 27,7 cm, 4 S. beschr., egh. Br., Anstreichungen mit rotem Stift.
   ZUM TEXT: ᵃ gestr.: da; ᵇ gestr.: und; ᶜ eingef.: so; ᵈ gestr.: nur; ᵉ eingef.: von; ᶠ eingef.: in; ᵍ gestr.: über; ʰ gestr.: die; ⁱ gestr.: Dafür; ʲ gestr.: hin; ᵏ gestr.: werde ich euch; ˡ gestr.: mit; eingef.: jetzt; ᵐ eingef.: allen

5. **An Charlotte und Carl Gottlob Haeckel, Wien, 15. Mai 1857**
   ÜBERLIEFERUNG: H: EHA Jena, Sign.: A 37747. – 1 Dbl., 14,2 x 23,0 cm, 1 S. beschr., egh. Brief, Brieffaltung, Siegel, Rückseite Adresse: „Herrn Oberregierungsrath | Haeckel | Berlin | Hafenplatz 2."

6. **Von Carl Gottlob Haeckel, Berlin, 16. Mai 1857, mit Nachschrift von Charlotte Haeckel**
   ÜBERLIEFERUNG: H: EHA Jena, Sign.: A 35882. – 1 Bl., 28,2 x 22,9 cm, 2 S. beschr., egh. Brief, Besitzstempel, Anstreichungen mit blauem Stift.
   ZUM TEXT: ᵃ eingef.: uns; ᵇ gestr.: von den; ᶜ gestr.: daß; ᵈ gestr.: Tem; ᵉ eingef.: für; ᶠ eingef.: Gemälde; ᵍ gestr.: krank

7. **Von Lodewijk Mulder, Breda, 19. Mai 1857**
   ÜBERLIEFERUNG: H: EHA Jena, Sign.: A 24686. – 1 Dbl., 12,5 x 20,6 cm, 3 S. beschr., egh. Brief, Besitzstempel, Kuvertfaltung mit Adresse: „Herrn Dʳ. Ernst Haeckel | Wien."
   ZUM TEXT: ᵃ gestr.: verwa; ᵇ Papierausriss, Text sinngemäß ergänzt; ᶜ Papierausriss, Text sinngemäß ergänzt

8. **Von Charlotte Haeckel, Berlin, 22. Mai [1857], mit Beischrift von Carl Gottlob Haeckel**
   ÜBERLIEFERUNG: H: EHA Jena, Sign.: A 36084. – 1 Dbl., 13,9 x 22,4 cm, 4 S. beschr., egh. Brief, Besitzstempel, Anstreichung mit blauem Stift, nachträglicher Vermerk Haeckels: „Mai 1857".
   DATIERUNG: folgt dem nachträglichen Vermerk Haeckels.
   ZUM TEXT: ᵃ von der Hand Carl Gottlob Haeckels eingef.: durch einen Freund; ᵇ von der Hand Carl Gottlob Haeckels eingef.: noch; ᶜ von der Hand Carl Gottlob Haeckels korr. aus: Naturfreunde; ᵈ Schlussformel auf S. 4 unten: Leb wohl … Deine Mutter.; ᵉ eingef.: haben; ᶠ eingef.: war; ᵍ eingef.: fest; ʰ gestr.: denn

9. **An Charlotte und Carl Gottlob Haeckel, Wien, 24. Mai 1857**
   ÜBERLIEFERUNG: H: EHA Jena, Sign.: A 37743. – 3 Dbl., 13,9 x 22,3 cm, 11 S. beschr., egh. Brief, Kuvertfaltung mit Poststempel, Siegel und Adresse: „Herrn | Oberregierungsrath Haeckel. | Berlin. | Hafenplatz 2. | franco"; Nummerierung der Blätter; Anstreichungen mit rotem Stift, nachträglicher Vermerk von Heinrich Schmidt: „schön geschrieben!".
   ZUM TEXT: ᵃ gestr.: von; eingef.: in; ᵇ gestr.: so gut wie; ᶜ gestr.: drückte; ᵈ gestr.:

Stadt; ᵉ gestr.: Am; ᶠ gestr.: Anfa; ᵍ gestr.: bei; eingef.: vor; ʰ gestr.: Cham; ⁱ gestr.: fra; ʲ eingef.: Weiss; ᵏ korr. aus: vorgeschrieben; ˡ gestr.: wird; ᵐ gestr.: 18; ⁿ eingef.: kleinen; ᵒ Text weiter auf dem linken Rand von S. 10: Zu Pfingsten … Eisenbahn zurück.; ᵖ gestr.: geht ihr es ihr; ᑫ Text weiter auf dem linken Rand von S. 11: An Tante Bertha … wieder besser.

10. **An Charlotte und Carl Gottlob Haeckel, Wien, [29. Mai 1857], mit Beilagen**
ÜBERLIEFERUNG: H: EHA Jena, Sign.: A 44174. –1 Bl., ca. 24,9 x 24,5 cm, 1 S. beschr., 3 Dbl., 22,3 x 27,7 cm, 12 S. beschr., egh. Brief, Kuvertfaltung mit Poststempel, Siegel und Adresse: „Herrn Kreisrichter Haeckel | zu | Freienwalde a/O | Regierungsbezirk Potsdam. | Kgl. Preuss. Provinz | Brandenburg | franco"; Beilagen: 1) Bericht über die Raxalp-Exkursion vom 21. – 24. Mai 1857; 2) Exkursionen bei Wien 9./10. Mai, 16./17. Mai 1857; nachträgliche Datumsvermerke Haeckels, Nummerierung der Blätter. – D: Haeckel, Ernst: Berg- und Seefahrten. Leipzig: Koehler. 1923, S. 5–17 (Teildruck).
DATIERUNG: folgt den nachträglichen Vermerken Haeckels.
ZUM TEXT: ᵃ Text weiter auf dem rechten Rand: Falls dieser Brief … Bogen einlege.; ᵇ Text weiter auf dem linken Rand: An euch … Euer Ernst.; ᶜ eingef.: und; ᵈ korr. aus: überkleiden; ᵉ gestr.: sonnten; ᶠ gestr.: sie; ᵍ korr. aus: Kriegslust; ʰ gestr.: mir; ⁱ gestr.: und; ʲ gestr.: nun; ᵏ gestr.: auch; ˡ korr. aus: emporkletterte; ᵐ eingef.: in; ⁿ gestr.: die; ᵒ gestr.: das; ᵖ korr. aus: Mürzschlag; ᑫ gestr.: die; ʳ gestr.: doch; ˢ gestr.: ganz; ᵗ gestr.: über; ᵘ gestr.: auf den; ᵛ gestr.: den; ʷ eingef.: herum; ˣ gestr.: mit; ʸ gestr.: und; ᶻ korr. aus: nordöstlich

11. **Von Karl Haeckel, Freienwalde, 31. Mai – 2. Juni 1857**
ÜBERLIEFERUNG: H: EHA Jena, Sign.: A 34936. – 1 Dbl., 13,9 x 22,2 cm, 4 S. beschr., egh. Brief, Besitzstempel, Anstreichung mit blauem Stift.
ZUM TEXT: ᵃ eingef.: zwar; ᵇ eingef.: *zusammen*; ᶜ eingef.: *von* Bruck nach; ᵈ eingef.: über; ᵉ gestr.: sind; ᶠ eingef.: *der* Mark; ᵍ eingef.: gewöhn*lich*; ʰ Text weiter auf dem linken Rand von S. 1: Wenn ich … kann ja; ⁱ Text weiter auf S. 1 oben: den Brief … Berlin schicken.; ʲ Text weiter auf dem linken Rand von S. 3: Mimmi und … grüßen schön.

12. **Von Carl Gottlob Haeckel, Freienwalde, 3. Juni 1857, mit Nachschrift von Charlotte Haeckel**
ÜBERLIEFERUNG: H: EHA Jena, Sign.: A 42763. – 1 Dbl., 13,8 x 22,1 cm, 4 S. beschr., egh. Brief, Besitzstempel, Anstreichung mit blauem Stift.
ZUM TEXT: ᵃ eingef.: Nord; ᵇ gestr.: Gegen; ᶜ gestr.: u*nd* Dumm

13. **Von Karl Haeckel, Freienwalde, 9. Juni 1857**
ÜBERLIEFERUNG: H: EHA Jena, Sign.: A 34937. – 1 Dbl., 13,9 x 22,1 cm, 4 S. beschr., egh. Brief, Besitzstempel, Anstreichung mit blauem Stift.
ZUM TEXT: ᵃ eingef.: bis Wien zurück; ᵇ eingef.: dort; ᶜ eingef.: dazu; ᵈ gestr.: nur

14. **An Charlotte, Carl Gottlob und Karl Haeckel, Wien, 21. Juni 1857, mit Beilagen**
ÜBERLIEFERUNG: H: EHA Jena, Sign.: A 37742. – 2 Bl., ca. 25,5 x 27,5 cm, 7,0 x 11,6 cm, 2 S. beschr., egh. Brief, Kuvertfaltung mit Poststempel, Siegel und Adresse: „Herrn Oberregierungsrath | Haeckel. | Berlin. | Hafenplatz 2. | franco"; zwei Beilagen: 1) Bericht über die Exkursion nach Ungarn, 30.5. – 2.6.1857 und 2) Bericht über die Exkursion zum Bisamberg, 7.6.1857, 1 Dbl., 17,1 x 21,3 cm, 1 Dbl., 13,8 x 22,4 cm, 1 Bl., 13,9 x 22,3 cm, 10 S. beschr., egh. Zeichnungen Haeckels auf S. 3: Rinderkopf, auf S. 7: Lageskizze, nachträgliche Vermerke von fremder Hand mit Bleistift: „30/5 57", „ganz!".
ZUM TEXT: [a] gestr.: 6; [b] eingef.: Universitäts; [c] gestr.: Ufer; [d] gestr.: Außer diesen; [e] eingef.: in; [f] eingef.: nach

15. **Von Carl Gottlob Haeckel, Berlin, 22. Juni 1857, mit Nachschrift von Charlotte Haeckel**
ÜBERLIEFERUNG: H: EHA Jena, Sign.: A 35881. – 1 Bl., 23,0 x 28,2 cm, 2 S. beschr., egh. Brief, Besitzstempel, Anstreichung mit blauem Stift.
ZUM TEXT: [a] eingef.: früher; [b] eingef.: und Mutters; [c] Schluss eines nicht überlieferten Briefes von Charlotte Haeckel

16. **An Charlotte Haeckel, Wien, 26. Juni 1857**
ÜBERLIEFERUNG: H: EHA Jena, Sign.: A 37741. – 1 Dbl., 13,8 x 21,9 cm, 4 S. beschr., egh. Brief, auf S. 1 oben: Kupferstich mit egh. beschrifteten Ansichten Wiens, Anstreichungen mit rotem Stift.
ZUM TEXT: [a] eingef.: mich; [b] eingef.: in; [c] gestr.: Vormitt; [d] Text weiter auf dem linken Rand: Nimm zum ... Jungen Ernst.

17. **Von Karl Haeckel, Berlin, 28. Juni 1857**
ÜBERLIEFERUNG: H: EHA Jena, Sign.: A 34938. – 1 Dbl., 14,0 x 23,0 cm, 4 S. beschr., egh. Brief, Besitzstempel.
ZUM TEXT: [a] gestr.: die Rei; [b] eingef.: u. vieles dran geben; [c] eingef.: 18; [d] eingef.: wenigstens; [e] eingef.: offen; [f] eingef.: mit ihm; [g] gestr.: Als ich; [h] Text vom linken Seitenrand eingef.: die Dich ... grüßen läßt

18. **Von Carl Gottlob Haeckel, Berlin, 29. Juni 1857, mit Beischrift von Charlotte Haeckel**
ÜBERLIEFERUNG: H: EHA Jena, Sign.: A 35878. – 2 Dbl., 14,0 x 22,9 cm, 8 S. beschr., egh. Brief, Besitzstempel, Anstreichungen mit blauem Stift.
ZUM TEXT: [a] gestr.: 21sten; [b] irrtüml. Dopplung: Nähe und; [c] Text weiter auf S. 2 unten: Nun leb wohl ... alte Mutter.

19. **An Charlotte und Carl Gottlob Haeckel, Wien, 5. Juli 1857**
ÜBERLIEFERUNG: H: EHA Jena, Sign.: A 37739. – 1 Dbl., 14,2 x 23,0 cm, 4 S. beschr., egh. Brief, Anstreichung mit rotem Stift.
ZUM TEXT: [a] eingef.: im; [b] gestr.: Ad; [c] irrtüml. Pl.: Briefe

20. **Von Charlotte Haeckel, Berlin, 2. – 6. Juli [1857]**
ÜBERLIEFERUNG: H: EHA Jena, Sign.: A 36154. – 2 Dbl., 13,8 x 22,3 cm, 8 S. beschr., egh. Br., Besitzstempel.
DATIERUNG: folgt Br. 21.

21. **Von Carl Gottlob Haeckel, Berlin, 6. Juli 1857**
ÜBERLIEFERUNG: H: EHA Jena, Sign.: A 35981. – 1 Bl., 22,9 x 28,1 cm, 2 S. beschr., egh. Brief, Besitzstempel, Anstreichung mit blauem Stift.
ZUM TEXT: ᵃ gestr.: gegen; ᵇ gestr.: Neuen; ᶜ eingef.: von; ᵈ gestr.: schon; eingef.: so; ᵉ eingef.: nicht; ᶠ gestr.: west; ᵍ gestr.: Dich: ʰ gestr.: sie; eingef.: Julius

22. **An Charlotte und Carl Gottlob Haeckel, [Wien, vor dem 7. Juli 1857]**
ÜBERLIEFERUNG: H: EHA Jena, Sign.: A 37737. – 2 Dbl., 22,9 x 28,2 cm, 1 Dbl., 1 Bl., 22,3 x 27,7 cm, 14 S. beschr., egh. Brief, Nummerierung der Blätter, Besitzstempel. – D_1: Die Wiener medizinische Fakultät um 1857. Ein Brief Ernst Haeckels an seine Eltern. In: Münchener medizinische Wochenschrift 75 (1928), Nr. 47, S. 2019 f.; Nr. 48, S. 2065–2067 (Teildruck).
DATIERUNG: folgt Br. 23.
ZUM TEXT: ᵃ korr. aus: fehlen; ᵇ gestr.: der; eingef.: aber; ᶜ gestr.: entweder; ᵈ eingef.: und Großes geleistet hat; ᵉ eingef.: Interesse; ᶠ gestr.: da; ᵍ gestr.: Dadurch; ʰ gestr.: Viell; ⁱ gestr.: wie; eingef.: über; ʲ gestr.: die; ᵏ gestr.: kaum; ˡ eingef.: pleuritischen und peritonitischen Exsudaten; ᵐ gestr.: es; ⁿ gestr.: die; ᵒ eingef.: er; ᵖ gestr.: über; ᑫ eingef.: paar; ʳ gestr.: sich; ˢ gestr.: oft; ᵗ gestr.: die; ᵘ gestr.: Untersu; ᵛ gestr.: Ärzte; ʷ eingef.: von; ˣ gestr.: Fuß; ʸ gestr.: der; ᶻ eingef.: für; ᵃᵃ gestr.: eben; ᵇᵇ gestr.: auch; ᶜᶜ eingef.: wenn sie

23. **An Charlotte und Carl Gottlob Haeckel, Wien, 7. Juli 1857**
ÜBERLIEFERUNG: H: EHA Jena, Sign.: A 37740. – 1 Dbl., 23,0 x 14,4 cm, 4 S. beschr., egh. Brief.
ZUM TEXT: ᵃ gestr.: ihr; ᵇ gestr.: Du; ᶜ gestr.: das; ᵈ gestr.: ihr; ᵉ Text auf dem linken Rand: N. B. Habt ihr … 3½ Bogen erhalten?

24. **Von Charlotte Haeckel, [Berlin], 14. – 16. Juli 1857**
ÜBERLIEFERUNG: H: EHA Jena, Sign.: A 36218. – 1 Dbl., 22,4 x 14,4 cm, 1 Dbl., 20,5 x 13,8 cm, 7 S. beschr., egh. Brief, Besitzstempel, Anstreichungen mit blauem Stift.
ZUM TEXT: ᵃ eingef.: 300 Gulden; ᵇ eingef.: 50 Thaler

25. **Von Carl Gottlob Haeckel, Berlin, 15./16. Juli 1857**
ÜBERLIEFERUNG: H: EHA Jena, Sign.: A 35982. – 1 Bl., 28,1 x 22,9 cm, 2 S. beschr., egh. Brief, Besitzstempel, Anstreichungen mit blauem Stift, nachträglicher Vermerk Haeckels: „1857".

26. **An Charlotte und Carl Gottlob Haeckel, Wien, 4. August 1857**
ÜBERLIEFERUNG: H: EHA Jena, Sign.: A 37738. –2 Dbl., 10,7 x 17,3 cm, 1 Bl., 8,5 x 10,6 cm, 10 S. beschr., egh. Brief, Anstreichungen mit rotem Stift. – D: Schmidt, Heinrich: Wie Ernst Haeckel Monist wurde. Ernst Haeckels Entwicklung vom Christentum zum Monismus (Monistische Bibliothek; 49/49a). Hamburg: Hamburger Verlag G. m. b. H., [1930], S. 30 f. (Teildruck).
ZUM TEXT: [a] gestr.: vielleicht; [b] eingef.: wohl; [c] gestr.: Hof; [d] gestr.: dadurch; [e] gestr.: die; [f] eingef.: sonst gänzlich geleerten; [g] korr. aus: zurückzulegen

27. **Von Lodewijk Mulder, Breda, 29. September 1857**
ÜBERLIEFERUNG: H: EHA Jena, Sign.: A 24684. – 1 Bl., 20,5 x 22,7 cm, 1 S. beschr., egh. Brief, Besitzstempel, Papier leicht eingerissen.

28. **Von Lodewijk Mulder, Breda, 25. Oktober 1857**
ÜBERLIEFERUNG: H: EHA Jena, Sign.: A 24687. – 1 Dbl., 1 Bl., 12,6 x 20,5 cm, 5 S. beschr., egh. Brief, Kuvertfaltung mit Adresse: „Ernst Haeckel | P. F.", Besitzstempel.
ZUM TEXT: [a] gestr.: zu; [b] Text weiter auf dem linken Seitenrand: Zweimalhunderttausend Grüße von Gonne.

29. **Von Hermine Haeckel, Freienwalde, 14. Februar 1858, mit Nachschrift von Karl Haeckel**
ÜBERLIEFERUNG: H: EHA Jena, Sign.: A 34001. – 1 Dbl., 13,0 x 20,0 cm, 4 S. beschr., egh. Brief, kol. Lithographie im Briefkopf: Dame mit Lupe und Pfau, Besitzstempel.
ZUM TEXT: [a] korr. aus: diese; [b] korr. aus: seiner; [c] korr. aus: kleinen; [d] von Karl Haeckel eingef.: sie meint: Pfau!; [e] von Karl Haeckel eingef.: ??! [f] von Karl Haeckel eingef.: zum; [g] von Karl Haeckel eingef.: nöthigen; [h] von Karl Haeckel eingef.: braten; [i] von Karl Haeckel eingef.: das Fleisch

30. **Von Karl Haeckel, Freienwalde, 14. Februar 1858**
ÜBERLIEFERUNG: H: EHA Jena, Sign.: A 34934. – 1 Bl., 13,9 x 22,2 cm, 2 S. beschr., egh. Brief, Besitzstempel.
ZUM TEXT: [a] eingef.: rechte; [b] eingef.: dadurch; [c] Text weiter auf dem linken Seitenrand: Leuchter zu Bette … beim Kratzen –; [d] Text weiter auf dem linken Rand von S. 1: Wann kannst … fertig sein?

31. **An Karl Haeckel, Berlin, 21. Februar 1858**
ÜBERLIEFERUNG: H: EHA Jena, Sign.: A 48306. – 1 Bl., 14,2 x 22,5 cm, 1 S. beschr., egh. Brief, Besitzstempel, Anstreichungen mit blauem Stift.

32. **An Bertha Sethe, Berlin, 18. März 1858**
ÜBERLIEFERUNG: H: EHA Jena, Sign.: A 43810. – 1 Dbl., 14,0 x 22,0 cm, 3 S. beschr., Anstreichungen mit rotem und blauem Stift, nachträglicher

Vermerk Haeckels auf S. 4: „Ernst Haeckel an Seine liebe Tante Bertha Sethe. Poetische Herzens-Ergießungen. 18. März 1858 in Berlin. Nach glücklich bestandener Medizinischen Staatsprüfung als Praktischer Arzt in Berlin", vgl. auch die beiden Konzepte des Gedichts von Haeckels Hand, 2 Dbl., 6 S., Textvarianten (EHA Jena). – D: Schmidt, Heinrich: Ernst Haeckel. Leben und Werke. Berlin: Deutsche Buch-Gemeinschaft, 1926, S. 124 f. (Teildruck).

33. **Von Bertha Sethe, Berlin, 13./14. April 1858**
ÜBERLIEFERUNG: H: EHA Jena, Sign.: A 43677. – 2 Dbl., 13,8 x 21,9 cm, 8 S. beschr., egh. Brief, Besitzstempel, Anstreichungen mit rotem Stift.
ZUM TEXT: ᵃ gestr.: Aus; ᵇ eingef.: zurückkommen wirst; ᶜ korr. aus: allem; ᵈ gestr.: Geist; ᵉ eingef.: mir; ᶠ gestr.: Element

34. **Von Anna Sethe, [Berlin, 7. – 9. Mai 1858]**
ÜBERLIEFERUNG: H: EHA Jena, Sign.: A 34410. – 1 Dbl., 14,0 x 22,5 cm, 4 S. beschr., egh. Brief, Papierprägung, Besitzstempel, nachträgliche Datierung Haeckels: „7/5", „9/5".
DATIERUNG: folgt dem egh. Vermerk Haeckels.

35. **Von Karl Haeckel, [Freienwalde, vor dem 20. Mai 1858]**
ÜBERLIEFERUNG: H: EHA Jena, Sign.: A 47056. – 1 Dbl., 13,8 x 22,1 cm, 3 S. beschr., egh. Brief, Besitzstempel, Papierprägung.
DATIERUNG: folgt der Angabe im Brieftext.
ZUM TEXT: ᵃ gestr.: letztern; ᵇ Angabe irrtüml. ausgelassen; ᶜ Angabe irrtüml. ausgelassen; ᵈ Angabe irrtüml. ausgelassen

36. **Von Anna Sethe, Berlin, 21./22. Mai 1858**
ÜBERLIEFERUNG: H: EHA Jena, Sign.: A 34412. – 2 Dbl., 14,0 x 22,5 cm, 8 S. beschr., egh. Brief, Besitzstempel, Papierprägung.

37. **An Anna Sethe, [Jena, 23. Mai 1858]**
ÜBERLIEFERUNG: H: EHA Jena, Sign.: A 38328. – 2 Dbl., 14,2 x 22,1 cm, 8 S. beschr., egh. Brief, Besitzstempel, nachträgliche Datierung Haeckels und Nummerierung der Blätter. – D: Haeckel, Ernst: Himmelhoch jauchzend .... Erinnerungen und Briefe der Liebe. [Hrsg. und eingeleitet von Heinrich Schmidt.] Dresden: Carl Reissner, 1927, S. 11–18 (Teildruck).
DATIERUNG: folgt dem egh. Vermerk Haeckels.
DATIERUNG: folgt Haeckels Vermerk und Br. 38.
ZUM TEXT: ᵃ gestr.: Gegensätze; ᵇ gestr.: gleich; ᶜ eingef.: wird; ᵈ eingef.: pos*te restante*; ᵉ gestr.: da ich; ᶠ eingef.: sehr glücklichen

38. **An Charlotte und Carl Gottlob Haeckel, Jena, 23. Mai 1858**
ÜBERLIEFERUNG: H: EHA Jena, Sign.: A 44177. – 1 Bl., 11,1 x 14,0 cm, 2 S. beschr.; Papierprägung, Besitzstempel, Anstreichung mit blauem Stift. – D:

Haeckel, Ernst: Italienfahrt. Briefe an die Braut 1859/60. [Einleitung von Heinrich Schmidt.] Leipzig: Koehler, 1921, S. VI f. (Teildruck).
ZUM TEXT: ᵃ gestr.: ich

39. **An Anna Sethe, [Jena, 25. Mai 1858]**
ÜBERLIEFERUNG: H: EHA Jena, Sign.: A 38339. – 1 Dbl., 14,2 x 22,2 cm, 4 S. beschr., egh. Brief, Besitzstempel. – D: Haeckel, Ernst: Himmelhoch jauchzend.... Erinnerungen und Briefe der Liebe. [Hrsg. und eingeleitet von Heinrich Schmidt.] Dresden: Carl Reissner, 1927, S. 19–24.
DATIERUNG: folgt der Angabe im Brieftext.
ZUM TEXT: ᵃ eingef.: mich; ᵇ korr. aus: zusammengefallen; ᶜ gestr.: mich

40. **Von Anna Sethe, Berlin, 26. Mai 1858**
ÜBERLIEFERUNG: H: EHA Jena, Sign.: A 34413. – 2 Dbl., 14,0 x 22,5 cm, 8 S. beschr., egh. Brief, Besitzstempel.
ZUM TEXT: ᵃ eingef.: mein

41. **An Anna Sethe, Merseburg, 27. Mai 1858**
ÜBERLIEFERUNG: H: EHA Jena, Sign.: A 38340. – 1 Dbl., 22,0 x 27,2 cm, 4 S. beschr., egh. Brief, Papierprägung, Besitzstempel, Anstreichung mit blauem Stift, nachträglicher Vermerk von fremder Hand mit Bleistift: „Merseburg, ‚auf der Hütte', 27.5.58, 11½ Uhr nachts." – D: Haeckel, Ernst: Himmelhoch jauchzend.... Erinnerungen und Briefe der Liebe. [Hrsg. und eingeleitet von Heinrich Schmidt.] Dresden: Carl Reissner, 1927, S. 24–30 (Teildruck).
ZUM TEXT: ᵃ gestr.: eben; ᵇ gestr.: bei; ᶜ gestr.: des Prof.; eingef.: von Kieser; ᵈ gestr.: Slo; ᵉ gestr.: ausgebracht; ᶠ eingef.: Regen; ᵍ gestr.: noch

42. **Von Anna Sethe, Berlin, 27./28. Mai 1858, mit Beilage**
ÜBERLIEFERUNG: H: EHA Jena, Sign.: A 34414. – 1 Dbl., 14,2 x 23,0 cm, 4 S. beschr., eine Beilage (Gedicht), 1 Bl., 12,3 x 10,0 cm (rosafarbenes Papier mit gestanzter Umrandung), egh. Brief, Besitzstempel.

43. **Von Charlotte Haeckel, [Freienwalde], 27. [Mai 1858], mit Nachschrift von Carl Gottlob Haeckel**
ÜBERLIEFERUNG: H: EHA Jena, Sign.: A 36884. – 1 Dbl., 13,9 x 22,3 cm, 4 S. beschr., egh. Brief, Besitzstempel.
DATIERUNG: folgt der Angabe im Brieftext.

44. **Von Karl Haeckel, Freienwalde, 10. Juni 1858**
ÜBERLIEFERUNG: H: EHA Jena, Sign.: A 34933. – 1 Bl., 13,7 x 22,2 cm, 2 S. beschr., egh. Brief, Besitzstempel.
ZUM TEXT: ᵃ eingef.: in der Ferne; ᵇ gestr.: ohne; ᶜ eingef.: einer

45. **Von Lodewijk Mulder, Breda, 10. Juni 1858**
ÜBERLIEFERUNG: H: EHA Jena, Sign.: A 24688. – 1 Dbl., 12,6 x 20,5 cm, 3 S. beschr., egh. Brief, Besitzstempel.
ZUM TEXT: ᵃ Text weiter auf dem linken Seitenrand: Ich weiß … 95 Grad!!! –; ᵇ Text weiter auf dem linken Rand von S. 2: Schicke mir … auch mit?

46. **Von Anna Sethe, Heringsdorf, 11. August 1858**
ÜBERLIEFERUNG: H: EHA Jena, Sign.: A 34415. – 1 Dbl., 1 Bl., 13,3 x 21,1 cm, 6 S. beschr., egh. Brief, Besitzstempel.
ZUM TEXT: ᵃ gestr.: nahm

47. **An Anna Sethe, Berlin, 12. August 1858**
ÜBERLIEFERUNG: H: EHA Jena, Sign.: A 38338. – 1 Dbl., 10,9 x 13,8 cm, 3 S. beschr., egh. Brief, Kuvertfaltung mit Aufschrift: „An Anna", Besitzstempel.
ZUM TEXT: ᵃ gestr.: dieser Woche

48. **An Anna Sethe, Berlin, 12./13. August 1858**
ÜBERLIEFERUNG: H: EHA Jena, Sign.: A 44267. – 1 Dbl., 1 Bl., 13,8 x 21,9 cm, 6 S. beschr., egh. Brief, Besitzstempel, Anstreichungen mit blauem Stift.
ZUM TEXT: ᵃ eingef.: mir; ᵇ Text weiter auf dem linken Seitenrand: Beckmann kömmt … Misdroy gereist. – D: Haeckel, Ernst: Himmelhoch jauchzend …. Erinnerungen und Briefe der Liebe. [Hrsg. und eingeleitet von Heinrich Schmidt.] Dresden: Carl Reissner, 1927, S. 30–32 (Teildruck).

49. **Von Anna Sethe, Heringsdorf, 13. – 15. August 1858**
ÜBERLIEFERUNG: H: EHA Jena, Sign.: A 34416. – 2 Dbl., 13,3 x 21,0 cm, 8 S. beschr., egh. Brief mit Kuvertfaltung und Aufschrift: „An Ernst", Besitzstempel.
ZUM TEXT: ᵃ korr. aus: haben; ᵇ gestr.: Alh; ᶜ Text kopfüber stehend: „An Ernst"

50. **An Anna Sethe sowie Charlotte und Carl Gottlob Haeckel, Jena, 15. – 18. August 1858**
ÜBERLIEFERUNG: H: EHA Jena, Sign.: A 44268. – 3 Bl., 13,7 x 21,7 cm, 22,6 x 28,8 cm, 13,7 x 21,9 cm, 5 S. beschr., egh. Brief, s/w Abb. im Briefkopf und auf dem linken Rand von S. 1: 8 kleine gedruckte Stadtansichten von Jena; nachträgliche Nummerierung der Seite: „I.", Besitzstempel. – D: Haeckel, Ernst: Himmelhoch jauchzend …. Erinnerungen und Briefe der Liebe. [Hrsg. und eingeleitet von Heinrich Schmidt.] Dresden: Carl Reissner, 1927, S. 32–36 (Teildruck).
ZUM TEXT: ᵃ gestr.: Gegenb; ᵇ gestr.: noch; ᶜ gestr.: viel; ᵈ gestr.: Sch; ᵉ Text kopfüber weiter am Seitenanfang: Grüß Mutter … Kleinen bestens.

51. **Von Anna Sethe, Heringsdorf, 20. August 1858**
ÜBERLIEFERUNG: H: EHA Jena, Sign.: A 34418. – 1 Dbl., 1 Bl., 13,4 x 21,1 cm, 6 S. beschr., egh. Brief, Besitzstempel.
ZUM TEXT: ᵃ eingef.: in; ᵇ gestr.: und

52. **An Anna Sethe, Berlin, 22. August 1858**
ÜBERLIEFERUNG: H: EHA Jena, Sign.: A 38345. – 1 Dbl., 1 Bl., 13,8 x 21,9 cm, 6 S. beschr., egh. Brief, Besitzstempel. – D₁: Haeckel, Ernst: Himmelhoch jauchzend …. Erinnerungen und Briefe der Liebe. [Hrsg. und eingeleitet von Heinrich Schmidt.] Dresden: Carl Reissner, 1927, S. 53–58 (Teildruck).
ZUM TEXT: ᵃ gestr.: ich; ᵇ irrtüml.: mich; ᶜ irrtüml. Dopplung: so; ᵈ eingef.: ein

53. **An Anna Sethe, [Berlin, 24. August 1858], mit Beilage**
ÜBERLIEFERUNG: H: EHA Jena, Sign.: A 38346. – 4 Dbl., 13,8 x 21,9 cm, 16 S. beschr., egh. Brief, Beilage: Bericht über die Reise zum Jenaer Universitätsjubiläum vom 15. – 19.8.1858, Besitzstempel, nachträglicher Vermerk Haeckels: „B. 24/8 58.", Nummerierung der Blätter. – D: Haeckel, Ernst: Himmelhoch jauchzend …. Erinnerungen und Briefe der Liebe. [Herausgegeben und eingeleitet von Heinrich Schmidt.] Dresden: Carl Reissner, 1927, S. 36–50 (Teildruck).
DATIERUNG: folgt dem nachträglichen Vermerk Haeckels.
ZUM TEXT: ᵃ eingef.: noch; ᵇ eingef.: zu malen; ᶜ gestr.: nach; ᵈ gestr.: es; ᵉ eingef.: mit; ᶠ gestr.: wird aber dieses; ᵍ gestr.: nur; ʰ gestr.: jedoch; ⁱ gestr.: doch

54. **Von Anna Sethe, Heringsdorf, 24. August 1858**
ÜBERLIEFERUNG: H: EHA Jena, Sign.: A 34419. – 2 Dbl., 13,3 x 21,1 cm, 8 S. beschr., Besitzstempel, Kuvertfaltung mit Aufschrift: An Ernst.
ZUM TEXT: ᵃ unleserlich wegen Siegelabdruck, Text sinngemäß ergänzt: Aenni; ᵇ Text kopfüber stehend: „An Ernst"

55. **An Anna Sethe, Berlin, 26. August 1858**
ÜBERLIEFERUNG: H: EHA Jena, Sign.: A 38347. – 1 Dbl., 13,8 x 21,9 cm, 4 S. beschr., egh. Brief, Besitzstempel, Anstreichungen mit blauem Stift, nachträglicher Vermerk Haeckels: „III.". – D: Haeckel, Ernst: Himmelhoch jauchzend …. Erinnerungen und Briefe der Liebe. [Hrsg. und eingeleitet von Heinrich Schmidt.] Dresden: Carl Reissner, 1927, S. 59–61 (Teildruck).
ZUM TEXT: ᵃ gestr.: T; ᵇ gestr.: Alter; ᶜ gestr.: weggeschritten; eingef.: weggeblieben; ᵈ Text weiter auf dem linken Seitenrand: T*ante* Bertha … wieder, bitte; ᵉ Text weiter auf dem linken Rand von S. 1: Tante Julchen … Brief nachgeschickt.

56. **Von Anna Sethe, Heringsdorf, 27. August 1858**
ÜBERLIEFERUNG: H: EHA Jena, Sign.: A 38347. – 2 Dbl., 13,3 x 21,0 cm, 8 S. beschr., egh. Brief, Kuvertfaltung mit Aufschrift: „An Ernst", Besitzstempel, Anstreichung mit rotem Stift, Papierschäden durch Siegelausriss.

57. **Von Anna Sethe, Heringsdorf, 30./31. August 1858**
ÜBERLIEFERUNG: H: EHA Jena, Sign.: A 38347. – 2 Dbl., 13,3 x 21,1 cm, 8 S. beschr., egh. Brief, Besitzstempel.

ZUM TEXT: ᵃ gestr.: (fahrt nur; ᵇ gestr.: gelese; ᶜ irrtüml.: die; ᵈ eingef.: wir; ᵉ korr. aus: schwiegt

58. **An Anna Sethe, [Berlin], 31. August 1858, mit Beilage**
    ÜBERLIEFERUNG: H: EHA Jena, Sign.: A 38348. – 2 Bl., 10,9 x 13,7 cm, 21,3 x 26,3 cm, 4 S. beschr., egh. Brief, im Briefkopf zwei Lithographien mit den Ansichten von Rudolstadt und Schwarzburg, Beilage: Bericht über die Reise ins Schwarzatal mit Carl Gegenbaur am 20.9.1858, Besitzstempel, Anstreichungen mit blauem Stift. – D: Haeckel, Ernst: Himmelhoch jauchzend …. Erinnerungen und Briefe der Liebe. [Hrsg. und eingeleitet von Heinrich Schmidt.] Dresden: Carl Reissner, 1927, S. 50–53.
    ZUM TEXT: ᵃ Text weiter auf dem linken Rand von S. 1: Die besten Grüße … herzliebstes Schatzchen!

59. **An Anna Sethe, Berlin, 2. September 1858**
    ÜBERLIEFERUNG: H: EHA Jena, Sign.: A 38349. – 1 Dbl., 13,8 x 21,9 cm, 4 S. beschr., egh. Brief, Besitzstempel, Anstreichungen mit blauem Stift, nachträglicher Vermerk Haeckels: „I.". – D: Haeckel, Ernst: Himmelhoch jauchzend …. Erinnerungen und Briefe der Liebe. [Hrsg. und eingeleitet von Heinrich Schmidt.] Dresden: Carl Reissner, 1927, S. 61–64 (Teildruck).
    ZUM TEXT: ᵃ gestr.: beschäftigte; eingef.: lebhaft und; ᵇ eingef.: Herzen

60. **Von Anna Sethe, Heringsdorf, 3. September 1858**
    ÜBERLIEFERUNG: H: EHA Jena, Sign.: A 34421. – 3 Dbl., 13,3 x 21,0 cm, 7 S. beschr., egh. Brief, Kuvertfaltung mit Aufschrift: „An Ernst", Besitzstempel.
    ZUM TEXT: ᵃ gestr.: um; ᵇ gestr.: bei; ᶜ gestr.: nic

61. **An Anna Sethe, Berlin, 4. September 1858**
    ÜBERLIEFERUNG: H: EHA Jena, Sign.: A 38350. – 1 Dbl., 13,8 x 21,9 cm, 4 S. beschr., egh. Brief, Besitzstempel, nachträglicher Vermerk Haeckels: „II.". – D: Haeckel, Ernst: Himmelhoch jauchzend …. Erinnerungen und Briefe der Liebe. [Hrsg. und eingeleitet von Heinrich Schmidt.] Dresden: Carl Reissner, 1927, S. 64 f. (Teildruck).
    ZUM TEXT: ᵃ Text weiter auf dem linken Rand von S. 3: Daß Du … eitler Narr!; ᵇ Text weiter auf dem linken Rand von S. 2: Die schönen Nelken … und geküsst!

62. **An Anna Sethe, Berlin, 5. September 1858**
    ÜBERLIEFERUNG: H: EHA Jena, Sign.: A 38351. – 1 Bl., 13,7 x 21,8 cm, 2 S. beschr., egh. Brief, Besitzstempel, nachträglicher Vermerk Haeckels: „III.". – D: Haeckel, Ernst: Himmelhoch jauchzend …. Erinnerungen und Briefe der Liebe. [Hrsg. und eingeleitet von Heinrich Schmidt.] Dresden: Carl Reissner, 1927, S. 65 f. (Teildruck).

63. **Von Adolph Schubert, Hirschberg, 21. September 1858**
ÜBERLIEFERUNG: H: EHA Jena, Sign.: A 16189. – 1 Bl., 14,1 x 22,4 cm, 2 S. beschr., egh. Brief, Besitzstempel, Papierprägung.

64. **Von Ernst Haeckel, Berlin, 23. September 1858**
ÜBERLIEFERUNG: H: EHA Jena, Sign.: A 38352. – 1 Dbl., 14,2 x 22,2 cm, 4 S. beschr., egh. Brief, Besitzstempel, Anstreichungen mit blauem Stift. – D: Haeckel, Ernst: Himmelhoch jauchzend .... Erinnerungen und Briefe der Liebe. [Hrsg. und eingeleitet von Heinrich Schmidt.] Dresden: Carl Reissner, 1927, S. 68–70 (Teildruck).

65. **Von Anna Sethe, Heringsdorf, 23./24. September 1858**
ÜBERLIEFERUNG: H: EHA Jena, Sign.: A 34422. – 2 Dbl., 14,3 x 21,9 cm, 6 S. beschr., egh. Brief, Besitzstempel, Kuvertfaltung mit Poststempel, Siegel und Adresse: „Herrn Dr. med. Ernst Haeckel. | Berlin | Wilhelmstraße 73. | frei."
ZUM TEXT: ᵃ gestr.: Werde

66. **An Anna Sethe, Berlin, 26./27. September 1858**
ÜBERLIEFERUNG: H: EHA Jena, Sign.: A 38353. – 2 Dbl., 1 Bl., 13,8 x 21,9 cm, 10 S. beschr., egh. Brief, Besitzstempel, Anstreichungen mit blauem Stift, egh. Nummerierung der Blätter. – D: Haeckel, Ernst: Himmelhoch jauchzend .... Erinnerungen und Briefe der Liebe. [Hrsg. und eingeleitet von Heinrich Schmidt.] Dresden: Carl Reissner, 1927, S. 70–79 (Teildruck).
ZUM TEXT: ᵃ eingef.: Dich; ᵇ eingef.: Harmonie; ᶜ eingef.: die; ᵈ gestr.: Was; ᵉ gestr.: so; ᶠ gestr.: essen; ᵍ gestr.: class

67. **Von Anna Sethe, Heringsdorf, 28./29. September 1858**
ÜBERLIEFERUNG: H: EHA Jena, Sign.: A 34423. – 2 Dbl., 14,3 x 21,9 cm, 8 S. beschr., egh. Brief, Besitzstempel.
ZUM TEXT: ᵃ eingef.: gefaßte; ᵇ korr aus.: bringen; ᶜ korr. aus: auch; ᵈ eingef.: letztere; ᵉ gestr.: corres

68. **An Anna Sethe, Berlin, 30. September – 1. Oktober 1858**
ÜBERLIEFERUNG: H: EHA Jena, Sign.: A 38354. – 2 Dbl., 13,7 x 21,9 cm, 8 S. beschr., egh. Brief, Besitzstempel, Anstreichungen mit blauem Stift, egh. Nummerierung von Bl. 2. – D_1: Haeckel, Ernst: Himmelhoch jauchzend .... Erinnerungen und Briefe der Liebe. [Hrsg. und eingeleitet von Heinrich Schmidt.] Dresden: Carl Reissner, 1927, S. 79–86 (Teildruck).
ZUM TEXT: ᵃ irrtüml.: hätte; ᵇ gestr.: diesem; ᶜ gestr.: mich; ᵈ korr. aus: seinen; ᵉ gestr.: suchte; ᶠ gestr.: ergreifen; ᵍ gestr.: den; ʰ gestr.: G; ⁱ gestr.: auch; ʲ gestr.: zu

69. **An Anna Sethe, [Berlin], 2. Oktober 1858**
ÜBERLIEFERUNG: H: EHA Jena, Sign.: A 38355. – 1 Bl., 13,8 x 11,0 cm, 2 S. beschr., egh. Brief, Besitzstempel, Anstreichung mit blauem Stift.

KRITISCHER APPARAT

70. **Von Anna Sethe, Heringsdorf, 3. Oktober 1858**
    ÜBERLIEFERUNG: H: EHA Jena, Sign.: A 34424. – 2 Dbl., 14,3 x 21,9 cm, 8 S. beschr., egh. Brief, Besitzstempel.
    ZUM TEXT: ᵃ gestr.: sie; ᵇ gestr.: bringt; ᶜ korr. aus: lieb

71. **An Anna Sethe, Berlin, 5./6. Oktober 1858**
    ÜBERLIEFERUNG: H: EHA Jena, Sign.: A 38356. – 2 Dbl., 1 Bl., 13,8 x 22,0 cm, Besitzstempel, Anstreichungen mit blauem Stift, nachträglicher Vermerk Haeckels auf S. 5 oben: „5.10.58". – D: Haeckel, Ernst: Himmelhoch jauchzend .... Erinnerungen und Briefe der Liebe. [Hrsg. und eingeleitet von Heinrich Schmidt.] Dresden: Carl Reissner, 1927, S. 86–91 (Teildruck).
    ZUM TEXT: ᵃ korr. aus: vollständiges Heft; ᵇ eingef.: in; ᶜ gestr.: jetzt; ᵈ gestr.: das; ᵉ gestr.: nach; ᶠ gestr.: Ich; ᵍ gestr.: sollte

72. **Von Anna Sethe, Heringsdorf, 6. Oktober 1858**
    ÜBERLIEFERUNG: H: EHA Jena, Sign.: A 34425. – 2 Dbl., 14,3 x 21,9 cm, 8 S. beschr., egh. Brief, Besitzstempel, Anstreichung mit rotem Stift.
    ZUM TEXT: ᵃ irrtüml. Dopplung: Dich; ᵇ eingef.: uns

73. **An Anna Sethe, Berlin, 8. Oktober 1858**
    ÜBERLIEFERUNG: H: EHA Jena, Sign.: A 38357. – 2 Dbl., 13,8 x 22,0 cm, 8 S. beschr., egh. Brief, Besitzstempel, Anstreichungen mit blauem Stift, nachträglicher Vermerk Haeckels auf S. 5 oben: „8.10.58". – D: Haeckel, Ernst: Himmelhoch jauchzend .... Erinnerungen und Briefe der Liebe. [Hrsg. und eingeleitet von Heinrich Schmidt.] Dresden: Carl Reissner, 1927, S. 91 f. (Teildruck).
    ZUM TEXT: ᵃ gestr.: es; ᵇ gestr.: dem; ᶜ eingef.: Masse des; ᵈ gestr.: daß; ᵉ gestr.: daß; ᶠ gestr.: so; ᵍ gestr.: u*nd* mit; eingef.: dagegen; ʰ gestr.: ihr

74. **Von Anna Sethe, Heringsdorf, 8./9. Oktober 1858**
    ÜBERLIEFERUNG: H: EHA Jena, Sign.: A 34426. – 2 Dbl., 13,3 x 21,1 cm, 7 S. beschr, egh. Brief, Kuvertfaltung mit Aufschrift: „An Ernst", Papierschäden durch Siegelausriss, Besitzstempel, Anstreichung mit rotem Stift.
    ZUM TEXT: ᵃ korr. aus: das; ᵇ korr. aus: das; ᶜ korr. aus: ihres Mannes; ᵈ eingef.: der

75. **Von Anna Sethe, Heringsdorf, 11. Oktober 1858**
    ÜBERLIEFERUNG: H: EHA Jena, Sign.: A 34427. – 1 Bl., 14,2 x 22,0 cm, 2 S. beschr., egh. Brief, Besitzstempel.
    ZUM TEXT: ᵃ eingef.: und aufhören

76. **Von Lodewijk Mulder, Breda, 11. Dezember 1858**
    ÜBERLIEFERUNG: H: EHA Jena, Sign.: A 24689. – 2 Dbl., 12,6 x 20,5 cm, 8 S. beschr., egh. Brief, Besitzstempel.
    ZUM TEXT: ᵃ gestr.: oder

77. **Von Adolph Schubert, Kiel, 30. Dezember 1858**
    ÜBERLIEFERUNG: H: EHA Jena, Sign.: A 16217. – 1 Dbl., 14,4 x 22,4 cm, 3 S. beschr., egh. Brief, Besitzstempel, nachträglicher Vermerk Haeckels: „Schubert".

78. **An Anna Sethe, Berlin, 27. Januar 1859**
    ÜBERLIEFERUNG: A: EHA Jena, Sign.: A 44970. – 1 Bl., 11,3 x 17,9 cm, 2 S. beschr., Abschrift von fremder Hand, datiert auf „16. Febr.", Besitzstempel.

79. **An Anna Sethe, Würzburg, 29. Januar 1859**
    ÜBERLIEFERUNG: H: EHA Jena, Sign.: A 38251. – 1 Bl., 13,7 x 21,7 cm, 2 S. beschr., egh. Brief, Besitzstempel, Anstreichungen mit blauem und rotem Stift.
    ZUM TEXT: [a] irrtüml.: 58; [b] gestr.: zu

80. **Von Anna Sethe, Frankfurt (Oder), 30. Januar 1859**
    ÜBERLIEFERUNG: H: EHA Jena, Sign.: A 34431. – 2 Dbl., 14,2 x 22,0 cm, 8 S. beschr., egh. Brief, Besitzstempel, nachträgliche Vermerke Haeckels auf S. 1 und 5: „A. I. 1.".
    ZUM TEXT: [a] gestr.: von welch; eingef.: wonach ich mich; [b] eingef.: Familie; [c] korr. aus: eilt; [d] korr. aus: Fritzen

81. **Von Carl Gottlob Haeckel, Berlin, 2. Februar 1859, mit Beischrift von Charlotte Haeckel**
    ÜBERLIEFERUNG: H: EHA Jena, Sign.: A 44423. – 1 Bl., 21,9 x 27,4 cm, 2 S. beschr., egh. Brief, nachträglicher Vermerk Haeckels auf S. 1 oben: „V. I. 1.".
    ZUM TEXT: [a] korr. aus: Dich; [b] korr. aus: es

82. **Von Anna Sethe, Frankfurt (Oder), 1. Februar – Steinspring, 4. Februar 1859**
    ÜBERLIEFERUNG: H: EHA Jena, Sign.: A 34433. – 2 Dbl., 1 Bl., 14,2 x 22,0 cm, 10 S. beschr., Besitzstempel, nachträglicher Vermerk Haeckels auf S. 1 oben: „A. I. 2."
    ZUM TEXT: [a] gestr.: an; [b] irrtüml. Dopplung: und; [c] eingef.: für; [d] eingef: ich; [e] gestr.: Küstrin,; [f] gestr.: es

83. **An Anna Sethe, Genua, 4. Februar 1859**
    ÜBERLIEFERUNG: H: EHA Jena, Sign.: A 38252. – 1 Bl., 14,1 x 21,7 cm, 1 S, beschr., egh. Brief, Kuvertfaltung mit Poststempel und Adresse: „Herrn Oberregierungsrath Haeckel | Wilhelmstraße 73 | Berlin. | (Prussia). | (via Marseille), Bleistiftkreuz auf der linken unteren Ecke neben der Adresse (=Empfangsvermerk von Ernst Haeckel für den Brief von Anna Sethe), Besitzstempel, Anstreichungen mit blauem Stift.

84. **An Charlotte und Carl Gottlob Haeckel, Genua, 4. Februar 1859**
    ÜBERLIEFERUNG: H: EHA Jena, Sign.: A 39177. – 1 Bl., 13,9 x 21,3 cm, 2 S.

beschr., egh. Brief, Besitzstempel, nachträglicher Vermerk Haeckels auf S. 1 oben: „4.)", Anstreichungen mit blauem Stift.
ZUM TEXT: [a] gestr.: Steinspring bei; [b] Text weiter auf dem linken Seitenrand: Annas Adresse: …der Neumark; [c] Text weiter auf dem linken Rand von S. 1: Den nächsten Brief … <u>Florenz</u> (Toscana)

85. **Von Charlotte Haeckel, [Berlin, 4. Februar 1859]**
ÜBERLIEFERUNG: H: EHA Jena, Sign.: A 44419. – 1 Bl., 13,7 x 22,0 cm, 2 S. beschr., egh. Brief, nachträglicher Vermerk von fremder Hand auf S. 1 oben und S. 2 unten: „4.2.59", „Berlin. 4.2.59."
DATIERUNG: folgt dem nachträglichen Vermerk.
ZUM TEXT: [a] gestr.: Berlin

86. **An Anna Sethe, Florenz, 7./8. Februar 1859**
ÜBERLIEFERUNG: H: EHA Jena, Sign.: A 38255. – 1 Dbl., 13,5 x 21,2 cm, 1 Bl., ca. 22,5 x 26,3 cm, 7 S. beschr., egh. Brief, Kuvertfaltung mit Poststempel und Adresse: „Fräulein Anna Sethe. | Adr. Herr Revierfoerster Petersen | <u>Forsthaus Steinspring</u> bei Friedeberg | in der <u>Neumark</u>. | (Via <u>Berlino</u>) | <u>Prussia</u>. | <u>franco</u>.", Besitzstempel, Anstreichungen mit blauem Stift. – D: Haeckel, Ernst: Italienfahrt. Briefe an die Braut 1859/60. [Einleitung von Heinrich Schmidt.] Leipzig: Koehler, 1921, S. 1 f. (Teildruck).
ZUM TEXT: [a] korr. aus: einstimmte; [b] gestr.: Du; [c] gestr.: möch; [d] gestr.: zu; [e] irrtüml.: ich; [f] gestr.: hier; [g] korr. aus: mich; [h] gestr.: di Livorno

87. **An Charlotte und Carl Gottlob Haeckel, [Florenz, vor dem 10. Februar 1859]**
ÜBERLIEFERUNG: H: EHA Jena, Sign.: A 47460. – 1 Bl., 9,6 x 10,4 cm, 2 S. beschr., egh. Brief, egh. Skizzen Haeckels von zwei Vierecken, Besitzstempel.
DATIERUNG: folgt Br. 87.
ZUM TEXT: [a] korr. aus: auf; [b] gestr.: zu

88. **An Charlotte und Carl Gottlob Haeckel sowie Anna Sethe, Florenz, 10. Februar 1859**
ÜBERLIEFERUNG: H: EHA Jena, Sign.: A 48364. – 1 Dbl., 13,5 x 21,2 cm, 2 S. beschr., egh. Brief im Reisetagebuch, Papierprägung.
ZUM TEXT: [a] gestr.: ich; [b] gestr.: mich; [c] gestr.: Frankfurt; eingef.: Steinspring

89. **Von Anna Sethe, Steinspring, 8. – 11. Februar 1859, mit Nachschrift von Bertha Petersen**
ÜBERLIEFERUNG: H: EHA Jena, Sign.: A 34434. – 1 Dbl., 14,2 x 22,0 cm, 1 Dbl., 22,0 x 28,4 cm, 7 S. beschr., egh. Brief, Kuvertfaltung mit Poststempel, Siegel und Adresse: „Al | Signore Dottore | Ernesto Haeckel | da Berlino | a Firenze (Florenz). | (Toscana). | via Marseille. | <u>poste restante</u>.", Besitzstempel, nachträglicher Vermerk Haeckels auf S. 1 oben: „A. I. 3.", Nummerierung der Blätter, Briefbögen durch Siegel miteinander verklebt, Papierausriss.

ZUM TEXT: ᵃ gestr.: ich so oft; ᵇ eingef.: nun; ᶜ eingef.: (Er); ᵈ gestr.: sich in; ᵉ korr aus.: beizufügen

90. **Von Karl Haeckel, Freienwalde, 11. Februar 1859, mit Nachschrift von Hermine Haeckel**
ÜBERLIEFERUNG: H: EHA Jena, Sign.: A 44415. – 1 Bl., 13,6 x 21,4 cm, 2 S. beschr., egh. Brief, Papierprägung, nachträglicher Vermerk Haeckels: „K. I. 1."
ZUM TEXT: ᵃ korr. aus: Jedesmal; ᵇ korr. aus: Dich; ᶜ korr. aus.: Dir

91. **Von Carl Gottlob Haeckel, Berlin, 12. Februar 1859, mit Nachschrift von Charlotte Haeckel**
ÜBERLIEFERUNG: H: EHA Jena, Sign.: A 35877. – 1 Dbl., 21,6 x 27,4 cm, 4 S. beschr., egh. Brief, Kuvertfaltung mit Poststempel, Siegel und Adresse: „Signore Dottore | Ernesto Haeckel | da Berlino | Roma | (Toscana) | poste restante | franco"; nachträglicher Vermerk Haeckels: „V. I. 2.".
ZUM TEXT: ᵃ gestr.: immer

92. **An Anna Sethe, Florenz, 14. Februar 1859**
ÜBERLIEFERUNG: H: EHA Jena, Sign.: A 44590. – 1 Bl., ca. 26,5 x 25,2 cm, 1 S. beschr., egh. Brief, Kuvertfaltung mit Poststempel, Siegel und Adresse: „Fräulein Anna Sethe. | Adr. Herr Revierfoerster Petersen. | Forsthaus Steinspring bei Friedeberg in der Neumark. | (Via Berlino) | Prussia.| franco.", Besitzstempel, nachträglicher Vermerk von Walter Haeckel: „Eigentum von Walter Haeckel – München".
ZUM TEXT: ᵃ korr. aus: daß; ᵇ korr. aus: Patienza; ᶜ Textverlust durch Siegelriss, Wort sinngemäß ergänzt: Schatz; ᵈ Text weiter am linken und rechten Seitenrand: Die beiden Briefe ... nachzahlen müssen?

93. **Von Anna Sethe, Steinspring, 14./15. Februar 1859**
ÜBERLIEFERUNG: H: EHA Jena, Sign.: A 34436. – 2 Dbl., 14,2 x 22,0 cm, 7 S. beschr., egh. Brief, letzte Seite mit Adresse abgeschnitten, Besitzstempel, nachträglicher Vermerk Haeckels: „A. I. 4."
ZUM TEXT: ᵃ gestr.: erhöht; ᵇ gestr.: empfänglich; ᶜ eingef.: in

94. **An Anna Sethe, Pisa, 16. Februar 1859**
ÜBERLIEFERUNG: H: EHA Jena, Sign.: A 43834. – 1 Dbl., 13,8 x 21,2 cm, 4 S. beschr., egh. Brief (Fragment), Briefbogen mit kolorierter Lithographie (Campanile del Duomo Pisa), Besitzstempel. – D$_1$: Haeckel, Ernst: Italienfahrt. Briefe an die Braut 1859/60. [Einleitung von Heinrich Schmidt.] Leipzig: Koehler, 1921, S. 3–6 (Teildruck).
ZUM TEXT: ᵃ gestr.: Ich; ᵇ gestr.: Baues; eingef.: schöpferischen Gedankens; ᶜ gestr.: als

95. **Von Anna Sethe, Steinspring, 17. – 19. Februar 1859**
ÜBERLIEFERUNG: H: EHA Jena, Sign.: A 34437. – 2 Dbl., 14,2 x 22,0 cm, 8 S.

beschr., egh. Brief, Besitzstempel, nachträglicher Vermerk Haeckels: „A. I. 5"
und Nummerierung der S. 5.
ZUM TEXT: ᵃ irrtüml.: Ernst; ᵇ gestr.: den ganzen T; ᶜ korr. aus: 10; ᵈ eingef.: um;
ᵉ irrtüml.: Herrr; ᶠ korr. aus: ob; ᵍ gestr.: wieder; ʰ eingef: uns; ⁱ gestr.: seinem;
ʲ korr. aus: hätten,; ᵏ gestr.: schöpfe

96. **Von Anna Sethe, Steinspring, 22./23. Februar 1859**
ÜBERLIEFERUNG: H: EHA Jena, Sign.: A 34438. – 1 Dbl., 14,2 x 22,0 cm, 1
Dbl., 22,0 x 28,4 cm, 7 S. beschr., egh. Brief, Kuvertfaltung mit Poststempel,
Siegel und Adresse: „Al | Signore Dottore | Ernesto Haeckel | di Berlino
| a Roma (Italien). | via Marseille. | poste restante", Besitzstempel, egh.
Vermerk Haeckels auf S. 1 oben: „A. I. 6."
ZUM TEXT: ᵃ korr aus: bedeutender; ᵇ irrtüml.: haben; ᶜ korr. aus: und; ᵈ irrtüml.
Dopplung: von; ᵉ eingef.: mehr

97. **Von Carl Gottlob Haeckel, Berlin, 22./23. Februar 1859, mit Nachschrift von Charlotte Haeckel**
ÜBERLIEFERUNG: H: EHA Jena, Sign.: A 35876. – 1 Dbl., 21,9 x 27,5 cm, 4 S.
beschr., egh. Brief, Kuvertfaltung mit Poststempel, Siegelresten, Adresse und
Absender: „Al | Signore Dottore | Ernesto Haeckel | di Berlino | a | Roma
| (Italia) | (via Marseille) | poste restante | franco | (Absender OberRegierungs-|Rath Haeckel à Berlino | Willhelmstraße N. 73.)", nachträglicher
Vermerk Haeckels: „V. I. 3.".
ZUM TEXT: ᵃ eingef.: echaufirt; ᵇ gestr.: Zustände; ᶜ gestr.: Ich; ᵈ eingef.: er;
ᵉ korr. aus: es; ᶠ eingef.: Weise; ᵍ eingef.: das; ʰ korr. aus: heimisch; ⁱ Text weiter
auf den Rändern der letzten Seite: An Deinem Geburtstag … Dich schön. –

98. **An Anna Sethe, Rom, 28. Februar – 1. März 1859, mit Nachschrift an Charlotte und Carl Gottlob Haeckel**
ÜBERLIEFERUNG: H: EHA Jena, Sign.: A 38263. – 1 Dbl., 3 Bl., 14,0 x 22,0 cm,
9 S. beschr., 1 Bl., 7,8 x 10,7 cm, 2 S. beschr., 1 Bl., 9,7 x 6,9 cm, 2 S. beschr., egh.
Brief, Kuvertfaltung mit Poststempel, Siegelresten und Adresse: „Fräulein
Anna Sethe. | p. Adr. Herr Revierförster Petersen | zu Forsthaus Steinspring
bei | Friedeberg in der Neumark | Prussia | via Berlin. | (per Marseille) |
franco.", Besitzstempel, nachträglich teilweise Nummerierung der Blätter. –
D: Haeckel, Ernst: Italienfahrt. Briefe an die Braut 1859/60. [Einleitung von
Heinrich Schmidt.] Leipzig: Koehler, 1921, S. 6–13 (Teildruck).
ZUM TEXT: ᵃ eingef.: schöner; ᵇ durch Tintenfleck verdorben: sich aneignen;
ᶜ eingef.: andern: ᵈ gestr.: ist; ᵉ gestr.: ich; ᶠ gestr.: doppel; ᵍ gestr.: aus der; ʰ gestr.:
That; eingef.: Ausdruck; ⁱ gestr.: aus; ʲ gestr.: Espagna; ᵏ korr. aus: vollge

99. **Von Karl Haeckel, Freienwalde, 1. März 1859, mit Nachschrift von Wilhelmine Sethe**
ÜBERLIEFERUNG: H: EHA Jena, Sign.: A 44412. – 1 Dbl., 13,6 x 20,9 cm, 4 S.

beschr., egh. Brief, nachträglicher Vermerk Haeckels auf S. 1 oben: „K. I. 2.", Papierschaden durch Tintenfraß.
ZUM TEXT: ᵃ irrtüml.: dem; ᵇ korr. aus: Rufe; ᶜ eingef.: -No 6/59. S. 212; ᵈ gestr.: wovon; eingef.: später; ᵉ eingef.: Haus-; ᶠ eingef.: Hauptes der Volksparthei; ᵍ eingef.: sie; ʰ eingef.: ein; ⁱ Text weiter auf dem linken Rand von S. 4: Hier ist ... sind wohlauf.

100. **Von Anna Sethe, Steinspring, 27. Februar – 4. März 1859**
ÜBERLIEFERUNG: H: EHA Jena, Sign.: A 34439. – 3 Dbl., 14,2 x 22,0 cm, 11 S. beschr., egh. Brief, Kuvertfaltung mit Poststempel, Siegelresten und Adresse: „Al | Signore Dottore | Ernesto Haeckel | di Berlino | a | Roma (Italien) | Via Felice. № 107 2te Piano | via Marseille.", Besitzstempel, nachträglicher Vermerk Haeckels auf S. 1 oben: „A. I. 7.", Nummerierung der beiden letzten Blätter.
ZUM TEXT: ᵃ korr. aus: eine; ᵇ gestr.: verschied; ᶜ eingef.: ich; ᵈ irrtüml.: fuhren; ᵉ gestr.: ist; ᶠ eingef.: sind; ᵍ korr. aus: schwerden; ʰ korr. aus: von; ⁱ eingef.: mit

101. **An Anna Sethe, Rom, 5. März 1859**
ÜBERLIEFERUNG: H: EHA Jena, Sign.: A 38262. – 1 Bl., 14,1 x 22,0 cm, 2 S. beschr., egh. Brief, Fragment (Briefschluss fehlt), zusammen mit Br. 102 abgesendet, Besitzstempel, Anstreichungen mit blauem Stift.
ZUM TEXT: ᵃ gestr.: gleichzeitig; ᵇ gestr.: sehr

102. **An Charlotte und Carl Gottlob Haeckel, Rom, 5. März 1859**
ÜBERLIEFERUNG: H: EHA Jena, Sign.: A 47461. – 1 Dbl., 14,0 x 22,1 cm, 2 S. beschr., 1 Bl., 14,0 x 11,0 cm, 2 S. beschr., egh. Brief, zusammen mit Br. 101 abgesendet, Kuvertfaltung mit Poststempel, Siegelrest und Adresse: „Fräulein Anna Sethe | p. Adr. Herrn Revierfoerster Petersen zu | Forsthaus Steinspring bei Friedeberg in der | Neumark. | via Berlino. | (Prussia). | per Marseille.", Besitzstempel.
ZUM TEXT: ᵃ eingef.: zu gehen

103. **Von Carl Gottlob Haeckel, Berlin, 5. März 1859**
ÜBERLIEFERUNG: H: EHA Jena, Sign.: A 35983. – 1 Bl., 21,8 x 27,4 cm, 2 S. beschr., egh. Brief, Besitzstempel, nachträglicher Vermerk Haeckels: „V. I. 4.".
ZUM TEXT: ᵃ gestr.: den wir nach Rom gesandt; ᵇ gestr.: und Kreuzschmerz; ᶜ gestr.: hilft; ᵈ Text weiter auf dem linken Rand von S. 2: Dein Brief aus ... kostet 5 Sgr.

104. **Von Anna Sethe, Steinspring, 8. – 11. März 1859**
ÜBERLIEFERUNG: H: EHA Jena, Sign.: A 34440. – 2 Dbl., 14,2 x 22,0 cm, 22,0 x 28,4 cm, 7 S. beschr., egh. Brief, Kuvertfaltung mit Poststempel, Siegelrest und Adresse: „Al Signore | Dottore | Ernesto Haeckel | di Berlino | Roma (Italien). | Via Felice No 107 | secondo piano. | via Marseille."; Besitzstempel, nachträglicher Vermerk Haeckels auf S. 1 oben: „A. I. 8.", auf S. 5 oben: „8.".

ZUM TEXT: ᵃ irrtüml. Dopplung: helfen; ᵇ eingef.: sie; ᶜ gestr.: hast; ᵈ irrtüml.: mit; ᵉ korr. aus: mich; ᶠ eingef.: wahren; ᵍ gestr.: getäuscht zu haben; ʰ eingef.: und

105. **Von Carl Gottlob Haeckel, Berlin, 14. März 1859**
ÜBERLIEFERUNG: H: EHA Jena, Sign.: A 35984. – 1 Dbl., 21,8 x 27,4 cm, 4 S. beschr., egh. Brief, Textverlust durch Siegelausriss, Kuvertfaltung mit Poststempel, Siegelrest, Adresse und Absender: „Al Signore Dottore | Ernesto Haeckel | di Berlino | Roma | Via Felice N. 107 | Secundo piano | franco | Absender: OberRegierungsrath | Haeckel in | Berlin Wilhelm-|straße N. 73", nachträglicher Vermerk Haeckels auf S. 1 oben: „V. I. 5."
ZUM TEXT: ᵃ eingef.: Dich; ᵇ eingef.: wirst Du; ᶜ eingef.: das; ᵈ eingef.: im alten Testament; ᵉ eingef.: wird; ᶠ gestr.: ist ein unausspr; ᵍ gestr.: Span; ʰ gestr.: sie; ⁱ eingef.: wenn; ʲ gestr.: das; ᵏ gestr.: Austilgung; eingef.: Ertödtung; ˡ eingef.: in den; ᵐ eingef.: statt; ⁿ eingef.: körperlichen; ᵒ gestr.: im; ᵖ eingef.: u*nd* 18ten; ᵠ gestr.: es; eingef.: sie; ʳ gestr.: Damfkra; ˢ gestr.: Ich; ᵗ gestr.: mit; ᵘ gestr.: der; ᵛ Text weiter auf dem linken Rand von S. 1: Quinke war … Prediger Bellermann.

106. **Von Karl Haeckel, Freienwalde, 14. März 1859**
ÜBERLIEFERUNG: H: EHA Jena, Sign.: A 44411. – 1 Dbl., 13,8 x 22,2 cm, 4 S. beschr., nachträglicher Vermerk Haeckels: „K. I. 3.".
ZUM TEXT: ᵃ korr. aus: Volks; ᵇ eingef.: Du; ᶜ eingef.: z. B. in; ᵈ eingef.: d. 6ᵗ; ᵉ korr. aus: Den Jungen; ᶠ korr. aus: einen; ᵍ korr. aus: des; ʰ eingef.: innerlich; ⁱ eingef.: seinen Aufenthalt in

107. **An Anna Sethe, Rom, 15. März 1859**
ÜBERLIEFERUNG: H: EHA Jena, Sign.: A 38261. – 1 Dbl., 14,2 x 21,2 cm, 4 S. beschr., egh. Brief, Besitzstempel, Anstreichungen mit blauem und rotem Stift. – D: Haeckel, Ernst: Italienfahrt. Briefe an die Braut 1859/60. [Einleitung von Heinrich Schmidt.] Leipzig: Koehler, 1921, S. 13–15 (Teildruck).
ZUM TEXT: ᵃ gestr.: Ruine; ᵇ gestr.: fand; ᶜ eingef.: der Campagna; ᵈ Text weiter auf dem rechten Rand von S. 4: Daß es Mimmi … Du schreibst; ᵉ Text weiter auf dem rechten Rand von S. 2: Die Briefe … frankiren.

108. **An Charlotte und Carl Gottlob Haeckel, Rom, 15. März 1859**
ÜBERLIEFERUNG: H: EHA Jena, Sign.: A 47463. – 2 Dbl., 14,0 x 22,0 cm, 6 S. beschr., 1 Bl., 10,9 x 6,8 cm, 2 S. beschr., egh. Brief, Kuvertfaltung mit Poststempel, Siegelresten und Adresse: „Herrn Oberregierungsrath Haeckel | Wilhelmstraße 73 | Berlin | (Prussia) | franco.", Besitzstempel.
ZUM TEXT: ᵃ gestr.: ihr; ᵇ gestr.: Lands; ᶜ gestr.: so; ᵈ irrtüml. Dopplung: mich; ᵉ Text weiter auf dem linken Rand von S. 3: Wenn ihr … an Anna.

109. **Von Anna Sethe, Steinspring, 17. März 1859**
ÜBERLIEFERUNG: H: EHA Jena, Sign.: A 34442. – 1 Dbl., 22,0 x 28,4 cm, 3 S.

beschr., egh. Brief, Kuvertfaltung mit Poststempel, Siegelrest und Adresse: „Al | Signore Dottore | Ernesto Haeckel | di Berlino | <u>Roma</u>/Italien | via <u>Marseille.</u> | Via Felice No. 107 | secondo piano.", Textverlust durch Siegelausriss, Besitzstempel, nachträglicher Vermerk Haeckels auf S. 1 oben: „A. I. 9.".
ZUM TEXT: [a] korr. aus: auf; [b] korr. aus: Nie; [c] Siegelausriss, Text sinngemäß ergänzt; [d] Siegelausriss, Text sinngemäß ergänzt; [e] Siegelausriss, Text sinngemäß ergänzt; [f] korr. aus: 3 4/5; [g] Text weiter auf S. 4, linke Seite der Adresse: Der Brief .... Porto gekostet.

110. **An Anna Sethe, Rom, 19. März 1859**
ÜBERLIEFERUNG: H: EHA Jena, Sign.: A 38257. – 1 Dbl., 13,5 x 21,4 cm, 4 S. beschr., 2 Beilagen: 1 Bl., 7,1 x 21,1 cm, 2 S. beschr., Gedichte von Dr. O. Kunde (Abschrift), 1 Bl., 21,2 x 13,4 cm, 1 S. beschr., egh. Zeichnung: Lageplan von Rom (Stadtzentrum), egh. Brief, Abb.: im Briefkopf kolorierte Vignette: Firenze, Piazza S. Lorenzo, Besitzstempel, Anstreichungen mit blauem Stift. – D: Haeckel, Ernst: Italienfahrt. Briefe an die Braut 1859/60. [Einleitung von Heinrich Schmidt.] Leipzig: Koehler, 1921, S. 15–18 (Teildruck).
ZUM TEXT: [a] gestr.: Melodien

111. **An Charlotte und Carl Gottlob Haeckel, [Rom, 19. März 1859]**
ÜBERLIEFERUNG: H: EHA Jena, Sign.: A 47464. – 1 Bl., 8,8 x 11,4 cm, 2 S. beschr., egh. Brief, Besitzstempel.
DATIERUNG: folgt Br. 109.

112. **An Anna Sethe, Monte Cavo und Rom, 24. – 26. März 1859**
ÜBERLIEFERUNG: H: EHA Jena, Sign.: A 38260. – 2 Dbl., 14,2 x 22,4 cm, 8 S. beschr., egh. Brief, Kuvert mit Poststempeln, Siegelresten und Adresse: „Fräulein <u>Anna Sethe</u> | p. Adr. Herr Revierförster <u>Petersen.</u> | Forsthaus <u>Steinspring</u> bei <u>Friedeberg in der Neumark</u> | Provinz Brandenburg.", egh. Plan von Rom und Umgebung auf der Innenseite des Briefkuverts, Besitzstempel. – D: Haeckel, Ernst: Italienfahrt. Briefe an die Braut 1859/60. [Einleitung von Heinrich Schmidt.] Leipzig: Koehler, 1921, S. 18–23 (Teildruck).
ZUM TEXT: [a] gestr.: Grotta Ferrata; [b] gestr.: einem; [c] gestr.: Auch machte

113. **Von Anna Sethe, Steinspring, 20. – 26. März 1859**
ÜBERLIEFERUNG: H: EHA Jena, Sign.: A 34443. – 1 Dbl., 14,2 x 22,0 cm, 4 S. beschr., 1 Dbl., 22,0 x 28,4 cm, 3 S. beschr., egh. Brief, Kuvertfaltung mit Poststempeln, Siegelresten und Adresse: „Al Signore Dottore Ernesto Haeckel | di Berlino | p. adr: Signore <u>Ernesto Berncastel</u> | Farmacia Prussiana | Cargo St. Francesco di Paola. № 7. | <u>Napoli</u> (Italia) | <u>via Marseille.</u>" Sowie: „Absenderin Anna Sethe – | Forsthaus Steinspring bei Friedeberg N/M (in Preussen.)", Besitzstempel, nachträglicher Vermerk Haeckels auf S. 1 oben: „A. I. 10.".
ZUM TEXT: [a] korr. aus: Willen; [b] korr. aus.: gerathen; [c] eingef.: ein; [d] eingef.: definirt; [e] eingef.: zu; [f] gestr.: ich

Quellen

Jena
Ernst-Haeckel-Archiv
    Bestand A: Briefe (Einzelnachweis im Kommentar)
    Bestand B: Manuskripte
        Ernst Haeckel: Manuskripte
            Verzeichnis der Jugendbibliothek
            B 2: Histologische Original-Beobachtungen ueber Crustaceen in Nizza. E. Haeckel. Herbst 1856
            B 312: Lebenswege
        Ders.: Tagebücher, Notizhefte und Reiseberichte
            B 162: Wien. Sommer 1857
            B 165: Berlin 1862
            B 166: Alpenreise. Herbst 1862. E. H. – A. S.
            B 309a: Tagebuch einer im Sommer 1852 von dem stud. med. (et nat.) Ernst Haeckel mit seinen Eltern unternommenen Badereise nach Teplitz in Boehmen
            B 336: Medicinal-Kalender für den Preussischen Staat auf das Jahr 1858
            B 343: Wien. Sommer 1857
            B 344: Neapel. Sommer 1859. Adressen. Notizen.
            B 345: Tagebuch der Reise nach Italien. Januar bis December 1859. Florenz, Rom, Neapel, Messina
            B 345a: Italienische Reise 1859/60
            B 346: Notizheft der Italienreise 1859/60
            B 347: Reisenotizheft Italien 1859/60 Neapel, Messina, Paris
            B 365: Reisen. Itinera
            B 405: Tagebuch 1849–1851
            B 406: Tagebuch 1855–1858
            B 408: Reise in die deutschen Alpen (Salzburg, Baiern, Kärnthen, Tyrol etc.) (Linz, Salzkammergut, Salzburg, Berchtesgaden, Gastein, Heiligenblut, Pusterthal, Ötzthal, Etschthal, Sarkathal, Gardasee, Comersee, Engadin, Wormser Joch, Oberinnthal, Innsbruck, Achensee, Tegernsee, München) und nach Ober-Italien (Venedig, Verona, Mailand) im Herbst 1855 in neun Wochen (vom 12ten August bis 14ten Oktober 1855)
            B 421: Alpenreise mit Karl Haeckel und Mulders. August 1857
        Ders.: Vorlesungsmitschriften der Berliner und Wiener Studienzeit, Exzerpte

B 290: Berlin. Sommer 1854. Johannes Müller. I. Vergleichende Anatomie. II. Physiologie des Menschen

B 290b: Vergleichende Anatomie nach Vortraegen von Johannes Mueller. Berlin Sommer-Semester 1854. Ernst Haeckel. Berlin. 1858

B 293: Arzneimittellehre. Materia Medica. Vorgetragen von Mitscherlich. Berlin [Winter 1854/55]

B 296: Materia Medica nach C. G. Mitscherlich

B 301: Kunde, Felix: Johannes Müller. Vergleichende Anatomie. Vorlesungen in Berlin 1856

B 302: Gewebe des Flusskrebses. Berlin. Winter 1856/57. Medicinische Kliniken

B 303–305: Akiurgie. In einem achtwöchentlichen Repetitorium im October und November 1857 vorgetragen von Dr. Ravoth I–III

B 307a–c: Exzerpthefte der verschiedenen medizinischen Fächer

B 307a–b: Exzerpthefte zur Arzneimittellehre [1857/58]

B 393: Fragmente aus den Vorlesungen des Prof. Bruecke über Physiologie des Nervensystems und des Auges. […] / Fragmente über Hautkrankheiten von Professor Hebra / Aus dem physiologischen Experimentalcursus des Prof. Ludwig. Wien. Sommer 1857

Anna Sethe: Schulhefte, Tagebücher, Notizen

B 316: Schulhefte verschiedener Unterrichtsfächer (56 Stück)

B 422: Album

B 338a–b: 1862 Tagebuch: Tiroler Hochzeitsreise. 2 Hefte

Bestand C: Lebensdokumente

Reifezeugnis, Merseburg 1852, Abschrift von Charlotte Haeckels Hand

Zeugnis der Universität Berlin, 7.10.1852

Zeugnis der Universität Würzburg, 28.3.1854

Tentamen philosophicum, beglaubigte Abschrift, 8.12.1854

Zeugnis der Universität Berlin, 5.4.1855

Akademisches Zeugnis von Prof. Friedrich Wilhelm Scanzoni, Würzburg, 28.2.1856

Zeugnis der Universität Würzburg, 30.8.1856

Promotionsurkunde, 7.3.1857

Zeugnis der Universität Berlin, 6.4.1857

Meldebogen über die Teilnahme an der Klinik der Hautkrankheiten, Hebra, Wien, Frühjahr 1857

Aufnahmebescheinigung als außerordentlicher Hörer an der medizinischen Fakultät der Universität Wien, 30.4.1857

Diplom zur Aufnahme als Ehrenmitglied in die Gesellschaft naturforschender Freunde zu Berlin, 12.5.1857, mit Abschrift des Anschreibens von Carl Gottlob Haeckels Hand

Impfattest, 6.12.1857

Bericht über die Entbindung der Marie Freund, Berlin, 20.2.1858

Urkunde über die Erteilung der Approbation als Arzt, Wundarzt und Geburtshelfer, Berlin, 17.3.1858

Vereidigungsattest mit Anschreiben, 19.3.1858
Verlobungsanzeige von Ernst Haeckel und Anna Sethe, Heringsdorf und Berlin, 14.9.1858
Gedicht mit Herbarhalbkranz von Anna Sethe, 1.1.1859
Wechsel Bankhaus Schmitz & Stoltenhoff in Livorno, Februar 1859
Bestand E: Herbarien
    E 3: 25 Deutsche Farrenkräuter. Anna Sethe. Heringsdorf. Am 14ten September 1858. (Zum 23.sten Geburtstage meiner lieben Braut.)
    E 4: Geschenkherbarium Weihnachten 1858
    E 12: Memorialherbarium Wiener Aufenthalt 1857
    E 13a–b: 100 Deutsche Alpenpflanzen A. S.

Thüringer Universitäts- und Landesbibliothek
    Abt. Handschriften und Sondersammlungen
        2 Hist.lit. VI, 39/15 (1–55), Nr. 2): Festordnung des Jubiläums der Universität Jena am 15., 16. und 17. August 1858
        2 Hist.lit. VI, 39/15 (1–55), Nr. 11: Festordnung bei der Einweihung der Johann- Friedrichs-Schule, 16. August 1858

Universitätsarchiv
    Best. B.A., Nr. 1320: Festalbum zur 300jährigen Säkularfeier der Universität Jena

Weimar
Landesarchiv Thüringen – Hauptstaatsarchiv Weimar
    Sächsisch-Thüringische Kupfer-Berg- und Hüttengesellschaft, Nr. 5

Literatur

Acta Borussica. Neue Folge. 1. Reihe: Die Protokolle des Preußischen Staatsministeriums 1817–1934/38. Hrsg. von der Berlin-Brandenburgischen Akademie der Wissenschaften unter der Leitung von Jürgen Kocka und Wolfgang Neugebauer. Bd. 5: 10. November 1858 bis 28. Dezember 1866. Bearbeitet von Rainer Paetau. Hildesheim; Zürich; New York 2001.

[Adams, William]: Die Heimath des alten Mannes. Aus dem Englischen des W. Adams, von A. M. Bonn 1849.

Aichner, Christof / Mazohl, Brigitte (Hrsgg.): Die Thun-Hohenstein'schen Universitätsreformen 1849–1860. Konzeption – Umsetzung – Nachwirkungen. Wien; Köln; Weimar 2017.

Alexis, Willibald (Häring, W.): Ruhe ist die erste Bürgerpflicht oder Vor fünfzig Jahren. Vaterländischer Roman. 5 Bde., Berlin 1852.

Allgemeine Theater-Chronik. Organ für das Gesammtinteresse der deutschen Bühnen und ihrer Mitglieder. Hrsg. von Victor Kölbel. Leipzig 1857.

Allgemeine Zeitung. Augsburg 1858.

Allgemeiner Wohnungs-Anzeiger nebst Adreß- und Geschäftshandbuch für Berlin, dessen Umgebungen und Charlottenburg. Berlin 1857–1859.

Allgemeines Adreß-Buch nebst Geschäfts-Handbuch für die k. k. Haupt- und Residenzstadt Wien und dessen Umgebung. 1. Jg., Wien 1859.

Amtliches Verzeichniß des Personals und der Studirenden auf der Königl. Friedrich-Wilhelms-Universität zu Berlin. Berlin 1857–1859.

Amtsblatt der Königlichen Regierung zu Posen. Nr. 41, Posen, 19.10.1858.

Archiv für Anatomie, Physiologie und wissenschaftliche Medicin, in Verbindung mit mehreren Gelehrten hrsg. von Johannes Müller. 24 Jgg., Berlin 1834–1858.

Aristoteles' Politik in acht Büchern; der Urtext nach Imm. Bekkers Textesrecension auf's Neue berichtigt und in's Deutsche übertragen, so wie mit vollständigem kritischen Apparate und einem Verzeichnisse der Eigennamen versehen von Dr. Adolf Stahr. Leipzig 1839.

Arndt, Ernst Moritz: Meine Wanderungen und Wandelungen mit dem Reichsfreiherrn Heinrich Karl Friedrich von Stein. 2., unveränd. Abdr., Berlin 1858.

Atlas der Hautkrankheiten. Text von Prof. Dr. Hebra, Bilder von Dr. Elfinger. Hrsg. durch die Kaiserliche Akademie der Wissenschaften. 1. Lief., Wien 1856.

Aufbrüche – 450 Jahre Hohe Schule Jena. Katalog zur gleichnamigen Ausstellung vom 18. Oktober bis 8. November 1998 im Senatssaal der Friedrich-Schiller-Universität. Hrsg. von der Friedrich-Schiller-Universität. [Jena 1998].

Baedeker, Karl: Deutschland nebst Theilen der angrenzenden Länder bis Strassburg, Luxemburg, Kopenhagen, Krakau, Lemberg, Ofen-Pesth, Pola, Fiume. Handbuch für Reisende. Theil 2: Mittel- und Nord-Deutschland. 10., verb. Aufl., Coblenz 1861.
- Ders.: Deutschland und das österreichische Ober-Italien. Handbuch für Reisende. Theil 1: Oesterreich, Süd- und West-Deutschland, Venedig und Lombardei. 7., umgearb. u. verm. Aufl., Coblenz 1857.
- Ders.: Die Schweiz, die italienischen Seen, Mailand, Turin, Genua, Nizza. Handbuch für Reisende. 8., umgearb. Aufl., mit einem Nachtrag für 1860. Coblenz 1859.
- Ders.: Handbuch für Reisende durch Deutschland und den Oesterreichischen Kaiserstaat. Nach eigener Anschauung und den besten Hülfsquellen. Coblenz 1842.
- Ders.: Handbuch für Reisende in Deutschland und dem österreichischen Kaiserstaat. Nach eigener Anschauung und den besten Hülfsquellen. Theil 1: Oesterreich, Süd- und West-Deutschland. 6., umgearb. Aufl., Coblenz 1855.
- Ders.: Südbayern, Tirol und Salzburg, Ober-Italien. Handbuch für Reisende nach eigener Anschauung und den besten Hülfsquellen bearbeitet. 6., umgearb. Aufl., Coblenz 1855.

Bardeleben, Karl: [Rezension von] Archiv für mikroskopische Anatomie, hrsg. von Max Schultze. 10. Bd., Bonn 1874. In: Jenaer Literaturzeitung. Im Auftrag der Universität Jena hrsg. von Anton Klette. 2. Jg., Nr. 5, Jena, 30.1.1875, S. 70 f.

Barth, Heinrich: Reise von Trapezunt durch die nördliche Hälfte Kleinasiens nach Scutari im Herbst 1858. (Ergänzungsheft zu Petermann's Geograph. Mittheilungen; 3). Gotha 1860.
- Ders.: Reisen und Entdeckungen in Nord- und Central-Afrika in den Jahren 1849 bis 1855. Tagebuch seiner im Auftrag der Brittischen Regierung unternommenen Reise. 1. Bd., Gotha 1857.

Bauch, Bruno: Kuno Fischer. Eine Rede gehalten zur Feier von Kuno Fischers 100. Geburtstage in der Aula der Universität Jena. Jena [1924].

Bauer, Joachim: Student und Nation im Spiegel des „Landesvater"-Liedes. In: Langewiesche, Dieter / Schmidt, Georg (Hrsgg.): Föderative Nation. Deutschlandkonzepte von der Reformation bis zum Ersten Weltkrieg. München 2000, S. 135–156.

Bauer, Joachim / Blaha, Dagmar / Walther, Helmut G. (Hrsgg.): Dokumente zur Frühgeschichte der Universität Jena 1548 bis 1558 (Quellen und Beiträge zur Geschichte der Universität Jena; 3,I). Weimar; Jena 2003.

Bauer, Joachim / Hartung, Joachim: Die Ehrendoktoren der Friedrich-Schiller-Universität in den Geisteswissenschaften 1800 bis 2005. Hrsg. von Klaus Dicke. Weimar; Jena 2007.

Bäuerle, Adolf: Aline oder: Wien in einem andern Welttheile. Volks- und Zauberoper in drey Acten. Die Musik von Herrn Kapellmeister Wenzel Müller. Pesth 1826.

Baumer-Müller, Verena: Ein Medizinstudium um 1850. Soziales, ökonomisches und persönliches Umfeld in Zürich, Würzburg, Prag und Wien. Am Beispiel des cand. med. Jean Fischer (1828–1853) aus Merenschwand und Lenzburg (Zürcher medizingeschichtliche Abhandlungen; 288). Dietikon 2001.

Beckhaus, Friedrich Wilhelm Konrad: Die Gaianischen Institutionen – Commentarien. Bonn 1857.
Beitzke, Heinrich: Geschichte der Deutschen Freiheitskriege in den Jahren 1813 und 1814. 3 Bde., Berlin 1854/55.
Berghaus, Heinrich: Landbuch der Mark Brandenburg und des Markgrafthums Nieder-Lausitz in der Mitte des 19. Jahrhunderts; oder geographisch-statistische Beschreibung der Provinz Brandenburg, auf Veranlassung des Staatsministers und Ober-Präsidenten Flottwell. 3. Bd., Brandenburg 1856.
Bericht zur Sitzung der Gesellschaft naturforschender Freunde, Berlin am 21. Dezember 1858. In: Königlich privilegirte Berlinische Zeitung von Staats- und gelehrten Sachen. Nr. 1, 1.1.1859, S. 8.
Berichte über die Versammlungen der k. k. geographischen Gesellschaft. Versammlung am 5. Mai 1857. In: Mitteilungen der kaiserlich-königlichen geographischen Gesellschaft. 1. Jg., Wien 1857, S. 141–143.
Berlinische Nachrichten von Staats- und gelehrten Sachen. Im Verlage der Haude und Spenerschen Buchhandlung. Berlin 1857/1858.
Bilder von Jena aus der Zeit des 300jährigen Universitätsjubiläums. Zusammengestellt, hrsg. und mit einer Einleitung versehen von Birgitt Hellmann. Jena 2008.
Blätter von der Saale. Nebst privilegirten Jenaischen Wochenblättern. Nr. 96, 17.8.1858.
Blumenbach, Wenzel Carl Wolfgang: Neueste Landeskunde von Oesterreich unter der Ens. 2. Bd., 2., sehr verb. und verm. Aufl., Güns 1835.
Botti, Gabriella: Sulle vie della salute. Da speziale a farmacista-imprenditore nel lungo Ottocento a Napoli. Bologna 2008.
Breidbach, Olaf: Schleidens Kritik an der spekulativen Naturphilosophie. In: Schleiden, Matthias Jakob: Schelling's und Hegel's Verhältnis zur Naturwissenschaft. Zum Verhältnis der physikalistischen Naturwissenschaft zur spekulativen Naturphilosophie. Hrsg. u. erl. von Olaf Breidbach. Weinheim 1988, S. 1–56.
Briefe grosser Naturforscher und Mathematiker. Gesammelt und hrsg. von Max Bense. Köln 1943.
Brücke, Ernst Wilhelm von: Briefe an Emil Du Bois-Reymond (Publikationen aus dem Archiv der Universität Graz; 8/2). Hrsg. u. bearb. v. Hans Brücke u. a. 2. Teil: Kommentar, Graz 1981.
Brühl, Carl Bernhard: Mittheilungen aus dem K. K. Zoologischen Institute der Universität in Pest. Nr. I. Lernaeocera Gasterostei, ein Schmarotzerkrebs aus der Familie der Penellina, mit zwölf Ruderfüssen, zwei Stummelfüssen, und Schwanzfurea. Wien 1860.
- Ders.: Osteologisches aus dem Pariser Pflanzengarten. Wien 1856.
- Ders.: Zootomie aller Thierklassen für Lernende, nach Autopsien skizziert. Illustrirt durch zweihundert Tafeln, mit nahe 4000, vom Verfasser meist nach der Natur gezeichneten und sämmtlich von ihm mit dem Diamant in Stein radirten Figuren. Atlas in 50 Lief. zu 4 Tafeln. Wien 1874–1880.
Buklijas, Tatjana: Eine Kartierung anatomischer Sammlungen im Wien des 19. Jahrhunderts. In: Angetter, Daniela / Nemec, Birgit / Posch, Herbert / Druml, Christiane / Weindling, Paul (Hrsgg.): Strukturen und Netzwerke. Medizin und Wissenschaft in Wien 1848–1955. Göttingen 2018, S. 97–116.

Burmeister, Hermann: Die Labyrinthodonten aus dem bunten Sandstein von Bernburg, zoologisch geschildert. 1. Abth.: Trematosaurus. Berlin 1849.

Carus, Carl Gustav: Zwanzig Kupfertafeln nebst deren Erklärung. Zur Zootomie. [Leipzig 1818.]

Čermák, Josef: Das Kultur- und Vereinsleben der Prager Studenten. Die Lese- und Redehalle der deutschen Studenten in Prag. In: Brücken. Germanistisches Jahrbuch Tschechien – Slowakei. N. F. 9–10, 2001/02, S. 107–189.

Cernajsek, Tillfried: Auf den Spuren von Ferdinand Freiherr von Richthofen (1833–1905) in Wien und im österreichischen Kaiserstaat. In: Sächsisches Staatsarchiv (Hrsg.): Bibliotheken – Archive – Museen – Sammlungen. Beiträge des 10. Internationalen Symposiums „Kulturelles Erbe in den Geo- und Montanwissenschaften". Halle a. d. Saale 2010, S. 168–196.

Cürie, Peter Friedrich: Anleitung die im mittleren und nördlichen Deutschland wildwachsenden Pflanzen auf eine leichte und sichere Weise durch eigene Untersuchung zu bestimmen. 5., verb. Aufl., Kittlitz i. d. Oberlausitz 1843.

Das höhere Schulwesen in Preussen. Historisch-statistische Darstellung, im Auftrage des Ministers der geistlichen, Unterrichts- und Medicinal-Angelegenheiten hrsg. von Dr. L. Wiese. Berlin 1864.

Das Jubelfest in Jena. In: Die Gartenlaube. Illustrirtes Familienblatt. Nr. 36, Jg. 1858, Leipzig, S. 513–516.

Das Silberne Buch der Familie Sack. 2., vervollst. Aufl., Wiesbaden 1900.

Das Silberne Buch der Familie Sack. Herausgeber: Der Familienrat der Hofrat Simon Heinrich Sack'schen Familienstiftung. 4. Aufl., Band „Genealogie" [Sonderdruck aus „Deutsches Familienarchiv"; 73], Neustadt a. d. Aisch 1980.

Deeters, Walter: Christian Sethe. In: Biographisches Lexikon für Ostfriesland. Hrsg. von Martin Tielke. 1. Bd., Aurich 1993, S. 317 f.

[Demelius, Wilhelm:] Jena'sche Luft. Ein Sammlung wildgewachsener Studentenlieder als Beitrag zur akademischen Sittengeschichte dargebracht von der Alten Latte. Weimar 1858.

Der Maitrank woraus er gewonnen und wie er zubereitet werden müsse, um seine wunderbare Wirkung zur Belebung der Körper- und Sinnenthätigkeit auszuüben. 6., verb. Aufl., Wien [1854].

Der Wissenschaftliche Verein zum Andenken seines fünfundzwanzigjährigen Bestehens. Berlin 1866.

Deutsche Klinik. Zeitung für Beobachtungen aus deutschen Kliniken und Krankenhäusern. Nr. 49, 8.12.1855.

Deutsches Familienarchiv. Ein genealogisches Sammelwerk. 159 Bde., Neustadt an der Aisch; Insingen 1952–2010.

Deutschland. Allgemeine politische Zeitung mit Tage- und Gemeinde-Blatt. Weimar 1858.

Diogenes Laertius: Leben und Meinungen berühmter Philosophen. Übers. und erläutert von Otto Apelt. Bd. 1: Buch I–VI. Leipzig 1921.

Die Zerstörung des alten Rom. In: Die Grenzboten. Zeitschrift für Politik und

Literatur. Hrsg. von Gustav Freytag und Julian Schmidt. 18. Jg., 1. Semester, 1. Bd, Leipzig 1859, S. 212–227.

Droysen, Johann Gustav: Vorlesungen über die Freiheitskriege. 2 Theile, Kiel 1846.

- Ders.: Das Leben des Feldmarschalls Grafen Yorck von Wartenburg. 3 Bde., Berlin 1851/52.

Du Bois-Reymond, Emil: Gedächtnissrede auf Johannes Müller. Aus den Abhandlungen der Königl. Akademie der Wissenschaften zu Berlin 1859. Berlin 1860, S. 25–190.

Ehrenberg, Christian Gottfried: Die Infusionsthierchen als vollkommene Organismen. Ein Blick in das tiefere organische Leben der Natur. Leipzig 1838.

- Ders.: Nova Genera Maris Profundi. In: Bericht über die zur Bekanntmachung geeigneten Verhandlungen der Königl. Preuss. Akademie der Wissenschaften zu Berlin. Aus dem Jahre 1854. Berlin [1855], S. 236–252.

Eidgenössische Zeitung. 14. Jg., Nr. 338, Zürich, 7.12.1858.

Eisenlohr, Wilhelm Friedrich / Volz, Robert: Amtlicher Bericht über die vier und dreissigste Versammlung Deutscher Naturforscher und Ärzte in Carlsruhe im September 1858. Carlsruhe 1859.

Enslen, Carl Georg: Erläuterungen der perspectivischen Rundgemälde. Original-Aufnahmen gemalt von C. Enslen. Berlin 1851.

- Ders.: Führer auf Enslen's malerischer Reise im Zimmer. Berlin 1828.

Ersch, Johann Samuel / Gruber, Johann Gottfried (Hrsgg.): Allgemeine Encyclopädie der Wissenschaften und Künste. 3. Section: O–Z. Hrsg. von M. H. E. Meier und L. F. Kämtz. 2. Theil: Odysseis-Olba. Leipzig 1832.

Eschricht, Daniel Friedrich: Das physische Leben in populären Vorträgen dargestellt. Berlin 1852.

Fényes, Alexius von: Statistik des Königreichs Ungarn. 1. Teil, Pest 1843.

Flaxman, John: Umrisse zu Homer's Ilias und Odyssee. Gestochen von E. Riepenhausen. Berlin [1851].

Förster, Ernst: Handbuch für Reisende in Italien. 4 Abt., 6. verb. und verm. Aufl., München 1857.

Frankfurter Journal. Nr. 271, 29.9.1859, 2. Beilage.

Frankfurter Ober-Postamts-Zeitung. Nr. 303, 3.11.1843.

[Fritze, Franz]: Der Nordwesten des Thüringer Waldes oder Zehn Tage in Ruhla. Gemälde aus dem Badeorte Ruhla und seiner Umgebung Eisenach, Wilhelmsthal, Altenstein, Liebenstein, Inselsberg und Reinhardsbrunn. Ein Reisehandbuch und Wegweiser. Berlin 1854.

Fröber, Rosemarie: Museum Anatomicum Jenense. Die anatomische Sammlung in Jena und die Rolle Goethes bei ihrer Entstehung. 3., verb. Aufl., [Jena] 2003.

Garcke, August: Flora von Nord- und Mittel-Deutschland. Zum Gebrauche auf Excursionen, in Schulen und beim Selbstunterricht. 3., verb. Aufl., Berlin 1854.

Gehe, Eduard: Leben Washington's. Leipzig 1838.

Gerber, Stefan: Universitätsverwaltung und Wissenschaftsorganisation im 19. Jahrhundert. Der Jenaer Pädagoge und Universitätskurator Moritz Seebeck (Veröffentlichungen der Historischen Kommission für Thüringen, Kleine Reihe; 14). Köln; Weimar; Wien 2004.

Glaßbrenner, Adolf: Neuer Reineke Fuchs. Leipzig 1846.

Goldoni, Carlo: La Locandiera. Commedia. Monaco 1843.

Goldschmidt, Paul: Berlin in Geschichte und Gegenwart. Berlin; Heidelberg 1910.

Göschen, Alexander: An Hrn. Dr. Wittelshöfer, Redacteur der Wiener Medicinischen Wochenschrift. In: Deutsche Klinik. Zeitung für Beobachtungen aus deutschen Kliniken und Krankenhäusern. Hrsg. von Alexander Göschen, Nr. 2, Berlin, 12.1.1856, S. 24.

Gothaisches genealogisches Taschenbuch der adeligen Häuser - Deutscher Uradel. Gotha 1942.

Goethe, Johann Wolfgang von: Egmont. In: Johann Wolfgang von Goethe. Sämtliche Werke. Briefe, Tagebücher und Gespräche. Abt. 1: Sämtliche Werke, Bd. 5: Dramen 1776–1790. Unter Mitarbeit von Peter Huber hrsg. von Dieter Borchmeyer. Frankfurt a. M. 1988, S. 459–551.

- Ders.: Faust. Eine Tragödie. Tübingen 1808.
- Ders.: Italiänische Reise. In: Goethe's sämmtliche Werke in vierzig Bänden. Vollständige, neugeordnete Ausgabe. Stuttgart; Tübingen 1840.
- Ders.: Reineke Fuchs mit Zeichnungen von Wilhelm von Kaulbach. München 1846.
- Ders.: Schäfers Klagelied. In: ders. / Wieland, Christoph Martin (Hrsgg.): Taschenbuch auf das Jahr 1804. Tübingen [1803], S. 113 f.

Göttling, Karl Wilhelm: Oratio saecularis in templo Paullino ipsis sacris saecularibus tertiis Universitatis die XII. M. Augusti a MDCCCLVIII habitas. Ienae 1858.

Griebl, Norbert: Die Orchideen Österreichs. Mit 72 Orchideenwanderungen. Linz 2013.

Gries, Ernst August: Progreßburschenschafter in Halle 1844–1852. Bearb. und hrsg. von Harald Lönnecker. Frankfurt a. M. 2005.

[Groos, Carl / Klein, Bernhard (Hrsgg.)]: Deutsche Lieder für Jung und Alt. Berlin 1818.

Günther, Johannes: Adreß-Buch der Residenz- und Universitätsstadt Jena auf das Jahr 1862. Ein Handbuch für Einheimische und Fremde auf Grund der Zählungslisten verfaßt. Jena [1861].

Häberlin, C[arl] L[udwig], gen. Belani: Sanssouci, Potsdam und Umgegend. Mit besonderer Rücksicht auf die Regierungszeit Seiner Majestät, Friedrich Wilhelm IV. König von Preußen. [...] Berlin; Potsdam 1855.

Halm, Friedrich (Ps.): Werke. Bd. 1: Gedichte. Verm. und verb. Ausgabe, Wien 1856. Haeckel, Carl Gottlob: Aus den Jahren 1806 bis 1815. In: Die Taube. Familienblatt für die Mitglieder der Hofrath Sack'schen Stiftung, Nr. 28, Juli 1900, S. 249–251; ebd., Nr. 29, Januar 1901, S. 261–263; ebd., Nr. 30, Juli 1901, S. 278 f.; ebd., Nr. 31, Januar 1902, S. 285 f.; ebd., Nr. 33, Januar 1903, S. 308–312; ebd., Nr. 34, Juli 1903, S. 323–326; ebd., Nr. 35, Januar 1904, S. 331–333; ebd., Nr. 36, Juli 1904, S. 350–352; ebd., Nr. 37, Januar 1905, S. 357 f.

- Ders.: Mittheilungen über Gneisenau. In: Preußische Jahrbücher. Hrsg. von R. Haym. 11. Bd., Berlin 1863, S. 82–90 und 181–188.

Haeckel, Ernst: Anna Sethe. Die erste Liebe eines berühmten Mannes in Briefen. [Hrsg. und eingeleitet von Heinrich Schmidt]. Dresden 1929.
- Ders.: Ausgewählte Briefwechsel. Historisch-kritische Ausgabe. Bd. 1: Familienkorrespondenz. Februar 1839 – April 1854. Hrsg. und bearb. von Roman Göbel, Gerhard Müller und Claudia Taszus, unter Mitarbeit von Thomas Bach, Jens Pahnke und Kathrin Polenz. Stuttgart 2017.
- Ders.: Ausgewählte Briefwechsel. Historisch-kritische Ausgabe. Bd. 2: Familienkorrespondenz. August 1854 – März 1857. Hrsg. und bearb. von Roman Göbel, Gerhard Müller und Claudia Taszus, unter Mitarbeit von Thomas Bach, Jens Pahnke und Kathrin Polenz. Stuttgart 2019.
- Ders.: Berg- und Seefahrten. Leipzig 1923.
- Ders.: De telis quibusdam astaci fluviatilis. Dissertatio inauguralis histologica. Berolini [1857].
- Ders.: Die Radiolarien. (Rhizopoda Radiaria.). Eine Monographie. Berlin 1862.
- Ders.: Generelle Morphologie der Organismen. Kritische Grundzüge der mechanischen Wissenschaft von den entwickelten Formen der Organismen, begründet durch die Descendenz-Theorie. 1. Bd., Berlin 1866.
- Ders.: Himmelhoch jauchzend…. Erinnerungen und Briefe der Liebe. [Hrsg. und eingeleitet von Heinrich Schmidt.] Dresden 1927.
- Ders.: Italienfahrt. Briefe an die Braut 1859/60. [Einleitung von Heinrich Schmidt.] Leipzig 1921.
- Ders.: Ueber die Gewebe des Flusskrebses. In: Archiv für Anatomie, Physiologie und wissenschaftliche Medicin. Hrsg. von Johannes Müller. Jg. 1857, Berlin, S. 469–568.

Harting, Pieter: Skizzen aus der Natur. Aus dem Holländischen übersetzt von J. E. A. Martin. Mit einem Vorworte von M. J. Schleiden, Dr. Prof. in Jena. Leipzig 1854.

Hartung, Joachim / Wipf, Andreas (Hrsgg.): Die Ehrendoktoren der Friedrich-Schiller-Universität in den Bereichen Naturwissenschaften und Medizin. Eine Bildergalerie. Weimar; Jena 2004.

Häusser, Ludwig: Deutsche Geschichte vom Tode Friedrichs des Großen bis zur Gründung des deutschen Bundes. Theil 4: Bis zur Bundesacte vom 8. Juni 1815. Leipzig 1857.

Hebra, Ferdinand: Versuch einer auf pathologische Anatomie gegründeten Eintheilung der Hautkrankheiten. In: Zeitschrift der k. k. Gesellschaft der Aerzte in Wien. 2. Jg., 1. Heft, Wien 1845, S. 34–52, 143–155, 211–231.

Hegel, Georg Wilhelm Friedrich: Encyclopädie der philosophischen Wissenschaften im Grundrisse. Zum Gebrauch seiner Vorlesungen. Heidelberg 1817.

Heilmeyer, Wolf-Dieter: Die Erstaufstellung der Skulpturen im Alten Museum. In: Jahrbuch der Berliner Museen. Ehemals Jahrbuch der Preußischen Kunstsammlungen. N. F., 47. Bd. 47, 2005, Berlin 2006, S. 9–43.

Heine, Heinrich: Drei und dreißig Gedichte. In: Der Gesellschafter oder Blätter für Geist und Herz. Berlin 1824, S. 242–258.

Heinrich, Alois (Hrsg.): Deutscher Bühnen-Almanach. 22. Jg., Berlin 1858.

Helmholtz, Hermann: Über die Erhaltung der Kraft, eine physikalische Abhandlung, vorgetragen in der Sitzung der physikalischen Gesellschaft zu Berlin am 23. Juli 1847. Berlin 1847.

Herz, Jacques: La dame blanche. Musique de Boieldieu. Ouverture pour le Piano à quatre mains. Nouvelle Edition. Paris [ca. 1845].

Hof- und Staats-Handbuch des Kaiserthumes Österreich für das Jahr 1858. 3. Theil, Wien [1859].

Horn, W. O. von [Ps.]: Drei Tage aus Gellert's Leben. 2. Aufl., Bremen 1857.

Hraše, Johann: Die Entwicklung der Irrenfürsorge im Königreich Böhmen. In: Die Irrenpflege in Österreich in Wort und Bild. Redigirt von Heinrich Schlöss. Halle a. d. Saale 1912, S. 1–8.

[Huber, Victor Aimé]: Skizzen aus Irland oder Bilder aus Irlands Vergangenheit und Gegenwart von einem Wanderer (Reisen und Länderbeschreibungen der ältern und neuesten Zeit, eine Sammlung der interessantesten Werke über Länder- und Staaten-Kunde, Geographie und Statistik; 16. Lief.). 1. Heft, Stuttgart; Tübingen 1838.

Humboldt, Alexander von: Kosmos. Entwurf einer physischen Weltbeschreibung. 5 Bde., Stuttgart; Tübingen 1845–1862.

Hyrtl, Joseph: Handbuch der topographischen Anatomie, und ihrer praktisch medizinisch-chirurgischen Anwendungen. 2 Bde., Wien 1847.

- Ders.: Lehrbuch der Anatomie des Menschen, mit Rücksicht auf physiologische Begründung und praktische Anwendung. 2., sorgfältig verb. Aufl., Wien 1857.

[Irving, Washington]: The Alhambra. By Geoffrey Crayon, Author of „The Sketch Book", „Bracebridge Hall", „Tales of a Traveller" etc. In two Volumes. London 1832.

- Ders.: Die Alhambra. Aus dem Englischen des Washington Irving, von Johann Sporschil. 2 Theile, Braunschweig 1832.

- Ders.: Die Alhambra, oder das neue Skizzenbuch. Aus dem Englischen. Frankfurt a. M. 1832.

Jäger, Gustav: Über Symmetrie und Regularität als Eintheilungsprincipien des Thierreichs. In: Sitzungsberichte der mathematisch-naturwissenschaftlichen Classe der Kaiserlichen Akademie der Wissenschaften. 24. Bd., Wien 1857, S. 338–365.

Jahresbericht über das Domgymnasium zu Merseburg, womit zum Osterexamen MDCCCLII ergebenst einladet Carl Ferdinand Wieck, Rector und Professor. [...]. Merseburg [1852].

Justi, Karl Wilhelm: Elisabeth die Heilige. Landgräfin von Thüringen und Hessen. Nach ihren Schicksalen und ihrem Charakter dargestellt. Marburg 1835.

Kappe, Ernst: Der kleine Botaniker oder kurze Anleitung zur Kenntnis der Gewächse, besonders der im nördlichen und mittleren Deutschlande wildwachsenden und am häufigsten gebaueten, wie auch der merkwürdigsten Gewächse der ganzen Erde. 2., verb. und verm. Aufl., Köln 1843.

Karliczek, André: Emil Huschke (1797–1858). Jenaer Anatom und Physiologe. Jena 2008.
[Karsten, Hermann]: Ueber die geognostischen Verhältnisse des nördlichen Venezuela. (Aus brieflichen Mittheilungen des Hrn. Dr. H. Karsten.). In: Archiv für Mineralogie, Geognosie, Bergbau und Hüttenwesen. Hrsg. von Dr. C. J. B. Karsten und Dr. H. v. Dechen. 24. Bd., Berlin 1851, S. 440–479.
Kerner, Anton: Die hybriden Orchideen der österreichischen Flora. Mit 6 Tafeln (Tab. II–VII.). Vorgelegt in der Sitzung vom 1. März 1865. In: Verhandlungen der kaiserlich-königlichen zoologisch-botanischen Gesellschaft in Wien. Hrsg. von der Gesellschaft. Jg. 1865, 15. Bd., Wien 1865, S. 203–236.
Keßler, Julius: Der Alte von der Schmücke. Thüringer Berg- und Waldbild. In: Die Gartenlaube. Hrsg. von Ernst Keil. Nr. 35, Leipzig 1874, S. 566–569.
Kieser, Dietrich Georg: Die Wahl, die Functionen und die Prärogative etc. des Präsidenten betr. In: Bonplandia. Zeitschrift für die gesammte Botanik. Officielles Organ der Kaiserl. Leopoldinisch-Carolinischen Akademie der Naturforscher. Hrsg. von Wilhelm E. G. Seemann und Berthold Seemann. Hannover. 6. Jg., 15.5.1858, Nr. 8/9, S. 170–172.
- Ders.: Protocoll der Sitzung zur Eröffnung der Wahlzettel bei der Wahl des neuen Präsidenten der Kaiserlichen Leopoldino-Carolinischen Akademie der Naturforscher durch die Adjunkten derselben. In: Bonplandia. Zeitschrift für die gesammte Botanik. Officielles Organ der Kaiserl. Leopoldinisch-Carolinischen Akademie der Naturforscher. Hrsg. von Wilhelm E. G. Seemann und Berthold Seemann. Hannover. 6. Jg., Nr. 10, 1.6.1858, S. 198–200.
Kisch, Guido: Die Prager Universität und die Juden 1348–1848. Mit Beiträgen zur Geschichte des Medizinstudiums. Amsterdam 1969.
Kittlitz, Friedrich Heinrich von: Vierundzwanzig Vegetations-Ansichten von Küstenländern und Inseln des Stillen Oceans. Aufgenommen in den Jahren 1827, 28 und 29 auf der Entdeckungsreise der Kaiserlich-Russischen Corvette Senjawin und Capitain Lütke. Wiesbaden 1850. Kleeberg, Bernhard: Theophysis. Ernst Haeckels Philosophie des Naturganzen. Köln; Weimar; Wien 2005.
Kluge, [Friedrich]: Etymologisches Wörterbuch der deutschen Sprache. Bearb. von Elmar Seebold. 25., durchgesehene und erw. Aufl., Berlin; Boston 2011.
Klutschak, Franz: Der Führer durch Prag. 7., größtentheils umgearb. Aufl., Prag 1857.
Koelliker, Albert: Erinnerungen aus meinem Leben. Leipzig 1899.
Königlich privilegirte Berlinische Zeitung von Staats- und gelehrten Sachen. Im Verlage Vossischer Erben. Berlin 1858/59.
Königlich Sächsisches Finanz-Ministerium (Hrsg.): Statistischer Bericht über den Betrieb der unter Königlich Sächsischer Staatsverwaltung stehenden Staats- und Privat-Eisenbahnen mit Nachrichten über Eisenbahn-Neubau und Vorarbeiten für neue Eisenbahn-Anlagen im Jahre 1869. Dresden [1870].
Koerner, Bernhard (Hrsg.): Deutsches Geschlechterbuch. Genealogisches Handbuch bürgerlicher Familien. 119 Bde., Charlottenburg; Berlin; Görlitz 1889–1943.
Kornmilch, Ernst-Ekkehard: Die Ahnen Ernst Haeckels. Darstellung der wichtigsten Personen und Familien, einer Ahnenliste bis zur XV. Generation und einer Nach-

kommenliste (Ernst-Haeckel-Haus-Studien. Monographien zur Geschichte der Naturwissenschaften und Medizin; 12). Berlin 2009.

Kotschy, Theodor: Allgemeiner Ueberblick der Nilländer und ihrer Pflanzenbekleidung. In: Mitteilungen der Kaiserlich-Königlichen Geographischen Gesellschaft. 1. Jg., Wien 1857, S. 156–182.

Krause, Peter: Studiosus Austriacus. Handbuch des österreichischen Korporationswesens (Tradition und Zukunft; 11). 4., wesentl. erw. Aufl., Wien 2007.

Krohn, August: Ueber die Entwickelung einer lebendig gebärenden Ophiure. Briefliche Mittheilung an den Herausgeber. In: Archiv für Anatomie, Physiologie und wissenschaftliche Medicin. In Verbindung mit mehreren Gelehrten hrsg. von Dr. Johannes Müller. Jg. 1851, Berlin [1852], S. 338–343.

- Ders.: Krohn, August: Ueber die Larve des Sipunculus nudus, nebst vorausgeschickten Bemerkungen über die Sexualverhältnisse der Sipunculiden. In: Archiv für Anatomie, Physiologie und wissenschaftliche Medicin. In Verbindung mit mehreren Gelehrten hrsg. von Dr. Johannes Müller. Jg. 1851, Berlin [1852], S. 368–379.

Kühne, Ellen / Lange, Jan-Michael / Erler, Daniela: 1849 bis 1857. Zerstörung und Wiederaufbau – I. In: Lange, Jan-Michael / Kühne, Ellen (Hrsgg.): Das Museum für Mineralogie und Geologie. Von der kurfürstlichen Kunstkammer zum staatlichen Forschungsmuseum in den Staatlichen Naturhistorischen Sammlungen Dresden. Dresden 2006, S. 36–39.

Kurz, Gerhard: Das Wahre, Schöne, Gute. Aufstieg, Fall und Fortbestehen einer Trias. Paderborn 2015.

Langenschwarz, Maximilian: Die europäischen Lieder. Leipzig 1839.

Laertius, Diogenes: Leben und Meinungen berühmter Philosophen. Übers. und erläutert von Otto Aplt. Bd. 1: Buch I–VI, Leipzig 1921.

Lehmann, Adolph: Allgemeiner Wohnungs-Anzeiger nebst Handels- und Gewerbe-Adreßbuch der k. k. Reichshaupt- und Residenzstadt Wien und Umgebung. Wien 1859–1864.

Lehmann, Nikolaus (Bearb. u. Hrsg.): Adreßbuch der Königlichen Hauptstadt Prag, der Stadtgemeinden Karolinenthal, Smichow und der Bergstadt Wyšehrad. Prag 1859.

Leipziger Repertorium der deutschen und ausländischen Literatur. Unter Mitwirkung der Universität Leipzig hrsg. von Dr. E. G. Gersdorf. 18. Jg., 1. Bd., Leipzig 1860, S. 297, Nr. 1089.

Leppin, Volker / Schmidt, Georg / Wefers, Sabine (Hrsgg.): Johann Friedrich I. – der lutherische Kurfürst (Schriften des Vereins für Reformationsgeschichte; 204). Gütersloh 2006.

Lesky, Erna: Die Wiener medizinische Schule im 19. Jahrhundert (Studien zur Geschichte der Universität Wien; 6). 2. Aufl., Graz; Köln 1978.

Local-Anzeiger der „Presse". 19. Jg., Beilage zu Nr. 25, Wien, 27.1.1866.

Lorenz, Joseph Roman: Die Stratonomie von Aegagropila Sauteri. Mit 5 Tafeln. Vorgelegt in der Sitzung der Mathematisch-Naturwissenschaftlichen Classe am 12. Juli 1855. In: Denkschriften der Kaiserlichen Akademie der Wissenschaften. Mathematisch-Naturwissenschaftliche Classe. 10. Bd., Wien 1855, S. 147–172.

- Ders.: Ergänzungen zur Bildungsgeschichte der sogenannten „Seeknödel" (Aegagropila Sauteri Kg.). (Eingelaufen am 20. März 1901.). In: Verhandlungen der kaiserlich-königlichen zoologisch-botanischen Gesellschaft in Wien. 51. Bd., Wien 1901, S. 363–368.
Lossow, Eduard von: Handbuch zur Reise nach und in Italien. Mit einer Zusammenstellung von italienischen Dialogen, Wörtern und Formularen in Briefen und Contracten vom Professor Fabbrucci. Mit vielen Karten und Plänen. 3. verm. u. verb. Aufl., Berlin 1857.

Manzoni, Alexander: Der Graf von Carmagnola, ein Trauerspiel. Aus dem Italienischen übersetzt von August Arnold. Gotha 1823.
- Ders.: Il Conte di Carmagnola. Tragedia. Milano 1820.
Markull, Friedrich Wilhelm: Kammer- und Hausmusik. Lieder und Gesänge. In: Neue Zeitschrift für Musik. Gegründet von Robert Schumann. 50. Bd., Nr. 1, Leipzig, 1.1.1859, S. 7 f.
Marvel, Ik. [Ps., eigentl. Mitchell, Donald Grant]: Träumereien eines Junggesellen oder ein Buch des Herzens. Berlin 1859.
Mayer, Karl August: Neapel und die Neapolitaner oder Briefe aus Neapel in die Heimat. 2 Bde., Oldenburg 1840–1842.
Meier, Ernst: Schwäbische Volkslieder mit ausgewählten Melodien. Aus mündlicher Ueberlieferung gesammelt. Berlin 1855.
Mendelsohn Bartholdy, Felix: Heimkehr aus der Fremde. Ein Liederspiel in einem Akt. Leipzig [ca. 1850].
Michelet, Jules: Das Insekt. Naturwissenschaftliche Beobachtungen und Reflexionen über das Wesen und Treiben der Insektenwelt. Mit einem Vorwort von J. H. Blasius. Braunschweig 1858.
- Ders.: L'oiseau. Paris 1856.
Mitteilungen der kaiserlich-königlichen geographischen Gesellschaft. 1. Jg., Wien 1857.
Mommsen, Theodor: Römische Geschichte. 3 Bde., Leipzig; Berlin 1854–1856.
Monatsberichte der Königlichen Preußischen Akademie der Wissenschaften zu Berlin. Aus dem Jahre 1857. Berlin 1858.
Müller, Edwin: Der Thüringerwald in der Brusttasche. Der sichere und kundige Führer zu einer Lustreise in das Thüringerwaldgebirge. 3., verm. und verb. Aufl., Berlin 1853.
- Ders.: Swinemünde, Heringsdorf, Misdroy. Führer für Badegäste und Touristen durch die Haupt-Seebäder der Inseln Usedom und Wollin. Berlin; Stettin 1869.
Müller, Johannes: Über die Thalassicollen, Polycystinen und Acanthometren des Mittelmeeres. In: Abhandlungen der Königlichen Akademie der Wissenschaften zu Berlin. Aus dem Jahre 1858. Berlin 1859, S. 1–62.

National-Zeitung (Morgen-Ausgabe). 11. Jg., Berlin 1858.
Neander, August: Geschichte der Pflanzung und Leitung der christlichen Kirche durch die Apostel, als selbstständiger Nachtrag zu der allgemeinen Geschichte der christlichen Religion und Kirche. 1. Bd., 4., verb. und verm. Aufl., Hamburg 1847.
Neue Bibliothek für Pianoforte-Spieler. Mustersammlung aus den Werken der be-

rühmtesten Tonsetzer älterer und neuerer Zeit, verherrlicht mit Portraits und Lebensbeschreibungen. 2. Jg., H. 1–6, Hamburg; Itzehoe [1831].
Neue Preußische Zeitung. Berlin 1857.
[Neumann, Carl August:] Betrachtungen der chemischen Elemente, ihre Qualitäten, Aequivalente und Verbreitung weihet den Manen seiner Lehrer, A. J. G. Carl Batsch, - J. G. Fichte, - J. Carl Fischer, - J. L. L. v. Gerstenbergk, - J. F. Aug. Göttling, - Gottlieb Hufeland, - L. J. Daniel Suckow, aus Anlass der dritten Secularfeier der Universität zu Jena, ein Veteran derselben. Prag 1858.

Oken, Lorenz: Lehrbuch der Naturphilosophie. 3 Theile, Jena 1809–1811.
Osterwald, Karl Wilhelm: Homerischen Forschungen. Erster Theil: Hermes – Odyseus. Mythologische Erklärung der Odyseussage. Halle 1853.
Otto, Friedrich Julius: Lehrbuch der Chemie. Zum Theil auf Grundlage von Dr. Thomas Grahams ‚Elements of Chemistry' bearbeitet. 2. Bd., 1. Hälfte, 2., umgearb. und verm. Aufl., Braunschweig 1844.

Personalbestand der K. B. Julius-Maximilians-Universität Würzburg. Würzburg [1852–1856].
Pertz, Georg Heinrich: Italiänische Reise vom November 1821 bis August 1823. Aus dem 5ten Bande des Archivs für ältere deutsche Geschichte besonders abgedruckt. Hannover 1824.
Pesther Tageblatt. Hrsg. und verlegt von Gustav Heckenast. 3. Jg., Pesth 1841.
[Petersen, Marie]: Die Irrlichter. Ein Märchen. Berlin 1856.
- Dies.: Prinzessin Ilse. Ein Märchen aus dem Harzgebirge. Berlin 1852.
Pianoforte-Spieler. Mustersammlung aus den Werken der berühmten Tonsetzer: Beethoven, C. Czerny, Gelineck, Hummel, W. A. Mozart, Aloys Schmitt. Hamburg; Itzehoe [1830].
Preußische Jahrbücher. Hrsg. von R. Haym. 11. Bd., Berlin 1863.
Protestantische Kirchenzeitung für das evangelische Deutschland. Hrsg. von Dr. Dittenberger, Dr. H. Eltester, Dr. Hase, Dr. Jonas, Dr. Sydow, Dr. K. Zittel. 4.–6 Jg., Berlin 1857–1859.
Puff, Rudolf: Kurzer Auszug aus den Wanderungen durch die gesammte Steiermark. Abt. 1: Von Wien, Linz, Salzburg und Klagenfurt nach Grätz. Grätz 1843.

Ranzi, Fritz: Corps und Burschenschaft in Österreich im Wandel der Ideen. In: Einst und Jetzt. Jahrbuch des Vereins für corpsstudentische Geschichtsforschung. Hrsg. von Erich Bauer. 6. Bd., Verden a. d. Aller, 1961, S. 73–85.
Rehberg, Friedrich: Rafael Sanzio aus Urbino. München 1824.
Reichert, Carolus: De embryonum arcubus sic dictis branchialibus. Dissertatio inauguralis physiologica […]. Berolini [1836].
Reimer'scher Familien-Kalender. 7., wiederum stark verm. Aufl., Berlin 1929.
Rengger, Albrecht: Bericht über die Armen-Erziehungs-Anstalt in Hofwyl. Tübingen 1815.
Richarz, Monika: Der Eintritt der Juden in die akademischen Berufe. Jüdische

Studenten und Akademiker in Deutschland 1678–1848 (Schriftenreihe wissenschaftlicher Abhandlungen des Leo Baeck Instituts; 28). Tübingen 1974.

Richter, Hermann Eberhard: Ludwig Choulant's Lehrbuch der speciellen Pathologie und Therapie des Menschen. 5., nochmals neubearb. Aufl., Leipzig 1853.

Richthofen, Ferdinand Freiherr von: Über die Bildung und Umbildung einiger Mineralien in Süd-Tirol. In: Sitzungsberichte der mathematisch-naturwissenschaftlichen Classe der Kaiserlichen Akademie der Wissenschaften. 27. Bd., Wien 1858, S. 293–374.

Ritgen, Hugo von: Der Führer auf der Wartburg. Ein Wegweiser für Fremde und ein Beitrag zur Kunde der Vorzeit. 2., verm. und verb. Aufl., Leipzig 1868.

Ritter, Carl: Erdkunde von Asien. 5. Bd., 3. Buch: West-Asien. Uebergang von Ost- nach West-Asien. Berlin 1837.

Rokitansky, Carl: Handbuch der pathologischen Anatomie. 3. Bd., Wien 1842.

Rokitansky, Ottokar: Carl Freiherr von Rokitansky (1804–1878). Das Lebensbild eines großen Österreichers. In: Rumpler, Helmut / Denk, Helmut (Hrsgg.): Carl Freiherr von Rokitansky 1804–1878. Pathologe – Politiker – Philosoph, Gründer der Wiener Medizinischen Schule des 19. Jahrhunderts. Wien; Köln; Weimar 2005, S. 15–32.

Roßmäßler, Emil Adolf: Das Wasser. Eine Darstellung für gebildete Leser und Leserinnen. Leipzig 1858.

Rothschuh, Karl Eduard: Hyrtl contra Brücke. Ein Gelehrtenstreit im 19. Jahrhundert und seine Hintergründe. In: Lesky, Erna (Hrsg.): Wien und die Weltmedizin. 4. Symposium der internationalen Akademie für Geschichte der Medizin. Veranstaltet im Institut für Geschichte der Medizin der Universität Wien. 17.–19. September 1973 (Studien zur Geschichte der Universität Wien; 9). Wien; Köln; Graz 1974, S. 159–169.

Rückert, Friedrich: Gedichte. Frankfurt a. M. 1841.

Schaubach, Adolf: Die deutschen Alpen. Ein Handbuch für Reisende durch Tyrol, Oesterreich, Steiermark, Illyrien, Oberbayern und die anstoßenden Gebiete. 5 Thle., Jena 1845–1847.

Schiller, Friedrich: Die Jungfrau von Orleans. Eine romantische Tragödie. In: ders.: Sämmtliche Werke in zwölf Bänden. 5. Bd., Stuttgart; Tübingen 1838, S. 195–371.

Schlagintweit-Sakünlünski, Hermann: Untersuchungen über die Salzseen im westlichen Tibet und in Turkistán. 1. Theil: Rúpchu und Pangkóng; das Gebiet der Salzseen im westlichen Tibet. In: Abhandlungen der Mathematisch-Physikalischen Classe der Königlich Bayerischen Akademie der Wissenschaften. 11. Bd., München 1874, S. 101–174.

Schleiden, Matthias Jacob: Die Pflanze und ihr Leben. Populäre Vorträge. 5. verb. Auflage, Leipzig 1858.

- Ders.: Erste Vorlesung. Ueber Fremdenpolizei in der Natur oder über die Wanderungen in der organischen und unorganischen Welt. In: ders.: Studien. Populäre Vorträge. 2., umgearb. und verm. Aufl., Leipzig 1857, S. 7–48.
- Ders.: Studien. Populäre Vorträge. 2., umgearb. und verm. Aufl., Leipzig 1857.

[Schleiermacher, Friedrich Ernst Daniel]: Monologen. Eine Neujahrsausgabe. Berlin 1800.

Schlosser, Friedrich Christoph: Geschichte des achtzehnten Jahrhunderts und des neunzehnten bis zum Sturz des französischen Kaiserreichs. Mit besonderer Rücksicht auf geistige Bildung. 7 Bde., Heidelberg 1836–1848.

Schmidl, Adolf: Wien's Umgebungen auf zwanzig Stunden im Umkreise. Nach eigenen Wanderungen geschildert. 1. Bd., Wien 1835.

Schmidt, Heinrich (Hrsg.): Was wir Ernst Haeckel verdanken. Ein Buch der Verehrung und Dankbarkeit im Auftrag des Deutschen Monistenbundes. 2. Bd., Leipzig 1914.

- Ders.: Wie Ernst Haeckel Monist wurde. Ernst Haeckels Entwicklung vom Christentum zum Monismus (Monistische Bibliothek; 49/49a). Hamburg [1930].

Schnabel, Georg Norbert: Statistik der landwirthschaftlichen Industrie Böhmens. Prag 1846.

Schnirch, Friedrich: Die Kaiser Franzens-Kettenbrücke zu Prag. Hinsichtlich ihres Entwurfs und ihrer Ausführung. Hrsg. von Carl August Ferdinand Hennig. Prag; Berlin 1842.

Schreiber, Carl / Färber, Alexander: Jena von seinem Ursprunge bis zur neuesten Zeit, nach Adrian Beier, Wiedeburg, Spangenberg, Faselius, Zenker u. A. Jena 1850.

Schubert, Gotthilf Heinrich von: Erinnerungen aus dem Leben Ihrer königlichen Hoheit Helene Louise, Herzogin von Orleans, gebornen Prinzessin von Mecklenburg-Schwerin. Nach ihren eigenen Briefen zusammengestellt. München 1859.

Schultheis, Wilhelm: Probe aus einem größern Gedichte. In: Morgenblatt für gebildete Stände. Nr. 301, 17.12.1819, S. 1201 f.

Schultze, Max: Zur Kenntniss der electrischen Organe der Fische. Erste Abtheilung: Malapterurus. Gymnotus. In: Abhandlungen der Naturforschenden Gesellschaft zu Halle. Originalaufsätze aus dem Gebiete der gesammten Naturwissenschaften, verfasst von Mitgliedern und vorgelegt in den Sitzungen der Gesellschaft. Im Auftrage der Gesellschaft redigirt von Max Schultze. 4. Bd., Halle 1858, S. 296–331.

- Ders.: Schultze, Max: Zur Kenntniss der electrischen Organe der Fische. Zweite Abtheilung: Torpedo. In: Abhandlungen der Naturforschenden Gesellschaft zu Halle. Originalaufsätze aus dem Gebiete der gesammten Naturwissenschaften, verfasst von Mitgliedern und vorgelegt in den Sitzungen der Gesellschaft. Im Auftrage der Gesellschaft redigirt von Max Schultze. 5. Bd., Halle 1860, S. 13–50.

Schwäbischer Merkur. Stuttgart 1858.

Schwarz, J[ohann] C[arl] E[duard]: Das erste Jahrzehnd der Universität Jena. Denkschrift zu ihrer dritten Säkular-Feier. Jena 1858.

- Ders.: Predigt zur dritten Säkularfeier der Universität Jena am 11. Sonntage nach Trinitatis, 15. August. 3. Abdr., Jena 1858.

Seargent, David: The Greatest Comets in History. Broom Stars and Celestial Scimitars. New York 2009.

Seebeck, Moritz: Rede bei der Enthüllung des Denkmals für Kurfürst Johann Friedrich den Großmüthigen in Jena am 15. August 1858. Jena 1858.

Seifug, A.: Prag und Umgebungen. Illustrirter Wegweiser für Reisende (Grieben's Reise-Bibliothek; 26). 4., vollständig umgearb. Aufl., Berlin 1873.

Shakespeare, William: Much adoe about Nothing. London 1600.
Sitzung am 18. April 1857. In: Jahrbuch der Kaiserlich-Königlichen Geologischen Reichsanstalt. 8. Jg., 1857, Wien [1858], S. 373–387.
Sitzung der geographischen Gesellschaft zu Berlin vom 2. October 1858. In: Zeitschrift für allgemeine Erdkunde. Hrsg. von Dr. K. Neumann. N. F., 5. Bd., 4. Heft, Berlin 1858, S. 373–376.
Sitzungsberichte der Gesellschaft Naturforschender Freunde zu Berlin. 1839–1859. Berlin 1912.
Spalink, Fritz: Heringsdorfer Geschichten. Geschichten und Geschichte rund um das Seebad Heringsdorf auf der Insel Usedom. Hrsg. von Dr. Werner Molik. Seebad Heringsdorf 2011.
Spengler, Ludwig: Brunnenärztliche Mittheilungen über die Thermen zu Ems. 2. Aufl., Bad Ems 1854.
Stahr, Adolf: Ein Jahr in Italien. 3 Bde., Oldenburg 1847–1850.
Stenographische Berichte über die Verhandlungen der durch die Allerhöchste Verordnung vom 18. Dezember 1858 einberufenen beiden Häuser des Landtages. Haus der Abgeordneten. 3. Bd., 2. Teil: Nr. 63–117, Berlin 1859.
Stürzbecher, Manfred: Beiträge zur Berliner Medizingeschichte. Quellen und Studien zur Geschichte des Gesundheitswesens vom 17. bis zum 19. Jahrhundert (Veröffentlichungen der Historischen Kommission zu Berlin beim Friedrich-Meinecke-Institut der Freien Universität Berlin; 18). Berlin 1966.

Taszus, Claudia: Jena und Umgebung im künstlerischen Werk Ernst Haeckels. In: Weimar-Jena. Die große Stadt. Das kulturhistorische Archiv. Hrsg. von Volker Wahl. 8. Jg., H. 3. Jena 2015, S. 238–253.
Tibullus, Albius: Carmina. Textu ad codd. mss. et editiones recognito insigniori lectionis varietate notis indiciusque adiectis edidit Ernest. Car. Christianus Bach. Lipsiae 1819.
Togashi, Tatsuya / Sasaki, Hironobu / Yoshimura, Jin: A geometrical approach explains Lake Ball (Marimo) formations in the green alga, Aegagropila linnaei. In: Scientific Reports 4, Article number: 3761 (2014), DOI: https://doi.org/10.1038/srep03761.
Töpffer, Rudolf: Die beiden Scheidegg. In: ders.: Genfer Novellen (Gesammelte Schriften; 2). Leipzig 1847, S. 1–32.
- Ders.: Der große St. Bernhard. In: ders.: Genfer Novellen (Gesammelte Schriften; 3). Leipzig 1847, S. 135–160.
Toepke, Gustav (Bearb.): Die Matrikel der Universität Heidelberg. Fünfter Teil von 1807 bis 1846. Hrsg. mit Unterstützung des Großherzoglich Badischen Ministeriums der Justiz, des Kultus und Unterrichts von Paul Hintzelmann. Heidelberg 1904.
- Ders.: Die Matrikel der Universität Heidelberg. Sechster Teil von 1846 bis 1870. Fortgesetzt und hrsg. mit Unterstützung des Großherzoglich Badischen Ministeriums der Justiz, des Kultus und Unterrichts von Paul Hintzelmann. Heidelberg 1907.

Übersicht der Vorlesungen an der medicinischen Facultät der k. k. Universität zu Wien im Sommer-Semester 1857. In: Wochenblatt der Zeitschrift der k. k. Gesellschaft der Aerzte zu Wien. 3. Bd., Wien 1857, S. 205–207.
Ueding, Gert (Hrsg.): Historisches Wörterbuch der Rhetorik. Bd. 9: St–Z. Tübingen 2009.
Uhland, Ludwig: Gedichte. Wohlfeile Ausgabe. 5. Aufl., Stuttgart; Augsburg 1857.
Uhlig, Victor: Zur Gründung einer geologischen Gesellschaft in Wien. In: Neue Freie Presse, Nr. 15.571, Wien, 27.12.1907.
Unbehaun, Lutz: Schillers heimliche Liebe. Der Dichter in Rudolstadt. Köln; Weimar; Wien 2009.
Uschmann, Georg: Geschichte der Zoologie und der zoologischen Anstalten in Jena 1779–1919. Jena 1959.

[Vidal, Auguste Théodore]: Aug. Vidal's Lehrbuch der Chirurgie und Operationslehre. Nach der dritten Auflage, mit besonderer Rücksicht auf das Bedürfniss der Studirenden, deutsch bearbeitet von Dr. Adolf Bardeleben. 1. Bd., Berlin 1852.
Viereck, L. (Hrsg.): Adreß-Buch für Swinemünde u. Westswine und die benachbarten Ostseebäder Ahlbeck und Heringsdorf. Swinemünde 1896.
Virchow, Rudolf: Atome und Individuen. Vortrag, gehalten im wissenschaftlichen Vereine der Singakademie zu Berlin am 12. Februar 1859. In: ders.: Vier Reden über Leben und Kranksein. Berlin 1862, S. 35–76.
Vogel, Kerstin: Carl Heinrich Ferdinand Streichhan. Architekt und Oberbaudirektor in Sachsen-Weimar-Eisenach 1848–1884 (Veröffentlichungen der Historischen Kommission für Thüringen, Kleine Reihe; 36). Köln; Weimar; Wien 2013.
Vogt, Carl: Ocean und Mittelmeer. Reisebriefe. 2. Bd., Frankfurt a. M. 1848.

Wagenbreth, Otfried: Goethe und der Ilmenauer Bergbau. Weimar 1983.
Wagner, Richard: Das Kunstwerk der Zukunft. Leipzig 1850.
Waldau, Max (Ps.): Nach der Natur. Lebende Bilder aus der Zeit. 3 Theile. 2., gänzl. umgearb., Aufl., Hamburg 1851.
[Wangemann, Hans]: D. Dr. Wangemann Missionsdirektor. Ein Lebensbild. Dargeboten in dankbarer Erinnerung von seinem ältesten Sohne. Berlin 1899.
Weber, Karl (Ps.): Der Prophet. Historischer Roman aus der Zeit der Wiedertäufer. 3 Teile in 2 Bänden (Novellen-Sammlung; 191–206). Berlin 1854.
Weidmann, F[ranz] C[arl]: Panorama des Semmerings. Nach der Natur gezeichnet von Imre Benkert. 2. Aufl., Wien 1856.
Weimarische Zeitung. Nr. 192, 18.8.1858.
Werthes, Friedrich August Clemens: Die Klause. Stuttgart 1801.
Wernicke, Konrad: Antaios 1. In: Paulys Realencyclopädie der classischen Altertumswissenschaft (RE). Band I, 2, Stuttgart 1894.
Wien. In: Deutsche Klinik. Zeitung für Beobachtungen aus deutschen Kliniken und Krankenhäusern. Nr. 49, 8.12.1855, S. 548–551.
Wiener Neuigkeits-Blatt. Nr. 105, 7. Jg., 8.5.1857.
[Wittelshöfer, Leopold]: Erklärung. In: Wiener Medizinische Wochenschrift. 6. Jg., Nr. 1, Wien, 5.1.1856, Sp. 15.

Wohnungs-Anzeiger und Adreß-Kalender für Frankfurt an der Oder auf das Jahr 1857. Frankfurt a. O. 1857.

Wundt, Wilhelm: Lehrbuch der Physiologie des Menschen. Erlangen 1865.

Zehnte General-Versammlung. In: Zeitschrift für die Gesammten Naturwissenschaften. 11. Bd., Jg. 1858, Berlin 1858, S. 577–584.

Online-Quellen

https://fwb-online.de/go/bader.s.0m_1544079649 (letzter Zugriff: 14.6.2019).

https://kunstbeziehung.goldecker.de/mp.php?sd%5BpCode%5D=5aa27cda3a4c5, (letzter Zugriff: 17.5.2019).

Bildnachweise

Umschlagbild: Ernst Haeckel am Tisch sitzend mit Mikroskop, Daguerrotypie, 1858
(Ernst-Haeckel-Archiv Jena, K 1, 068)

Frontispiz: Porträt (Brustbild) von Ernst Haeckel, Daguerrotypie, 1856 (Br. 67)
(Ernst-Haeckel-Archiv Jena, K 1, 133)

Tafelteil I

Abb. 1: Promotionsurkunde von Ernst Haeckel vom 7. März 1857 (Br. 8)
(Ernst-Haeckel-Archiv Jena, Bestand C)

Abb. 2: Ferdinand Freiherr von Richthofen, Daguerrotypie, 1856 (Br. 11)
(Ernst-Haeckel-Archiv Jena, K 3, 339)

Abb. 3: Die „vier Nordländer": (von links) Ernst Haeckel, Harald Krabbe, Alexander Cowan, Wilhelm Focke, Daguerrotypie, Wien, Sommer 1857 (Br. 19)
(Ernst-Haeckel-Archiv Jena, K 2, 029)

Abb. 4: Bericht Ernst Haeckels über die von ihm geleitete Entbindung der Marie Freund, Berlin, 20.2.1858, erste Seite (Br. 31)
(Ernst-Haeckel-Archiv Jena, Bestand C)

Abb. 5: Urkunde über die Erteilung der Approbation als Arzt, Wundarzt und Geburtshelfer für Ernst Haeckel, Berlin, 17.3.1858 (Br. 32)
(Ernst-Haeckel-Archiv Jena, Bestand C)

Abb. 6: Attest über die Vereidigung Haeckels als praktischer Arzt in Preußen, Berlin, Anschreiben, 19.5.1858 (Br. 35)
(Ernst-Haeckel-Archiv Jena, Bestand C)

Abb. 7: Alpenveilchen aus dem Geschenkherbarium von Ernst Haeckel für Anna Sethe: 100 Deutsche Alpenpflanzen A. S., Nr. 14 (Br. 40)
(Ernst-Haeckel-Archiv Jena, E 13a–b)

Abb. 8: Gletscher-Edelraute aus dem Geschenkherbarium von Ernst Haeckel für Anna Sethe: 100 Deutsche Alpenpflanzen A. S., Nr. 46 (Br. 40) (Ernst-Haeckel-Archiv Jena, E 13a–b)

Abb. 9: Seebad Heringsdorf mit der Villa „Wald und See", Lithographie (gedruckter Briefkopf aus dem Besitz von Anna Sethe), um 1850 (Br. 47) (Ernst-Haeckel-Archiv Jena)

Abb. 10: Villa „Wald und See" in Heringsdorf, Lithographie, um 1850 (Br. 47) (Ernst-Haeckel-Archiv Jena, B 422)

Abb. 11: Porträt von Anna Sethe, Daguerrotypie, 1858 (Br. 53) (Ernst-Haeckel-Archiv Jena, K 4, 040)

Abb. 12: Neujahrs- und Abschiedsgedicht von Anna Sethe für Ernst Haeckel, Berlin, 1. Januar 1859 (Br. 78) (Ernst-Haeckel-Archiv Jena, Bestand C)

Abb. 13: Jena mit Blick auf die Stadt und den Fuchsturm, Aquarell von Ernst Haeckel, vermutlich 15.8.1858 (Br. 53) (Ernst-Haeckel-Archiv Jena, H 1, 739)

Abb. 14: Kopf von Squalus Zygaena L. (Sphyrna Malleus) in natürlicher Größe, von unten gesehen, Zeichnung von Ernst Haeckel, 76,4 x 36,2 cm, Nizza, Herbst 1856 (Br. 59) (Ernst-Haeckel-Archiv Jena, Bestand H)

Abb. 15: Buche in Heringsdorf, Aquarell von Ernst Haeckel, September 1858 (Br. 66) (Ernst-Haeckel-Archiv Jena, H 1, 813)

Abb. 16: Porträt von Christian Sethe, Ölbild von Adolf Henning, 1849 (Br. 67) (Privatbesitz Ernst-Ekkehard Kornmilch)

Abb. 17: Porträt von Wilhelmine Sethe, Ölbild von Adolf Henning, 1849 (Br. 67) (Privatbesitz Ernst-Ekkehard Kornmilch)

Abb. 18: Porträt von Hermine Sethe, Ölbild von Adolf Henning, 1849 (Br. 67) (Privatbesitz Ernst-Ekkehard Kornmilch)

Abb. 19: Porträt von Anna Sethe, Ölbild von Adolf Henning, 1849 (Br. 67) (Privatbesitz Brigitte Schmiedeberg)

BILDNACHWEISE 477

Tafelteil II

Abb. 20:   Birke in Heringsdorf, Aquarell von Ernst Haeckel, September 1858 (Br. 67)
(Privatbesitz Ernst-Ekkehard Kornmilch)

Abb. 21:   Rhizopoda et Infusoria, Zeichnungen von Ernst Haeckel in: Vergleichende Anatomie nach Vortraegen von Johannes Mueller. Berlin Sommer-Semester 1854. Ernst Haeckel. Berlin. 1858, S. 3 (Br. 68)
(Ernst-Haeckel-Archiv Jena, B 290b)

Abb. 22:   Schädel-Skelette, Zeichnungen von Ernst Haeckel in: Vergleichende Anatomie nach Vortraegen von Johannes Mueller. Berlin Sommer-Semester 1854. Ernst Haeckel. Berlin. 1858, S. 32 (Br. 68)
(Ernst-Haeckel-Archiv Jena, B 290b)

Abb. 23:   Infusorien, Zeichnungen von Ernst Haeckel in: Vergleichende Anatomie nach Vortraegen von Johannes Mueller. Berlin Sommer-Semester 1854. Ernst Haeckel. Berlin. 1858, S. 200 (Br. 68)
(Ernst-Haeckel-Archiv Jena, B 290b)

Abb. 24:   Lanzettenfisch, Zeichnung von Ernst Haeckel in: Vergleichende Anatomie nach Vortraegen von Johannes Mueller. Berlin Sommer-Semester 1854. Ernst Haeckel. Berlin. 1858, S. 116 (Br. 68)
(Ernst-Haeckel-Archiv Jena, B 290b)

Abb. 25:   Carl Friedrich Wilhelm Ludwig, Lithographie von R. Hoffmann, 1856, nach einer Fotografie von F. v. Küss (Br. 22)
(Wellcome Collection, London)

Abb. 26:   Ernst Wilhelm von Brücke, Lithographie von A. Dauthage, 1860 (Br. 22)
(Wellcome Collection, London)

Abb. 27:   Ernst Haeckel, Gesuch um einen Pass (Lascia passare) für seine Italienreise 1859/60, erste Seite (Br. 108)
(Ernst-Haeckel-Archiv Jena, B 312)

Abb. 28:   Ernst Haeckel, Gesuch um einen Pass (Lascia passare) für seine Italienreise 1859/60, zweite Seite (Br. 108)
(Ernst-Haeckel-Archiv Jena, B 312)

Abb. 29:   Porträt von Ernst Haeckel, Bleistiftzeichnung von Helisena Girl, März 1859, Blatt aus ihrem römischen Skizzenbuch (Br. 98)
(Ernst-Haeckel-Archiv Jena, A 28611)

Abb. 30:   Aussicht von der Stadtmauer (N. W.) von Lucca auf den schneebedeckten Appenin, Bleistiftskizze von Ernst Haeckel, 16.2.1859 (Br. 98)
(Ernst-Haeckel-Archiv Jena, B 345)

Abb. 31:   Rom. Die Pinien der Villa Doria-Pamfili, Aquarell von Ernst Haeckel, 13.3.1859 (Br. 108)
(Ernst-Haeckel-Archiv Jena, H 1, Nr. 158)

Abb. 32:   Frühlingsblumen aus Rom, Herbarblatt von Ernst Haeckel, Februar 1859 (Br. 110)
(Ernst-Haeckel-Archiv Jena, E 14)

Abb. 33:   Rom. Peterskirche (S. Pietro), Kupferstich (Zeichner: Carl Werner, Stecher: Josef Rybicka), Verlag Guiseppe Spithöfer (Br. 110)
(Ernst-Haeckel-Archiv Jena, B 422, Bl. 18r)

Abb. 34:   Rom. Engelsburg (Castell St. Angelo, Kupferstich (Zeichner: unbekannt, Stecher: Josef Rybicka), Verlag Guiseppe Spithöfer (Br. 110)
(Ernst-Haeckel-Archiv Jena, B 422, Bl. 20r)

Abb. 35:   Rom. Blick aus den Ruinen der Kaiserpaläste auf das Colosseum und den Titusbogen, Aquarell von Ernst Haeckel, 9.3.1859 (Br. 110)
(Ernst-Haeckel-Archiv Jena, H 1, Nr. 156)

Abb. 36:   Rom. Blick vom Tiberufer an der Marmorata auf das Capitol, Aquarell von Ernst Haeckel, 17.3.1859 (Br. 110)
(Ernst-Haeckel-Archiv Jena, H 1, Nr. 160)

Abb. 37:   Rom. Blick aus den Thermen des Caracalla auf den Lateran, die Aquaeducte in der Campagna und das Sabinergebirge, Aquarell von Ernst Haeckel, 25.3.1859 (Br. 110)
(Ernst-Haeckel-Archiv Jena, H 1, Nr. 159)

Personenregister

Das Personenregister verzeichnet mit Ausnahme Ernst Haeckels alle in den Brieftexten erwähnten Personen und die zwischen diesen bestehenden Verwandtschaftsbeziehungen. Soweit zu ermitteln, wurden Lebensdaten (Geburts- und Sterbejahr) sowie die wichtigsten Angaben zu Beruf, Status und Biographie beigefügt. Briefabsender und -empfänger sind durch Kapitälchen hervorgehoben und mit einem ausführlicheren biographischen Eintrag versehen. Aufgrund ihres häufigen Auftretens werden Haeckels Eltern, seinem Bruder Karl und seiner Cousine und späteren Verlobten Anna Sethe keine Seitenzahlen, sondern nur der Vermerk „passim" zugewiesen. Geburt, Heirat und Tod sind durch genealogische Symbole (*, ∞, †) gekennzeichnet. Bei Namensvarianten oder Erwähnungen im Erläuterungstext wird mit → auf den Haupteintrag verwiesen. Dieser gibt die Namen der Personen in der Form wieder, wie sie zur Zeit der Erwähnung in den Brieftexten verwendet wurden; auch wird hier auf Namensänderungen (z. B. Heirat, Adelsverleihung, Namenszusätze) sowie auf Kose- oder im Familienkreis übliche Bezeichnungen hingewiesen. Der Doktortitel wird nicht als Namensbestandteil, sondern, insofern für die Kommentierung relevant, als biographisches Faktum angeführt.

A

Adams, William (1814–1848), englischer Theologe (Church of England) und Schriftsteller; Stud. in Eton und Oxford, 1840 Vikar von St.-Peter-in-the East, im 19. Jh. bekannt für seine allegorischen christlichen Erzählungen. 244

Aegidi, Jemina, geb. Kenworthy (um 1800–1878), ∞ → Aegidi, Karl *Julius*, Mutter von → Aegidi, *Ludwig* Karl James. 59

Aegidi, Karl *Julius* (1794–1874), Mediziner und Homöopath; Stud. der Medizin in Berlin, 1819 Dr. med., Landarzt in Johannesburg (Ostpreußen), dann Distriktsarzt in Tilsit, 1831–1834 Leibarzt von Wilhelmine *Luise*, Prinzessin von Preußen, geb. Prinzessin von Anhalt-Bernburg (1799–1882) in Düsseldorf, danach praktischer Arzt in Berlin und ab 1852 in Freienwalde; Vater von Ida Esmarch, geb. Aegidi (1829–1863) und → Aegidi, *Ludwig* Karl James. 59

Aegidi, *Ludwig* Karl James (1825–1901), Dichter, Publizist (Ps.: Ludwig Helfenstein), Jurist und Politiker; Stud. der Rechte in Berlin, Mitarbeiter an der „Deutschen Zeitung" und Burschenschafter, Ministerialsekretär und bis 1851 Redakteur der „Konstitutionszeitung", 1853 Habilitation und Privatdozent in Göttingen, 1857–1859 Prof. der Rechte in Erlangen, dann am Hamburger Akademischen Gymnasium, 1868 Prof. in Bonn, 1867/68 Mitglied des

Norddeutschen Reichstages und 1873–1893 Mitglied des Preußischen Abgeordnetenhauses, 1871–1877 Vortragender Rat im Auswärtigen Amt und seitdem Prof. für Staats-, Völker- und Kirchenrecht in Berlin; Freund der Familie Haeckel. 152

Agrippa Menenius Lanatus (um 540 v. Chr. – 493 v. Chr.), römischer Politiker, 503 v. Chr. Konsul. 407

Alexis, Willibald (Ps.) → Häring, Georg Wilhelm Heinrich

Althof, Hermann (1835–1877), aus Detmold, 1856/57 Stud. der Medizin in Würzburg, Zürich, Prag, Wien und Berlin, anschließend Ausbildung zum Ophthalmologen in Paris, 1858–1860 praktischer Ophthalmologe in New York City, 1860/61 bei → Müller, Heinrich in Würzburg und Karl *Alfred* Graefe (1828–1870) in Berlin, dann Rückkehr nach New York; Mitbegründer der Ophthalmological Society of New York und der American Ophthalmological Society; Kommilitone von Ernst Haeckel in Würzburg. 8

Alvensleben, *Elisabeth* Amalie von, geb. Bassewitz (1880–1890), 1840 ∞ → Alvensleben, John *Charles* Phénomène von. 15

Alvensleben, John *Charles* Phénomène von (1807–1877), preußischer Generalmajor a. D., ∞ → Alvensleben, *Elisabeth* Amalie von. 15

Amici, Giovanni Battista (1786–1863), italienischer Hersteller qualitativ hochwertiger optischer Geräte (Immersionsmikroskope und Teleskope), Physiologe, Mathematiker, Astronom und Ingenieur; 1807 Prof. für Algebra in Modena, 1831 Astronom am Museo di storia naturale in Florenz und Prof. der Astronomie in Pisa, 1848 Abgeordneter der konstitutionellen Regierung der Toskana, im Zuge der nationalen Einigungsbewegung und der Absetzung des Großherzogs der Toskana 1859 von allen akademischen Ämtern enthoben, jedoch weiterhin als Ehrenprofessor der Astronomie mit der mikroskopischen Forschung in Florenz beschäftigt. 339

Andaló, Brancaleone degli (1220–1258), stadtrömischer Volkstribun; nach der Niederschlagung der Adelspartei 1252 von der Volksversammlung zum Senator gewählt, 1256/57 in Gefangenschaft der Adelspartei, nach seiner Befreiung erneut Senator. 358

Antonio, Pater, um 1859 Prior des Klosters San Giovanni e Paolo auf dem Gipfel des Monte Cavo, östlich von Rom. 415

Apelt, Ernst Friedrich (1812–1859), Philosoph, Unternehmer und Gutsbesitzer in der Oberlausitz; Stud. der Philosophie und Mathematik bei Jakob Friedrich Fries (1773–1843) in Jena, dann in Leipzig, 1839 Habilitation, 1840 Extraordinarius und 1856 Prof. der Philosophie in Jena, 1858 Dekan der Philosophischen Fakultät; Besitzer eines Braunkohle- und Vitriolwerkes in Oppelsdorf, wo er auch ein Kurbad errichtete. 194

Arendt, Marie († 1884), Frl., Vorsteherin der Höheren Töchterschule und Pensionsanstalt in Freienwalde, Bekannte von → Haeckel, *Hermine* Elise Eleonore Sophie und *Karl* Heinrich Christoph Benjamin, der 1884 ihr Nachlassverwalter wurde. 320

Arndt, Ernst Moritz (1769–1860), Historiker, nationalpatriotischer Dichter der Freiheitskriege und Politiker; ab 1791 Stud. der Geschichte, Theologie, Völker- und Erdkunde in Greifswald und Jena,

1800 Habilitation und Privatdozent, 1806 ao. Prof. der Geschichte in Greifswald, 1818 Prof. in Bonn, infolge der Karlsbader Beschlüsse 1826 zur Niederlegung seiner Professur gezwungen, 1840 rehabilitiert, 1841 Rektor der Universität Bonn, 1848/49 Mitglied der Frankfurter Nationalversammlung; 1817 ∞ Anna Maria Arndt, geb. Schleiermacher (1786–1869). 201, 210, 223

August, Ernst Ferdinand (1795–1870), ab 1815/16 Stud. der Theologie und Philologie in Berlin, 1818 Oberlehrer am Gymnasium zum Grauen Kloster, Prof. der Mathematik, 1827 Direktor des neu errichteten Köllnischen Realgymnasiums ebd.; 1823 ∞ Johanne August, geb. Fischer, jüngste Tochter des Mathematikers Ernst Gottfried Fischer (1754–1831). 140

August, Friedrich Wilhelm Oskar (1840–1900), 1858/59 Stud. der Physik und Mathematik in Halle und Berlin, 1862 Dr. phil., 1864 Reserveunteroffizier im Deutsch-Dänischen Krieg, dann Lehrer am Friedrichs-Gymnasium und der Realschule in Berlin, 1866 Teilnehmer am Deutschen Krieg, 1877 Prof. an der Vereinigten Artillerie- und Ingenieurschule ebd.; Sohn von Johanne August, geb. Fischer und → August, Ernst Ferdinand. 140

B

Baedeker, Karl (1801–1859), Buchhändler und Verleger in Koblenz, begründete seinen weltweiten Ruf mit der Reihe der „Baedeker-Reiseführer". 9

Baden
–, Friedrich I. Großherzog von (1826–1907), 1852–1856 Regent, nach dem Tod seines kranken älteren Bruders ab 1856 Großherzog, preußischer Generaloberst, liberaler Herrscher, Kunstmäzen und Verfechter der deutschen Einheit. 244

–, *Luise* Marie Elisabeth Großherzogin von, geb. Prinzessin von Preußen (1838–1923), 1856 ∞ → Baden, Friedrich I. Großherzog von. 244

Barth, Johann *Heinrich* (1821–1865), Historiker, Geograph, Geologe und Forschungsreisender, Pionier der Erforschung Afrikas; Ehrenpromotion zum Dr. med. h. c. in Jena am 17.8.1858 (für seine verdienstvollen Forschungsergebnisse); Freund der Familie Haeckel. 73, 194, 280, 345

Basedow, *Carl* Adolph von (1799–1854), Dr. med., Sanitätsrat, praktischer Arzt und ab 1848 Kreisphysikus in Merseburg, beschrieb die nach ihm benannte Krankheit Morbus Basedow. 100

Bassewitz, *Adelheid* Henriette von, geb. von Gerlach (1784–1865), Tochter des Oberlandesgerichtspräsidenten Ludwig von Gerlach (1751–1809) in Köslin, 1801 ∞ → Bassewitz, Friedrich Magnus von. 15, 88, 253

Bassewitz, *Elisabeth* Amalie von → Alvensleben

Bassewitz, Friedrich Magnus von (1773–1858), Jurist und Verwaltungsbeamter; 1810–1842 Regierungspräsident in Potsdam, 1825–1840 Oberpräsident der preußischen Provinz Brandenburg, Ehrenbürger von Potsdam und Berlin; ∞ → Bassewitz, *Adelheid* Henriette von, Dienstvorgesetzter und Förderer von → Haeckel, Carl Gottlob während dessen Tätigkeit im Potsdamer Regierungskollegium. 15, 88, 114

Bassewitz, Friedrich *Wilhelm* Karl Adolf von (1803–1876), Stud. der

Rechte, Auskultator, 1828 Regierungsreferendar am Stadtgericht Potsdam, dann Landrat auf Benndorf (Kreis Halle a. d. Saale); Sohn von → Bassewitz, Friedrich Magnus von und *Adelheid* Henriette von. 15, 30, 231

Bassewitz, Hedwig Anna von → Reinhard

Bastgen, Conrad Alexander (1833–1861), aus St. Petersburg, Stud. der Medizin in Dorpat und Wien, 1857 Bekannter Ernst Haeckels ebd., 1859 Dr. med. in Dorpat, dann praktischer Arzt in Sysran (Russland). 41

Bäuerle, Adolf (1786–1850), österreichischer Schriftsteller und Journalist; Gründer und langjähriger Herausgeber des Unterhaltungsblattes „Theaterzeitung", populärer Theaterdichter und Schöpfer des Wiener Lokalromans, 1809–1838 Sekretär am Leopoldstädter Theater. 305

Becker, *Otto* Heinrich Enoch (1828–1890), Mediziner und Ophtalmologe; 1847 Stud. der Theologie und Philologie in Erlangen, 1848–1851 Stud. der Mathematik und Naturwissenschaften in Berlin, 1854–1859 Stud. der Medizin in Wien, ab 1868 Prof. für Augenheilkunde in Heidelberg; Kommilitone und Freund Ernst Haeckels. 20

Beckhaus, Friedrich *Wilhelm* Konrad (* 1828), 1851 Dr. jur., 1853 Habilitation und Privatdozent für Römisches Zivilrecht in Bonn, 1858 Entzug der venia legendi. 340, 362

Beckmann, *Otto* Karl Hermann (1832–1860), WH 1854/55 Praktikant an der Poliklinik in Würzburg, SH 1856 Prosektor der Zootomischen Anstalt in Würzburg, 1856 Dr. med. ebd., 1858 ao. Prof. der Pathologischen Anatomie in Göttingen; Studienfreund Ernst Haeckels. 20, 81, 113, 119, 157, 160, 165, 170, 179

Beer, *Emilie* Henriette → Kiepert

Beer, Louis († nach 1874), Kommerzienrat in Berlin, 1851–1874 Rittergutsbesitzer in Osdorf, ∞ → Beer, Marie, geb. Jaerschky, Schwager von → Kiepert, Adolf, Bruder von → Kiepert, Emilie, geb. Beer. 202

Beer, Marie, geb. Jaerschky, ∞ → Beer, Louis. 202

Beethoven, Ludwig van (1770–1827), Pianist, einflussreichster Komponist der Wiener Klassik und Vorläufer der Romantik. 136

Beitzke, *Heinrich* Ludwig (1798–1867), Militärschriftsteller und preußischer Offizier; 1828–1836 Lehrer an der Divisionsschule in Stargard, 1831 Premierleutnant, 1839 Hauptmann, 1845 Major a. D., Mitglied des Preußischen Abgeordnetenhauses; Ehrenpromotion zum Dr. phil. h. c. am 17.8.1858 in Jena (für seine Schriften über die Freiheitskriege). 33, 194

Bennecke, Adolf (1836–1874), Sohn von → Bennecke, August *Friedrich* und Luise Adelheid *Marianne* Philippine, später Oberamtmann und Domänenpächter in Segebadenhau bei Grimme in Mecklenburg. 202

Bennecke, Anna (* 1831), Tochter von → Bennecke, August *Friedrich* und Luise Adelheid *Marianne* Philippine, 29.8.1856 verlobt mit Adolph von Weise (* 1825), herzoglich-anhaltischer Torfinspektor in Hoym, Freundin von → Sethe, *Anna* Auguste Friederike. 299

Bennecke, August *Friedrich* (1798–1866), Oberregierungsrat und stellvertretender Regierungspräsident in Frankfurt (Oder), ∞ → Bennecke,

Luise Adelheid *Marianne* Philippine. 297 f.
Bennecke, *Emmy* Klara Hermine (1834–1921), Tochter von → Bennecke, August *Friedrich* und Luise Adelheid *Marianne* Philippine. 299
Bennecke, Luise Adelheid *Marianne* Philippine, geb. Mendheim (1806–1872), 1823 ∞ → Bennecke, August *Friedrich*. 297 f.
Benouville, Léon (1821–1859), französischer Maler und Zeichner; bekannt für seine Porträts sowie mythologischen und religiösen Darstellungen im neoklassizistischen bzw. orientalischen Stil, erhielt 1845 den Rompreis, der mit einem Stipendium und einem mehrjährigen Aufenthalt zum Studium der klassischen Künste in Italien verbunden war; 1859 Bekannter von Ernst Haeckel in Rom. 372, 392
Belitz, Johanna Auguste Carolina Natalia (1833–1917), 1858 Braut von → Klenze, Hans Albrecht *Wolfgang* Immanuel. 242, 259
Bellermann, Christian Friedrich (1793–1863), protestantischer Theologe, Verfasser literatur- und kirchengeschichtlicher Schriften und Liedersammler (Portugal, Italien); Stud. der Theologie in Berlin und Göttingen, Freiwilliger im Lützowschen Freikorps 1813/14, 1816 Dr. theol. in Erfurt, 1818–1825 Pfarrer der deutschen evangelischen Gemeinde in Lissabon, 1827–1835 Prediger der preußischen Gesandtschaft und der deutsch-französischen evangelischen Gemeinde in Neapel, dann bis 1858 an der St.-Pauls-Kirche in Berlin-Gesundbrunnen, nach der Emeritierung Umzug nach Bonn zu seiner Tochter → Schultze, Christine. 169, 386

Bellermann, Christine → Schultze
Berger, Heinrich Anton *Carl* (1796–1861), Mediziner, Paläontologe und Geologe; Stud. der Medizin in Jena, Würzburg und Berlin, 1819 Dr. med. in Jena, praktischer Arzt in Coburg und Medizinalrat, Erforscher der geologischen und paläontologischen Beschaffenheit des Coburger Umlandes, Fossiliensammler, Mitglied der Gesellschaft Deutscher Naturforscher und Ärzte. 195
Bergmann, *Carl* Georg Lucas Christian (1814–1865), Anatom; 1838 Dr. med. in Göttingen, 1839 Habilitation, 1841–1852 Assistent für die vergleichend-anatomische Sammlung bei Rudolf Wagner (1805–1864) im Physiologischen Institut, dann ao. Prof. in Göttingen, seit 1852 Prof. der Anatomie und Direktor des Anatomischen Instituts in Rostock. 190
Berncastel, Ernst (Ernesto) (1830–1887), Apotheker; Dr. med., seit 1856 Inhaber der Konzession für die preußische Gesandtschaftsapotheke in Neapel, Largo S. Francesco di Paola Nr. 7, 1859 Wirt Ernst Haeckels ebd.; Neffe des Trierer Arztes und Apothekers Nicolaus Berncastel (1808–1856). 399, 409
Bertheau, *Georg* Gotthilf Heinrich (1831–1907), aus Baden, WH 1851/52 Stud. der Medizin in Berlin, dann in Würzburg, Studienfreund Ernst Haeckels, 1852 Mitglied des naturwissenschaftlichen Kränzchens in Berlin, Dr. med., praktischer Arzt in Karlsruhe, Sanitätsrat. 20
Bethmann-Hollweg, Moritz *August* von (1840) (1795–1877), Jurist und Politiker; Stud. der Rechte in Göttingen und Berlin, 1819 Habilitation und 1823 Prof. der Rechte (Zivilprozess) in Berlin,

1829 in Bonn, 1845 Staatsrat, 1852 führender Politiker der Wochenblattpartei, einer liberal-konstitutionellen Gruppierung um das von ihm herausgegebene „Preußische Wochenblatt zur Besprechung politischer Tagesfragen", 1849–1855 Mitglied der Ersten und Zweiten Kammer des Preußischen Landtages, 1858–1862 Minister der Geistlichen, Unterrichts- und Medizinalangelegenheiten, 1848 Begründer des Deutschen Evangelischen Kirchentages und dessen Präsident bis 1872, 1862 Ehrenmitglied der Preußischen Akademie der Wissenschaften. 340, 424

Beyrich, Clementine, geb. Helm (1825–1896), unter ihrem Mädchennamen bekannt als Jugendschriftstellerin, Nichte und Ziehtochter von →Weiß, Margarethe *Luise*, 1847 ∞ → Beyrich, Heinrich *Ernst*. 168, 345

Beyrich, Heinrich *Ernst* (1815–1896), Geologe und Paläontologe; 1841 Privatdozent, ao. Prof., 1865 Prof. für Geologie und Paläontologie an der Universität Berlin, Geheimer Bergrat, 1848 Mitbegründer der Deutschen Geologischen Gesellschaft; ∞ → Beyrich, Clementine. 168, 345

Bezold, Albert von (1836–1868), Physiologe; 1854 Stud. der Medizin in München, 1855 in Würzburg, 1857 in Berlin, Assistent von → Du Bois-Reymond, *Emil* Heinrich, 1859 Dr. med. in Würzburg und dann Extraordinarius, 1861 Prof. für Physiologie als Nachfolger von Emil Huschke (1797–1858) in Jena, 1865 in Würzburg, Begründer des Physiologischen Instituts ebd.; Studienfreund Ernst Haeckels. 187 f., 219 f., 239, 329

Biermann, *Gottlieb* Wilhelm (1824–1908), Porträt-, Landschafts- und Historienmaler; 1840 Stud. an der Akademie der Künste in Berlin, 1851/52 in Paris, 1852 – Mai 1854 in Rom, Rückkehr nach Berlin, 1877 Mitglied der Kunstakademie, 1878 Akademieprof. 163, 167

Biermann, Karl *Eduard* (1803–1892), Porzellan-, Dekorations- und Landschaftsmaler; Stud. an der Akademie der Künste in Berlin, früher Vertreter der Landschafts-Aquarellmalerei, Studienreisen u. a. in die Schweiz und nach Italien (1832/33 und 1852–1854 in Rom), ab 1842 Lehrer, 1844 Prof. für Landschaftszeichnung an der Berliner Bauakademie. 163, 167 f., 223

Binder, Adalbert († vor 1871), Weinhändler und Gastwirt in Prag, Mitglied des Prager Dombauvereins, Onkel von → Binder, *Ferdinand* Eduard. 7

Binder, *Ferdinand* Eduard („Hasenbinder", „Kleiner Binder"), ca. 1848–1866 Inhaber des Gasthofs „Zum goldenen Hasen" in der Prager Altstadt, Liliengasse Nr. 246. 4, 6–8

Binz, Carl (1832–1913), Pharmakologe und Medizinhistoriker; 1851 Stud. der Medizin in Würzburg, 1855 Dr. med. in Bonn, ab 1856 praktischer Arzt ebd., 1861 in Berlin, 1862 Habilitation, ab 1868 Prof. für Pharmakologie und Gründer des Pharmakologischen Instituts in Bonn, 1885/86 Rektor der Universität. 354, 381, 426

Bleek, *Anna* Elisabeth (1843–1904), Tochter von → Bleek, Friedrich und *Auguste* Charlotte Marianne Henriette, Cousine Ernst Haeckels. 367, 375, 379, 386, 423

Bleek, *Auguste* Charlotte Marianne Henriette, geb. Sethe (1802–1875), ∞ → Bleek, Friedrich, Tante Ernst Haeckels. 73, 89, 367, 379, 386, 423

Bleek, *Auguste* Gertrude → Post

Bleek, Ernst *Theodor* (1833–1905), Jurist und Politiker; 1852–1855 Stud. der Rechte in Berlin, setzte Ende der 1850er Jahre seinen juristischen Kursus in Berlin fort, 1862 Gerichtsassistent, 1863 Bürgermeister in Sobernheim, 1871 Bürgermeister in Lippstadt, 1883 Oberbürgermeister in Minden (Westfalen), 1903 Geheimer Regierungsrat, 1880–1903 Mitglied des Preußischen Herrenhauses; Sohn von → Bleek, Friedrich und *Auguste* Charlotte Marianne Henriette, Cousin Ernst Haeckels. 20, 32, 132, 366, 367, 375, 379, 386, 423

Bleek, Friedrich (1793–1859), protestantischer Theologe; Dr. theol., Konsistorialrat, Prof. der Theologie in Bonn und Direktor der alttestamentlichen Klasse des Evangelisch-Theologischen Seminars; ∞ → Bleek, *Auguste* Charlotte Marianne Henriette, Onkel Ernst Haeckels. 293, 313, 366, 375 f., 379, 386, 395, 404

Bleek, *Hedwig* Bertha Emilie (1836–1884), Tochter von → Bleek, Friedrich und *Auguste* Charlotte Marianne Henriette, später Stiftsdame in Leones (Argentinien), Cousine Ernst Haeckels. 32, 161, 367, 375, 379, 386, 423

Bleek, *Hermann* Christoph (1841–1921), Sohn von → Bleek, Friedrich und *Auguste* Charlotte Marianne Henriette, später Pfarrer in Bonn, Cousin Ernst Haeckels. 367, 375, 379, 386

Bleek, *Johannes* Friedrich (1835–1869), Sohn von → Bleek, Friedrich und *Auguste* Charlotte Marianne Henriette, später Pfarrer in Winterburg, Cousin Ernst Haeckels. 367, 375, 379, 386, 423

Bleek, *Marie* Charlotte Helene (1838–1863), Tochter von → Bleek, Friedrich und *Auguste* Charlotte Marianne Henriette, Cousine Ernst Haeckels. 148 f., 278, 293, 313, 366, 375, 379, 386, 423

Bleek, *Philipp* Christian (1829–1877), Mediziner; 1851 Dr. med. in Bonn („De amputationis methodi per loborum confirmationem peractae commodis"), praktischer Arzt, Wundarzt und Geburtshelfer (Approbation 1853), um 1855 Chirurg am King's County Hospital in New York, Ende 1857 Übersiedlung nach Südamerika, lebte in Leones (Argentinien); Sohn von → Bleek, Friedrich und *Auguste* Charlotte Marianne Henriette, Cousin Ernst Haeckels. 73, 89, 122, 367, 375, 379, 386

Bleek, *Wilhelm* Heinrich Immanuel (1827–1875), Philologe; 1851 Dr. phil. in Bonn, Pionier der Erforschung der Sprachen und der Kultur der Völker Südafrikas, später Bibliothekar, ab 1864 Leiter der Staatsbibliothek in Kapstadt; Sohn von → Bleek, Friedrich und *Auguste* Charlotte Marianne Henriette, Cousin Ernst Haeckels. 36, 89, 367, 375, 379, 386

Bloest, *Ludwig* (*Louis*) August, aus Luzern, ab 1849 Hauptmann und Quartiermeister im II. Bataillon des 4. Schweizer Regiments unter Oberst Ludwig Bernhard Karl von Muralt (1795–1859) in königlich neapolitanischen Diensten in Neapel, 1865 in Bern, 1877 in Zürich; 1859 Bekannter Ernst Haeckels in Neapel, wohnte Vico della Neve, Materdei 30, ∞ → Bloest, N. N. 351

Bloest, N. N. (* 1827), aus Mannheim, ∞ → Bloest, *Ludwig* August, 1859 Bekannte Ernst Haeckels in Rom. 351, 371, 380, 391, 397, 401, 406, 426

Blücher, Gebhard Leberecht von, Fürst von Wahlstatt (1742–1819), preußischer Generalfeldmarschall, Ikone der Befreiungskriege 1813–1815, berühmt durch den Sieg über Napoleon in der Schlacht bei Waterloo. 193

Böhmen
–, Wenzel von (um 907 – 28.9.935 (oder 929)), aus dem Geschlecht der Přemysliden, ab 923/24 Fürst von Prag und Böhmen, Märtyrer, böhmischer Nationalheiliger. 6
–, Ludmilla von (um 858 – 921), böhmische Fürstin, ∞ Bořivoj I. von Böhmen (um 853 – um 889) und erste christliche Herrscherin, Großmutter von → Böhmen, Wenzel von, Märtyrerin, erste Nationalheilige. 6

Böhmer, Ludwig Wilhelm *Ferdinand*, Jurist, um 1827 Justizkommissar, 1856 Kreisrichter, 1857 Kreisgerichtsrat am Königlichen Kreisgericht in Stettin, wohnte Kleine Wollweberstraße 2. 210

Boye, *Juliane* Amalie Ulrike → Seebeck

Bölling, *Emma* Carolina → Scheller

Bölling, Juliane → Untzer

Bonaparte, Napoleon (1769–1821), seit März 1796 Oberbefehlshaber der französischen Italienarmee, Feldzug 1796/97, Ägyptenexpedition 1798–1801, Staatsstreich am 9.11.1799 (18. Brumaire), Erster Konsul der Französischen Republik, 1804–1814 und März bis Juni 1815 Napoleon I., Kaiser der Franzosen. 115, 385

Bonaparte, Charles Louis Napoleon (1808–1873), 1848–1852 Präsident der Französischen Republik, 1852–1870 Napoleon III., Kaiser der Franzosen; Neffe von → Bonaparte, Napoleon. 376, 381, 424

Borghese, *Camillo* Francesco Giambattista Melchiorre, Principe di Sarsina, Principe di Aldobrandini (1816–1902), italienischer Militär, Kommandeur der römischen Stadtwache von Papst Pius IX. (1792–1878), Kapitän der päpstlichen Truppen im ersten italienischen Unabhängigkeitskrieg. 416

Borne, *Gustav* Carl Kreuzwendedich von dem (1832–1916), Forstwirtschaftler und Regierungsrat; 1854 Stud. der Forstwissenschaft in Berlin, WH 1856/57 Stud. an der Forstakademie Eberswalde, 1859 Forstamtskandidat in Driesen, dann Regierungs- und Forstreferendar, 1869 Oberförster in Neuhaus, Regierungsbezirk Frankfurt (Oder), 1875 Oberförster in Hannover, 1882 Forstmeister, 1885 Oberforstmeister und Vortragender Rat im Minsterium für Landwirtschaft, Domänen und Forsten, Landforstmeister, Träger des Roten Adlerordens II. Klasse. 313, 367, 404, 423

Böttcher, Jakob Ernst *Arthur* (1831–1889), kurländischer Pathologe; 1851–1855 Stud. der Medizin in Dorpat, 1856 Dr. med., 1857/58 ao. Hörer an den Universitäten Wien und Berlin, 1858 Privatdozent, 1862–1883 Prof. für Pathologie und Pathologische Anatomie an der Universität Dorpat, Wirklicher Staatsrat, Gründer des Pathologischen Instituts und der Dorpater Medizinischen Gesellschaft. 41

Brand, *Adolf* Ernst Paul von (1803–1878), königlich preußischer Sekondeleutnant a. D., Kammerherr, Mitglied des Preußischen Herrenhauses, Gutsbesitzer auf Lauchstädt, Dolgen, Wutzig und Hermsdorf im Landkreis Friedeberg in Brandenburg. 364

Brauchitsch, *Alfred* Karl Adolf von (* 1836), königlich preußischer Leutnant, später Major; Sohn von Adolf von Brauchitsch und →

Brauchitsch, *Emilie* Helene von. 186, 230

Brauchitsch, *Anna* Hedwig von (1845–1890), Tochter von → Brauchitsch, Karl *Emil* und *Marie* Louise Adelheide von. 174

Brauchitsch, *Emilie* Helene von, geb. von Braunschweig (1809–1866), 1829 ∞ Adolf von Brauchitsch (1800–1876), Geheimer Oberjustizrat, Direktor des Kreisgerichts in Erfurt; Schwester von → Brauchitsch, *Marie* Louise Adelheide von. 186

Brauchitsch, *Georg* Emil von (1853–1886), Sohn von → Brauchitsch, Karl *Emil* und *Marie* Louise Adelheide von. 174

Brauchitsch, *Helene* Karoline Adolfine von (1836–1886), Tochter von → Brauchitsch, Karl *Emil* und *Marie* Louise Adelheide von, Bekannte von → Sethe, *Anna* Auguste Friederike. 163, 172, 174, 181, 201, 211 f., 221, 223 f., 226 f., 245, 259, 270

Brauchitsch, Karl *Emil* von (1801–1881), königlich preußischer Oberstleutnant, Direktor des Militär-Knaben-Erziehungs-Instituts in Annaburg, ∞ → Brauchitsch, *Marie* Louise Adelheide von. 174, 259

Brauchitsch, *Klara* Karoline Hedwig von (* 1834), Tochter von Adolf von Brauchitsch und → Brauchitsch, *Emilie* Helene von. 186, 210, 230

Brauchitsch, *Marie* Louise Adelheide von, geb. von Braunschweig (1812–1856), Tochter von Ludwig Wilhelm von Braunschweig (1758–1838) und Karoline Henriette von Braunschweig, geb. von Grolmann (1774–1843), 1833 ∞ → Brauchitsch, Karl *Emil* von. 174

Braun, Adele, geb. Meßmer (1818–1877), aus Lausanne, Französischlehrerin an der Höheren Töchterschule in Karlsruhe, 1844 ∞ → Braun, *Alexander* Carl Heinrich. 168, 264

Braun, *Alexander* Carl Heinrich (1805–1877), Botaniker; 1824–1827 Stud. der Medizin und der Naturwissenschaften in Heidelberg, 1831/32 Stud. der Botanik in München und Paris, 1833 Prof. der Botanik und Zoologie am Polytechnikum in Karlsruhe, 1846 Prof. der Botanik in Freiburg im Breisgau, 1850 in Gießen, seit 1851 in Berlin, Mitbegründer und Vorsitzender der Gesellschaft für Anthropologie, Ethnologie und Urgeschichte; Karlsruhe 1844 ∞ (II) → Braun, Adele. 22, 36, 37, 168, 220, 227, 264

Braun Ritter von Fernwald, Carl (1872) (1822–1891), Gynäkologe; 1841–1846 Stud. der Medizin in Wien, 1847 Dr. med., 1849 Assistent in Wien, 1853 Habilitation und Prof. an der Hebammenlehranstalt in Trient, ab 1856 Prof. in Wien, 1877 Hofrat. 91

Braune, Christian Wilhelm (1831–1892), Anatom; 1851–1856 Stud. der Medizin in Leipzig, Göttingen und Würzburg, 1856 Dr. med., 1860 Habilitation und Privatdozent für Chirurgie, 1866 ao. Prof., 1872–1892 Prof. für Topographische Anatomie in Leipzig. 265

Braunschweig, *Emilie* Helene von → Brauchitsch

Braunschweig, *Marie* Louise Adelheide → Brauchitsch

Brecht, Heinrich *Gustav* (1830–1905), Jurist und Politiker; Stud. der Rechte in Jena, Halle und Heidelberg, Mitglied der Burschenschaften Auf dem Burgkeller Jena (1849), Fürstenthal (1849/50) und Germania (1850/51), 1854 Auskultator in Magdeburg, 1855 Referendar in Berlin, 1857 in Ziegenrück, 1858 Assessor und Hilfsrichter in Berlin, 1860 Bürgermeister, später Oberbürgermeister und Ehrenbürger von Quedlinburg, Landtagsabgeordneter; Bekannter von → Haeckel, *Karl* Heinrich Christoph Benjamin. 18, 390

Breisky, August (1832–1889), böhmisch-österreichischer Gynäkologe; Stud. der Medizin in Prag, 1855 Dr. med., 1858 Erster Assistent am Lehrstuhl für Pathologische Anatomie der Medizinischen Fakultät der Universität Prag bei → Treitz, Václav, später Prof. der Geburtshilfe in Salzburg, Wien, Bern und Prag. 7

Bremer, Johanna Caroline Adelheid *Therese* → Klenze

Brettauer, Joseph (1835–1905), österreichischer Ophthalmologe und Numismatiker; Stud. der Medizin in Prag und Wien, 1859 Dr. med., 1861–1904 Augenarzt und Leiter der Augenabteilung im Krankenhaus in Triest; Kommilitone und Freund Ernst Haeckels. 20, 91

Brewster, Sir David (1781–1868), Physiker; Dr. phil., Vorstand des St. Leonhard Collegiums und Vizepräsident der Royal Society; Ehrenpromotion zum Dr. med. h. c. in Jena am 17.8.1858 (für seine Beobachtungen auf dem Gebiet der Polarisation des Lichtes und als ausgezeichneter Optiker). 194

Brockhaus, Heinrich (1804–1874), Verlagsbuchhändler und Politiker; Mitinhaber des Verlags F. A. Brockhaus in Leipzig, Mitbegründer des Leipziger Kunstvereins und des Deutschen Nationalvereins, Mitglied im Stadtparlament und im Sächsischen Landtag; Ehrenpromotion zum Dr. phil. h. c. am 17.8.1858 in Jena (für hohe Verdienste in Kunst, Wissenschaft und Geistesleben sowie als Herausgeber des „Brockhaus" und als Wohltäter der Universität). 194

Brodmann, Elise, geb. Hoffbauer († nach 1875), ∞ → Brodmann, *Carl* Ludwig. 299

Brodmann, *Carl* Ludwig († 1875), Jurist; 1839 Oberlandesgerichtsassessor in Halberstadt, 1844 Land- und Stadtgerichtsrat in Halberstadt, 1850–1855 Appellationsgerichtsrat in Posen, dann in Frankfurt (Oder) und ab 1863 in Halberstadt. 299

Brücke, Ernst Wilhelm Ritter von (1873) (1819–1892), deutsch-österreichischer Physiologe; Stud. der Medizin in Berlin und Heidelberg, 1843 Privatdozent, Assistent bei → Müller, *Johannes* Peter, 1848 ao. Prof. in Königsberg, 1849 Prof. der Physiologie und Mikroskopischen Anatomie in Wien und Direktor des Physiologischen Instituts, 1882–1885 Vizepräsident der Akademie der Wissenschaften in Wien sowie Mitglied der Ersten Kammer des österreichischen Reichsrates. 20, 27–29, 33–36, 38, 44, 63, 91–95, 98, 104

Brühl, *Carl* Bernhard (1820–1899), österreichischer Anatom, Zoologe, Volksbildner und Frauenrechtler; 1841 Stud. in Wien, 1847 Dr. med., 1850 Mag. med. vet., 1857 Prof. der Zoologie und Vergleichenden Anatomie in Krakau und 1858 in Pest, 1861–1870 Prof. der Zootomie in Wien. 220

Bruhns, Carl Christian (1830–1881), Astronom, Meteorologe und Geodät; Stud. der Mathematik und Astronomie, 1852 Assistent an der Berliner Sternwarte, 1856 Dr. phil., 1859 Habilitation in Berlin, Prof. der Astronomie und Leiter der Sternwarte in Leipzig, 1867 Mitglied der Leopoldina, 1869 Mitglied der

Sächsischen Akademie der Wissenschaften. 265
Brunnemann, *Auguste* Marie Charlotte Henriette, geb. Sack (1809–1893), ∞ → Brunnemann, Wilhelm Eduard, Nichte von Ernst Haeckels Großvater → Sethe, *Christoph* Wilhelm Heinrich. 149
Brunnemann, Wilhelm Eduard (1800–1887), Jurist; Landgerichtsdirektor in Torgau, 1839 Kammergerichtsrat, dann Geheimer Obertribunalrat in Berlin; ∞ → Brunnemann, *Auguste* Marie Charlotte Henriette. 149
Büchsel, *Carl* Albert Ludwig (1803–1889), protestantischer Theologe und Verfasser theologischer und biographischer Schriften; Stud. der Theologie und Mathematik in Berlin, 1829 Ordination, ab 1846 Pfarrer an der St. Matthäuskirche in Berlin, 1852 Konsistorialrat, 1853 Generalsuperintendent der Neumark und Niederlausitz, ab 1858 zudem Leiter des St.-Elisabeth-Krankenhauses und des Diakonissen-Mutterhauses. 33
Büttemann, Emilie → Keibel

C

Call, Roman von († August 1861), aus Eppan (Österreich), SH 1855 Stud. der Medizin in München, 1855/56 in Würzburg, Schüler und Assistent bei → Virchow, *Rudolf* Ludwig Karl, Dr. med. et chir., in Wien an Schwindsucht verstorben; Studienfreund Ernst Haeckels. 8, 20 f.
Canitz und Dallwitz, Adolph Freiherr von (1810–1868), Oberst a. D., Zweiter Kammerherr von → Preußen, *Elisabeth* Ludovika, Königin von. 399
Carus, Carl *Gustav* (1789–1869), Arzt, Maler und Naturphilosoph; Stud. der Botanik, Chemie, Physik und ab 1806 der Medizin in Leipzig, 1811 Dr. phil. et med. und Habilitation, Privatdozent für Vergleichende Anatomie und Assistent am Trierschen Institut in Leipzig, 1814 Leiter der Hebammenschule in Dresden und ab 1815 Prof. für Geburtshilfe, königlich sächsischer Leibarzt, Hof- und Medizinalrat, 1862 Präsident der Leopoldina. 255, 270
Carus, Julius *Victor* (1823–1903), Zoologe und Anthropologe; ab 1853 Prof. für Vergleichende Anatomie in Leipzig und Direktor des Zoologischen Institutes, Übersetzer von Charles Darwin (1809–1882) und Herausgeber der Zeitschrift „Zoologischer Anzeiger", 1856 Mitglied der Leopoldina und 1898 der Sächsischen Akademie der Wissenschaften. 167, 178–180, 184 f., 189, 192 f., 195
Castendyk, Johanne Emilie Luise *Charlotte*, geb. Passow (1833–1910), Tochter von → Passow, *Carl* Friedrich Rudolph und Sidonie, 8.9.1857 ∞ Bruno Gerhard Castendyk (1830–1873), Kaufmann in Bremen. 73, 80 f.
Chamisso, *Hermann* Freimund von (1832–1886), Arzt; Stud. der Medizin in Berlin, Prag und Wien, Dr. med., Geheimer Medizinalrat und Stadtphysikus in Berlin, Sohn des Dichters Adelbert von Chamisso (1781–1838), Freund und Kommilitone Ernst Haeckels. 3, 6–8, 20–23, 28, 35, 41, 44, 52, 61, 63 f., 91, 187, 219, 238
Christinsen, *Adeline* Julia Augusta, geb. Weber (* 1809), Schwester von → Kortüm, Emilie, ∞ Ernst Friedrich Christensen (1799–1859), Universitäts-Syndikus und Quästor in Kiel. 252
Chun, Catarina († 1864), vermutlich Tochter von → Chun, Johann *Franz* und Ida Elisa Ortensia. 380
Chun, Ida Elisa Ortensia, geb. Stub (* 1812), Tochter des Kaufmanns und norwegisch-schwedischen Konsuls

Gerhard Stub (1785–1858) aus Bergen und Giovanna Veronica Margherita Chun, geb. Hall (1787–1823) aus Livorno, 1841 ∞ → Chun, Johann *Franz*. 380

Chun, Johann *Franz* (* um 1816), Schweizer Kaufmann, seit 1842 in Livorno, 1866 Konsularagent ebd., ∞ → Chun, Ida Elisa Ortensia. 308, 327, 334, 380

Claparède, Antoine *René-Edouard* (1832–1871), Schweizer Zoologe; Stud. der Medizin in Genf und Berlin, 1857 Dr. med., 1862 Prof. der Vergleichenden Anatomie in Genf, verwies bereits 1861 auf die weitreichende Bedeutung der Evolutionstheorie von Charles Darwin; Studienfreund Ernst Haeckels. 23, 37, 73, 79 f., 114, 119

Crassus, Caecilia, geb. Metella Cretica, Tochter des Konsuls Quintus Caecilius Metellus Creticus († um 54 v. Chr.), ∞ Marcus Licinius Crassus (85 v. Chr. – 49 v. Chr.). 354, 358

Creutz, Carl Joseph (1834–1905), Mediziner; aus Raeren, Abitur am Königlichen Gymnasium in Aachen, ab WH 1853 Stud. der Medizin in Würzburg, 1857 Dr. med. in Bonn, praktischer Arzt, 1882 Oberstabsarzt 1. Klasse, Kreisphysikus und Sanitätsrat in Eupen. 4

Creuznacher (Creutznacher), Ernst, Mitte des 19. Jh. Gastwirt „Zum Löwen" in Jena. 146

Creuznacher (Creutznacher), N. N., ∞ → Creuznacher, Ernst. 146

Cowan, *Alexander* Oswald (1834–1882), schottischer Arzt; Stud. der Medizin in Bonn, Wien und Edinburgh, 1856 Dr. med., 1860 Militärchirurg in Indien, 1867 Juniorpartner der Firma Cowan & Co. in Edinburgh; Freund Ernst Haeckels in Wien. 20, 63 f., 83, 91

Czerny, Carl (1791–1857), österreichischer Pianist, Komponist, Musiktheoretiker und Klavierpädagoge; Schüler u. a. von → Beethoven, Ludwig van, Lehrer von Franz Liszt (1811–1886) und Sigismund Thalberg (1812–1871), beeinflusst von der Wiener Klassik und der Musik der Romantik. 136

D

Dapples (D'Apples), *Edmond* Charles Francis (1834–1914), Schweizer Arzt; aus Lausanne, 1853 Stud. der Medizin in Zürich, 1855 in Würzburg, 1857 in Wien, dann Dr. med. und praktischer Arzt in Neapel, lebte ab 1886 mit seinen Kindern auf einem Landgut in Grezzano, Mugello (Italien); Studienfreund Ernst Haeckels. 20

Demelius, Friedrich *Wilhelm* (1806–1874), gen. Alte Latte oder Zitterich (aufgrund seines Alkoholismus), aus Cospeda, 1826 Stud. und Mitglied der Burschenschaft, der „ewige Student" Jenas, feierte im WH 1851/52 sein 25-jähriges Studentenjubiläum, verfasste Studentenlieder und die für die Universitätsgeschichte interessante Schrift „Jena'sche Musenklänge und Reimchronik. Eine Festgabe zum fünfzigjährigen Jubiläum der deutschen Burschenschaft" (Jena 1865). 206, 233

Deutsches Reich (Heiliges Römisches Reich Deutscher Nation)
–, Franz. I. (Franz Stephan von Lothringen, 1708–1765), 1729–1736 Franz III. Herzog von Lothringen und Bar, 1737 Franz II. Großherzog der Toskana, Begründer des Hauses Habsburg-Lothringen, ab 1745 Kaiser. 5
–, Heinrich IV. (1050–1106), aus dem

Herrschergeschlecht der Salier, 1053 Mitkönig, 1056 römisch-deutscher König, 1084–1105 Kaiser. 358
–, Karl IV. (Wenzel / Václav, 1316–1378), aus dem Geschlecht der Luxemburger, 1346 römisch-deutscher König, 1347 König von Böhmen, 1355 König von Italien und Kaiser. 5
Devrient, Philipp *Eduard* (1801–1877), Schauspieler, Regisseur und Intendant; Ehrenpromotion zum Dr. phil. h. c. am 17.8.1858 in Jena (als Verfasser der „Geschichte der deutschen Schauspielkunst"). 194
Dieckhoff, *Magdalene* Emilia Luise (1835–1919), Tochter des Stettiner Hofapothekers Ludwig Adolf Dieckhoff (1802–1854) und Emilia Dieckhoff, geb. Maaß (1807–1858), besuchte die Höhere Töchterschule in Stettin, Verfasserin einer Geschlechter-Stammtafel ihrer Familie; Freundin von → Sethe, *Anna* Auguste Friederike, Cousine von → Kelsch, Anna. 241, 287, 297
Dionysius, *Henriette* Albertine → Holfelder
Diruf, Gustav (1813–1858), Balneologe; Dr. med., fürstlich reußischer Hofrat und königlich bayerischer Brunnenarzt in Kissingen; älterer Sohn von Dr. *Carl* Jacob Diruf (1774–1859), Gründer einer Badearzt-Dynastie in Kissingen, Bruder von → Diruf, Oscar. 351
Diruf, Oscar von (1894, Personaladel) (1824–1912), Balneologe, Brunnenarzt und medizinischer Schriftsteller; Stud. der Medizin in Heidelberg, 1849 Dr. med. in Erlangen, 1851–1858 praktischer Arzt in Neapel, 1859 Bekannter Ernst Haeckels in Rom, dann königlich bayerischer Brunnenarzt in Kissingen in der Nachfolge seines verstorbenen Bruders → Diruf, Gustav, 1874 Kurarzt von Reichskanzler Otto von Bismarck (1815–1898) und Hofrat, später großherzoglich badischer Geheimer Hofrat, 1894 Ehrenbürger der Stadt Bad Kissingen aufgrund seines sozialen Engagements, Freund von → Scheffel, Joseph *Victor* von; jüngerer Sohn von Dr. *Carl* Jacob Diruf, Schwager von → Girl, Angelica und → Girl, Helisena, ∞ Marie von Diruf, geb. Girl (1834–1917). 351, 354, 371–373, 397, 401, 406, 426
Dlauhy, *Johann* Nepomuk H. (1808–1888), österreichischer Pathologe; aus Pilsen, Stud. der Medizin, Dr. med., 1839 Assistent am Anatomisch-Pathologischen Museum in Wien, dann Prosektor und Prof. für Pathologische Anatomie in Prag, 1848–1875 Prof. für Gerichtsmedizin in Wien. 23
Dor, Henri (1835–1912), Schweizer Ophtalmologe; Stud. der Medizin u. a. in Zürich und Wien, ab 1860 Augenarzt in Vevey, 1867–1876 Prof. für Augenheilkunde in Bern, gründete danach eine Privatklinik in Lyon; Studienfreund Ernst Haeckels in Wien. 7
Dove, Heinrich Wilhelm (1803–1879), Physiker und Meteorologe; ab 1821 Stud. der Physik, Mathematik, Philosophie und Philologie in Breslau und Berlin, 1826 Habilitation und 1828 ao. Prof. der Physik in Königsberg, 1829 Lehrer am Friedrich-Wilhelms-Gymnasium, anschließend an der Artillerieschule und am Gewerbeinstitut in Berlin, 1837 Mitglied der Preußischen Akademie der Wissenschaften, 1845 Universitätsprof. 63, 389
Drake, Johann *Friedrich* (1805–1882), Bildhauer; Schüler von Christian Daniel Rauch (1777–1857), 1837 Mitglied der Berliner Akademie

der Künste, 1847 Prof., lehrte von 1852–1866 an der Akademie; Ehrenpromotion zum Dr. phil. h. c. am 17.8.1858 in Jena (als Schöpfer des Johann-Friedrich-Denkmals auf dem Jenaer Marktplatz). 191, 194

Dreyer, *Johann* Caspar Heinrich (1833–1908), 1855 Stud. der Medizin in Würzburg, 1857 Dr. med., danach Assistenzarzt und 1860 praktischer Arzt in Bremen; Studienfreund Ernst Haeckels. 7 f.

Droysen, *Johann Gustav* Bernhard (1808–1884), Historiker und Geschichtstheoretiker; Stud. der Philosophie und Philologie in Berlin, 1829 Lehrer am Gymnasium zum Grauen Kloster, 1833 Privatdozent, 1835 ao. Prof. ebd., 1840 Prof. in Kiel, 1848/49 Mitglied der Frankfurter Nationalversammlung und des Verfassungsausschusses, 1851 Prof. in Jena, 1859 wieder in Berlin. 33, 223, 233, 244

Du Bois-Reymond, *Emil* Heinrich (1818–1896), Physiologe und Begründer der Elektrophysiologie; Stud. der Philosophie, Theologie, Geologie und Mathematik in Berlin und Bonn, ab 1839 Stud. der Medizin, 1851 Mitglied der Preußischen Akademie der Wissenschaften, ab 1855 Prof. für Physiologie in Berlin, 1858 Direktor des Physiologischen Instituts in der Nachfolge von → Müller, *Johannes* Peter, Darwinist, Mitbegründer der Physikalischen Gesellschaft zu Berlin. 92

Dumreicher von Österreicher, *Johann* Heinrich Freiherr (1815–1880), österreichischer Chirurg und Orthopäde; Stud. der Medizin in Wien, 1838 Dr. med., 1841 Assistent der Chirurgischen Klinik, 1844 Habilitation, 1846 Primararzt am Allgemeinen Krankenhaus, 1849 Prof. der Praktischen Chirurgie an der Universität Wien und Vorstand der Chirurgischen Klinik. 91, 95, 103

Dyckerhoff, Ludwig (1830–1860), Mediziner; aus Mannheim, 1849/50 Stud. der Medizin in Heidelberg, 1852 in Würzburg, ab 1853 Zulassung zur Ausübung der Chirurgie, 1855 Hilfsarzt an der Heil- und Pflegeanstalt in Illenau, dann praktischer Arzt in Mannheim, 1857 Studienaufenthalt in Wien; Kommilitone Ernst Haeckels. 20

E

Ebart, Carl Emil (1811–1898), Kaufmann und Papierfabrikant, gemeinsam mit seinem Sohn → Ebart, Johann Paul, Inhaber der Firma Gebr. Ebart in Spechthausen bei Eberswalde (ehemals die von Johann Gottlieb Ebart (1746–1805) gegründete Königliche Papiermanufaktur) und in Berlin, Geheimer Kommerzienrat. 355

Ebart, Johann Paul (1838–1901), Kaufmann und Papierfabrikant, Mitinhaber der Firma Gebr. Ebart in Spechthausen bei Eberswalde und Berlin, Sohn von → Ebart, Carl Emil. 355

Edlefsen, Caroline Sophie Claudine (1813–1854 Krummendiek), Tochter von Carolina Lucia Friederike Edlefsen und → Edlefsen, Joachim Jacob.

Edlefsen, Eduard (1802–1854 Itzehoe), Sohn von von Carolina Lucia Friederike Edlefsen und → Edlefsen, Joachim Jacob. 193

Edlefsen, Friederika Augusta, geb. Lind, 1834 ∞ → Edlefsen, Joachim Jacob. 193

Edlefsen, Joachim Jacob (1771–1860), von Helgoland, Stud. der Theologie in Kiel und 1792/93 in Jena, Mitglied der dortigen Urburschenschaft, 1796 in Gottorf examiniert, 1797 Diakon, 1806 Pastor in Oldenswort, 1825 Probst für die Landschaft Eiderstedt, 1834 Pastor in Satrup, Konsistorialrat, Entlassung am 12.11.1850 wegen seiner nationalen Gesinnung und nachfolgendes Exil, ∞ (I) Carolina Lucia Friederike Edlefsen, geb. Gregorius (1774–1830), aus der Ehe gingen sechs Söhne und vier Töchter hervor; 1834 ∞ (II) → Edlefsen, Friederika Augusta, geb. Lind. 193

Ehrenberg, Christian Gottfried (1795–1876), Zoologe, Mikrobiologe und Geologe; 1815 Stud. der Theologie, ab WH 1817/18 Stud. der Medizin und Naturwissenschaften in Leipzig, 1818 Dr. med. und Mitglied der Leopoldina, unternahm 1820–1826 wissenschaftliche Expeditionen in den Nahen Osten sowie nach Arabien und Syrien, 1827 Extraordinarius, 1829 (mit → Humboldt, Friedrich Wilhelm Heinrich *Alexander* von) Expedition durch Russland und Sibirien, 1839 Prof. der Medizin in Berlin, Begründer der Mikrobiologie, Geheimer Medizinalrat, Mitglied zahlreicher Akademien im In- und Ausland, 1831 ∞ (I) Julie Ehrenberg, geb. Rose (1804–1848), 1852 ∞ (II) Friederike Ehrenberg, geb. Friccius (1812–1895). 37

Eichhoff, Camilla Emilia, geb. von Tichy († 1897), Tochter von → Tichy, Anton von und dessen erster Frau Emma, Wien 1854 ∞ Ernst Otto Eichhoff (1820–1881), Kaufmann in Triest. 20

Eichmann, Charlotte *Agnes* → Jacobi

Elfinger, Anton (1821–1864), österreichischer Arzt, Zeichner und Karikaturist (Ps.: Cajetan); Ausbildung an der Wiener Kunstakademie, ab 1839 Stud. der Medizin, 1845 Dr. med., Sekundararzt am Allgemeinen Krankenhaus in Wien bei → Hebra, Ferdinand Ritter von, 1849–1858 Universitätszeichner (medizinische Fachliteratur). 100

Eltester, Heinrich (1812–1869), Theologe und Publizist; Schüler von → Schleiermacher, *Friedrich* Daniel Ernst, 1833 Prediger an der Kadettenanstalt, 1838 an der Heiligengeistkirche in Potsdam, Ehrenbürger ebd.; Ehrenpromotion zum Dr. theol. h. c. am 17.8.1858 in Jena (für Verdienste um die Aufrechterhaltung der Union in der preußischen Landeskirche). 194

Engelmann, Wilhelm (1808–1878), Verleger, Buchhändler, Drucker und Bibliograph; Buchhandelslehre bei Theodor Enslin (1787–1851) in Berlin, Druckerlehre in der Heyseschen Buchhandlung in Bremen, Geschäftsführer der Varrentrappschen Buchhandlung in Frankfurt a. M., 1848 Übernahme des väterlichen Verlagsbuchhandels in Leipzig und Aufbau eines bedeutenden naturwissenschaftlichen Verlagszweiges; Ehrenpromotion zum Dr. phil. h. c. am 17.8.1858 in Jena (als Verfasser literarisch-geschichtlicher Schriften und als Wohltäter der Universitätsbibliothek). 194

Enslen, *Carl* Georg (1792–1866), Reise- und Landschaftsmaler; 1808–1811 Besuch der Kunstschule in Danzig, 1813–1815 Stud. an der Akademie der Künste in Berlin, 1833 ao. Mitglied der Akademie und 1844 Prof. ebd.; seine kulturhistorisch bedeutenden

Rundbilder und Panoramen der großen Städte Europas gelangten über die Berliner Ausstellungen in zahlreiche deutsche Museen. 340, 351, 388, 402, 423
Ersch, Johann Samuel (1766–1828), Bibliothekar, Publizist und Begründer der neueren deutschen Bibliographie; Stud. der Theologie in Halle, Mitarbeiter an der „Allgemeinen politischen Zeitung", 1786 in Jena, 1795 Schriftleiter der „Neuen Hamburger Zeitung", 1800 Bibliothekar in Jena, 1802 Prof., 1804 Prof. der Geschichte und Statistik in Halle und zweiter Redakteur der „Allgemeinen Zeitung", 1808 Oberbibliothekar, Mitherausgeber der „Allgemeinen Encyclopädie der Wissenschaften und Künste". 127
Eschricht, Daniel Friedrich (Frederik) (1798–1863), dänischer Arzt, Physiologe, Anatom und Zoologe; ab 1830 Prof. der Physiologie, später auch der Anatomie in Kopenhagen, 1827 Mitglied der Leopoldina, 1855 Mitglied der Russischen Akademie der Wissenschaften, 1863 Mitglied der American Philosophical Society. 315, 325 f., 333, 336, 341, 362, 381, 403, 422–424
Esmarch, *Karl* Bernhard Hieronymus (1824–1887), Dichter (Ps.: Karl von Alsen), Jurist und Rechtshistoriker; Stud. der Rechte in Bonn und Heidelberg, 1845 Staatsexamen am Obergericht in Schleswig-Holstein, Dr. jur., Privatdozent in Göttingen, 1854 Prof. für Römisches Recht in Krakau, ab 1857 in Prag; Sohn von Heinrich Carl Esmarch (1792–1863), Appellationsrat und Politiker in Greifswald, und Anna Maria Esmarch, geb. Prehn (1796–1880), Freund und Kommilitone von → Haeckel, *Karl* Heinrich Christoph Benjamin, 1858 ∞ Ida Esmarch, geb. Aegidi (1829–1863). 18

Ettingshausen, Johannes *Andreas* Jakob Ritter von (1857), Freiherr von (1866) (1796–1878), österreichischer Mathematiker und Physiker; Stud. der Philosophie und Rechte in Wien, 1817 Adjunkt an der Lehrkanzel für Mathematik und Physik ebd., 1819 Prof. der Physik am Lyzeum in Innsbruck, 1821 Prof. für Höhere Mathematik in Wien, 1835 Prof. der Physik, 1837 Dr. phil., 1853 Direktor des Physikalischen Instituts, seit 1847 Mitglied und erster Generalsekretär der Kaiserlichen Akademie der Wissenschaften, Hofrat. 105
Evers, Johan Christiaan Gottlob (1818–1886), niederländischer Arzt; Stud. der Medizin in Leiden, Wien und Berlin, 1841 Dr. med. in Leiden, praktischer Arzt in Den Haag, Initiator der Gesellschaft zur Förderung der Medizin, 1864–1873 Prof. der Medizin an der Universität Leiden, nach seiner Emeritierung Mitglied des Gemeinderates und des städtischen Krankenhausausschusses in Den Haag. 7

F

Fenzl, Eduard (1808–1879), österreichischer Botaniker; 1825–1833 Stud. der Medizin in Wien, 1833 Dr. med., Assistent für Botanik, ab 1840 Kustos und Leiter des botanischen Hofkabinetts, 1849–1878 Prof. der Botanik in Wien und Direktor des Botanischen Gartens, 1842 Mitglied der Leopoldina. 105
Finck von Finckenstein, *Karl* Friedrich Johannes Graf (1824–1905), Oberstleutnant a. D., Erster Kammerherr von → Preußen, Elisabeth

Ludovika, Königin von, Mitglied des Preußischen Herrenhauses. 399

Ferenczy, J., österreichisch-ungarischer Theologe; 1827–1829 Stud. der Theologie in Jena, Dr. theol., dann Pfarrer und Senior in Kaschau (Košice), 1858 Gast des Jenaer Universitätsjubiläums. 176

Fichte, Johann Gottlieb (1762–1814), Philosoph, Vertreter des deutschen Idealismus und des demokratischen Naturrechts, Anhänger der Französischen Revolution; Stud. der Theologie in Jena, 1788–1791 Hauslehrer in der Schweiz, 1794–1799 Prof. der Philosophie in Jena, auf Drängen Kursachsens 1799 infolge des Atheismus-Streits zu Unrecht entlassen, dann Prof. in Erlangen und Berlin. 192

Fick, *Adolf* Eugen (1829–1901), Physiologe; ab 1847 Stud. der Mathematik und Medizin in Marburg und Berlin, 1849 Dr. med., 1852 Prosektor in Zürich, 1856 Privatdozent und Extraordinarius, 1862 Prof. der Physiologie in Zürich, 1868 in Würzburg, Inhaber der goldenen Cothenius-Medaille der Leopoldina, Geheimer Rat. 92

Fischer, Ernst *Kuno* Berthold (1824–1907), Philosoph und Philosophiehistoriker, Vertreter des Neukantianismus; Stud. der Philosophie, Theologie und Philologie in Leipzig und Halle, 1847 Dr. phil., 1850 Privatdozent in Heidelberg, 1853 Entzug der Lehrberechtigung unter dem Vorwurf des Pantheismus, 1856 Prof. der Philosophie in Jena, 1872 in Heidelberg. 146

Fischer, N. N., Dr. phil., 1857 Privat- bzw. Oberlehrer an der Höheren Knabenschule in Freienwalde. 58

Flemming, Veronika Franziska von (1836–1914), 1858 Braut, 1860 ∞ →

Hacke, *Edwin* Karl Wilhelm Graf von. 231

Frankenberg, *Wilhelmine* Johanne Charlotte von, geb. Sack (1823–1899), Tochter von → Sack, Justus Johann Leopold Maximilian und Charlotte Wilhelmine Adelaide, 1847 ∞ (I) Ludwig Heinrich Ferdinand von Frankenberg (1817–1851), Leutnant, 1859 ∞ (II) Friedrich Rudolph Korn († 1893), Geheimer Oberjustizrat in Berlin. 299

Fransecky, *Eduard* Friedrich Karl von (1807–1890), preußischer General der Infanterie und militärhistorischer Schriftsteller; ab 1818 Besuch der Kadettenanstalten in Potsdam und Berlin, 1825 Sekondeleutnant, 1849 Major, 1854 Oberstleutnant, 1860 Generalmajor, 1870 General, 1879 Gouverneur von Berlin, Träger u. a. des Schwarzen Adlerordens. 123

Franz I. → Deutsches Reich

Friedreich, Nicolaus (1825–1882), Pathologe und Internist; 1844–1850 Stud. der Medizin in Würzburg, 1847 ein Semester in Heidelberg, 1853 Dr. med., Assistent am Juliusspital zusammen mit → Gegenbaur, Carl, 1853 Privatdozent, 1857 ao. Prof. der Pathologischen Anatomie in Würzburg, 1858 Prof. der Pathologie und Therapie sowie Leiter der Medizinischen Klinik in Heidelberg, 1880 Mitglied der Leopoldina. 178–180, 184, 189, 192 f., 195

Friedrich, Edmund (1826–1912), Mediziner und Publizist; aus Bischofswerda, Stud. der Medizin in Leipzig, Heidelberg, Wien und Prag, 1850 Dr. med. in Leipzig, 1851 praktischer Arzt und 1852–1855 Hilfsarzt am Kinderhospital in Dresden, ab 1855 Mitarbeiter an den von Carl Christian Schmidt (1793–1855)

gegründeten „Jahrbüchern der in- und ausländischen gesammten Medicin". 6
Fritsch, Elisabeth, Tochter von *Ludwig* Christian Fritsch und → Fritsch, *Sophie* Emilie. 225
Fritsch, *Gustav* Theodor (1838–1927), Physiologe, Anthropologe, Forschungsreisender und Anatom; Stud. der Naturwissenschaften und Medizin in Berlin, Breslau und Heidelberg, 1867 Assistent am Anatomischen Institut in Berlin, 1874 Prof. und später Leiter der histologischen Abteilung am Physiologischen Institut ebd., 1887 Mitglied der Leopoldina; Sohn von *Ludwig* Christian Fritsch und → Fritsch, *Sophie* Emilie. 225
Fritsch, Hermine, Tochter von *Ludwig* Christian Fritsch und → Fritsch, *Sophie* Emilie. 225
Fritsch, *Marie* Juliane, Tochter von *Ludwig* Christian Fritsch und → Fritsch, *Sophie* Emilie. 225
Fritsch, *Sophie* Emilie, geb. Kramsta (1812–1887), Tochter des Leinengroßhändlers (Textilfirma „C. G. Kramsta & Söhne") und führenden schlesischen Unternehmers Georg Gottlob Kramsta (1782–1850), ∞ *Ludwig* Christian Fritsch (1802–1849), Baurat. 225
Focke, Wilhelm Olbers (Albert) (1834–1922), Arzt und Botaniker; 1853–1858 Stud. der Medizin in Bonn, Würzburg, Wien und Berlin, Dr. med., 1858 Arzt an der Engelkenschen Irrenanstalt in Bremen, 1861 praktischer Arzt, 1864–1867 Leitender Arzt an der Krankenanstalt, ab 1871 Polizeiarzt, ab 1886 Mitglied und 1901–1904 Medizinalrat und Geschäftsführer des Gesundheitsrates ebd.; Studienfreund Ernst Haeckels. 35, 41, 44, 64, 69, 76, 83, 91, 112, 239

Fuchs, Wilhelm, aus Nürnberg, 1855 Stud. der Medizin in Würzburg und Kommilitone Ernst Haeckels. 20
Funck, Julius, 1858/59 Examen und Anstellung als Baumeister in Breslau, dann in Dramburg, ab 1872 Kreisbaumeister; 1859 Verlobter von → Triest, Anna. 287

G
Gabain, Marie Augustine Wilhelmine → Kerll
Gabain, Louise Jeanne *Marie* → Quincke
Garcke, Christian *August* Friedrich (1819–1904), Botaniker und Schriftsteller; 1840 Stud. der Theologie in Halle, Dr. theol., 1851 Übersiedlung nach Berlin, 1865 Anstellung am Königlich Botanischen Museum, 1867 Berufung zum Pharmazeuten, 1869 Privatdozent, 1871 ao. Prof. der Heilpflanzenkunde. 58
Gasser, Johannes († 1865), Stud. der Philosophie in Innsbruck, Novize im Stift Marienberg, dann Pater, Superior am Benediktinerkollegium in Meran und Prof. am dortigen Obergymnasium. 378
Gegenbaur, Carl (1826–1903), Anatom, Zoologe, Wirbeltiermorphologe; ab WH 1845 Stud. der Medizin und Naturwissenschaften in Würzburg, 1851 Dr. med. („De limacis evolutione"), dann Assistent am Juliusspital, 1854 Habilitation, Privatdozent an der Würzburger Medizinischen Fakultät, 1855/56 ao. Prof. der Zoologie in Jena, 1858 Prof. für Anatomie und Zoologie, ab 1862 Prof. der Anatomie ebd., 1873–1901 Prof. der Anatomie und Vergleichenden Anatomie in Heidelberg, Mitglied u. a. der Leopoldina und Träger der Cothenius-Medaille;

Förderer und enger Freund Ernst
Haeckels. 141, 143–145, 151 f., 167, 176,
178–180, 184–186, 189–196, 215–217,
331
Gehe, *Eduard* Heinrich (1793–1850),
Jurist, Dichter und Schriftsteller;
Stud. der Rechte in Leipzig, dann
Anwalt in Dresden, ab 1832 Zensor
bei der Kreisdirektion in Dresden.
293
Geigel, Nikolaus *Alois* (1829–1887),
Internist, Kardiologe, Hygieniker und
sozialkritischer Publizist; Stud. der
Medizin in Würzburg und München,
Dr. med., 1855 Privatdozent und Arzt
am Juliusspital, 1863 Vorstand der
Medizinischen Poliklinik, 1870 Prof.
für Poliklinik und Hygiene in Würzburg. 6
Gensler, *Friedrich* Wilhelm Karl († nach
1862), protestantischer Theologe und
Pädagoge; 1830 Stud. der Theologie in
Jena (Preisschrift), Dr. theol, Dr. phil.,
Lehrer für Mathematik, Chemie und
Physik, später Pfarrer in Wallichen
und Großmölsen; Cousin des Philosophen Ludwig Feuerbach (1804–
1872). 152
Gentz, Auguste Wilhelmine (1790–
1880), Tochter aus erster Ehe von
→ Gentz, Friedrich von und Sophie
Friederike von Gentz, geb. Koch (*
1770). 341, 364
Gentz, Friedrich von (1764–1832),
deutsch-österreichischer Schriftsteller,
Politiker und Berater des Staatskanzlers Klemens Wenzel Lothar
Fürst von Metternich (1773–1859).
335 f., 341, 363 f.,
Gentz, Joseph, eigentl. Kotzian (1805–
1875), österreichischer Staatsbeamter
und Publizist; 1854 Direktor der
Bücher-Revisions-Centralcommission,
1867 Sektionsrat in der

Reichskanzlei, 1871 Hofrat; unehelicher
Sohn von → Gentz, Friedrich von.
341, 364
Gentz, Maria *Wilhelmine* (*Minna*),
geb. Gilly, (1774–1802), Tochter des
Berliner Oberbaurates, Architekten
und Baureformers David Gilly (1748–
1808), 1793 ∞ (II) → Gentz, Friedrich
von. 341, 364
Gerlach, *Adelheid* Henriette von →
Bassewitz
Giebel, *Christian* Gottfried Andreas
(1820–1881), Zoologe und Paläontologe; 1845 Dr. phil., 1848 Privatdozent,
1858 Extraordinarius, 1861 Prof. der
Zoologie in Halle. 152 f.
Gilly, Maria *Wilhelmine* → Gentz
Girl, Angelica (Angelika) († 1884),
Tochter des Dr. med. et chir. Matthäus
Girl, königlich bayerischer Gerichtsphysikus und Spitalarzt in Lindau und
später in Augsburg, jüngste Schwester
von Marie von Diruf und → Girl,
Helisena, Schwägerin von → Diruf,
Oscar von, Bekannte Ernst Haeckels
in Rom. 351, 371, 380, 391, 397, 401,
406 f., 411, 426
Girl, Helisena (1831–1916), Porträt- und
Genremalerin; Tochter des Arztes
Matthäus Girl, Schwester von Marie
von Diruf und → Girl, Angelica,
Schwägerin von → Diruf, Oscar von,
Bekannte Ernst Haeckels in Rom,
1865 ∞ Karl Koch, Magistratsrat und
Bankier in Augsburg. 351, 371, 380,
391, 397, 401, 406 f., 411, 426
Glaßbrenner, Georg *Adolf* Theodor
(1810–1876), Journalist, humoristischer
Schriftsteller und Satiriker; 1833
fünfjähriges Berufsverbot, 1840
Übersiedlung von Berlin nach Neustrelitz, 1850 Landesverweis wegen
seiner politischen Aktivitäten als
führender Demokrat während der
Märzrevolution 1848/49, ab 1850

Zeitungsherausgeber in Hamburg, später wieder in Berlin. 275

Goethe, Johann Wolfgang von (1782, Reichsadel) (1749–1832), Jurist, Staatsbeamter, Dichter und Naturforscher; 1765–1768 Stud. der Rechte in Leipzig, 1771 Dr. jur., 1776 Geheimer Legationsrat, 1779 Wirklicher Geheimer Rat und Staatsminister im Großherzogtum Sachsen-Weimar-Eisenach. 29, 131, 135, 144, 152, 227, 236, 252, 263, 314 f., 352, 402, 425

Goldoni, Carlo (1707–1793), italienischer Jurist, Komödiendichter und Librettist; 1746 Dichter am Theater San Angelo in Venedig, 1762 Theaterdirektor am französischen Hof und Sprachlehrer. 220

Gonzenbach, Magdalene von → Klostermann

Göschen, Alexander (1813–1875), Mediziner und Publizist; ab 1831 Stud. der Medizin in Göttingen, Dr. med., praktischer Arzt in Dardesheim bei Halberstadt, dann Medizinalassessor in Magdeburg, 1843–1849 Redakteur von „Schmidt's Jahrbüchern der in- und ausländischen gesammten Medicin" in Leipzig, 1849–1875 Gründer und Redakteur der Zeitschrift „Deutsche Klinik" in Berlin. 103

Goßmann, Friederike (1836–1906), deutsch-österreichische Schauspielerin; 1853 Theaterdebüt in München, dann Engagement in Königsberg i. Pr., 1855 am Thaliatheater in Hamburg, 1857 am Hofburgtheater in Wien, lebte nach ihrem Rückzug von der Bühne zumeist in Gmunden; 1861 ∞ Anton Freiherr Prokesch von Osten (1837–1910). 22

Göttling, Karl Wilhelm (1793–1869), klassischer Philologe; Stud. der Philologie in Jena und Berlin, 1816 Prof. am Gymnasium in Rudolstadt, 1819 Gymnasialdirektor in Neuwied, 1822 ao. Prof. der Philologie in Jena, 1826 Universitätsbibliothekar und Direktor des Philologischen Seminars, 1831 Prof. der Klassischen Philologie, 1845 Direktor des Archäologischen Museums in Jena, 1849 Prof. für griechische Sprache, 1852 Prof. der Beredsamkeit, Geheimer Hofrat. 192

Gottschling, *Carl* Gotthard, 1850–1861 Landwirt und Besitzer des Rittergutes Klein-Wandriß bei Liegnitz, 1863 Landwirt und Gutsbesitzer in Orlowo im damaligen westpreußischen Kreis Hohensalza; Vetter von → Haeckel, Carl Gottlob. 80, 231

Goyon, Charles-Marie-Augustin Comte de (1803–1870), französischer General; 1852 Adjutant von → Bonaparte, Charles Louis Napoleon (Napoleon III.), 1856–1862 Kommandant der französischen Okkupationsdivision in Rom. 352

Graff, Carl, 1855–1863 Wärter und Inspektor der Anatomischen Sammlung in Berlin, Erfinder der Graffschen Saugsonde, Bekannter Ernst Haeckels. 219

Graul, *Wilhelmine* Friederike Marie, geb. Martick, Hebamme; Hebammenschülerin in Berlin, 1854 Approbation zur Stadthebamme, später Oberhebamme an der Charité. 127

Gregor VII. (Hildebrand von Sovana) (um 1025/30 – 1085), 1073–1085 Papst, umstrittener Kirchenreformator. 358

Grieben, *Johann* Friedrich (1799–1874), Jurist; 1823 Auskultator am Land- und Stadtgericht Brandenburg, 1826 Kammergerichtsreferendar, 1840 Land- und Stadtrichter in Freienwalde, 1856 Kreisgerichtsrat, dann Justizrat, Vorgesetzter von → Haeckel,

Karl Heinrich Christoph Benjamin, 1865 als Pensionär in Berlin, Ritterstraße 22; ∞ Caroline Wilhelmine Grieben, geb. Füllgraf. 18, 57, 61 f., 113, 133

Grimm, N. N., 1858 Kutscher auf Usedom. 232

Grimm, *Wilhelm* Karl (1786–1859), Sprachforscher und Literaturwissenschaftler, Volkskundler, Märchen- und Sagensammler; 1803–1806 Stud. der Rechte in Marburg, 1814 Bibliothekssekretär in Kassel, 1829 in Göttingen, 1835 Prof. der Germanistik, einer der „Göttinger Sieben", Entlassung aus dem Staatsdienst und 1838 Umzug nach Kassel, 1841 nach Berlin, 1852 emeritiert, Mitglied der Preußischen Akademie der Wissenschaften; Ehrenpromotion zum Dr. jur. h. c. am 17.8.1858 in Jena (für seine Verdienste um die Quellenkunde des Römischen Rechts). 194

Grolmann, *Karl* Wilhelm Georg von (1777–1843), preußischer General der Infanterie, Chef des Generalstabes und Reformer; Enkel von Christoph Diedrich Grolmann (1700–1784), dem gemeinsamen Ururgroßvater von Ernst Haeckel und → Mulder, Lodewyk. 31

Grolmann, *Ernst* Wilhelm *Karl* von (1832–1904), preußischer General der Infanterie; Besuch des Friedrich-Wilhelm-Gymnasiums in Berlin, 1847 Eintritt in den preußischen Militärdienst als Fahnenjunker, 1857 Adjutant der 3. Garde-Infanterie-Brigade, 1866 Hauptmann, 1867 Major, 1874 Oberst, 1880 Generalmajor, dann Direktor des Departements für das Invalidenwesen im Kriegsministerium, 1885 Generalleutnant, 1890 General, erhielt das Großkreuz des Roten Adlerordens; Sohn des Berliner Kammergerichtspräsidenten *Wilhelm* Heinrich von Grolmann (1781–1856) und Malwine von Grolmann, geb. Eimbeck (1804–1857). 188

Groß, N. N., 1859 Gewerbetreibender (?) in Berlin. 287

Großbach, *Ernst* Friedrich (1803–1878), 1829 Dr. phil in Würzburg, ab 1834 Lehrer für Philosophie an der Höheren Töchterschule in Luzern. 316

Gruber, Johann Gottfried (1774–1851), Lexikograph, Publizist, Übersetzer und Biograph; Stud. der Philosophie, Geschichte und Klassischen Philologie in Leipzig, 1793 Dr. phil., 1803 Habilitation und Privatdozent in Jena, Redaktionsassistent u. a. bei der „Jenaischen Allgemeinen Literatur-Zeitung", 1806 Redakteur des „Journals des Luxus und der Moden", 1811 Prof. für Historische Hilfswissenschaften in Wittenberg, dann an der Vereinigten Friedrichs-Universität in Halle-Wittenberg; Mitbegründer und Herausgeber der „Allgemeinen Encyclopädie der Wissenschaften und Künste"; Träger des Roten Adlerordens III. Klasse, Geheimer Hofrat. 127

Guiscard, Robert, Herzog von Apulien und Kalabrien (um 1015 – 1085), normannischer Eroberer Unteritaliens, erhielt 1059 Unteritalien und Sizilien als Lehen von Papst Nikolaus II. († 1061), erlag beim Angriff auf das byzantinische Imperium einer Seuche. 358

Güntner, Wenzel (1820–1896), österreichischer Chirurg; Stud. der Medizin in Prag, 1847 Dr. med. und Assistent am Allgemeinen Krankenhaus in Prag, 1855 Privatdozent für Theoretische Chirurgie, 1858–1874 Prof. der Chirurgie an der K. K.

Medizinisch-Chirurgischen Lehranstalt in Salzburg und bis 1878 zudem Primararzt am St. Johannes-Spital, 1878–1896 Landessanitätsreferent. 5
Gusserow, *Adolf* Ludwig Sigismund (1836–1906), Gynäkologe; Stud. der Medizin in Berlin, Würzburg und Prag, 1859 Dr. med., 1864 Habilitation und Privatdozent in Berlin, 1866 Prof. in Utrecht, 1867 in Zürich, 1872 in Straßburg, 1878 Prof. für Geburtshilfe in Berlin, 1882 Mitglied der Leopoldina; Freund Ernst Haeckels. 187
Guyet, Karl Julius (1802–1861), Jurist; Stud. der Rechte in Heidelberg und Berlin, 1823 Dr. jur. und Habilitation in Heidelberg, Privatdozent und ao. Prof. ebd., 1836 Prof. und Oberappellationsgerichtsrat in Jena, 1843 Geheimer Justizrat, 1856 Ordinarius der Juristischen Fakultät und des Schöffenstuhls, 1858 Dekan. 194

H

Haberern, Jonathan (1818–1880), österreichisch-ungarischer reformierter Theologe, Pädagoge und Schriftsteller; 1839 Stud. der Philosophie in Jena, 1840/41 in Tübingen, Dr. phil., Hauslehrer in Siebenbürgen, 1852–1866 Prof. für Philosophie, Griechisch und Deutsch an der Lutherischen Oberschule in Szarvas, 1871 Privatdozent an der Universität in Pest; 1858 Gast des Jenaer Universitätsjubiläums. 176
Hacke, *Edwin* Karl Wilhelm Graf von (1821–1890), Jurist, Politiker und Unternehmer; Stud. der Rechte und Kameralistik in Berlin und Heidelberg, 1847 Auskultator in Naumburg, 1850 Regierungsreferendar in Erfurt, seit 1854 Besitzer des Rittergutes Altranft bei Freienwalde, Mitinhaber der Zuckerfabrik H. Jung & Co ebd.,

Mitglied der Nationalliberalen Partei, des Preußischen Abgeordnetenhauses und des Deutschen Reichstages, 1860 ∞ → Flemming, Veronika Franziska von. 231
Haeckel, *Anna* Charlotte Wilhelmine (1857–1886), älteste Tochter von → Haeckel, *Karl* Heinrich Christoph Benjamin und *Hermine* Elise Eleonore Sophie, Nichte Ernst Haeckels. 18 f., 59, 62, 79, 89, 125 f., 159, 163, 172, 180, 212, 231, 276, 320, 357, 367, 389, 423
Haeckel, *Carl* Christian Heinrich (1853–1918), ältester Sohn von → Haeckel, *Karl* Heinrich Christoph Benjamin und *Hermine* Elise Eleonore Sophie, Neffe Ernst Haeckels. 18 f., 62, 79, 89, 163, 172, 180, 212, 231, 276, 320, 357, 367, 389, 423
HAECKEL, CARL GOTTLOB (Cunnersdorf bei Hirschberg/Schlesien 22.11.1781 – Berlin 4.10.1871), April 1799 Stud. der Rechte in Halle, 1800/01 in Breslau, 1805 Stadtsyndikus in Landeshut (Schlesien), 1810 mit der Säkularisation des Klosters Grüssau beauftragt, 1813–1815 als freiwilliger Jäger, dann als Leutnant im Stab des Generals August Neidhardt von Gneisenau Teilnahme an den Freiheitskriegen, 1816 Regierungsrat bei der Regierung in Potsdam, 1835 als Oberregierungsrat in Merseburg, Stellvertreter des Regierungspräsidenten, 1851 Ruhestand und seit September 1851 in Berlin lebend; 1816 ∞ (I) Henriette *Emilie* Haeckel, geb. Lampert (1791–1817), 1822 ∞ (II) → Haeckel, *Charlotte* Auguste Henriette, Vater von Ernst Haeckel und → Haeckel, *Karl* Heinrich Christoph Benjamin. passim
HAECKEL, *CHARLOTTE* AUGUSTE HENRIETTE, GEB. SETHE (Kleve 1.7.1799 – Potsdam 12.2.1889),

Tochter von Henriette *Philippine* Helene Sethe und → Sethe, *Christoph* Wilhelm Heinrich, 1822 ∞ → Haeckel, Carl Gottlob, nach dessen Tod 1871 Übersiedlung nach Potsdam, Mutter von Ernst Haeckel und → Haeckel, *Karl* Heinrich Christoph Benjamin. passim

Haeckel, *Heinrich* Friedrich Ernst (1859–1921), drittältester Sohn von → Haeckel, *Karl* Heinrich Christoph Benjamin und *Hermine* Elise Eleonore Sophie, Neffe Ernst Haeckels; später Stud. der Medizin in Jena, Dr. med., Prof. und Direktor der Chirurgischen Abteilung des Städtischen Krankenhauses in Stettin. 338, 345, 357, 367, 371, 376, 379, 383, 386, 388 f., 393, 423

Haeckel, *Hermann* Christoph (1855–1928), zweitältester Sohn von → Haeckel, *Karl* Heinrich Christoph Benjamin und *Hermine* Elise Eleonore Sophie, Neffe Ernst Haeckels; später Gartenbaudirektor. 18 f., 62, 79, 89, 163, 172, 180, 212, 231, 276, 320, 357, 367, 389, 423

HAECKEL, *HERMINE* ELISE ELEONORE SOPHIE, GEB. SETHE (Münster 8.7.1829 – Landsberg an der Warthe 8.7.1866), gen. Mimmi, Mimi, Mies, Miesekätzchen, Mitze, Mitzelchen, Tochter von → Sethe, *Christian* Carl Theodor Ludwig und *Wilhelmine* Friederike Juliane Theodore, 1852 ∞ → Haeckel, *Karl* Heinrich Christoph Benjamin, Cousine und Schwägerin Ernst Haeckels. 14, 18, 40, 58, 62, 79, 89, 124–126, 133, 135, 143, 149, 157, 154, 159 f., 163, 172, 180, 186, 201, 210–212, 223, 226, 231, 257, 276, 310, 318, 320 f., 338, 345, 357, 362, 376, 379, 383, 389, 393, 423

HAECKEL, *KARL* HEINRICH CHRISTOPH BENJAMIN (Potsdam 20.9.1824 – Potsdam 10.11.1897), Jurist; Stud. der Rechte in Berlin und Heidelberg, 1850 Referendar am Appellationsgericht Naumburg, 1852 als Assessor im Bezirk des Appellationsgerichts Naumburg nach Ziegenrück versetzt, 1853 Ernennung zum Kreisrichter am Kreisgericht Erfurt mit Funktion als Gerichtskommissar in Ziegenrück, 1856 Kreisrichter in Freienwalde, 1864 am Kreisgericht in Landsberg an der Warthe, 1868 Landgerichtsrat in Potsdam; Sohn von → Haeckel, Carl Gottlob und *Charlotte* Auguste Henriette, Bruder Ernst Haeckels, 1852 ∞ (I) → Haeckel, *Hermine* Elise Eleonore Sophie, acht Kinder, 1869 ∞ (II) *Clara* Sophie Haeckel, geb. Lisco, ein Kind. passim

Hacker, Johann *Baptist*, Mediziner und Balneologe; Dr. med., praktischer Arzt aus München, Gründer und Vorstand verschiedener Kaltwasserheilanstalten (u. a. in Thalkirchen und Haidhausen), 1859 Vorstand der Kalkwasserheilanstalt in Florenz; Bekannter Ernst Haeckels. 323

Haidinger, Wilhelm Karl Ritter von (1865) (1795–1871), österreichischer Geologe, Geograph und Mineraloge; ab 1812 Stud. der Mineralogie in Graz, 1817 Stud. und Assistent an der Bergakademie Freiberg, 1840 Bergrat in Wien, 1849 Direktor der K. K. Geologischen Reichsanstalt; Ehrenpromotion zum Dr. med. h. c. am 17.8.1858 in Jena (für seine Verdienste als Geologe und Geograph).

Halm, Friedrich (Ps.) → Münch-Bellinghausen, Eligius Franz Joseph Freiherr von

Häring, Georg Wilhelm Heinrich (1798–1879), Jurist, Dichter, Schriftsteller (Ps.: Willibald Alexis), Redakteur; 1815 Teilnahme an den Befreiungskriegen als Freiwilliger, ab 1817 Stud. der

Rechte und Geschichte in Breslau und Berlin, 1820 Referendar am Kammergericht, nach 1824 freier Schriftsteller und Zeitschriftenredakteur in Berlin, 1853 in Arnstadt, Begründer des realistischen historischen Romans nach dem Vorbild von Sir Walter Scott (1771–1832). 389

Harting, Pieter (1812–1885), niederländischer Mediziner, Hydrologe, Geologe und Botaniker; ab 1828 Stud. der Medizin in Utrecht, 1835 Dr. med. und praktischer Arzt in Oudewater, 1841–1843 Prof. für Medizin, Pflanzenkunde und Chemie am Atheneum in Franeker, dann ao. Prof. der Pharmazie, 1846 Prof. der Pharmakologie und Pflanzenphysiologie an der Universität Utrecht, Redakteur des populärwissenschaftlichen Journals „Album der Natur", 1864 Mitglied der Leopoldina. 378

Hartmann, *Anna* Charlotte Louise (1853–1945), Tochter von → Hartmann, *Ludwig* George und *Marie* Wilhelmine Auguste. 14

Hartmann, *Bertha* Luise Charlotte Wilhelmine (1843–1893), Tochter von → Hartmann, *Ludwig* George und *Marie* Wilhelmine Auguste. 14

Hartmann, *Clara* Charlotte Gertrude (1850–1929), Tochter von → Hartmann, *Ludwig* George und *Marie* Wilhelmine Auguste. 14

Hartmann, Karl Eduard *Robert* (1831–1893), Naturforscher und Ethnologe; Stud. der Medizin und Naturwissenschaften in Berlin, 1856 Dr. med., 1859/60 Forschungsreise nach Nordostafrika, 1865 Lehrer an der Landwirtschaftsakademie in Proskau, 1867 Privatdozent, 1873 Prof. der Anatomie in Berlin, 1884 Mitglied der Leopoldina; Freund und Kommilitone Ernst Haeckels. 168 f., 187, 204 f., 218–220, 238–240, 253, 263, 329

Hartmann, *Ludwig* George (1811–1882), Jurist; Dr. jur., Richter am Kreisgericht Seehausen, später in Cottbus, seit 1859 Oberstaatsanwalt am Obertribunal Berlin, 1868 Präsident am Appellationsgericht in Hamm, 1879 Präsident am Oberlandesgericht für die preußische Provinz Westphalen, 1881 Ehrenbürger; 1839 ∞ *Marie* Wilhelmine Auguste Hartmann, geb. Sack (1817–1899), Tochter von → Sack, Justus Johann Leopold Maximilian und Charlotte Wilhelmine Adelaide. 313

Hartmann, *Marie* Luise Charlotte Wilhelmine (*1844), Tochter von → Hartmann, *Ludwig* George und *Marie* Wilhelmine Auguste. 14

Hartmann, *Maximilian* August Ludwig (1841–1926), Jurist; Stud. der Rechte in Berlin, 1872 Kreisgerichtsrat u. a. in Sorau, später Oberlandesgerichtspräsident, Wirklicher Geheimrat, Exzellenz und Ehrenbürger in Naumburg, Sohn von → Hartmann, *Ludwig* George und *Marie* Wilhelmine Auguste. 14

Häusser, Ludwig (1818–1867), Historiker, liberaler Politiker und Publizist; 1835–1839 Stud. der Klassischen Philologie in Heidelberg und Jena, 1840 Habilitation und Privatdozent, 1845 Extraordinarius, 1879 Prof. der Geschichte in Heidelberg, im Zuge der Märzrevolution 1848 Mitglied des Vorparlaments sowie Mitglied der Zweiten Badischen Kammer und des Erfurter Parlaments. 33

Haydn, Franz *Joseph* (1732–1809), österreichischer Komponist, Wegbereiter der Wiener Klassik; 1761–1790 Kapellmeister des Fürsten Nikolaus I. Joseph

Esterházy de Galantha (1714–1790) in Eisenstadt, 1791/92 und 1794/95 erfolgreiche Konzertreisen nach England, dann Rückkehr und Niederlassung als freischaffender Musiker in Wien. 346

Haym, Rudolf (1821–1901), Theologe, Philosoph, Publizist, Biograph und Politiker; 1839–1843 Stud. der Theologie, Philosophie und Klassischen Philologie in Halle und Berlin, 1843 Dr. phil., Mitglied der Frankfurter Nationalversammlung und des Preußischen Abgeordnetenhauses, ab 1868 Prof. für Deutsche Literatur an der Universität Halle. 177, 191

Hebra, *Ferdinand* Karl Franz Ritter von (1877) (1816–1880), österreichischer Dermatologe und Begründer der wissenschaftlichen Dermatologie; 1841 Dr. med., Arzt am Wiener Allgemeinen Krankenhaus und Prof. für Dermatologie in Wien, 1873 Mitglied der Leopoldina. 75, 91, 95, 99 f., 104

Heßlingh, Vollbrechte Beate *Charlotte* → Sethe

Hegel, Georg Wilhelm Friedrich (1770–1831), Philosoph, Vertreter des deutschen Idealismus; 1801 Privatdozent, 1805/06 ao. Prof. in Jena, 1807/08 Redakteur der „Bamberger Zeitung", 1808 Prof. der Vorbereitungswissenschaften und Rektor des Egidiengymnasiums in Nürnberg, 1816 Prof. der Philosophie in Heidelberg, ab 1818 in Berlin. 22, 192

Heiliges Römisches Reich → Deutsches Reich

Heimstädt, *Ernst* Karl Friedrich (* 1852), Sohn von Johanne Marie Heimstädt und → Heimstädt, *Friedrich* Wilhelm, Patenkind Ernst Haeckels in Merseburg. 386

Heimstädt, *Friedrich* Wilhelm (* 1799), herrschaftlicher Diener in Merseburg und ehemals Dienstbote der Familie Haeckel; ∞ (II) Johanne Marie Heimstädt, geb. Walther. 386

Heimstädt, N. N., zweites Kind von Johanne Marie Heimstädt und → Heimstädt, *Friedrich* Wilhelm. 386

Heinrich IV. → Deutsches Reich

Hein, Reinhold (1832–1883), Mediziner; aus Danzig, 1853/54 Stud. der Medizin in Würzburg und Berlin, 1856 Dr. med., später praktischer Arzt in Danzig; Sohn des Sanitätsrates Johann Carl Hein (* 1790) und Charlotte Euphrosine Elisabeth Hein, geb. Wernsdorf (1792–1870), Studienfreund Ernst Haeckels. 165, 168, 231, 234, 329

Heinrich IV. → Deutsches Reich

Heintz, Heinrich *Wilhelm* (1817–1880), Chemiker; 1834–1836 Apothekerlehre, 1841/42 Stud. der Naturwissenschaften und Philosophie in Berlin, 1844 Dr. phil., 1846 Habilitation an der Berliner Charité im Fach Chemie, 1851 Extraordinarius, 1855 Prof. der Chemie in Halle, Gründungsmitglied der Deutschen Physikalischen Gesellschaft. 152

Helbig, Friedrich (Fritz) († 1875), aus Ziegenhain, 1831 Verleihung des Jenaer Bürgerrechts, Pächter der Ratszeise, dann Gastwirt des „Schwarzen Bären". 191

Heller, Johann Florian (1813–1871), österreichischer Mediziner und Chemiker, Begründer der Klinischen Chemie; Stud. der Medizin und Chemie in Prag, 1837 Dr. med., ab 1838 in Wien, 1842 Leiter des von ihm gegründeten Pathologisch-Chemischen Laboratoriums am Wiener Allgemeinen Krankenhaus. 101

Helm, Clementine → Beyrich

Helmholtz, *Hermann* Ludwig Ferdinand von (1883) (1821–1894), Physiker,

Physiologe und Universalgelehrter; ab 1838 Stud. der Medizin in Berlin, Schüler von → Müller, *Johannes* Peter, 1842 Dr. med., Unterarzt an der Charité, ab 1843 im Militärdienst, 1846 Militärarzt, 1848 Prof. der Physiologie in Berlin, 1849 in Königsberg, 1855 in Bonn, 1858 in Heidelberg, 1870–1894 Prof. der Physik in Berlin; Mitglied zahlreicher Akademien und gelehrter Gesellschaften, 1888 erster Präsident der Physikalisch-Technischen Reichsanstalt. 92, 122, 386

Hentzi Edler von Arthurm, Heinrich (1785–1849), österreichischer Generalmajor, gefallen bei der Verteidigung der Festung Ofen gegen die ungarischen Aufständischen am 21. Mai 1849. 66

Herder, Johann *Gottfried* von (1802) (1744–1803), protestantischer Theologe, einflussreicher Geschichtsphilosoph, Kultur- und Sprachtheoretiker, Dichter und Übersetzer im Aufklärungszeitalter; seit 1776 Generalsuperintendent, Oberpfarrer und erster Prediger an der Stadtkirche St. Peter und Paul in Weimar, Direktor des Wilhelm-Ernst-Gymnasiums und Ephorus sämtlicher Schulen im Herzogtum Sachsen-Weimar-Eisenach. 152

Heschl, Ladislaus Richard (1824–1881), österreichischer Anatom; Stud. der Medizin in Wien, 1849 Dr. med., 1850 Assistent, 1855 Prof. der Pathologischen Anatomie an der Universität Krakau, 1861 an der Medizinisch-Chirurgischen Lehranstalt in Graz, 1875 Prof. der Anatomie in Wien. 4

Hetzer, Friedrich August *Wilhelm* (1834 – nach 1914), Pädagoge; Besuch des Merseburger Domgymnasiums, 1852 Stud. der Mathematik und Naturwissenschaften in Halle, Dr. phil., später Oberlehrer und Gymnasialprof. in Hagen (Westfalen); Mitschüler und Jugendfreund Ernst Haeckels in Merseburg. 140, 152 f., 215, 265

Heydt, August Freiherr von der (1863) (1801–1874), Bankier und Politiker; Mitglied des Preußischen Abgeordnetenhauses und Staatsrates, ab 1848 Handels- und 1862 zudem Finanzminister, Kommerzienrat. 424

Hilger, Albert (1839–1905), Pharmakologe und Chemiker; 1854 Apothekerlehrling, 1860 Stud. der Pharmazie in Würzburg, 1862 Promotion in Heidelberg, dann Assistent in Würzburg u. a. im Laboratorium für Organische Chemie, 1869 Habilitation im Fach Chemie und Privatdozent, 1872 Extraordinarius, 1875 Prof. der Pharmazie und Angewandten Chemie in Erlangen, ab 1892 in München. 168

Hirzel, Emilie, geb. Lampe (1801–1882), 1821 ∞ Johann *Heinrich* Hirzel (1794–1843), Schweizer Pfarrer, Pastor der Evangelisch-reformierten Gemeinde in Leipzig, Sohn des Schweizer Theologen Heinrich Hirzel (1766–1833). 402

Hirzel, Heinrich *Friedrich* (*Fritz*) (1838–1859), 1859 Bekannter und Stubengenosse Haeckels in Rom, † ebd. an Tuberkulose, Sohn von Johann *Heinrich* Hirzel und → Hirzel, Emilie und Johann *Heinrich*, Bruder von → Reimer, *Henriette* Emilie Ottilie. 345, 354, 373, 386, 397, 402

Hirzel, Heinrich Ludwig (1823–1841), Sohn von Johann *Heinrich* Hirzel und → Hirzel, Emilie, Bruder von → Reimer, *Henriette* Emilie Ottilie. 402

Hirzel, Heinrich Wilhelm (1825–1844), Sohn von Johann *Heinrich* Hirzel und → Hirzel, Emilie, Bruder von → Reimer, *Henriette* Emilie Ottilie. 402

Hirzel, *Henriette* Emilie Ottilie → Reimer
Hirzel, Otto (1834–1834), Sohn von Johann *Heinrich* Hirzel und → Hirzel, Emilie, Bruder von → Reimer, *Henriette* Emilie Ottilie. 402
Hoffbauer, Elise → Brodmann
Hoffmann, Andreas Gottlieb (1796–1864), Orientalist und protestantischer Theologe; Stud. der Theologie in Halle, 1820 Dr. theol., 1821 Habilitation und Privatdozent für orientalische Sprachen, 1823 Extraordinarius, 1826 Prof. der Theologie in Jena, 1843 Geheimer Kirchenrat, mehrfacher Dekan der Theologischen Fakultät und Prorektor. 194
Holfelder, *Henriette* Albertine, geb. Dionysius, Witwe von Johann Heinrich *Wilhelm* Holfelder (1789–1854), Kommerzienrat, Stadtverordneter, Getreidehändler und Inhaber eines Kommissions- und Speditionsgeschäfts in Berlin, Friedrichstraße 101. 287
Holfelder, Mathilde, geb. Lunde, Witwe von *Carl* Ludwig Dionysius Holfelder († um 1855), Kaufmann, 1848/49 Stadtverordneter in Berlin, wohnte Friedrichstraße 101, Schwiegertochter von → Holfelder, *Henriette* Albertine. 287
Homer (9./8. Jh. v. Chr.), griechischer Epiker (Rhapsode) in Kleinasien, Autor der „Ilias" und der „Odyssee". 244, 256, 266, 276, 326, 349, 362
Höppner (Höpner?), N. N., Frl., 1859 Sängerin bei der Hausmusik zur Silberhochzeit von → Petersen, *Carl* Friedrich Gustav und Amalie in Frankfurt (Oder), vielleicht eine Tochter von Heinrich Höpner († um 1872), Dr. jur., ab 1845 Appellationsgerichtsrat in Frankfurt (Oder), 1861 Geheimer Justizrat a. D. in Berlin. 296
Horn, W. O. (Ps.) → Oertel, Wilhelm
Hottenroth, Karl Napoleon (1800–1851); Arzt und Reiseschriftsteller (Ps. Edwin Müller); aus Marienstern, Stud. der Medizin in Leipzig, 1838 Dr. med., Besitzer der Firma „Karl Hottenroth" in Leipzig, Verfasser populärer Reisebücher im Taschenbuchformat. 161
Houselle, Karl (1799–1885), Mediziner und Politiker; Stud. der Medizin in Königsberg i. Pr. und Berlin, 1822 Dr. med., 1823 praktischer Arzt in Elbing, 1845 Kreisphysikus, 1853/54 preußischer Kammerabgeordneter, 1854 Regierungsmedizinalrat in Stralsund, 1856 Direktor der Oberexaminationskommission in Berlin und Vortragender Rat im Kultusministerium, 1863 Direktor des Medizinisch-pharmazeutischen Studiums und Wirklicher Geheimer Obermedizinalrat. 72
Huber, Victor Aimé (1800–1869), Schriftsteller, Literaturhistoriker und Sozialreformer, Mitbegründer des deutschen Genossenschaftswesens; 1816 Stud. der Medizin in Göttingen, 1820 Dr. med. in Würzburg, nach dem Scheitern des Medizinexamens 1825 freischaffender Journalist, Reiseschriftsteller und Lehrer für Geschichte und neuere Sprachen in Bremen, 1832 in Rostock, 1836 in Marburg, 1843–1852 Prof. der Literaturgeschichte in Berlin, dann als Privatier in Wernigerode. 257
Humboldt, Friedrich Wilhelm Heinrich *Alexander* von (1769–1859), universeller Naturforscher, Geograph und Forschungsreisender; Stud. der Kameralwissenschaft, Medizin, Naturwissenschaften und Botanik

in Frankfurt (Oder), Berlin und Göttingen, 1791/92 Stud. an der Bergakademie Freiberg, 1792–1797 Oberbergmeister in Ansbach/Bayreuth, 1795 Oberbergrat, 1798 in Spanien, 1799–1804 Südamerika-Expedition, preußischer Kammerherr und Diplomat. 73, 80, 89, 174, 280

Hyrtl, Josef (1810–1894), österreichisch-ungarischer Anatom; 1829 Stud. der Medizin in Wien, 1835 Dr. med., 1837 Prof. der Anatomie in Prag, 1845 in Wien, Begründer des Museums für vergleichende Anatomie, 1874 wegen zunehmender Sehschwäche emeritiert, Stifter und Mäzen der Universität und Ehrenbürger der Stadt Wien, Mitglied zahlreicher Akademien und gelehrter Gesellschaften. 93, 95, 104

I

Irving, Washington (1783–1859), amerikanischer Schriftsteller (short story), Satiriker, Biograph, Historiker und Diplomat; Stud. der Rechte, 1804–1806 Europareise, Anwalt, Publizist, 1815–1832 Mitarbeiter des Familienunternehmens in England, Rückkehr nach New York, 1842–1846 Botschafter der USA in Spanien, Mitglied der American Philosophical Society und der American Academy of Arts and Sciences. 164

J

Jäger, *Gustav* Eberhard (1832–1917), Zoologe, Mediziner und Lebensreformer; Stud. der Medizin und Naturwissenschaften in Tübingen, gegen Ende der 1850er Jahre Privatdozent und Hofmeister in Wien, eröffnete 1864 den ersten „Biologischen Tiergartens" im Prater, früher Anhänger der Darwinschen Evolutionstheorie, lebte seit 1866 als Schriftsteller, Dozent und Forscher in Stuttgart. 22

Jacobi, *August* Johann Georg Friedrich (1810–1871), Jurist; Appellationsgerichtsrat in Posen, später Kammergerichtsrat und -präsident in Berlin, ∞ → Jacobi, *Helene* Hermine Henriette, Sohn von *Conrad* George Ludwig Jacobi (1771–1837), Geheimer Oberregierungsrat bei der Oberrechnungskammer in Potsdam. 32, 255, 259, 262, 266, 270 f., 274 f., 277 f., 279, 389, 423

Jacobi, Charlotte *Agnes*, geb. Eichmann (1792–1875), Witwe von *Conrad* George Ludwig Jacobi (1771–1837), Geheimer Oberregierungsrat bei der Oberrechnungskammer in Potsdam, Stiefmutter von → Jacobi, *August* Johann Georg Friedrich. 132, 389, 423

Jacobi, Georg Christian August *Conrad* (1855–1913), Sohn von → Jacobi, *August* Johann Georg Friedrich und *Helene* Hermine Henriette. 259, 389, 423

Jacobi, *Helene* Hermine Henriette, geb. Sethe (1826–1906), Tochter von → Sethe, *Christian* Carl Theodor Ludwig und *Wilhelmine* Sophie Friederike Juliane Theodore, 1849 ∞ → Jacobi, *August* Johann Georg Friedrich, Cousine und Schwägerin Ernst Haeckels. 32, 59, 149, 154, 255, 259, 262, 266, 270 f., 274 f., 277 f., 279, 389, 403, 423

Jacobi, *Lucie* Johanna Marie Elisabeth (1821–1897), Tochter von → Jacobi, Charlotte *Agnes*. 132

Jacobi, Susanne Wilhelmine Agnes Marianne *Clara* (1852–1918), Tochter von → Jacobi, *August* Johann Georg Friedrich und *Helene* Hermine Henriette. 259, 389, 423

Jaerschky, Marie → Beer

Jaksch von Wartenhorst, Anton Ritter (1871) (1810–1887), österreichisch-böhmischer Pathologe und Internist; Stud. der Medizin in Prag und Wien, 1835 Dr. med., Assistent in Prag, 1842 Habilitation, Vorstand, Dozent und ab 1846 Leiter an der II. Medizinischen Klinik, 1849 Prof. der Medizin in Prag und 1850–1881 Direktor der I. Medizinischen Klinik, Hofrat. 4–6

Jauch, Franz (1807–1867), schweizerischer Politiker, Verleger, Buchdrucker und Postbeamter; Stud. der Rechte u. a. in Würzburg, 1848–1852 Richter am Bundesgericht, dann Posthalter und Telegraphist in Altdorf, 1856–1866 Landrat im Kanton Uri. 316

Jette, 1859 Dienstmädchen der Familie von → Petersen, *Bernhard* Hans Eduard in Steinspring. 300, 317

Joel, Johann Friedrich (1792–1852), Sohn eines Gastwirts aus Gotha, legendärer Wirt und seit 1843 Pächter des Gasthofs „Schmücke" am Rennsteig im Thüringer Wald, Humorist und Studentenfreund. 161, 281

Johann, 1859 Bediensteter der Familie von → Petersen, *Bernhard* Hans Eduard in Steinspring. 300

Johanna, um 1858 Dienstmädchen der Familie von → Sethe, *Wilhelmine* Sophie Friederike Juliane Theodore in Heringsdorf (Sommerwohnsitz Villa „Wald und See") und Berlin. 258, 278 f.

Jonas, Ludwig (1797–1859), protestantischer Theologe, Schüler und Herausgeber des Nachlasses von → Schleiermacher, *Friedrich* Daniel Ernst; 1815–1819 Stud. der Theologie in Berlin, Gründer der Alten Berliner Burschenschaft, seit 1833 dritter Diakon von St. Nikolai in Berlin, Mitglied des Unionsvereins, des Preußischen Abgeordnetenhauses und der Nationalversammlung. 73, 132

Jung, Hermann (1814–1886), Kaufmann und Zuckerfabrikant, Mitinhaber der Zuckerfabrik Hermann Jung & Co. in Altranft, Besitzer des Rittergutes Sonnenburg in Freienwalde, ∞ Bertha Jung, geb. Feldhoff (1824–1890). 59

Jungnickel, Auguste, Tochter von Ferdinand Friedrich Jungnickel (1800–1864), 1824 Dr. med. et chir. in Berlin, Pensionairarzt und 1830 Stabsarzt am Medizinisch-Chirurgischen Friedrich-Wilhelms-Institut in Berlin, 1857 Generalarzt des 2. Armeekorps in Stettin, 1859 in Breslau; Freundin von → Sethe, *Anna* Auguste Friederike. 241

K

Kalkbrenner, *Friedrich* Wilhelm Michael (1785–1849), deutsch-französischer Komponist und Pianist; 1799–1804 Ausbildung an den Konservatorien in Paris und Wien, Schüler u. a. von → Haydn, Franz *Joseph* und → Beethoven, Ludwig van, dann Klavierlehrer und Pianist in Paris und London, 1824 Gründer einer Musikschule in Paris, Vorbild von *Frédéric* François Chopin (1810–1849). 136

Kappe, Ernst, Lehrer, Naturwissenschaftler (Botaniker) und pädagogischer Schriftsteller; 1828 Seminaristenprüfung am Schullehrerseminar in Halberstadt, 1829–1832 Hilfslehrer an der Höheren Stadtschule in Barmen, 1832–1844 Hauptlehrer an der Evangelischen Schule in Rittershausen. 18, 288

Karbe, *Julie* Caroline Friederike Emilie → Meyer

Karo, Johann Adalbert (1802–1892), Schul- und Regierungsrat in Merseburg, 1870 als Geheimer

Regierungsrat pensioniert; ∞ →
Karo, Emilie Henriette Auguste
Margarethe, Amtskollege und Freund
von → Haeckel, Carl Gottlob. 15, 29,
154, 159, 179, 191, 253, 265

Karo, Emilie Henriette Auguste
Margarethe, geb. Schäffer (1800–
1864), ∞ →Karo, Johann Adalbert.
29, 154, 159

Karoline, 1858 Kindermädchen der
Familie von → Petersen, Bernhard
Hans Eduard in Steinspring. 157, 300,
317, 422

Karsten, Karl *Hermann* Gustav
(1817–1908), Botaniker, Geologe
und Forschungsreisender; Stud. in
Rostock und Berlin, 1844 Mitglied der
Leopoldina, 1856 Extraordinarius in
Berlin, Begründer eines Laboratoriums
für Pflanzenphysiologie, 1868–1872
Prof. der Botanik in Wien, dann
Privatgelehrter in Basel und Berlin.
168, 390

Karl IV. → Deutsches Reich

Kathen, Eduard Karl Heinrich
Theodor von (1799–1882), königlich
preußischer Major, um 1850 Oberstleutnant a. D.; ∞ Berta von Kathen,
geb. von Dewitz (1810-1870), Bekannter der Familie Haeckel in
Merseburg. 231, 253

Kaulich, Joseph (1830–1886), österreichisch-böhmischer Pädiater; Stud.
der Medizin in Prag, 1856 Dr. med.,
klinischer Assistent bei → Jaksch von
Wartenhorst, Anton Ritter, 1865 Vorstand der Medizinischen Poliklinik,
1866 Extraordinarius, 1876 Direktor
des Prager Kinderspitals. 4

Keibel, Emilie (Emmy), geb. Büttemann
(* 1837), ∞ → Keibel, *Ludwig*
Wilhelm Siegfried. 202

Keibel, *Ludwig* Wilhelm Siegfried
(1830–1894), Jurist; 1858 Referendar,
dann Assessor am Kammergericht

Berlin, 1861 Stadtrichter, Stadtgerichtsrat und Hilfsrichter, 1875
Vortragender und Geheimer Justizrat,
1879 Geheimer Oberjustizrat; Sohn
des Berliner Fabrikanten, Stadt-
rats und Stadtältesten Carl *Heinrich*
Wilhelm Keibel (1792–1860), ∞ →
Keibel, Emilie. 202

Keller, *Gustav* Ludwig Emil Graf von
(1805–1897), Beamter und Politiker;
königlich preußischer Hauptmann,
dann Geheimer Regierungsrat und
Kammerherr in Berlin, 1848/49 Mitglied der Frankfurter Nationalversammlung und Reichskommissar;
1835 ∞ (I) Mathilde von Bassewitz
(1813–1847), 1849 ∞ (II) → Keller,
Mathilde Gräfin von, Freund der
Familie Haeckel. 15, 29

Keller, Mathilde Gräfin von, geb. von
Grolmann (1813–1900), 1849 ∞ →
Keller, *Gustav* Ludwig Emil Graf von.
29

Keller, *Marie* Adelheid Amalie Sophie
Gräfin von → Wintzingerode-Bodenstein

Keller, Robert (1828–1891), Violinist,
Musiklehrer und Musikschriftsteller;
aus Niederschlesien, Umsiedlung
nach Berlin, 1862 Klavierlehrer am
Stern-Konservatorium, Redakteur der
Musikverlags Simrock, Zusammenarbeit u. a. mit Johannes Brahms
(1833-1897) und Antonín Dvořák
(1841-1904). 182

Kelsch, Anna, Tochter von Auguste
Kelsch, geb. Dieckhoff (1804–1865)
und Karl Kelsch († 1835), Dr. med.
in Frankfurt (Oder), Direktor und
erster Lehrer am Hebammeninstitut;
Cousine von → Dieckhoff, *Magdalene*
Emilia Luise. 297

Kempees, Jean-George Alexander
(1823–1867), niederländischer Oberstleutnant der Artillerie; zusammen mit

→ Mulder, Lodewyk Kadett an der Königlichen Militärakademie in Breda, 1859 – ca. 1865 in wissenschaftlich-militärischer Funktion in Surabaja auf der Insel Java (Ostindien), 1863 Major, 1865 Lieutenant-Colonel. 121, 123

Kenworthy, Jemina → Aegidi

Kerll, Marie Augustine Wilhelmine, geb. Gabain (1792–1870), Witwe des Geheimen Oberfinanzrates August Ludwig Christoph Kerrl (1782–1855), wohnte in Berlin, Unter den Linden 4a, Tochter des Berliner Kaufmanns und Seidenfabrikanten *George* Abraham Gabain (1763–1826) und *Caroline* Henriette Augustine Gabain, geb. Gropius (1769–1831). 135

Kilian, *Hermann* Friedrich (1800–1863), Gynäkologe und Übersetzer; Stud. der Medizin u. a. in Wilna, Würzburg, London und Edinburgh, 1820 Dr. med., 1821 Assistent der Chemie und Arzt am Artillerie-Hospital in St. Petersburg, 1828 Extraordinarius in Bonn und Direktor der Geburtshilflichen Klinik, 1831 Prof. der Geburtshilfe ebd., Geheimer Medizinalrat. 7

Kiepert, Carl Gotthilf *Adolf* (1820–1892), Ökonom und Politiker; seit 1844 Besitzer des Rittergutes Marienfelde bei Berlin, das er zu einem landwirtschaftlichen Musterbetrieb ausbaute, Vertreter der Nationalliberalen Partei, 1872–1878 Reichstagsabgeordneter, Ökonomierat, Mitbegründer der Deutschen Landwirtschaftsgesellschaft. 201 f., 222–224

Kiepert, *Emilie* Henriette, geb. Beer (1824–1901), ∞ → Kiepert, Carl Gotthilf *Adolf*. 201 f., 222–224

Kiepert, Otto (1850–1889), Sohn von → Kiepert, Carl Gotthilf *Adolf* und *Emilie* Henriette. 202

Kieser, Dietrich Georg von (1862) (1779–1862), Mediziner, Psychiater und Politiker; 1801–1804 Stud. der Medizin in Göttingen, Dr. med., praktischer Arzt in Winsen und Northeim, 1812 Extraordinarius, 1824 Prof. der Medizin in Jena, 1847–1858 Direktor der Irren-, Heil- und Pflegeanstalt, Mitglied des Landtags von Sachsen-Weimar-Eisenach und des Frankfurter Vorparlaments, 1816 Mitglied, 1858 Präsident der Leopoldina. 151 f.

Kittlitz, Friedrich *Heinrich* Freiherr von (1799–1874), Ornithologe, Forschungsreisender, naturhistorischer Schriftsteller und Zeichner; aus Breslau, 1813 Teilnehmer an den Freiheitskriegen im 16. schlesischen Infanterieregiment, 1819 Premierleutnant, 1825 Hauptmann, 1826–1829 Begleiter der Lütkeschen Weltumsegelung auf der „Senjawin" im Auftrag des russischen Zaren nach u. a. Alaska und Kamtschatka, 1831 Forschungsreise nach Nordafrika mit dem befreundeten Wilhelm Peter *Eduard* Simon Rüppell (1794–1884), lebte seit 1849 als Privatgelehrter in Mainz. 64

Klenze, Johanna Caroline Adelheid *Therese*, geb. Bremer (1798–1870), ∞ Clemens August Carl Klenze (1795–1838), Dr. jur., Prof. für Römische Rechtsgeschichte, Universitätsrektor und Kommunalpolitiker in Berlin, Mitbegründer des Seebades Heringsdorf, wo er sich ein Haus in der Kulmstraße errichten ließ, Bruder des Architekten Leo von Klenze (1784–1864). 242, 244, 271

Klenze, Hans Albrecht *Wolfgang* Immanuel (1829–1862), Jurist; Stud. der Rechte in Berlin, 1852 Auskultator am Appellationsgericht in Naumburg; Sohn von Clemens August Carl Klenze und → Klenze, Johanna Caroline Adelheid *Therese*, geb.

Bremer, 1858 Bräutigam von → Belitz, Johanna Auguste Carolina Natalia. 242

Klob, Julius (1831–1879), österreichischer Anatom; Stud. der Medizin in Prag, ab 1849 in Wien, 1854 Dr. med. et chir. und Magister der Geburtshilfe, 1855 Assistent von → Rokitansky, Carl Freiherr von, 1858 Dozent für Pathologische Anatomie, 1861 Prof. für Theoretische Medizin an der Medizinisch-chirurgischen Lehranstalt des Lyzeums in Salzburg, 1865 Prosektor und ao. Prof. für Pathologische Anatomie an der Universität Wien. 96 f.

Klopfleisch, Johann Christian Adam (1799–1881), Archidiakonus in Jena und Pfarrer in Lichtenhain; Jenaer Ehrenpromotion zum Dr. phil. h. c. am 13.12.1842 (für Verdienste um Staat und Kirche) und zum Dr. theol. h. c. am 25.11.1874 (aus Anlass seines 50-jährigen Amtsjubiläums und für Verdienste um Seelsorge und Armenpflege). 193

Klostermann, Emilie (1857–1881), Tochter von → Klostermann, *Julius* Alfred und Magdalene. 259

Klostermann, *Helene* Luise (* 1858), Tochter von → Klostermann, *Julius* Alfred und Magdalene. 259

Klostermann, *Julius* Alfred (1826–1900), Kaufmann und königlich schwedischer Generalkonsul in Messina; Bekannter von Ernst Haeckel, ∞ (I) → Klostermann, Magdalene, 1869 ∞ (II) Helene Klostermann, geb. Eckard. 259

Klostermann, Magdalene, geb. von Gonzenbach (1834–1864), Tochter von Peter Victor von Gonzenbach (1808–1885), Handelsagent, Kaufmann und Schweizer Vizekonsul in Messina, ∞ → Klostermann, *Julius* Alfred. 259

Kneisz (Kneiß), Gustav (*1831), Jurist und Richter; ab WH 1851 Stud. der Rechte in Heidelberg, 1860 Assessor am Appellationsgericht in Frankfurt (Oder), 1866 Kreisrichter am Kreisgericht Waldenburg, 1871 Stadtgerichtsrat in Berlin, 1886 Landgerichtsrat; Sohn von → Kneisz, Johann *Ludwig*. 288, 296

Kneisz (Kneiß), Johann *Ludwig*, Kaufmann, 1848–1862 Stadtrat in Frankfurt (Oder), wohnte Große Scharrnstraße 44. 288

Kneisz (Kneiß), Louise (Lieschen), Tochter von → Kneisz, Johann *Ludwig*, 5. Mai 1859 ∞ → Petersen, Ferdinand. 288, 296

Kneisz, N. N., jüngere Tochter von → Kneisz, Johann *Ludwig*. 288

Kner, Rudolph (1810–1869), österreichischer Zoologe, Ichthyologe und Paläontologe; ab 1828 Stud. der Medizin in Wien, 1835 Dr. med. et chir., 1836 Praktikant am K. K. Hofnaturalienkabinett, 1841 Prof. für Naturgeschichte und Landwirtschaft in Lemberg, erhielt 1849 den ersten Lehrstuhl für Zoologie an der Universität Wien. 105

Kollar, Vincenz (1797–1860), österreichischer Zoologe, Entomologe und naturwissenschaftlicher Schriftsteller; ab 1815 Stud. der Medizin in Wien, 1817 Mitarbeiter, dann Kustos am Hofnaturalienkabinett, nach der administrativen Unterteilung der Sammlungen 1851 Vorstand des Zoologischen Hofkabinetts in Wien, 1858 Geheimer Regierungsrat. 105

Kölliker, Frida (* 1849), Tochter von Maria Kölliker und → Kölliker, Rudolf *Albert* und Maria, 1884 ∞ Johann Moritz *Erich* Danz (1850–1914), Jurist und Prof. der Rechte in Jena. 306

Kölliker, Rudolf *Albert* Ritter von (1869, bayerischer Personaladel) (1817–1905), deutsch-schweizerischer Anatom und Physiologe; 1836–1841 Stud. der Medizin in Zürich, Bonn und Berlin, Schüler von → Müller, *Johannes* Peter, 1841 Dr. phil., 1842 Dr. med. in Heidelberg, 1842 Prosektor in Zürich, 1843 Habilitation, 1844 ao. Prof. für Physiologie und Vergleichende Anatomie in Zürich, 1847 in Würzburg, 1856 Hofrat; akademischer Lehrer Ernst Haeckels, ∞ Maria Kölliker, geb. Schwarz (1823–1901). 38, 92, 285, 297, 306, 325

Konstantin der Große oder Konstantin I. (Flavius Valerius Constantinus) (zwischen 270/288 – 337), 306–337 römischer Kaiser, ab 324 Alleinherrscher, förderte den Aufstieg des Christentums zur maßgebenden Religion im Römischen Reich. 391

Koeppen (Köppen), Carl Christian Friedrich *Albert* (1821–1898), Jurist; aus Goldberg in Mecklenburg-Schwerin, 1850 Dr. jur. utr. in Berlin, 1853 Habilitation für Römisches Recht und 1856 ao. Prof. in Jena, 1857 in Marburg, April 1864 Entlassung aus dem kurhessischen Staatsdienst, 1864–1872 Prof. für Römisches Zivilrecht in Würzburg, 1872–1895 in Straßburg. 190

Kortmann, Ludwig, Pianist; aus Stettin, gab 1858 zusammen mit → Keller, Robert ein Konzert in Heringsdorf. 182

Kortüm, *Carl Wilhelm* Christian (1787–1859), Pädagoge und Ministerialbeamter; ab WH 1804/05 Stud. der Theologie und Philologie in Halle, Göttingen, Leipzig und Dresden, 1809 Lehrer an den Frankeschen Stiftungen in Halle, 1811 Hofmeister in Düsseldorf, 1813–1827 Direktor des Lyzeums, später des Königlichen Gymnasiums ebd., 1822 Konsistorial- und Regierungsschulrat in Düsseldorf, 1829 Mitbegründer des „Kunstvereins für die Rheinlande und Westfalen", seit 1830 Vortragender Rat im preußischen Kultusministerium in Berlin. 15, 252

Kortüm, Emilie, geb. Weber (1799–1880), 1820 ∞ → Kortüm, *Carl Wilhelm* Christian, Schwester von → Christinsen, *Adeline* Julia Augusta. 252

Köstl, Franz (1811–1882), österreichischer Mediziner und Psychologe; Stud. der Medizin in Padua, 1835 Dr. med., 1836 Magister der Geburtshilfe, 1843 Sekundararzt im Elisabethinen-Hospital in Wien, 1845 Primararzt an der Irrenanstalt in Graz, 1852 Primararzt und Direktor der Irrenanstalt in Prag und ao. Prof. der Medizin. 7

Kotschy, Karl Georg *Theodor* (1813–1866), österreichischer Botaniker, Forschungsreisender und Begründer der Orientforschung in Österreich; 1833 Stud. in Wien, mehrfache Orientexpeditionen (1835/36, 1840–1843, 1862), 1847 Assistent, 1852 Kustos-Adjunkt am Botanischen Hofkabinett; Bekannter Ernst Haeckels. 22, 52

Krabbe, Harald (1831–1917), dänischer Mediziner, Zoologe, Parasitologe und tierärztlicher Anatom; ab 1848 Stud. der Medizin, 1855 Approbation zum Arzt, 1857 Dr.med., 1857/58 Studienreise an mehrere Universitäten, darunter Berlin und Wien, dann Arzt und Prof. der Anatomie an der Königlichen Tierärztlichen und Landwirtschaftlichen Universität in Kopenhagen; 1857 Kommilitone und Freund Ernst Haeckels. 20, 41, 63 f., 83, 91, 112, 329

Krafft, *Albert* Ludwig († nach 1880), Porträtmaler aus dem Umkreis der Nazarener und Deutschrömer, wohnte nach 1850 in Dresden, Prager Straße 27; 1859 Bekannter von Ernst Haeckel in Florenz. 323, 354

Krafft, Amalie, geb. Werner († nach 1874), 1851 Dresden ∞ → Krafft, *Albert* Ludwig; 1859 Bekannte Ernst Haeckels in Florenz. 323

Krahmer, Amalie → Petersen

Kramsta, *Sophie* Emilie → Fritsch

Krause, Andreas (* 1829), Dr. med., praktischer Arzt in Kiew; 1859 Bekannter Ernst Haeckels während dessen Aufenthalts in Rom und Umgebung. 413

Krauseneck, *Ida* Albertine von → Seebeck

Krüger, Gustav Adolph (1815–1858), Dr. med., praktischer Arzt, Wundarzt und Geburtshelfer, 1851–1857 Kreisphysikus in Ziegenrück, dann in Trebnitz (Schlesien), Mitglied der „Deutschen Gesellschaft für Psychiatrie und Gerichtliche Psychologie"; ∞ → Krüger, Rosalie Emilie, Bekannter von → Haeckel, *Karl* Heinrich Christoph Benjamin und *Hermine* Elise Eleonore Sophie. 14–16, 18

Krüger, Rosalie Emilie, geb. Schellwien († ca. 1903), ∞ → Krüger, Gustav Adolph, lebte nach dem Tod ihres Mannes als Lehrerin in Danzig; Bekannte von → Haeckel, *Karl* Heinrich Christoph Benjamin und *Hermine* Elise Eleonore Sophie in Ziegenrück. 14–16, 18, 257

Krugmann, N. N., Frl., drei Töchter von Johann Heinrich Krugmann (1793 – nach 1870), Dr. med. et chir., seit 1821 praktischer Arzt in Driesen, 1863 Sanitätsrat. 312

Krugmann, N. N., Sohn von Johann Heinrich Krugmann. 312

Krukenberg, Gustav (1821–1904), Jurist; Justizrat, Kreisrichter in Calbe, dann Rechtsanwalt und Notar in Halle; ∞ Sophie Krukenberg, geb. Kieser (1826–1904), Schwiegersohn des Jenaer Mediziners → Kieser, Dietrich Georg von. 152

Kühne, Ludwig Samuel Bogislaw (1786–1864), Geheimer Oberfinanzrat und Generalsteuerdirektor, Vortragender Rat bei der Abteilung Domänen und Forsten im preußischen Finanzministerium; Freund von → Haeckel, Carl Gottlob. 33, 80

Kunde, *Felix* Tobias (1827–1865), Mediziner; ab 1844 Stud. der Medizin in Heidelberg, 1850 Dr. med., praktischer Arzt in Berlin, später in Rom; Bekannter und Studienfreund von → Haeckel, *Karl* Heinrich Christoph Benjamin. 263, 354, 372, 397, 407

L

Lachmann, Karl Friedrich *Johannes* (1832–1860), Arzt, Zoologe und Botaniker; aus Braunschweig, 1852/53 Stud. der Medizin in Würzburg, dann in Berlin, Schüler von → Müller, *Johannes* Peter, 1855 Dr. med., 1857 Dozent der Botanik und Zoologie an der Landwirtschaftlichen Lehranstalt in Poppelsdorf bei Bonn; Freund Ernst Haeckels, ∞ → Lachmann, *Luise* Franziska, geb. Passow. 16, 144

Lachmann, *Luise* Franziska, geb. Passow (1835–1890), Tochter von → Passow, *Carl* Friedrich Rudolf und Sidonie, 22.9.1857 ∞ → Lachmann, Karl Friedrich *Johannes*. 16, 73, 80 f., 144

Lambl, Vilém Dušan (Wilhelm Dusan) (1824–1895), böhmisch-österreichischer Mediziner und Anatom;

ab 1844 Stud. der Medizin in Prag, 1851 Dr. med., Arzt am Kinderhospital in Prag, 1856 Privatdozent für Pathologische Anatomie, 1860 Prof. in Charkow, 1863 russischer Staatsrat, 1871 Prof. in Warschau. 7

Lampert, Wilhelmine *Ottilie* († 1889), aus Hirschberg, Tochter von Ernst Friedrich Wilhelm Lampert (* 1805, Kaufmann in Hirschberg und Schwager von → Haeckel, Carl Gottlob) und Wilhelmine Auguste Lampert, geb. Troll, später ∞ → Schubert, Ernst *Adolph*. 300, 313, 321 f., 345 f., 366, 376, 383, 386, 396, 403

Langefeldt (Langefeld), Ludwig († 1872), Forstwirtschaftler; aus Pommern, ab SH 1830 Stud. an der Forstakademie Eberswalde, 1839 Oberförster in Peetzig im Regierungsbezirk Stettin, 1854–1871 in Driesen. 312 .f, 339, 367, 404, 421, 423

Langefeldt (Langefeld), Luise, geb. Liekfeld, ∞ → Langefeldt, Ludwig. 312, 339

Langefeldt (Langefeld), Julie, Tochter von → Langefeldt, Ludwig und Luise, 1859 Bekannte von → Sethe, *Anna* Auguste Friederike in Driesen. 312, 367, 404

Langefeldt (Langefeld), Philippine → Varendorff

Langenbeck, *Bernhard* Rudolf Konrad von (1864) (1810–1887), Chirurg; ab 1830 Stud. der Medizin in Göttingen, 1835 Dr. med., 1838 Habilitation, Privatdozent der Physiologie und Pathologischen Anatomie, 1841 ao. Prof. in Göttingen, 1842 Prof. der Chirurgie in Kiel und Direktor des Friedrichshospitals, 1848–1882 Leiter der Chirurgischen Klinik der Charité in Berlin. 4, 103 f.

La Valette St. George, Adolph Freiherr von (1831–1910), Zoologe und Anatom; ab 1852 Stud. der Medizin in Berlin, Würzburg und München, 1855 Dr. phil., 1857 Dr. med., 1858 Habilitation in Bonn, 1859 Prosektor, 1862 Extraordinarius, 1875 Prof. der Anatomie ebd., ab 1875 Mitredakteur des „Archivs für mikroskopische Anatomie", 1882 Mitglied der Leopoldina; Kommilitone und Freund Ernst Haeckels. 9, 37, 329

Lehmann, Rudolf (1819–1905), deutschenglischer Maler und Porträtist; 1835–1837 Ausbildung in Paris, 1838/39 in München, mehrere Studienaufenthalte in Rom (1839–1846, 1850–1859 und 1863/64), seit 1850 als freischaffender Maler in London; Bekannter Ernst Haeckels. 372, 392

Leiblein, Valentin (1799–1869), Zoologe und Botaniker; 1820 Dr. med. et phil., 1825 Prosektor, 1828 Habilitation in Würzburg, Privatdozent und Prosektor am Zootomischen Institut, 1830–1869 Prof. für Allgemeine Naturwissenschaften und Direktor der Abteilung für Botanik und Zoologie, ab 1840 Leiter des Botanischen Gartens in Würzburg. 306

Leidenfrost, *Theodor* Ernst August (1831–1899), Geograph und Mathematiker; Dr. phil., Lehrer an der Realschule in Weimar, 1878 Direktor, 1882 Schulrat, 1889 Oberschulrat, 1898 Prof. ebd. 153

Leißring, Johanne *Christiane* Marie → Merkel

Lessing, Gotthold Ephraim (1729–1781), bedeutendster Literatur- und Kunstkritiker der deutschen Aufklärung, Religionsphilosoph, Fabeldichter, Gegner des französischen Klassizismus; Stud. der Theologie, Magister, Journalist in Berlin, 1760 Sekretär in

Breslau, 1767–1769 Dramaturg am Nationaltheater in Hamburg, ab 1770 herzoglicher Bibliothekar in Wolfenbüttel. 425

Leubuscher, Rudolf (1822–1861), Arzt, Pathologe und Psychiater; ab 1840 Stud. der Medizin in Berlin, 1844 Dr. med., Assistenzarzt an der Provinzial-Irrenanstalt Halle-Nietleben, 1847 Arzt an der Charité und Leiter eines Choleralazaretts, 1848 Privatdozent, 1850 Oberarzt des Arbeitshauses in Berlin, 1855–1859 Direktor der Medizinischen Klinik in Jena, dann wieder als Arzt und ao. Prof. der Medizin in Berlin. 146, 152

Lewald-Stahr, Fanny, geb. Marcus (1811–1889), freie Schriftstellerin und Vorkämpferin für Frauenemanzipation; um 1843 Übersiedlung nach Berlin, 1845/46 in Rom, führte nach ihrer Rückkehr einen politisch-literarischen Salon; Tochter des jüdischen Kaufmannes David Marcus (1787–1846) aus Königsberg, Berlin 1855 ∞ → Stahr, *Adolf* Wilhelm Theodor. 402

Leydig, Franz von (1869) (1821–1908), Zoologe, vergleichender Anatom und Histologe; 1840–1842 Stud. der Medizin und Philosophie in München, dann in Würzburg, 1847 Dr. med., Assistent von → Kölliker, Rudolf *Albert* in Würzburg, 1849 Privatdozent, 1855 ao. Prof. in Würzburg, 1857 Prof. für Zoologie und Vergleichende Anatomie in Tübingen, 1875 Prof. für Vergleichende Anatomie, Histologie und Embryologie in Bonn; 1855 ∞ Katharina Leydig, geb. Jäger (1831–1911), Freund Ernst Haeckels. 38

Lieberkühn, Samuel *Nathanael* (1821–1887), Arzt und Anatom; ab 1843 Stud. der Medizin und Philosophie in Halle und Berlin, Schüler von → Müller, *Johannes* Peter, 1849 Dr. med., praktischer Arzt, 1857 Prosektor, 1858 Habilitation, 1862–1867 ao. Prof. in Berlin, ab 1867 Prof. der Anatomie in Marburg und Direktor des Anatomischen Instituts, 1883 Geheimer Medizinalrat. 169, 204, 238, 253

Lind, Friederika Augusta → Edlefsen

Loholm, Karl Ludwig Christoph (1795–1880), protestantischer Theologe; 1813 Freiwilliger im Mecklenburg-Strelitzschen Husarenregiment, gen. der Husar oder Husarenpastor, Träger der Eisernen Kreuzes, 1816–1819 Stud. der Theologie in Jena, Mitglied der dortigen Urburschenschaft und Mitunterzeichner des Grundsatzprogramms auf dem Wartburgfest 1817, 1819 Hauslehrer in Möllenbeck, 1821 Pfarrer in Rödlin, 1825 in Stanzkow, ab 1870 im Ruhestand. 193

Luden, Johann *Heinrich* Gottlieb (1810–1880), Rechtswissenschaftler; ab 1825 Stud. der Rechte in Jena, Berlin und Göttingen, 1829 Dr. phil., 1831 Dr. jur. in Jena, 1834 Extraordinarius, 1844 Prof. des Strafrechts und 1845 Oberappellationsgerichtsrat in Jena, Prorektor (u. a. 1858 zur 300-jährigen Jubelfeier). 194

Ludwig, *Carl* Friedrich Wilhelm (1816–1895), Anatom und Physiologe, Begründer der modernen Physiologie; 1834–1839 Stud. der Medizin in Marburg, Erlangen und Bamberg, 1840 Dr. med., 1841 Prosektor am Anatomischen Institut in Marburg, 1842 Habilitation im Fach Physiologie, 1846 ao. Prof. der Anatomie, 1849 Prof. der Anatomie und Physiologie in Zürich, 1855 Prof. der Physiologie und Zoologie an der Medizinisch–Chirurgischen Militärakademie („Josephinum") in Wien,

1865 Prof. der Physiologie in Leipzig, 1869 Gründer der Neuen Physiologischen Anatomie, Mitglied u. a. der Leopoldina, Ehrenbürger der Stadt Leipzig. 27, 34, 38, 40, 59, 63, 91–94, 104

Lunde, Mathilde → Holfelder

Luther, Martin (1483–1546), Kirchenreformator Deutschlands; Dr. theol., Augustinermönch in Erfurt, 1508 Bibelprofessor in Wittenberg, 31.10.1517 Thesen gegen den Ablasshandel, 1521 Reichsacht, 1521/22 auf der Wartburg (Bibelübersetzung 1521–1534), 1522–1524 Prediger in Wittenberg, danach für die Konsolidierung der Reformation tätig; 1525 ∞ Katharina von Bora (1499–1552). 189, 281

M

Mack, Gustav (1831–1900), Mediziner; aus Braunschweig, ab 1850 Stud. der Medizin, Dr. med., praktischer Arzt, Sanitätsrat und Turnwart des Braunschweiger Männer-Turnvereins, 1866 Begründer des Elm-Bergturnfestes. 41

Mannigel, Johannes Conradin *Hugo* (1851–1862 erschlagen aufgefunden), Waise und Pflegesohn von → Kiepert, Carl Gotthilf *Adolf* und *Emilie* Henriette. 202

Manzoni, *Alessandro* Francesco Tommaso (1785–1873), italienischer Schriftsteller, Dichter und Freidenker, bedeutendster Vertreter der italienischen Romantik; um 1860 Senator in Mailand und Befürworter der nationalen Einigungsbewegung. 220, 289

Marcellus, Marcus Claudius (42 v. Chr. – 23 v. Chr.), Neffe, Schwiegersohn und designierter Nachfolger des römischen Kaisers Augustus (63 v. Chr. – 14 n. Chr.). 358

Marcus, Fanny → Lewald-Stahr

Marie, um 1858 Dienstmädchen der Familie von → Haeckel, Carl Gottlob in Berlin. 87, 134, 157, 174

Martens, Carl *Eduard* von (1831–1904), Zoologe, Malakologe und Forschungsreisender; 1849–1852 Stud. der Medizin und Naturgeschichte in Tübingen, 1853 in Stuttgart (Staatsexamen) und 1854 in München, 1855 Dr. med. in Tübingen, 1856 Assistent, 1859 Kustos, 1883 stellvertretender Leiter am Zoologischen Museum in Berlin, 1887 zweiter Direktor des Museums für Naturkunde und ao. Prof. in Berlin, seit 1874 Mitglied der Leopoldina; Freund Ernst Haeckels. 37, 40, 72, 81, 169, 187 f., 219 f., 227, 269, 287, 291, 308, 310, 345 f., 386, 411

Martick, *Wilhelmine* Friederike Marie → Graul

Marvel, Ik (Ps.) → Mitchell, Donald Grant

Maß, Karl Wilhelm Victor (1832–1878), Arzt und Kommunalpolitiker; aus Podelzig (Preußen), ab 1854 Stud. der Medizin in Berlin, Würzburg, Prag und Breslau, 1858 Dr. med., dann einjähriger Studienaufenthalt in Wien, 1859 Kreiswundarzt in Czarnikau, 1864 und 1870/71 Militärarzt, Träger des Eisernen Kreuzes, 1872 Kreisarzt in Czarnikau und Stadtverordneter. 7

Mayer, Karl August (1808–1894), Pädagoge und Schriftsteller; ab 1827 Stud. der Montanwissenschaften, dann der Philologie in Heidelberg, Bonn und Berlin, Hauslehrer in der Schweiz, dann in Neapel, 1835 Dr. phil. in Bonn, anschließend Realschullehrer in Elberfeld und Aachen, 1839 in Oldenburg, 1851 in Mannheim, 1868 Direktor des

Humboldt-Gymnasiums in Karlsruhe. 164

Mayerhofer, Eva, 1857 Hauswirtin von Ernst Haeckel in Wien, Lackierergasse 206, in der Alservorstadt. 38, 90

Mayerhofer, Gabriel, Enkel von → Mayerhofer, Eva. 38

Maywald, Bianca → Richter

Mecklenburg-Schwerin, *Helene* Louise Elisabeth, Prinzessin von → Orléans

Meier (Meyer), Karl Heinrich *Adolf* (1808–1896), Pädagoge, Zeichner und Ornithologe; Schüler von Johann Heinrich *Wilhelm* Tischbein (1751–1829), 1828 Mitglied der Jenaer Urburschenschaft, Dr. phil., Zeichenlehrer und 1854–1874 Direktor an der von seinem Vater, Johann Heinrich Meier (1778–1860), gegründeten privaten Töchterschule in Lübeck, seit 1852 Mitglied im Mecklenburger Verein der Freunde der Naturgeschichte. 177, 192

Mendheim, Adele Leopoldine, geb. Tralle, 1862 Handelsfrau und Inhaberin der Firma Mendheim & Comp.; ∞ → Mendheim, August *Eduard*. 367

Mendheim, August *Eduard*, Mitinhaber der 1837 gegründeten Steingutfabrik Mendheim & Eisnecker, später Mendheim & Comp. in Vordamm bei Driesen; ∞ → Mendheim, Adele Leopoldine. 367

Mendheim, Luise Adelheid *Marianne* Philippine → Bennecke

Mendheim, N. N., zwei Töchter von → Mendheim, August *Eduard* und Adele Leopoldine. 367

Merkel, Carl *August* (1838–1875), Steinmetzmeister und später Steinbruchbesitzer; Sohn von Christian Andreas Merkel und → Merkel, Johanne *Christiane* Marie, Bekannter und Spielgefährte Ernst Haeckels in Merseburg. 204

Merkel, Carl August Leberecht, ab 1843 Maurer- und Steinmetzmeister, Inhaber der Merkel'schen Werkstatt in Halle, eines Materialiengeschäfts und eines Steinbruchs, 1863 Träger der Goldenen Medaille für gewerbliche Leistungen (Steinmetzarbeiten an der Neuen Börse und dem Rathaus in Berlin); Onkel von → Merkel, Carl *August*. 386

Merkel, Johanne *Christiane* Marie, geb. Leißring (1813–1886), Witwe des Maurermeisters Christian Andreas Merkel (1800–1847), Besitzerin des Anwesens Ritterhof und Salpeterhütte oder auch gen. die Hütte, Große Ritterstraße 5, in Merseburg, Wohnsitz der Familie Haeckel 1835–1851. 154, 159

Meßmer, Adele → Braun

Metella Cretica, Caecilia → Crassus

Meyer, Ernst (1797–1861), deutschdänischer Maler; aus Altona, Jugend und künstlerische Ausbildung in Kopenhagen, danach in Dresden und München, lebte seit 1824 in Italien, wo er sich als Genremaler einen bedeutenden Ruf erwarb; 1859 Bekannter Ernst Haeckels in Rom. 372, 391, 397

Meyer, Peter Hinrich (Heinrich) (1784–1865), ab 1831 Pächter des Klosters Chorin bei Neustadt-Eberswalde, 1834–1852 Amtsrat. 159, 164

Meyer, *Julie* Caroline Friederike Emilie, geb. Karbe (1790–1866), 1809 ∞ → Meyer, Peter Hinrich. 159, 164

Mialaret, Adèle Athénaïs → Michelet

Mialaret, *Antonin* Marc Aurèle (1827–1884), Sohn von → Mialaret, *Yves* Louis Jacques und Marguerite *Emma* Aimée. 300

Mialaret, Henri (1829–1884), Sohn von
→ Mialaret, *Yves* Louis Jacques und
Marguerite *Emma* Aimée. 300

Mialaret, Hippolyte (1832–1905), Sohn
von Marguerite *Emma* Aimée Mialaret und → Mialaret, *Yves* Louis
Jacques. 300

Mialaret, Sélima (* 1821), Tochter von
Marguerite *Emma* Aimée Mialaret →
Mialaret, *Yves* Louis Jacques. 300

Mialaret, Tancrède (1824–1894), Sohn
von Marguerite *Emma* Aimée Mialaret und → Mialaret, *Yves* Louis
Jacques. 300

Mialaret, Yves Louis Jacques (1774–
1841), französischer Royalist und
Grundbesitzer bei Montauban-de
Luchon in den Pyrenäen; nach Ausbruch der Französischen Revolution
Erzieher und Sekretär in der Familie
des Anführers der Haitianischen
Revolution, François-Dominique
Toussaint Louverture (1743–1803),
in S. Domingo, 1812 Sekretär von
Napoleon auf Elba, nach dessen endgültiger Niederlage flüchtete Mialaret
nach Louisiana, 1820 ∞ Marguerite
Emma Aimée Mialaret, geb. Becknell
(1804–1864). 300

Michelet, Adèle Athénaïs, geb. Mialaret
(1826–1899), französische Schriftstellerin naturhistorischer Werke und
Memoirenschreiberin; Tochter von
Marguerite *Emma* Aimée Mialaret
und → Mialaret, *Yves* Louis Jacques,
1849 ∞ → Michelet, Jules. 299 f.

Michelet, Jules (1798–1874),
französischer Historiker; Sektionsleiter am Staatsarchiv und Prof. der
Geschichte am Collège de France
in Paris, Mitglied der Académie des
sciences morales et politiques, ∞ (II)
→ Michelet, Adèle Athénaïs. 296,
298, 300, 311–315, 325

Milewsky (Milevska), Louisa von,
geb. Tichy (1823–1895), ∞ Michael
Heinrich von Milewsky (1869) (1798–
1883), Kammergerichtsrat in Berlin,
wohnhaft Köthener Straße 47, Tochter
von → Tichy, Anton von. 20 f.

Mitchell, Donald Grant (1822–
1908), aus Norwich, Conneticut,
amerikanischer Farmer, Essayist,
Romanautor (Ps.: Ik Marvel) und
Diplomat; 1841 Absolvent des Yale
College, 1844 mit dem Konsul der
USA in England, 1853/54 Konsul
in Venedig, bekannt für seine nostalgisch-sentimentalen Geschichten
über das amerikanische Leben. 326,
333 f.

Mollard, Adelheid Emma *Clara*, geb.
Sack (1814–1870), Ratibor 1833 ∞ →
Mollard, Carl Julius Alexander. 261

Mollard, Carl Julius Alexander (1802–
1878), Jurist; Dr. jur., Stadtgerichtsrat, 1839 Kammergerichtsrat, später
Geheimer Tribunalrat in Berlin. 261

Möller, Ludwig (1820–1877), Geologe,
Botaniker, Naturaliensammler
(Petrefakten, Mineralien, Käfer,
Moose); Dr. phil., ab 1843 Hauptlehrer und Küster an der Bürgerschule
für Mädchen in Mühlhausen. 152

Mommsen, Christian Matthias *Theodor*
(1817–1903), Historiker und
Altertumswissenschaftler; ab 1838
Stud. der Rechte in Kiel, 1843 Dr. jur.,
Lehrer in Altona, Journalist, 1848 ao.
Prof. der Rechte in Leipzig, wegen
der Beteiligung am Maiaufstand 1849
entlassen, 1852 Prof. in Zürich, 1854 in
Breslau, 1861–1885 Prof. für Römische
Altertumskunde an der Universität
Berlin, zahlreiche Ehrungen, u. a.
1902 Literatur-Nobelpreis für seine
„Römische Geschichte"; 1854 ∞ *Marie*
Auguste Mommsen, geb. Reimer
(1832–1907). 293

Mozart, Wolfgang Amadeus (1756–1791), österreichischer Komponist und einer der bedeutendsten und bis heute populärsten Vertreter der Wiener Klassik; 1769 Kapellmeister in Salzburg, seit 1781 freischaffender Komponist und Musiklehrer in Wien, 1787 kaiserlicher Kammerkomponist. 136, 270

Mulder, Johanna *Aldegonde* (Gonne), geb. de Villeneuve (1821 – nach 1908), Nijmegen 1851 ∞ → Mulder, Lodewyk. 30 f., 77–80, 87, 111 f., 118–120, 123, 161, 280

MULDER, LODEWYK (Louis, Lodewijk) (1822–1907), niederländischer Major, Sprachlehrer, vielseitiger Schriftsteller, Humorist, Zeitschriftenherausgeber, Verfasser profunder historischer Geschichtsbücher und Maler; als Neunjähriger Vollwaise, 1838 Kadett an der Königlichen Militärakademie in Breda, 1842 Leutnant, 1850 Lehrer für niederländische Sprache und Literatur an der Militärakademie, 1859 Hauptmann und Versetzung ins Kriegsministerium, 1867 Entlassung im Rang eines Majors, bis 1872 Schulinspektor; Sohn des Domäneninspektors Jan Mulder († 1827) und Maria Christina Mulder, geb. Sethe († 1831) in Den Haag, einer Nichte von Ernst Haeckels Großvater → Sethe, *Christoph* Wilhelm Heinrich, ∞ → Mulder, Johanna *Aldegonde*. 30–32, 37, 77–80, 87, 111 f., 118–123, 161 f., 217, 280–282

Müller, Edwin (Ps.) → Hottenroth, Karl Napoleon

Müller, Heinrich (1820–1864), Anatom und Ophthalmologe; Stud. der Medizin u. a. in München, Würzburg und Wien, 1842 Dr. med. in Würzburg, 1847 Habilitation, 1852 Extraordinarius, 1858 Prof. der Vergleichenden und Topografischen Anatomie in Würzburg, 1860 Mitglied der Leopoldina; 1853 ∞ Luise Mathilde Friderika Müller, geb. Meyer (* 1826), Tochter von *Conrad* Christoph Philipp Meyer (* 1786), königlicher bayerischer Regierungsdirektor in München, und Marie Elise Mathilde Marianne Meyer, geb. Cella. 6

Müller, *Johannes* Peter (1801–1858), Anatom, Physiologe, Zoologe, Naturphilosoph und Begründer der Planktonforschung; ab 1819 Stud. der Medizin in Bonn, 1822 Dr. med., Studienaufenthalt in Bonn, 1824 Habilitation und Mitglied der Leopoldina, 1826 Extraordinarius, 1830 Prof. für Physiologie und Vergleichende Anatomie in Bonn, ab 1833 Prof. in Berlin, Direktor des Anatomisch-Zootomischen Museums, ∞ Maria Anna (Nanny) Müller, geb. Zeiller (1800 – ca. 1877), wohnte als Witwe ab 1860 bei ihrem Sohn Max Müller (1829–1896) in Köln. 20, 24, 37 f., 61, 92 f., 139, 151, 185, 205, 225, 235, 249, 252 f., 255, 261–265, 273, 276

Müller, Johann *Gottfried* (1796–1881), österreichischer Rechtsgelehrter; 1817–1824 Stud. der Rechts- und Staatswissenschaften in Wien, Paris und Göttingen, Dr. jur., Dr. phil., seit 1844 Prof. der Römischen Rechtsgeschichte, des Römischen Rechts und des Protestantischen Kirchenrechts, Direktor der Rechtsakademie in Hermannstadt (Siebenbürgen), 1860 Kaiserlicher Rat; 1858 Gast des Jenaer Universitätsjubiläums. 176

Münch-Bellinghausen, Eligius Franz Joseph Freiherr von (1806–1871, österreichischer Dramatiker, Lyriker, Novellist (Ps.: Friedrich Halm) und Hoftheaterintendant; Stud.

der Philosophie und Rechtswissenschaften in Wien, 1826 Beamter beim Fiskalamt in Linz, 1840 Regierungsrat, 1845 Hofrat und Kustos der Hofbibliothek in Wien, 1866 Geheimer Rat und Exzellenz, ab 1869 Generalintendant der beider Wiener Hoftheater. 268, 424

Murillo, Bartolomé Esteban (1618–1682), berühmter spanischer Barockmaler; Ausbildung bei Juan del Castillo (1584–1640) in Sevilla, 1660 Gründer und Präsident der Akademie der schönen Künste ebd., 1665 Beitritt zum Orden der Barmherzigen Brüder, berühmt durch seine Genrebilder und religiösen Motive. 338

Mützelburg, Adolf (1831–1882), Schriftsteller, Redakteur, Journalist und Verfasser historischer Romane (Ps.: Karl Weber / Justus Severin); aus Frankfurt (Oder), 1850–1853 Stud. der Literatur, Kunst und Politik in Berlin, dann freier Schriftsteller und Publizist sowie Mitherausgeber der „Tribüne" ebd. 312

N

Nägeli, *Carl* Wilhelm von (1817–1891), Schweizer Botaniker; ab 1836 Stud. der Medizin, dann der Botanik in Zürich und Genf, 1840 Dr. phil., 1841 Studienaufenthalt in Berlin, 1842 in Jena, 1849 Extraordinarius in Zürich, 1852 Prof. der Botanik in Freiburg i. Br., 1856 am Polytechnikum in Zürich, 1857–1889 Prof. für Allgemeine Botanik und Mikroskopie in München. 168

Naumann, Hermann (* 1806), protestantischer Theologe; Archidiakon an der Stadtkirche in Weißenfels, ab 1846 Pastor in Untergreißlau und Waisenhausdirektor in Langendorf. 29

Neander, *August* Johann Wilhelm (1789–1850), protestantischer Theologe und Vorreiter der Erweckungstheologie; 1806–1809 Stud. der Theologie und Philosophie in Halle und Göttingen, 1809 Theologisches Examen in Hamburg und Hilfsprediger, 1811 Habilitation in Heidelberg, 1812 Extraordinarius, ab 1813 Prof. der Kirchengeschichte in Berlin. 130 f.

Nees von Esenbeck, Christian Gottfried Daniel (1776–1858), Arzt, Botaniker, Naturforscher und -philosoph, Politiker; 1795–1799 Stud. der Philosophie und Medizin in Jena, 1800 Dr. med. in Gießen, 1818 Dr. phil. und Prof. für Naturgeschichte und Botanik in Bonn, ab 1830 Leiter des Botanischen Gartens in Breslau, 1852 Disziplinarverfahren aus politischen Gründen und Entlassung ohne Pension, Abgeordneter der linken Fraktion in der Preußischen Nationalversammlung, 1816 Mitglied sowie 1818–1858 Präsident der Deutschen Akademie der Naturforscher Leopoldina. 151

Nernst, *Clara* Elisabeth von → Rabiel

Neumann, Carl August (1771–1866), deutsch-österreichischer Chemiker, Fachschriftsteller und Kaufmann; 1793–1796 Stud. der Kameralistik in Jena, 1796 Lehrer für Kameralwissenschaften in Dänemark, 1802 Fabrikdirektor in Böhmen, seit 1808 Prof. der Chemie am Polytechnischen Institut in Prag, 1817 Kommerzialrat und bis 1826 Vorstand der Kommerz- und Fabrikinspektion; 1858 Dr. phil. h. c. der Universität Jena (für seine fachlichen Leistungen und Verdienste um die Entwicklung der böhmischen Industrie und als industrieller Schriftsteller). 192

Neumann, *Carl* Gottfried (1832–1925), Mathematiker (mathematischer

Physiker); bis 1855 Stud. in Königsberg, 1856 Dr. phil., 1858 Habilitation für Mathematik an der Universität Halle-Wittenberg, dann Privatdozent und Extraordinarius, 1863 Prof. für Mathematik in Basel, 1865 in Tübingen, 1868–1911 in Leipzig, Geheimer Rat. 140

Neumann, *Franz* Ernst (1798–1895), Physiker, Begründer der Theoretischen Physik; 1815 Kriegsfreiwilliger, Stud. der Theologie in Berlin, dann der Naturwissenschaften und Mathematik in Jena, Mitglied der Jenaer Urburschenschaft, 1819 wieder in Berlin und tätig im Mineralienkabinett, 1826 Habilitation in Königsberg, 1829–1877 Prof. der Mineralogie und Physik ebd., 1844 Dr. med. h. c. in Königsberg und Roter Adlerorden, 1860 Orden Pour le Mérite für Wissenschaften und Künste, 1894 Geheimer Rat und Exzellenz. 140

Nitzsch, Carl Immanuel (1787–1868), protestantischer Theologe und Politiker; ab 1806 Stud. der Theologie, Philosophie und klassischen Philologie an der Universität Halle-Wittenberg, 1809 Dr. theol., 1810 Habilitation, 1811 Vikar an der Schlosskirche, 1813 dritter Diakon an der Stadtkirche ebd., 1817–1820 Lehrer am Predigerseminar, dann Propst, ab 1822 Prof. für Systematische und Praktische Theologie sowie Universitätsprediger in Bonn, preußischer Oberkonsistorialrat und 1846 Abgeordneter der Berliner Generalsynode, 1847 Prof. und Universitätsprediger in Berlin, liberal-konservatives Mitglied des Preußischen Landtags; Weggefährte von → Bethmann-Hollweg, Moritz *August* von. 383

O

Oppen, *Clara* Adelheid Friederike Philippine Caroline von → Stubenrauch

Oppen, Emilie von → Sack

Oppolzer, Johann von (1869) (1808–1871), böhmisch-österreichischer Arzt und Internist, Vertreter der physiologisch orientierten Heilkunde; Stud. der Medizin in Prag, 1835 Dr. med., Assistenzarzt und 1839 praktischer Arzt, 1841 Prof. der Medizin ebd., 1848 Prof. in Leipzig und Leiter des Jakobsspitals, 1850 Prof. der Medizinischen Klinik in Wien. 91, 98, 100–102, 104

Orléans, *Helene* Louise Elisabeth, Duchesse d', geb. Prinzessin von Mecklenburg-Schwerin (1814–1858), ∞ Ferdinand Philippe Louis Charles Henri Rosolin d'Orléans (1810–1842), Mutter von → Orléans, Louis Philippe Albert d' und → Orléans, Robert Philippe Louis Eugène Ferdinand, lebte nach dem erfolglosen Versuch, 1848 den Thron für ihren ältesten Sohn zu erringen, in Eisenach. 381

Orléans, Louis Philippe Albert d', Comte d'Paris (1838–1894), Enkel von Louis-Philippe I., König der Franzosen (1773–1850), ältester Sohn von Ferdinand Philippe Louis Charles Henri Rosolin d'Orléans und → Orléans, *Helene* Louise Elisabeth, Duchesse d', Thronprätendent, 1861–1865 Offizier der United States Army im Amerikanischen Bürgerkrieg, lebte nach der Exilierung des Hauses Orléans in England. 381

Orléans, Robert Philippe Louis Eugène Ferdinand, Duc de Chartres (1840–1910), Enkel von Louis-Philippe I., jüngster Sohn von Ferdinand Philippe Louis Charles Henri Rosolin d'Orléans und → Orléans, *Helene Louise Elisabeth*, Duchesse d', nahm als Offizier, später als Oberst am Amerikanischen Bürgerkrieg und 1870 am Deutsch-Französischen Krieg teil, 1886 Verbannung. 381

Oertel, Wilhelm (1798–1867), protestantischer Theologe, Volks- und Jugendschriftsteller (Ps.: W. O. Horn); ab 1815 Stud. der Theologie in Heidelberg, 1820 Pfarrverwalter, 1822 Pfarrer in Manubach und Beginn seines literarischen Schaffens mit einer Gemeindechronik, 1855 Pfarrer in Sobernheim und Superintendent, ab 1864 in Wiesbaden, verfasste v. a. volkstümliche Romane, historisch-romantische Erzählungen sowie Jugendschriften. 244

Osann, *Gottfried* Wilhelm (1796–1866), Chemiker und Physiker; Stud. der Naturwissenschaften in Jena und Erlangen, 1819 Privatdozent für Physik und Chemie in Erlangen, 1821 in Jena, 1823 Prof. für Chemie und Pharmazie an der Universität in Dorpat, ab 1828 Prof. für Physik und Chemie in Würzburg; Stiefsohn des sachsen-weimarischen Staatsministers und Goethe-Freundes Christian Gottlob von Voigt (1743–1819). 191

Österreich (Österreich-Ungarn / Habsburger Monarchie)
–, Franz Joseph I., Kaiser von, und (seit 1867) Apostolischer König von Ungarn (1830–1916), regierte 1848–1916; ∞ → Österreich, *Elisabeth* Amalia Eugenia, Kaiserin von. 66
–, *Sophie* Friederike Dorothea Maria Josepha, Erzherzogin von (1855–1857), älteste Tochter von → Österreich, Franz Joseph I., Kaiser von und *Elisabeth* Amalia Eugenia, Kaiserin von. 66
–, *Elisabeth* Amalia Eugenia, Kaiserin von, geb. Prinzessin von Pfalz-Zweibrücken-Birkenfeld-Gelnhausen aus dem Hause Wittelsbach (1837–1898), gen. Sisi, 1854 ∞ → Österreich, Franz Joseph I., Kaiser von. 20

Osterwald, Karl *Wilhelm* (1820–1887), Pädagoge, Dichter, Naturfreund und Schriftsteller; Stud. der Philologie in Halle, dann Lehrer am Königlichen Pädagogium und Konrektor am Domgymnasium zu Merseburg, 1865 Gymnasialdirektor in Mühlhausen (Thüringen); einflussreicher Lehrer, 1851/52 Pensionswirt und später Freund Ernst Haeckels, ∞ → Osterwald, Marie Auguste. 154, 362

Osterwald, Marie Auguste, geb. Schröder (1824–1887), ∞ → Osterwald, Karl *Wilhelm*. 140, 154

P

Pacini, Filippo (1812–1883), italienischer Anatom und Mikroskopiker, Entdecker des Cholera-Erregers; Stud. der Medizin an der chirurgischen Medizinschule in Pistoia, 1840 Assistent, 1844 Prof. der Anatomie in Pisa, ab 1849 Prof. der Allgemeinen und Topografischen Anatomie in Florenz. 339

Parlatore, Filippo (1816–1877), italienischer Mediziner, Botaniker und Forschungsreisender; Stud. der Medizin in Palermo, Assistenzprofessor und Arzt, Prof. der Botanik und Leiter des Botanischen Gartens in Florenz, ab 1868 Direktor des Naturhistorischen Museums, 1844 Begründer des „Giornale Botanico Italiano". 339

Parthey, *Gustav* Friedrich Konstantin (1798–1872), Kunsthistoriker und Philologe; Stud. der Philosophie und Altertumskunde in Berlin und Heidelberg, Dr. phil., Studienreisen nach Frankreich, Großbritannien, Italien, Griechenland und den Orient, ab 1825 Leiter der Nicolaischen Buchhandlung in Berlin und Privatgelehrter. 345

Passow, *Carl* Friedrich Rudolf (1798–1860), Philologe; ab 1817 Stud. der Altertumskunde in Breslau, 1820 Lehramtsprüfung in Berlin und Mitglied des Pädagogischen Seminars, Dr. phil., 1822 Oberlehrer am Gymnasium Zum Grauen Kloster, suspendiert wegen des Verdachts der Teilnahme an demagogischen Umtrieben, ab 1828 Prof. am Joachimsthalschen Gymnasium in Berlin, ∞ → Passow, Sidonie. 73, 80, 386

Passow, Sidonie, geb. Seebeck (1801–1887), ∞ → Passow, *Carl* Friedrich Rudolf, Schwester von → Seebeck, Karl Julius *Moritz*. 73, 80, 144, 386

Passow, Johanne Emilie Luise *Charlotte* → Castendyk

Passow, *Luise* Franziska → Lachmann

Pauline, um 1858 Dienstmädchen der Familie von → Haeckel, Carl Gottlob in Berlin. 87, 134, 157, 174

Pertz, *Georg Heinrich* Jakob (1795–1876), Historiker, Bibliothekar und Archivar; Stud. der Geschichte und Philologie in Göttingen, 1816 Dr. phil. et jur., 1823–1873 Präsident der Editionsreihe „Monumenta Germaniae Historica", 1827–1842 Leiter der Königlichen Bibliothek und des Münzkabinetts in Hannover, dann Oberbibliothekar der Königlichen Bibliothek in Berlin, Geheimer Regierungsrat, 1827 ∞ (I) Julia Philippa Pertz, geb. Garnett (1793–1852), 1852 ∞ (II) Leonora Pertz, geb. Horner (1818–1908). 345

Pertz, Betty, geb. Steffen († 1885), 1850 ∞ → Pertz, *Karl* August Friedrich. 403

Pertz, *Karl* August Friedrich (1828–1881), Historiker und Bibliothekar; 1853 Dr. phil. in Berlin, ab 1854 ständiger Mitarbeiter der „Monumenta Germaniae Historica", Sommer 1859 zum Militärdienst eingezogen, Prof. der Geschichte und Kustos der Universitätsbibliothek in Greifswald; Sohn von Julia Philippa Pertz und → Pertz, *Georg Heinrich* Jakob, ∞ → Pertz, Betty. 345, 386, 403

Petersen, Amalie, geb. Krahmer († 1874), Schülerin des Komponisten und Musikers Carl Friedrich Zelter (1758–1832), 1872 Trägerin des Verdienstkreuzes für Frauen und Jungfrauen, 1834 ∞ → Petersen, Carl Friedrich Gustav. 287 f., 296, 298 f.

Petersen, *Bernhard* Hans Eduard (1825–1894), Forstwirtschaftler; aus Sorau (Mark Brandenburg), ab SH 1848 an der Forstakademie in Eberswalde, dann Oberförsterkandidat in Steinspring, Oberförsterei Driesen, 1860 Oberförster in Ziegenort bei Stettin, 1885 Oberförster und später Forstmeister in Harpstedt bei Bremen; ∞ → Petersen, Bertha Emilie Maria Anna Sophie. 157 f., 288, 295–297, 299 f., 304, 312 f., 317 f., 326 f., 332–337, 339, 341, 362 f., 378 f., 381, 402–404, 420–426

Petersen, *Bertha* Emilie Maria Anna Sophie, geb. Sethe (1832–1876), Tochter von → Sethe, *Christian* Carl Theodor Ludwig und *Wilhelmine* Sophie Friederike Juliane Theodore, 27.11.1856 ∞ → Petersen, *Bernhard* Hans Eduard, Cousine und Schwägerin Ernst Haeckels. 135, 148 f., 154, 157, 210, 219, 288, 295, 297–301, 312 f., 317 f., 326 f., 334, 339, 362 f., 365, 367, 376, 378, 402, 407, 420, 422, 424, 426

Petersen, Bertha Wilhelmine *Clara* (1857–1929), Tochter von → Petersen, *Bernhard* Hans Eduard und *Bertha* Emilie Maria Anna Sophie. 148, 157, 288, 295, 298–300, 312, 317, 326, 336, 341, 404, 422, 424

Petersen, *Carl* Friedrich Gustav (1787–1868), Apotheker und Kommunalpolitiker; 1831–1834 Besitzer der Universitätsapotheke „Zur goldenen Kugel" in Frankfurt (Oder), ab 1834 Stadtrat, 1862 Ehrenbürger, wohnte in der Bischofstraße 19 (ehemalige Apotheke); Sohn des Stadtverordneten und Apothekers Johann Friedrich Petersen (†1831), ∞ (I) Wilhelmine Petersen, geb. Dionysius († 1833), 1834 ∞ (II) → Petersen, Amalie, geb. Krahmer, Bruder von Dr. Eduard Petersen (Arzt und Gründer der Singegesellschaft „Viadrina"). 287 f., 296

Petersen, Clara († um 1890), Frl., Schwester von → Petersen, *Bernhard* Hans Eduard, wohnte in Frankfurt (Oder), Park 8, später Gubener Str. 1. 297

Petersen, Elise, wahrscheinlich Tochter von → Petersen, *Carl* Friedrich Gustav und Amalie. 288

Petersen, Ernst *Eduard*, Bruder von → Petersen, *Bernhard* Hans Eduard. 149, 157

Petersen, Ferdinand, 1858–1863 Gerichtsassessor und Spezialkommissarius in Köslin; wahrscheinlich Sohn von → Petersen, *Carl* Friedrich Gustav, 1859 Bräutigam von → Kneisz, Louise, ∞ 5.5.1859 in Frankfurt (Oder). 288

Petersen, Friedrich Carl Christian *Eduard* (1859–1895), Sohn von → Petersen, *Bernhard* Hans Eduard und *Bertha* Emilie Maria Anna Sophie. 300, 312, 317

Petersen, *Marie* Luise Auguste (1816 – 30.6.1859 an Lungenentzündung), Märchendichterin; Tochter von Wilhelmine Petersen und → Petersen, *Carl* Friedrich Gustav. 298

Petters, *Vilém* Ignác (1826–1875), böhmisch-österreichischer Chemiker und Dermatologe; Stud. der Medizin in Prag, 1852 Dr. med., 1853 Dr. chir., 1857 Privatdozent für Innere Medizin an der Universität Prag, 1858 Assistent bei → Jaksch, Franz, 1863 Habilitation und Primararzt an der Abteilung für Haut- und Geschlechtskrankheiten, 1864 ao. Prof., 1873–1875 Vorstand der Vereinigung tschechischer Ärzte. 5,

Pfeiffer, *Ida* Laura, geb. Reyer (1797–1858 Tropenfieber aus Madagaskar), österreichische Weltreisende und Schriftstellerin, 1856 Auszeichnung mit der „Goldenen Medaille für Wissenschaft und Kunst" durch → Preußen, Friedrich Wilhelm IV., König von, Ehrenmitglied der Berliner Ethnographischen Gesellschaft und der französischen Société de Géographie; 1820 ∞ Mark Anton Pfeiffer († 1838), Anwalt in Lemberg. 205, 213

Pfeil, Wilhelmine Agnes → Sack

Pircher, Josef von (nach 1871) (1828–1891), österreichischer Mediziner und Politiker; aus Partschins (Südtirol), Dr. med., praktischer Arzt in Meran, 1861–1881 Vorsteher und Mäzen der Kuranstalt, 1867 Initiator eines Naturhistorischen Kabinetts, 1884–1890 Bürgermeister, Kaiserlicher Rat und Träger des Franz-Josef-Ordens (1871), ∞ Johanna Pircher, geb. Kirchlechner. 287

Pitha, Franz Freiherr von (1859) (1810–1875), böhmisch-österreichischer Chirurg; ab 1830 Stud. der Medizin in Prag, 1836 Dr. med., 1837 Dr. chir. und Magister der Geburtshilfe, 1843 Prof.

der Chirurgie in Prag, 1857–1874 Prof. der Chirurgie und der Chirurgischen Klinik am Wiener Josephinum, 1859 und 1866 als Oberstabsarzt im Zweiten und Dritten Italienischen Unabhängigkeitskrieg, Hofrat. 4, 6, 104

Plössl, Georg *Simon* (1797–1868), österreichischer Optiker und Instrumentenbauer; ab 1823 Inhaber einer optischen Werkstätte in Wien, bedeutender Mikroskop- und Fernrohrhersteller. 79

Pollak, Leopold (1806–1880), böhmisch-österreichischer Porträt- und Genremaler; Stud. der Malerei in Prag, Wien und München, wirkte ab 1832 in Rom, wurde 1853 römischer Bürger und wohnte in der "Künstlergasse" Via Margutta. 372

Port, Julius (1834–1905), Mediziner und Militär; ab WH 1854/55 Stud. der Medizin in Würzburg und München, 1857 in Wien, 1858 Dr. med., Bekannter von Ernst Haeckel, 1859 Militärarzt, dann königlich bayerischer Oberstabsarzt in München, 1896 Generalarzt in Würzburg. 20

Post, *Auguste* Gertrude von, geb. Bleek (1831–1906), gen. Auta, Tochter von → Bleek, Friedrich und *Auguste* Charlotte Marianne Henriette, 1852 ∞ Laurenz Heinrich von Post (1835–1866), Gutsbesitzer in Leones (Argentinien), Cousine Ernst Haeckels. 161, 375, 379, 386

Preußen,

–, *Augusta* Marie Luise Katharina, Prinzessin von, geb. Prinzessin von Sachsen-Weimar-Eisenach (1811–1890), 1829 ∞ → Preußen, *Wilhelm* Friedrich Ludwig Prinz von, 1861 Königin von Preußen, 1871 Deutsche Kaiserin. 192, 357

–, *Elisabeth* Ludovika, Königin von, geb. Prinzessin von Bayern (1801–1873), ∞ → Preußen, Friedrich Wilhelm IV., König von. 399

–, Friederike Wilhelmine Luise Elisabeth *Alexandrine*, Prinzessin von (1842–1906), wuchs bei ihrem Onkel, König Friedrich Wilhelm IV. von Preußen, auf, 1865 ∞ → Wilhelm, Herzog zu Mecklenburg (1827–1879), preußischer General der Kavallerie. 399, 426

–, Friedrich II., der Große, König von (bis 1772 in) (1712–1786), regierte seit 1740, Feldherr, erhob durch seine Eroberungskriege Preußen zur Großmacht, Staatsreformer, aufgeklärter Herrscher, Staats- und Militärtheoretiker, Dichter (in französischer Sprache), philosophischer Schriftsteller und Historiograph. 2, 115

–, Friedrich Wilhelm III., König von (1770–1840), 1797 König von Preußen, Markgraf von Brandenburg und bis 1806 Kurfürst des HRR, beendete die von seinem Vater, Friedrich Wilhelm II. (1744–1797), eingeführte Günstlings- und Mätressenwirtschaft. 244

–, Friedrich Wilhelm IV., König von (1795–1861), regierte seit 1840, strebte nach Wiederherstellung der alten Ständeordnung und Erneuerung der Monarchie als Alternative zum revolutionären Umsturz; ∞ → Preußen, *Elisabeth* Ludovika, Königin von. 80, 89, 286, 335, 399

–, *Friedrich Wilhelm* Nikolaus Karl, Kronprinz von (1831–1888), preußischer Feldherr, 1888 als Friedrich III. König von Preußen und 99 Tage lang Deutscher Kaiser, ∞ → Preußen, *Victoria* Adelaide Mary Louisa, Kronprinzessin von. 320, 335

–, *Friedrich Wilhelm* Victor Albert, Prinz von (1859–1941), 1888–1918 Deutscher Kaiser (Wilhelm II.) und

König von Preußen, Sohn von →
Preußen, *Victoria* Adelaide Mary
Louisa, Kronprinzessin von, und
Friedrich Wilhelm Nikolaus
Karl, Kronprinz von. 284, 293, 320,
335, 376
–, *Luise* Marie Elisabeth, Prinzessin
von → Baden
–, *Victoria* Adelaide Mary Louisa,
Kronprinzessin von (1840–1901), geb.
Prinzessin von Großbritannien und
Irland, 1858 ∞ → Preußen, *Friedrich
Wilhelm* Nikolaus Karl, Kronprinz
von, 1888 Königin von Preußen und
Deutsche Kaiserin. 293, 335
–, *Wilhelm* Friedrich Ludwig Prinz
von (1797–1888), 1858 Prinzregent,
1861 König von Preußen, 1867
Präsident des Norddeutschen Bundes,
1871 als Wilhelm I. erster Deutscher
Kaiser; ∞ → Preußen, *Augusta* Marie
Luise Katharina, Prinzessin von. 192,
320
Pringsheim, Nathanael (1823–1894),
Botaniker (Algenforscher); Stud.
der Philosophie, Botanik, Medizin
und Naturwissenschaften in Breslau,
Leipzig und Berlin, 1848 Dr. phil.,
1851 Privatdozent in Berlin und
Mitglied der Leopoldina, 1864 Prof.
der Botanik in Jena und Direktor
des Botanischen Gartens, 1868
Prof. der Botanik in Berlin, be-
förderte die Errichtung einer biologischen Station auf Helgoland
und initiierte die Gründung der
Deutschen Botanischen Gesellschaft, 1888 Geheimer Regierungsrat;
Ehrenpromotion zum Dr. med. h. c.
in Jena am 17.8.1858 (als Entdecker
des Vorgangs der geschlechtlichen
Zeugung bei Pflanzen, insbesondere
bei Kryptogamen). 194
Pritzel, *Georg* August (1815–1874),
Bibliothekar, Botaniker und
Bibliograph; Stud. in Breslau, 1841 Dr.
phil., 1851 Hilfsarbeiter, dann Kustos
in der Königlichen Bibliothek in
Berlin, 1852 Mitglied der Leopoldina,
ab 1855 Archivar der Königlich
Preußischen Akademie der Wissenschaften. 72

Q

Quincke, Franz († 1870), gefallen als
Soldat bei Beaumont; Sohn von
→ Quincke, Hermann und Louise
Jeanne *Marie*. 317
Quincke, *Georg* Hermann (1834–1924),
Physiker; Stud. der Physik, Chemie
und Mathematik in Königsberg,
Heidelberg und Berlin, 1858 Dr. phil.
und Privatdozent, 1865 ao. Prof. der
Physik in Berlin, 1872 Prof. in Würz-
burg, 1875-1907 in Heidelberg, 1879
Mitglied der Leopoldina; ältester
Sohn von → Quincke, Hermann und
Louise Jeanne *Marie*. 186, 309, 317
Quincke, *Heinrich* Irenäus (1842-1922
Freitod), Internist; 1858-1864 Stud.
der Medizin in Berlin, Würzburg und
Heidelberg, 1863 Dr. med., 1866 Arzt
am Krankenhaus Bethanien in Berlin,
1870 Habilitation in Berlin, 1873
Prof. in Bern, ab 1878 Direktor der
Medizinischen Klinik in Kiel, 1883
Mitglied der Leopoldina, 1908 Über-
siedlung nach Frankfurt a. M., 1912
Honorarprofessor, ab 1914 Lehrver-
pflichtungen; Sohn von → Quincke,
Hermann und Louise Jeanne *Marie*.
317
Quincke, Hermann (1808–1891),
Mediziner; aus Lethmath (Westfalen),
ab 1825 Stud. der Medizin in Bonn
und Berlin, Forschungsaufenthalt zum
Studium der Cholera in Russland,
dann praktischer und dirigierender
Arzt für kranke Gefangene sowie
Haut- und Pockenkranke an der

Charité in Berlin, Mitglied des Medizinalkollegiums der Provinz Brandenburg, Geheimer Medizinalrat; Freund und Hausarzt der Familie Haeckel, ∞ → Quincke, Louise Jeanne *Marie*, geb. Gabain. 15, 29, 33, 36, 133, 186, 228, 231, 234, 243, 246, 274, 317, 346, 365, 375 f., 383, 386, 425

Quincke, Louise Jeanne *Marie*, geb. Gabain (1813–1891), Tochter von *George* Abraham Gabain (1763–1826), Berliner Kaufmann und Seidenfabrikant, und *Caroline* Henriette Augustine Gabain, geb. Gropius (1769–1831), ∞ → Quincke, Hermann. 135, 317, 346

Quincke, N. N., Sohn von → Quincke, Hermann und Louise Jeanne *Marie*. 317

Quincke, *Wolfgang* Friedrich (1859–1940), später Regisseur, Schauspieler und Kostümforscher; jüngster Sohn von → Quincke, Hermann und Louise Jeanne *Marie*. 317, 346

R

Rabiel, *Clara* Elisabeth von, geb. Nernst (1823–1896), 1848 ∞ → Rabiel, Friedrich Wilhelm *Ludwig* von. 313

Rabiel, Friedrich Wilhelm *Ludwig* (Louis) von (* 1815), 1844 Regierungsreferendar in Potsdam, 1850 Domänenrentmeister in Finsterwalde, 1852 in Elsterwerda, 1856–1861 Rentmeister am Rentamt in Driesen; ∞ → Rabiel, *Clara* Elisabeth von. 312

Raffael, auch Raffaello Santi (1483–1520), bedeutendster italienischer Maler und Architekt der Hochrenaissance, seit 1508 in Rom. 332

Redtenbacher, Josef (1810–1870), österreichischer Chemiker; 1827–1832 Stud. der Medizin in Wien, 1834 Dr. med., 1835 Assistent, 1839 Prof. der Chirurgischen Vorbereitungswissenschaften in Salzburg, 1840 Prof. der Allgemeinen und Pharmazeutischen Chemie in Prag, ab 1849 in Wien. 105

Reichenbach, *Eduard* Heinrich Theodor Graf von (1812–1869), preußischer Adliger, revolutionär-demokratischer Politiker und Besitzer des Gutes Waltdorf bei Neiße in Schlesien; ab 1831 Stud. der Naturwissenschaften und der Botanik in Breslau und Jena, 1832 Mitglied der Burschenschaft Germania Jena und der Alten Breslauer Burschenschaft Arminia, 1833 Verhaftung und Verurteilung zu Festungshaft aus politischen Gründen; Mitglied der Linken im Frankfurter Vorparlament, 1863 Abgeordneter der Fortschrittspartei im Preußischen Abgeordnetenhaus. 362

Reimer, Adelheid → Sethe

Reimer, *Dietrich* Arnold (1818–1899), Verleger und Buchhändler; ab 1845 Inhaber einer Buch- und Landkartenhandlung in Berlin, 1847 Gründer des Dietrich Reimer Verlags, 1851 Übernahme des Meyerschen Geographisch-Topographischen Instituts; Sohn von Georg Andreas Reimer und → Reimer, *Wilhelmine* Charlotte Susanne Philippine, Bruder von → Reimer, *Georg* Ernst, 1847 ∞ (I) → Reimer, *Henriette* Emilie Ottilie, ∞ (II) Emma Reimer, geb. Jonas (1833–1909), Tochter von → Jonas, Ludwig. 345

Reimer, *Georg* Ernst (1804–1885), Verleger, Buchhändler und Politiker; 1825/25 Stud. der Philosophie in Bonn, 1826 Mitarbeiter, ab 1842 Inhaber der väterlichen Buchhandlung (nunmehr Verlag Georg Reimer) in Berlin, 1850–1852 Vorsteher des Börsenvereins der Deutschen Buchhändler, 1852–1861

Mitglied des Preußischen Abgeordnetenhauses und 1846–1872 Mitglied der Stadtverordnetenversammlung; Sohn von Georg Andreas Reimer und → Reimer, *Wilhelmine* Charlotte Susanne Philippine, Bruder von → Reimer, *Dietrich* Arnold, 1829 ∞ Marie Reimer, geb. Stavenhagen (1810–1889). 15, 18, 76, 264, 345, 367

Reimer, *Henriette* Emilie Ottilie, geb. Hirzel (1827–1853), Tochter von Johann *Heinrich* Hirzel und → Hirzel, Emilie, Nichte des Verlegers Salomon Hirzel (1804–1877, ∞ Anna geb. Reimer), 1847 ∞ → Reimer, *Dietrich* Arnold. 402

Reimer, *Wilhelmine* Charlotte Susanne Philippine, geb. Reinhardt (1784–1864), gen. Mutter Reimer, 1800 ∞ Georg Andreas Reimer (1776–1842), Verlagsgründer in Berlin. 15, 18, 76, 264, 367, 386

Reinhard, Hedwig Anna von, geb. von Bassewitz (1836–1873), 5.10.1857 ∞ → Reinhard, Karl von. 15

Reinhard, Karl von (1827–1870), königlich preußischer Lieutenant, später Major im ostpreußischen Füsilierregiment Nr. 33, ∞ → Reinhard, Hedwig Anna von. 15

Reinhard, Friedrich *Wilhelm* (1830–1907), Forstwirtschaftler; ab WH 1854/55 Stud. an der Forstakademie in Eberswalde, 1859 Forstamtskandidat in Driesen, 1862 Revierförster in Alt-Golm, Oberförsterei Neubrück im Regierungsbezirk Frankfurt (Oder), 1866 Oberförster in Klein-Lutau, Oberförsterei Bandsburg im Regierungsbezirk Marienwerder, später Forstmeister ebd., zu dessen Ehren in Reinhardswalde (ab 1910) umbenannt. 313, 367, 404, 420, 423

Reinhardt, *Wilhelmine* Charlotte Susanne Philippine → Reimer

Rembrandt Harmenszoon van Rijn (1606–1669), bedeutendster niederländischer Maler, Zeichner und Radierer des Barock. 331

Reventlow, Friedrich Graf von (1797–1874), holsteinischer Staatsmann und Rechtsgelehrter; ab 1816 Stud. der Rechte in Göttingen, Jena und Kiel, Gerichtsrat in Glückstadt, 1834 Mitglied des Oberappellationsgerichts in Kiel, 1848 Mitglied der provisorischen Regierung, 1849 Statthalter der Herzogtümer Schleswig und Holstein, lebte ab 1853 auf seinen Gütern in der Niederlausitz, 1861 Mitglied des Preußischen Herrenhauses; Ehrenpromotion zum Dr. jur. h. c. am 17.8.1858 in Jena (besonders für seine aufrechte Haltung in der Schleswig-Holsteinischen Frage). 194

Reyer, *Ida* Laura → Pfeiffer

Ribbeck, Ernst *Friedrich* Gabriel (1783–1860), protestantischer Theologe; ab 1799 Stud. der Theologie in Halle, 1803 Lehrer in Klosterbergen, 1809 Prediger an der Charité in Berlin, 1815 Brigadeprediger, 1817 Superintendent und Domprediger in Stendal, 1823 Konsistorial- und Schulrat in Erfurt, 1832 Generalsuperintendent der Kirchenprovinz Schlesien in Breslau, 1843 Wirklicher Geheimer Oberkonsistorialrat im preußischen Ministerium der Geistlichen, Unterrichts- und Medizinalangelegenheiten. 15

Richter, Anton (1829–1859), Chirurg; Stud. der Philosophie und Medizin in Wien und Prag, Dr. chir, Magister der Geburtshilfe, 1857 Assistent in der pathologischen Anatomie in Wien, später Angestellter in der Medizinischen Klinik, Mitglied der K. K. Gesellschaft der Ärzte; Bekannter von Ernst Haeckel. 98

Richter, August *Ferdinand* (1822–1903), protestantischer Theologe und Politiker; Stud. der Theologie in Halle und Berlin, Mitglied der Alten Halleschen Burschenschaft, 1849 Prediger in Mariendorf bei Berlin, 1862–1879 Mitglied des Preußischen Abgeordnetenhauses, seit 1867 im Vorstand der Nationalliberalen Partei; Sohn des Ökonomen Johann Carl Richter (1786–1848) aus Niederklobikau, Freund und Mitschüler von Ernst Haeckels Bruder → Haeckel, *Karl* Heinrich Christoph Benjamin am Domgymnasium in Merseburg, ∞ → Richter, Bianca. 172, 174, 201 f., 222–224, 240, 390

Richter, Bianca, geb. Maywald (1831–1911), ∞ → Richter, August Ferdinand. 222–224

Richter, Julius († 1868), Botaniker und Pädagoge; Dr. phil., bis 1855 Lehrer an der Sekundarschule in Eisenach, dann bis zu seinem Tod 1868 ordentlicher Lehrer an der Realschule in Weimar. 152 f.

Richthofen, *Carl* Ferdinand Wilhelm Freiherr von (1832–1876), katholischer Theologe; WH 1853/54 Stud. der Forstwirtschaft in Eberswalde, dann bis 1857 in Breslau, 1858–1860 Stud. der Theologie in Breslau, 1862 Priesterweihe, Kaplan in Lauban, 1866 Pfarrer in Hohenfriedberg, 1872–1875 Domherr in Breslau, zuletzt Seelsorger der altkatholischen Gemeinde zu Gleiwitz; Bruder von → Richthofen, *Ferdinand* Paul Wilhelm Dieprand Freiherr von. 60

Richthofen, *Ferdinand* Paul Wilhelm Dieprand Freiherr von (1833–1905), Geograph, Kartograph und Forschungsreisender, Begründer der Geomorphologie; Stud. der Naturwissenschaften in Breslau und Berlin, 1856 Dr. phil., Teilnehmer an der geologischen Landesaufnahme von Südtirol, 1860 Ostasien-Expedition, 1868–1872 Forschungsreise nach China, 1879 Prof. der Geographie in Bonn, 1883 in Leipzig, 1886 in Berlin; Bruder von → Richthofen, Carl Ferdinand Wilhelm Freiherr von. 8, 15, 20–22, 26 f., 32, 37, 60

Ried, Franz Jordan von (1810–1895), Chirurg; ab 1828 Stud. der Medizin in Erlangen, Würzburg und München, 1832 Dr. med., 1833 Assistent in Erlangen, 1838 praktischer Arzt, 1839 Habilitation, 1840–1845 wieder Assistent in Erlangen, 1846–1884 Prof. der Chirurgie und Direktor der Chirurgischen Abteilung des Landeskrankenhauses in Jena, Mitbegründer der Medicinisch-Naturwissenschaftlichen Gesellschaft zu Jena, bis 1892 Leiter der Prüfungskommission für das medizinische Staatsexamen. 193

Riedel, Johann Friedrich Ludwig *August* von (1851, Personaladel) (1799–1883), Genre- und Porträtmaler; 1820 Stud. der Malerei an der Akademie der Bildenden Künste in München, lebte ab 1829 hauptsächlich in Rom und war Mitglied der deutschen Künstlerkolonie; Sohn des Architekten Carl Christian Riedel (1764–1838) aus Bayreuth. 392

Ritter, Carl (1779–1859), Historiker, Geograph und Forschungsreisender; seit 1825 Prof. für Länder- und Völkerkunde und Geschichte an der Universität Berlin, Begründer der wissenschaftlichen Geographie zusammen mit → Humboldt, Friedrich Wilhelm Heinrich *Alexander* von, Mitbegründer und 1828–1859 Vorsitzender der Gesellschaft für

Erdkunde zu Berlin; Bekannter der Familie Haeckel. 80, 293, 345

Rokitansky, *Carl* Joseph Wenzel Prokop Freiherr von (1874) (1804–1878), österreichischer Pathologe, Philosoph und Politiker; Stud. der Philosophie, ab 1821 der Medizin in Prag und Wien, 1828 Dr. med., Prosektor, 1830 Assistent, 1832 Extraordinarius, 1844 Prof. der Pathologischen Anatomie in Wien, Präsident des Obersten Sanitätsrats, der Gesellschaft der Ärzte in Wien und der Anthropologischen Gesellschaft, 1867 Mitglied des Herrenhauses des Reichsrats. 96–98, 102, 104

Rößler, Karl *Constantin* (1820–1896), Historiker, Philosoph und Publizist; 1834 Schüler am Domgymnasium Merseburg, 1839 Stud. der Theologie in Leipzig, danach Stud. der Philosophie in Halle, 1845 Dr. phil., 1848 Habilitation in Jena, 1849 Privatdozent, 1857 ao. Prof., ab 1860 Publizist in Berlin; Mitschüler und Jugendfreund von → Haeckel, *Karl* Heinrich Christoph Benjamin. 145

Roßmäßler, Emil Adolf (1806–1867), Volksschriftsteller, Politiker, Naturforscher und Wissenschaftspopularisator; ab 1825 Stud. der Theologie und Botanik in Leipzig, Lehrer an einer Privatschule in Weida, 1830 Prof. der Zoologie, später auch noch der Mineralogie an der Forstakademie in Tharandt, 1835 Forschungsreisen u. a. nach Triest und in die Alpen, 1845 Anschluss an die Freireligiöse Bewegung, 1849 linker Abgeordneter der Frankfurter Nationalversammlung, ab 1850 als populärwissenschaftlicher Schriftsteller und Publizist in seiner Heimatstadt Leipzig, Initiator des Naturkundemuseums. 181, 275, 288, 362, 378

Rothschild, *Anselm* Salomon Freiherr von (1803–1874), Bankier, Rittergutsbesitzer, Kunstsammler und Philanthrop; 1855–1871 Leiter des Bankhauses Rothschild in Wien, 1855 Begründer der Österreichischen Creditanstalt für Handel und Gewerbe, beteiligte sich an der Südbahn-Gesellschaft, Erbauer des jüdischen Spitals in Wien, Besitzer von 20 Rittergütern in Oberschlesien, darunter Schloss Oderberg, Schillersdorf, Hultschin und Annaberg, 1847 Ehrenbürger von Wien, 1861 lebenslanges Mitglied des Österreichischen Herrenhauses; Sohn des jüdischen Bankiers Salomon Freiherr von Rothschild (1774–1855). 69

Rückert, *Friedrich* Johann Michael (1788–1866), Dichter, Übersetzer, Sprachwissenschaftler und Begründer der deutschen Orientalistik; ab 1805 Stud. der Rechte, anschließend der Philologie und Ästhetik in Würzburg, dann Publizist, Übersetzer und Privatgelehrter in Ebern und Coburg, 1826 Prof. der Orientalistik in Erlangen, 1841–1848 in Berlin, nach seiner Emeritierung Rückzug auf sein Gut in Neuses bei Coburg. 148 f., 157

Rüedi (Ruedi), *Georg* Wilhelm, aus Filisur (Graubünden), 1854–1856 Stud. der Medizin in Würzburg, 1857 in Wien; Sohn des Schweizer Lungen- und Landschaftsarztes Lucius Rüedi († 1870) und Rahel Rüedi, geb. Conrad, Studienfreund Ernst Haeckels. 20

S

Sachsen
– , Johann Friedrich I. der Großmütige, Kurfürst von (1503–1554), Kurfürst 1532–1547, entschiedener Anhänger von → Luther, Martin,

Anführer des Schmalkaldischen Bundes protestantischer Fürsten, 1547 von Kaiser Karl V. bei Mühlberg geschlagen, Verlust der Kurwürde und Gefangenschaft bis 1552, dann Herzog des ernestinischen Landesteils von Sachsen in Thüringen, Förderer der Reformation, der Landeskirche und der Universität Wittenberg, Gründer der Universität Jena. 191, 206

Sachsen-Weimar-Eisenach, *Carl Alexander* August Johann Großherzog von (1818–1901), regierte seit 1853, liberal gesinnter und volksnaher Landesvater, Förderer der Künste und Wissenschaften, seine Regierungszeit gilt als „Silbernes Zeitalter Weimars"; Den Haag 1842 ∞ Wilhelmina *Sophie* Marie Luise, Großherzogin von Sachsen-Weimar-Eisenach, geb. Prinzessin von Oranien-Nassau (1824–1897). 191

Sack, *August* Liebegott (1796–1882), gen. Stein-Sack, Mineraloge, Mineralienhändler, Fossiliensammler und Privatgelehrter; Besuch des Joachimsthaler Gymnasiums in Berlin, 1817–1820 Stud. an der Bergakademie Freiberg, Dozent für Bergbauwesen an der Bergschule Essen und in Bonn, seit 1832 in Halle, unterhielt ein Privatmuseum mit über 40.000 Mineralien, Fossilien etc., das sich neben der Universität Halle befand, 1837 Mitglied der Freimaurer-Loge im Orient von Halle; Sohn des Magdeburger Regierungsrates Carl Heinrich Theodor Sack (1759–1808) und Johanna Christina Charlotte, geb. Voigtel Großonkel von Ernst Haeckel, ∞ (I) Elise Sack, geb. Schrader, ∞ (II) → Sack, Wilhelmine Agnes, ∞ (III) Marie Sack, geb. Pfeil (1842–1922). 73, 135, 139 f., 149, 295

Sack, Adelheid Emma *Clara* → Mollard

Sack, *Auguste* Marie Charlotte Henriette → Brunnemann

Sack, Charlotte Wilhelmine Adelaide (Adelheid), geb. Steinkopf (1789–1878), 1806 ∞ Justus Johann Leopold Maximilian Sack (1776–1855), Jurist, Chefpräsident des Oberlandesgerichts in Ratibor; Mutter von *Marie* Wilhelmine Auguste Hartmann, geb. Sack und → Frankenberg, *Wilhelmine* Johanne Charlotte von. 14, 20, 313

Sack, Wilhelmine Agnes, geb. Pfeil (1842–1867), ∞ → Sack, *August* Liebegott. 73, 149, 295

Sack, *Wilhelmine* Johanne Charlotte → Frankenberg

Salzsieder, N. N., 1858 Bernsteinverkäufer in Heringsdorf. 260

Sametzki, Anna → Wallenstedt

Sardinien-Piemont, Viktor Emanuel II., König von (1820–1878), aus dem Haus Savoyen, regierte 1849–1861 als König von Sardinien-Piemont, Führer der italienischen Einigungsbewegung (Risorgimento), nach der Gründung des vereinten Nationalstaates 1861–1878 König von Italien. 416

Schacht, Hermann (1814–1864), Botaniker; ab 1829 Apothekerlehrling, praktischer Apotheker, dann Stud. der Naturwissenschaften in Jena, 1850 Dr. phil., 1851 Assistent bei → Schleiden, Matthias Jacob, dann Privatdozent in Berlin, 1856/57 Forschungsreise nach Madeira, ab 1860 Prof. der Botanik in Bonn. 168, 217

Schaeffer, *Hermann* Karl Julius Traugott (1824–1900), Physiker, Astronom, Mathematiker und Wissenschaftspopularisator; ab 1844 Stud. der Mathematik in Jena, Dresden, Berlin und Leipzig, 1847 Dr. med. in Jena, 1850 Habilitation, 1856 ao. Prof. für Physik, Mathematik und

Astronomie, 1878–1899 Honorarprof.
für Physik in Jena. 152
Schäffer, Emilie Henriette Auguste
Margarethe → Karo
Scheffel, *Joseph* Victor von (1876) (1826–
1886), Jurist, liberal-demokratischer
Schriftsteller und Dichter; 1843–1847
Stud. der Rechte, Philologie und
Literatur in München, Heidelberg
und Berlin, 1849 Dr. jur., Rechts-
praktikant, Referendar, 1857–1859
Bibliothekar an der Fürstenbergschen
Bibliothek in Donaueschingen, dann
freier Schriftsteller in Karlsruhe;
Freund von → Diruf, Oscar von. 355,
422
Scheller, *Friedrich* Ernst (1791–1869),
Jurist und Politiker; Dr. jur., 1809/10
Stud. der Rechte in Göttingen, 1813
Anwalt, 1816 Präsident des Gerichts-
hofes in Krefeld, 1820 Geheimer
Gerichtsrat in Halberstadt, 1830
Geheimer Obertribunalrat in Berlin,
ab 1836 Oberlandesgerichtschef-
präsident in Frankfurt (Oder),
1848 Abgeordneter der Frankfurter
Nationalversammlung, 1862 Wirk-
licher Geheimer Oberjustizrat; ∞ →
Scheller, *Emma* Carolina. 287, 340,
389, 423
Scheller, *Emma* Carolina, geb. Bölling
(1806 – nach 1873), ∞ → Scheller,
Friedrich Ernst. 287, 389, 423
Schelling, *Friedrich Wilhelm* Joseph
Ritter von (1812, bayerischer
Personaladel) (1775–1854), Philo-
soph, Anthropologe und Theoretiker
der sogen. Romantischen Medizin,
Hauptbegründer der spekulativen
Naturphilosophie und der Identi-
tätsphilosophie; 1798 ao. Prof. der
Philosophie in Jena, 1803 Prof. der
Naturphilosophie in Würzburg, später
in München, Erlangen und 1841 als

Nachfolger von → Hegel, Georg
Wilhelm Friedrich in Berlin. 192
Schellwien, Rosalie Emilie → Krüger
Schenk, Joseph *August* (1815–1891),
Botaniker und Paläontologe; ab 1823
Stud. der Medizin und Botanik in
München, 1837 Dr. med., Stud. der
Botanik in Erlangen, Wien und Berlin,
1840 Dr. phil., 1841 Habilitation, 1844
Extraordinarius, 1849 Prof. der Botanik
in Würzburg, Hofrat, 1868 Prof. und
Direktor des Botanischen Gartens in
Leipzig, 1852 Mitglied der Leopoldina;
∞ Antonia Schenk, geb. Seeliger. 285,
306, 316, 325
Scherer, *Johann* Jakob *Joseph* von (1866)
(1814–1869), Arzt und Chemiker;
1833–1836 Stud. der Medizin in
Würzburg, 1838 Dr. med., 1838–1840
Stud. der Chemie in München, dann
Assistent bei Justus von Liebig (1803–
1873) in Gießen, 1842 Extraordinarius,
1847 Prof. für Organische Chemie in
Würzburg, 1867 Direktor des von ihm
begründeten Medizinischen Instituts
für Chemie und Hygiene. 38
Schiller, Johann Christoph *Friedrich*
von (1802) (1759–1805), Arzt, be-
deutender Dramatiker, Ästhetiker,
Dichter und Geschichtsschreiber,
Vertreter des „Sturm und Drang"
und der „Weimarer Klassik"; 1773
Stud. der Rechte, ab 1775 Stud. der
Medizin an der Karlsschule, Dr. med.,
Regimentsarzt in Stuttgart, 1782–1785
Theaterdichter in Mannheim, dann
in Dresden bei dem befreundeten
Christian Gottfried Körner (1756–
1831), 1789 ao. Prof. für Geschichte in
Jena, 1799 Übersiedlung nach Weimar,
Hofrat. 152, 177, 192, 217, 311, 384
Schlagintweit, Adolf (1829–1857), Geo-
graph, Botaniker und Forschungs-
reisender; Stud. der Medizin in
Landshut, Dr. med., Habilitation

in München mit der geologischen Aufnahme der Bayerischen Alpen, 1855–1857 Expedition nach Indien und Zentralasien gemeinsam mit seinen Brüdern → Schlagintweit, Robert von und → Schlagintweit, Hermann von, 1857 auf einer Reise in den Himalaya bei Kaschgar als vermeintlich chinesischer Spion gefangen genommen und enthauptet. 73

Schlagintweit, Hermann von (1859), 1866 Freiherr von Schlagintweit-Sakünlünski (1826–1882), Geograph, Forschungsreisender und Bergsteiger; Dozent für Meterologie und Physische Geographie in Berlin, 1855–1857 Expedition nach Indien und Zentralasien gemeinsam mit seinen Brüdern → Schlagintweit, Adolf und → Schlagintweit, Robert von, Hauptziel der Reise war die Erforschung des Karakorum und des Kwen-Iun, 1863 Mitglied der Leopoldina, lebte in Berlin, Forchheim und später in München. 73, 80, 89, 168

Schlagintweit, Robert von (1859) (1833–1885), Geograph, Forschungsreisender und Bergsteiger; Stud. in München, 1855–1857 Expedition nach Indien und Zentralasien gemeinsam mit seinen Brüdern → Schlagintweit, Adolf und → Schlagintweit, Hermann von, 1864 Prof. der Geographie in Gießen, 1869 und 1880 Forschungsreisen durch die Vereinigten Staaten. 73, 80, 89, 168

Schleiermacher, *Friedrich* Daniel Ernst (1768–1834), protestantischer Theologe und idealistischer Philosoph, Philologe, Begründer der modernen Hermeneutik, Vorkämpfer der evangelischen Kirchenunion in Preußen; 1796 Prediger an der Charité in Berlin, 1802 Hofprediger in Stolp, 1804 Extraordinarius, 1806 Prof. der Philosophie und Theologie sowie Universitätsprediger in Halle, 1807 nach Berlin, Prediger an der Dreifaltigkeitskirche und 1810–1834 Prof. der Theologie. 326, 338, 363, 368, 403

Schleiden, Matthias Jacob (1804–1881), Botaniker und Mitbegründer der Zelltheorie; Stud. der Rechte in Heidelberg, 1826 Dr. jur., 1827 Advokat in Hamburg, 1832 Stud. der Medizin, Naturwissenschaften und Botanik in Göttingen und Berlin, 1839 Dr. phil. und Extraordinarius, 1850 Prof. der Botanik und Direktor des Botanischen Gartens in Jena, 1863 in Dorpat, ab 1864 Privatgelehrter u. a. in Dresden und Frankfurt a. M. 136, 148, 152, 378

Schlosser, Friedrich Christoph (1776–1861), Historiker und Bibliothekar; 1794–1797 Stud. der Theologie, Klassischen Philologie und Geschichte in Göttingen, dann Hauslehrer und 1808 Konrektor in Jever, Dr. phil. in Gießen, 1812 Prof. der Geschichte und Philosophie am Lyceum Carolinum in Frankfurt a. M., 1814 Stadtbibliothekar, 1817–1852 Prof. der Geschichte an der Universität Heidelberg und Bibliotheksdirektor. 321

Schlözer, August Ludwig *Nestor* von (1808–1899), Jurist; 1815 Aktuar in St. Petersburg, 1844 kaiserlich russischer Kollegienrat und Konsul in Stettin, wohnte Frauenstraße 51; Sohn des russischen Generalkonsuls und Kaufmanns Karl von Schlözer (1780–1859) aus Lübeck, 1837 ∞ (I) Dorothea von Schlözer, geb. Marc (1816–1846), 1852 ∞ (II) → Schlözer, Charlotte Georgine *Luise* von. 163

Schlözer, Charlotte Georgine *Luise* von, geb. Freiin von Meyern-Hohenberg (1823–1907), Malerin und Lithografin aus Blankenburg (Harz); 1852 ∞ →

Schlözer, August Ludwig *Nestor* von.
163, 233

Schlözer, *Karl* Friedrich Eberhard von (1854–1916), Jurist, Diplomat und Schriftsteller; 1873–1879 Stud. der Rechte in Straßburg, Leipzig, Wien und Göttingen, Referendar in Stendal, ab 1885 im diplomatischen Dienst des Deutschen Reiches, Legationsrat und preußischer Gesandter, 1911 Wirklicher Geheimer Rat; Sohn von → Schlözer, August Ludwig *Nestor* und Charlotte Georgine *Luise* von. 163

Schlözer, *Karl Nestor* von (1839–1906), Jurist und kaiserlich russischer Staatsrat in Witebsk (Weißrussland); Sohn von → Schlözer, August Ludwig *Nestor* und Dorothea von. 163

Schlözer, N. N. von (* 1846), Tochter von → Schlözer, August Ludwig *Nestor* und Dorothea von. 163

Schlözer, *Olga* Friederike von (1840–1871), Tochter von →Schlözer, August Ludwig *Nestor* und Drothea von, Freundin von → Sethe, *Anna* Auguste Friederike, 1862 ∞ *Carl* Heinrich August Georg Helmuth Friedrich von Schöning (1819–1870), königlich preußischer Major, als Oberst und Regimentskommandeur des 2. Schlesischen Grenadierregiments Nr. 11 in der Schlacht bei Gorze im Deutsch-Französischen Krieg am 16.8.1870 verwundet und wenig später seinen Verletzungen erlegen. 163, 233

Schmeißer, Carl Friedrich, Gutsbesitzer in Mückenburg, seit 1861 auch Besitzer einer Ziegelei, 1875 Distrikts-Kommissar, 1879 Amtsvorsteher des Kreises Friedeberg. 362

Schmidt, Eduard *Oscar* (1823–1886), Zoologe und Phykologe; Stud. der Mathematik und Naturwissenschaftn in Halle und Berlin, 1846 Dr. med., 1847 Habilitation und ao. Prof. in Jena, 1855 Prof. in Krakau, 1857 in Graz und 1872 in Straßburg, 1880 Mitglied der Leopoldina, einer der ersten Verfechter der Darwinschen Evolutionstheorie, die er auf den gesamten Lebensbereich ausdehnte; Freund von Ernst Haeckel und → Unger, *Franz* Joseph Andreas Nicolaus. 190

Schmidt, Hulda → Schrader

Schmidt, Johann, Dr. jur., Gemeindeaktuar in Wien, 1857 Vermieter von → Richthofen, *Ferdinand* Paul Wilhelm Dieprand Freiherr von, 1859 Übernachtungsgelegenheit für Ernst Haeckel in Wien. 22

Schmidt, Margarethe *Luise* → Weiß

Schmidt-Weißenfels, Eduard (1833–1893), Schriftsteller, Biograph und liberaler Politiker; Sohn eines Berliner Buchhändlers, 1848 Sekretär der preußischen Nationalversammlung, Mitglied der Ersten Kammer des preußischen Parlaments, 1850/51 Freiwilliger im Ersten Schleswig-Holsteinischen Krieg, dann Journalist und freier Schriftsteller u. a. in Paris (nach dem Staatsstreich Napoleons III. 1852 verhaftet und des Landes verwiesen), Prag, Gotha, Berlin und Stuttgart. 335, 341, 363

Schomburg, Robert Hermann von (1804–1865), Dr. phil., Forschungsreisender, Obristleutnant, Generalkonsul und Geschäftsträger der britischen Regierung beim König von Siam; Ehrenpromotion zum Dr. med. h. c. in Jena am 17.8.1858 (für die Ergebnisse seiner Forschungsreise nach Guinea auf dem Gebiet der Geographie, Völkerkunde und Naturwissenschaften). 194

Schopenhauer, Arthur (1788–1860), Philosoph (Vertreter des subjektiven Idealismus), Ethiker und Vordenker der Moderne; aus vermögender

Danziger Kaufmannsfamilie, Besuch der Rungeschen Erziehungsanstalt in Hamburg, 1803/04 Bildungsreise durch Europa, 1807 Abbruch der Kaufmannslehre, Stud. der Medizin und Philosophie in Göttingen, 1813 Dr. phil. in Jena, 1820/21 Prof. der Philosophie in Berlin, ab 1833 als Privatgelehrter und philosophischer Schriftsteller dauerhaft in Frankfurt a. M. 18

Schott, Heinrich Wilhelm (1794–1865), österreichischer Gärtner und Botaniker; 1813 Assistent am Universitätsgarten in Wien, 1817–1821 Teilnehmer an der Expedition zur naturhistorischen Erforschung von Brasilien, 1822 Direktionsadjunkt, 1845 Direktor der kaiserlichen Hofgärten und der Menagerie in Wien, 1857 Mitglied der Leopoldina; Sohn des Schönbrunner Hofgärtners Heinrich Schott (1759–1819). 52

Schrader, Hulda, geb. Schmidt († nach 1885), ∞ Friedrich Wilhelm Julius Schrader († nach 1880), Jurist; 1839 Regierungsreferendar in Potsdam unter → Haeckel, Carl Gottlob, 1842 Regierungsassessor in Berlin, bis 1869 Regierungsrat im Provinzial-Steuer-Direktorat Stettin, 1870–1874 Oberregierungsrat und stellvertretender Provinzial-Steuer-Direktor in Königsberg, ab 1876 bei der Steuer- und Zolldirektion in Schwerin. 163, 241

Schröder, Marie Auguste → Osterwald

SCHUBERT, ERNST *ADOLPH* (* 31.8.1817 – nach 1875), Rittergutsbesitzer und Stadtverordneter in Hirschberg (Schlesien), wohnhaft Promenade 20; Sohn aus der zweiten Ehe des Hirschberger Dr. med. et chir. Johann Ernst Wilhelm Schubert (1793–1836, ein Neffe von Johanna Regina Haeckel (1758–1839) und Cousin von → Haeckel, Carl Gottlob) und Emilie Schubert, geb. Liebich, Patenonkel von → Haeckel, *Carl* Christian Heinrich, lebte zeitweilig im Kreis der Familie Haeckel in Berlin, später ∞ → Lampert, Wilhelmine *Ottilie*. 14, 80, 229 f., 231, 283, 345, 386, 389

Schubert, *Franz* Peter (1797–1828), österreichischer Komponist, Mitbegründer der romantischen Musik im deutschsprachigen Raum, eigentlicher Schöpfer und Meister des Kunstliedes. 313

Schubert, Gotthilf Heinrich von (1853) (1780–1860), Arzt, romantischer Naturphilosoph und Mystiker; Stud. der Theologie, dann der Medizin in Leipzig und Jena, 1803 Dr. med., praktischer Arzt in Altenburg und in Dresden, 1809 Direktor der Realschule in Nürnberg, 1819 Prof. für Naturgeschichte in Erlangen, ab 1827 Prof. für Allgemeine Naturgeschichte in München und Direktor der zoologischen Forschungssammlung der Bayerischen Akademie der Wissenschaften. 381

Schuh, Franz (1804–1865), österreichischer Chirurg; ab 1824 Stud. der Medizin in Wien, 1831 Dr. med., 1836 Prof. der Chirurgischen Vorbereitungswissenschaften in Salzburg, 1837 Primarwundarzt am Wiener Allgemeinen Krankenhaus, 1841 ao. Prof., 1849 Prof. und Vorstand an der II. Chirurgischen Klinik, führte die Äthernarkose in Österreich ein. 91, 95, 103

Schultze, Bernhard Sigmund, ab 1912 Schultze-Jena (1827–1919), Gynäkologe; Stud. der Medizin in Greifswald und Berlin, 1851 Dr. med., 1853 Habilitation und Privatdozent in Greifswald, 1854 Assistent an der Universitätsfrauenklinik in Berlin,

1856 Dozent für Geburtshilfe und Frauenkrankheiten, 1858–1903 Prof. für Gynäkologie in Jena und Direktor der Universitätsfrauenklinik, 1865 Mitglied der Leopoldina; jüngerer Bruder von → Schultze, *Max* Johann Sigismund. 169

Schultze, Christine, geb. Bellermann (1830–1865 an Typhus), Tochter von → Bellermann, Christian Friedrich, 1854 ∞ → Schultze, *Max* Johann Sigismund. 139, 169, 175, 185, 386

Schultze, *Maximilian (Max)* Johann Sigismund (1825–1874), Anatom und Zoologe; ab 1845 Prof. der Medizin in Greifswald und Berlin, 1849 Dr. med., 1850 Privatdozent und Prosektor in Greifswald, 1854 ao. Prof., in Halle, 1859 in Bonn, Mitbegründer der Zellenlehre, 1860 Mitglied der Leopoldina; Sohn von Karl August Sigismund Schultze (1795–1877) und Friederike Schultze, geb. Bellermann (1805–1885), ∞ → Schultze, Christine, älterer Bruder von → Schultze, Bernhard Sigmund. 139 f., 152, 167, 169 f., 175–177, 179 f., 184 f., 189, 192 f., 195, 204, 209, 253, 297, 331, 386

Schultze, N. N. († 1865), zwei Söhne von → Schultze, *Max* Johann Sigismund und Christine. 169

Schulze (Schultz), Anna, Tochter von → Schulze, Carl August Rudolph, Schulfreundin von → Sethe, *Anna* Auguste Friederike. 298

Schulze (Schultz), Carl August Rudolph (1806–1873), protestantischer Theologe; 1840 Predigtamtskandidat, 1844 Prediger zu St. Nicolai (Unterkirche), ab 1860 Oberpfarrer an der St. Marienkirche (Oberkirche) und königlicher Kreisschulinspektor in Frankfurt (Oder), wohnte Collegienstraße 9. 289

Schumann, N. N. († 1860), Forstwirtschaftler; 1854 Oberförsterkandidat, dann Oberförster in Osburg bei Trier, ab 1856 Oberförster in Lubiathflies bei Driesen. 312

Schumann, N. N., geb. Steinborn, ∞ → Schumann, N. N. 312

Schwarz, Erich (* 1787), Mediziner; seit 1837 Regimentsarzt in Merseburg; Vater von → Schwarz, Karl Leonhard *Heinrich*, Bekannter der Familie Haeckel. 29, 33

Schwarz, Heinrich Wilhelm Karl (1812–1885), Dr. phil., Licentiat der Theologie, Konsistorialrat und Oberhofprediger, Vortragender Rat für das Kirchen- und Schulwesen im Ministerium von Sachsen-Gotha; Ehrenpromotion zum Dr. theol. h. c. in Jena am 17.8.1858 (für seine Verdienste in Verwaltung, Kirche und Schule sowie als Schriftsteller). 194

Schwarz, Johann Carl *Eduard* (1803–1870), protestantischer Theologe; 1822-1824 Stud. der Theologie in Halle, 1829 Oberpfarrer, Superintendent und Honorarprof. in Jena, 1844 Prof. für Praktische Theologie und Oberkirchenrat. 190

Schwarz, Karl Leonhard *Heinrich* (1824–1890), Chemiker und Begründer der Photogen-Paraffin-Industrie; Besuch des Gymnasiums in Halle und Merseburg, ab 1843 Stud. der Naturwissenschaften in Halle, Gießen und Berlin, 1846 Dr. phil. in Halle, 1849 Habilitation für Gewerbechemie in Breslau und Leiter eines Privatlaboratoriums, 1855 Direktor von Glashütten in London, 1856 Leiter der Thüringisch-Sächsischen Aktiengesellschaft für Braunkohlenverwertung, 1857 Privatdozent in Breslau und als Inhaber eines polytechnischen Büros technischer

Mitarbeiter an zahlreichen Kohlebetrieben, 1865 Prof. für Chemische Technologie an der Technischen Hochschule in Graz; Sohn von → Schwarz, Erich, Mitschüler von → Haeckel, *Karl* Heinrich Christoph Benjamin. 29

Schwarzburg-Rudolstadt, Friedrich Günther Fürst von (1793–1867), seit 1814 Regent des Fürstentums Schwarzburg-Rudolstadt. 196

Schwarzenberg, Johann Adolph II. Fürst zu (1799–1888), österreichischer Diplomat und Kameralist; seit 1825 Sonderbotschafter in Paris, Berlin und London, Landwirtschaftsexperte von europäischem Ruf, Vorsitzender der Wirtschaftsgesellschaften in Prag und Wien, 1820 Fürstkämmerer, 1838 Geheimer Rat, Besitzer der Schwarzenbergschen Restauration in Lobositz. 2, 6

Seebach, Marie (1829–1897), Schauspielerin und Opernsängerin; 1850 Schülerin am Musikkonservatorium in Köln, Soubrette an den Theatern in Lübeck, Danzig und Kassel, gastierte u. a. am Wiener Burgtheater und in Meiningen, unternahm ausgedehnte Gastspielreisen in Russland, den Niederlanden und den USA, 1886 Mitglied des Berliner Schauspielhauses. 6

Seebeck, *Ida* Albertine, geb. von Krauseneck (1811–1886), Tochter des preußischen Generals der Infanterie Johann *Wilhelm* von Krauseneck (1774–1850), 1832 ∞ → Seebeck, Karl Julius *Moritz*. 145, 151 f.

Seebeck, *Juliane* Amalie Ulrike, geb. Boye (1774–1861), Witwe des Physikers Thomas Johann Seebeck (1770–1831), Mutter von → Passow, Sidonie. 81

Seebeck, Julie (1839–1909), einzige Tochter von → Seebeck, Karl Julius *Moritz* und *Ida* Albertine. 145

Seebeck, Karl Julius *Moritz* (1805–1884), Pädagoge, Philologe, Kurator und Geheimer Staatsrat; ab 1823 Stud. der Klassischen Philologie und Philosophie in Berlin und Leipzig, 1826 Oberlehrer am Pädagogischen Seminar, 1832 Gymnasialprof. am Joachimsthalschen Gymnasium, ab 1835 Gymnasialdirektor in Meiningen, dann bis 1844 Erzieher des Erbprinzen Georg, Konsistorialrat, 1849 Gesandter der thüringischen Staaten beim Berliner Verwaltungsrat, Geheimer Staatsrat in sachsenweimarischen Diensten, 1851–1877 Kurator der Universität Jena, Ehrenbürger von Meiningen und Jena; Ehrenpromotion zum Dr. jur. h. c. am 31.7.1855 in Jena, zum Dr. phil. h. c. am 17.8.1858 in Jena (für Wohlwollen und Treue gegenüber der Universität) und zum Dr. theol. h. c. am 9.5.1876. 144 f., 151 f., 191, 194

Seebeck, Sidonie → Passow

Seidel, Johanna Henriette → Yorck von Wartenburg

Seisser, Franz *Carl* (1831–1892), Mediziner; 1856/57 Stud. der Medizin in Würzburg und Wien, Dr. med., Assistent am Juliusspital und praktischer Arzt in Würzburg; Kommilitone von Ernst Haeckel. 20

Septimius Severus, Lucius Pertinax (146–211), 193-211 römischer Kaiser, Rechts- und Militärreformer. 391

Serres, Antoine *Étienne* Renaud Augustin (1786–1868), französischer Arzt und Embryologe; 1810 Dr. med. und Arzt in Paris, 1850–1868 Direktor für Vergleichende Anatomie am Muséum national d'histoire naturelle. 102

Sethe, Adelheid, geb. Reimer (1809–1866), Tochter von Georg Andreas Reimer und → Reimer, *Wilhelmine* Charlotte Susanne Philippine, 1833 ∞ → Sethe, *Julius* Johann Ludwig Ernst. 15 f., 87, 114, 148, 164, 172 f., 182, 208, 212, 222–224, 389, 423

Sethe, *Adelheid* Elisabeth (* 1846), Tochter von → Sethe, *Julius* Johann Ludwig Ernst und Adelheid, Cousine Ernst Haeckels. 15, 87, 114, 164, 208, 222, 231

SETHE, *ANNA* AUGUSTE FRIEDERIKE (Köln 14.9.1835 – Jena 16.2.1864), Tochter von →Sethe, *Christian* Carl Theodor Ludwig und *Wilhelmine* Sophie Friederike Juliane Theodore, Cousine von Ernst Haeckels, 14.9.1858 Verlobte, 18.8.1862 ∞ Ernst Haeckel. passim

Sethe, *Auguste* Charlotte Marianne Henriette → Bleek

Sethe, Auguste *Gertrud* Adelheid (1845–1917), Tochter von → Sethe, *Julius* Johann Ludwig Ernst und Adelheid, Cousine Ernst Haeckels. 15, 87, 114, 164, 208, 222

Sethe, *Bertha* Emilie Maria Anna Sophie → Petersen

Sethe, *Bertha* Philippine (1841–1903), Tochter von →Sethe, *Julius* Johann Ludwig Ernst und Adelheid, Cousine Ernst Haeckels. 15, 87, 114, 208, 222, 231

Sethe, *Christian* Carl Theodor Ludwig (1798–1857), Jurist; 1825 Assessor, 1826 Regierungsrat, 1845 Oberregierungsrat in Frankfurt (Oder), 1850 Geheimer Finanzrat und Steuerdirektor in Stettin; Jugendfreund des Dichters Heinrich Heine (1797–1856), Bruder von → Haeckel, *Charlotte* Auguste Henriette, Onkel Ernst Haeckels und Vater von dessen erster Ehefrau → Sethe, *Anna* Auguste Friederike, 1825 ∞ → Sethe, *Wilhelmine* Sophie Friederike Juliane Theodore. 163, 246

Sethe, *Christian* Diederich Henrich (Heinrich) (1778–1864), Jurist; 1802 Assessor beim Kammergericht in Berlin, 1804 Kriegs- und Domänenrat in der Landdrostei Aurich, 1817 Regierungsrat, 1846 Geheimer Regierungsrat, Ende September 1857 pensioniert, gründete 1858 gemeinsam mit seiner Frau das Sethestift für unverheiratet gebliebene vaterlose Töchter in Aurich; 1804 ∞ → Sethe, Vollbrechte Beate *Charlotte*, Bruder von Ernst Haeckels Großvater → Sethe, *Christoph* Wilhelm Heinrich, Großonkel Ernst Haeckels. 31, 114, 240, 340, 346, 376, 386

Sethe, *Christoph* Wilhelm Heinrich (Kleve 25.4.1767 – Berlin 30.4.1855), 1794 Geheimer Rat an der Regierung zu Kleve, 1803 an der Regierung zu Münster, 1811 Generalprokurator am Appellationsgerichtshof in Düsseldorf und Staatsrat im Großherzogtum Berg, 1816 Präsident der Immediat-Justizkommission für die Rheinprovinzen, 1819 Wirklicher Geheimer Rat und Chef-Präsident des Rheinischen Revisions- und Kassationshofes in Berlin, 1820 Mitglied des Preußischen Staatsrates, 1850 Ritter des Schwarzen Adlerordens; Großvater Ernst Haeckels, 1796 ∞ Henriette *Philippine* Helene, geb. Sack (1772–1830), Tochter von Carl August Sack (1764–1831), Kriminalrichter in Kleve, und Schwester von Johann August Sack (1764–1831), Oberpräsident der preußischen Provinz Pommern. 31

SETHE, EMMA HENRIETTE *BERTHA* SOPHIE (Düsseldorf 20.10.1812 – Berlin 1.4.1904), gen. Tante Bertha, jüngste Schwester von Ernst Haeckels

Mutter → Haeckel, *Charlotte* Auguste Henriette, Tante und Patentante Ernst Haeckels. 14 f., 29, 33, 39, 73, 79, 81, 84, 87, 89, 113 f., 118, 128–132, 135 f., 148 f., 162, 165, 179, 181, 183, 186, 201, 203, 205, 207, 213, 215 f., 225, 227, 231, 239 f., 243, 246, 254 f., 259, 266, 271, 274, 277 f., 282, 300, 321 f., 326, 329, 346, 376, 386, 403, 411, 426

Sethe, *Gertrude* Henriette Wilhelmine (1797–1870), älteste Schwester von → Haeckel, *Charlotte* Auguste Henriette, Tante Ernst Haeckels. 29, 31 f., 37, 73, 87, 149, 216, 240, 329, 386

Sethe, *Heinrich* Christoph Moritz Hermann (1830–1898), Sohn von → Sethe, *Christian* Carl Theodor Ludwig und *Wilhelmine* Sophie Friederike Juliane Theodore, Cousin Ernst Haeckels, später Amtsgerichtsrat in Berlin. 15, 164, 208, 254, 275, 389

Sethe, *Heinrich* Georg Christoph (1836–1878), Jurist; seit Oktober 1857 Stud. der Rechte in Berlin und Mitglied des traditionsreichen Corps Guestphalia, später Kreisgerichtsrat ebd.; Sohn von → Sethe, *Julius* Johann Ludwig Ernst und Adelheid, Cousin Ernst Haeckels, ∞ Amalie Gertrud Sethe, geb. von Beguelin (* 1843) aus Berlin. 15, 208, 222

Sethe, *Helene* Hermine Henriette → Jacobi

Sethe, *Julius* Carl (1839–1905), Sohn von → Sethe, *Julius* Johann Ludwig Ernst und Adelheid, Cousin Ernst Haeckels. 15, 164, 208, 222

Sethe, *Julius* Johann Ludwig Ernst (1804–1872), Jurist; 1832 Kammergerichtsassessor, 1833 Justizrat am Land- und Stadtgericht Magdeburg, 1845 Kammergerichtsrat, 1848 erster Staatsanwalt am Kammer- und Kriminalgericht in Berlin, 1850 Oberstaatsanwalt, seit 1853 beim Obertribunal, Eisenbahndirektor; 1833 ∞ → Sethe, Adelheid, Onkel Ernst Haeckels, Bruder von → Haeckel, *Charlotte* Auguste Henriette. 15 f., 73, 87, 89, 114, 127, 149, 173, 182, 186, 201, 203, 208 f., 212, 215, 222, 231, 245, 313, 340, 346, 386, 389, 423

Sethe, *Marie* Wilhelmine (1843–1906), Tochter von → Sethe, *Julius* Johann Ludwig Ernst und Adelheid, Cousine Ernst Haeckels. 15, 87, 114, 164, 208, 222, 231

Sethe, Robert Julius *Carl* (1834–1888), später Rittergutspächter in Schlötenitz bei Stettin; Sohn von → Sethe, *Christian* Carl Theodor Ludwig und *Wilhelmine* Sophie Friederike Juliane Theodore, Cousin Ernst Haeckels. 149, 154, 389

Sethe, Vollbrechte Beate *Charlotte*, geb. Heßlingh (1785–1858), 1804 ∞ → Sethe, *Christian* Diederich Henrich, Großtante Ernst Haeckels. 31, 114, 280, 340

Sethe, *Wilhelmine* Sophie Friederike Juliane Theodore, geb. Bölling (1800–1875), gen. Tante Minchen, 1825 ∞ → Sethe, *Christian*, Carl Theodor Ludwig, Tante und 1862 Schwiegermutter Ernst Haeckels. 15, 18, 29, 58 f., 62, 131 f., 136, 148 f., 154, 166, 172, 174, 180 f., 203, 212, 221–224, 227, 231, 233, 240 f., 243, 245 f., 255–259, 262 f., 266, 274 f., 287 f., 293, 297, 300, 313, 320–322, 338, 345, 357, 359, 362, 366, 376, 379, 383, 389, 393, 403, 423–426

Seyfert, Bernhard (Bernard) (1817–1870), böhmisch-österreichischer Gynäkologe; ab 1838 Stud. der Medizin in Prag, 1844 Dr. med. und Sekundararzt am Allgemeinen Krankenhaus, 1847 Hilfsarzt an der Gebärklinik, 1852 deren Leiter, 1855 Prof. für

Geburtslehre und Frauenkrankheiten an der Universität Prag. 6
Shakespeare, William (1564–1616), englischer Dramatiker, Lyriker und Schauspieler; 1587-1612 in London, seit 1599 Mitbesitzer des Globe Theatre, Nationalpoet Englands, gilt als der bedeutendste englische Schriftsteller und größte Dramatiker weltweit. 182, 399
Sigmund von Ilanor, Carl Ludwig Ritter (1867) (1810–1883), österreichischer Arzt, Syphilidologe, Venerologe, Balneologe und medizinischer Schriftsteller; Stud. der Medizin in Wien und Pest, Dr. med. et chir., Magister für Augenheilkunde und Geburtshilfe, seit 1849 Prof. der Syphilitischen Klinik des Allgemeinen Krankenhauses in Wien. 95
Simon, *Jacob* Carl Wilhelm *Bernhard* (1824–1860), protestantischer Theologe und Pädagoge; 1845 Diakon am Merseburger Dom und Religionslehrer am Domgymnasium, 1853 Pfarrer in Möthlitz; Bekannter der Familie Haeckel, ∞ Dorothea Louise Simon, geb. Baum. 29
Sina zu Hodos und Kizdia, *Simon* Georg Freiherr von (1810–1876), Astronom und Bankier; Stud. der Philosophie und Astronomie, Bankier und Unternehmer in Wien, bekannt als Philanthrop und Mäzen, Stifter der „Sina-Warte" im Wienerwald. 43
Škoda, Josef Ritter von (1866) (1805–1881), böhmisch-österreichischer Arzt, Pathologe und Internist; ab 1825 Stud. der Medizin in Wien, 1831 Dr. med. und Cholerabezirksarzt in Böhmen, 1832 Sekundararzt am Allgemeinen Krankenhaus in Wien, 1846-1871 Prof. und Vorstand der Klinik für Innere Medizin, 1861 Hofrat, Ehrenpräsident der Gesellschaft der Ärzte in Wien, gilt als Neubegründer der Physikalischen Diagnostik und, gemeinsam mit → Hebra, *Ferdinand* Karl Franz Ritter von, und → Rokitansky, *Carl* Joseph Wenzel Prokop Freiherr von, als Begründer der II. Wiener Medizinischen Schule. 91, 98, 101 f., 104
Socin, August (1837–1899), Schweizer Chirurg; Stud. der Medizin in Basel und Würzburg, 1857 Dr. med., chirurgische Fachausbildung in Prag, Wien, Paris und London, 1861 Habilitation, 1862 Extraordinarius, ab 1864 Prof. der Chirurgie in Basel. 7
Sommerfeld, *Albertine* Charlotte Mathilde Auguste von (1835–1906), Tochter von Juliane von Sommerfeld und → Sommerfeld, *Ernst* Julius von, 1861 ∞ *Alexander* Georg Theodor Karl Freiherr von der Goltz (1832–1912), Jurist, Politiker, ab 1861 Landrat im Kreis Mettmann, später Präsident des Kaiserlichen Rates in Elsass-Lothringen und Geheimer Oberregierungsrat. 259
Sommerfeld, *Ernst* Julius von (1795–1863), preußischer Generalmajor und Abteilungschef für das Invalidenwesen im Kriegsministerium in Berlin, 1825 ∞ (I) Juliane von Sommerfeld, geb. Gebser (1800-1844), Vater von → Sommerfeld, *Albertine* Charlotte Mathilde Auguste von, 1847 ∞ (II) Juliane von Sommerfeld, geb. von Geisler (1830–1883). 259
Spiess, Alexander (1833–1904), Arzt und Hygieniker; Stud. der Medizin in Göttingen und Wien, dann praktischer Arzt in Frankfurt a. M., 1873 Sekretär des Deutschen Vereins für öffentliche Gesundheitspflege, 1883 Stadtarzt; Kommilitone von Ernst Haeckel. 20

Spiller von Hauenschild, Richard Georg (1825–1855), liberaler Schriftsteller und Dichter (Ps.: Max Waldau); Stud. der Rechte und Kameralistik in Breslau, Mitglied der Corps Silesia, Stud. der Philologie, Philosophie und Geschichte in Heidelberg, Dr. phil., nach der gescheiterten Revolution von 1848 Rückzug auf sein schlesisches Stammgut Tscheidt. 127

Splittgerber, N. N., Apotheker, Verwandter von → Sack, *August* Liebegott, weilte im Mai 1858 zu Besuch in Halle. 140

Stache, Karl Heinrich Hektor *Guido* (1833–1921), österreichischer Geologe und Paläontologe; ab 1851 Stud. in Breslau und Berlin, 1855 Dr. phil., 1857 Angestellter an der K. K. Geologischen Reichsanstalt, später Chefgeologe, seit 1892 Direktor, 1885 Mitglied der Leopoldina. 8, 21 f.

Stahr, Adolf, Diplomat für das Herzogtum Sachsen-Weimar, Sohn von → Stahr, *Adolf* Wilhelm Theodor und Marie. 402

Stahr, *Adolf* Wilhelm Theodor (1805–1876), Schriftsteller, Theaterkritiker, Biograph und Historiker; ab 1825 Stud. der Theologie und Philologie in Halle, Dr. phil., Lehrer am Pädagogium der Franckeschen Stiftungen, 1836 Konrektor und Gymnasialprof. in Oldenburg, 1845 Italienaufenthalt aus Gesundheitsgründen, 1851 in Weimar, Reiseschriftsteller und Umsiedlung nach Berlin, 1834 ∞ (I) → Stahr, Marie, 1854 Scheidung, 1855 ∞ (II) → Lewald-Stahr, Fanny. 333, 340, 402

Stahr, Alwin (1836–1892), Maler, Sohn von → Stahr, *Adolf* Wilhelm Theodor und Marie. 402

Stahr, Marie, geb. Kraetz (1813–1879), Tochter des Leipziger Schulinspektors August Kraetz und Sophie Caroline Stahr, geb. Thierot, 1834 ∞ → Stahr, *Adolf* Wilhelm Theodor, 1854 geschieden, danach wohnhaft in Weimar, Gerbergasse, später gemeinsam mit ihren Töchtern → Stahr, Anna und Helene in der Kaufstraße. 402

Stahr, Edo, Sohn von → Stahr, *Adolf* Wilhelm Theodor und Marie. 402

Stahr, Anna (1835–1909), Pianistin und Klavierlehrerin in Weimar, Schülerin von → Liszt, Franz und Sophie Pflughaupt (1834–1867); Tochter von → Stahr, *Adolf* Wilhelm Theodor und Marie. 402

Stahr, Helene (1838–1914, Pianistin und Klavierlehrerin in Weimar, Schülerin von → Liszt, Franz und Sophie Pflughaupt (1834–1867); Tochter von → Stahr, *Adolf* Wilhelm Theodor und Marie. 402

Steffatschek, Anton (Antonio), 1859 Gärtner im botanischen Garten der Villa des Prinzen Anatol Demidoff von San Donato (1813–1870); 1859 Bekannter Ernst Haeckels in Florenz. 323

Steffen, Betty → Pertz

Stein, Samuel Friedrich Nathaniel Ritter von (1878) (1819–1885), Zoologe; ab 1838 Stud. der Naturwissenschaften und der Medizin in Berlin, 1843 Dr. med., Kustos am Zoologischen Museum, Lehrer für Botanik und Zoologie an der Städtischen Gewerbeschule, 1848 Privatdozent, dann Kurator, 1850 Prof. der Zoologie an der Forstakademie Tharandt, 1852 Mitglied der Leopoldina, 1855 Prof. der Zoologie in Prag. 8

Steinach, Simon (1834–1904), österreichischer Mediziner; ab 1853 Stud. der Medizin in Wien, 1857 Kommilitone und Freund Ernst

Haeckels, 1859 Dr. med., Mitarbeiter von → Brücke, Ernst Wilhelm, seit 1860 praktischer Arzt, 1869 Bürgermeister in Hohenems, seit 1893 Privatgelehrter in Wien. 20, 91

Steinbeck, Carl Wilhelm *Aemilius* (*Emil*) (1785–1864), Jurist; preußischer Justizbeamter, Geheimer Oberbergrat, Rittergutsbesitzer auf Muhrau bei Striegau (Schlesien). 80

Steinborn, N. N. → Schumann

Steinkopf, Charlotte Wilhelmine Adelaide → Sack

Stoffella d'Alterupe (d'Alta Rupe), Emil Ritter von (1867) (1835–1912), österreichischer Internist und Pathologe; Stud. der Medizin in Wien, 1858 Dr. med. et. chir., Assistent und Schwiegersohn von → Oppolzer, Johann von, 1862 Habilitation, 1879 Abteilungsvorstand an der Wiener Allgemeinen Poliklinik, 1882 ao. Prof. für Spezielle Pathologie und Therapie, Theaterarzt; 1861 ∞ Marie Stoffella d'Alterupe, geb. Oppolzer (* 1839). 98

Stoy, *Karl* Volkmar (1815–1885), Pädagoge und Schuldirektor; Stud. der Theologie, Philosophie und Philologie in Leipzig, 1837 Dr. phil., 1839 Lehrer in Weinheim, 1843 Habilitation und Privatdozent in Jena, 1844 Direktor der ehemals Heimburgschen privaten Knabenerziehungsanstalt und Leiter des pädagogischen Seminars, 1845 ao. Prof., 1857 Schulrat, 1865–1874 Prof. der Pädagogik in Heidelberg, dann wieder Honorarprof. für Pädagogik und Seminardirektor in Jena. 192

Stub, Ida Elisa Ortensia → Chun

Stubenrauch, *Clara* Adelheid Friederieke Philippine Caroline, geb. von Oppen (1798–1879), 1817 ∞ Friedrich Wilhelm Lebrecht Stubenrauch, auf Deetz, preußischer Landrat. 287, 297 f.

Stubenrauch, Hedwig *Agnes* Alwine (*1839), Tochter der verwitweten Landrätin → Stubenrauch, *Clara* Adelheid Friederike Philippine Caroline, 1863 ∞ Louis Otto von Wedel, preußischer Hauptmann und Kompagnieoffizier, Schulfreundin von → Sethe, *Anna* Auguste Friederike. 257, 287, 297, 311, 379

Sydow, Karl Leopold *Adolf* (1800–1882), protestantischer Theologe und Kirchenpolitiker; seit 1846 Prediger an der Neuen Kirche zu Berlin, Mitglied der Preußischen Nationalversammlung; enger Bekannter von → Jonas, Ludwig. 15, 73, 131, 149, 179, 191

T

Tacitus, Publius Cornelius (um 55 n. Chr. – um 120 n. Chr.), bedeutendster römischer Geschichtsschreiber; 88 n. Chr. Prätor, 97 n. Chr. Konsul, dann Statthalter der Provinz Asia. 92, 266

Taschenberg, Ernst Ludwig (1818–1898), Entomologe und Pädagoge; ab 1837 Stud. der Mathematik und Naturwissenschaften in Leipzig und Berlin, 1842 Dr. phil., Hilfslehrer am Pädagogium der Franckeschen Stiftungen, 1847/48 Lehrer in Seesen, 1849 in Naumburg, 1851–1855 Rektor der Stadtschule in Zahna, 1856 Inspektor am Zoologischen Museum der Universität Halle, 1871 ao. Prof. 153

Thun und Hohenstein, Leopold Graf von (1811–1888), österreichischer Politiker und Publizist; 1849–1860 Minister für Cultus und Unterricht, Wortführer der Katholiken im österreichischen Herrenhaus. 37

Thüringen, Elisabeth von (1207–1231), ungarische Prinzessin, Landgräfin von Thüringen und Hessen, deutsche Nationalheilige; 1221 ∞ Ludwig IV., Landgraf von Thüringen und Pfalzgraf von Sachsen (1200–1227), wegen ihres sozialen Engagements 1235 durch Papst Gregor IX. heiliggesprochen. 29

Tichy, Anton von (1792–1858), 1810 als Teilhaber der Firma Wessely & Tichy nach Triest, Gesellschafter der Zuckerraffinerien in Graz und Laibach, 1836 Konsularagent für Brasilien und königlich preußischer Konsul in Triest, Ritter des roten Adlerordens, dann Kommerzienrat und Privatier in Wien, wohnte seit 1850 Hoher Markt, Ecke Wipplinger Straße. 20 f.

Tichy, Camilla Emilia von → Eichhoff

Tichy, Louisa von → Milewsky

Tichy, Sophie von, Tochter von → Tichy, Anton von, ∞ N. N., bei Stockholm. 21

Titus, Flavius Vespasianus (39 n. Chr. – 81 n. Chr.), römischer Kaiser seit 79 n. Chr., eroberte und zerstörte 70 n. Chr. im Jüdischen Krieg die Stadt Jerusalem. 391

Tomsa, *Vladimír* Josef Bogumilovič (1830–1895), böhmisch-österreichischer Mediziner und Physiolge; 1854 Dr. med., 1856–1859 zweiter Assistent am Lehrstuhl für Pathologische Anatomie in Prag bei → Treitz, Václav, 1867 Prof. und Direktor des Lehrstuhl für Physiologie an der Medizinischen Fakultät der Universität Kiew, 1891 Rektor der Universität Prag. 7

Töpffer, Rodolphe (1799–1846), Schweizer Novellist, Zeichner, Begründer des modernen Comics; ab 1825 Leiter eines Knabenpensionats, 1834 konservatives Mitglied des Genfer Kantonsparlaments. 422, 424

Traianus, Marcus Ulpius (53 n. Chr. – 117 n. Chr.), Militärtribun und Truppenkommandant; 91 n. Chr. Konsul, seit 98 n. Chr. römischer Kaiser. 358

Tralle, Adele Leopoldine → Mendheim

Treitz, Václav (1819–1872), böhmisch-österreichischer Pathologe; Stud. der Medizin in Prag und Wien, dann Arzt in Krakau, ab 1855 Prof. und Direktor des Pathologischen Instituts an der Universität Prag. 7

Trendelenburg, Friedrich Adolf (1802–1872), Philosoph (Kantianer) und Philologe; 1837 Prof. für Philosophie und Pädagogik in Berlin, 1849–1851 Mitglied des Preußischen Abgeordnetenhauses, 1847–1871 Sekretär der Königlich Preußischen Akademie der Wissenschaften. 76

Triest, Anna, Tochter von → Triest, Carl Ferdinand, ab 1878 Privatlehrerin der italienischen Sprache in Stettin, Freundin von → Sethe, *Anna* Auguste Friederike. 157, 174, 286, 340, 378

Triest, Carl Ferdinand (1797–1889), Kameralist und Politiker; 1816 Stud. der Kameralistik in Berlin, Mitglied des Corps Pomerania Berlin, 1820 Referendarexamen, 1824 Regierungsassessor in Stettin, 1835 Regierungsrat, 1844 Oberregierungsrat in Magdeburg, 1850 in Stettin, Direktor der Pommerschen Rentenbank, Vorsitzender des Seidenbauvereins und des Zweigvereins der Pommerschen Ökonomischen Gesellschaft, Namensgeber der Stadt Karlshagen auf Usedom, 1849/50 preußischer Landtagsabgeordneter, Träger des Adler- und Kronenordens. 174, 286

Triest, Louise († 1913), Frl., Tochter von → Triest, Carl Ferdinand, ab

1890 Rentiere, wohnhaft Stettin, Scharnhorststraße 2 I. 174, 286, 340, 378

Tröbst, Christian Gottlob (1811–1888), Pädagoge, Theologe, Philosoph und Mathematiker; ab 1833 Stud. der Theologie und Philosophie in Jena, 1836 Kandidat der Theologie, 1837 Ordination, 1838 Dr. phil., Lehrer an der Realschule in Jena, 1840 Hauslehrer in Moskau, 1847 Lehrer, 1857–1884 Direktor des Wilhelm-Ernst-Gymnasiums in Weimar. 153

U

Uhland, Johann *Ludwig* (1787–1862), populärer Dichter, Mediävist, Jurist und Politiker; ab 1805 Stud. der Rechte in Tübingen, Mitglied des Schwäbischen Dichterkreises, 1810 Dr. jur. und Anwalt, Abgeordneter des württembergischen Landtags in Stuttgart, 1829–1832 Prof. für deutsche Sprache und Literatur in Tübingen, 1848/49 Abgeordneter in der Frankfurter Nationalversammlung, dann Privatgelehrter in Tübingen. 233, 241, 284, 313, 330

Unger, *Franz* Joseph Andreas Nicolaus (1800–1870), österreichischer Botaniker, Pflanzenphysiologe und Paläontologe; ab 1820 Stud. der Medizin in Wien und Prag, 1827 Dr. med. und praktischer Arzt, 1833 Mitglied der Leopoldina, 1836 Prof. der Botanik in Graz, ab 1850 Prof. für Pflanzenphysiologie in Wien. 105

Untzer, Gustav Friedrich von (1798–1862), Jurist; Schulfreund von Heinrich Heine (1797–1856) in Düsseldorf, später Kammergerichts- und Geheimrat in Berlin; Onkel von → Sethe, *Anna* Auguste Friederike, 1829 ∞ → Untzer, Juliane von. 149, 241, 244 f., 255, 257 f., 270 f.

Untzer, Juliane von, geb. Bölling, gen. Tante Julchen, 1829 ∞ → Untzer, Gustav Friedrich von, Schwester von → Sethe, *Wilhelmine* Sophie Friederike Juliane Theodore, Tante von → Sethe, *Anna* Auguste Friederike. 149, 203, 207, 241, 244 f., 255, 257 f., 270 f., 389

Untzer, Moritz Carl *Julius* von (1836 – 27.9.1857), 1850 Schüler am Friedrich-Wilhelms-Gymnasium in Berlin, am 20.4.1857 als Stud. der Rechte in Heidelberg immatrikuliert; Sohn von → Untzer, Gustav Friedrich und Juliane von. 245

V

Varendorff, Georg Eberhard Heinrich *Otto* von (1838–1924), Forstwirtschaftler; aus Westfalen, ab WH 1857/58 Stud. an der Forstakademie Eberswalde, Forstmeister in Breslau, später königlich preußischer Oberforstmeister; ∞ → Varendorff, Philippine, geb. Langefeldt. 367

Varendorff, Philippine von, geb. Langefeldt († vor März 1896), Tochter von → Langefeldt, Ludwig und Luise, ∞ → Varendorff, Georg Eberhard Heinrich *Otto* von, 1859 Bekannte von → Sethe, *Anna* Auguste Friederike in Driesen. 367

Vierling, Georg (1820–1901), Komponist und Dirigent; seit 1847 Organist in Frankfurt (Oder) und Leiter der Singakademie, organisierte gemeinsam mit der Theaterkapelle Bach-Oratorien und Passionsmusiken, 1853 Direktor der Liedertafel in Mainz, 1854 in Berlin, 1859 königlich preußischer Musikdirektor, Gründer des Bach-Vereins (1857). 295

Villeneuve, Anna de, geb. Rebel (1784–1858), 1812 ∞ Danil Meindert de Villeneuve (1787–1846), Mutter von → Mulder, Johanna *Aldegonde*. 280

Vincke, Georg Freiherr von (1811–1875), Jurist, Rittergutsbesitzer und Politiker; 1828–1832 Stud. der Rechte in Berlin und Göttingen, 1837 Landrat im Kreis Hagen, 1843 Abgeordneter des Westfälischen Provinziallandtags, 1848/49 Mitglied der Frankfurter Nationalversammlung und 1850 des Erfurter Unionsparlaments, 1849–1868 Mitglied der Zweiten Kammer des Preußischen Landtags, seit 1859 an der Spitze der gemäßigten Liberalen, 1867 Mitglied des Konstituierenden Reichstages des Norddeutschen Bundes, liberaler Gegenspieler des preußischen Ministerpräsidenten Karl Otto Freiherr von Manteuffel (1806–1879) und Otto von Bismarcks (1815–1898). 362

Virchow, *Rudolf* Ludwig Karl (1821–1902), Pathologe, Begründer der Zellularpathologie und der modernen Sozialhygiene, Anthropologe und liberaler Politiker; ab 1839 Stud. der Medizin in Berlin, 1843 Dr. med., Assistent und Prosektor an der Charité, 1847 Habilitation und Privatdozent in Berlin, ab 1849 Prof. der Pathologie in Würzburg, akademischer Lehrer Ernst Haeckels, ab 1856 Prof. der Anatomie und Pathologischen Physiologie in Berlin und Prosektor an der Charité, 1859–1902 Mitglied der Berliner Stadtverordnetenversammlung, 1861 Gründungsmitglied und Vorsitzender der Deutschen Fortschrittspartei, ab 1862 Mitglied im Preußischen Abgeordnetenhaus, 1880–1893 Mitglied des Deutschen Reichstages; Ehrenpromotion zum Dr. phil. h. c. in Jena am 17.8.1858 (als Begründer der Pathologischen Histologie); 1850 ∞ Ferdinande Amalie *Rosalie*, geb. Mayer (1832–1913). 3, 7, 9, 20, 38, 92, 96 f., 160, 165, 168, 170, 179, 194, 227, 244, 335, 357, 389

Vogt, August Christoph *Carl* (1817–1895), deutsch-schweizerischer Naturwissenschaftler und demokratischer Politiker; 1847 Prof. der Zoologie in Gießen, 1848/49 Abgeordneter der Frankfurter Nationalversammlung, nach seiner Emigration 1852 Prof. der Geologie in Bern, 1872–1895 Prof. der Zoologie, Paläontologie und Vergleichenden Anatomie in Genf, Vertreter eines radikalen naturwissenschaftlichen Materialismus, Darwinist, Mitglied im Großen Rat, Ständerat und Nationalrat; 1854 ∞ Anna-Maria Vogt, geb. Michel (1827–1902). 99 f., 102

W

Wagener, *Guido* Richard (1822–1896), Anatom, Helminthologe und Musikaliensammler; Stud. der Medizin in Berlin, 1848 Dr. med., 1857 Assistent am Anatomischen Museum in Berlin, 1861 Habilitation und Privatdozent, 1867–1887 Prof. der Anatomie in Marburg, Mitbegründer der „Marburger Anatomenfamilie". 169, 204, 238, 253

Wagner, Johanna (1828–1894), Opernsängerin und Mezzosopranistin; Nichte des Komponisten Richard Wagner (1813–1883). 132

Waldau, Max (Ps.) → Spiller von Hauenschild, Richard Georg

Wallenstedt, Adolph Christian *Heinrich* Armin von (* 1824), Mediziner; Dr. med., seit 1854 Badearzt in Heringsdorf, Sanitätsrat, Erbauer der heutigen „Villa Fontane", Verfasser des ersten Werkes über das aufblühende Heringsdorf unter dem Titel „Ostseebad Heringsdorf auf Usedom" (Berlin 1879); ∞ → Wallenstedt, Anna von, geb. Sametzki. 233, 259, 271, 277

Wallenstedt, Anna von, geb. Sametzki, ∞ → Wallenstedt, Adolph Christian *Heinrich* Armin von. 233, 259, 271, 277

Wallmüller, Carl *August* (1807–1887), Mediziner; 1830 Dr. med. et chir. in Berlin, 1831 praktischer Arzt und Operateur, 1837 Assistent an der Poliklinik der Universität Berlin, ab 1838 Hofarzt beim Prinzen August von Preußen (1779–1843), 1865–1887 königlich preußischer Sanitätsrat bei → Preußen, Wilhelm I., König von, Geheimer Sanitätsrat, Direktor des Königlichen Impfinstituts. 72

Waltersdorf, N. N., Lehrerin von → Sethe, *Anna* Auguste Friederike, vermutlich an einer der Höheren Töchterschulen in Stettin oder (Frankfurt (Oder) tätig. 297

Wangemann, *Clementine* Auguste Johanne (1811–1894), Ausbildung zur Erzieherin an der Königlichen Louisenstiftung in Berlin, ab 1842 Erzieherin und Lehrerin ebd., gründete am 1.10.1851 die Höhere Töchterschule und Pensionsanstalt in Freienwalde (seit 1857 verbunden mit einer Lehrerinnen-Bildungsanstalt), 1855–1873 Vorsteherin; Tochter des Demminer Subrektors und Organisten Johannes Theodosius Wangemann (1779–1858), Schwester des Theologen und Leiters der Berliner Missionsgesellschaft Hermann Theodor Wangemann (1818–1894), Bekannte von → Haeckel, *Karl* Heinrich Christoph Benjamin und *Hermine* Elise Eleonore Sophie. 320

Weber, *Adeline* Julia Augusta → Christinsen

Weber, *Carl Maria* Friedrich Ernst von (1786–1826), Komponist, Pianist und Dirigent; 1804 Kapellmeister in Breslau, 1813 Operndirektor am Prager Ständetheater, 1817–1826 Hofkapellmeister in Dresden und Leiter des deutschen Operndepartements, Begründer der volkstümlichromantischen deutschen Oper. 136

Weber, *Eduard* Friedrich (1806–1871), Physiologe und Anatom; Stud. der Medizin in Halle und Leipzig, 1829 Dr. med., Assistenzarzt an der Krukenberg-Klinik in Halle, dann in Göttingen, 1836 Prosektor an der Anatomischen Anstalt in Leipzig, 1838 Privatdozent, 1846 Mitglied der Königlich Sächsischen Gesellschaft der Wissenschaften, 1847 ao. Prof. in Leipzig, beschäftigte sich mit Muskelbewegung und galvano-magnetischen Phänomenen. 190

Weber, Emilie → Kortüm

Weber, Karl (Ps.) → Mützelburg, Adolf

Weber, Otto *Victor* (1832–1861), Pädagoge; Stud. der Mathematik und Naturwissenschaften an der Universität Halle, danach Lehrer in Halle und ab 1857 Schulinspektor in Torgau; Mitschüler und Jugendfreund Ernst Haeckels in Merseburg. 81

Wecker, Ludwig von (auch Louis de Wecker) (1870) (1832–1906), deutschfranzösischer Ophthalmologe; aus Frankfurt a. M., 1853/54 Stud. der Medizin in Würzburg, dann in Berlin, Wien und Paris, 1855 Dr. med. in Würzburg und Assistent an der Augenklinik von Friedrich Jaeger (1784–1871) in Wien, 1861 Dr. med. in Paris, praktizierte seit 1856 als Augenarzt in Frankreich und Russland, 1862 Gründer einer Augenklinik und Prof. der Augenheilkunde in Paris; Kommilitone von Ernst Haeckel. 20

Weiß, Christian *Ernst* (1833–1890), Mineraloge, Geologe und Phytopaläontologe; ab 1854 Stud. der Geologie und Mineralogie in Halle und Berlin, Dr. phil., 1860 Dozent an der Bergschule Saarbrücken, 1872 Prof. der Mineralogie an der Bergakademie in Berlin und Landesgeologe in Preußen; Sohn des Eisenwarenhändlers Friedrich Weiss († um 1838) und Charlotte Auguste Weiss, geb. Schmidt († vor 1843), Neffe von Christian Samuel Weiß (1780–1856), Neffe und Ziehsohn des Merseburger Schulrats Christian Weiß (1773–1853), Schulfreund Ernst Haeckels, seit Ostern 1847 in der Quarta des Domgymnasiums in Merseburg. 37, 72, 114, 329

Weiß, Margarethe *Luise*, geb. Schmidt (1792–1872), gen. Tante Weiß, 1816 ∞ Christian Samuel Weiß (1780–1856), Prof. der Mineralogie, eng befreundet mit der Familie Haeckel in Berlin. 14, 32, 37, 39, 73, 79, 81, 84, 113, 168, 205 f., 213, 239, 264, 310, 345, 411

Werner, Amalie → Krafft

Werthes, Friedrich August Clemens (1748–1817), Schriftsteller, Übersetzer und Dichter; Anhänger von → Wieland, Christoph Martin, und Mitarbeiter am „Teutschen Merkur" 1782 Prof. der Ästhetik in Stuttgart, 1784–1791 Prof. der schönen Wissenschaften an der Universität Pest, danach 1797 Privatgelehrter und Redakteur in Ludwigsburg und Stuttgart, Hofrat. 184

Wied zu Neuwied, *Maximilian* Alexander Philipp Prinz von (1782–1867), preußischer Generalmajor und Forschungsreisender; Ehrenpromotion zum Dr. phil. h. c. in Jena am 17.8.1858 (für seine Verdienste als Forschungsreisender und Naturforscher). 194

Wieland, Christoph Martin (1733-1813), bedeutendster Epiker und Romancier der deutschen Aufklärung, Übersetzer und Journalist, Vermittler der Antike; Stud. der Rechte in Tübingen, 1752-1758 Hauslehrer in Zürich, 1759 in Bern, 1760 Kanzleiverwalter in Biberach, 1769 Prof. der Philosophie in Erfurt und kurmainzischer Rat, 1772-1775 Prinzenerzieher und Hofrat in Weimar. 152

Wilde, Wilhelm *Arthur* (* 1831), Mediziner; aus Stargard, 1852 Mitglied des Berliner naturwissenschaftlichen Kränzchens, in das er Ernst Haeckel einführte, 1853 Dr. med., Famulus von → Müller, *Johannes* Peter. 209, 228

Winckelmann, Johann Joachim (1717-1768), Kunsthistoriker, Archäologe, Mitbegründer der klassischen Altertumswissenschaften und Ästhetik sowie der wissenschaftlichen Kunstgeschichtsschreibung; Konrektor in Seehausen, 1748 Bibliothekar von Heinrich Graf Bünau (1697-1762) in Nöthnitz, seit 1755 in Rom, 1758 Bibliothekar des Kardinals Alessandro Albani (1692-1779), 1763 Präsident der Altertümer in Rom. 425

Wintzingerode-Bodenstein, *Marie* Adelheid Amalie Sophie Gräfin von, geb. Gräfin von Keller (1836–1924), 1859 ∞ → Wintzingerode, *Wilko* Ernst Ludwig Levin Graf von. 346

Wintzingerode-Bodenstein, *Wilko* Ernst Ludwig Levin Graf von (1833–1907), Politiker; Dr. theol., 1876–1900 Landeshauptmann der preußischen Provinz Sachsen, Mitglied des Deutschen Reichstags und Präsident des Evangelischen Bundes. 346

Wislicenus, Gustav Adolf (1803–1875), protestantischer Theologe; ab 1821 Stud. der Theologie in Halle und erlin, 1834 Pfarrer bei Querfurt, 1841 in Halle, 1842 Mitglied des rationalistisch gesinnten Vereins der Lichtfreunde, 1845 Suspendierung und Amtsenthebung, Prediger der Freien evangelischen Gemeinde in Halle, 1853 Verurteilung und Flucht in die USA, lebte nach seiner Rückkehr nach Europa 1856 in der Schweiz. 152

Wislicenus, Hermann (1825–1899), Maler; Stud. an der Kunstakademie in Dresden, mit Reisestipendium 1853–1856 in Rom, dann Niederlassung in Weimar, ab 1868 Prof. für Historienmalerei an der Kunstakademie in Düsseldorf. 153

Wislicenus, *Johannes* Adolf (1835–1902), Chemiker; Stud. der Chemie und Mathematik in Halle und Zürich, nach der Emigration seines Vaters → Wislicenus, Gustav Adolf, 1853–1856 in den USA, 1858 Assistent bei Heinrich Wilhelm Heintz (1817–1880) in Halle, 1860 Dr. phil. und Habilitation am Polytechnikum in Zürich, 1864 Prof. der Chemie in Zürich, 1872 in Würzburg, 1885 in Leipzig und Direktor des Chemischen Instituts. 152

Wittich, *Wilhelm* Heinrich von (1821–1882), Physiologe; ab 1841 Stud. der Medizin in Königsberg und Halle, 1845 Dr. med., 1846 praktischer Arzt in Königsberg, 1850 Habilitation, 1854 ao. Prof., 1855–1882 Prof. der Physiologie in Königsberg, 1872 Mitglied der Leopoldina. 95

Y

Yorck von Wartenburg, Hans *Ludwig* David Julius Theodor Florian Graf (1804–1865), Sohn von → Yorck von Wartenburg, Johann David *Ludwig* Graf und Johanna Henriette Gräfin. 245

Yorck von Wartenburg, Hans Ludwig David *Heinrich* Graf (1798–1815), Militär; nahm 1815 im Regiment von Friedrich Georg von Sohr (1775–1845) am Feldzug teil, wurde bei Versailles am 1.7.1815 stark verwundet und erlag wenig später seinen Verletzungen; ältester Sohn von → Yorck von Wartenburg, Johann David *Ludwig* Graf und Johanna Henriette Gräfin. 33, 223, 233, 244 f.

Yorck von Wartenburg, Johann David *Ludwig* Graf (1759–1830), Majoratsherr auf Klein Oels in Niederschlesien, preußischer Generalfeldmarschall (1821); 1772 Junker der preußischen Infanterie, 1787 Kapitän, dann Major, Oberst und 1807 Generalmajor und Kommandant von Memel, 1811 Generalmajor von Ostpreußen, 1814 General und Erhebung in den Grafenstand (von Wartenburg), Anführer des preußischen Hilfskorps im Russland-Feldzug Napoleons, unterzeichnete am 30.12.1812 ohne Ermächtigung von Friedrich Wilhelm III. die Konvention von Tauroggen und leitete mit seinem Aufruf zum Volksaufstand an die versammelten Stände in Königsberg am 5.2.1813 die Napoleonischen Befreiungskriege ein; 1792 ∞ → Yorck von Wartenburg, Johanna Henriette, geb. Seidel. 244

Yorck von Wartenburg, Johanna *Bertha* Gräfin (1801–1819), Tochter von → Yorck von Wartenburg, Johann David *Ludwig* Graf und Johanna Henriette Gräfin. 245

Yorck von Wartenburg, Johanna Henriette Gräfin, geb. Seidel (1768–1827), Kaufmannstochter aus Namslau, 1792 ∞ → Yorck von Wartenburg, Johann David *Ludwig* Graf. 245

Z

Zahn, *Theodor* Friedrich (1826–1860), Jurist und Regionalpolitiker; aus Seehof in Pommern, SH 1846 Stud. der Rechte in Halle und Mitglied der Burschenschaft Fürstenthal, 1850–1853 Auskultator und Referendar in Neustettin, 1853/54 Referendar in Magdeburg, 1855 Assessor in Greifenhagen, 1856 Kreisrichter in Ranis, 1860 Zweiter Bürgermeister in Erfurt; Bekannter von → Haeckel, *Karl* Heinrich Christoph 18

Ortsregister

Das Ortsregister verzeichnet alle in den Brieftexten erwähnten topographischen Namen sowie die Bezeichnungen von Objekten, die als Orte bedeutsamer Ereignisse oder besonderer Naturphänomene genannt werden. Die Registereinträge beziehen sich jeweils auf die zeitgenössische Namensform. Abweichende Namensformen oder spätere Namensänderungen infolge veränderter staatlich-politischer, ethnischer, sprachlicher oder administrativer Verhältnisse werden durch Verweise kenntlich gemacht und am Anfang des Haupteintrags in Klammern angeführt.

A

Adersbach, heute: Adršpach/Tschechien. 4
Adlitzgraben. 51
Afrika (Africa). 280, 345
Ägypten (Aegypten). 22
Airolo. 303, 327
Albaner Berge (Albaner Gebirge). 350, 393, 398, 407, 412 f.
Albano Laziale. 398, 414
Alessandria (Aleßandria). 333
Alpen. 21, 35, 43–53, 65, 80, 83 f., 89, 112, 233, 238, 244, 292, 297, 303, 316, 319, 321, 327, 333, 344, 379
– Salzburger. 57
– Steirische. 36, 42
Altenstein → Bad Liebenstein
Altkarbe, heute: Stare Kurowo/Polen. 299
Alt-Ofen → Budapest
Altona → Hamburg
Amerika (America). 8, 64, 192, 280, 344, 383
Annaburg. 259
Annatal (bei Eisenach). 147, 159
Andermatt. 303, 327

Apenninen. 351, 355, 415
Apfelstädt → Nesse-Apfelstädt
Apolda. 140, 177, 215, 218
Ariccia. 398, 414
Arona. 304, 308, 333
Asien. 64, 293
Augsburg. 351, 405
Aurich. 31, 114, 216, 240, 259, 280, 340, 346, 376, 386
Aussee → Bad Aussee
Aussig, heute: Ústí nad Labem/Tschechien. 2
Aventin (Aventinischer Hügel). 358, 416

B

Bad Aussee. 61 f., 78, 112
Bad Blankenburg. 217
– Zeigerheim. 196
Bad Freienwalde. 14–16, 18, 29, 32, 40, 57, 59, 61, 73, 78 f., 87, 113, 124, 126, 133, 135–137, 149, 157, 159 f., 287, 293, 319, 321, 338, 345, 357, 386, 388, 403, 407, 411, 423, 425
– Sonnenburg. 59
Bad Gastein. 57, 78, 118, 122, 181
Bad Hofgastein. 78, 118

Bad Ischl. 4, 61 f., 78 f., 112, 120
Bad Kissingen. 351
Bad Kösen → Naumburg
Bad Liebenstein
– Altenstein. 29
Bad Lippspringe. 73
Bad Reichenhall. 120
Bad Salzbrunn, heute: Szczawno-Zdrój/ Polen. 80
Bad Vöslau. 41, 44
Baden bei Wien. 35 f., 41–44, 47, 53, 112
Basel. 297
Bellinzona. 327, 333
Belurtag → Tian Shan
Berchtesgaden. 78, 112, 120
Berlin. 1, 8, 14 f., 18, 20–23, 27 f., 32, 34, 36, 52, 57–63, 72, 75, 78–80, 86, 88 f., 93, 111–113, 115 f., 118, 121, 123, 127–129, 131, 134, 139 f., 147, 153 f., 156, 161, 163, 166 f., 170, 172, 174, 176, 179–183, 187 f., 191, 194, 202–204, 206, 215–218, 225 f., 228, 230 f., 234 f., 242, 249, 253, 255, 259, 261, 264, 270–272, 278, 281 f., 284, 288, 292, 296, 298, 304 f., 309 f., 313, 321, 330, 335, 337, 341 f., 344, 353, 355, 363, 365, 367, 374, 379, 383, 388 f., 399, 402–404, 407, 409, 423–426
– Charlottenburg. 219
– Gesundbrunnen. 169
– Kreuzberg. 147
– Moabit. 220
– Moritzhof. 165, 168, 223
– Stralau. 169
– Tegel. 219
– Tiergarten. 28, 33, 80, 88, 168, 214, 424
Bisamberg. 53, 62, 69
Blankenburg → Bad Blankenburg
Blocksberg, heute: Gellért-hegy/ Ungarn. 66–68
Bodenbach, heute: Děčín/Tschechien. 2
Böhmen. 122
Böhmerwald. 8

Bologna. 292, 358
Bombay, heute: Mumbai/Indien. 98
Bonn. 7, 32, 81, 122, 161, 228, 293, 340, 357, 366 f., 375, 386
– Poppelsdorf. 16
Bormio. 277
Bozen (Botzen). 78
Braunschweig. 41
Breda. 30–32, 121, 161, 280, 282
Breinthal → Preintal
Breitenbrunn am Neusiedler See. 76
Bremen. 7, 35, 64
Breslau, heute: Wrocław/Polen. 14, 58 f., 72, 80, 111 f., 116, 225, 241, 264, 287, 340, 388
Bromberg, heute: Bydgoszcz/Polen. 14
Bruck an der Mur. 76
Brühl. 35, 42 f., 51
Brunn am Gebirge. 41, 52
Budapest. 66, 68
– Alt-Ofen, heute: Óbuda. 67
– Ofen, heute: Buda. 9 f., 63, 66–68
– Pesth, heute: Pest. 9 f., 63, 66–68
– Raitzenstadt, heute: Tabán. 67 f.
Buenos Aires (Buenos Ayres). 375, 386

C
Cairo → Kairo
Caelius (Caelischer Hügel). 358
Campagna Romana. 80, 339, 350–353, 363, 373, 377, 393, 407, 412, 414, 416, 420
Campi di Annibale (Campo d'Hannibale). 412 f.
Capellen → Kapellen
Capri. 287, 398, 423
Capstadt → Kapstadt
Cassel → Kassel
Castel Gandolfo. 412
Cervara di Roma (Cervara). 412
Charlottenburg → Berlin.
Chimborazo (Chimborasso). 280
Chorin (Korin). 159
Civita Lavinia → Lanuvio

Civitavecchia (Civita Vecchia). 93, 310, 372, 375, 398, 413, 423
Coburg. 195
Coeln → Köln
Compatri → Monte Compatri
Corswant → Korswandt
Cumaná (Cumana). 390

D
Dachstein. 49, 117, 326
Danzig, heute: Gdańsk/Polen. 14
Dessau-Roßlau
– Dessau. 139
– Roßlau. 139
Deutschland. 3, 8, 68 f., 72, 80, 89, 98, 100, 105, 115, 123, 153, 222, 277, 350, 398 f., 405, 425
Dolgen, heute: Długie/Polen. 364
Donau. 31, 36, 39, 42, 52 f., 64–69, 79, 112
Dornbach → Wien
Dornburg. 151, 192
Drautal. 57
Dresden. 1, 6
Driesen, heute: Drezdenko/Polen. 312, 324, 367, 404, 421
– Vordamm. 339, 367, 421

E
Edinburgh. 20, 64, 194
Eger (Fluss), heute: Ohře/Tschechien. 2
Eichberg → Gloggnitz
Eisenach. 15, 27–29, 33, 143, 149, 153, 161
Eisenerz (Steiermark). 57
Elbe. 1–3, 139
England. 80, 89, 305, 381
Ennstal. 57
Enzersdorf → Groß-Enzersdorf
Erfurt (Erfurth). 15, 29, 346
Erzgebirge. 8
Etsch. 378

F
Fichtelgebirge. 293

Fiesole → Florenz
Florenz (Firenze). 288, 292 f., 298 f., 303–305, 308 f., 311, 313, 315–317, 320, 323–327, 331–336, 338 f., 344, 346, 349, 352–354, 358, 369–371, 374 f., 379, 386, 388, 391, 395, 397–399
– Fiesole. 10, 334
Fränkenau → Naumburg
Frankfurt a. d. Oder. 257, 286 f., 295, 308, 316, 363
Frankreich. 59, 72, 80, 231
Frascati. 412–416
Freiburg (Freyburg) in Schlesien, heute: Świebodzice/Polen. 59
Freienwalde (Freyenwalde) → Bad Freienwalde
Friedeberg (Neumark), heute: Strzelce Krajeńskie/Polen. 299, 361, 388, 420

G
Gaaden (Gaden). 35, 42 f.
Gambarogno
– Magadino. 304
Gardasee. 256
Gastein → Bad Gastein
Geiersberg. 153
Genazzano (Gennazano). 412
Genua. 288, 295 f., 298 f., 302–304, 308, 310, 316, 321, 326 f., 333, 344
Genzano de Roma (Genzano). 412, 414
Gesundbrunnen → Berlin
Gianicolo (Janiculum). 392
Giebichenstein → Halle a. d. Saale
Gloggnitz (Glocknitz). 44–46, 51
– Eichberg. 51
Goiss → Jois
Golf von Neapel. 398
Gosaukamm. 117
Gosausee. 47, 173
Gotha. 194
Gothensee. 173
Gotschakogel. 51
Gramatneusiedl (Grammat). 76

Gran, heute: Hron/Slowakei. 66
Gran, heute: Esztergom/Ungarn. 66, 69
Graz (Gratz). 50, 57, 190
Griechenland. 21, 372
Grinzing (Grinzig) → Wien
Groß-Enzersdorf. 69
Großglockner (Groß Glockner). 57
Grottaferrata (Grotta ferrata). 412, 414

H
Hainburg an der Donau. 65
Haglersberg. 76
Haiti (Hayti). 194
Halle a. d. Saale. 18, 27, 73, 134 f., 139 f., 152, 154, 164, 176 f., 186, 189, 191 f., 215, 265, 287, 386
– Giebichenstein. 215
– Mötzlich. 78
Hallein. 78
Hallstadt. 4, 112
Hameau (Hameaux). 52, 76
Hamburg. 194
– Altona. 397
Hamm. 161
Hannover, Königreich. 80
Harz. 80, 89, 114, 299
Heidelberg. 3, 8, 15, 33, 134, 146, 178, 190, 423
Heiligenkreuz. 43
Helenental. 35, 43 f., 53
Helgoland. 128, 238
Heringsdorf (Häringsdorf) → Ostseebad Heringsdorf
Hermannskogel (Herrmankogl). 36, 52, 76
Hernals → Wien
Himalaya. 88
Himberg
– Velm. 76
Hindukusch (Paropamismus). 293
Hirschberg, heute: Jelenia Góra/Polen. 80, 89, 229 f., 283, 286
Hochjochferner. 223
Hochschwab. 53
Hof. 79

Hofgastein → Bad Hofgastein
Hohe Wand (Hohewand). 76
Hohenems. 20
Holland. 122, 281
Höllental (Niederösterreich). 35, 46, 83, 112
Hütteldorf → Wien

I
Ilmenau. 29
Innsbruck (Insbruck). 3, 78
Irland. 257
Ischia. 398, 423
Ischl → Bad Ischl
Isserstedt (Iserstädt) → Jena
Italien. 44, 158, 185, 228 f., 233, 240, 255, 258 f., 277, 281–284, 293, 295 f., 299–301, 305, 307, 313, 317, 320 f., 323–325, 327, 330 f., 333 f., 339 f., 350, 363, 370, 373, 378, 383, 385, 397–399, 403, 409, 420, 422–425

J
Janiculum → Gionicolo
Java. 123, 280
Jena. 137, 140 f., 143–145, 151–153, 167, 170, 174–180, 184, 186, 188, 192–196, 203, 206, 209, 213, 215, 217 f., 220, 222, 253, 297, 306, 331, 333
– Isserstedt (Iserstedt). 141
– Löbstedt (Lobstedt). 194
– Winzerla. 145, 193, 195
– Wöllnitz (Woellnitz). 195
Johannisbad, heute: Janské Lázně/Tschechien. 62
Jois (Goiss). 76
Jüterbog (Jüterbogk). 1

K
Kahla. 178, 192 f., 195 f.
Kahlenberg (Wien). 23, 52
Kahlengebirge. 41 f.
Kairo (Cairo). 89
Kalksburg → Wien
Kamtschatka. 64

ORTSREGISTER

Kapellen (Capellen). 35
Kapitolinische (Capitolische) Hügel. 391
Kapstadt (Capstadt). 375
Karakorum. 293
Karlsruhe. 244
Karolinenthal → Prag
Karpaten (Karpathen). 52, 65
Kassel (Cassel). 161
Kiel. 252
Kiew. 413
Kissingen → Bad Kissingen
Klamm (Österreich). 51
Kleinasien. 21
Köln (Coeln). 161
Korin → Chorin
Kösen → Bad Kösen
Königsberg, heute: Kaliningrad/Russland. 14
Königssee. 78
Königsstein. 2
Kopenhagen (Koppenhagen, Kjoebenhavn). 20, 64, 305
Korswandt (Corswant). 201 f., 210, 222, 224, 243, 245
Krakau, heute: Kraków/Polen. 220
Krebssee (Usedom). 222, 224, 228
Kreuzberg → Berlin
Kurland. 160
Küstrin, heute: Kostrzyn nad Odrą/Polen. 299

L

Landsberg an der Warte, heute: Gorzów Wielkopolski. 299
Lago Maggiore (Lago maggiore). 304, 316, 327
Laibach, heute: Ljubljana/Slowenien. 112
Langendorf → Weißenfels
Langer Berg (Usedom). 208, 212 f., 232, 257
Landeshut, heute: Kamienna Góra/Polen. 80
Lanuvio (Civita Lavinia). 412
Latium (Latiner Gebirge). 350, 393

Laurenziberg (Lorenzoberg), heute: Petřín/Tschechien. 8
Laxenburg. 76
Leiden. 31
Leipzig. 4, 167, 178, 189 f.,
Leitha. 46, 51, 76
Leithagebirge. 41 f., 52 f., 65, 76
Leitmeritz, heute: Litoměřice/Tschechien. 2
Leopoldsberg. 69
Liegnitz, heute: Legnica/Polen. 80
Liebsee, heute: Jezioro Lipie/Polen. 364
Lilienstein. 2
Linz. 4, 64, 79, 112, 117 f., 120,
Lissa, heute: Leszno/Polen. 15
Livorno. 293, 299, 303, 308, 310, 324, 327, 334, 344, 374
Lobositz, heute: Lovosice/Tschechien. 2
Löbstedt → Jena
Lucca. 324, 355, 374
Lübeck (Luebek). 177, 192
Lugano (Lugena). 298
Lüttich (Luttich). 161

M

Madagaskar. 205
Magadino → Gambarogno
Magdeburg. 89
Mailand. 128
Marburg. 190
March (Fluss). 65
Marchfeld. 52, 65
Mariahilf → Wien
Mariazell (Maria Zell). 47
Marienbad, heute: Mariánské Lázně/Tschechien. 80, 89
Marino. 412, 414
Mark Brandenburg. 29, 58 f., 79, 139, 163, 176, 330
Marseille. 310, 316, 325, 346, 354, 370, 388 f., 395, 399, 409
Mecklenburg (Meklenburg). 80, 193
Meißen. 1
Melnik (Melnek), heute: Mělník/Tschechien. 2

Meran. 286 f., 340, 378
Merseburg. 15, 29, 140 f., 143, 154, 159, 181, 191, 265, 386
Messina. 141, 143, 151, 154, 168, 179, 259, 375, 398
Milleschauer, heute: Milešovka/Tschechien. 2
Misdroy, heute: Międzyzdroje/Polen. 170, 209, 213, 227, 232, 256, 270
Mittelmeer. 128
Moabit → Berlin
Möckern. 233
Mödling. 35, 41, 51 f., 76
Moldau. 2 f., 5–7, 68
Mölltal. 57, 78
Moosbrunn. 76
Mons Sacer. 407
Monte Albano. 412
Monte Cavo. 413
Monte Compatri. 412
Monte Gennaro. 412
Monte Giove. 412
Monte Mario. 392 f.
Monte Pincio. 351, 416
Monte Porzio Catone (Monte Porzio). 412
Moritzhof → Berlin
Mötzlich → Halle a. d. Saale
München (Muenchen). 31, 78, 122, 168
Münchendorf. 76
Mürztal. 35, 49 f., 84
Mürzzuschlag. 35, 50, 78

N

Napoli → Neapel
Nassfeld (Naßfeld). 78, 181
Nasstal (Naßthal). 47, 83
Naumburg. 140, 177
– Bad Kösen. 140
– Fränkenau. 215
Neapel (Napoli). 293, 306, 310, 327, 331, 340, 345, 350 f., 354, 367, 372 f., 375, 383, 389, 393, 395, 398 f., 401, 403, 407, 409, 411 f., 421, 423, 425
Neckarsteinach. 134

Nemi. 398, 412, 414
Nemisee. 412
Nesse-Apfelstädt.
– Apfelstädt. 161
– Neudietendorf. 161
Neudietendorf → Nesse-Apfelstädt
Neuhäusl (Neu-Haeusel), ungar.: Érsekújvár, heute: Nové Zámky/Slowakei. 69
Neumark. 304
Neusiedl am See (Neusiedel). 76
Neusiedler See (Neusiedlersee). 76
Neustadt, heute: Eberswalde. 163, 230 f.
Netze, heute: Noteć/Polen. 422
Netzebruch. 332
New York (Neu York). 192
Nil. 280
Nizza. 7, 168, 220, 238
Norddeutschland. 28
Nordsteiermark. 35
Nussdorf (Nußdorf) → Wien

O

Oedenburg, heute: Sopron/Ungarn.
Oder. 286, 295, 299
Oderberg, heute: Bohumín/Tschechien. 69, 388
Ofen → Budapest
Olevano Romano (Olevano). 412
Orient. 22, 116
Österreich (Östreich). 22, 65, 127, 321
Ostindien. 73, 80
Ostsee. 191, 205, 212, 220, 256
Ostseebad Heringsdorf. 62, 79, 89, 163, 168, 172 f., 181, 188, 194, 201, 204, 208, 211–213, 216, 220 f., 223, 227, 229, 232, 238, 240 f., 245, 253, 256, 258, 266, 268, 271, 275 f., 278 f., 313, 326, 363
– Seeheilbad Ahlbeck. 173, 202, 210, 222, 243

P

Paderborn. 73, 89
Palastrina (Palaestrina). 412
Palatin (Palatinische Hügel). 391

Paliano (Pagliano). 412
Paris. 73, 88, 102, 381
Parndorf. 76
Passau. 64
Payerbach (Peyerbach). 45 f.
Pennickental. 195 (Anm. 83)
Pesth → Budapest
Philadelphia. 192
Pinzgau. 78
Pirna. 2
Pisa. 310, 324, 329, 336, 374, 381
Pistoia (Pistoja). 324, 374
Pollauer Berge, heute: Pavlovské vrchy/ Tschechien. 53
Poppelsdorf → Bonn
Posen, heute: Poznań/Polen. 59, 299
Pößneck (Poeßneck). 217, 222
Potsdam. 15, 88, 112, 114, 133, 158, 194, 253, 346, 389
Prag, heute: Praha/Tschechien. 1-8, 14, 18, 21, 38, 58, 61, 68, 78 f., 104, 111, 192
- Karolinenthal, heute: Karlín. 2, 7
- Smichow, heute: Smíchov. 7
- Strahow, heute: Strahov. 8, 68
Preintal (Breinthal). 83
Preßburg, heute: Bratislava/Slowakei. 53, 66, 69
Preußen. 28, 121, 136, 139, 288 f., 363
Procida. 423
Pustertal. 78
Puttbus. 209

R
Radstädter Tauern. 57
Raitzenstadt → Budapest
Ranis. 18
Raudnitz, heute: Roudnice nad Labem/ Tschechien. 2
Ratzeburg. 20
Raxalpe. 35, 40, 46-49, 51, 82 f.
Regensburg. 64, 79
Reichenau. 46, 83
Reichenhall → Bad Reichenhall
Rhein. 80, 89
Riesengebirge. 8

Rocca di Papa. 412 f.
Roda. 192
Röderau → Zeithain
Roiate (Sotto Rojati). 412
Rom. 153, 293, 310, 317, 319-322, 324 f., 326, 329, 331, 333 f., 336-339, 344-346, 348-355, 357 f., 362, 365, 367, 369-376, 380, 383, 385, 388 f., 391, 395-399, 401-407, 411-417, 420 f., 425 f.
Roßlau → Dessau-Roßlau
Rostock. 190
Rottenmanner Tauern (Rottmann Tauern). 57
Rudolstadt. 178, 195 f., 216-218
- Volkstedt. 217
Rüdersdorf bei Berlin. 220
Rügen. 209
Ruhla. 30, 161
Rummelsburger See. 169
Russland (Rußland). 413

S
Saale. 176, 191-193, 195 f., 215, 217
Saaletal. 140, 145, 151, 192-196, 217
Saalfeld. 217
Saatwinkel → Berlin
Sabiner Berge (Sabiner Gebirge). 350, 393, 398, 407, 411 f., 414, 416
Sachsen. 1, 29, 122, 139, 143, 152 f., 193
Sächsische Schweiz. 1 f.
Salzbrunn → Bad Salzbrunn
Salzburg. 3, 8, 57, 78, 89, 112, 118, 120, 172, 288
Salzburger Alpen → Alpen
Salzkammergut. 7, 50, 57, 78, 111 f.
San Cesareo (San Cesario). 412
Sarcatal (Sarkathal). 256
Sardinien. 416
Schlangenbad. 163
Schlesien. 33, 60, 89, 111, 116
Schlesisches Gebirge. 33, 80, 321
Schleswig-Holstein. 194
Schmollensee. 182
Schmücke. 161, 281
Schneeberg. 42-44, 46, 48, 53

Schneegrube, heute: Śnieżne Kotły/
　Polen. 47
Schwabenberg, heute: Svábhegy/
　Ungarn. 68
Schwarza (Schwarzau). 46 f., 51
Schwarza (Thüringen). 217
Schwarzatal. 178, 180, 186, 195 f., 203,
　216 f., 222
Schwarzburg. 183, 216 f., 299
Schwechat (Schwächat). 43
Schweiz (Schweitz). 63, 89, 277, 288
Seeberg. 57
Seeheilbad Ahlbeck → Ostseebad
　Heringsdorf
Seewiesen. 57
Semmering (Sömmering). 35, 45, 49–51,
　57, 59, 72, 78, 84, 111 f., 155
Siebenbürgen. 177
Siegenstein. 42
Sizilien (Sicilien). 293, 345–347, 375,
　398, 408
Smichow → Prag
Sonnenburg → Bad Freienwalde
Sophienalpe (Sophienalp). 76
Sorrent. 398
Soera baja → Surabaya
Sotto Rojati → Roiate
Stargard, Polen. 209
Steiermark. 57
Steinalp. 57
Steinspring, heute: Smolarz/Polen. 62,
　304, 310 f., 324, 330, 332, 338, 359, 361,
　367, 377, 389, 401, 420
Steirische Alpen → Alpen
Stettin, heute: Szczecin/Polen. 14, 59,
　62, 163 f., 182, 186, 202, 210, 222, 228,
　230, 232, 241, 286, 380 f.
Stettiner Haff, heute: Zalew
　Szczeciński/Polen. 163
St. Gotthard. 292, 295 f., 303, 308, 316,
　321, 344
Stockholm. 21
Strahow → Prag
Stralau → Berlin

Streckelsberg (Strecklenberg) (Usedom).
　213, 232
Striegau, heute: Strzegom/Polen. 80
Stubalpe (Stub Alp). 57
Subiaco. 398, 412
Sudeten. 47
Südtirol (Südtyrol). 22
Sulza. 140
Surabaya (Soera baja, Surabaja). 121, 123
Swinemünde, heute: Świnoujście/Polen.
　163 f., 173, 181, 201 f., 211, 213 f., 222,
　228 f., 232, 257, 270

T
Tauern. 57, 128, 237
Tegel → Berlin
Tegeler See. 219
Teplitz (Töplitz), heute: Teplice/
　Tschechien. 2, 73, 87
Tessin (Teßin). 296
Tharandt (Tharand). 8
Theben. 65
Theresienstadt, heute: Terezín/
　Tschechien. 2
Thüringen. 30, 140, 143, 152 f., 186, 217, 281
Thüringer Wald. 143, 152, 161
Tian Shan (Belurtag). 293
Tiber. 358, 392 f.
Tiergarten (Thiergarten) → Berlin
Tirol (Tyrol). 57, 89
Tivoli. 373, 393, 398, 402, 406, 412
Toskana (Toscana). 303 f., 308
Traunstein (Berg). 173
Trebnitz, heute: Trzebnica/Polen. 14, 18
Trießnitz (Triesnitz) (in Jena). 193
Triest. 204, 253
Trippstein. 161, 217, 281
Türkei. 21
Turkestan. 293
Tyrrhenisches Meer. 414

U
Uhlstädt (Echterstedt). 196 (Anm. 89)
Ungarn. 52, 63, 65 f., 69, 72, 76, 177

V
Velm → Himberg
Venedig. 169, 212, 253, 256, 258
Versailles. 245
Verona. 256
Vesuv. 421, 423
Vierwaldstättersee (Vierwaldstädtersee). 316
Visegrád. 66
Volkstedt → Rudolstadt
Vorarlberg. 20
Vordamm → Driesen
Vöslau → Bad Vöslau

W
Waitzen (Waizen), heute: Vác/Ungarn. 66, 69
Waldenburg/Schlesien, heute: Wałbrzych/Polen. 59
Warmbrunn, heute: Cieplice Śląskie-Zdrój/Polen. 33, 59 f., 72, 80, 87, 112, 114, 117 f., 120
Warthe, heute: Warta/Polen. 299
Waxriegel (Wachsriegel). 46
Weimar. 143, 148, 152 f., 192
Weißenfels. 29, 140
– Langendorf. 29
Wengernalp (Wengern-Alp). 424
Westfalen (Westphalen).
Wien. 1, 8, 14 f., 18–21, 26–29, 31, 33–44, 53, 57 f., 61–64, 68 f., 72, 75–84, 91 f., 94–99, 102, 104, 111 f., 117–119, 194, 205, 264
– Alservorstadt. 8, 21, 41, 105
– Döbling. 52
– Dornbach. 52, 76
– Grinzing (Grinzig). 52, 76
– Hernals. 52
– Hütteldorf. 76
– Kalksburg. 76
– Mariahilf. 52
– Nussdorf (Nußdorf). 69, 117
Wiener Becken. 46, 48, 52 f., 65
Wienerwald (Wiener Wald). 36, 41–43, 52, 69, 78

Wildalpen (Steiermark). 57
Winzerla → Jena
Winden am See. 76
Wissegrad → Visegrád
Wolgastsee. 202, 224, 232
Wöllnitz → Jena
Wormser Joch. 35, 50, 277
Württemberg. 22
Würzburg. 6, 20, 23, 38, 41, 63, 72, 93, 98, 114 f., 191, 264, 285, 287 f., 292 f., 296, 305 f., 316, 319, 325, 367

Z
Zagarolo (Zagrolo). 412
Zeigerheim (Zeigerhain) → Bad Blankenburg
Zeithain
– Röderau. 1
Zell am See. 120
Zellersee. 122
Zeller Waldspitze (bei Würzburg). 285, 306
Ziegenrück. 14, 16, 203, 217, 222, 257
Zillertal (Ziller Thal). 78
Zürich (Zuerich). 168, 192
Zwieselalm (Zwieslalp). 173

Sachregister

Das Sachregister beschränkt sich auf die Verzeichnung der in den Brieftexten genannten zentralen Begriffe, Tatsachen und Ereignisse, die Ernst Haeckels Persönlichkeit, Lebensweg und Handeln betreffen oder von Einfluss auf diese gewesen sind, nicht aber Alltagsvorgänge, wie z. B. Essen und Trinken, Wohnung und Kleidung oder Postverkehr. Geschehnisse, die ausschließlich in den Briefen erwähnte dritte Personen betreffen, werden ebenfalls im Sachregister nicht abgebildet.

A
Abiturientenzeugnis. 63
Absolutismus. 424
Akademie der Wissenschaften, Preußische (Berlin). 22, 73
Akademische Freiheit. 37
Altertum, Antike. 322, 339, 345, 348–350, 357 f., 372, 378, 383, 388, 406, 425
Anatomie. 4, 35, 91–93, 95–98, 104 f., 139, 169, 176, 183, 205, 280, 321, 383, 386
– Arteria carotis. 101
– Aorta ascendens. 101
– Aortaklappe. 95
– Cerebellum. 95
– Crista occipitalis externa. 96
– Diastole. 95
– Epigastrica. 101
– Glandulae mesentericae. 98
– Hirnbasis. 96
– Hirnhäute. 96
– Hirnventrikel. 96
– patoglogische. 7, 95–98, 101, 103 f.
– Systole. 95
– Thorax. 96
– Tuber frontale. 96
– vergleichende. 8, 93, 95–98, 105, 139, 141, 176, 262
Anatomisches Museum Wien. 93

Apparate, physikalische. 92
Approbation Ernst Haeckels. 127, 133, 140, 229
Aquarelle, aquarellieren. 265, 405, 407, 412, 416, 426
Arzt, praktischer. 15, 126, 238 f., 242, 375
Assistentenstelle Ernst Haeckels in Würzburg. 3, 20
Ätiologie. 100
Atomistik. 92 f., 104, 152, 164, 335, 357

B
Befreiungskriege (1813–1815). 59 f., 72, 80, 115 f., 193
Bergsteigen. 35, 87, 196
Botanik, botanisieren. 18, 20, 22, 30, 35 f., 41–43, 46–50, 52, 58, 63, 68 f., 75 f., 82–84, 90 f., 105, 112, 115, 118, 122, 126, 140, 153 f., 168, 173, 219 f., 223, 256, 282, 339, 346, 412 f., 415, 426
– Flechten. 48
– Moose. 48, 126
– Orchideen. 83, 153, 202, 224
– Schwarzföhre. 42, 46, 49
Botanischer Garten Prag. 7
Botanischer Garten Schönbrunn. 52
Brahmanismus (Brahminenlehre). 89
Buddhismus. 89, 349
Bürgerschule (Jena). 192

SACHREGISTER

Burschenschaften → Verbindungen, studentische

C
Charité (Berlin). 18
Chemie. 91 f., 104 f., 138, 152, 168
Chirurgie. 4, 95, 103 f., 112
– Tenotomie. 6
Christentum. 89, 348 f., 366, 379 f., 383–386, 388, 392, 403
– Bibel, Bibeltexte. 130
– Christentum und Weltgeschichte. 116 f., 130, 383–386

D
Dampfschiff → Verkehrsmittel
Deduktion. 100, 263
Demonstrationen. 95
Denkmäler → Kunstwerke
Despotismus. 89, 349
Diagnose, Diagnostik. 97 f., 99–101, 231
Dissertation Ernst Haeckels. 9, 40, 63, 72 f., 81, 122, 125, 265
Doktordiplom → Promotionsurkunde

E
Ehrenmitgliedschaft. 32, 37
Eisenbahn → Verkehrsmittel
Embryologie. 265
Empfehlungsschreiben. 20, 28 f., 33, 36, 93, 123, 316, 346
Empirie. 23, 96, 99, 188, 263, 273
Exkursionen
– Berlin (1858). 219 f.
– Bisamberg bei (1857). 69
– Brühl bei Wien (1857).
– Raxalp (1857). 35 f., 40–53, 57–59, 72, 75
– Schwarzatal (1858). 178, 180, 186, 195 f., 203, 215–218, 222
– Ungarn (1857). 39 f., 62–69
Experiment. 92 f., 104, 138

F
Finanzen Ernst Haeckels. 23, 27, 57, 59, 72, 79, 87, 113, 119, 220, 304
Fotografien. 31, 189, 233, 246, 249, 256, 264, 278, 286, 300, 332 f., 336, 371, 420
Französisch-Österreichischer Krieg (1809) (Napoleonische Schlachten). 65
Frühjahrsfeldzug (1814) → Befreiungskriege (1813–1815)

G
Geburtshilfe. 104, 112, 126 f.
Geburtshilfliche Klinik Prag. 5, 7
Geographie. 41–52, 61, 64–66, 76 f., 88 f., 293, 345 f.
Geographische Gesellschaft Wien. 21 f.
Geographische Gesellschaft zu Berlin. 265, 390
Geologie. 22, 76, 105, 122, 140, 196
Geschichte. 29, 33, 59 f., 72 f., 80, 88, 115–117, 233, 244, 321, 336, 341, 348, 357 f., 363, 372, 383 f., 383–386, 389
Gesellschaft Naturforschender Freunde zu Berlin. 32, 37, 165, 168
Gotthard Hospiz (Albergo San Gottardo). 327
Gustav-Adolf-Verein. 29, 132, 345 f., 383

H
Habilitation. 239, 251
Harmonie (Würzburg). 94
Hautkrankheiten. 76, 99
Hellenismus. 348 f., 379, 388
Herbarium. 173, 223, 288, 339, 346
Histologie, vergleichende. 76, 91, 104, 265
Humoralpathologie. 97
Humanismus. 349 f.

I
Impfattest Ernst Haeckels. 61, 72
Industrialisierung. 29, 89, 116 f., 386
Islam. 89

J

Josephinum (Wien). 93

K

K. K. Allgemeines Krankenhaus Prag. 3, 5

Kaiserlich Leopoldisch-Carolinische Akademie der Naturforscher. 151

K. K. Allgemeines Krankenhaus Wien. 21, 41, 76

K. K. Geologische Reichsanstalt Wien. 21

Kaiserliche Akademie der Wissenschaften Wien. 22

Kammern → Landtag, Preußischer

Karneval (Rom). 340, 352 f., 388, 399, 402, 406

Katholizismus. 28, 36, 115, 206, 331, 349, 372, 392, 397, 412–415

Kirche
- Evangelische / Protestantische. 15, 33, 73, 131 f., 149, 174, 190
- Katholische. 75, 416 f.

Kirchengeschichte. 130 f.

Klimatologie. 345

Kollegien und Lehrveranstaltungen Ernst Haeckels
- Anatomie. 35
- Anatomie, pathologische. 7, 103
- Augenklinik. 104
- Histologie, vergleichende. 76
- Klinik, chirurgische. 4 f., 91, 103 f.
- Klinik, geburtshilfliche. 72
- Klinik der Hautkrankheiten. 76, 91, 99–101, 104
- Klinik, medizinische. 5 f., 91, 104
- Kursus, physiologischer. 40
- Klinik, syphilitische. 91, 102
- Physiologie. 35 f., 44, 59, 76, 91, 93
- Sektionen, klinische. 91

Königlich-Böhmische Landes-Irrenanstalt Prag. 8

Konstitutionelle Monarchie. 14

Krankheiten Ernst Haeckels. 118, 120, 168, 240, 253, 310, 333, 336, 344

Krasenlehre. 96

Kunst, Kunstgeschichte. 299, 305, 307, 322, 324, 331 f., 338, 345, 348–351, 358, 364, 372, 378 f., 383, 388, 391–393, 396 f., 406 f., 416, 425

Kunstwerke, Denkmäler, Sehenswürdigkeiten
- Altes Museum Berlin. 338
- Burg Saaleck. 153
- Capitol (Rom). 372, 388, 391–393, 407
- Colosseum (Rom). 358, 391–393
- Collegienkirche (Jena). 192, 194
- Collegium Clementinum (Prag). 5, 8
- Dom Santa Maria del Fiore (Florenz). 310, 334
- Domkirche St. Stephan (Wien). 52 f.
- Fürstenbrunnen (Jena). 196
- Heidecksburg (Rudolstadt). 196, 217
- Hentzidenkmal (Budapest). 66
- Hradschin (Prag). 2 f., 5–8, 68
- Johann-Friedrich-Denkmal (Hanfried) (Jena). 191
- Karlsbrücke (Prag). 5, 8
- Kirche Santa Maria sopra Minerva (Rom). 416
- K. K. Hof-Burgtheater (Wien). 22
- Klosterruine Paulinzella. 30, 281
- Leuchtenburg (Seitenroda). 194, 222
- Museum des Königreichs Böhmen (Prag). 6
- Nationalmuseum, ungarisches (Budapest). 66, 68
- Neues Museum Berlin. 307
- Petersdom (Rom). 66, 393
- Prager Hochburg, Wyschehrad, (Prag). 7
- Prater (Wien). 22 f., 28, 63
- Pulverturm (Prag). 4
- Rijksmuseum van Natuurlijke Historie (Leiden). 31
- Rudelsburg. 153
- Schiefer Turm von Pisa. 336, 378
- Schönbrunn (bei Wien). 23, 52
- St.-Laurentius-Kirche (Prag). 8
- St.-Veits-Dom (Prag). 6, 8

– Teynkirche (Prag). 5
– Tusculum. 412, 416
– Vatikan. 372, 391 f.
– Wallfahrtskirche Mariä Heimsuchung (Würzburg). 287, 297, 306
– Wartburg (Eisenach). 29, 281
– Wenzelsplatz (Prag). 5

L
Laboratorium → Universität Wien
Landtag, preußischer. 15, 321, 326, 340, 345, 357, 362, 376, 389, 424
Lektüre
– historische. 33, 59, 72, 80, 88, 116, 223, 233, 244 f., 293, 320, 335, 341, 363 f., 381, 384, 389
– schöngeistige. 131, 135 f., 148 f., 164, 172, 182, 201, 210, 220, 223, 233, 241, 244, 256 f., 266, 275, 288, 298, 312, 314 f., 325 f., 330, 333 f., 354 f., 362, 384, 402, 422, 424
– naturwissenschaftliche. 58, 64, 136, 148, 174, 255, 270, 288, 296, 298–300, 311–315, 325 f., 333, 336, 341, 362, 378, 381, 403, 422, 424
– religiöse. 130 f., 326, 338, 363, 403
Liberalität. 190 f., 196, 206

M
Materialismus. 130, 148, 188, 250, 272
Materia medica. 118
Medizin. 23, 40, 76, 90–105, 112, 229
– klinische. 91
– praktische. 5, 15, 33, 91, 104
Medizinische Fakultät → Universität Wien
Meereszoologie. 331, 398
Mikroskopieren. 91, 125, 184, 219 f., 238, 253, 281, 331
Mineralogie. 105
Mittelalter. 305, 339, 348 f., 358, 379, 383, 392
Molekularphysik. 93
Morphologie. 20, 93
Muhamedanismus → Islam

Müllersches Heft → Vorlesungsnachschriften

N
Napoleonische Schlachten → Französisch-Österreichischer Krieg (1809)
Nationalökonomie. 115, 321
Naturalienkabinett (Wien). 77, 105
Naturalismus. 188, 349
Naturforschung. 76, 91, 96, 115, 139, 152 f., 174, 188, 250, 268, 275 f., 280 f., 322, 331 f., 335, 350, 388, 398, 417
Naturgesetz. 263, 336, 341
Naturphilosophie. 22
Naturreligion. 349
Naturwissenschaftliche Gesellschaft Breda. 122
Naturwissenschaftlicher Verein für Sachsen und Thüringen in Halle. 143, 152 f.
Nervenphysiologie. 93
Neuzeit. 339, 350, 383, 425

O
Operationen. 4, 6, 103
Organismus, lebender. 93

P
Pathologie. 4, 100, 104
– Aneurysma. 101
– Caries vertebralis lumbalis. 4
– Coagula. 96
– Embolie. 101
– Encephalomeningitis. 101
– Epigastrica. 101
– Exsudat. 97
– Diabetes. 101
– Hemiplegie. 101
– Karzinom. 4
– Leberatrophie, akute gelbe. 98
– Littré-Richter-Hernie. 4
– Milztumor. 101
– Ödem. 96
– Periprostitis. 4

– Scharlach. 6
– Tetanus. 101
– Typhus. 98
Pflanzenanatomie. 76
Philosophie. 15, 91, 263, 265, 273, 275, 388
Physik. 91, 105, 122, 139, 153
Physiognomie. 3, 44, 64 f., 177, 253, 397
Physiologie. 20, 23, 35 f., 40, 59, 76, 84, 91–93, 100 f., 104 f., 315
– Experimental-. 104
– Molekular-. 104
– pathologische. 92, 96
– vergleichende. 93
Physiologisches Institut (Wien).
Politik. 28, 60, 115, 136, 321 f., 340, 362, 376, 398, 424, 426
Präparat. 4, 205, 339
Promotionsurkunde (Doktordiplom) Ernst Haeckels. 32, 37, 63, 229
Protestantismus. 28, 115, 189, 281, 386, 412
Publikationen Ernst Haeckels. 4

R

Reisebekanntschaften. 323, 351, 354, 371 f., 380, 391, 397, 401, 411
Reisen Ernst Haeckels.
– Alpen (1855). 4, 35, 172 f., 181, 201, 212, 223, 227 f., 256, 258, 277
– Alpen (1857). 34, 118–120, 282
– Helgoland (1854). 238
– Heringsdorf (1858). 222, 226, 228–231, 236 f.
– Italien (1859–1860). 143, 151, 158, 167 f., 175, 285, 292 f., 295 f., 302–310, 316, 321, 323 f., 327, 329–334, 344–346, 348–355, 369–375, 391–393, 395–399, 405–409, 411–417
– Jena (1858). 137–141, 143–146, 150–154, 167, 175–181
– Nizza (1856). 168, 238
– Thüringer Wald (1849). 161, 281
Reformation. 191, 206

Religion. 89, 115, 130, 244, 311, 326, 336, 341, 366, 379 f., 384–386, 388, 412, 416 f.

S

Sächsisch-Thüringischen Kupfer-Bergbau- und Hüttengesellschaft. 15, 27–29, 33
Sammlungen
– botanische. 36, 52, 152
– Conchylien. 140
– kunsthistorische. 6, 346, 349, 351, 372, 407
– geologische. 21, 122
– naturhistorische. 6, 77, 105, 346
– zoologische. 105
Schulfreunde Ernst Haeckels. 37, 72, 81, 114, 140, 157, 215, 234, 265, 274, 329
Sektion. 96–98, 100, 104
Semmeringbahn. 44, 46, 50 f., 59, 82
Siebenjähriger Krieg (1756–1763). 2
Singakademie zu Berlin. 335, 357, 357
Sittenbildung. 28, 33, 388
Staatsexamen Ernst Haeckels. 31, 40, 61–63, 72, 76, 91, 112, 116, 118, 123, 125–127, 140, 329, 392, 406, 426
Staatswirtschaft → Nationalökonomie
Studienfreunde Ernst Haeckels. 3–9, 14, 16, 20–24, 26 f., 28, 35–37, 41–53, 63–69, 73, 76, 81–84, 91, 112 f., 119, 144, 160 f, 169 f., 179, 187, 218–220, 227, 234 f., 238–240, 246, 253
Studium Ernst Haeckels. 1–9, 20–24, 26 f., 34–39, 75–77, 82–84, 90–105, 117–120
Symptomatik. 36, 100, 105

T

Tentamen Philosophicum. 63
Theologie. 349, 375
Therapie. 69, 100–103

U

Universitäten

– Berlin. 18, 81, 93, 104, 149, 163, 173, 203
  – Anatomische Sammlung. 169, 219 f., 253, 265
  – Histologische Sammlung. 205
  – Laboratorium. 265
  – Zootomische Sammlung. 204 f.
– Bonn. 7, 340, 357, 386
– Halle. 140, 152, 176
– Jena. 144, 151, 167, 184, 189–192
  – Bibliothek. 190, 192
  – Juristische Fakultät. 194
  – Medizinische Fakultät. 194
  – Philosophische Fakultät. 194
  – Theologische Fakultät. 194
  – Universitätsfeier. 167, 176–180, 184, 189–195, 203, 206, 208, 212, 222, 297
  – Zoologisches Museum. 151, 192
– Prag. 3, 5, 104
– Wien. 91–105, 115
  – Medizinische Fakultät. 38, 93, 103 f.
  – Laboratorium. 93
  – Physiologisches Institut. 21
– Würzburg. 93
Unionsverein → Verein für evangelische Kirchengemeinschaft

V
Verbindungen, studentische. 176, 194–196, 206
Vereidigung zum praktischen Wundarzt → Approbation
Verein für evangelische Kirchengemeinschaft (Unionsverein). 287, 321
Verkehrsmittel
– Dampfschiff. 40, 63 f., 111 f., 163, 172, 222, 224, 304, 310, 327, 346, 383
– Eisenbahn. 1 f., 21, 39, 41, 44 f., 59, 69, 76, 80, 84, 112, 138, 176, 215, 286, 383, 412 f., 417
Verlobung mit Anna Sethe. 131 f., 149, 157, 160, 205, 227, 229–231, 233 f., 238–242, 249–253, 257, 259, 264 f., 268–270, 280, 392

Versammlung Deutscher Naturforscher und Ärzte. 81, 122, 244
Vorlesungsnachschriften. 249, 253, 261, 275

W
Wanderungen. 23, 36, 45 f., 47, 49, 203, 217, 234, 246, 412–415, 421
Wiener Schule. 91, 93, 96 f.
Wissenschaft. 4 f., 20, 22 f., 35 f., 76, 91–95, 115, 138, 144 f., 147, 184 f., 209, 236, 239, 242, 246, 251 f., 257, 264, 268 f., 273, 275, 280 f., 306, 324, 326, 364, 366, 380, 425 f.
Würzburger Schule. 38

Z
Zeichnungen, zeichnen. 163, 165, 167, 169, 223, 253, 270, 365, 398, 399, 406 f.
Zeitungen, Zeitschriften. 203, 205 f., 208, 225, 235, 270, 289, 292, 303, 313, 321, 335, 344–346, 351, 357, 362 f., 389, 420, 424 f.
Zelle. 238, 335, 357, 395, 398 f.
Zeugnisse.
– Universität Berlin. 63
– Universität Würzburg. 63, 72
Zoologie. 8, 22, 104 f., 141, 151, 169, 183, 205, 219 f., 306, 341 f., 346, 398
– Blindschleichen. 43
– Eidechsen. 43
– Erdmolche. 217
– Erdsalamander. 183
– Schlange. 43
– Waldschnecke, schwarze. 183, 217
Zoologischer Garten (Berlin). 182
Zootomie. 8, 22, 93, 204, 255

Taxonomisches Register

Da Ernst Haeckel während seines Wiener Aufenthaltes 1857 botanische Exkursionen unternahm, erwähnte er in seinen Briefen eine Vielzahl von Pflanzen. Zoologische Funde treten dabei weitgehend in den Hintergrund. In der Kommentierung werden jeweils der aktuelle wissenschaftliche Name (binäre Nomenklatur, inklusive Autorenkürzeln), bei Bedarf ein akzeptiertes Synonym, ein gängiger deutscher Name sowie die Familie (lateinisch und deutsch) angegeben. Im taxonomischen Register verweist immer der aktuelle wissenschaftliche Name auf die entsprechende Seite. Synonyma und deutsche Namen verweisen jeweils auf den aktuellen wissenschaftlichen Namen. Entsprechendes gilt bei Nennung von Gattungen oder Familien.

A

Abies alba Mill., Syn.: Pinus picea L., Weißtanne. 216

Aegagropila linnaei Kützing, Zeller Seeknödel. 122

Ähren-Läusekraut → Pedicularis rostratospicata Crantz

Äskulapnatter → Zamenis longissimus (Laurenti, 1768)

Alpen-Ampfer → Rumex alpinus L.

Alpenaurikel → Primula auricula L.

Alpen-Aprikose → Prunus brigantina Vill.

Alpen-Fettkraut → Pinguicula alpina L.

Alpen-Heckenkirsche → Lonicera alpigena L.

Alpen-Hellerkraut → Thlaspi alpestre Jacq.

Alpen-Kälberkropf → Chaerophyllum villarsii W. D. J. Koch.

Alpen-Küchenschelle → Pulsatilla alpina (L.) Delarbre s. l.

Alpen-Nelke → Dianthus alpinus L.

Alpenrose → Rosa pendulina L.

Alpenveilchen → Viola alpina Jacq.

Alpen-Waldrebe → Clematis alpina (L.) Mill.

Alyssum montanum L., Berg-Steinkraut. 43

Alnus alnobetula (Ehrh.) K. Koch, Syn.: Alnus viridis (Chaix) DC., Grünerle oder Alpen-Erle. 49

Androsace lactea L., Milchweißer Mannsschild. 83

Androsace maxima L., Riesen-Mannsschild. 43

Androsace villosa L., Zottiger Mannsschild. 49

Anemone apennina L., Apennin-Windröschen. 413

Anemone narcissiflora L., Narzissenblütiges Windröschen. 84

Anemone nemorosa L., Buschwindröschen. 18

Anemone ranunculoides L., Gelbes Windröschen. 18

TAXONOMISCHES REGISTER

Anemone sylvestris L., Großes Windröschen. 46

Anguis fragilis (L., 1758), Blindschleiche. 43

Annelida Lamarck, 1809, Ringelwürmer. 205, 220

Apennin-Windröschen → Anemone apennina L.

Arabidopsis halleri (L.) O'Kane & Al-Shehbaz, Syn.: Arabis halleri L., Hallersche Schaumkresse. 49

Arabidopsis lyrata subsp. petraea (L.) O'Kane & Al-Shehbaz, Syn.: Arabis petraea (L.) Lam., Felsen-Schmalwand. 43

Arctostaphylos uva-ursi (L.) Spreng., Syn.: Arctostaphylos officinalis Wimm. & Grab., Echte Bärentraube. 49

Aroideae. 52

Arion ater (L., 1758), Schwarze Wegschnecke. 183, 217

Articulata, Gliedertiere. 205

Astragalus onobrychis L., Fahnen-Tragant. 68

B

Bastard-Hahnenfuß → Ranunculus hybridus Biria

Berg-Steinkraut → Alyssum montanum L.

Bitteres Schaumkraut → Cardamine amara L.

Blindschleiche → Anguis fragilis (L., 1758)

Brauner Storchschnabel → Geranium phaeum L.

Bryozoa Ehrenberg, 1831, Moostierchen. 220

Buchsblättriges Kreuzblümchen → Polygala chamaebuxus L.

Büschel-Miere → Minuartia rubra (Scop.) McNeill.

Buschwindröschen → Anemone nemorosa L.

C

Caltha palustris L., Sumpfdotterblume. 1, 18

Capitosauria (Schoch & Milner, 2000). 140

Cardamine amara L., Bitteres Schaumkraut. 46

Cardamine enneaphyllos (L.) Crantz, Syn.: Dentaria enneaphyllos L., Quirl-Schaumkraut oder Quirlblättrige Zahnwurz. 43

Cardamine pratensis L., Wiesenschaumkraut. 1

Cardamine trifolia L., Kleeblättriges Schaumkraut. 46

Cavolinia (Abildgaard, 1791), Hyalaea (Lamarck, 1799). 140

Cephalanthera longifolia (L.) Fritsch, Syn.: Cephalantherea ensifolia Richard., Langblättriges Waldvöglein. 83

Cerastium ovatum Hoppe ex Wild., Eiblättriges Hornkraut. 83

Chaerophyllum villarsii W. D. J. Koch, Alpen-Kälberkropf. 84

Chamaecytisus ratisbonensis (Schaeff.) Rothm., Syn.: Cytisus ratisbonensis Schaeff., Regensburger Zwergginster. 43

Clematis alpina (L.) Mill., Syn.: Atragene alpina L., Alpen-Waldrebe. 46, 83

Convolvulus cantabrica L., Kantabrische Winde. 68

Corallorhiza trifida Chatel., Syn.: Corallorhiza innata R. Br., Korallenwurz. 83

Crocus L., Krokus. 355, 413

D

Dalea boraginea Barneby. 415

Daphne cneorum L., Rosmarin-Seidelbast. 43

Daphne laureola L., Lorbeer-Seidelbast. 413

Daphne mezereum L., Gewöhnlicher Seidelbast. 47
Dianthus alpinus L., Alpen-Nelke. 83 f.
Doronicum L., Syn.: Aronicum Neck. ex Rchb., Gämswurzen. 84
Doronicum austriacum Jacq., Österreichische Gämswurz. 83
Draba lasiocarpa Rochel, Syn.: Draba aizoon Wahlenb., Karpaten-Felsenblümchen. 48 f.
Draba stellata Jacq., Sternhaar-Felsenblümchen. 83
Durchwachsenblättrige Kresse → Lepidium perfoliatum L.

E
Echinodermata Bruguière, 1791 [ex Klein, 1734], Stachelhäuter. 205
Echte Bärentraube → Arctostaphylos uva-ursi (L.) Spreng.
Echtes Fettkraut → Pinguicula vulgaris L.
Ehrenpreis → Veronica L.
Eiblättriges Hornkraut → Cerastium ovatum Hoppe ex Wild.
Enziane → Gentiana L.
Equisetum L., Schachtelhalme. 18
Erd- oder Feuersalamander → Salamandra salamandra (L., 1758)
Erica carnea L., Schneeheide. 43, 46, 49

F
Fahnen-Tragant → Astragalus onobrychis L.
Felsen-Schmalwand → Arabidopsis lyrata subsp. petraea (L.) O'Kane & Al-Shehbaz.
Feuerlilie → Lilium bulbiferum L.
Filziger Alpenlattich → Homogyne discolor (Jacq.) Cass.
Frühlings-Enzian → Gentiana verna L.
Frühlings-Miere → Minuartia verna (L.) Hiern.
Frühlingsplatterbse → Lathyrus vernus (L.) Bernh.

G
Gämswurzen → Doronicum L.
Gelber Lein → Linum flavum L.
Gelbes Windröschen → Anemone ranunculoides L.
Gentiana L., Enziane. 48
Gentiana acaulis L., Stengelloser Enzian. 46
Gentiana verna L., Frühlings-Enzian. 46
Geranium phaeum L., Brauner Storchschnabel. 50
Gestutztes Läusekraut → Pedicularis recutita L.
Gewöhnliche Kugelblume → Globularia bisnagarica L.
Gewöhnlicher Gundermann → Glechoma hederacea L.
Gewöhnlicher Seidelbast → Daphne mezereum L.
Gewöhnliches Alpenglöckchen → Soldanella alpina L.
Glaucium corniculatum (L.) Curtis, Syn.: Glaucium phoeniceum Crantz, Roter Hornmohn. 68
Glechoma hederacea L., Gewöhnlicher Gundermann. 135, 157
Gliedertiere → Articulata
Globularia bisnagarica L., Syn.: Globularia vulgaris auct. non L. s. str., Gewöhnliche Kugelblume. 43
Globularia cordifolia L., Herzblättrige Kugelblume. 43
Graues Bruchkraut → Herniaria incana Lam.
Großes Windröschen → Anemone sylvestris L.
Grünerle → Alnus alnobetula (Ehrh.) K. Koch
Gymnadenia conopsea (L.) R. Br., Mücken-Händelwurz. 84
Gymnadenia nigra (L.) Rchb. f., Syn.: Nigritella suaveolens W. D. J. Koch, Schwarzes Kohlröschen. 84

H

Helleborus niger L., Schwarze Nieswurz. 49

Hallersche Schaumkresse → Arabidopsis halleri (L.) O'Kane & Al-Shehbaz

Herniaria incana Lam., Graues Bruchkraut. 68

Hepatica nobilis (L.) Schreb., Syn.: Anemone hepatica L., Leberblümchen. 18

Herzblättrige Kugelblume → Globularia cordifolia L.

Hesperis tristis L., Trauernachtviole. 43

Homogyne discolor (Jacq.) Cass., Filziger Alpenlattich. 84

I

Ichthyosaurus (De la Beche & Conybeare, 1821). 122

Illyrischer Hahnenfuß → Ranunculus illyricus L.

Isopyrum thalictroides L., Wiesenrauten-Muschelblümchen. 50

J

Jurinea mollis (L.) Rchb., Weiche Silberscharte. 69

K

Kantabrische Winde → Convolvulus cantabrica L.

Karpaten-Felsenblümchen → Draba lasiocarpa Rochel

Klebrige Primel → Primula glutinosa Wulfen

Kleeblättriges Schaumkraut → Cardamine trifolia L.

Kleines Immergrün → Vinca minor L.

Knoten-Beinwell → Symphytum tuberosum L.

Kohlröschen → Nigritella angustifolia Rich.

Kopfförmige Mauermiere → Paronychia capitata (L.) Lam.

Korallenwurz → Corallorhiza trifida Chatel.

Krähenscharbe → Phalacrocorax aristotelis (L., 1758)

Krokus → Crocus L.

Krauses Aschenkraut → Tephroseris crispa (Jacq.) Rchb.

Krautiges Immergrün → Vinca herbacea Waldst. & Kit.

L

Lacerta viridis (Laurenti, 1768), Östliche Smaragdeidechse. 43

Langblättriges Waldvöglein → Cephalanthera longifolia (L.) Fritsch

Lathyrus vernus (L.) Bernh., Syn.: Orobus vernus L., Frühlingsplatterbse. 141

Leberblümchen → Hepatica nobilis (L.) Schreb.

Lepidium perfoliatum L., Durchwachsenblättrige Kresse. 68

Lilium bulbiferum L., Feuerlilie. 84

Linum flavum L., Gelber Lein. 69

Linum hirsutum L., Zottel-Lein. 69

Lonicera alpigena L., Alpen-Heckenkirsche. 46

Lorbeer-Seidelbast → Daphne laureola L.

Lungenkräuter → Pulmonaria L.

M

Mastodonsaurus (Jäger, 1828). 140

Mehlprimel → Primula farinosa L.

Milchweißer Mannsschild → Androsace lactea L.

Minuartia rubra (Scop.) McNeill, Syn.: Alsine jacquinii W. D. J. Koch, Büschel-Miere. 68

Minuartia verna (L.) Hiern, Syn.: Alsine verna (L.) Wahlenb., Frühlings-Miere. 83

Mollusca Cuvier, 1797, Weichtiere. 205

Moostierchen → Bryozoa Ehrenberg, 1831

Mücken-Händelwurz → Gymnadenia conopsea (L.) R. Br.

Muscari Mill., Traubenhyazinthen. 43

N
Naididae Ehrenberg, 1828. 220
Narzissenblütiges Windröschen → Anemone narcissiflora L.
Nigritella angustifolia Rich., Kohlröschen. 84

O
Österreichische Gämswurz → Doronicum austriacum Jacq.
Österreichische Schwarzkiefer → Pinus nigra subsp. nigra J. F. Arnold
Östliche Smaragdeidechse → Lacerta viridis (Laurenti, 1768)
Orobanche L., Sommerwurzen. 69

P
Paronychia capitata (L.) Lam., Kopfförmige Mauermiere. 68
Pedicularis foliosa L., Reichblättriges Läusekraut. 83
Pedicularis recutita L., Gestutztes Läusekraut. 83
Pedicularis rostratospicata Crantz, Syn.: Pedicularis incarnata Jacq., Ähren-Läusekraut. 83
Pedicularis verticillata L., Quirlblättriges Läusekraut. 83
Petrocallis pyrenaica (L.) R. Br., Pyrenäen-Steinschmückel. 84
Phalacrocorax aristotelis (L., 1758), Krähenscharbe. 225
Pinguicula alpina L., Alpen-Fettkraut. 46
Pinguicula vulgaris L., Echtes Fettkraut. 46
Pinus nigra subsp. nigra J. F. Arnold, Syn.: Pinus austriaca Höss oder Pinus nigricans Host, Österreichische Schwarzkiefer oder Parapluie-Baum. 42
Plesiosauria (De Blainville, 1835). 122
Plumatella fungosa (Pallas, 1768), Syn.: Alcyonella fungosa (van Beneden, 1848). 220
Polygala chamaebuxus L., Buchsblättriges Kreuzblümchen. 46
Prachtprimel → Primula spectabilis Tratt.
Primula auricula L., Alpenaurikel. 46–49, 84
Primula farinosa L., Mehlprimel. 46
Primula glutinosa Wulfen, Klebrige Primel. 223
Primula spectabilis Tratt., Prachtprimel. 48 f., 84
Primula vulgaris Huds., Syn.: Primula acaulis (L.) Hill, Schaftlose Primel. 46
Prunus brigantina Vill., Syn.: Prunus chamaecerasus Jacq., Alpen-Aprikose. 69
Pseudoturritis turrita (L.) Al-Shehbaz, Syn.: Arabis turrita L., Turm-Gänsekresse. 43
Pterodactylus (Cuvier, 1809). 122
Pulmonaria L., Lungenkräuter. 18, 413
Pulmonaria saccharata Mill., Zucker-Lungenkraut. 413
Pulsatilla alpina (L.) Delarbre s. l., Syn.: Anemone alpina L., Alpen-Küchenschelle. 46
Pyrenäen-Steinschmückel → Petrocallis pyrenaica (L.) R. Br.

Q
Quirlblättriges Läusekraut → Pedicularis verticillata L.
Quirl-Schaumkraut → Cardamine enneaphyllos (L.) Crantz.

R
Rädertierchen → Rotifera Cuvier, 1817.
Ranunculus hybridus Biria, Bastard-Hahnenfuß. 83
Ranunculus illyricus L., Illyrischer Hahnenfuß. 68

Ranunculus thora L., Schildblättriger Hahnenfuß. 49

Rapunzel-Resede → Reseda phyteuma L.

Regensburger Zwergginster → Chamaecytisus ratisbonensis (Schaeff.) Rothm.

Reichblättriges Läusekraut → Pedicularis foliosa L.

Reseda phyteuma L., Rapunzel-Resede. 68

Rhodothamnus chamaecistus (L.) Rchb., Syn.: Rhododendron chamaecistus L., Zwerg-Alpenrose. 83

Riesen-Mannsschild → Androsace maxima L.

Ringelwürmer → Annelida Lamarck, 1809.

Rosa pendulina L., Syn.: Rosa alpina L., Alpenrose. 83

Rosmarin-Seidelbast → Daphne cneorum L.

Rote Kugelorchis → Traunsteinera globosa (L.) Rchb.

Roter Hornmohn → Glaucium corniculatum (L.) Curtis

Rotifera Cuvier, 1817, Rädertierchen. 220

Rumex alpinus L., Alpen-Ampfer. 83

S

Salamandra salamandra (L., 1758), Erd- oder Feuersalamander. 183

Saxifraga L., Steinbrech. 48

Schachtelhalme → Equisetum L.

Schaftlose Primel → Primula vulgaris Huds.

Schildblättriger Hahnenfuß → Ranunculus thora L.

Schlammröhrenwürmer → Tubificinae Vejdovský, 1876

Schneeheide → Erica carnea L.

Schwarze Nieswurz → Helleborus niger L.

Schwarze Wegschnecke → Arion ater (L., 1758)

Schwarzes Kohlröschen → Gymnadenia nigra (L.) Rchb. f.

Scilla bifolia L., Zweiblättriger Blaustern. 413

Silene acaulis (L.) Jacq., Stängelloses Leimkraut. 84

Soldanella alpina L., Gewöhnliches Alpenglöckchen. 47, 49

Sommerwurzen → Orobanche L.

Stachelhäuter → Echinodermata Bruguière, 1791 [ex Klein, 1734]

Stängelloses Leimkraut → Silene acaulis (L.) Jacq.

Stechginster → Ulex L.

Steinbrech → Saxifraga L.

Stengelloser Enzian → Gentiana acaulis L.

Steppen-Greiskraut → Tephroseris integrifolia (L.) Holub.

Sternhaar-Felsenblümchen → Draba stellata Jacq.

Sumpfdotterblume → Caltha palustris L.

Symphytum tuberosum L., Knoten-Beinwell. 415

T

Tephroseris crispa (Jacq.) Rchb., Syn.: Cineraria crispa Jacq., Krauses Aschenkraut. 83

Tephroseris integrifolia (L.) Holub, Syn.: Cineraria aurantiaca Besser, Steppen-Greiskraut. 46

Thlaspi alpestre Jacq., Syn.: Thlaspi alpinum (Crantz) Crantz, Alpen-Hellerkraut. 48 f.

Traubenhyazinthen → Muscari Mill.

Trauernachtviole → Hesperis tristis L.

Traunsteinera globosa (L.) Rchb., Syn.: Orchis globosa L., Rote Kugelorchis. 83

Tubificinae Vejdovský, 1876, Schlammröhrenwürmer. 220

Turm-Gänsekresse → Pseudoturritis turrita (L.) Al-Shehbaz.

U
Ulex L., Stechginster. 415

V
Veronica L., Ehrenpreis. 83
Vinca herbacea Waldst. & Kit., Krautiges Immergrün. 69
Vinca minor L., Kleines Immergrün. 141
Viola alpina Jacq., Alpenveilchen oder Ostalpen-Stiefmütterchen. 48, 84
Viola biflora L., Zweiblütiges Veilchen. 46

W
Wald- oder Bergeidechse → Zootoca vivipara (Lichtenstein, 1823).
Weiche Silberscharte → Jurinea mollis (L.) Rchb.
Weichtiere → Mollusca Cuvier, 1797
Weißtanne → Abies alba Mill.
Wiesenrauten-Muschelblümchen → Isopyrum thalictroides L.
Wiesenschaumkraut → Cardamine pratensis L.

Z
Zamenis longissimus (Laurenti, 1768), Syn.: Coluber aesculapii (Lacépède, 1789), Äskulapnatter. 43
Zeller Seeknödel → Aegagropila linnaei Kützing.
Zootoca vivipara (Lichtenstein, 1823), Wald- oder Bergeidechse. 83
Zottel-Lein → Linum hirsutum L.
Zottiger Mannsschild → Androsace villosa L.
Zucker-Lungenkraut → Pulmonaria saccharata Mill.
Zweiblättriger Blaustern → Scilla bifolia L.
Zweiblütiges Veilchen → Viola biflora L.
Zwerg-Alpenrose → Rhodothamnus chamaecistus (L.) Rchb.

Danksagung

Unser Dank gebührt den Mitarbeiterinnen und Mitarbeitern der Archive und Bibliotheken, die uns aus ihren Beständen wertvolle Autographen, Dokumente und Materialien zur Verfügung gestellt haben und uns beratend zur Seite standen: Herrn apl. Prof. Dr. Joachim Bauer, Herrn Dr. und Akad. Rat Stefan Gerber, Frau Margit Hartleb und Herrn Marcus Dudek vom Universitätsarchiv der Friedrich-Schiller-Universität Jena, Herrn Dr. Joachim Ott von der Abteilung Handschriften und Sondersammlungen der Thüringer Universitäts- und Landesbibliothek Jena und Frau Dr. Katja Deinhardt vom Landesarchiv Thüringen – Hauptstaatsarchiv Weimar.

Herrn Dr. Ernst-Ekkehard Kornmilch aus Rostock sei gedankt für wertvolle Hinweise und die Bereitstellung von Dokumenten, Aquarellen Ernst Haeckels und Ölbildern der Familie Sethe. Herzlich danken wir auch Frau Brigitte Schmiedeberg dafür, dass sie uns für die vorliegende Publikation ein Foto des wunderbaren Ölgemäldes von Anna Sethe zur Verfügung gestellt hat.

Herrn Richard Haeckel verdanken wir eine große Anzahl wichtiger Dokumente aus der Familienüberlieferung. Wichtige Hinweise zu Ernst Haeckel in Freienwalde lieferte Herr Dr. Ernst-Otto Denk, auch ihm sei an dieser Stelle unser Dank ausgesprochen.

Nicht zuletzt gilt unser Dank für die gute Zusammenarbeit und Unterstützung Herrn Dr. Jakob Mittelsdorf, Herrn Achim Blankenburg sowie allen Kolleginnen und Kollegen des Ernst-Haeckel-Hauses und insbesondere unseren wissenschaftlichen Hilfskräften Frau Undine Fölsche und Herrn Peter Bornschlegell.

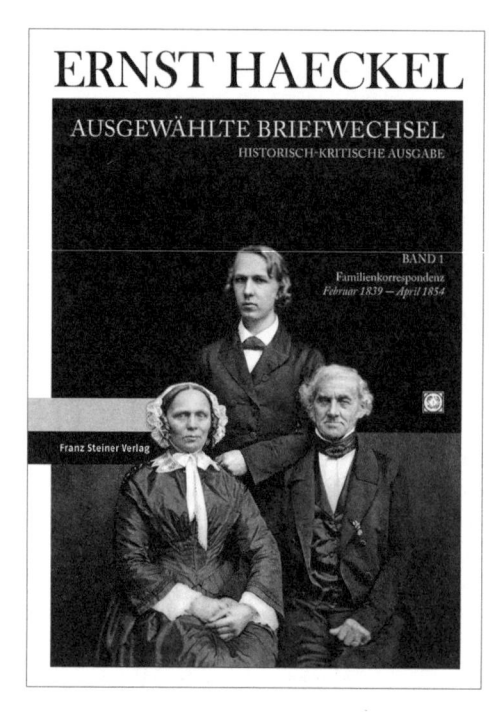

Roman Göbel / Gerhard Müller /
Claudia Taszus (Hg.)

Familienkorrespondenz

Februar 1839 bis April 1854

ERNST HAECKEL: AUSGEWÄHLTE BRIEFWECHSEL –
BAND 1
2017. LVI, 649 Seiten mit 30 s/w-Abbildungen, Frontispiz sowie 40 Seiten Tafeln mit 46 Farbabbildungen
978-3-515-11290-1 GEBUNDEN
978-3-515-11292-5 E-BOOK

Der Jenaer Zoologe Ernst Haeckel zählt zu den bedeutendsten, aber auch umstrittensten Naturwissenschaftlern des ausgehenden 19. und beginnenden 20. Jahrhunderts. Als begeisterter Anhänger Darwins arbeitete er an der Weiterführung und Popularisierung der Evolutionstheorie und wurde damit zu einer Symbolfigur in den Weltanschauungskämpfen der Zeit.

Die in diesem Band erstmals veröffentlichte Familienkorrespondenz Haeckels enthält Briefe aus dem Zeitraum von 1839 bis 1854. Sie geben Aufschluss über das ihn prägende liberal-protestantische Milieu seines Elternhauses, aber auch über seine frühe botanische Sammeltätigkeit, die Haeckel bereits als Gymnasiast auf professionellem Niveau betrieb. Ein besonderer Schwerpunkt der Briefe liegt auf den ausführlichen Mitteilungen aus den drei Würzburger Studiensemestern, die das von Haeckel ungeliebte Studium der Medizin nicht nur anschaulich vergegenwärtigen, sondern auch belegen, dass den akademischen Lehrern Albert Kölliker, Franz Leydig, August Schenk und Rudolf Virchow eine besondere Bedeutung für Haeckels geistige Entwicklung zukam.

DIE AUSGABE

Die historisch-kritische Ausgabe „Ernst Haeckel: Ausgewählte Briefwechsel" (in 25 Bänden) wird im Auftrag der Deutschen Akademie der Naturforscher Leopoldina – Nationale Akademie der Wissenschaften herausgegeben von Thomas Bach.

DIE HERAUSGEBER

Roman Göbel (Studium der Wissenschaftsgeschichte und Philosophie), Gerhard Müller (Studium der Geschichte und Germanistik) und Claudia Taszus (Studium der Germanistik und Anglistik) sind seit 2013 wissenschaftliche Mitarbeiter im Akademienprojekt „Ernst Haeckel (1834–1919): Briefedition".

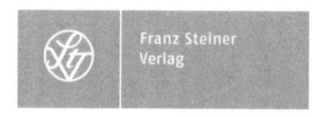

Hier bestellen:
service@steiner-verlag.de

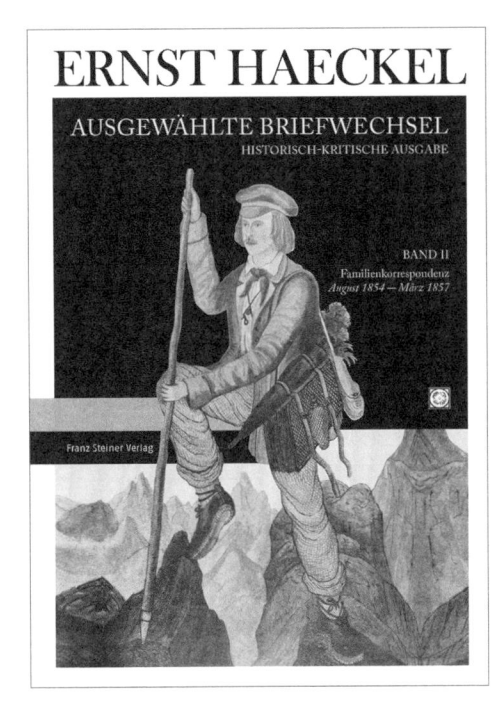

Roman Göbel / Gerhard Müller / Claudia Taszus (Hg.)

Familienkorrespondenz

August 1854 bis März 1857

ERNST HAECKEL: AUSGEWÄHLTE BRIEFWECHSEL – BAND 2
2019. LVI, 686 Seiten mit 12 s/w-Abbildungen sowie 40 Farbabbildungen auf 29 Tafeln
978-3-515-11655-8 GEBUNDEN
978-3-515-11657-2 E-BOOK

Der Jenaer Zoologe Ernst Haeckel zählt zu den bedeutendsten, aber auch umstrittensten Naturwissenschaftlern des ausgehenden 19. und beginnenden 20. Jahrhunderts. Als begeisterter Anhänger Darwins arbeitete er an der Weiterführung und Popularisierung der Evolutionstheorie und wurde damit zu einer Symbolfigur in den Weltanschauungskämpfen der Zeit.

Der zweite Band der auf insgesamt 25 Bände angelegten historisch-kritischen Ausgabe dokumentiert mit der Familienkorrespondenz aus dem Zeitraum von August 1854 bis März 1857 die zweite Hälfte der Studienzeit Haeckels bis zu seiner Promotion in Berlin sowie die ersten größeren Reisen nach Helgoland (1854), in die Alpen (1855) und nach Nizza (1856). Während dieser Zeit wurde aus dem ungeliebten Studium der Medizin unter dem Einfluss von Johannes Müller, Albert von Kölliker und Rudolf Virchow ein mit größter Hingabe verfolgter Weg zur wissenschaftlichen Erkenntnis des organischen Lebens. Auf Helgoland entschied er sich endgültig für die Zoologie als Profession. Seine im Anschluss an die Würzburger Assistenzzeit bei Virchow ausgearbeitete Dissertation widmete er, angeregt von Kölliker, der mikroskopischen Anatomie.

DIE AUSGABE

Die historisch-kritische Ausgabe „Ernst Haeckel: Ausgewählte Briefwechsel" (in 25 Bänden) wird im Auftrag der Deutschen Akademie der Naturforscher Leopoldina – Nationale Akademie der Wissenschaften herausgegeben von Thomas Bach.

DIE HERAUSGEBER

Roman Göbel (Studium der Wissenschaftsgeschichte und Philosophie), Gerhard Müller (Studium der Geschichte und Germanistik) und Claudia Taszus (Studium der Germanistik und Anglistik) sind seit 2013 wissenschaftliche Mitarbeiter im Akademienprojekt „Ernst Haeckel (1834–1919): Briefedition".

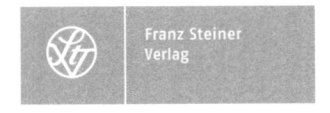

Hier bestellen:
service@steiner-verlag.de

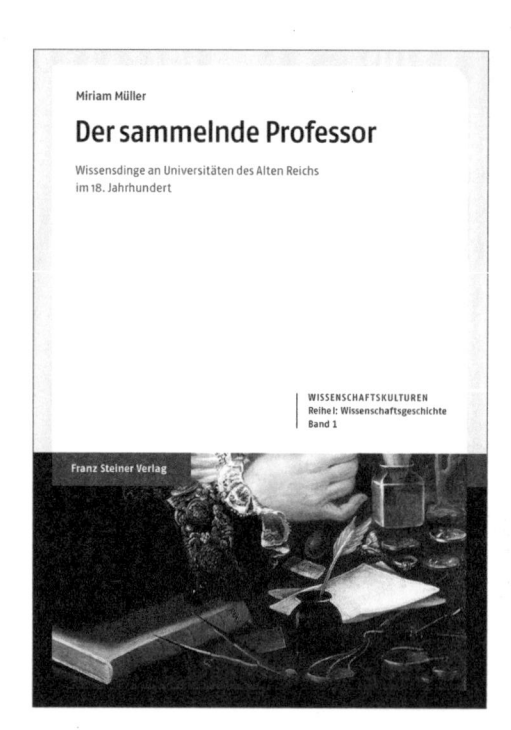

Miriam Müller

Der sammelnde Professor

Wissensdinge an Universitäten des Alten Reichs im 18. Jahrhundert

WISSENSCHAFTSKULTUREN | REIHE I: WISSENSCHAFTSGESCHICHTE – BAND 1
2020. 268 Seiten mit 8 s/w-Abbildungen
978-3-515-12714-1 GEBUNDEN
978-3-515-12729-5 E-BOOK

Die Entstehung von Sammlungen ist eng mit dem Wandel des Wissenschaftsverständnisses im Europa der Frühen Neuzeit verknüpft: Neben das traditionelle Bücherwissen traten empirische Methoden, für die materielle Objekte und wissenschaftliche Instrumente zur Hauptquelle des Wissensgewinns, zu „Wissensdingen", wurden. Im 18. Jahrhundert entstanden in großem Umfang Professorensammlungen, mit denen neue Lehrmethoden Einzug in die Hörsäle unterschiedlichster Fächer hielten. Universitätseinrichtungen für die Arbeit mit Wissensdingen – botanische Gärten, chemische Labore, anatomische Theater – wurden erweitert und neu eingerichtet. Nicht zuletzt wurden die ersten institutionell an eine Universität angebundenen Sammlungen und Museen gegründet, die Wissensdinge zu einem festen Bestandteil der Hochschulen machten.

Die Praktiken, die diesem Wandlungsprozess zugrunde liegen, untersucht Miriam Müller an zahlreichen Beispielen. Eine breite Quellenbasis zu sammelnden Professoren an den Universitäten Göttingen, Halle (Saale), Helmstedt, Leipzig, Erlangen, Tübingen, Freiburg i. Br. und Ingolstadt ermöglicht dabei den vergleichenden Blick auf ein überregionales, fächerübergreifendes Phänomen, das die Wissenschaften bis heute prägt.

AUS DEM INHALT
Einleitung | Eine Ökonomie der Wissensdinge | Wissenskommunikation | Die Institutionalisierung der Wissensdinge | Schluss | Quellen- und Literaturverzeichnis | Personenregister

DIE AUTORIN
Miriam Müller ist wissenschaftliche Mitarbeiterin an der Akademie der Wissenschaften zu Göttingen. Ihre Forschungsschwerpunkte sind Universitätsgeschichte, Wissens- und Wissenschaftsgeschichte sowie Sammlungsgeschichte der Frühen Neuzeit.

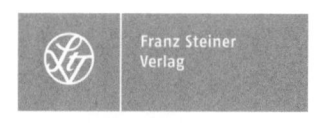

Hier bestellen:
service@steiner-verlag.de